新编手术麻醉技术与疼痛治疗

（上）

孙小珊等◎主编

吉林科学技术出版社

图书在版编目（CIP）数据

新编手术麻醉技术与疼痛治疗 / 孙小珊等主编. -- 长春 : 吉林科学技术出版社, 2017.9
ISBN 978-7-5578-3307-7

Ⅰ. ①新… Ⅱ. ①孙… Ⅲ. ①外科手术－麻醉学②疼痛－治疗 Ⅳ. ①R614②R441.1

中国版本图书馆CIP数据核字(2017)第234100号

新编手术麻醉技术与疼痛治疗

XINBIAN SHOUSHU MAZUI JISHU YU TENGTONG ZHILIAO

主　　编　孙小珊等
出 版 人　李　梁
责任编辑　许晶刚　陈绘新
封面设计　长春创意广告图文制作有限责任公司
制　　版　长春创意广告图文制作有限责任公司
开　　本　787mm×1092mm　1/16
字　　数　500千字
印　　张　35.5
印　　数　1—1000册
版　　次　2017年9月第1版
印　　次　2018年3月第1版第2次印刷

出　　版　吉林科学技术出版社
发　　行　吉林科学技术出版社
地　　址　长春市人民大街4646号
邮　　编　130021
发行部电话/传真　0431-85635177　85651759　85651628
85652585　85635176
储运部电话　0431-86059116
编辑部电话　0431-86037565
网　　址　www.jlstp.net
印　　刷　永清县晔盛亚胶印有限公司

书　　号　ISBN 978-7-5578-3307-7
定　　价　140.00元（全二册）

如有印装质量问题　可寄出版社调换
因本书作者较多，联系未果，如作者看到此声明，请尽快来电或来函与编辑部联系，以便商洽相应稿酬支付事宜。

编委会

主　编：孙小珊　王福朝　车润平

侯东男　焦向阳　王丙琼

副主编：宋保华　杨　毅　王　森

艾热提·阿布力孜　杨焕杰　王秀环

孙　红　梅　静　胡大维

编　委：（按照姓氏笔画）

于晓雪	中国人民解放军第202医院
王丙琼	中国人民解放军第八十九医院
王西建	新汶矿业集团中心医院
王秀环	中国人民解放军第一五三中心医院
王　森	新疆心脑血管病医院
王福朝	哈励逊国际和平医院
车润平	中国人民解放军第401医院
艾热提·阿布力孜	新疆维吾尔自治区人民医院米东医院
孙小珊	泰山医学院附属医院
孙　红	吉林省肿瘤医院
杨焕杰	中国人民解放军第五医院
杨　毅	新疆维吾尔自治区人民医院
李爱梅	济宁医学院附属医院
宋保华	新疆心脑血管病医院
张华磊	开封市儿童医院
胡大维	大连疗养院付家庄医院
侯东男	大连医科大学附属第二医院
梅　静	新疆维吾尔自治区人民医院
常　猛	济宁医学院附属医院
焦向阳	中国人民解放军第三二三医院
谭泽龙	山东省泰安市中心医院

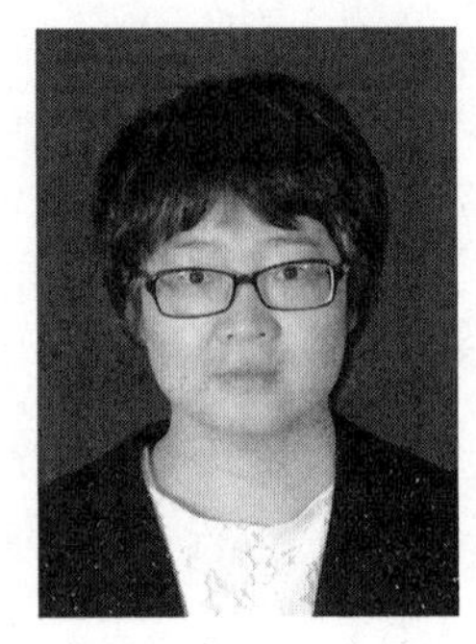

孙小珊，女，1980 年出生，毕业于锦州医科大学麻醉学专业。2004 年 8 月于山东省泰山医学院附属医院麻醉科工作至今。先后在上海市第六人民医院学习 B 超下神经阻滞麻醉和北京安贞医院学习心脏手术的麻醉与管理。熟练掌握各种麻醉技术和各类疑难及危重病人的麻醉及治疗。有着丰富的临床工作经验。在省市级医学期刊发表医学论文三篇。

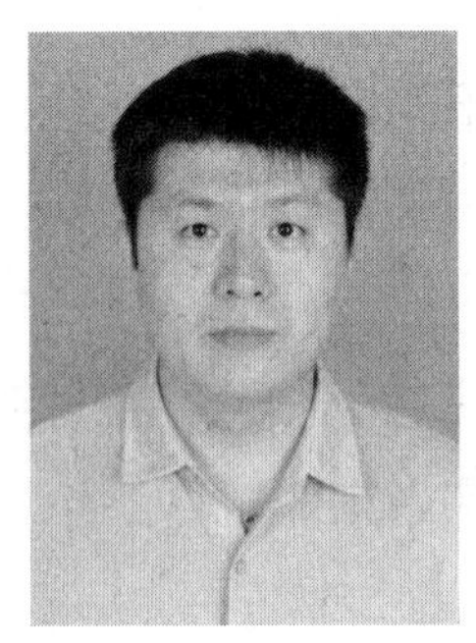

王福朝，副主任医师，男，1976 年 8 月生，河北衡水人，九三学社成员，担任河北省中西医结合学会第一届麻醉专业委员会常务委员，衡水市中西医结合学会第一届麻醉专业委员会主任委员，衡水市医师协会麻醉学医师分会第一届委员会秘书职务，2001 年 6 月毕业于张家口医学院医学系，本科学历，2001 年从事临床麻醉工作至今，现任河北医科大学附属哈励逊国际和平医院麻醉科副主任，2006 年到解放军总医院麻醉科进修学习一年，从事临床麻醉、教学和科研工作，擅长于普外科、小儿外科、神经外科、耳鼻喉科、口腔外科等手术病人的麻醉，着重对老年病人、冠心病病人围术期治疗及心肺功能保护等方面的研究，对临床各种手术病人的麻醉和围术期管理及危重病人抢救，及疑难病例治疗也有独到之处，在国内医学核心期刊发表论文 11 篇，承担市级科研课题 3 项，获衡水市科技进步一等奖 1 项，二等奖 2 项，多次参加国内麻醉专业学术会议。

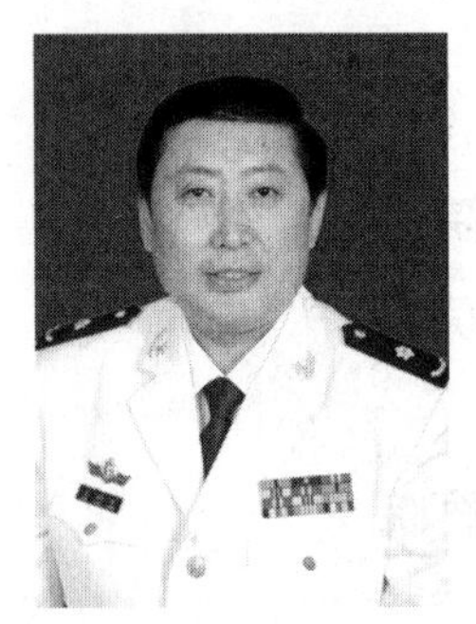

车润平，男，1960 年出生，青岛海军 401 医院，副主任医师，第二军医大学毕业，长期从事临床麻醉与疼痛治疗工作，主要研究方向为老年患者麻醉，术后认知功能障碍的预防与治疗，急、慢性疼痛的预防与治疗，以及非痛性疾病如星状神经节阻滞治疗室性早搏方面的研究。共发表学术论文 40 余篇，主编与参篇著作 5 部。

前　言

医学科技的发展，促进了麻醉学基础、麻醉药物、麻醉方法的进步，各类新型麻醉药物、麻醉方法、麻醉技术及相关器械等发展迅速，这同时要求麻醉科医务人员必须不断学习及丰富临床经验，掌握最新的技术方法，以更好地帮助患者减轻术中痛苦。出于以上目的，本编委会特召集具有丰富临床经验的麻醉科人员，在繁忙的一线临床工作之余认真编写了本书，望谨以此书为广大麻醉科临床医务人员提供微薄帮助。

本书共分为二十一章，涉及临床麻醉技术与临床手术应用以及疼痛治疗相关内容，包括：术前准备与麻醉选择、麻醉药物、吸入全身麻醉、静脉全身麻醉、局部麻醉与神经阻滞、椎管内神经阻滞、神经外科手术麻醉、心脏手术麻醉、胸内手术麻醉、腹部手术麻醉、泌尿外科手术麻醉、骨科手术麻醉、妇产科手术麻醉、老年麻醉、小儿麻醉、内镜手术麻醉、烧伤手术麻醉、急诊与创伤手术麻醉、特殊患者麻醉、器官移植麻醉以及疼痛治疗。

本书在编写过程中，借鉴了诸多麻醉与疼痛相关临床书籍与资料文献，在此表示衷心的感谢。由于本编委会人员均身负麻醉科一线临床工作，故编写时间仓促，难免有错误及不足之处，恳请广大读者见谅，并给予批评指正，以更好地总结经验，以起到共同进步、提高麻醉科临床工作水平的目的。

《新编手术麻醉技术与疼痛治疗》编委会

2017 年 9 月

目　录

第一章　术前准备与麻醉选择

第一节　麻醉前的一般准备

麻醉前准备是根据患者的病情和手术的部位及方式有目的进行的各方面准备工作，总的目的在于提高患者的麻醉耐受力、安全性和舒适性，保证手术顺利进行，减少术后并发症，使术后恢复更迅速。对 ASA Ⅰ级患者，做好常规准备即可；对 ASA Ⅱ级患者，应维护全身情况及重要生命器官的功能，在最大程度上增强患者对麻醉的耐受力；对于Ⅲ、Ⅳ、Ⅴ级患者，除需做好一般性准备外，还必须根据个体情况做好特殊准备。

一、精神状态准备

多数患者在手术前存在种种不同程度的思想顾虑，或恐惧、或紧张、或焦虑等心理波动。但过度的精神紧张、情绪激动或彻夜失眠，会导致中枢神经系统活动过度，扰乱机体内部平衡，可能造成某些并发疾病恶化。如高血压患者可因血压剧烈升高诱发心脑血管意外，严重影响患者对麻醉和手术的耐受力。为此，术前必须设法解除患者的思想顾虑和焦虑情绪，从关怀、安慰、解释和鼓励着手，酌情恰当阐明手术目的、麻醉方式、手术体位，以及麻醉或手术中可能出现的不适等情况，用亲切的语言、良好的沟通技巧向患者做具体介绍，针对患者存在的顾虑和疑问进行交谈和说明，以减少其恐惧、解除焦虑，取得患者信任，争取充分合作。对过度紧张而不能自控的患者，术前数日起即可开始服用适量神经安定类药，晚间给安眠药，手术日晨麻醉前再给适量镇静催眠药。

二、营养状况改善

营养不良导致机体蛋白质和某些维生素缺乏，可明显降低麻醉和手术耐受力。蛋白质不足常伴有低血容量或贫血，对失血和休克的耐受能力降低。低蛋白血症常伴发组织水肿，降低组织抗感染能力，影响创口愈合。维生素缺乏可致营养代谢异常，术中容易出现循环功能或凝血功能异常，术后抗感染能力低下，易出现肺部感染并发症。对营养不良患者，手术前如果有较充裕的时间且能口服者，应尽可能经口补充营养；如果时间不充裕，或患者不能或不愿经口饮食，应采用肠外营养，贫血患者可适当输血，低蛋白、维生素缺乏者除输血外，可给予血浆、氨基酸、白蛋白、维生素等制剂进行纠正，使营养状况得以改善，增加机体抵抗力和对手术的耐受力，减少术后感染及其他并发症，促进伤口愈合，早日康复。

三、术后适应性训练

有关术后饮食、体位、大小便、切口疼痛或其他不适，以及可能需要较长时间输液、吸氧、胃肠减压、胸腔引流、导尿及各种引流等情况，术前可酌情将其临床意义向患者讲明，让患者有充分的思想准备，以取得配合。如果术前患者心理准备不充分、术后躯体不适、对预后缺乏信心，容易产生焦虑，加重术后疼痛等不适。可在完善的术后镇痛前提下，从稳定情绪入手，提供有针对性的、有效的心理疏导。多数患者不习惯在床上大小便，术前需进行锻炼。术后深呼吸、咳嗽、咳痰的重要性必须向患者讲解清楚，使患者从主观上认识这一问题的重要性，克服恐惧心理，积极配合治疗，并训练正确执行的方法。疼痛是导致患者术后不敢用力咳嗽的一个主要原因，因此镇痛治疗十分重要。

四、胃肠道准备

择期手术中，除浅表小手术采用局部浸润麻醉者外，其他不论采用何种麻醉方式，均需常规排空胃，目的在于防止术中或术后反流、呕吐，避免误吸、肺部感染或窒息等意外。胃排空时间正常人为4～6h。情绪激动、恐惧、焦虑或疼痛不适等可致胃排空显著减慢。有关禁饮、禁食的重要意义必须向患者本人或患儿家属交代清楚，以取得合作。糖尿病患者在禁食期间须注意有无低血糖发生，如出现心慌、出汗、全身无力等症状时，要及时补充葡萄糖和定时监测血糖。

五、膀胱的准备

患者送入手术室前应嘱其排空膀胱，以防止术中尿床和术后尿潴留；对盆腔或疝手术，排空膀胱有利于手术野显露和预防膀胱损伤。危重患者或复杂大手术，均需于麻醉诱导后留置导尿管，以利观察尿量。

六、口腔卫生准备

生理条件下，口腔内寄存着10余种细菌，麻醉气管内插管时，上呼吸道的细菌容易被带入下呼吸道，在术后抵抗力低下的情况下，可能引起肺部感染并发症。为此，患者住院后即应嘱患者早晚刷牙、饭后漱口；对患有松动龋齿或牙周炎症者，需经口腔科诊治。进手术室前应将活动义齿摘下，以防麻醉时脱落，甚或误吸入气管或嵌顿于食管。

七、输液输血准备

对中等以上手术，术前应向患者及家属说明输血的目的及可能发生的输血不良反应、自体输血和异体输血的优缺点、可能经血液传播的疾病、征得患者及家属的同意并签订输血同意书。对于不能行自体输血者，检查患者的血型，做好交叉配血试验，并为手术准备好足够的红细胞和其他血制品。凡有水、电解质或酸碱失衡者，术前均应常规输液，尽可能作补充和纠正，避免或减少术中心血管并发症的发生。

八、治疗药物的检查

病情复杂的患者，术前常已接受一系列药物治疗，麻醉前除要求全面检查药物治疗的效果外，还应重点考虑某些药物与麻醉药物之间可能存在的相互作用，有些容易导致麻醉中的不良反应。为此，对某些药物要确定是否继续使用、调整剂量再用或停止使用。例如洋地黄、胰岛素、糖皮质激素和抗癫痫药，一般都需要继续使用至术前，但应核对剂量重新调整。对一个月以前曾较长时间应用糖皮质激素而术前已经停服者，手术中亦有可能发生急性肾上腺皮质功能不全危象，因此术前必须恢复使用外源性糖皮质激素，直至术后数天。正在施行抗凝治疗的患者，手术前应停止使用，并需设法拮抗其残余抗凝作用，以免术中出现难以控制的出血。患者长期服用某些中枢神经抑制药，如巴比妥类、阿片类、单胺氧化酶抑制药、三环类抗抑郁药等，均可影响对麻醉药的耐受性，或于麻醉中易诱发呼吸和循环严重并发症，故均应于术前停止使用。因β受体阻滞剂可减少围手术期心脏并发症，长期应用者，应持续用至手术当日。神经安定类药（如吩噻嗪类药一氯丙嗪）、某些抗高血压药（如萝芙木类药一利血平）等，可能导致麻醉中出现低血压，甚至心肌收缩无力，故术前均应考虑是继续使用、调整剂量使用或暂停使用。如因急诊手术不能按要求停用某些治疗药物，则施行麻醉以及术中相关处理时要非常谨慎。

九、手术前晚复查

手术前晚应对全部准备工作进行复查。如临时发现患者感冒、发热、妇女月经来潮等情况时，除非急症，手术应推迟进行。手术前晚睡前宜酌情给患者服用镇静催眠药，以保证其有充足的睡眠。

（梅静）

第二节　麻醉诱导前即刻期的准备

麻醉诱导前即刻期一般是指诱导前 10～15min 这段时间，是麻醉全过程中极重要的环节。于此期间要做好全面的准备工作，包括复习麻醉方案、手术方案及麻醉器械等的准备情况，应完成的项目见表 1－1，对急症或门诊手术患者尤其重要。

表 1－1　麻醉前即刻期应考虑的项目

患者方面	健康情况，精神状态，特殊病情，患者主诉及要求
麻醉方面	麻醉实施方案，静脉输液途径，中心静脉压监测途径等
麻醉器械	氧源，N_2O 源，麻醉机，监护仪，气管内插管用具，一般器械用具
药品	麻醉药品，辅助药品，肌松药，急救药品
手术方面	手术方案，手术部位与切口，手术需时，手术对麻醉的特殊要求，手术体位，预防手术体位损伤的措施，术后止痛要求等
术中处理	预计可能的意外并发症，应急措施与处理方案，手术安危估计

一、患者方面

麻醉诱导前即刻期对患者应考虑两方面的中心问题：①此刻患者还存在哪些特殊问题？②还需要做好哪些安全措施？

（一）常规工作

麻醉医师于诱导前接触患者时，首先需问候致意，表现关心体贴，听取主诉和具体要求，使患者感到安全、有依靠，对麻醉和手术充满信心。诱导前患者的焦虑程度各异，对接受手术的心情也不同，应进行有针对性的处理。对紧张不能自控的患者，可经静脉补注少量镇静药。对患者的义齿、助听器、人造眼球、隐形眼镜片、首饰、手表、戒指等均应摘下保管，并记录在麻醉记录单上。明确有无义齿或松动牙，作好记录。复习最近一次病程记录（或麻醉科门诊记录），包括：①体温、脉率。②术前用药的种类、剂量、用药时间及效果。③最后一次进食、进饮的时间、饮食内容和数量。④已静脉输入的液体种类、数量。⑤最近一次实验室检查结果。

⑥麻醉及特殊物品、药品使用协议书的签署意见。⑦患者提出的专门要求的具体项目(如拒用库存血、要求术后刀口不痛等)。⑧如为门诊手术,落实手术后离院的计划。

(二)保证术中静脉输注通畅

需注意:①备妥口径合适的静脉穿刺针,或深静脉穿刺针。②按手术部位选定穿刺径路,如腹腔、盆腔手术应取上肢径路输注。③估计手术出血量,决定是否同时开放上肢及下肢静脉,或选定中心静脉置管并测定中心静脉压或行桡动脉穿刺测定动脉压或心功能。

二、器械方面

麻醉诱导前应对已备妥的器械、用具和药品等,再做一次全面检查与核对,重点项目包括如下。

(一)氧源与 N_2O 源

检查氧、N_2O 筒与麻醉机氧、N_2O 进气口的连接是否正确无误。检查气源压力是否达到使用要求:

1. 如为中心供氧,氧压表必须始终恒定在 3.5kg/cm^2;开启氧源阀后,氧浓度分析仪应显示 100%。符合上述标准,方可采用。如果压力不足,或压力不稳定,或气流不畅者,不宜贸然使用,应改用压缩氧筒源。

2. 压缩氧筒满筒时压力应为 150kg/cm^2(≌2200psi≌15Mpa),在标准大气压和室温情况下其容量约为 625L。

3. 如为中心供 N_2O,气压表必须始终恒定在 52kg/cm^2,不足此值时,表示供气即将中断,不能再用,应换用压缩 N_2O 筒源。

4. 压缩 N_2O 筒满筒时压力应为 52kg/cm^2(≌745psi≌5.2Mpa),含 N_2O 量约为 215L,在使用中其筒压应保持不变;如果开始下降,表示筒内 N_2O 实际含量已接近耗竭,当压力降到 25kg/cm^2,提示筒内 N_2O 气量已只剩 100L,若继续以 3L/min 输出,仅能供气 30min,因此必须更换新筒。

5. 空气源,空气源是调节氧浓度的必需气体,压力表必须始终恒定在 3.5kg/cm^2。

(二)流量表及流量控制钮

流量表及其控制钮是麻醉机的关键部件之一,必须严格检查后再使用:①开启控制钮后,浮子的升降应灵活、恒定,表示流量表及控制钮的工作基本正常。②控制钮为易损部件,若出现浮子升降过度灵敏,且呈飘忽不能恒定状态,提示流量表的输出口已磨损,或针栓阀损坏,出现输出口关闭不全现象,则应更换后再使用。

(三)快速充气阀

压力为 45～55psi 的纯氧从高压系统直接进入共同气体出口,其氧流量可高达 40～60L/min。在堵住呼吸螺纹管的三叉接口的状态下,按动快速充气阀,如果贮气囊能迅速膨胀,表明快速充气能输出高流量氧,其功能良好,否则应更换。

(四)麻醉机的密闭程度与漏气

1. 压缩气筒与流量表之间的漏气检验　先关闭流量控制钮,再开启氧气筒阀,随即关闭,观察气筒压力表指针,如果指针保持原位不动,表示无漏气;如果指针几分钟内即降到零位,提示气筒与流量表之间存在明显的漏气,应检修好后再用。同法检验 N_2O 筒与 N_2O 流量表之间的漏气情况。

2.麻醉机本身的漏气检验　接上述(三)步后，再启流量表使浮子上升，待贮气囊胀大后，在挤压气囊时保持不瘪，同时流量表浮子呈轻度压低，提示机器本身无漏气；如挤压时贮气囊随即被压瘪，同时流量表浮子位保持无变化，说明机器本身存在明显的漏气，需检修好后再用。检验麻醉机漏气的另一种方法是：先关闭逸气活瓣，并堵住呼吸管三叉接口，按快速充气阀直至气道压力表值升到 30～40cmH_2O 后停止充气，观察压力表指针，如保持原位不动，提示机器无漏气；反之，如果指针逐渐下移，提示机器有漏气，此时再快启流量控制钮使指针保持在上述压力值不变，这时的流量表所示的氧流量读数，即为机器每分钟的漏气量数。

(五)吸气与呼气导向活瓣

接上述(三)步，间断轻压贮气囊，同时观察两个活瓣的活动，正常时应呈一闭一启相反的动作。

(六)氧浓度分析仪

在麻醉机不通入氧的情况下，分析仪应显示 21%(大气氧浓度)；通入氧后应示 30%～100%(纯氧浓度)。如果不符合上述数值，提示探头失效或干电池耗竭，需更换。

(七)呼吸器的检查与参数预置

开启电源，预置潮气量在 8～10mL/kg、呼吸频率 10～14 次/min、吸呼比 1∶1.5，然后开启氧源，观察折叠囊的运行情况，同时选定报警限值，证实运行无误后方可使用。

需要注意的是，上述检查步骤通常用于既往较旧型号麻醉机的一般经验性检测。随着医学科技的迅猛发展，现代麻醉工作站已取代了传统意义上的功能简单的麻醉机。现代麻醉工作站的使用前检测方法请遵循不同型号和品牌的生产厂家推荐的开机检查程序、各医疗机构自身制定的操作流程和规范进行。

(八)麻醉机、呼吸器及监测仪的电源

检查线路、电压及接地装置。

(九)CO_2 吸收装置

观察碱石灰的颜色，了解其消耗程度，一般在碱石灰 3/4 变色时即作更换，以免造成 CO_2 蓄积。

(十)其他器械用具

包括喉镜、气管导管、吸引装置、湿化装置、通气道、困难气道设备、神经刺激器、快速输液装置、血液加温装置等的检查。

(十一)监测仪

各种监测仪应在平时做好全面检查和校验，于麻醉诱导前即刻期再快速检查一次，确定其功能完好无损后再使用。

三、手术方面

麻醉医师与手术医师之间要始终保持配合默契、意见统一，除共同对患者进行核对并签字外，要做到患者安全、麻醉满意和工作高效率。在麻醉诱导前即刻期，必须重点明确手术部位、切口、体位；手术者对麻醉的临时特殊要求、对术中意外并发症的处理意见、以及对术后镇痛的要求等。特别在手术体位的问题上，要与术者取得一致的意见。为手术操作需要，要求将患者安置在各种手术体位，见表 1－2。在麻醉状态下改变患者的体位，因重力的作用可导致呼吸和循环等生理功能的相应改变，同时对脏器血流产生不同的影响；又因改变体位促使身体的负重点和支点发生变化，软组织承受压力和拉力的部位和强度亦随之而改变，由此可能导致神经、血管、韧带和肌肉等软组织损伤。对于正常人，这些变化的程度均轻微，通过机体自身调节，一般均能自动纠正或适应；但在麻醉状态下，患者全部或部分知觉丧失，肌肉松弛无力，保护性反射作用大部消失或减弱，患者基本上已失去自我调节能力。因此，改变体位所产生的各种生理功能变化可转为突出，若不加以注意和及时调整，最终可导致缺氧、CO_2 蓄积、低血压、心动过速以及神经损伤或麻痹等并发症，轻者增加患者痛苦，延迟康复；重者可致呼吸循环衰竭，或残废，甚至死亡。因此，手术体位是麻醉患者的重要问题，麻醉医师对其潜在的危害性要有充分认识，具备鉴别能力，做到正确安置手术体位，防止发生各种并发症或后遗症。对手术拟采用的特殊体位，麻醉医师应尽力配合，但要求以不引起呼吸、循环等功能的过分干扰，神经、血管、关节、眼球等过分牵拉和压迫为前提。

表1—2　手术常用体位及其名称

仰卧位	水平位；截石位；过屈截石位；胆囊垫升起位；头低斜坡位
头低屈膝位（屈氏体位）	头高斜坡位；甲状腺手术位
俯卧位	水平位；屈髋位；骨盆垫高位
侧卧位	右侧卧位；左侧卧位；右肾垫高位；左肾垫高位
坐直位	

（杨毅）

第三节　特殊病情的准备

麻醉处理的一个重要危险情况是，手术患者同时并存重要器官系统疾病。统计资料指出，手术并发症的发生率和病死率与患者术前并存心血管、呼吸、血液和内分泌系统等疾病有密切关系。本节扼要讨论并存器官系统疾病的手术患者，于术前应做好的麻醉前准备工作。

一、心血管系疾病

当患者合并心脏病而确定施行手术时，应特别注意下列问题。

1.长期应用利尿药和低盐饮食患者，有可能并存低血容量、低血钾、低血钠及酸碱失衡，术中容易发生心律失常和休克。低血钾时，洋地黄和非去极化肌松药等的药效将增强。因此，术前均应做血电解质检查，保持血清钾水平在3.5～5.5mmol/L；如病情允许，术前一般宜停用利尿药48h；对能保持平卧而无症状者，可输液补钠、钾，但需严密观察并严格控制输液速度，谨防发作呼吸困难、端坐呼吸、肺啰音或静脉压升高等危象。噻嗪类利尿药长期服用可致糖耐量降低，血糖升高，长期服用该类药物的患者需要注意血糖情况。

2.心脏病患者如伴有失血或严重贫血，携氧能力降低，可影响心肌供氧，术前应少量多次输血。为避免增加心脏负担，注意控制输血量和速度。

3.对正在进行的药物治疗，需进行复查。对有心力衰竭史、心脏扩大者术前可考虑使用少量强心苷，如口服地高辛0.25mg，每日1～2次，药物可服用至手术前日。二尖瓣狭窄的患者需要控制心率，术前建议继续使用洋地黄。冠状动脉供血不足的患者建议围手术期积极使用β受体阻滞剂控制心率，降低围手术期心脏风险。

4. 对并存严重冠心病、主动脉瓣狭窄或高度房室传导阻滞而必须施行紧急手术者，需考虑酌情采取以下措施：①建立有创动脉压监测。②放置 Swan－Ganz 导管。③定时查动脉血气分析。④放置临时或永久性心脏起搏器。⑤准备好必要的血管活性药物。⑥准备电击除颤器。⑦重视麻醉选择与麻醉管理，选择镇痛和镇静充分的麻醉方式。

二、呼吸系疾病

手术患者合并呼吸系统疾病者较多，尤其在老年患者中多见。麻醉前必须做好以下准备，包括：

1. 戒烟至少 8 周，以改善呼吸道纤毛功能，减少气道分泌物及刺激性；但术前哪怕戒烟 1d 对患者也是有益的，因而术前应鼓励患者积极戒烟而不必过多拘泥于术前戒烟的时间长短。

2. 避免继续吸入刺激性气体。

3. 彻底控制急慢性肺感染，术前 3～5d 酌情使用有效的抗生素，并做体位引流，控制痰量至最少程度。

4. 练习深呼吸和咳嗽，做胸部理疗以改善肺通气功能，增加肺容量。

5. 对阻塞性呼吸功能障碍或听诊有支气管痉挛性哮鸣音者，需雾化吸入 β_2－肾上腺素受体激动药和抗胆碱药等支气管扩张药治疗，可利用 FEV1 试验衡量用药效果，并持续用至手术室。

6. 痰液黏稠者，应用雾化吸入或口服氯化铵或碘化钾以稀释痰液。

7. 经常发作哮喘者，可应用肾上腺皮质激素，以减少气道炎症和反应性，减轻支气管黏膜水肿。以吸入方式最佳，可减少全身不良反应，如倍氯米松每 6h 喷 2 次。静脉可用甲泼尼龙；根据临床反应确定剂量及给药次数。

8. 对肺心病失代偿性右心衰竭者，需用洋地黄、利尿药、吸氧和降低肺血管阻力药（如肼苯哒嗪、前列腺素）进行治疗。

一般来讲，伴肺功能减退的呼吸系统疾病，除非存在肺外因素，通常经过上述综合治疗，肺功能都能得到明显改善，这样，在麻醉期只要切实做好呼吸管理，其肺氧合和通气功能仍均能保持良好。这类患者的安危关键在手术后近期，仍然较易发生肺功能减退而出现缺氧、CO_2 蓄积和肺不张、肺炎等严重并发症。因此，必须重点加强手术后近期的监测和处理。

三、神经肌肉系统疾病

神经肌肉系统疾病多数涉及生命重要部位的功能状态，因此，必须针对原发疾病、病情和变化程度，做好麻醉前准备工作。

（一）重症肌无力患者的麻醉前准备

1. 重症肌无力是一种自身免疫性疾病，由节后乙酰胆碱受体丧失引起，表现为肌无力和容易疲劳，休息后可好转，可涉及全身所有的肌肉。麻醉前应对患者保护呼吸道通畅的能力、咽喉肌和呼吸肌麻痹的程度进行测试，如施行导呕反射（gag reflex）观察其吐出的能力及咳嗽力量。眼轮匝肌的单神经肌电图具有 100％的敏感性，被认为是金标准。用力肺活量（FVC）是评价该类患者呼吸功能最可靠的标准，因此多数患者需进行肺功能测验，以指导术后是否需要采用呼吸支持治疗。

2. 抗胆碱酯酶药作用于神经肌肉接头，产生抑制胆碱酯酶代谢的作用。多数用吡啶斯的明治疗，精确记录其基础药量甚为重要。对明显肌无力者，治疗药量应达最大程度。一般平均剂量为 60mg 口服，每 4～6h 一次；如果仍不能控制，常加用糖皮质激素治疗。但约有 8% 的患者当开始激素治疗之初，重症肌无力可短暂加重。也可使用硫唑嘌呤、环孢素、甲氨蝶呤和环磷酰胺治疗。

3. 免疫治疗适用于重度重症肌无力患者，或对激素治疗反应不佳的患者。在全量激素或吡啶斯的明治疗持续数周至几个月，而病情仍难以控制的患者，可采用血装置换（plasmapheresis）和免疫球蛋白治疗。在严重病例或肺活量小于 2L 的患者使用血浆置换，病情可得到迅速改善，但仅能暂时性改善症状，可用于少数患者减少手术应激的术前准备。有报告发现，对重度重症肌无力患者，在胸腺切除术前 2～13d 内施行 1～4 次血浆置换治疗，术后机械通气、拔管时间及 ICU 留住天数均可缩短。

4. 重症肌无力的常见并发病有甲状腺病、类风湿性关节炎、系统性红斑狼疮和恶性贫血，应予仔细检查治疗。

5. 预测术后是否需要机械通气治疗的因素：病期超过 6 年；合并慢性呼吸系病史；吡啶斯的明剂量每天超过 750mg；肺活量小于 2.9L。

6. 麻醉性镇痛药和神经安定类药可影响呼吸和神经肌肉接头功能，术前应免用。除青霉素和头孢菌素外，大多数抗生素都可加重肌无力。抗胆碱酯酶药术前是否继续使用存在争议，但总的来说，如果患者有药物依赖，术前应继续使用，同时继续使用免疫抑制剂。应用糖皮质激素者，围手术期应继续激素治疗。

7. 对眼肌已受累的患者，宜采用清醒插管，或快速诱导加环状软骨压迫插管。大多数患者可仅在加深麻醉而不用肌松药的情况下完成气管插管。在抗胆碱酯酶药治疗期间应用琥珀酰胆碱，容易诱发双向阻滞，延长作用时间，故禁止并用。患者对非去极化肌松药可能特别敏感。有些药物（如镁、局麻药、抗心律失常药）和特殊因素（如低温、呼吸性酸中毒）可加重非去极化肌松药的作用，故应避用。如果术中确实需要进一步肌松效应，可在肌松监测的指导下应用特小剂量的非去极化肌松药。对非去极化肌松药拮抗药新斯的明，应采取滴注方式逐步用药，每隔 5min 注射 0.5～1mg，以避免抗胆碱酯酶药逾量而诱发胆碱能危象、加重肌无力。

8. 术后如果患者不能恢复口服吡啶斯的明，可改用静脉注射口服剂量的 1/30 用药。为鉴别胆碱中毒性肌无力加重，可施行腾喜龙（tensilon）试验。腾喜龙属短效、速效抗胆碱酯酶药，用药后一般可使肌无力症状迅速改善；如果存在抗胆碱酯酶药过量，其拟胆碱作用同样会加重肌无力。目前，由于神经科医师已不再使用特大剂量吡啶斯的明治疗，麻醉医师也已限制拟胆碱类药的使用，因此，胆碱能危象已很少见。腾喜龙试验只有在应用大剂量新斯的明时需用，一般已不再采用。如果患者在应用抗胆碱酯酶药治疗后，肌无力也未能有效解除时，则应施行血浆置换治疗，其方案各异，一般在最初 2～3d 期间可每日置换 1 次，以后根据病情调整应用间隔天数。

（二）帕金森病患者的麻醉前准备

1. 帕金森病是由基底节线状通路的多巴胺耗损引起，临床三联征表现为震颤、肌肉强直、运动迟缓。因体位反射和自主反射破坏，容易出现心律失常、体位性低血压、体温调节失控和麻醉期间血流动力学不稳定。病程发展至最后，有痴呆、精神错乱和精神病的趋势。咽喉肌功能障碍可增加误吸的机会。因饮食和吞咽困难可明显影响血容量和营养状态。因呼吸肌僵直、行动迟缓和脊柱后突变形，可出现限制性肺功能改变，术前需做肺功能检查、胸片、血气分析，并指导患者锻炼呼吸功能。抗帕金森病最常用甲基多巴肼－左旋多巴（carbidopa－levodopa），但可能引起心肌敏感，容易诱发心律失常、低血压或高血压。

2.抗帕金森病药需一直用至手术前，左旋多巴半衰期短（大约 3h），因此治疗必须延续至手术前并在术后立即恢复。对咽喉肌麻痹者，宜采用快速诱导结合环状软骨压迫施行气管内插管。选用轻至中度抑制心脏的药物，以提高机体肾上腺素能反应和防止低血压。琥珀酰胆碱有诱发高血钾的可能。患者对非去极化肌松药的反应一般仍属正常。术中应避用抗多巴胺类药如灭吐灵（胃复安）、丁酰苯类（如氟哌利多）和酚噻嗪类，它们可抑制多巴胺的释放或与多巴胺竞争受体。全身麻醉可造成显著的术后恶心和呕吐，选用部位麻醉可避免术后呼吸抑制、严重的术后疼痛和恶心呕吐，但安置体位可能发生困难，且患者的不自主运动造成麻醉医师和手术医师的操作难度增加。术中使用苯海拉明和小剂量的丙泊酚可减少上述问题。术毕应等待患者清醒、确证咽喉肌反射完全恢复、肺功能已恢复到术前水平后方可拔管。手术期停用甲基多巴肼－左旋多巴可能引起症状显著加剧，因此术后应尽快恢复使用，以防止发生不可逆的肌僵硬和行动迟缓。如果患者不能口服或鼻饲用药，可静脉或肌内注射抗胆碱能药物如安坦（trihexyphenidyl）、苯甲托品（benz－tropine）或苯海拉明（diphenhydramine）。术后处理要围绕肺功能锻炼和栓塞的防治，鼓励患者早期理疗和离床活动。术后易出现震颤增加、谵妄、意识模糊，可能与原先存在的脑功能障碍，或静脉应用抗胆碱能药以及手术期停用治疗药有关。氯氮平不会恶化帕金森病的运动障碍，术后可用于终止左旋多巴引起的幻觉。另外，帕金森病患者体温调节、血糖代谢可能存在异常，术后需注意体温及血糖的监测。

（三）卒中患者的麻醉前准备

1.围手术期卒中的发生率取决于手术类型。统计指出，在普外科手术的卒中发生率平均为 0.2%，周围血管手术为 1.5%，心脏或颈动脉手术为 4%。无脑血管疾病史的患者，在成人普外科手术后的卒中发生率可减少一半以上。其他预测有卒中危险的因素包括周围血管病、高血压、心房纤颤和 70 岁以上老年患者等。

2.手术前预防与准备措施包括

（1）术前应对冠心病、心房纤颤和高血压进行积极治疗，达到最满意状态。对新近出现的心房纤颤，应使其逆转为正常窦性节律；对慢性心房纤颤应尽可能控制心室率不超过 80bpm。对无症状的心房纤颤，可用阿司匹林或双香豆素预防性治疗，但手术前应考虑酌情停药。

（2）对已有卒中史或短暂脑缺血发作（TIA）的患者，应施行脑 CT、颈动脉超声多普勒，必要时血管造影等检查以追究其原因，排除颅内出血或硬膜下血肿。对颈动脉造影证实狭窄超过 70%者，可酌情考虑施行预防性的颈动脉内膜（CEA）剥脱术治疗。对存在非心源性栓塞可能的患者，或颈动脉狭窄不明显者，应选用阿司匹林预防性抗凝治疗。对不能接受阿司匹林治疗，或已用阿司匹林而仍出现卒中先兆征象的患者，可用血小板抑制药氯吡格雷（波立维）等治疗。

（3）应用阿司匹林和血小板药者，可因出血时间延长而出现手术野广泛渗血，故术前需按相关指南要求酌情考虑停药，但有人建议 CEA 前可不停用阿司匹林，且于术后立即恢复使用，这样对防止术后心肌梗死具有特别重要的价值。

（4）对已有冠状动脉病、瓣膜病或心律失常史者，需做心脏超声检查及 24h 动态心电图监测。对心房纤颤或左房已证实存在凝血块者，随时有血块脱落造成脑栓塞（后脑动脉区）的危险，术中可施行经食管超声心动图监测。对已证实存在心腔凝血块者，需使用华法林治疗至少 3 个月，再复查超声心动图。

3. 麻醉前应考虑的预防措施

(1)控制血压与维持满意氧输送是主要的预防措施。术后卒中多数与围手术期低血压无关，即使颈动脉阻塞患者也如此。但在主动脉手术中的低血压则常是卒中的诱因，在松开主动脉阻断钳之际的短暂低血压，常为卒中发生率显著增高的基础。

(2)对颈动脉明显阻塞的患者，应维持相对较高的颅内灌注压以策安全，即使在施行控制性低血压时也宜将平均动脉压(MAP)维持在至少 50mmHg 以上。经颅超声图观察到，MAP 保持 60mmHg 以上时，不论存在单侧颈动脉狭窄与否，通过脑自动调节功能，脑血流速度仍能保持适宜，一旦 MAP 降至 35mmHg，则需应用血管收缩药提升 MAP，则脑灌注压仍能保持适宜。

(3)卒中后需推迟手术时间，惯例是急性卒中后手术应推迟 1～3 个月，以等待梗塞周边缺血区已消失的自动调节功能有所恢复。在脑自动调节功能缺损期间，脑灌注需直接依靠体动脉血压，如果出现轻微的低血压，即有导致周边缺血区转变为不可逆性损伤的高度危险性。

(4)在卒中恢复期内应避用琥珀酰胆碱，以防引起高血钾反应。有人报道卒中 6 个月以后应用琥珀酰胆碱，不致再引起高钾血症，见表 1－3。

表 1－3　琥珀酰胆碱导致神经系统疾病患者钾释放增加的时限

偏瘫(卒中)	7d～6 个月
截瘫(外伤)	3 周～3 个月
帕金森病	任何时间
肌强直*	长时间
肌肉营养失调*	长时间

* 同时增强恶性高热的易发性

(四)多发性硬化症患者的麻醉前准备

1. 多发性硬化症为脑白质退变性疾病，以脱髓鞘、轴索损伤和髓鞘再生继发的神经胶质增生为特征。临床表现多样，常见感觉、运动、自主神经、视觉和综合传导径路等损害。因颈髓或延脑呼吸中枢脱髓鞘，可出现呼吸功能损害，应测定肺功能和血气分析，以了解呼吸储备功能。因咽喉肌功能障碍，有胃内容物误吸的高危性。截瘫或四肢瘫痪可出现自主神经系统反射过度的倾向，表现综合性征象。

2. 用于治疗肌痉挛的药物可影响麻醉实施普鲁本辛(propantheline)、氯苯氨丁酸(baclofen)和丹曲林(dantrolene)可增强非去极化肌松药的神经肌肉接头阻滞效应。地西泮可增强麻醉药的镇静作用。在 1 年内曾有激素治疗史者，为控制手术应激而恢复使用激素时，可能导致病情恶化。

3. 麻醉方案的考虑　目前尚无全身麻醉后多发性硬化症复发率增加的报道，也缺乏区域麻醉与多发性硬化症相互作用方面的研究。有人报道脊髓麻醉和硬膜外麻醉可加剧多发性硬化症的病情，但在病情不适宜全身麻醉时仍可采用。因可能存在胃排空延迟，全身麻醉时宜选用快速诱导结合环状软骨压迫行气管内插管。存在自主神经系统功能不全时，应强调无创性持续监测。多发性硬化症患者应用琥珀酰胆碱可诱发显著的钾释放，见表 1－3。应用非去极化肌松药时，有可能出现作用增强和时间延长，应严密监测神经肌肉接头功能。体温升高可加重多发性硬化症的肌无力症状，因此有人建议对一般性非心脏手术，宜主动采取降低体温的措施。此外，麻醉和手术应激可使病情加重，术后需比较手术前后的神经系统检查结果，保持体温正常、完善镇痛、减轻应激，采取合理的措施预防感染。

（五）肌营养不良的麻醉前准备

1.肌营养不良时，咽肌和会厌肌麻痹，消化系统、呼吸系统和心血管系统可明显受累。胃排空延迟、吞咽困难、口咽分泌物存留均可使患者在围手术期处于误吸窒息的危险。会厌肌无力可使患者的呼气受限。呼吸肌功能紊乱表现为呼吸快速、潮气量减小、反常呼吸伴辅助呼吸肌活动增强，其呼吸功能可能尚正常，但通气储备显著削弱，对高碳酸血症和低氧血症的反应明显受抑制。

2.在肌营养不良、全身及四肢肌萎缩时，心肌功能常严重受累（心肌收缩力减低、乳头肌退化引起的二尖瓣反流），心脏传导异常。术前检查应包括心电图及各种心肌收缩力测定（如超声心动图、多维血管造影等）。

3.麻醉方案的考虑　麻醉药可进一步减弱呼吸肌张力，抑制对 CO_2 蓄积的通气反应，必须常规辅助或控制呼吸支持。麻醉药抑制心肌及血流动力学，应持续监测心电图和血压，对术前心储备明显受累者，宜施行有创性血流动力学监测。婴幼儿患者可能有肌张力低下、吞咽困难、延髓性麻痹、巨舌、脊柱后侧凸和漏斗胸伴发限制性肺病与呼吸窘迫，造成插管困难，同时存在对非去极化肌松药敏感。术后当患者清醒、呼吸功能恢复到基础水平（负压峰值至少－20～－30cmH_2O；潮气量至少 8mL/kg）、血气分析正常后拔除气管导管。

（六）吉兰－巴雷综合征的麻醉前准备

1.吉兰－巴雷综合征（又称格林巴利综合征，Guillain－Barre syndrome）的原因不明，70%的患者在发病前 8 周内有前驱感染史。临床主要表现为双侧对称性的上行性肌无力，病理证实有周围神经脱髓鞘。半数患者出现脑神经受累，可影响呼吸肌和眼球活动；可出现感觉缺失和自主神经系统功能障碍，表现为血流动力学不稳定。神经传导研究证实，患者早期出现传导速度减慢，后期出现去神经作用加强。本病与多发性神经炎有相似处。

2.麻醉方案的考虑　患者由于肌无力，需呼吸支持，这与肌萎缩者相似。琥珀酰胆碱可引起慢性去神经肌肉大量释放钾离子致严重的高钾血症。由于心血管功能不稳定，易出现心率和血压波动，需持续心电图及直接动脉压监测。由于自主神经功能不全，心率与血压已不足以反映血容量情况，需监测中心静脉压或肺动脉置管测压，以明确血容量状况。术中电解质的变化可能导致病情加重，应力争与以避免。

（七）假性脑瘤的麻醉前准备

1.假性脑瘤是一种非颅内占位性病变引起的颅内高压综合征，也称良性颅内高压症，原因多数不明，包括原发性脑静脉引流异常、脑脊液分泌/吸收异常，或内分泌、代谢或免疫性疾病。女性发生率高于男性 4～8 倍，常伴有头痛、视乳头水肿、视力障碍和脑神经（常为第 6 脑神经）功能紊乱。腰穿脑脊液压可升高超过 200mmH_2O。腰穿脑脊液引流可减轻头痛症状，但必须先用脑 CT 或 MRI 检查排除颅内占位病变。一般不存在脑积水，脑室显示正常或缩小。

2.病情稳定数月或 1 年后可以麻醉和手术，术前需复查视力和脑神经功能，对估计术后功能不全具有指导意义。在脑 CT 排除脑疝综合征后，可谨慎采用脊髓麻醉或硬膜外麻醉。正在应用激素治疗者，围手术期需继续应用。

3. 局部麻醉常用于脑脊液引流治疗。脊髓麻醉对多数患者尚属适宜，但在注入局麻药之前应先作脑脊液引流。因硬膜外腔注入局麻药液可能促使颅内压增高，故硬膜外麻醉非良好选择。全身麻醉时应选用降低和防止颅压增高的药物和方法。对肌松药、镇静催眠药尚无特殊敏感的现象。由于假性脑瘤患者多数体型肥胖，故应针对肥胖人特点实施麻醉，掌握紧急处理和拔管原则。

（八）先兆子痫/子痫的麻醉前准备

1. 典型的先兆子痫表现为高血压、周围水肿、蛋白尿，一般发生于妊娠 20 周后与分娩后 48 小时内。患者常主诉头痛、胃肠道不适、畏光和视力模糊，严重时出现神志状态改变、恶心、呕吐。对具有典型征象的子痫患者应做进一步神经系统检查。对先兆子痫/子痫患者出现昏迷，应作头颅 CT 检查，以排除需要手术处理的病变，如颅内血肿、后颅窝水肿致导水管阻塞性脑积水；同时应采取降低颅内压增高的措施。但对非典型的子痫患者并无 CT 检查的需要。

2. 先兆子痫患者常于胎儿娩出后发生子痫抽搐，而很少于妊娠 20 周以前或娩出 48 小时后发生。治疗目标为稳定病情和顺利分娩。抽搐发作前常有某些预兆征象，包括头痛持续而加剧、视力模糊、畏光、频繁呕吐、深腱反射亢进伴抽搐。治疗子痫抽搐，首先要保持通气和氧合良好，防止呕吐物误吸，预防抽搐期外伤。可用硫酸镁控制抽搐：首剂单次静脉注射 4～6g，继以静脉滴注 1～2g/h；如果抽搐仍不能控制，可再在 5min 内经静脉推注 2～4g。

对硫酸镁治疗抽搐目前仍存在争议，有人发现硫酸镁不是抗抽搐药，用于子痫主要基于其有效而副作用较小的传统经验。但临床研究发现有些抽搐患者的血浆镁浓度仍属正常。另外硫酸镁可导致肌无力、肌松药作用增加、加重部位麻醉引起的低血压以及抑制心肺功能等，因此需要密切监测深部腱反射和血浆药物浓度。其他抗抽搐药有：静脉注射氯羟安定 1～2mg，或地西泮 5～10mg，或咪达唑仑 2～5mg。待抽搐停止后，继以静脉滴注苯妥因钠 10mg/kg(25mg/min)，滴注期间应监测心电图和血压。如果不能经静脉用药，肌内注射咪达唑仑 10mg 也可制止抽搐。同时应用抗高血压药物控制血压。少尿可给予液体冲击处理，如果无反应可在中心静脉压监测下指导液体治疗。当抽搐被终止、氧合功能正常、呼吸和血压维持稳定后，再进一步做控制血压和胎儿娩出处理。产后肺水肿较为常见，治疗措施包括：支持治疗、利尿及必要的血管扩张剂和机械通气。先兆子痫产妇需要放置肺动脉导管的指征为：对治疗无反应的严重高血压、肺水肿；对液体治疗无反应的少尿以及产妇合并严重心脏疾病。

（九）神经安定药恶性综合征的麻醉前准备

1. 神经安定药恶性综合征（neuroleptic malignant syndrome，NMS）是一种药物特异质反应，高热（98%的病例出现）、铅管样强直（97%）和精神状态改变（97%）是其经典的三联征，也是诊断该病的主要标准。其他表现包括：心动过速、高血压或低血压、呼吸急促和大汗。可能出现锥体外系症状，包括运动障碍、角弓反张、眼动危象和构音困难。主要有两大类：

（1）中枢多巴胺能阻断药：如氯丙嗪、氟哌利多、胃复安（metoclopramine）、甲哌氯丙嗪（prochlorperazine），精神病科常用的神经安定类药如丁酰苯类（butyrophenone），吩噻嗪类（phenothiazine）和硫蒽类（thioxanthines）等。

（2）多巴胺能激动药：主要用于治疗帕金森病，如果突然停药可诱发 NMS。多巴胺是体温调节中枢与纹状体运动通路（striatal motor pathway）之间的神经递质。突然停药可干扰多巴胺能神经活性，导致体温调节失控和帕金森病病情加重。由于肌肉活动增加致产热增加，在体温调节失灵的情况下患者可出现高热。因此，在帕金森病的病程中，如果出现高热，同时伴有自主神经系统功能不稳定、神志改变和血肌酐升高，同时也无明显感染源时，应怀疑药物引起的 NMS。

2. 应用神经安定类药治疗的患者中，NMS 的发生率为 1：100～1：1000；死亡率于 1984 年报道为 10%，1989 年报道如果同时并存肌红蛋白血症和肾功能衰竭，则死亡率更高。即便应用多巴胺激动药如溴麦角环肽（bromocriptine）、金刚烷胺（amanta－dine）和丹曲林（dantrolene）治疗，并不能降低死亡率。

3. 发热和活动障碍也发生于脑炎、脑膜炎、原发性或药物继发性帕金森病，需作鉴别诊断。后者同时伴有感染，中暑、恶性高热、酒精或苯二氮䓬类药戒断等病因，且可出现致命性的紧张型神志障碍、活动障碍和持续高热，往往无法控制。

4. 对活动性 NMS 患者，不考虑行择期手术，因脱水、高热、自主神经功能障碍和肾衰竭均显著增加围手术期并发症的发生率。一旦发生 NMS，首先采用支持治疗，同时停用神经安定药，保证供氧充分和良好通气，必要时使用去极化或非去极化肌松药。为控制高热，可用冰毯、酒精擦身及退烧药。低血压时可输液和使用正性变力药物治疗；对严重高血压患者可用血管扩张药或 β－受体阻滞药治疗。丹曲林（dantrolene）可降低肌僵硬和改善高热，但并不能降低死亡率。使用多巴胺激动药（如上述）能缩短病期。如果存在肌红蛋白血症，需大量输液以防肾衰竭。NMS 时可安全使用会诱发恶性高热的药物，如琥珀酰胆碱、非去极化肌松药和挥发性麻醉药。避免使用可引起高热的抗胆碱药物。琥珀酰胆碱有可能引起高钾血症。有效地治疗药物包括溴隐亭（多巴胺激动剂）、丹曲林、苯二氮䓬类药物和有助于改善强直患者通气的肌肉松弛药。

（十）癫痫（抽搐）患者的麻醉前准备

1. 对正在接受抗癫痫药治疗的抽搐患者，应明确其抽搐的类型、发作的频率、治疗药物的血药浓度。如果抽搐已被很好控制，即可手术，围手术期不必更改抗抽搐药使用方案。如果抽搐频率增加或常出现全身强直痉挛性抽搐，应查明抽搐加剧的潜在原因。常见的原因有药物不匹配、镇静催眠药或酒精的中断、外伤、肿瘤、药物使用（如安非他命、可卡因）、高钙或低钙、低氧和患有其他疾病，需做电解质、肌酐、血浆蛋白、血细胞计数及分类、尿液分析及相应检查和处理，同时测定抗抽搐药血药浓度，如果低于治疗水平，应适当追加药量，手术应推迟直至抽搐被有效控制。但患者在术中仍可能发生抽搐，仅是被全身麻醉神经肌肉接头作用及肌松药的作用所掩盖而已，故仍不能忽视有关抽搐的治疗。许多抗癫痫药物如卡马西平、苯妥英钠、苯巴比妥，均会诱导细胞色素 P450 的活性，影响其他药物的肝脏代谢。而新型的抗癫痫药物如加巴喷丁和托吡酯等产生的药物相互作用要小得多，建议选择使用。术后频繁抽搐的不良后果是手术伤口裂开、呼吸道梗阻、呼吸循环功能衰竭，因此应积极处理术后的惊厥抽搐等症状。

2. 围手术期常用的抗抽搐药物　见表 1－4。一般经口服用药都能维持有效的血药浓度，术前禁食（NPO）与术后 NPO 期间，可鼻饲用药，也可改用苯妥英钠或苯巴比妥静脉用药。术前如果口服用药吸收不佳，可在术前数周换用静脉用药以达到血药稳态，术前一般无需追加静脉负荷剂量。丙戊酸（valproic acid）经直肠灌注用于小儿，吸收良好，但用药前需清洁灌肠以保证有效吸收。抗抽搐药的半衰期一般都较长，如果术前将最后一次口服剂量加倍，血药有效浓度可维持手术当天一整天，因此可省略1～2次用药。

表1－4　抗抽搐药的一般药理

药物	血浆半衰期(h)	有效血药浓度(ng/mL)	剂量相关的副作用
苯妥英钠	24±12	10～20	眼球震颤，共济失调，萎靡
苯巴比妥	96±12	15～40	萎靡，眼球震颤，共济失调
氨甲酰氮草	12±3	28～12	萎靡，复视，视力模糊
扑痫酮	12±6	5～12	萎靡，眼球震颤，共济失调
乙琥胺	30±6	40～100	呃逆，头痛，昏睡，恶心呕吐
丙戊酸	12±6	50～100	恶心，呕吐，昏睡，抽搐隐蔽
氧硝安定	22～32	5～50	镇静，耐药，行为改变

3.麻醉方案的考虑　局部麻醉药达中毒剂量可诱发抽搐，但抽搐患者施行常规硬膜外麻醉或臂丛阻滞麻醉仍属安全。采用脊髓麻醉较好，因局麻药用量可很小。常用的静脉或吸入全麻药有增高或抑制抽搐活性的作用，取决于剂量大小和当时的患者情况。氯胺酮（特别与茶碱并用）容易诱发癫痫患者的抽搐发作。恩氟烷在较高浓度（＞2.5％）用药及过度通气（$PaCO_2$＜25mmHg）的情况下，脑电图可出现癫痫样棘波放电，因此，应维持较低浓度用药和保持$PaCO_2$在正常水平。氟烷可影响肝脏线粒体酶活性，在体内代谢较多，肝脏毒性的发生率较高。异氟烷具有强力抗抽搐作用。镇静药的副作用可影响肝脏代谢和蛋白结合。丙泊酚合并短效阿片类药行静脉麻醉的可控性较好，具有止吐、抗惊厥作用，并且对皮质脑电图无干扰。右美托咪定有良好的镇静作用，可以安全用于该类患者。长时间应用苯妥英钠和氨甲酰氮草（又称卡马西平或酰胺咪嗪）治疗可引起对非去极化肌松药的耐药性。麻醉中需监测脑电生理，必要时请神经专科医师协助。脑电生理的监测方法主要有：

(1)脑电图16电极通道记录原始脑电压，分析脑电波（赫兹）的频率和幅度，可推测脑活动与代谢状况，见表1－5。例如抽搐激活期或应用小剂量巴比妥和氯胺酮时，脑电波频率增加；麻醉性镇痛药和深度吸入麻醉时，脑电波频率减慢、幅度增加；缺氧、缺血、大剂量巴比妥时，脑电波频率减慢、幅度降低；脑死亡、深度低温、深度低灌注、巴比妥性昏迷和异氟烷2MAC水平麻醉时，脑电波呈等电位线。近年来已采用先进的压缩频谱显示仪（compressed spectral array，CSA），将复杂的原始脑电图信息，通过计算机处理，转换为振幅与频率，使复杂的原始脑电图转变为简单而可理解的图谱资料和波幅、频率曲线面积（正常值约占总面积的85％～99％，平均97％）。但CSA监测有时可能不能发现大脑半球的局部缺血。

表1－5　脑电图的波型、特点与解释

节律	频率(Hz)	意识状况
Delta	0～4	昏迷，低氧/缺血，深麻醉
Theta	4～8	入睡，外科麻醉期
Alpha	8～13	松弛，闭眼，浅麻醉
Beta	13～30	清醒，警觉，小剂量巴比妥镇静

(2)诱发电位（evoked potential，EP）可测定中枢神经系统对周围神经刺激所引发的电位变化。根据不同的刺激模式，可将EP分为：①躯体感觉诱发电位（SSEPs），刺激手或腿的周围神经，记录头皮、脊柱、棘间韧带或硬膜外腔产生的神经冲动电位。②脑干听觉诱发电位

(BAEPs)，用测听棒刺激第 8 脑神经，记录后颅窝脑干部位产生的电位。③视觉诱发电位(VEPs)，用闪光刺激，记录前颅窝的诱发电位。通过分析 EP 的变化，可了解某特定感觉通路与皮质代表区的功能状态，由此诊断中枢神经系统疾病、监测术中的脑和神经功能。影响 SSEPs 最轻的麻醉方法是芬太尼伴<60% N_2O 或<1%异氟烷吸入，对周围性 SSEPs(即颈 SSEPs)或短潜伏期的 BAEPs 的影响很小。为获得一份可以说明问题的诱发电位记录，需要尽量排除一些影响因素，其中维持稳定的麻醉深度水平是正确记录诱发电位的最重要因素，同时要求麻醉方法与临床环境生命指标如体温、酸碱状态、血细胞压积和血压等不能有丝毫改变，必须保持在恒定状态。

(3)肌电图(EMG)和神经传导速度监测，可判断手术解剖近侧组织的运动与脑神经通路的完整性，以保证手术操作无失误。

(4)下列手术中脑电生理监测具有特殊指征，麻醉前需做好一切仪器物品的准备：①颈动脉内膜剥脱术(CEA)或其他可能引起脑缺血危险的手术，可监测 16－通道 EEG、4－通道 EEG(电极置于两侧大脑半球的前和后区)及 SSEPs。②异常脑组织切除术，可直接在手术显露的脑皮质上测定脑皮质图，适用于癫痫手术，有助于判定异常脑组织或活组织检查的最佳切除范围。大多数静脉和吸入麻醉药对 SSEPs 和 BAEPs 都产生不同程度的影响，对经颅皮质测定结果的影响比经皮质下测定结果的影响明显。巴比妥引起轻度潜伏期延长和幅度减小，但即使皮质 EEG 已处于等电位线，SSEP 仍不会消失。吸入麻醉药和 N_2O 对皮质 SSEPs 潜伏期延长和幅度减小的影响最显著。阿片类药有延长潜伏期和减小幅度的倾向，但即使应用大剂量麻醉性镇痛药麻醉时仍可测得 SSEPs。依托咪酯、氯胺酮和丙泊酚可明显增强 SSEPs。③后颅窝手术期间施行 BAEPs 及刺激面神经(第 7 脑神经)监测 EMG，可明确脑神经功能不全的压迫、牵拉或缺血等原因。④脊柱手术特别是脊柱侧弯矫形手术、神经外科脊髓手术，胸主动脉横夹手术都有施行 SSEPs 监测的指征。⑤周围神经移植或切除术采用 EMG 和神经传导速度测定，可确定已损伤的周围神经或需要施行移植的周围神经；于手术分离神经过程中可判断神经通路及其功能，避免可能发生的神经牵拉、压迫或切断等损伤，以提高安全性和有效性。⑥其他指征：利用 EEG 和 SSEPs 可监测麻醉深度；了解控制性低血压期间脑和脊髓的血流灌注适宜程度；面临脑缺血危险时可及时获得脑等电位线的信息。

(十一)阻塞性睡眠呼吸暂停低通气综合征(OSAHS)的麻醉前准备

1. OSAHS 的高危因素包括肥胖(主要是中心型、短颈和颈围增加)、男性、绝经后女性和高血压，梗阻的最主要部位是口咽部，患者在睡眠中难以保持呼吸道通畅。患者长期夜间反复出现呼吸道不通畅，可致 $PaCO_2$ 通气反射的敏感性下降。患者术后容易并发肺部并发症；围手术期应用的镇痛药和肌松药，以及悬雍垂腭咽成形术后的呼吸道水肿，都可加重肺部并发症的危险程度。

2. 值得重视的是，许多 OSAHS 患者在术前往往得不到确诊。因此，如果患者或其家属主诉存在白天嗜睡时，应引起警惕，必要时需请耳鼻喉科、呼吸科和神经科专家术前会诊，以明确睡眠呼吸暂停问题。诊断 OSAHS 的金标准是多导睡眠图。为全面评估病情，需做肺功能测定和动脉血气分析；应重视静息期 $PaCO_2$ 升高患者，因为这往往意味着患者的呼吸功能失代偿，其术后肺部并发症的风险将显著增高。需仔细评估早期肺心病的可能性，其并发症发生率和死亡率将显著增高。被证实能引起咽部塌陷的常用药物有丙泊酚、硫喷妥钠、镇痛药、苯二氮䓬类、小剂量神经肌肉阻滞剂和 N_2O，选择药物时需注意。OSAHS 与困难插管相关已被证实,如果选择全身麻醉,可考虑清醒气管内插管或快诱导下气管内插管,但如论采用何种麻醉诱导方式,均需做好困难气道处理的充分准备。

(十二)周围神经损伤的麻醉前准备

1.手术后并发周围神经损伤的总发生率约为0.1%;在冠状动脉搭桥术患者中为2.6%~13%。手术体位安置不当(特别在使用肌松药后)以及不恰当的牵引或安置肢体,是导致周围神经损伤的最主要原因。据美国ASA研究证实,周围神经损伤也与工作人员玩忽职守有关,约占总损伤病例的16%,其中28%为尺神经损伤,20%为臂丛神经损伤,16%为腰骶神经损伤,其余36%为脊髓、坐骨神经、正中神经、桡神经、股神经和其他周围神经及脑神经损伤。男性与女性之间的发生率相等,但尺神经损伤者男性高于女性3倍,而腰骶神经损伤女性高于男性2倍。此外,美国ASA对22例周围神经损伤进行观察,只有8例在术后第1d出现症状,其余均在术后1个月内才出现症状,表现为感觉异常、功能障碍、肌无力、动作迟钝或该神经分布区疼痛。有些周围神经损伤容易被医师疏忽,如颈交感神经节损伤引起的霍纳综合征和单侧膈神经损伤引起的膈肌麻痹。

2.神经损伤的发生机制为 ①神经遭受外来压迫、牵拉或伸展等机械因素(神经对外力牵拉和压迫非常敏感)。②神经血流或氧供一度中断,与血管疾病、贫血或低血压等有关。③神经直接损伤,与手术操作失误、穿刺针刺伤神经有关。④某些化学性药品、高浓度局麻药、抗生素、电解质溶液、杀菌药等误注入神经或蛛网膜下腔(常即时出现放射性异感)。

3.如果患者在术前已经存在神经损伤,应根据病史及系统检查探明神经损伤的性质,例如:①感觉、运动障碍系单侧或双侧,有助于判明损伤的性质。②根据解剖学(如周围神经、神经根或脊髓损伤)确定损伤病变的部位。③根据局麻药或肌松药的种类、电解质失常、并存的神经—肌肉疾病等可确定损伤的病因。④根据手术操作过失、体位安置不当、麻醉操作失误可确定损伤的外因,例如截石位可致腓总神经和坐骨神经损伤(截石位手术与神经损伤有关的三个主要危险因素是:手术时间长、身体瘦弱、近期吸烟史);肘关节过伸可致正中神经损伤;腹股沟区手术易致股神经损伤;心胸部手术劈开胸骨者可致臂丛神经损伤;使用肩垫也可损伤臂丛神经;椎管内麻醉操作或处置可致脊髓或硬膜外腔血肿,导致截瘫等。

4.检查周围神经损伤有时需要采用电生理测定 如①肌电图(EMG)测定,有助于确定神经损伤的性质,对神经切断伤、轴突连续性完全中断具有确诊价值。肌肉在无神经支配下的EMG图像表现为纤颤性电压伴正性尖锐高峰波,但有时会延迟到神经切断损伤2~3周后才出现,因此非100%敏感,但对可疑的病例常规检查EMG。首先需排除是否轴突完全中断,其次可据首次检查结果与往后的EMG结果进行前后比较,以确定其病理进展。②神经传导速度测定,具有投射定位的指导意义。③运动和感觉诱发电位测定,对了解损伤神经的再生与否具有指导意义。

5.神经损伤预后的估计取决于损伤病理 如:①神经纤维部分脱髓鞘,指整个神经轴索及神经内膜鞘仍保持完整的损伤,其髓鞘的再形成并恢复功能的时间约需要6~8周。②轴突断伤(axonotme-sis),指神经轴索完全破坏,但神经外膜鞘及神经索周围鞘仍保持完整的损伤,预后取决于神经轴索在神经内膜管内再形成的速度,神经功能自动恢复可能需经数月至数年,预后尚好。临床经验指出,神经髓鞘再形成的速度约为每天1mm;神经损伤部位在近侧者,其恢复速度比远侧损伤者缓慢。③神经断伤(neurotmesis),指神经轴突与髓鞘完全横断的损伤,神经纤维完全切断,神经内可出现结缔组织增生和瘢痕形成,致使神经纤维无法在神经管内再生，功能的恢复几无希望，可试行手术修补。因此，对神经横断者，需立即施行端端吻合手术，有可能神经再生。对神经被手术刀部分滑伤者，可酌情立即修补。对损伤界线不能明确辨别者，首先解除外来压迫等因素，修补手术应推迟 3～6 周，待测定神经功能后再决定手术与否。此外，应同时控制代谢因素障碍如糖尿病、尿毒症、嗜酒性或营养性维生素 B_1 缺乏症等，对加快恢复速度有利；对疼痛性感觉障碍可用氨甲酰氮䓬或苯妥英钠治疗；对幻痛者可试行交感神经切除治疗。

四、内分泌系疾病

并存内分泌系疾病的患者，麻醉前需做好以下准备工作。

（一）血压和循环功能

有些内分泌系统疾病可促使血压显著增高，但实际血容量却是明显减少的，例如：①嗜铬细胞瘤，由于周围血管剧烈收缩致血管内液体外渗，实际是处于低血容量状态，一旦肿瘤血运完全切断时，可立即出现顽固性低血压，因此在术前必须做专门的术前准备，包括：术前数天开始服用酚苄明（10mg/次，每日 2 次），逐渐加量，直至体位性低血压降至轻度。在使用 α 受体阻滞剂的同时适当补液。对于持续心动过速或快速型心律失常患者，可配用 β 受体阻滞药以控制高血压和心律失常。拉贝洛尔具有同时阻滞 α 受体和 β 受体的作用，效果更佳。应用适量地西泮（10～20mg 口服）以控制焦虑。如果术中发生高血压，应告知手术医师停止对肿瘤的任何操作，同时给予酚妥拉明或硝普钠控制血压。肿瘤切除后，交感神经兴奋性降低可造成严重低血压，可通过补液扩容纠正，但也常需要使用去甲肾上腺素、肾上腺素、去氧肾上腺素或多巴胺等升压药的支持。②肾上腺皮质功能不全时，由于钠、水经尿道和肠道异常丢失过多，可致血容量减少，术前必须至少两天输注生理盐水，并口服氟氢可的松（fludrocortisone）0.1～0.2mg，手术当天还需至少每 6h 肌内注射或静滴可溶性磷酸氢化可的松或琥珀酸氢化可的松 50mg。③尿崩症患者，由于大量排尿，可出现显著的血液浓缩、血容量减少和电解质紊乱，应在术前每 4h 肌内注射抗利尿激素（加压素，vasopressin）10～20 单位，或静脉滴注 5%葡萄糖溶液 1000mL，待血浆渗透压降至正常后再施手术。

（二）通气量

进行性黏液性水肿患者，自主呼吸通气量明显减少，手术应推迟，需先用甲状腺素治疗；如果手术必须在 1 周内施行者，可口服三碘甲状腺原氨酸（triiodothyronine，T_3），每日 50～100μg；如果手术允许推迟到 1 个月以后进行者，可口服甲状腺素（thy－roxine，T_4），每日 0.1～0.4mg。服药期间可能出现心绞痛或心律失常，这时剂量应减少或暂停。

（三）麻醉耐受性

未经治疗的肾上腺皮质功能不全、脑垂体功能不全或垂体促肾上腺皮质激素分泌不足的患者，机体的应激反应已消失或接近消失，对麻醉药物的任何血管扩张作用都容易发生循环虚脱，有生命危险。由于对这类意外事先难以预测，因此估计有可能发生者，术前可预防性肌内注射磷酸氢化可的松 100mg。此类患者一般伴有高钾、低钠，需严密监测电解质。未经治疗的急性肾上腺皮质功能不全患者属手术禁忌，必须积极处理。急诊手术术中可行动脉穿刺监测血压、电解质和血糖。禁忌用依托咪酯行麻醉诱导，因为即使使用单剂量诱导，也会抑制肾上腺皮质功能，增加危重患者的死亡率。慢性肾上腺皮质功能不全者无需行有创监测。

（四）渗血

库欣综合征患者的肾上腺糖皮质激素活性显著增高，围手术期常表现为难治性的高血压（可用利尿剂减少血管内容量，但须监测电解质），同时可出现手术野渗血、止血困难和失血量增多。此时只有通过谨慎结扎血管以求止血。术后应注意预防深静脉血栓形成。

（五）感染

库欣综合征患者的肾上腺糖皮质激素分泌过多，机体防御功能显著减弱，容易发生切口感染。未经治疗的糖尿病患者，切口感染风险亦增加，均需注意预防，宜选用杀菌性抗生素而非抑菌性抗生素。

（六）镇痛药耐量

库欣综合征患者常处于警醒和焦虑状态，因此需用较大剂量镇静药。未经治疗的艾迪生病患者，对镇静药特别敏感，故需慎用。甲亢患者因基础代谢率高，神经肌肉应激性增高，故镇静药和镇痛药均需加量。甲状腺功能低下患者，对镇静药和镇痛药特别敏感，均需减量。

五、肾脏疾病

麻醉前准备的基本原则是保护肾功能，维持正常的肾血流量和肾小球滤过率，具体应尽可能做到以下几点：①术前补足血容量，防止因血容量不足所致的低血压和肾脏缺血。②避免大剂量使用缩血管药，大多数该类药易导致肾血流量锐减，加重肾功能损害，尤其以长时间大量使用时为严重。③保持尿量充分，术前均需静脉补液，必要时可适当使用利尿剂。④纠正水、电解质和酸碱代谢失衡。⑤避免使用对肾脏有明显毒害的药物，如汞剂利尿药、磺胺药、肾毒性抗生素、止痛药（非那西丁）和降糖药（降糖灵）等，尤其是某些抗生素的肾脏毒性最强，如庆大霉素、甲氧苯青霉素、四环素、两性霉素 B 等均需禁用。某些抗生素本身并无肾脏毒性，但如果复合应用，则肾脏毒性增高，例如先锋霉素单独用并无肾脏毒性，若与庆大霉素并用则可能导致急性肾功能衰竭。⑥谨慎使用完全通过肾脏排泄的药物，否则药效延长，难以处理。⑦有尿路感染者，术前必须有效控制炎症。⑧慎重选择术前镇静药及术中麻醉药。

六、肝脏疾病

肝功能损害患者的麻醉前准备特别重要。肝功能损害患者经过一段时间保肝治疗，多数可获得明显改善，对手术和麻醉的耐受力也相应提高。保肝治疗包括：①高碳水化合物、高蛋白质饮食，以增加糖原储备和改善全身情况，必要时每日静脉滴注 GIK 溶液（10%葡萄糖液 500mL 加胰岛素 10u、氯化钾 1g）。②低蛋白血症时，间断补充外源性白蛋白。③小量多次输新鲜全血，以纠正贫血和提供凝血因子。④适当补充维生素 B、维生素 C、维生素 K。⑤改善肺通气，若并存胸水、腹水或肢体水肿，应适当限制钠盐，应用利尿药和抗醛固酮药，必要时术前放出适量胸腹水，引放速度必须掌握缓慢、分次、小量的原则，同时注意水和电解质平衡，并补充血容量。

七、血液病

（一）慢性贫血

慢性贫血的原因很多，主要为缺铁性贫血和各种先天性或后天性溶血性贫血。中度贫血者，术前经补充铁剂、叶酸和维生素 B_{12}，一般纠正尚无困难，术前只要维持足够的血容量水平，并不会增加麻醉的危险性；必要时术前给予小量多次输新鲜血，纠正可较迅速，不仅提高血红蛋白和调整血容量，还可增加红细胞携氧和释放氧所必需的2,3－二磷酸甘油酸(2,3－DPG)。在急诊手术前通过输注红细胞悬液也较易纠正。术前应用促红细胞生成素可能提高血红蛋白和血细胞比容水平。如果术前存在携氧能力不足的缺血性症状，术前也需输血。

（二）巨幼细胞贫血

多见于恶性贫血和叶酸缺乏，手术宜推迟，待叶酸和维生素 B_{12} 得到纠正，一般需1～2周后方能手术。

（三）镰刀状细胞(sickle cell)贫血

镰刀状细胞贫血时易发生栓塞并发症，特别容易发生肺栓塞，尤其在面临缺氧或酸中毒时，镰刀状细胞增多，栓塞更易形成，手术和麻醉有相当危险。对这类患者术前均应输以全血，直至血红蛋白恢复正常后再手术。输全血还有相对稀释镰刀状细胞、阻止其堆集成柱而堵塞小血管的功效。羟基脲的常规应用可使红细胞镰状化降低50%。冠状动脉系统的红细胞镰状化或炎性变可导致心肌纤维化，心肺功能进行性恶化。术中要维持足够的氧合($FiO_2 \geq 0.30$)，维持患者体温(加热毯、预热静脉用液体、调高手术室温度)，同时要维持足够的心排血量，防止因体位或止血带导致的静脉淤积。术后吸氧12～24h，并给予充分的镇痛。

（四）血小板减少

一般情况下，人体血液中的血小板只要保持在 $30\times10^9/L\sim50\times10^9/L$ ($30000\sim50000/mm^3$)，即可维持正常的止血功能，但当其低于 $30\times10^9/L$，或伴血小板功能减退时，可出现皮肤和黏膜的出血征象，手术伤口呈广泛渗血和凝血障碍。遗传性血小板减少较罕见，需输浓缩血小板治疗。获得性血小板减少较为多见，需根据病因进行术前纠正，如红斑狼疮、特发性血小板减少性紫癜或尿毒症等引起者，可给予强的松类激素进行治疗。阿司匹林不可逆地抑制血小板聚集影响机体凝血，只有当新的正常血小板进入血液循环其功能才能恢复。口服阿司匹林后，血小板功能低下的状态可持续7d左右，因此术前如需停药，则至少停药7～10d方能纠正。每输1u浓缩血小板可增高循环内的血小板 $4\times10^9\sim20\times10^9/L$。

（五）非血小板减少性紫癜

可表现为紫癜、血尿，偶尔因血液渗入肠壁而引起急性腹痛，常可继发肠套叠而需急诊手术。为防止手术野出血和渗血，术前可试用强的松和浓缩血小板治疗。

（六）恶性血液病

如白血病、淋巴瘤或骨髓瘤患者，偶尔需手术治疗，其主要危险在于术中出血和渗血不止及血栓形成。单纯就患者的凝血功能障碍或栓塞风险而言，如果疾病正处于缓解期，手术危险性不大；处于部分缓解期时，手术也相对安全。急性白血病时，如果白细胞总数增高不过多，血红蛋白尚在100g/L，血小板接近 $100\times10^9/L$，无临床出血征象时，术中风险也并无显著升高。但当贫血或血小板减少较严重时，术前应输全血和浓缩血小板作准备。慢性粒细胞性白血病，如果血小板超过 $1000\times10^9/L$ 或白细胞总数超过 $100\times10^9/L$，术中可能遇到难以控制的出血，危险性很大。慢性淋巴细胞性白血病患者如果血小板计数正常，即使白细胞总数超过 $100\times10^9/L$，也非手术禁忌证。真性红细胞增多症时，术中易致出血和栓塞并发症，当血细胞比容增高达60%，可出现凝血酶原时间延长、部分凝血活酶时间显著延长和纤维蛋白原显著降低。这类患者需经过放血术、放射疗法或化学疗法，待红细胞总数恢复正常后方可手术，但并发症仍然多见。

八、特殊病情患者的麻醉前准备

(一)病态肥胖

1.病态肥胖对器官功能的影响　正常人的标准体重(kg)可按身高(cm)－100 推算。体重超过标准体重 10%～15%或体重指数(BMI)超过 28kg/m^2 即为肥胖;超过 15%～20%为明显肥胖;超过 20%～30%则为病态肥胖。亦可利用肥胖指数[＝身高(cm)－体重(kg)]来确定肥胖的程度:肥胖指数≥100,为不胖;＝90 左右,为轻度肥胖;≤82,为病态肥胖。肥胖一般可分三类:①单纯性肥胖,因营养过度引起。②继发性肥胖,因内分泌功能失调引起,如下丘脑病变、库欣综合征等。③家族性肥胖,因遗传引起。不论病因如何,肥胖本身可引起呼吸循环等一系列病理生理改变。

(1)呼吸系统:病态肥胖可引起肺活量减少,深吸气量和呼气贮备量减少,此与胸腹部受过多的脂肪压迫、胸廓扩张受限(胸廓顺应性降低)、胸廓弹性回缩增强、膈肌抬高等因素有关,尤其在水平仰卧位时的影响最为显著,易出现通气/血流比例失调、低 PaO_2、高 $PaCO_2$ 和氧饱和度下降;部分患者还可出现肺动脉高压和肺毛细血管楔压增高,甚至肺栓塞。肥胖患者上气道软组织丰富,容易阻塞气道,使困难气道的危险性显著增加。此外,在麻醉后较易并发肺部感染和肺不张。

(2)心血管系统:每增加 1kg 脂肪组织,即需要增加 0.01L/min 的心排血量才能满足充分的组织灌注,因此肥胖患者多合并高血压。据统计,肥胖患者中有 58%并发高血压,但多数属轻度或中度高血压。肥胖人的血容量和心排血量均有所增加,增加量与肥胖程度成正比,由此可加重左室容量负荷,久之出现左室肥厚,继而发展为右室肥厚,其程度与体重增加成正比。此外,由于肺通气功能不足所致的长时间慢性缺氧,刺激骨髓造血功能,可引起继发性红细胞增多、血黏度增高,更加重心脏负荷,甚至导致心力衰竭。肥胖多伴脂质代谢紊乱,因此容易并发动脉硬化。一般认为肥胖伴高血压者,容易继发冠心病和心肌梗死,或脑动脉硬化和脑血管意外甚至猝死。

(3)其他:肥胖患者易并发糖尿病,或肝细胞脂肪浸润(脂肪肝),但多数患者肝功能仍正常。既往认为肥胖患者术前胃内容物和酸度增加,为降低围手术期发生反流误吸的风险,因此建议此类患者术前给予西咪替丁、雷尼替丁或甲氧氯普胺(术前一晚和术晨使用),但目前尚缺乏循证医学的证据。

2.麻醉前准备　首先对肥胖的类型、病因及其程度作出评估,重点注意呼吸、循环和内分泌系统等改变。

(1)对病态患者,应检查在水平仰卧位时的呼吸功能状况,如果出现气短、呼吸费力或呼吸道不全梗阻,甚至不能平卧者,术前需做肺功能测定及动脉血气分析。选择麻醉方法应以能保证呼吸道通畅和通气量满意者为准。对气管内插管操作的难易程度术前也必须充分估计,必要时考虑采用清醒气管内插管。

(2)术前对是否并存高血压、动脉硬化和糖尿病、胸透及心电图有无异常、以及心脏代偿功能等都应做出全面估计,并给予相应的处理。对继发性肥胖患者,如为择期手术,应先施行病因治疗后再手术。对单纯性肥胖患者,术前最好采取减重治疗,包括合理的饮食限制、体育锻炼和药物等。减重可明显改善患者的心肺功能,使肺活量和通气贮备量恢复正常,慢性缺氧和 CO_2 蓄积得到纠正,血容量和血压可明显降低,对预防高血压和减轻心脏负荷可起到良好的作用。此外,减重对维持术中呼吸和循环的相对稳定、预防术后肺部并发症均非常有效。但必须指出,减肥治疗一般需经过1个月至数个月的过程,仅于术前数日内严格限制饮食,不仅无效,相反会因此削弱肥胖患者对麻醉和手术的耐受力。重度肥胖者行开腹手术,应在术前行动脉血气分析,了解患者术前低氧血症的情况及指导术后拔管。有研究表明,肥胖者苏芬太尼的分布容积增加且清除延迟,作用时间明显延长。

(二)慢性酒精中毒

1.慢性酒精中毒对器官功能的影响　长期嗜酒可致慢性酒精中毒,其特征是对酒精产生耐受和生理依赖,同时脏器出现一系列病理生理改变,对麻醉和手术的耐受力显著降低,具有明显的危险性。

(1)病理生理变化:①长期嗜酒者常伴有营养障碍,可致维生素 B_1 缺乏;酒精本身及其代谢产物可直接毒害神经系统,容易出现多发性周围神经炎,表现为四肢远端感觉和运动障碍;也可累及中枢神经,发生急性出血性脑灰质炎及神经炎性精神病。周围神经系统和中枢神经系统同时受害时,称脑性脚气病综合征,表现为记忆力减退、思维涣散、不能胜任细致的复杂工作与学习,可逐渐发展累及小脑、脑干及间脑发生退行性变,甚至脑广泛坏死而死亡。②酒精容易毒害肝脏而并发脂肪肝、酒精性肝炎及肝硬化(发生率约10%),肝脏的代谢、解毒及合成功能均受影响,临床表现为营养不良、体重减轻、厌食、黄疸、发热、胃溃疡、胃食管反流及食管静脉曲张;也可出现凝血机制障碍和白蛋白减少;可出现腹水、通气功能减弱、氧饱和度降低、低 PaO_2 和轻度呼吸性碱血症。③酗酒10年以上者,可危及心脏,出现酒精性心肌病和心脏性脚气病,表现为气急、咳嗽、心悸、呼吸困难和传导阻滞,最后可演变为右心衰竭,也会因突发心肌梗死而猝死,但容易被漏诊。④酒精可抑制叶酸代谢而影响红、白细胞及血小板的生成,可致贫血、抵抗力低下和凝血障碍。⑤约有20%慢性酒精中毒的患者可并发慢性阻塞性肺疾病。⑥常并发酒精性低血糖;可抑制抗利尿激素而出现尿量增多和脱水;可引起肾上腺皮质激素分泌增高而诱发胰腺炎。

(2)戒酒综合征:正常人如果大量饮酒持续约2～3周,即可出现酒精依赖性,机体必须依赖酒精才能维持正常生理功能。如果突然停饮,即会出现一系列生理紊乱,此即为戒酒综合征。发病机制系因中枢神经系统失去酒精的抑制作用而产生大脑皮质和β一肾上腺素能神经过度兴奋所致。即由于交感神经兴奋,血中儿茶酚胺增高,使骨骼肌收缩速率增加,因而干扰了神经一肌肉的传导或肌梭活性,致使这些患者的震颤强度增加。其临床表现为:初6～8h期间表现为震颤[全身性震颤是本病最明显的特征,是一种快速(6～8Hz)、轻重不一、在安静环境下减轻而在运动和情绪紧张时加重的震颤],伴有易激惹和胃肠道症状,特别是恶心、呕吐。多为精神因素引起,也可能因低血糖和体液失衡所致;24～36h内出现幻觉性精神病和戒断性癫痫大发作;72h内出现震颤性谵妄,表现幻觉、抽搐、知觉迟钝、失眠、精神错乱、自主神经系统活动亢进和共济失调,严重时出现结肠坏死或硬膜下血肿等致命性并发症。恢复饮酒可很快缓解症状,再次停止饮酒后症状复发并且加重。症状持续时间差别很大,通常持续2周。病情在完全停止饮酒后24～36h达高峰。

(3)麻醉前准备

慢性酒精中毒患者易合并多种疾病。如合并急性酒精性肌病可致严重的肌肉痉挛;也可合并广泛的多发性周围神经病,引起全身感觉障碍和肌无力;合并急性胃炎时可致恶心呕吐;伴发戒酒性癫痫时可致外伤。另外,尚可合并泌尿系感染、胰腺炎、肝硬化、胃肠道出血等。

对疑有慢性酒精中毒或已经明确存在酒精中毒的患者，手术宜推迟，需全面系统了解心、肺、肝、脑等各脏器的损害程度，对正在出现的戒酒综合征及其治疗效果进行了解和估计。具有中枢性肌松作用的镇静药（如利眠宁、地西泮等）是目前治疗震颤性谵妄的较佳药物，应在戒酒的最初 2～4d 内预防性用药，同时服用大量维生素 B_1 和补充营养，一般戒酒征象可被基本解除。苯妥英钠对戒酒性癫痫确有防治作用，如患者对苯妥英钠过敏，可改用卡马西平，但巴比妥类药物应慎用，因其可能有增加呼吸抑制的危险。在戒酒期间，各脏器功能尚未完全恢复时，任何麻醉药和麻醉方法均有一定的危险，故禁忌择期手术。偶然大量饮酒而致急性酒精中毒的患者，如需急诊手术，对各种麻醉药的耐受性并不增加，但对麻醉药的需要量减少可能较明显，故应酌情合理用药，避免逾量。

（三）昏迷

手术前的患者偶尔可并存昏迷，其诱因要尽可能加以鉴别和纠正；并仔细观察和正确评估昏迷的程度。由于这类患者的器官代谢功能已经紊乱，因此对任何麻醉药物的耐受性都降低，易出现昏迷加重。从麻醉处理角度看，较常见的昏迷有以下几类：①意识消失，但存在哈欠、吞咽或舔舌等反射动作，提示浅昏迷，脑干主要功能尚未损害。②意识消失，呼吸动作、瞳孔反应和眼球活动仍正常，也无定位性运动障碍体征者，最可能为代谢异常（如尿毒症、低血糖、肝昏迷、酒精中毒、低磷血症、黏液水肿和高渗性非酮症性昏迷等），或药物中毒（如麻醉性镇痛药、镇静药、催眠药等）所致。除非紧急手术（如内脏出血或穿孔），术前应尽可能先纠正昏迷，但对尿毒症和高渗性非酮症性昏迷的纠正不宜过快，避免因脑水肿而加重昏迷程度；瞳孔反射失常提示低氧、低体温、眼部疾病或药物中毒（如颠茄碱、苯二氮草类等）。③昏迷伴上肢肘部呈屈曲位肌强直者，提示双侧大脑半球功能障碍，但脑干无损害（去皮质姿势）。④昏迷伴上肢和下肢均呈伸直位肌强直者，提示双侧上位脑干结构损害，或深部大脑半球损害（双侧去大脑强直）。这类情况可见于脑外伤或心搏骤停复苏后脑缺氧性损伤后遗症，除非急症，禁忌择期手术。⑤昏迷伴腱反射亢进、趾背上翻者，提示存在中枢神经系统结构性病变，或存在尿毒症、低血糖或肝性脑病。如果昏迷伴腱反射低下、足趾跖屈，也无偏瘫征象者，提示不存在中枢神经系统结构性改变。⑥昏迷伴癫痫大发作，提示深部中线性脑干或丘脑损害，或局灶性运动中枢性改变，对其诱因应力求弄清，可因戒酒、尿毒症、妊娠毒血症、脑损伤、脑肿瘤、产伤、药物（戊四氮、印防己毒素、美解眠、士的宁等）、高血钙、低血钙、脑血管病变或脑血管意外等引起，也可能原因不明。术前均应针对诱发疾病进行积极处理，并用治疗剂量抗惊厥药，一直用至手术日晨，对癫痫本身一般无其他特殊处理。过去认为高浓度恩氟烷，特别在过度通气及低 $PaCO_2$ 情况下，可诱发脑电癫痫样波和强直性肌痉挛。今知，恩氟烷对人类并不增加癫痫的发生，可以选用。

（四）妊娠

同年龄组孕妇与非孕妇，其并发外科疾病的频率相等，麻醉医师必须熟悉手术适应证及其病情特点。孕期常见的外科疾病有：①急性阑尾炎，发生率约 1∶2000，所表现的征象与妊娠最初 3 个月期间的妊娠反应有相似处，容易混淆而被误诊，以致发展为阑尾穿孔和弥漫性腹膜炎，全身情况严重，麻醉危险性增加，同时流产率也增高。因此应尽早明确诊断，积极手术。②急性胆囊炎和胆石症，发生率约 1∶3500～6000，病情往往较重，手术较复杂，手术需时较长，麻醉中的变化较多，同时可能使胎儿受损害，故应尽量避免手术，采用输液、胃肠减压、解痉、止痛和抗生素等保守治疗，一般在 2d 内症状可得到明显改善。③急性机械性肠梗阻，较为少见。曾有腹腔手术史的孕妇，若腹腔内遗留粘连，妊娠后有可能诱发机械性肠梗阻。为避免病情趋于严重，一旦诊断明确，手术不宜延迟，如果已近临产，可先行剖腹产术以获得肠梗阻手术必需的术野显露。④食管裂孔疝，发生率较高，主要症状为反流性食管炎，饱食后取直坐位或服止酸药可缓解，一般不需急诊手术治疗。⑤乳腺癌，不多见，但一旦发生，其恶性程度高，应做活检确诊，然后施行根治术，同时终止妊娠。如果在分娩后再施行乳癌根治术，则复发率更增高。⑥卵巢肿瘤，多在妊娠初 3 个月内发生，只要不并发扭转、破裂或出血，可暂不考虑手术治疗。

妊娠合并外科疾病时，是否施行手术和麻醉，必须考虑孕妇和胎儿两方面的安全性。母体的风险主要是由妊娠期的生理学变化所致，常涉及气道、心肺、神经系统和消化系统。孕妇的误吸、困难气道、低氧血症、低血压、麻醉药物的过量和栓塞等风险增加。胎儿风险包括潜在致畸性、窒息和早产。一般讲，妊娠初 3 个月期间，若存在缺氧、麻醉药或感染等因素，则易诱发胎儿先天畸形或流产，因此应尽可能避免手术，择期手术宜尽量推迟到产后 6 周施行；危重手术应推迟至孕中期（15～28 周），此时胎儿器官形成已经完成（15～56d）。如系急诊手术，尽可能选择局麻或区域麻醉。高达 30％的孕妇由于主动脉、腔静脉受压而易发生仰卧位低血压，仰卧位时需将子宫左移，麻醉时应充分供氧，避免缺氧和低血压。如必须全身麻醉，则气道检查尤为重要，妊娠会导致气道血管形成和水肿，增加困难插管的可能性。由于机械和激素水平原因导致孕妇误吸风险增加（妊娠 12～14 周后最为显著），且此时胃排空延迟、分泌增多、壁细胞活性增加使胃液 pH 值降低。肺功能残气量（FRC）和残气容积（RV）降低以及氧耗增加，导致孕妇易发生低氧血症。妊娠妇女对吸入、静脉和局部麻醉药的敏感性增加，MAC 约降低 20％～40％（可能与孕酮的镇静效应有关），局麻药的需要量也减少约 30％，因此麻醉药物的剂量须作相应调整。

（五）抗凝治疗

应用肝素抗凝时，静脉注射 5000U（相当于 50mg），可使全血凝固时间延长 2 倍，维持 3～4h 后，逐渐自动恢复正常。于此期间，如果需施行急诊手术，术前需采用鱼精蛋白终止其抗凝作用，具体方法为：①刚静注肝素不久者，鱼精蛋白的剂量（mg）相当于末次肝素剂量（U）的 1/100。②静脉注射肝素已隔 30min 以上者，由于肝素的生物半衰期短于 1h，用鱼精蛋白的拮抗剂量只需上述剂量的 1/2。③注射肝素已隔 4～6h 者，一般已无需再用鱼精蛋白拮抗。④皮下注射肝素的吸收缓慢，鱼精蛋白剂量只需静注肝素（mg）量的 50％～75％，但由于肝素仍在不断被吸收，故需重复注射鱼精蛋白。鱼精蛋白的静注速度必须缓慢，若注速过快则可引起血小板减少；注药过量则鱼精蛋白本身可转为弱抗凝药，同时可能严重抑制循环，导致血压骤降而不易回升的后果。

应用双香豆素或其衍生物抗凝者，因凝血酶原时间仅延长 25％左右，故较肝素容易被掌握，如需终止其作用，只需在术前静注维生素 K_1 5mg，即可使凝血酶原时间恢复至安全水平的 40％以上，维持 4h，但完全恢复正常水平则需 24～48h，且对今后再使用双香豆素抗凝，可产生耐药性达 1 周以上。因此，如果手术仅需数小时的暂时终止抗凝，可不必用维生素 K_1，只需静脉滴注新鲜冻血浆 250～500mL 即可。因双香豆素的作用仅是降低凝血Ⅱ、Ⅶ、Ⅸ和Ⅹ因子，而储存于血浆中的这些凝血因子仍很充足，故可达到暂时恢复凝血酶原时间的目的。目前使用双香豆素类药物时一般用目标国际标准化比值（INR）进行疗效监测，接受华法林治疗，目标 INR 为 2.0～3.0 的患者，应在术前 5d 停止服药；目标 INR 为 2.5～3.5 的患者，应在手术前6d停止服药，手术前1d检查INR，如果>1.5，服用1mg维生素K_1。术后第一天华法林可恢复术前剂量，但须每日监测INR。

（艾热提·阿布力孜）

第四节 麻醉选择

麻醉的选择取决于病情特点、手术性质和要求、麻醉方法本身的优缺点、麻醉者的理论水平和技术经验，以及设备条件等几方面因素，同时还要尽可能考虑手术者对麻醉选择的意见和患者自己的意愿。各种麻醉都有各自的优缺点，但理论上的优缺点还可因具体病情的不同，以及操作熟练程度和经验的差异，而出现效果上、程度上、甚至性质上的很大差别。患者对各种麻醉方法的具体反应也可因术前准备和术中处理是否恰当而有所不同。例如硬膜外麻醉用于早期休克患者，在血容量已经补足或尚未补充的两种不同情况下，其麻醉反应则可迥然不同。因此，麻醉的具体选择必须结合病情和麻醉者的自身条件和实际经验，以及设备条件等因素进行全面分析，然后才能确定。

一、病情与麻醉选择

手术患者的病情是麻醉选择最重要的依据：①凡体格健康、重要器官无明显疾病、外科疾病对全身尚未引起明显影响者，几乎所有的麻醉方法都能适应，可选用既能符合手术要求，又能照顾患者意愿的任何麻醉方法。②凡体格基本健康，但合并程度较轻的器官疾病者，只要在术前将其全身情况和器官功能适当改善，麻醉的选择也不存在大问题。③凡合并较重全身或器官病变的手术患者，除应在麻醉前尽可能改善其全身情况外，麻醉的选择首先要强调安全，选用对全身影响最轻、麻醉者最熟悉的麻醉方法，要防止因麻醉选择不当或处理不妥所造成的病情加重，也需防止片面满足手术要求而忽视加重患者负担的倾向。④病情严重达垂危程度，但又必须施行手术治疗时，除尽可能改善全身情况外，必须强调选用对全身影响最小的麻醉方法，如局麻、神经阻滞；如果选用全麻，必须施行浅麻醉；如果采用硬膜外麻醉，应强调在充分补液扩容的基础上，分次小量使用局麻药，切忌阻滞范围过广；为安全计，手术方式应尽可能简单，必要时可考虑分期手术，以缩短手术时间。

小儿配合能力差，在麻醉选择上有其特殊性。基础麻醉不仅解决不合作问题，还可使小儿安静地接受局部浸润、神经阻滞或椎管内麻醉；如果复合全麻，可做到诱导期平稳、全麻药用量显著减少。又因小儿呼吸道内径细小、分泌腺功能旺盛，为确保呼吸道通畅，对较大手术以选用气管内插管全麻为妥。

对老年人的麻醉选择，主要取决于全身状况、老年生理改变程度和精神状态。全身情况良好、动作反应灵敏者，耐受各种麻醉的能力并不比青壮年者差，但麻醉用药量都应有所减少，只能用其最小有效剂量。相反，年龄虽不很高，但体力衰弱、精神萎靡不振者，麻醉的耐受力显著降低，以首选局麻或神经阻滞为宜，但后者的麻醉效果往往可比青壮年者好，全麻宜作最后选择。

二、手术要求与麻醉选择

麻醉的首要任务是在保证患者安全的前提下，满足镇痛、肌肉松弛和消除内脏牵拉反应等手术要求。有时手术操作还要求麻醉提供降低体温、降低血压、控制呼吸或肌肉极度松弛，或术中施行唤醒试验等特殊要求。因此，麻醉的选择存在一定的复杂性。总的来说，对手术简单或病情单纯的患者，麻醉的选择可无困难，选用单一的麻醉药物和麻醉方法，就能取得较好的麻醉效果。但对手术复杂或病情较重的患者，单一的麻醉方法往往难以满足手术的全部要求，否则将促使病情恶化。此时，有必要采用复合麻醉(也称平衡麻醉)，即同时或先后利用一种以上的麻醉药和麻醉方法，取每种麻醉药(方法)的长处，相互弥补短处，每种药的用量虽小，所得的麻醉效果恰已能符合手术要求，而对病情的影响可达到最轻程度。复合麻醉在操作管理上比较复杂，要求麻醉者有较全面的理论知识和操作管理经验，否则也未必能获得预期效果，有时反而会造成不良后果。

针对手术要求，在麻醉选择时应想到以下六方面问题：

1. 根据手术部位选择麻醉　例如颅脑手术选用局部麻醉或全身麻醉；上肢手术选用臂丛神经阻滞麻醉；胸腔内手术采用气管内循环紧闭麻醉；腹部手术选用椎管内麻醉或复合肌松药的全身麻醉；下肢手术选用椎管内麻醉；心脏手术选用低温体外循环下全凭静脉麻醉。

2. 根据肌肉松弛需要程度选择麻醉　腹腔手术、长骨骨折或某些大关节矫形或脱臼复位，都需要良好的肌肉松弛，可选臂丛阻滞、腰麻或硬膜外麻醉，或全麻并用肌松药。

3. 根据手术创伤或刺激性大小、出血多少选择麻醉　胸、腹腔手术，或手术区邻近神经干或大血管时，手术创伤对机体的刺激性较大，容易发生血压、脉搏或呼吸波动。此时，无论采用何种麻醉方法，均宜辅加相应部位的神经或神经丛阻滞，如肺门神经丛、腹腔神经丛、肠系膜根部阻滞或肾周围脂肪囊封闭、神经血管周围封闭等。对复杂而创伤性很大或极易出血的手术，不宜选用容易引起血压下降的麻醉(如脊麻)，全麻常较局麻为合适。

4. 根据手术时间长短选择麻醉　1h 以内的手术，可用简单的麻醉，如局麻、氯胺酮静脉麻醉、局部静脉麻醉或单次脊麻等。长于 1h 的手术，可选用长效局麻药施行脊麻、神经阻滞麻醉，或连续硬膜外麻醉或全麻。对于探查性质手术，手术范围和手术时间事先很难估计者，则应做长时间麻醉的打算。

5. 根据手术体位选择麻醉　体位可影响呼吸和循环生理功能，需用适当的麻醉方法予以弥补。例如取俯卧或侧卧位时，应选用气管内紧闭麻醉、局麻或硬膜外麻醉，不宜用脊麻或硫喷妥钠麻醉。坐位手术时，应尽量选用局麻等对循环影响小的麻醉方法。如需用全麻，必须施行气管内插管，并采取相应的措施。

6. 考虑手术可能发生的意外选择麻醉　胸壁手术(如乳癌根治术)可能误伤胸膜而导致气胸，事先应做好吸氧和气管内插管的准备；食道手术有可能撕破对侧纵隔胸膜而导致双侧气胸，需有呼吸管理的准备。呼吸道部分梗阻或有外来压迫的患者，以选用清醒气管或支气管内插管为最合适。

三、麻醉药和麻醉方法选择

各种麻醉药和麻醉方法都有各自的特点、适应证和禁忌证，选用前必须结合病情或手术加以全面考虑。原则上尽量采用简单的麻醉，确有指征时才采用较为复杂的麻醉。

(一)全身麻醉

全身麻醉的首要目标是维持患者的健康和安全，提供遗忘、催眠(无意识)、无痛和最佳手术状态(如无体动现象)。麻醉医师选用自己最为熟悉的全身麻醉方法已为常理，但最近 Forrest 等总结来自多个中心单位采用全身麻醉的资料表明，选用全身麻醉方法可发生某些不良副作用，其发生率具有统计学显著性差异，见表1－6。高血压在芬太尼麻醉中较为常见；室性心律失常在氟烷麻醉中较为常见；心动过速在异氟烷麻醉中较为常见。采用中至大剂量芬太尼的全身麻醉组患者，术后至少需施行 80h 的机械呼吸，而在其他麻醉患者一般只需要 7h。一般认为，术后长时间机械呼吸可能带来不良后果。

表1－6　全身麻醉下严重副作用的发生率比较

麻醉药	心动过速	高血压	室性心律失常
氟烷	0.7%	0.5%	8.6%*
异氟烷	1.5%*	0.8%	0.8%
芬太尼	1.1%	2.4%*	1.3%

*与其他两种麻醉药相比，有显著性差异

（二）局部麻醉

1. 今已确认，在某些临床情况下，局部麻醉的优点超过全身麻醉。老年患者髋关节成形术和前列腺摘除术选用椎管内神经阻滞麻醉，可降低深静脉血栓的发生率；在低位脊麻下，充血性心力衰竭的程度减轻或较少发作；从 ICU 病房对危重患者施行长时间硬膜外腔镇痛的结果看，器官功能的保留可较好，并发症发生率降低，甚至死亡率也降低。但长期以来人们都认为局部麻醉的操作耗时较长，技术不够熟练者尤其如此，且可能发生严重并发症。随着经验的积累，这些不足均可得到改善。

2. 许多患者在术前主动提出要求让他"入睡"，如果麻醉医师理解为患者欲选用全身麻醉，而据此做出选用全身麻醉的决定，现在看来是不一定恰当的。很久以来人们认为局部麻醉仅适合于少数场合，而全身麻醉几乎适合于任何手术，这也是明确的。今知，在区域阻滞麻醉下加用某些催眠药（如咪达唑仑、丙泊酚和芬太尼等），同样可使患者在局部麻醉下处于睡眠状态。

（三）术后镇痛

在充分评估病情的基础上拟订麻醉处理方案时，应考虑加用术后切口镇痛措施。近年来术后镇痛的优越性越来越受到肯定和重视，不论在全身麻醉前先施行标准的区域阻滞麻醉，或将区域阻滞麻醉作为全身麻醉的一项组成部分，或在区域阻滞麻醉基础上术后继续给予局麻药阻滞，使患者在术后一段时间仍处于基本无痛的状态，一般可显著增加患者术后的安全性。Tverskoy 等指出，在区域阻滞麻醉下施行疝修补术，术后继续给予局麻药施行术后镇痛，其效果比术后常规肌内注射阿片类药镇痛者为好，对患者十分有益。近年来，患者自控镇痛（PCA）技术得以应用，PCA 的按压次数和药物用量可由患者自主调节。这样可以以最小的剂量达到最佳的效果，副作用更小，避免了传统方法药物浓度波动大，副作用大的缺点。

四、技术能力和经验与麻醉选择

麻醉医师在日常工作中，原则上应首先采用安全性最大和操作比较熟悉的麻醉方法。遇危重患者，或既往无经验的大手术，最好采用最熟悉而有把握的麻醉方法，有条件时在上级医师的指导下进行。在上述考虑的前提下，尽量采纳手术医师及患者对麻醉选择的意见。

（艾热提·阿布力孜）

第五节　麻醉前用药

据调查，手术前60%的患者对手术存在疑虑；50%以上对手术非常恐惧；31%～38%担心手术有损健康或危害生命；17%对麻醉存在恐惧；12%顾虑术后疼痛、呕吐难以忍受。为减轻术前患者的精神负担，并完善麻醉效果，可于麻醉前在病房内预先给患者使用某些镇静镇痛类药物，这种方法称为麻醉前用药，也称术前药。历史上长期以来认为，术前药是一种有利于麻醉诱导的辅助措施。鉴于现代麻醉药的不良副作用已减少，对患者的精神和生理状态有了仔细的评估和准备，要求患者主动参与麻醉药的选择等情况的改变，目前对术前药的应用概念已转向新的目标。

一、麻醉前用药的应用总则

（一）目的

1. 抑制皮质或皮质下，或大脑边缘系统，产生意识松懈、情绪稳定和遗忘效果。由此也可显著减少麻醉药用量和（或）提高机体对局麻药的耐受性。

2. 提高痛阈，阻断痛刺激向中枢传导，减弱痛反应和加强镇痛，弥补某些麻醉方法本身镇痛不全的不足。

3. 减少随意肌活动，减少氧耗量，降低基础代谢率，使麻醉药用量减少，麻醉药毒副反应减少，麻醉过程平稳。

4. 减轻自主神经应激性，减弱副交感反射兴奋性，减少儿茶酚胺释放，拮抗组胺，削弱腺体分泌活动，保证呼吸道通畅、循环系统功能稳定。

（二）用药途径

1. 成人给术前药的最常用途径是肌内注射，其起效时间不一致，并有可能发生坐骨神经损伤或药物吸收不全等并发症。据调查，95%妇女和85%男子的药物被注射在脂肪组织，而不是在肌肉内。成人较通用的用药途径是经口服和静脉注射用药，对肌内注射用药法今已较少采用。小儿惧怕任何针头，也是通常不愿意住院的最常见原因。当今对小儿测试体温都采用经直肠途径，经直肠应用术前药看来是合理的，但有些小儿仍会感觉出药物对直肠的刺激干扰。

2. 在小儿经鼻途径应用术前药已证实是有效的，不需要小儿合作。应用咪达唑仑类药滴鼻的起效时间比口服者快，如果在小儿口服用药失败时，经鼻滴给药是最好的用药途径。

（三）可能诱发的问题

1. 呼吸循环过度抑制　下列患者比较容易发生：①年龄过小和过大（小于1岁或超过80岁）。②神志意识水平低下。③颅内高压。④缺氧。⑤呼吸道阻塞。⑥呼吸动力减退。⑦慢性阻塞性肺疾患。⑧心脏瓣膜病。⑨心力衰竭。

2. 逾量　①术前药静脉注射用药，有时起效较慢，如果再继以一定剂量，就有逾量危险。②口服用药一般无药物高峰期，用于短小手术的诱导，有时可出现术后苏醒时间延长，麻醉诱导后用胃管将胃内残余药液吸出，可减轻这种现象。

3. 拒绝麻醉问题　①如果术前不给患者使用任何麻醉前用药，患者可能在手术前最后1min拒绝手术。②有时在应用某些术前药特别是氟哌利多后，也可能发生患者拒绝麻醉的情况,因氟哌利多可引起严重的烦躁不安。

(四)麻醉前用药的效果评定

理想的麻醉前用药效果是:麻醉前用药发挥最高药理效应(安静、欲睡状态)的时刻,恰好是送患者进入手术室的时间。因此,要求在患者进入手术室后,对麻醉前用药的具体效果进行常规客观评定,其标准见表1—7,以1、2、3级为理想的用药效果。

表1—7 麻醉前用药的效果评定标准

分级	进入手术室后的状态
—2	恐惧、精神紧张、哭闹
—1	不安、忧虑
0	神态如常
1	安静
2	欲睡
3	入睡,但呼之能应,刺激可醒
4	入睡,刺激不醒
5	中枢、呼吸、循环明显抑制

二、麻醉前用药的种类

(一)镇静催眠药

镇静催眠药主要有三类:

1.乙醇或乙醛衍化物　属基础麻醉药范畴,如水合氯醛等。

2.巴比妥类药　主要选用长效(6～9h)的鲁米那钠。睡眠剂量成人为100～200mg;小儿为2～4mg/kg,于麻醉前2h肌内注射。

3.神经安定类药　见下文。

(二)麻醉性镇痛药

以往常用麻醉性镇痛药肌内注射作为麻醉前用药,今已少用。一般只对疼痛患者需要注射麻醉性镇痛药。疼痛患者(如烧伤、骨折、肠或肢体缺血性坏死等)由转运车移动至手术床之前,静脉注射小剂量芬太尼可迅速产生止痛效应。单纯以镇静为目的时,麻醉性镇痛药的地位今已完全被苯二氮䓬类药所替代。

1.吗啡

(1)吗啡具有提高痛阈、强力抑制代谢和显著改变精神状态等功效。肌内注射15min后痛阈提高50%;30min后出现情绪稳定、焦虑心理消失、嗜睡;60min后基础代谢率显著降低。

(2)剂量成人0.15～0.2mg/kg,于麻醉前1～1.5h肌内注射。对于发育正常的小儿,一般2～7岁用1～1.5mg;8～12岁用2～4mg肌内注射。

(3)禁忌证:①对本药或其他阿片类药物过敏。②孕妇、哺乳期妇女、新生儿和婴儿。③原因不明的疼痛。④休克尚未控制。⑤中毒性腹泻。⑥炎性肠梗阻。⑦通气不足、呼吸抑制。⑧支气管哮喘。⑨慢性阻塞性肺疾病。⑩肺源性心脏病失代偿。⑪颅内高压或颅脑损伤。⑫甲状腺功能低下。⑬肾上腺皮质功能不全。⑭前列腺肥大、排尿困难。⑮严重肝功能不全。

(4)下列情况宜禁用或慎用:①老年、虚弱、危重患者,6个月以内的婴儿,极度肥胖者。②发绀、气管分泌物多、支气管哮喘、慢性肺部疾病、肺心病继发心力衰竭、并存呼吸功能不全或呼吸道不全梗阻者。③颅脑手术、颅脑外伤、颅内压增高者。④艾迪生病、重症肌无力、肌强直病、神经肌肉系统疾病、甲状腺功能低下、肾上腺皮质功能不全、糖尿病、肝肾功能不全、急性酒精中毒。⑤孕妇和临产妇、子痫。⑥服用单胺氧化酶抑制剂。⑦需保留自主呼吸的麻醉方法。⑧短时间手术。

2. 可待因：

(1)镇痛、镇静和欣快作用均较吗啡弱(镇痛作用仅为吗啡的 1/12～1/7)，但镇咳作用特强，呕吐、呼吸抑制副作用也较轻，最适用于术前伴干咳或脑外伤患者作为麻醉前用药。肌内注射和皮下注射镇痛起效时间为 10～30min，作用持续时间：镇痛为 4h，镇咳为 4～6h。

(2)常用剂量为 15～50mg 口服。8～15mg 仅有微弱镇痛作用，但镇咳作用已很明显；剂量增至 60mg 后，镇痛效果不再增强。

(3)禁忌证：①本品可通过胎盘屏障，使用后致胎儿产生药物依赖，引起新生儿的戒断症状如过度啼哭、打喷嚏、打呵欠、腹泻、呕吐等，故妊娠期间禁用。分娩期应用本品可引起新生儿呼吸抑制。②对本品过敏者禁用。③痰多黏稠者禁用，以防因抑制咳嗽反射，使大量痰液阻塞呼吸道，继发感染而加重病情。④本品可自乳汁排出，哺乳期妇女应慎用。⑤12 岁以下儿童不宜使用。⑥老年患者慎用。

3. 哌替啶

(1)镇痛强度仅为吗啡的 1/10，持续时间也较短。

(2)与吗啡的不同点有：①产生镇痛后出现酣睡。②缩瞳作用不明显。③恶心、呕吐、呼吸抑制、镇咳、欣快等副作用均比吗啡轻。④有类似阿托品样作用，使呼吸道腺体分泌减少，支气管平滑肌松弛。⑤引起血管扩张、血压轻度下降。⑥有抗组胺作用，可解除支气管痉挛。目前已基本替代吗啡作为麻醉前用药。

(3)副作用：①其代谢产物去甲哌替啶有致惊厥作用，当用药逾量或用于老人，偶尔可出现兴奋、燥动、惊厥、定向力丧失、幻觉、心动过速和呼吸抑制。②与单胺氧化酶抑制剂并用，可能诱发昏迷、惊厥、高血压、高热等副作用，偶尔出现低血压和呼吸抑制，甚至引起死亡。

(4)肌内注射剂量 1～2mg/kg 麻醉前 30～60min 注射，15min 起效，60min 作用达高峰，持续 1.5～2h 逐渐减退，再 2～4h 后作用消失。静注剂量 0.5～1mg/kg，麻醉前 10～15min 注射，5min 起效，20min 作用达高峰，持续 1～1.5h 后逐渐减退，再 1～2h 作用消失。

4. 芬太尼

(1)芬太尼主要作用于丘脑下部干扰其对痛刺激的传导，从而产生强力镇痛功效，比吗啡强 80～100 倍，较哌替啶强 350～500 倍，且起效迅速。

(2)对大脑皮质抑制较轻，用一般剂量产生镇痛的同时，意识仍正常，此与吗啡和哌替啶不同，但剂量达 0.4mg 时也引起意识丧失，但为时短暂，约 20min。

(3)对呼吸中枢抑制显著，其程度与剂量有密切关系。静注 0.05～0.08mg 无呼吸抑制；0.1～0.2mg 可引起 30min 的呼吸抑制，表现为频率减慢，潮气量增大，分钟通气量仍能维持。肌内注射时较少抑制呼吸。

(4)可能出现呼吸遗忘现象，表现为患者清醒但无自主呼吸，嘱患者呼吸时可出现自主呼吸，但过后仍处于呼吸停止状态。

(5)静注过速时可出现胸腹壁肌肉紧张、僵硬，严重时影响通气量。

(6)循环影响轻微，血压稳定；兴奋迷走中枢可出现心率减慢、呕吐或出汗征象，用阿托品可防治。

(7)禁忌证与吗啡相同。

(8)最适用于伴剧痛的门诊或急症患者。也可与氟哌利多组成氟芬合剂用作住院手术患者的麻醉前用药。成人肌内注射 0.1～0.2mg,7～8min 起效,维持 1～1.5h;静注 0.05～0.1mg,1min 起效,3～5min 达高峰,维持 30～45min。

(三)神经安定类镇痛药

1.氯丙嗪　为强安定类药,主要抑制脑干网状结构系统,产生强力的镇静、催眠作用;与全麻药、催眠药及镇痛药协同增强,并延长药效;对体温、肌肉、交感神经、副交感神经、α－肾上腺素能受体、血管运动中枢及利尿等都有多方面作用。适用于低温麻醉和小儿麻醉前用药。禁用于老年、虚弱、动脉硬化、肝功能严重减退、中枢神经系统明显抑制、尿毒症及重症心血管疾病患者;急性失血、脱水致低血容量患者也禁用。成人肌内注射剂量为 25～50mg,麻醉前 1h 作肌肉深部注射,15～30min 起效,维持 4～6h,严禁皮下注射。静注剂量为 6.25～12.5mg,麻醉前 15～20min 经稀释后缓慢注射,5～10min 起效。禁忌静脉快速注射,否则易并发血压骤降,可用去甲肾上腺素或甲氧胺静脉滴注提升血压。小儿肌内注射剂量为 1～2mg/kg,静注剂量为 0.5～1mg/kg。

2.异丙嗪　有显著的镇静、镇吐、抗痉挛、降低体温等作用,与全麻药、镇静药、催眠药及镇痛药等协同增强,但均较氯丙嗪弱。若单独用药,偶尔可出现烦躁不安的副作用,此时只需追加小剂量(25mg)哌替啶静注,即可转为安静入睡。异丙嗪与氯丙嗪合用,作用可更全面,剂量相应各减少 1/2。异丙嗪作为术前药的最大用途是其抗组胺作用显著,故可列入 H_1 抗组胺药(见下文)。

3.氟哌利多或氟哌啶醇

(1)氟哌利多或氟哌啶醇均为强安定类药,药理作用与氯丙嗪有相似处,但较弱。作用特点是产生精神运动性改变,表现为精神安定,对外界漠不关心,懒于活动,但意识仍存在,能对答问话并良好配合。对全麻药、催眠药、镇静药和镇痛药均协同增强;对心肌无抑制,引起心率稍增快,而血压稳定用于低血容量、老年体弱或椎管内麻醉患者则仍可出现低血压、中心静脉压和心排血量短暂下降,但程度远比氯丙嗪轻,且易被升压药和加快输液所对抗,对这类病例用药量宜酌减。

(2)主要经肝脏代谢分解,但对肝功能无影响,适用于肝硬化患者,作用时间则延长,故用药量应减小。对肾功能影响轻微,用于血容量正常患者,肾血流量增加,尿量增多;对低血容量患者则尿量无明显增加。对消化道功能无明显影响,有很强的抗呕吐作用,是其特点之一。对咽喉、气管反射有很强的抑制作用,特别适用于清醒气管插管或黏膜表面麻醉下咽喉部手术的麻醉前用药。

(3)用药量过大(超过 25mg)时,中枢失平衡,表现肌痉挛、颤抖、舌僵硬震颤、上肢抽搐、头后仰或偏斜、吞咽困难及巴宾斯基征阳性,统称为锥体外系综合征。

(4)氟哌利多的作用较氟哌啶醇强,且锥体外系兴奋副作用较少,故目前多用氟哌利多,成人剂量为 0.1mg/kg,麻醉前 1～2h 肌内注射,1h 后起效;静注剂量为 0.05～0.1mg/kg,5min 起效,持续 6～12h。

(四)苯二氮䓬类药

苯二氮䓬类药为抗焦虑药物,能有效解除患者的紧张恐惧和疼痛应激反应,特别对精神高度紧张的患者，抗焦虑效果显著。幼小儿使用苯二氮䓬类药，可使之容易接受麻醉面罩诱导法，在诱导前接受有创穿刺置管；对成人可防止因焦虑引起的心肌缺血。

苯二氮䓬类药的主要副作用是在较大剂量下产生暂时性精神涣散，并可能诱导幻觉；正常认知感及细微操作能力受到干扰。对住院手术患者，手术后若无需立即恢复神经系统功能，也希望对术后期有记忆缺失者，可在术前晚及手术晨用一剂劳拉西泮（lorazepam）口服。对门诊手术患者应用咪达唑仑（midazolam）较为适宜，苏醒较快。

1. 地西泮（安定）

（1）地西泮为弱安定类药，作用于脑边缘系统，对情绪反应有选择性抑制，解除恐惧和焦虑心理，从而引导睡眠和遗忘，作用极为良好，同时有抗惊厥和中枢性肌松作用，可减少非去极化肌松药和琥珀酰胆碱的用药量。对呼吸和心血管系统的作用轻微，即使大剂量，呼吸抑制仍较轻，一般剂量不致延长苏醒。

（2）地西泮用作为麻醉前用药，尤其适用于一般情况差、循环功能差、心脏病、休克而精神紧张的患者，与东莨菪碱合用，催眠性更强。严重神经质患者于住院后即可开始小剂量用药，可降低其情绪反应。

（3）一般常用剂量为0.1～0.2mg/kg，口服、肌内注射或静注。静注后1～2min进入睡眠，维持20～50min，可按需重复注射1/2首次量。

（4）地西泮的清除半衰期较长，约为20～100h，且其代谢产物oxazepam和desmethyldiazepam仍有活性作用，仅比其母体的作用稍轻，临床表现应用地西泮6～8h后仍有一定的睡意加强，镇静作用延长。

2. 咪达唑仑

（1）咪达唑仑的清除半衰期较短（1～4h），随年龄增长，咪达唑仑的半衰期可延长为8h。咪达唑仑与地西泮一样，都在肝内被微粒体氧化酶（microsomal oxidative enzymes）几乎完全分解，与地西泮一样其分解产物仍有活性，但相对较弱。因此，咪达唑仑较适用于门诊患者，取其残余效应可被较早解除的特点。有一份报道，对50例需要至少两次牙科修复治疗的患者，一次手术前给予咪达唑仑静脉注射，一次手术前给予地西泮静脉注射，结果咪达唑仑的苏醒显著性快于地西泮（见表1－8）。

表1－8　咪达唑仑、地西泮和劳拉西泮（lorazepam）的剂量和特点

	咪达唑仑	地西泮	劳拉西泮
口服剂量	3～5mg/kg	0.15～0.2mg/kg	0.015～0.03mg/kg
峰值作用	0.5～1h	1～1.5h	2～4h
持续作用	0.5～1h	1～1.5h	4～6h
清除半衰期	1～4h	20～100h	8～24h
分布表面容积	1.1～1.7L/kg	0.7～1.7L/kg	0.8～1.3L/kg
蛋白结合力	94%～97%	97%～99%	
具活性的代谢产物	弱	强	无
代谢	羟基化结合	甲基化结合	结合
清除 mL/(kg·min)	6～11	0.2～0.5	0.7～1.0
脂溶性	高	高	中度
老龄人半衰期	每10岁增强15%	半衰期时间≌年龄数	关系影响小

（2）咪达唑仑的应用早期，美国卫生部曾报道，在手术室外应用咪达唑仑的患者中有83

例死亡，经分析其原因系用药后未注意患者的通气量所引起。进一步分析发现，38%的死亡患者系先予应用了阿片类药，而后再用咪达唑仑的患者，提示应用咪达唑仑必须加强氧合与通气的监测，尤其与阿片类药合用更需要重视。如果患者已用阿片类药，最好混合应用阿片受体拮抗药，将纳布啡(nalbuphine)0.2mg/kg 与咪达唑仑 0.09mg/kg 混合后注射，经用于口腔科小手术患者证实有效，无呼吸系统并发症。

(3)小儿应用咪达唑仑 0.5mg/kg 口服做为术前药，有许多优点：①口服 30min 后，小儿处于愉快合作的状态，80%小儿可任意离开父母，并同意接受监测装置和麻醉面罩，不再出现恐惧现象。由此使小儿应用麻醉面罩诱导得到革新(以往用肌内注射氯胺酮解决小儿麻醉面罩诱导的问题)。如果将咪达唑仑剂量增至 0.75mg/kg，91%小儿于麻醉诱导期不再出现哭泣或挣扎。②口服咪达唑仑的作用，从开始至消失约为 1h，故一般不致造成苏醒延迟。若将咪达唑仑和阿托品(0.02mg/kg)混合液伴以樱桃汁或冰水口服，可显著改善小儿的适口性。③口服咪达唑仑给忧虑的父母或 5 岁以下不能离开父母的小儿带来福音；对手术前不能施行心理准备的急诊手术小儿，或没有参加术前班的小儿都十分有效。④口服咪达唑仑对先天性心脏病小儿因哭泣和激动带来的危险性有很好的防止功效，多数该类小儿的血氧饱和度得到改善。但用于发绀型心脏病患儿，17 例中有 3 例发生血氧饱和度降低超过 10%，提示应用咪达唑仑需要脉搏血氧饱和度监测。⑤会厌或喉乳头状瘤患者当哭泣时可发生气道阻塞，因此，术前药应用咪达唑仑不够恰当，一旦呼吸抑制时无法施行面罩辅助呼吸。

(4)由于小儿咪达唑仑可经鼻用药，很少需要小儿允诺。经鼻滴入咪达唑仑 0.2mg/kg 的起效比口服用药快。一份报道指出，经鼻注入咪达唑仑后，只有 3%的 5 岁以下患儿在麻醉诱导期间出现哭泣或挣扎。口服咪达唑仑用药 15min 后，可再经鼻用药以加强效果。咪达唑仑很少引起过度兴奋反应，但仍不能完全避免，对离开父母不能合作的患儿，不宜使用咪达唑仑。

3. 劳拉西泮(lorazepam)

(1)与地西泮的不同点是：①劳拉西泮的代谢产物无活性，且半衰期较短(约 15h)，不受年龄大小的影响。地西泮的半衰期与患者的年龄有相关性，粗略计约为每岁 1h。因此，一个 72 岁的老年人用地西泮的半衰期约需 3d。②劳拉西泮的脂溶性小于地西泮，透过血脑屏障的速度慢于地西泮，但口服地西泮或劳拉西泮的起效时间均在 30～60min 之间。③劳拉西泮与组织的亲和力小于地西泮，因此其作用受组织再分布的清除量影响不如地西泮迅速。④单次剂量劳拉西泮的精神运动性减退可持续 12h。⑤劳拉西泮经过葡糖苷酸化后经肾排出，葡糖醛酸结合排除比氧化(地西泮的排除途径)更迅速，且受年龄与肝功能状态的影响更小。

(2)劳拉西泮 2mg 口服(相当于地西泮 10mg 的效能)可产生 4～6h 的镇静作用；剂量增加至 5mg 时可增加顺行性遗忘持续达 8h。由于 5mg 剂量可使 40%患者出现判断力模糊达 17h 之久，因此多数文献建议其剂量不超过 4mg。

(3)劳拉西泮的遗忘效果优于地西泮。地西泮 10mg 口服几乎没有遗忘作用，口服 20mg 只有 30%患者产生遗忘作用，而口服劳拉西泮 4mg 可使 72%患者产生遗忘。静脉注射劳拉西泮 3mg 可显著减少记忆，而静脉注射地西泮 10mg 不会影响记忆。

(4)劳拉西泮可能不适用于门诊患者，但适用于有严密监测的住院大手术及住入 ICU 的患者。劳拉西泮用于危重患者的一大优点是，剂量虽高达 9mg，仍不会出现心肌抑制和血管平滑肌松弛。成人用于心脏患者传统的术前药为吗啡 0.1mg/kg 和东莨菪碱肌内注射，与术前 90h 口服劳拉西泮 0.06mg/kg 相比，在抗焦虑和镇静水平方面的效能并无任何不同。

（五）抗胆碱能药

抗胆碱能药对清醒插管患者有干燥呼吸道的作用。小儿口服或静脉注射阿托品或格隆溴胺（glyco—pyrrolate），可防止因喉刺激、喉痉挛和缺氧引起的心动过缓。婴儿口服阿托品可在氟烷诱导期间维持血流动力学。成年危重病患者例如肠坏死或主动脉破裂，不能耐受各种麻醉药时，静脉注射东莨菪碱 0.4mg 较为适宜。如果患者已处于极度交感神经兴奋和心动过速状态，一般仍能耐受东莨菪碱而不致进一步心率加快。如果在应用抗胆碱药后患者出现谵妄（阿托品和东莨菪碱两药都能透过血脑屏障，但格隆溴胺不致发生），应立即用毒扁豆碱（抗谵妄）治疗，每次剂量 0.6mg 静脉滴注。

1. 阿托品

（1）常用剂量 0.5mg，对心脏迷走神经反射的抑制作用并不明显；剂量增至 1.5～3mg 才能完全阻滞心脏迷走反射。

（2）可引起心率增快。迷走神经亢进型患者麻醉前使用足量阿托品，具有预防和治疗心动过缓和虚脱的功效。原先已心率增快的患者，如甲亢、心脏病或高热等，宜避免使用。

（3）阿托品具有直接兴奋呼吸中枢的作用，可拮抗部分吗啡所致的呼吸抑制作用。

（4）减轻因牵拉腹腔内脏、压迫颈动脉窦，或静注羟丁酸钠、芬太尼或琥珀酰胆碱等所致的心动过缓和（或）唾液分泌增多等副作用。

（5）扩张周围血管，因面部血管扩张可出现潮红、灼热等副作用，但不影响血压。

（6）麻痹虹膜扩约肌使瞳孔散大，但不致引起视力调节障碍；对正常人眼内压影响不大，但对窄角青光眼可致眼压进一步升高。

（7）促使贲门关闭，有助于防止反流。

（8）对喉部肌肉无影响，一般不能预防喉痉挛。

（9）抑制汗腺，兴奋延髓和其他高级中枢神经，引起基础代谢率增高和体温上升，故应避免用于甲亢、高热患者。

（10）可透过胎盘，促使胎儿先出现心动过缓而后心动过速，或单纯心动过缓。

阿托品的剂量范围较宽，成人皮下或肌内注射常用量为 0.4～0.8mg 后 5～20min 出现心率增快，45min 时呼吸道腺体和唾液腺分泌明显减少，持续 2～3h。静注剂量为皮下剂量的 1/2，1min 后出现作用，持续约 30min。小儿对阿托品的耐药性较大，一般可按 0.01mg/kg 计算，必要时可增至 0.02mg/kg，但面部潮红较明显。

2. 东莨菪碱

（1）按 1∶25 比例将东莨菪碱与吗啡并用，效果最佳。因东莨菪碱除具有阿托品样作用外，还有中枢镇静作用，可协同吗啡增强镇静的功效，不引起基础代谢、体温和心率增高，且其拮抗吗啡的呼吸抑制作用较阿托品强。

（2）对腺体分泌的抑制作用比阿托品稍弱。

（3）老年人、小儿或剧痛患者应用后，有可能出现躁动和谵妄副作用。

（4）常用剂量为 0.3～0.6mg 麻醉前 30min 皮下或肌内注射。也可与哌替啶并用，镇静作用增强。

3. 盐酸戊乙奎醚注射液（长托宁）

系新型选择性抗胆碱药，能通过血脑屏障进入脑内。它能阻断乙酰胆碱对脑内毒蕈碱受体(M受体)和烟碱受体(N受体)的激动作用;因此,能较好地拮抗有机磷毒物(农药)中毒引起的中枢中毒症状,如惊厥、中枢呼吸循环衰竭和烦躁不安等。同时,在外周也有较强的阻断乙酰胆碱对M受体的激动作用;因而,能较好地拮抗有机磷毒物中毒引起的毒蕈碱样中毒症状,如支气管平滑肌痉挛和分泌物增多、出汗、流涎、缩瞳和胃肠道平滑肌痉挛或收缩等。它还能增加呼吸频率和呼吸流量,但由于本品对M_2受体无明显作用,故对心率无明显影响;同时对外周N受体无明显拮抗作用。因此该药适用于麻醉前给药以抑制唾液腺和气道腺体分泌。

作为麻醉前用药时,术前半小时给药,成人用量为0.5mg。青光眼患者禁用。

(六)抗组胺药

1.组胺释放对人体有多方面危害性　①促使平滑肌痉挛,可致支气管痉挛、肠痉挛和子宫收缩。②引起小动脉和毛细血管扩张,通透性增高,可致血管神经性水肿,表现为皮肤潮红、荨麻疹和低血压,甚至喉头水肿和休克。③引起唾液、胃液、胰液和小肠液等腺体分泌增加,特别易大量分泌高酸度胃液。④引起头痛。

2.拮抗或阻止组胺释放的药物,称抗组胺药。组胺作用于H_1和H_2两种受体。H_1受体的主要作用在平滑肌和血管,可被H_1受体阻滞剂所阻滞。H_1受体阻滞剂是当前用于麻醉前用药的主要药物。H_2受体主要作用于消化道腺体分泌,可被H_2受体阻滞剂所抑制。H_2受体阻滞剂一般不用作麻醉前用药。

3.常用的H_1抗组胺药主要为异丙嗪和异丁嗪(trimeprazine),其基本药理作用主要有:①消除支气管和血管平滑肌痉挛,恢复正常毛细血管通透性。②抑制中枢,产生镇静、解除焦虑、引导睡眠的作用,并降低基础代谢率。③抑制呕吐中枢,产生抗呕吐作用。④协同增强麻醉性镇痛药、巴比妥类药、安定类药和麻醉药的作用,增强三碘季铵酚的肌松作用。⑤抑制唾液腺分泌

4.H_1抗组胺药用作麻醉前用药,尤其适用于各种过敏病史、老年性慢性支气管炎、肺气肿或支气管痉挛等患者,具有预防作用,但无明显的治疗作用,故适宜于预防性用药。

5.异丙嗪的成人常用剂量为25～50mg,麻醉前1～1.5h肌内注射,或用1/2量稀释后静脉缓慢注射,忌皮下注射。小儿按0.5mg/kg计算,可制成异丙嗪糖浆,按0.5mg/kg口服,对不合作的小儿可与等量哌替啶并用。

6.少数人单独应用异丙嗪后可能出现兴奋、烦躁等副作用,追加少量氯丙嗪和哌替啶即可有效控制。

(七)胃内容物调整药

1.手术的生理准备包括药物性胃内容物排空和调整,由此可使胃内容物误吸导致死亡的发生率有一定的降低。动物实验指出,胃内容物的量和pH是重要的可变性指标。因此,有人建议以降低胃内容物容量至0.3mL/kg以下和提高胃液pH至2.5以上为调整目标。微粒性抗酸药对肺脏有害,因此推荐使用非微粒性抗酸药如枸橼酸钠。使用组胺受体阻滞药可做到胃液酸度降低而又不增加胃内容物容量。胃动力药甲氧氯普胺(胃复安,metoclopramide)不仅可排空胃内容物,同时又可增加食管下端括约肌的张力。

2.尽管存在误吸的“高危”人群,但许多麻醉医师注意到,真正的误吸发生率是很低的。有一份40240例小儿麻醉报道证实,其中只有4例发生误吸,2例发生于手术中,2例发生于手术后。Olsson等一份有关185358例麻醉电脑记录回顾性分析指出,只有83例发生误吸,

发生率为 1∶2000 例；进一步分析在 83 例中有 64 例术前已存在胃排空延迟情况，包括：颅内压增高 15 例、肥胖 15 例、胃炎或溃疡病 13 例、怀孕 8 例、剧烈疼痛或应激 6 例、急诊手术 5 例、择期上腹部手术 2 例；其他 19 例未查到明显危险因素。其中 10 例存在气道通畅维持困难问题；此外，手术时间是重要因素，其中晚间手术的误吸发生率约比白天手术者高约 6 倍。上述分析提示，应从多方面去探讨吸入性肺炎的预防。从测定许多误吸病例的胃液 pH 和容量数据指出，75％小儿病例及 50％成人病例的胃液容量≥0.4mL/kg、pH≤2.5。

3. 如上所述，对下列患者需要考虑使用预防误吸的用药：估计气道异常的病例；急诊手术；外伤；药物中毒或头外伤致不同程度神志抑制者；肠梗阻；颅内压增高（水肿或占位病变）；喉反射损害（延髓麻痹、脑血管意外、多发性硬化症、肌萎缩性侧索硬化症、声带麻痹）；肥胖（或胃纤维化史）；溃疡病史、胃大部切除患者或胃迷走神经切除术患者（胃轻度麻痹）；食管裂孔疝和反流；怀孕；上腹部手术；腹腔肿瘤或腹水；其他原因导致的胃麻痹（糖尿病、肾透析）。有人建议对所有的门诊手术患者均宜给予某些药物预防。

4. 由于择期手术健康患者的误吸发生率相对很低，因此没有必要常规给予预防性用药。但对每 1 例手术患者应仔细研究其是否存在胃排空延迟的上述危险因素。

5. 预防误吸用药处方的举例

（1）外伤患者：枸橼酸钠（sodium citrate）30mL（碱化潴留的胃酸）；甲氧氯普胺（metoclopramide）20mg 静脉注射（排空胃内容物）；雷尼替丁（raniti－dine）50mg 静脉注射。

（2）气道异常患者：雷尼替丁 150mg，手术前晚 19:00 和手术日晨 7:00 各口服一次；甲氧氯普胺 20mg，手术日晨口服；格隆溴胺（glycopyrrolale）0.2mg 静脉注射。

6. 甲氧氯普胺

（1）甲氧氯普胺对胃肠道的有利作用极为显著。在应用本药前，临床用于促进胃肠道蠕动的主要药物是拟副交感药如氯贝胆碱（bethanechol），主要用于胃迷走神经切除后的胃无力，其作用只是促进小肠广泛而无规律的蠕动增强，没有将胃内容物往肠道排净的功能；此外，拟副交感药增加胃液分泌，致酸度和容量都增加。因此，氯贝胆碱治疗的常见副作用是呕吐。

（2）甲氧氯普胺是多巴胺拮抗药，其主要作用在于刺激胃肠道规律性蠕动，降低引发蠕动反射的压力阈值，松弛因胃收缩引起的幽门括约肌痉挛，增强十二指肠和空肠蠕动，不引起胃液分泌增加。由此可促进胃内容物排空，同时增强食管下端括约肌张力，减轻胃内容物反流至下咽腔的程度。这些机制都有利于降低误吸危险性。许多常用的麻醉药如氟哌利多和甲哌氯丙嗪（compazine）都降低食管下端括约肌张力，因此可用甲氧氯普胺作为抗呕吐药。

（3）口服甲氧氯普胺应提前至术前 90～120min 服用，剂量为 0.3mg/kg，起效时间在 20min 以内；静脉注射用药的起效时间可缩短至 3min。在紧急情况下，口服甲氧氯普胺在 15min 内即可出现胃内容物减少的临床效果。甲氧氯普胺对小儿的胃排空作用更为明显，因此当小儿外伤后应用甲氧氯普胺，可考虑省略等待 6h 或 8h 再开始麻醉的常规。

（4）应用甲氧氯普胺后，约有 1％患者可出现锥体外系副作用，包括震颤、斜颈、角弓反张和眼球回转危象，尤其多见于小儿以及化疗患者应用较大剂量甲氧氯普胺预防呕吐的场合；应用苯海拉明可消除甲氧氯普胺的这类副作用。

（5）禁忌证：正在接受其他多巴胺拮抗药、单胺氧化酶抑制药、三环类抗抑郁药或拟交感药治疗的患者禁用甲氧氯普胺。未能诊断出的嗜铬细胞瘤患者，误用甲氧氯普胺可引起高血压危象。

（八）其他药物

1.可乐定　为中枢性 α 受体激动药，可有效降低交感神经活性，被推荐用于高血压患者的术前药；也可消除气管插管诱发的心血管不良应激反应；对并发高血压未能控制的急诊手术患者也适用，但由于其存在不可逆性交感反应减退，由此可干扰对潜在血容量丢失及其代偿情况的正确判断。

2.右美托咪定　一种新型的 α_2－肾上腺素能受体激动剂，可以产生剂量依赖性的镇静、镇痛、抗焦虑作用，清除半衰期为 2h；对 α_2 受体有高选择性，对 α_2 受体和 α_1 受体的亲和力之比为 1300～1620：1(可乐定为 39～200：1)，因此可以避免某些与 α_1 受体激动相关的副作用。与苯二氮䓬类的传统镇静药不同，其产生镇静的主要部位不在脑皮质；通过减少中枢交感传出，起到镇静、抗焦虑和血流动力学稳定的作用。24h ICU 镇静镇痛的使用方法：负荷量 1μg/kg，输注时间 10～15min，维持量 0.2～0.7μg/(kg・h)。

3.β受体阻滞药　是防止心肌缺血的有效药物。10 年前对围手术期持续应用 β－阻断药的重要性已有认识，最近有人介绍对高血压患者的术前药中加用单次剂量 β 阻断药，可降低术中心肌缺血的发生率。美国心脏病学会对非心脏手术围手术期心血管评估及护理指南推荐 β 受体阻滞药在下列人群中使用是合理的：①有心血管意外风险或运动试验检查结果异常的心脏并发症高危患者。②有冠状动脉疾病史且行血管手术的患者。③接受中等风险手术或接受血管手术且合并多种危险因素(如糖尿病、心力衰竭、肾病)的高危患者。并且推荐已经服用 β 受体阻滞药的患者在围手术期不间断用药，但不推荐 β 受体阻滞药作为常规用药，特别是对那些用量较大以及手术当天才开始用药的患者。

三、麻醉前用药的选择考虑

（一）呼吸系统疾病

1.呼吸功能不全、肺活量显著降低、呼吸抑制或呼吸道部分梗阻(如颈部肿瘤压迫气管、支气管哮喘)等病例，应禁用镇静催眠药和麻醉性镇痛药。对呼吸道受压而已出现强迫性体位或“憋醒”史患者，应绝对禁用中枢抑制性药物，因极易导致窒息意外。

2.呼吸道炎症、痰量多、大量咯血患者，在炎症尚未有效控制、痰血未彻底排出的情况下，慎重使用抗胆碱药，否则易致痰液黏稠、不易排出，甚至下呼吸道阻塞。

（二）循环系统疾病

1.各型休克和低血容量患者不能耐受吗啡类呼吸抑制和体位性低血压等副作用，可能加重休克程度，故宜减量或不用。

2.血容量尚欠缺的患者绝对禁用吩噻嗪类药，因其可致血压进一步下降，甚至猝死。

3.休克常并存周围循环衰竭，若经皮下或肌内注射用药时药物吸收缓慢，药效不易如期显示，应取其小剂量改经静脉注射用药。

4.高血压和(或)冠心病患者，为避免加重心肌缺血和心脏做功，麻醉前用药必须防止心率和血压进一步升高，因此，应慎用阿托品，改用东莨菪碱或长托宁，并加用镇静药，对伴焦虑、恐惧而不能自控的病例尤其需要，但应防止呼吸循环过度抑制。β受体阻滞剂可降低围手术期心肌缺血和心肌梗死的风险，如术前已接受该类药物治疗者，应持续应用，但须适当调整剂量。

5. 非病态窦房结综合症患者出现心动过缓(50 次/min 以下)者,多见于黄疸患者,系迷走张力亢进所致,需常规使用阿托品,剂量可增大至 0.8～1.0mg。

6. 先天性发绀型心脏患者宜用适量吗啡,可使右至左分流减轻,缺氧得到一定改善。

7. 对复杂心内手术后预计需保留气管内插管继续施行机械通气治疗的患者,术前宜用吗啡类药。

(三)中枢神经系统疾病

1. 颅内压增高、颅脑外伤或颅后窝手术病例,若有轻微呼吸抑制和 $PaCO_2$ 升高,即足以进一步扩张脑血管、增加脑血流量和增高颅内压,甚至诱发脑疝而猝死,因此,麻醉前应禁用阿片类药。

2. 颅内压增高患者对镇静药的耐受性极小,常规用药常致术后苏醒延迟,给处理造成困难。一般讲,除术前伴躁动、谵妄、精神兴奋或癫痫等病情外,应避用中枢抑制药物。

(四)内分泌系统疾病

1. 甲亢患者术前若未能有效控制基础代谢率和心率增快,需使用较大量镇静药,但需避用阿托品,改用东莨菪碱或长托宁。

2. 对甲状腺功能低下、黏液水肿和基础代谢率降低的患者,有时小剂量镇静药或镇痛药即可引起显著的呼吸循环抑制,故应减量或避用。

3. 某些内分泌疾病常伴病态肥胖,后者易导致肺通气功能低下和舌后坠,因此,应慎用对呼吸有抑制作用的阿片类药,以及容易导致术后苏醒期延长的巴比妥类药和吩噻嗪类药。

(五)饱胃

术前未经严格禁食准备的患者,或临产妇、贲门失弛缓症患者,容易发生呕吐、反流、误吸。最新研究表明,可促进胃排空及增加胃内容物 pH 值的术前用药未显示可影响误吸的发生率和预后,但仍常规用于有误吸风险的患者。对这类患者的麻醉前用药需个别考虑:

1. 宜常规加用抗酸药,如三硅酸镁(magnesium trisilicate)0.3g～0.9g 口服,或甲氰咪胍(cimetidine)100mg 口服。

2. 可给灭吐灵(metoclopramide)20～40mg 肌内注射,促进胃蠕动,加速胃内容物排空。

3. 地西泮有降低胃液酸度的作用,可选用。

(六)眼部疾病

1. 眼斜视纠正术中可能出现反射性心动过缓,甚至心搏骤停(眼心反射),故术前需常规使用阿托品,可增量至 1.5～3mg。

2. 窄角性青光眼在未用缩瞳药滴眼之前,绝对禁用阿托品,因后者有收缩睫状肌作用,可致眼内压进一步升高。

(七)临产妇

原则上应避用镇静催眠药和麻醉性镇痛药,因可能引起新生儿呼吸抑制和活力降低。

(八)门诊手术

患者同样存在恐惧、焦虑心理,但一般以安慰解释工作为主,不宜用麻醉前用药。遇创伤剧痛患者,可用小剂量芬太尼止痛。

(九)麻醉药的强度

1. 弱效麻醉药宜配用较强作用麻醉前用药,以求协同增强,如局麻行较大手术前,宜选用麻醉性镇痛药;N_2O 或普鲁卡因静脉复合麻醉前,选用神经安定类药和麻醉性镇痛药。

2. 局麻用于时间冗长的手术时，宜选用氟哌利多、芬太尼合剂作辅助。

（十）麻醉药的不良副作用

1. 乙醚、氯胺酮、羟丁酸钠易致呼吸道腺体分泌剧增，应常规用抗胆碱能药拮抗。

2. 局部浸润麻醉拟使用较大量局麻药前，宜常规选用巴比妥类或苯二氮䓬类药预防局麻药中毒反应。

3. 肌松药泮库溴铵易引起心动过速，宜选用东莨菪碱；琥珀酰胆碱易引起心动过缓，宜选用阿托品。

（十一）麻醉药与术前药的相互作用

麻醉药与术前药之间可能相互协同增强，使麻醉药用量显著减少，但也可能存在不良副作用加重，故应慎重考虑，避免复合使用。例如：

1. 吗啡或地西泮可致氟烷、恩氟烷、异氟烷和 N_2O 的 MAC 降低。

2. 吗啡的呼吸抑制可致乙醚诱导期显著延长。

3. 阿片类药促使某些静脉诱导药（如依托咪酯等）出现锥体外系兴奋征象。

4. 麻醉性镇痛药易促使小剂量硫喷妥钠、地西泮、氯胺酮或羟丁酸钠等出现呼吸抑制。

（十二）麻醉药的作用时效

镇痛时效短的麻醉药（如静脉普鲁卡因、N_2O）不宜选用睡眠时效长的巴比妥类药。否则不仅苏醒期延长，更因切口疼痛的刺激而诱发患者躁动。

（十三）自主神经系统活动

某些麻醉方法的操作刺激可诱发自主神经系统异常活动，宜选用相应的术前药作保护。

1. 喉镜、气管插管或气管内吸引可引起心脏迷走反射活跃，宜选用足量抗胆碱能药作预防。

2. 椎管内麻醉抑制交感神经，迷走神经呈相对亢进，宜常规选用足量抗胆碱药以求平衡。

（王福朝）

第六节　基础麻醉

对术前患者精神极度紧张而不能自控或小儿患者，为消除其精神创伤，麻醉前在病室内使用导致患者神志消失的药物，这种方法称为基础麻醉。基础麻醉下患者的痛觉仍存在，故需加用其他麻醉药完成手术，使麻醉效果更趋完善，麻药用量显著减少。近年来，许多能使患者意识模糊或产生遗忘作用的镇静催眠药物相继问世，其作用近似基础麻醉，故对基础麻醉的需求已日渐减少。目前，基础麻醉主要用于合作困难的小儿患者，且多选用氯胺酮行基础麻醉。

一、硫喷妥钠直肠灌注基础麻醉

1. 麻醉前常规注射阿托品，禁食，无需灌肠。

2. 用10％硫喷妥钠溶液，按45～50mg/kg 计量，最大不超过 1.5g，于麻醉前 15～30min 经直肠灌入，5～10min 起效，20～30min 后达深睡状态，但痛刺激的反应仍灵敏。

3. 用药后需加强呼吸循环监测，剂量过大或药物吸收过快，可致麻醉过深危险。

二、硫喷妥钠肌内注射基础麻醉

1.用2.5%硫喷妥钠溶液，按15～20mg/kg计量肌肉深部注射；体弱或3～12个月婴儿，剂量宜减至10～15mg/kg，浓度也宜减至1.5%～2%溶液。一次总用量不应超过0.5g。用药后一般于5min左右入睡，维持深睡45～60min。手术时间长者，可在首次用药45min后补注半量。

2.3个月以内婴儿容易并发呼吸抑制，故不宜使用。

3.如果注药后1～2min内患儿即已深睡，或对痛刺激已无明显反应，提示用药过量，需密切注意呼吸变化，酌情处理。

4.少数患儿于首次用药20min后仍不入睡，可追注半量以加强睡眠。

三、麻醉监控镇静术(Monitored anesthesia care，MAC)

1.适应证　多用于精神紧张而施行局部麻醉的患者，也常作为复合麻醉中重要的辅助用药及创伤或烧伤换药时的镇痛。

2.实施方法　目前临床上常有将氟哌利多5.0mg，芬太尼0.1mg，两者按50∶1比例混合分次给患者静注，但复合麻醉中应用仍根据需要以分开静注较为合理，氟哌利多作用时间长，而芬太尼作用时间较短，使用时需防止呼吸抑制。

(杨毅)

第二章　麻醉药物

第一节　吸入麻醉药

一、概述

吸入全身麻醉药应用方便，能通过临床征象和呼气末浓度监测判断其效应，因而广泛用于全身麻醉。

（一）吸入麻醉药发展简史

1.早期临床应用的吸入麻醉药包括双乙烷、环丙烷等易燃气体，氟化学研究和工业的进步促进了氟化吸入麻醉药代替其他卤族麻醉药，从而降低沸点，增加稳定性，降低可燃性和减少毒性。

（1）氟烷（halothane），1951 年合成，1956 年应用于临床，由于具有无燃烧爆炸性、可溶性低、麻醉效能强而诱导迅速、吸入舒适以及恶心、呕吐率低等优点，迅速成为最常用的吸入麻醉药。氟烷的主要缺点是增加了心肌对儿茶酚胺的敏感性和肝脏毒性。

（2）1959 至 1966 年间，Terrel 等合成 700 余种卤族化合物，其中第 347 号是恩氟烷（enflurane），第 469 号是异氟烷（isoflurane），第 653 号为 1993 年应用于临床的地氟烷（desflurane）。

（3）20 世纪 70 年代初，Travenol 实验室的 Wallin 等报道了另一种新型化合物氟化异丙基烷，1995 年作为七氟烷（sevoflurane）用于临床。

2.新型吸入麻醉药七氟烷、地氟烷与异氟烷相比，最重要的差别是血液和组织溶解度低，因而诱导、苏醒快，可用于非住院患者的麻醉。

（二）理化性质

吸入麻醉药的理化性质决定其麻醉强度、给药方法、摄取速率、分布与排除，因此也关系到全麻工具、给药方法、诱导和苏醒的快慢、全麻深度的调节，以及患者和手术室工作人员的安全等。根据吸入麻醉药在常温常压下是挥发性液体还是气体，分别称之为挥发性吸入麻醉药和气体吸入麻醉药。气体麻醉药通常以液态贮存于高压钢瓶内，挥发性麻醉药在室温时易挥发成蒸气。例如 N_2O 的沸点为－88℃，室温下为气体，必须加压贮于钢瓶备用。

分配系数是指分压相等，即达到动态平衡时，麻醉药在两相中浓度的比值，血气分配系数是吸入麻醉药的一个重要性质，血气分配系数大，药物在血中的溶解度大，诱导慢，停药后苏醒期变长，血气分配系数小，则诱导、苏醒均较迅速。

常用吸入麻醉药的理化性质见表 2－1。

表 2—1 常用吸入麻醉药的理化性质

	氟烷	恩氟烷	七氟烷	异氟烷	地氟烷	氧化亚氮
分子量	197.4	184.5	200	184.5	168	44
沸点(℃)	50.2	56.5	59	48.5	23.5	−88
蒸汽压(20℃)(mmHg)	241	175	157	240	670	39000
油/气分配系数	224	98.5	53.9	94	19	1.4
血/气分配系数	2.5	1.8	0.69	1.46	0.42	0.46
脂肪/血分配系数	51.1	36	48	45	27.2	2.3
肌肉/血分配系数	3.4	1.7	3.1	2.9	2.0	1.2
MAC(30～60 岁)(37℃,760mmHg)(%)	0.75	1.68	1.8	1.17	6.6	105
MAC 复合 60～70%氧化亚氮(%)	0.29	0.57	0.66	0.56	2.38	
在潮湿 CO_2 吸收剂中的稳定性	不稳定	稳定	不稳定	稳定	稳定	
体内代谢程度(%)	20	2～8	1～5	0.2	0.1	0.004

(三)溶解度

在一定温度和压强下,气体在一定量溶剂中溶解的最高量称为气体的溶解度。常用定温下 1 体积溶剂中所溶解的最多体积数来表示。气体的溶解度除与气体本性、溶剂性质有关外,还与温度、压强有关。

1. 麻醉药在体内不同组织的溶解度是麻醉药的重要物理特性。

2. 分配系数是麻醉药分压在两相中达到平衡时的麻醉药浓度比,血/气、脑/血、肌肉/血和油/血分配系数是决定吸入麻醉药摄取、分布和排除的重要因素。

3. 影响吸入麻醉药溶解度的因素

(1)麻醉药本身的影响。

(2)溶剂的影响:麻醉药溶解度由小到大排列顺序是水、血液、脂肪。麻醉药在血液中溶解的越多,其分压升高就越慢,也就是说气体的溶解度越大,麻醉起效越慢。血/气分配系数也因年龄的不同而变化。

(3)温度的影响:温度越高,溶解度越低。麻醉气体在水和油介质中的温度系数与麻醉药的溶解性有关,即麻醉药越易溶解,负性温度系数就越大。也就是说,油/气分配系数随着温度下降而增加。

吸入麻醉药的药代动力学受溶解度的影响很大。麻醉诱导与苏醒的速度多与含水组织的溶解度有关,如与血/气分配系数成正比;而油/气分配系数多与麻醉药的强度成正比。

(四)饱和蒸汽压

在一定温度下,在密闭的容器中,随着液相向气相变化,气相分子数增多,蒸气压上升,气相向液相变化,液相分子数也会上升,最后两者达到平衡形成饱和蒸气,此时的压力就称为饱和蒸气压。当蒸气压强小于饱和压强时,为达到饱和蒸气压,液相将继续蒸发为气相。蒸汽压的高低表明了液体中的分子离开液体汽化或蒸发的能力大小,蒸汽压越高,就说明了液体越容易汽化。

(五)蒸发热

1. 蒸发热是在一个特定温度下,单位质量的某种液体变成气体时所吸收的热量。

2. 在一个较小的温度范围内(例如室温的变化),蒸发热可以看作是恒定的。

3. 温度变化大，则蒸发热的变化也相对大。蒸发热的热量与被蒸发物质的量成正比，蒸发的速度过快，所需要的热量就大于实际能供给的热量，此时温度就下降。

二、肺泡最低有效浓度

1. 肺泡气最低有效浓度(MAC)是指一个大气压下，使 50%受试对象对伤害性刺激无体动反应时，肺泡气中该吸入麻醉药的浓度(与注射药物的 ED_{20} 类似)。MAC 是衡量麻醉效能强度的指标。临床中常用 1.2～1.3MAC 维持麻醉，以防止切皮刺激时患者发生体动反应；常用 0.4～0.5MAC 防止自主清醒和记忆恢复。

2. 标准 MAC 值可粗略相加，如 0.5MAC 的吸入麻醉药和 0.5MAC 的氧化亚氮合用，其效能等于 1MAC 的吸入麻醉药。

3. 很多因素可升高或降低 MAC。升高 MAC 的因素有中枢神经系统神经递质增加；体温升高；长期酗酒；高钠血症。降低 MAC 的因素有老年人；低体温；急性饮酒；α_2 受体激动剂；中枢神经系统神经递质减少；代谢性酸中毒；$PaO_2 < 38mmHg$；低血压(MAP＜50mmHg)；低钠血症；妊娠。

三、吸入麻醉药药物代谢动力学

药物药理学通常分为药物效应动力学(主要研究药物如何作用于机体)和药物代谢动力学(主要研究机体如何处置药物)。药物代谢动力学分为 4 个阶段：吸收、分布、代谢和排泄(消除)。

(一)吸入麻醉药的特点

1. 吸入麻醉药的特点有起效快、以气体方式存在(氧化亚氮仅为气态，其他均为挥发性液体的蒸汽)和经由肺应用等。

2. 起效快、气体状态和肺应用途径为吸入麻醉药的主要优点，保证了吸入麻醉药血浆药物浓度的减少与增加一样迅速、方便。

(二)吸入麻醉药的生理作用特征

1. 肺内吸入麻醉药达到预期浓度(分压)后，最终与脑和脊髓麻醉分压达平衡，吸入麻醉药在中枢神经系统(CNS)建立分压而发挥麻醉作用。

2. 平衡状态时，CNS 吸入麻醉药分压等于血液分压，亦等于肺泡气分压。

(三)吸入麻醉药的输送

吸入麻醉药通过多步途径从麻醉机输送至患者(表 2－2)。

表 2－2　人体组织脏器的血流量

	占体重(%)	占心排出量(%)	血流量[ml/(min·100g)]
血管丰富组织、器官	10	75	75
肌肉	50	19	3
脂肪组织	20	6	3

(四)摄取和分布

1. 评价吸入麻醉药的摄取通常遵循肺泡麻醉药浓度(F_A)与吸入麻醉药浓度(F_I)的比值(F_A/F_I)。

2. 增快或减慢 F_A/F_I 上升速率的因素均影响麻醉诱导的速度。增快 F_A/F_I 升速的因素有血液溶解度低，心排出量小，肺泡通气量大。减慢 F_A/F_I 升速的因素有血液溶解度高，心排出量大，肺泡通气量小。

（五）过度加压（overpressurization）和浓度效应

1. 过度加压使患者麻醉药 F_I 高于实际预期的 F_A，犹如静脉注入一次麻醉药剂量，从而加快麻醉诱导。

2. 浓度效应系指一种吸入麻醉药的 F_I 愈高，则 F_A/F_I 的上升速率愈快，为加快麻醉诱导的一种方法。

（六）第二气体效应

第二气体效应为浓度效应的一种特例，指同时应用两种气体（氧化亚氮和一种强效吸入麻醉药）时，大量摄取氧化亚氮可增加吸入麻醉药的 F_A。

（七）通气效应（ventilation effect）

1. 麻醉诱导时，血液溶解度低的吸入麻醉药 F_A/F_I 上升速率快，因而，增加或减少通气极少改变 F_A/F_I 的上升速率。

2. 吸入麻醉药 F_I 增加，一定程度上抑制通气，肺泡通气降低，F_A/F_I 的上升速率亦减慢。该负反馈可致呼吸暂停，防止麻醉药吸入过量。

（八）灌注效应（perfusion effects）

1. 与通气一样，心输出量不明显影响溶解度低的吸入麻醉药 F_A/F_I 的上升速率。

2. F_I 过高引起的心血管抑制减少麻醉药从肺内摄取，增加 F_A/F_I 的上升速率，该正反馈可导致严重的心血管抑制。

（九）吸入麻醉药排出与麻醉苏醒

1. 吸入麻醉药的消除可以通过呼出、生物转化以及经皮肤、内脏表面丢失。其中以原型经肺呼出是吸入麻醉药消除的主要途径。在体内，吸入麻醉药最终可有不同程度的代谢（氟烷，15%～20%；恩氟烷，2%～5%；七氟烷，3%；异氟烷，<0.2%；地氟烷，0.1%）。当达到麻醉浓度时，因肝脏酶饱和，代谢作用很少影响肺泡浓度。

2. 麻醉苏醒与麻醉诱导一样，主要取决于药物的溶解度（F_A 降低速率的主要决定因素）、肺泡通气量和心排出量。

3. 麻醉结束时，决定体内麻醉药蓄积的因素有吸入麻醉药溶解度、浓度和应用时间（可延缓 F_A 的下降速率）。

4. 麻醉苏醒和诱导的药物代谢动力学差异包括苏醒期间停止过度加压（不可能低于0）和苏醒开始时组织内存在一定的药物浓度（诱导开始时组织内药物浓度为0）。

四、吸入麻醉药副作用

（一）对中枢神经系统的影响

1. 目前常用吸入麻醉药对脑代谢率、脑电图、脑血流量和脑血流自主调节功能的影响相似。

（1）目前常用的吸入麻醉药中，氟烷是作用最强的脑血管舒张剂。尽管伴随脑代谢率降低，吸入麻醉药仍可引起剂量依赖性脑血流量增加。

（2）吸入麻醉药为直接脑血管舒张剂，故被认为以剂量依赖方式减弱脑血流自主调节功能，其扩张血管程度的顺序是氟烷>恩氟烷>异氟烷>地氟烷>七氟烷。

(3)恩氟烷高浓度吸入时,脑电图可出现惊厥性棘波,并伴有面颈部和四肢肌肉的强直性或阵挛性抽搐。

2. 颅内压(ICP)与脑血流量变化趋势一致,氟烷可显著增加 ICP,致使开颅手术期间脑膨出,但异氟烷、地氟烷和七氟烷麻醉期间,ICP 仅轻度增加。

3. 氧化亚氮可扩张脑血管,增加脑血流量,升高颅内压。与氟化麻醉药降低脑代谢不同,氧化亚氮可增强脑代谢。

(二)对循环系统的影响

1. 除氧化亚氮外所有吸入麻醉药引起剂量依赖性体循环血压降低。氧化亚氮可以轻度升高血压,氟烷和恩氟烷引起血压降低的原因主要是抑制了心肌收缩力,减少了心输出量,但其他吸入麻醉药在维持心输出量的同时,主要通过降低体循环阻力而使血压下降。

2. 1MAC 时,七氟烷和氟烷对心率影响轻微,而异氟烷增加心率 10～15 次/分。>1MAC 时,地氟烷对心率的影响与异氟烷相似。

(1)迅速增高地氟烷吸入浓度,可短暂引起心率增快、血压增高。

(2)麻醉性镇痛药抑制吸入麻醉药诱发的心率反应,包括突然增加麻醉药吸入浓度引起的反应。

3. 氟烷对心肌收缩力产生剂量依赖性抑制,其抑制作用强于异氟烷、地氟烷和七氟烷。

4. 氧化亚氮单独应用或与其他吸入麻醉药合用均增加交感神经系统活动性。

5. 异氟烷、地氟烷或七氟烷浓度达 1.5MAC 时,不能证实有冠状动脉窃血现象。

6. 心肌缺血和心输出量似乎与心肌供氧和需氧的变化有关,而与所选的具体麻醉药无关。

7. 氟烷可增高心肌的自律性,增加心肌对儿茶酚胺的敏感性,合用肾上腺素时,易导致心律失常。

8. 自主神经系统

(1)异氟烷、地氟烷和七氟烷对自主神经系统反射产生相似的剂量依赖性抑制。

(2)吸入浓度突然增加时,地氟烷是唯一增加交感神经兴奋性的麻醉药,与血浆儿茶酚胺浓度增加相一致。

(三)对呼吸系统的影响

1. 吸入麻醉药均降低潮气量,但呼吸频率增加,因而对每分通气量影响甚小。$PaCO_2$ 增高作为呼吸抑制的指标,可能由于手术刺激而抵消。

2. 全身麻醉期间,肋间肌紧张性降低,膈肌位置改变,以及胸部血流量变化,因而,功能余气量减少。

3. 对 CO_2 和低氧血症敏感性的影响

(1)吸入麻醉药均呈剂量依赖性抑制呼吸中枢对高碳酸血症的敏感性。

(2)即使 0.1MAC 亚麻醉浓度的吸入麻醉药仍会抑制呼吸化学感受器对低氧血症的敏感性。

4. 对支气管平滑肌紧张性的影响

(1)最低有效浓度的吸入麻醉药全身麻醉期间,支气管收缩的最可能原因为气道的机械刺激,气道高反应性疾病患者的支气管收缩反应更明显。

(2)吸入麻醉药直接抑制及通过抑制神经反射通路而间接抑制支气管平滑肌收缩性,而使支气管平滑肌松弛。

5. 对肺血管阻力的影响

(1)吸入麻醉药的肺血管舒张作用甚弱。氧化亚氮进一步增强肺动脉高压患者的肺血管阻力。

(2)动物实验中，吸入麻醉药均抑制低氧性肺血管收缩(hypoxic pulmonary vasoconstriction)。然而，开胸手术单肺通气期间，吸入麻醉药对 PaO_2 和肺内分流分数的影响甚微。

(四)对肝脏的影响

1. 氟烷通过非特异机制短暂、轻微地影响肝脏功能和通过免疫机制严重损害肝脏。

2. 异氟烷、地氟烷和七氟烷维持或增加肝动脉血流量，减少或不改变门静脉血流量。氟烷减少门静脉血流量，而不代偿性增加肝动脉血流量。

(五)对神经肌肉系统的影响和恶性高热

1. 烷衍生的氟化吸入麻醉药的骨骼肌松弛作用约为氟烷的 2 倍。

2. 吸入麻醉药均可诱发恶性高热，但氧化亚氮诱发作用弱。

(六)对遗传的影响

1. Ames 试验用以鉴别诱变剂和致癌剂，吸入麻醉药均为阴性，不过，氟烷的代谢产物可能是阳性。

2. 动物实验中，吸入麻醉药均有致畸作用，但尚未发现对人类的致畸影响。

(1)手术室工作人员长期接触微量浓度的吸入麻醉药，尤其抑制维生素 B_{12} 依赖酶的氧化亚氮，因而对她们自发流产发生率的争论一直未停止。

(2)将动物间歇暴露在微量浓度的吸入麻醉药中，没有发现对生殖的有害影响。

(3)尽管尚未证实微量浓度吸入麻醉药对胚胎发育和先天流产的影响，但仍促使应用清除系统将麻醉气体从手术室排出，以及建立职业安全和健康管理标准，该标准规定，氧化亚氮的空气含量为 25/1000000。

(七) CO_2 吸收剂对吸入麻醉药的降解

1. CO_2 吸收剂含有的 KOH 或 NaOH 降解吸入麻醉药。

(1)氟烷和七氟烷降解为 haloalkenes，对大鼠有肾毒性。

(2)地氟烷和异氟烷仅被干燥 CO_2 吸收剂降解为 CO。

(3)含 $Ca(OH)_2$ 和 $CaCl_2$ 的 CO_2 吸收剂与所有吸入麻醉药均不发生反应，从而防止麻醉药降解为化合物 A 和 CO。

2. 化合物 A

(1)七氟烷经 CO_2 吸收剂降解形成化合物 A，低流量、紧闭环路通气系统，温热或干燥 CO_2 吸收剂均增加化合物 A 的产生。

(2)化合物 A 引起的肾毒性存在物种差异，七氟烷对人类肾脏损害的可能性不大。

3. CO

(1) CO_2 吸收剂将地氟烷和异氟烷降解为 CO。麻醉机输送的高流量气体使 CO_2 吸收剂变干燥时，患者 CO 中毒的危险可能不被察觉。

(2)地氟烷和异氟烷含有形成 CO 所必需的 difluoromethory 成分，但七氟烷或氟烷并不存在。

(八)麻醉药代谢对肝肾功能的影响

1. 氟化物引起的肾毒性　长期吸入七氟烷和恩氟烷，血浆氟化物浓度较高，肾脏浓缩功能相对受损。

2. 代谢产物引起的肝脏功能损害　氟烷肝炎(Halothane Hepatitis)

(1)氟烷的氧化代谢产物与肝细胞色素结合,作为半抗原(新抗原)诱发免疫反应。

(2)氟烷对肝线粒体功能的直接作用及氟烷致肝细胞质游离钙升高对肝线粒体功能的间接作用,也是氟烷性肝炎形成的可能机制。

(3)氟烷、恩氟烷、异氟烷和地氟烷等涉及细胞色素 P450 导致新抗原形成的代谢途径是相同的,因而,这些麻醉药之间存在交叉致敏的可能。

(4)首次接触氟烷后,诱发肝炎的免疫记忆至少延续 28 年。

(5)七氟烷并不代谢为 trifluoroacetyl halide,而是代谢为 hexafluoroisopropanol,其不作为新抗原。与七氟烷有关的暴发性肝坏死一般不可能由免疫机制引起。

五、临床常用吸入麻醉药

(一)恩氟烷

恩氟烷(enflurane,安氟醚),1963 年由 Terrell 合成后,于 20 世纪 70 年代应用于临床,目前在世界上已得到广泛应用。

1. 理化性质　恩氟烷是一种卤化甲基乙烷,为异氟烷的异构体。化学性质稳定,临床使用浓度不燃不爆,无刺激性气味。

2. 药理学作用

(1)中枢神经系统

1)对中枢神经系统的抑制与剂量相关。恩氟烷高浓度吸入时,脑电图可出现惊厥性棘波,并伴有面颈部和四肢肌肉的强直性或阵挛性抽搐。

2)可扩张脑血管、增加脑血流量,升高颅内压,降低脑代谢率。

3)恩氟烷可通过影响中枢神经系统和神经肌肉接头处的接头后膜,产生肌松作用,可与非去极化肌松药产生协同作用,新斯的明不能完全对抗。

4)有中等程度的镇痛作用。

(2)循环系统:对循环系统产生与吸入浓度相关的抑制作用。恩氟烷可抑制心肌收缩力,降低心排出量,引起血压下降。

(3)呼吸系统:临床应用的恩氟烷浓度,对呼吸道无刺激作用,不增加气道分泌。可扩张支气管,较少引起咳嗽或喉痉挛等并发症。

(4)其他:可抑制胃肠道蠕动和腺体分泌,麻醉后恶心、呕吐较少;抑制子宫平滑肌,深麻醉时增加分娩和剖宫产的出血。

3. 药物代谢动力学　被吸入的恩氟烷 80%以上以原形经肺排出,仅 2%～5%主要经肝脏微粒体代谢,由尿排出。

4. 临床应用　恩氟烷吸入麻醉适应于各部位、各年龄的手术;重症肌无力手术;嗜铬细胞瘤手术等。

5. 不良反应

(1)对心肌有抑制作用。

(2)在吸入浓度过高及低 $PaCO_2$ 时可产生惊厥。

(3)深麻醉时抑制呼吸及循环。

6.禁忌证 严重的心、肝、肾脏疾病，癫痫患者，颅内压过高患者。

（二）异氟烷

异氟烷(isoflurane，异氟烷)自20世纪70年代问世以来，一直为"黄金标准"麻醉药。

1.理化性质 异氟烷是一种卤化甲基乙烷，稳定性高，有刺激性气味，血气分配系数较低，麻醉深度易于调节。

2.药理学作用

(1)中枢神经系统

1)异氟烷对中枢神经系统的抑制作用与吸入浓度相关。在1MAC以内，脑电波频率及波幅均增高；1.5MAC出现暴发性抑制，2MAC出现等电位波。

2)在任何麻醉深度，异氟烷对迷走神经活性的抑制都强于对交感活性的影响。

3)异氟烷可明显增强非去极化肌松药的神经肌肉阻滞作用，异氟烷麻醉时，非去极化肌松药通常仅需常用量的1/3。

(2)循环系统

1)异氟烷对心肌的抑制小于恩氟烷及氟烷，可降低周围血管阻力，引起血压下降。

2)异氟烷舒张冠状动脉，因而冠状动脉疾病患者可出现冠状动脉窃血现象，但少见。

(3)呼吸系统

1)可产生剂量依赖性呼吸抑制，可降低通气量，增高 $PaCO_2$，且抑制对 $PaCO_2$ 升高的通气反应。

2)降低正常人的功能余气量和肺顺应性，增加呼吸道阻力。可扩张支气管，有利于慢性阻塞性肺疾病和支气管哮喘患者。

(4)其他：深麻醉时可抑制子宫平滑肌；可降低成人眼内压。

3.药物代谢动力学

(1)异氟烷化学性质稳定，在体内代谢极少(<0.2%)，代谢物经尿排出。

(2)主要在肝脏由肝微粒体酶催化，最终代谢为无机氟化物和三氟醋酸。

4.临床应用 适用于各种年龄、各个部位以及各种疾病的手术，包括一些其他麻醉药不宜使用的疾病，如癫痫、颅内压增高、重症肌无力、嗜铬细胞瘤、糖尿病、支气管哮喘等。

5.不良反应

(1)对呼吸道有刺激性，诱导期可出现咳嗽、屏气，故一般不用于麻醉诱导。

(2)苏醒期偶可出现肢体活动或寒战。

(3)深麻醉时可使产科手术出血增多。

6.禁忌证 不适用于产科手术。

（三）七氟烷

七氟烷(sevoflurane，七氟醚)为完全卤化甲基异丙基烷，蒸汽压与异氟烷相似，可应用标准蒸发器。

1.理化性质 七氟烷为无色透明液体，无刺激性气味。临床使用的浓度不燃不爆，但在氧气中浓度达11%、在 N_2O 中达到10%时可燃烧。其血气分配系数0.69，化学性质不够稳定，碱石灰可吸收、分解七氟烷。

2.药理作用

(1)七氟烷可增加脑血流、升高颅内压、降低脑耗氧量。

(2)七氟烷有一定肌松作用,能增强并延长非去极化肌松药的作用。

(3)对循环系统有剂量依赖性的抑制作用,抑制心肌收缩力,降低心排出量,扩张阻力血管。

(4)七氟烷略带香味、无刺激性,可通过面罩进行麻醉诱导。随麻醉加深,呼吸抑制加重,对呼吸道无刺激性、不增加呼吸道分泌物,诱导时很少引起咳嗽。

七氟烷亦为一种强效支气管舒张剂。

(5)七氟烷与恩氟烷一样,代谢产生氟化物,但不同于恩氟烷的是不引起肾脏损害。

(6)其他吸入麻醉药的代谢产物为 trifluroacetate,而七氟烷的代谢产物为 hexafluoroiso-pro—panol,不刺激抗体形成,亦不诱发免疫调节性肝炎。

(7)七氟烷接触干燥二氧化碳吸收剂后,并不分解为一氧化碳,而是降解为乙烯卤(化合物 A,compound A),该产物对实验兔呈剂量依赖性肾毒性。但对于患者而言,即使新鲜气流量为 1L/min 或更低时,仍无证据表明有肾脏损害。

3.药物代谢动力学　七氟烷大部分以原形从肺呼出,小部分经肝代谢。七氟烷在体内的代谢率约为 3%。

4.临床应用　适用于各种年龄、各部位的大、小手术。由于诱导迅速、无刺激性、苏醒快,尤其适用于小儿和门诊手术。

5.不良反应　以恶心、呕吐、心律失常和低血压较多见。

6.禁忌证

(1)1 个月内施用吸入全麻,有肝损害者。

(2)本人或家属对卤化麻醉药有过敏或有恶性高热因素者。

(3)肾功差者慎用。

(四)氧化亚氮

氧化亚氮(Nitrous Oxide,N_2O)是气体麻醉药,俗名笑气。

1.理化性质　氧化亚氮是一种无色、有甜味、无刺激性气体,化学性质稳定,麻醉作用强度低,血液和组织溶解度低,因而常与其他吸入麻醉药或麻醉性镇痛药联合应用。

2.药理作用

(1)氧化亚氮可扩张脑血管,增加脑血流量,升高颅内压。与氟化麻醉药降低脑代谢不同,氧化亚氮可增强脑代谢。

(2)麻醉作用极弱,吸入 30%～50%氧化亚氮有镇痛作用,80%以上时有麻醉作用,氧化亚氮 MAC 为 105。

(3)对心肌无直接抑制作用,对心率、心排出量、血压、静脉压、周围血管阻力等均无影响。

(4)对呼吸道无刺激性,亦不引起呼吸抑制,但术前用镇痛药的患者,硫喷妥钠诱导时产生呼吸抑制,再吸氧化亚氮时增强呼吸抑制作用。

3.药物代谢动力学　氧化亚氮在体内经肠道内细菌与维生素 B_{12} 反应生成氮气(N_2)。N_2O 在细菌中的降解是以单纯电子传递形式产生 N_2 和自由基。

4.临床应用

(1)与其他吸入麻醉药、肌松药复合可行各类手术的麻醉。

(2)对循环功能影响小,可用于严重休克或重危患者。

(3)分娩镇痛。

5. 不良反应

(1)弥散性缺氧：N_2O 的吸入浓度高，体内贮存量大，停止吸入 N_2O 后的最初几分钟内，体内大量 N_2O 迅速从血液弥散至肺泡，使肺泡内氧被稀释而分压下降，造成弥散性缺氧。因此，停止 N_2O 麻醉后应继续吸纯氧 5～10 分钟。

(2)闭合空腔增大：由于氧化亚氮弥散率大于氮，氧化亚氮麻醉可以使体内含气腔隙容积增大，麻醉 3h 后容积增大最明显。

1)吸入 75%氧化亚氮，10 分钟内气胸容积增大一倍。

2)氧化亚氮在中耳内蓄积，术后患者听力下降。

(3)骨髓抑制：吸入 50%N_2O 达 24 小时，人的骨髓就会出现巨幼细胞抑制。维生素 B_{12} 可部分对抗 N_2O 的骨髓抑制作用。

6. 禁忌证　肠梗阻、空气栓塞、气胸、气脑造影等体内有闭合性空腔的患者；麻醉装置的氧化亚氮流量计、氧流量计不准确时禁用。

（王西建）

第二节　静脉麻醉药

经静脉作用于全身，主要是中枢神经系统（CNS）而产生全身麻醉的药物称为静脉麻醉药。静脉麻醉药多用于全麻诱导、麻醉维持和局麻或区域麻醉时的镇静。理想的静脉麻醉药应具有催眠、遗忘、镇痛和肌肉松弛作用，且无循环和呼吸抑制等不良反应；在体内无蓄积，代谢不依赖肝功能；代谢产物无药理活性；作用快、强、短，诱导平稳，苏醒迅速；安全范围大，不良反应少而轻；麻醉深度易于调控等特点。目前还没有一种理想的静脉麻醉药。由于药物的药理特性在不同的临床情况下其重要性不同，因而麻醉医师必须做出最佳选择以适应患者和手术的需要。

一、静脉麻醉药的一般药理学

（一）药物代谢动力学

1. 静脉麻醉药的主要药理作用是产生剂量依赖性 CNS 抑制（量效曲线 dose－response），表现为镇静和催眠。

2. 获得稳态血药浓度（steady－state plasma concentration）时，可以认为血药浓度与受体作用部位药物浓度达到平衡。

(1)静脉麻醉药的效能是对 CNS 功能的最大抑制作用。对抑制脑电活动而言，苯二氮䓬类的效能低于巴比妥类。

(2)强度是获得 CNS 最大抑制作用时所必需的药物剂量。

3. 多数镇静－催眠药（氯胺酮例外）减少脑代谢（$CMRO_2$）和脑血流量（CBF），后者引起颅内压（ICP）下降。

(1)从脑电图（EEG）可以观察到：镇静剂量可引起高频活动的活化（activation），而麻醉剂量可产生一种暴发抑制模式（burst－suppression pattern）。

(2)多数镇静－催眠药尽管可作为抗惊厥药，但仍可偶然引起 EEG 惊厥样活动（seizure－like activity）（区别于癫痫活动与肌痉挛样现象）。

4. 多数镇静一催眠药(氯胺酮例外)降低眼内压,与对 ICP 和血压的影响相一致。

5. 静脉麻醉药产生剂量依赖性呼吸抑制,首先呼吸暂停,随后潮气量减少。

6. 静脉麻醉诱导时,许多因素促使血流动力学发生变化。这些因素包括药物,组织器官血流量,交感神经紧张性,注药速度,麻醉前用药,应用心血管药物和直接影响心脏收缩和(或)周围血管系统的因素。

7. 大部分静脉镇静一催眠药缺乏内源性镇痛活性。但氯胺酮例外,具有镇痛作用。

(二)药物效应动力学

1. 多数静脉麻醉药脂溶性高及脑血流量较高可解释其对 CNS 的快速作用。

2. 静脉催眠药的药物效应动力学特点为快速分布,再分布到几个假设房室(hypothetical compartment),随后被消除(表 2—3)。

表 2—3　静脉麻醉药药代动力学参数

药物	分布			
	蛋白结合率	稳态容积(L/kg)	清除率[ml/(kg・min)]	消除半衰期(h)
硫喷妥钠	85	2.5	3.4	11
丙泊酚	98	12～10	20～30	14～23
咪达唑仑	94	1.1～1.7	6.4～11	1.7～2.6
地西泮	98	0.7～1.7	0.2～0.5	20～50
依托咪酯	75	2.5～4.5	18～25	2.9～5.3
氯胺酮	12	2.5～3.5	12～17	2～4
右美托咪定	94	2.0～3.0	10～30	2～3

(1)终止静脉麻醉诱导药物 CNS 作用的主要机制为药物从血供量大的中央室(脑)再分布到血供量小而分布广的周边室(肌肉、脂肪)。

(2)多数静脉麻醉药通过肝脏代谢(一些代谢产物有活性),随后大部分水溶性代谢产物由肾脏排泄。

(3)对多数药物而言,临床药物浓度不能饱和肝脏代谢酶系统,血浆药物浓度是按指数衰减的恒比消除(一级动力学过程,first—order kinetics),因而药物消除速率减慢。

(4)长期输注使血浆药物浓度达稳态(steady state),肝脏代谢酶系统可被饱和,药物消除速率与血浆药物浓度无关(零级动力学过程,zero—order kinetics)。

(5)灌注限制清除率(perfusion—limited clearance)描述主要通过肝脏摄取的药物(丙泊酚、依托咪酯、氯胺酮、咪达唑仑)的肝脏清除率。上腹部手术、年龄增加可使肝血流量减少。

3. 消除半衰期(elimination half—time, $T_{1/2}B$)是指血浆药物浓度减少 50%所需要的时间。

(1)$T_{1/2}B$ 的广泛变异反映分布容积(volume of distribution, V_d)和(或)清除率的差异。

(2)静脉滴注某种麻醉药获得所需的临床效果的同时必须避免药物蓄积以及停止输注后 CNS 作用延长。

4. 静输即时半衰期(context—sensitive half—time)是指与药物静脉输注时间有关的血浆药物浓度减少 50%所需的时间,对镇静一催眠药物输注后的苏醒时间起决定作用。

5. 许多因素促使患者静脉镇静一催眠药的药效动力学发生变异,这些因素包括蛋白结合率,肾脏和肝脏清除效能,衰老,并存的肝脏、肾脏、心脏疾病,药物相互作用和体温。

（三）超敏（变态）反应

1. 静脉麻醉药和（或）其溶剂的过敏反应虽然少见，但可致命。

2. 除依托咪酯外，所有静脉麻醉诱导药物均可引起组胺释放。

3. 虽然丙泊酚一般不引起组胺释放，但仍有引起致命过敏反应的报道，尤其有其他药物（多为肌松药）过敏史的患者。

4. 巴比妥类可促使紫质症易感患者急性、间歇发病。据报道，苯二氮䓬类、丙泊酚、依托咪酯和氯胺酮为安全药物。

二、苯二氮䓬类及其拮抗药

苯二氮䓬类药物具有抗焦虑、镇静和遗忘特性，临床麻醉中主要用做术前用药、静脉复合麻醉以及局部麻醉的复合用药。临床中常用的苯二氮䓬类药物有地西泮（diazepam）、咪达唑仑（midazolam）和其拮抗剂氟马西尼（flumazenil）。

（一）苯二氮䓬类药物

1. 理化性质

（1）地西泮不溶于水，配方中含有丙二醇，有刺激性，静脉注射可致疼痛和静脉炎。

（2）咪达唑仑是一种水溶性苯二氮䓬类药物，pH 为 3.5，静脉或肌内注射刺激轻微。处于生理 pH 环境中时，出现分子内重排，理化特性改变，脂溶性更高。

2. 药理学作用

（1）苯二氮䓬类药物与苯二氮䓬受体结合，促进 GABA 与 $GABA_A$ 受体的结合而使 Cl^- 通道开放的频率增加，使更多的 Cl^- 内流，产生超极化和突触后神经元的功能性抑制。

（2）苯二氮䓬类降低 $CMRO_2$ 和 CBF，类似于巴比妥类和丙泊酚，但没有证据表明此类药物对人类具有脑保护活性。

1）与其他化合物相比，咪达唑仑不产生等电位 EEG。

2）与其他镇静—催眠药一样，苯二氮䓬类为强效抗惊厥药，常用于治疗癫痫持续状态。

3）有中枢性肌松作用，可缓解局部病变引起的骨骼肌反应性痉挛、脑性瘫痪、手足抽动症以及僵人综合征引起的肌痉挛和风湿性疼痛。

4）不产生明显镇痛作用。

（3）苯二氮䓬类产生剂量依赖性呼吸抑制，慢性呼吸疾病患者更为严重，与麻醉性镇痛药合用时出现协同抑制效应。

（4）咪达唑仑和安定大剂量用于麻醉诱导时，均降低周围血管阻力和全身血压（血容量不足可加重），但封顶效应显示影响达一定程度时，动脉血压很难进一步变化。

3. 药物代谢动力学

（1）苯二氮䓬类经由氧化和与葡糖醛酸结合而在肝内代谢，氧化反应易受肝功能障碍和 H_2 受体拮抗剂等合用药物的影响。

1）静脉注射咪达唑仑和地西泮后 2～3 分钟中枢神经系统的作用达峰值。

2）咪达唑仑的肝清除率为地西泮的 10 倍。地西泮的消除半衰期为 25～50 小时，而咪达唑仑的消除半衰期为地西泮的 1/10，仅为 2～3 小时，因此，仅咪达唑仑可用于静脉持续输注。

3）地西泮的代谢产物有药理活性，能延长其残余镇静效应。而咪达唑仑的主要代谢产物 1－羟基咪达唑仑有一定 CNS 抑制作用。

4)地西泮的消除半衰期随着年龄的增长而延长,因而老年人应用时应减少剂量,延长用药间隔。肥胖患者应用苯二氮䓬类药物初始剂量要加大,但清除率无显著性差异。

4.临床应用

(1)麻醉前用药,可有效消除焦虑和恐惧。地西泮5～10mg口服,咪达唑仑肌内注射5～10mg,静脉注射2.5mg,或口服均有效。小儿还可采用直肠注入,剂量为0.3mg/kg。

(2)全麻诱导和维持(表2—4)

表2—4　常用静脉麻醉药诱导特点和需用剂量

药物	诱导剂量(mg/kg)	起效时间(s)	维持时间(min)	兴奋性活动	注射部位疼痛	心率	血压
硫喷妥钠	3～5	<30	10～15	+	0/+	+	—
丙泊酚	1.5～2‘5	15～45	10～15	+	++	0/—	—
咪达唑仑	0.2～0.4	30～90	10～30	0	0	0	0/—
地西泮	0.3～0.6	45～90	15～30	0	+++	0	0/—
劳拉西泮	0.03～0.06	60～120	60～120	0	++	0	0/—
依托咪酯	0.2～0.4	15～45	12～13	+++	+++	0	0
氯胺酮	1～2	45～60	10～20	+	0	++	++

注:0代表无变化;+代表增加;—代表减少

1)地西泮静脉注射可用于全麻诱导,对心血管影响轻微,但因其起效慢,效果不确切,现已不常用。

2)咪达唑仑复合丙泊酚、麻醉性镇痛药以及肌松药,是目前临床上常用的全麻诱导方法之一。全麻诱导时其用量为0.05～0.2mg/kg,年老、体弱及危重患者应适当减少剂量。咪达唑仑可采用分次静脉注射或持续静脉输注的方式用于静脉复合或静吸复合全麻的维持。

(3)局麻和部位麻醉时作为辅助用药,可产生镇静、松弛、遗忘作用,并可提高局麻药的惊厥阈。

(4)可用于控制肌痉挛和抽搐以及心脏电复律治疗。

(5)ICU患者镇静:咪达唑仑可用于需机械通气治疗的患者,保持患者镇静,控制躁动。

5.不良反应

(1)中枢神经反应:小剂量连续应用可致头昏、乏力、嗜睡及淡漠等,大剂量可致共济失调。

(2)静脉注射速度过快时易发生呼吸及循环抑制。地西泮静脉注射时可发生血栓性静脉炎。

(3)剂量过大时可引起急性中毒,出现昏迷及呼吸、循环衰竭,可用苯二氮䓬受体阻断药氟马西尼救治。

(4)长期服用可产生耐受性及依赖性。

(5)可通过胎盘屏障,有致畸作用。

6.禁忌证　精神分裂症、抑郁症和妊娠妇女禁用。

(二)氟马西尼

1.理化性质　氟马西尼(flumazenil)是苯二氮䓬受体阻断药,为可溶于水的白色粉末。

2.药理学作用

(1)与所有其他镇静一催眠药相比,苯二氮䓬类有特异性拮抗剂,氟马西尼对CNS苯二氮䓬类受体有高度亲和力，但内源性活性轻微。

1）苯二氮䓬类激动剂存在时，氟马西尼起竞争性拮抗剂的作用。

2）对巴比妥类及羟丁酸钠引起的中枢抑制则无拮抗作用。

3）静脉注射单次剂量氟马西尼后，由于消除缓慢的激动剂的残余作用，苯二氮䓬类 CNS 效应可重新出现。

（2）氟马西尼对呼吸和循环无明显影响。

1）氟马西尼并不完全拮抗苯二氮䓬类药引起的呼吸抑制作用。

2）对巴比妥类和麻醉性镇痛药引起的呼吸抑制无拮抗作用。

3. 药物代谢动力学

（1）氟马西尼静脉注射后 5 分钟，血药浓度达峰值，消除半衰期为 48～70 分钟，短与常用的苯二氮䓬类药物，故必要时应重复使用。

（2）氟马西尼在肝脏内迅速代谢为无活性的代谢物，仅 0.12%以原形从尿中排出。

4. 临床应用

（1）麻醉后拮抗苯二氮䓬类药的残余作用，促使手术后早期清醒。首次剂量 0.1～0.2mg 静脉注射，以后 0.1mg/min，直至患者清醒或总量达 1mg。

（2）用于苯二氮䓬类药物过量中毒的诊断与救治。每次 0.1mg，每分钟 1 次，直至苏醒或总量达 2mg。

（3）用于 ICU 患者。

5. 不良反应　氟马西尼常见的不良反应有恶心、呕吐、烦躁和焦虑不安。有癫痫病史者可诱发癫痫发作，长期应用苯二氮䓬类药的患者使用氟马西尼可诱发戒断症状。

6. 禁忌证　应用三环抗抑郁药过量和应用苯二氮䓬类药治疗癫痫或颅内高压的患者禁用。

三、巴比妥类药物

巴比妥类药主要产生中枢神经系统抑制作用，小剂量镇静，中剂量催眠，大剂量抗惊厥或引起麻醉，过量则呈呼吸、循环抑制状态。硫喷妥钠、硫戊巴比妥钠和甲己炔巴比妥均为巴比妥类药物。

硫喷妥钠（thiopental）和硫戊巴比妥钠（thiamylal）均为硫喷妥类（thiobarbiturates）静脉麻醉药，它们的药理性能和作用强度基本相同。甲己炔巴比妥（methohexital）是一种 oxybarbiturate，其作用强度大于硫喷妥类，药理作用与硫喷妥钠基本相似。

（一）理化性质

这些药物为外消旋混合物，呈碱性，2.5%硫喷妥钠的 pH>9，加入酸性溶液（林格液）时，将产生沉淀。

（二）药理学作用

1. 巴比妥类麻醉药作用于中枢神经系统 GABA 受体，增强 GABA 的抑制活性。

2. 脑电图呈等电位时，巴比妥类降低脑代谢率最高达 55%，同时伴有相应的脑血流减少和颅内压降低。

（1）硫喷妥钠 4～6mg/(kg·h)持续静脉输注可维持等电位脑电图。

（2）尽管颅脑损伤后常用巴比妥类控制颅内压，但治疗结果的研究发现其并不优于其他抗颅内高压治疗方法。

(3)巴比妥类不用于心搏骤停患者的复苏治疗。

(4)巴比妥类可改善大脑对不完全缺血的耐受性，颈动脉内膜切除术、深度控制性降压或体外循环期间，常用于脑保护。中度低温(33～34℃)可提供良好的脑保护作用，而并不延长苏醒时间。

(5)巴比妥类具有强效抗惊厥活性，但甲己炔巴比妥用于癫痫患者可诱发癫痫发作。

3. 巴比妥类产生剂量依赖性呼吸抑制，减慢呼吸频率和减少潮气量，甚至出现呼吸暂停。支气管痉挛和喉痉挛通常为麻醉不完善时气道管理的结果。

4. 巴比妥类的心血管作用包括血压下降(静脉回流减少、直接心肌抑制)和代偿性心率增快。容量不足可加重低血压。

(三)药物代谢动力学

1. 单次静脉注射后能快速产生意识消失，然后通过药物再分布又快速苏醒。

2. 主要在肝脏代谢，甲己炔巴比妥的清除率高于硫喷妥钠。甲己炔巴比妥在肝内代谢为无活性产物，硫喷妥钠代谢为半衰期较长的活性代谢产物戊巴比妥。

(1)老年人中央室容积较普通成人低，硫喷妥钠从血流灌注丰富的组织再分布于肌肉组织亦较慢，因而，老年人用药需减量30%～40%。

(2)硫喷妥钠即时半衰期长、苏醒慢，很少用于麻醉维持。

(四)临床应用

1. 硫喷妥钠目前主要用于全麻诱导、抗惊厥和脑保护。

(1)全麻诱导：成人诱导剂量为静脉注射3～5mg/kg。

(2)短小手术麻醉：可用于切开引流、烧伤换药及心脏电复律等短小手术。但有镇痛不全，易发呼吸抑制和喉痉挛等危险，现已少用。

(3)控制痉挛和惊厥：可快速控制局麻药中毒、破伤风、癫痫和高热引起的痉挛或惊厥。

(4)颅脑手术：可抑制脑代谢，减少脑耗氧量，降低颅内压，对缺氧性脑损害有一定的防治作用。

2. 甲己炔巴比妥成人诱导剂量为1.5mg/kg静脉注射，阵挛样肌颤和呃逆等其他兴奋性活动的发生率高，目前已基本不用。

(五)不良反应

1. 变态反应或类变态反应硫喷妥钠偶可致过敏样的反应(荨麻疹、面部水肿、低血压)。

2. 巴比妥类药物可引起卟啉症患者急性发作。

3. 硫喷妥钠误注入动脉，可导致小动脉和毛细血管内结晶形成，引起强烈的血管收缩、血栓形成，甚至组织坏死。处理方法为动脉应用罂粟碱、臂丛神经阻滞和肝素化。

4. 应用甲己炔巴比妥时肌痉挛和呃逆较常见。

(六)禁忌证

1. 呼吸道梗阻或难以保证呼吸道通畅的患者。

2. 支气管哮喘者。

3. 卟啉症(紫质症)者。

4. 严重失代偿性心血管疾病和其他心血管功能不稳定的患者，如未经处理的休克、脱水等。

5. 营养不良、贫血、电解质紊乱、氮质血症者。

6. 肾上腺皮质功能不全或长期使用肾上腺皮质激素者。

四、丙泊酚

丙泊酚(propofol)又名异丙酚，因其起效迅速、作用时间短，苏醒快而完全，持续输注无蓄积等特点，是目前最常用的静脉麻醉药。

(一)理化性质

丙泊酚为一种烷基酚化合物，不溶于水，具有高度脂溶性。丙泊酚溶液中含有1%(w/v)丙泊酚、10%大豆油、1.2%纯化卵磷脂及2.25%甘油，使用前需振荡均匀，不可与其他药物混合静脉注射。

(二)药理学作用

1. 丙泊酚主要是通过与γ—氨基丁酸(GABA)A受体的β亚基结合，增强GABA介导的氯电流，从而产生镇静催眠作用。

2. 诱导剂量的丙泊酚经一次臂脑循环既可使意识消失，90～100秒作用达峰，持续5～10分钟，苏醒快而完全。

3. 丙泊酚降低 $CMRO_2$、CBF和ICP，但亦降低全身血压，从而显著减少脑灌注压。

(1)丙泊酚引起的皮质EEG变化与硫喷妥钠相似。

(2)丙泊酚诱导麻醉，偶可伴随兴奋性活动(非癫痫样肌阵挛)。

(3)该药为一种抗惊厥药，癫痫发作时，抗惊厥治疗期丙泊酚短于甲己炔巴比妥。丙泊酚有效终止癫痫持续状态。

(4)丙泊酚与脑电双频谱指数呈血药浓度依赖性相关，BIS随镇静的加深和意识消失逐渐下降。

4. 丙泊酚产生剂量依赖性呼吸抑制，表现为呼吸频率减慢、潮气量减少，甚至呼吸暂停。

(1)呼吸暂停的发生率和持续时间与使用剂量、注射速度及术前药有关。麻醉诱导后，25%～35%患者出现呼吸暂停，并且其所致的呼吸暂停时间可达30秒以上。

(2)丙泊酚静脉持续输注期间，呼吸中枢对 CO_2 的反应性减弱。

(3)慢性阻塞性肺疾病患者可出现支气管舒张。

(4)丙泊酚不抑制低氧性肺血管收缩。

5. 丙泊酚对心血管系统的抑制作用呈剂量依赖性。

(1)丙泊酚的心血管抑制作用强于硫喷妥钠，反映周围血管阻力降低(动静脉舒张)和直接心肌抑制。

(2)对心率的影响很小，抑制压力感受器反射。

6. 丙泊酚具有止吐特性，丙泊酚麻醉后呕吐发生率低，10～20mg亚麻醉剂量用于治疗术后早期的恶心、呕吐。假设的止吐机制包括抗多巴胺活性以及对化学感受器触发区和迷走神经核的抑制作用。

7. 丙泊酚抑制麻醉性镇痛药引起的瘙痒，可以缓解胆汁淤积性瘙痒。

(三)药物代谢动力学

丙泊酚静脉注射后达峰效应的时间为90秒，分布广泛呈三室模型，其药代动力学参数见表2—1。

1. 丙泊酚通过肝代谢从中央室迅速清除，持续静脉输注 8 小时，即时半衰期<40 分钟。即使延长输注时间，苏醒仍迅速、完全。

(1)在肝经羟化反应和与葡糖醛酸结合反应，迅速代谢为水溶性的化合物，由肾脏排出。

(2)清除率(1.5～2.5L/min)大于肝血流，提示丙泊酚有肝外消除途径(肺)，有助于其清除，对肝移植手术无肝期尤为重要。

(四)临床应用

1. 普遍用于麻醉诱导、麻醉维持及镇静。成人诱导剂量为 1.5～2.5mg/kg 静脉注射，推荐静脉输注速率：催眠，100～200μg/(kg·min)；镇静，25～75μg/(kg·min)。在老年人、危重患者或与其他麻醉药合用时应减量。

2. 适用于门诊患者的胃、肠镜诊断性检查、人工流产等短小手术的麻醉。

3. ICU 患者的镇静。

(五)不良反应

1. 诱导时可出现呼吸与循环系统抑制，呈剂量相关性，持续时间短暂，及时予以辅助呼吸，不致产生严重后果。

2. 过敏反应临床发生率低，既往对双丙基类药物敏感者可能发生丙泊酚过敏。

3. 静脉注射时，可产生局部注射疼痛。注入手背静脉，疼痛发生率高，注入大静脉或预注 1%利多卡因可显著减少疼痛。

4. 丙泊酚输注综合征较为罕见，但可危及患者生命。多发生在危重患者(多为儿童)长时间大剂量输注后。其临床表现有急性顽固性心动过缓以致心脏停搏，伴以下一项或多项：代谢性酸中毒(碱缺失>10mmol/L)、横纹肌溶解、高脂血症和肝大或脂肪肝。其他表现还伴有急性心力衰竭的心肌病、骨骼肌病、高钾血症和脂血症。

(六)禁忌证

对丙泊酚过敏者；严重循环功能不全者；妊娠与哺乳期妇女；高血脂患者；有精神病、癫痫病史者。对有药物过敏史、大豆、鸡蛋清过敏者应慎用。

五、依托咪酯

依托咪酯(etomidate)为非巴比妥类静脉麻醉药，具有麻醉效能强、起效快、作用时间短、血流动力学稳定，呼吸抑制小，苏醒迅速的特点，被广泛应用于麻醉诱导、维持和患者镇静。

(一)理化性质

依托咪酯是一种羟化咪唑，仅其右旋异构体具有麻醉作用，结构上与其他任何静脉麻醉药无关，但如咪达唑仑一样，生理 pH 时分子内重排，产生增高脂溶性的闭环结构。该药物用丙烯乙二醇配方，注射疼痛发生率高，且偶致静脉炎。

(二)药理学作用

1. 依托咪酯通过与抑制性神经递质 γ-氨基丁酸(GABA)相互作用而产生催眠作用。

2. 不产生镇痛作用，常与阿片类药合用。

3. 与巴比妥类相似，依托咪酯降低 $CMRO_2$、CBF 和 ICP，但血流动力学稳定，从而维持充足的脑灌注压。

(1)依托咪酯为一种抗惊厥剂，可有效终止癫痫持续状态，但是依托咪酯也可诱发癫痫样脑电活动。

(2)依托咪酯可显著增高体感诱发电位振幅，信号质量差时，有助于分析体感诱发电位。

4. 产生剂量依赖性呼吸频率和潮气量降低，可出现一过性呼吸暂停，其呼吸抑制作用较丙泊酚及巴比妥酸盐弱。不引起组胺释放，适用于气道高反应性疾病患者。

5. 依托咪酯对心血管系统影响很小，不影响交感神经张力或压力感受器功能，不抑制血流动力学对疼痛的反应，推荐用于心血管疾病高危患者的麻醉诱导。

6. 依托咪酯对肾上腺皮质功能有一定的抑制作用。

(三)药物代谢动力学

1. 静脉注射后约 1 分钟，脑内浓度达峰值，3 分钟后达最大效应，其初始分布半衰期为2.9 分钟，再分布半衰期为 29 分钟，消除半衰期为 2.9～5.3h。

2. 依托咪酯主要在肝内经酯酶水解为无活性的代谢产物。

(四)临床应用

依托咪酯主要用于麻醉诱导及人工流产等门诊诊断性检查与小手术麻醉，用于麻醉维持须与麻醉性镇痛药、肌松药复合应用。常用诱导剂量为 0.2～0.4mg/kg，年老体弱和危重患者应减量。麻醉维持，100μg/(kg・min)静脉输注。

(五)不良反应

1. 诱导时常出现肌阵挛，主要原因是抑制和兴奋丘脑皮质束的平衡发生改变。

2. 应用依托咪酯后，呕吐发生率高，尤其合用麻醉性镇痛药时。

3. 静脉注射时，可产生局部注射疼痛，多发生在小静脉，预注 1%利多卡因可显著减少疼痛。

4. 抑制肾上腺皮质功能，单次应用后其抑制作用可持续数小时，反复使用后进一步加重。

(六)禁忌证

1. 肾上腺皮质功能不全、免疫功能低下、卟啉症(紫质症)和器官移植术后的患者不应使用。

2. 严重创伤、脓毒性休克患者慎用。

六、氯胺酮及右氯胺酮

氯胺酮(ketamine)是目前临床所用的静脉全麻药中可产生较强镇痛作用的药物。对于某些短小手术，单独使用氯胺酮即可满足手术要求。

(一)理化性质

氯胺酮是一种苯环利定类药，为白色结晶，易溶于水，水溶液 pH 值为 3.5～5.5，pKa 7.5。临床所用氯胺酮为外消旋合剂，但 S(+)氯胺酮即右氯胺酮与 NMDA 受体结合部位的亲和力为外消旋合剂的 4 倍，具有更强的麻醉和镇痛特性。

(二)药理学作用

1. 氯胺酮的中枢神经系统(CNS)作用主要与其对 N－甲基－D－门冬氨酸(NMDA)受体的拮抗作用有关。氯胺酮抑制神经元钠离子通道(适度的局麻药活性)和钙离子通道(脑血管舒张)。

2. S(+)氯胺酮对 NMDA、阿片受体、M 胆碱受体的亲和力比 R(－)的高 3～4 倍、2～4 倍和 2 倍，而对 5－HT 的抑制仅 R(－)的一半，且右氯胺酮可作用于阿片类的 μ 受体，产生部分镇痛作用。

3. 氯胺酮产生剂量依赖性 CNS 抑制，产生一种所谓的分离麻醉状态，其特征为显著镇痛和遗忘。镇痛浓度较催眠浓度低，因此镇痛作用持续到苏醒后。

4. S(+)氯胺酮的镇痛作用是 R(−)氯胺酮的 3 倍，催眠作用是 R(−)氯胺酮的 1.5 倍。在镇痛等效剂量下，S(+)氯胺酮比消旋氯胺酮和 R(−)氯胺酮拟精神不良反应发生率低，造成的注意力不集中和记忆力障碍程度也最轻，并且恢复快。

5. 氯胺酮增加 $CMRO_2$、CBF 和 ICP，但可通过肺过度通气和预先应用苯二氮草类药抑制。合用苯二氮草类、巴比妥类或丙泊酚时，氯胺酮麻醉苏醒期少有拟精神病反应。咪达唑仑可降低右氯胺酮的致幻觉作用。

6. 氯胺酮可激活癫痫患者的致癫痫灶，但不具有抗惊厥活性。

7. 临床剂量的氯胺酮可对呼吸频率和潮气量产生轻度抑制，但影响较小。若剂量过大，尤其是与麻醉性镇痛药复合应用时，则可引起显著的呼吸抑制，甚至呼吸暂停。

(1)可通过拟交感神经效应舒张支气管，常被推荐用做麻醉诱导。

(2)增加口腔分泌物，可能诱发喉痉挛。

8. 氯胺酮有显著的心血管兴奋效应，临床表现为血压增高、心率增快和肺动脉压增高，很可能是由于此药对交感神经系统的直接兴奋。此药不宜用于冠心病患者。氯胺酮具有内在心肌抑制作用，仅儿茶酚胺耗竭的危重患者表现显著。右氯胺酮的心血管兴奋性与外消旋合剂相似。

(三)药物代谢动力学

1. 静脉注射诱导剂量后 1 分钟，肌内注射后 5 分钟，血药浓度可达峰值。

2. 氯胺酮在肝内代谢为去甲氯胺酮，其作用强度为氯胺酮的 1/3 至 1/5。

3. 等剂量的右氯胺酮血药浓度较消旋氯胺酮低 2～3 倍，其肝脏生物转化作用更为迅速，代谢物由肾排出。

4. 多次重复给药或静滴可导致蓄积。

(四)临床应用

1. 氯胺酮主要适用于短小手术、烧伤清创，以及麻醉诱导、静脉复合麻醉与小儿麻醉，亦可用于小儿镇静与疼痛治疗。先天性心脏病尤其是右向左分流的先天性心脏病患者常用氯胺酮麻醉诱导。

2. 可经静脉注射、肌内注射、口服途径给药。

(1)静脉注射 0.5～2mg/kg 或肌内注射 4～6mg/kg 施行麻醉诱导，作用持续 10～20 分钟。小儿可口服 6mg/kg。

(2)2～4mg/kg 肌内注射或 0.2～0.8mg/kg 静脉注射，用于镇静与镇痛。

(3)静脉注射 0.15～0.25mg/kg 亚麻醉剂量的氯胺酮，可用于超前镇痛。

3. 用于神经病理性疼痛的治疗。

(五)不良反应

1. 精神运动反应氯胺酮会导致苏醒期出现精神激动和梦幻现象，如谵妄、狂躁、肢体乱动等，成人较儿童更易发生，合用苯二氮草类药物或异丙酚可明显减轻。

2. 口腔分泌物显著增多，术前应用抗胆碱药物。

3. 可产生随意的肌阵挛运动，特别是有刺激存在时，肌张力通常增高。

4. 可增高眼内压与颅内压。

5. 暂时失明主要见于本身存在眼内压升高的患者，一般持续 30～60 分钟，可自行恢复。

（六）禁忌证

1. 禁用于严重高血压、肺心病、肺动脉高压、颅内压升高、心功能不全、甲状腺功能亢进、精神病等患者。

2. 咽喉口腔手术，气管内插管或气管镜检查时严禁单独使用此药。

七、右美托咪定

右美托咪定（dexmedetomidine，DEX）是高度选择性的 α_2 肾上腺素能受体激动剂，具有镇静、抗焦虑、催眠、镇痛和解交感作用。该药不良反应少，主要用于 ICU 机械通气患者的短时镇静，还用于术中镇静和辅助镇痛，以及诊断性操作的镇静。

（一）理化性质

右美托咪定是美托咪定的右旋异构体，为一种新型的 α_2 肾上腺素能受体激动剂，对 α_2 受体的选择性较 α_1 受体高 1600 倍，可在水中完全溶解。

（二）药理学作用

1. 右美托咪定通过作用于脑干蓝斑核的 α_2 受体，产生镇静、催眠作用，还通过作用于蓝斑和脊髓内的 α_2 受体产生镇痛作用。

（1）右美托咪定可减少蓝斑投射到腹外侧视前核的活动，使结节乳头核的 GABA 能神经递质和促生长激素神经肽释放增加，从而使皮层和皮层下投射区组胺的释放减少。

（2）可抑制 L 型及 P 型钙通道的离子电导，增强电压门控钙离子激活的钾通道电导。

2. 右美托咪定具有“可唤醒镇静药”的特性，逐渐成为神经外科麻醉和危重监护病房的辅助药和镇静药。

3. 可增强丙泊酚、挥发性麻醉药、苯二氮䓬类药和阿片类药对中枢神经系统的作用。

4. 右美托咪定对呼吸的抑制作用轻微，当血药浓度达到明显镇静作用时，可使每分通气量减少，但二氧化碳通气反应曲线的斜率可维持在正常范围内。

5. 对心血管系统的主要作用是减慢心率，降低全身血管阻力，间接降低心肌收缩力、心输出量和血压。单次静脉注射右美托咪定时，血流动力学可出现双相变化。

6. 肌内注射或静脉给药时可出现严重的心动过缓（＜40 次/分），偶可发生窦性停搏，通常可自行缓解，给予抗胆碱药物治疗有效。

（三）药物代谢动力学

1. 右美托咪定分布迅速、绝大部分在肝脏代谢，经尿和粪便排泄。

2. 右美托咪定的血浆蛋白结合率为 94%，其全血与血浆药物浓度比值为 0.66。

3. 右美托咪定的分布半衰期约为 5 分钟，消除半衰期为 2～3 小时。其药代动力学参数不受年龄、体重或肾衰竭的影响，但与患者身高有关。

（四）临床应用

右美托咪定不仅用于 ICU 机械通气患者的短时镇静，还用于术中镇静和辅助镇痛，以及诊断性操作的镇静。其不宜单独用于麻醉诱导和维持，但可作为麻醉辅助用药，减少镇静、催眠和阿片类药的用量。

1. 右美托咪定用于术后机械通气患者的镇静时优于丙泊酚，可改善 PaO_2/F_IO_2 的比值。负荷剂量 0.5～1.0μg/kg，后继续以 0.1～1μg/(kg·h)的速度输注可维持充分的镇静。持续输注时间应少于 24 小时。缓慢注射可减少严重心动过缓和其他血流动力学紊乱的发生。

2. 右美托咪定作为麻醉前用药，其静脉剂量为 0.33～0.67μg/kg，于术前 15min 给药，也可术前 45～90 分钟肌内注射给药，剂量为 2.5μg/kg，可有效减轻低血压和心动过缓等心血管不良反应，并可减少吸入麻醉药的用量，减轻气管插管时的血流动力学反应。

3. 静脉输注右美托咪定可用于麻醉维持，其负荷剂量为 170ng/(kg・min)，10min 输完，然后以 10ng/(kg・min)速度持续输注，可减少吸入麻醉药和镇痛药的用量，但应注意可能出现低血压和心动过缓。

4. 短小手术的镇静　右美托咪定 2μg/kg 肌内注射，或以 0.7μg/(kg・min)平均速度输注时可维持 BIS 指数在 70～80 之间，停止输注后，其镇静恢复时间长于丙泊酚，但术后 1 小时阿片类药物的用量较低。

(五)不良反应

1. 主要的不良反应是低血压，心动过缓，甚至心脏停搏，阿托品可改善心动过缓。

2. 可引起口干，主要为唾液分泌减少所致。

(六)禁忌证

心脏传导阻滞，严重心功能不良者慎用。

(谭泽龙)

第三节　阿片类药物

一、阿片类药物分类

阿片类药物的分类可以按药物的来源进行分类，也可以按照阿片类药物与阿片受体的关系进行分类。

(一)按药物的来源分类

阿片类药物按其药物来源可分为天然型、半合成形和合成形三类，其中天然型又可分为两类，合成形阿片类药物又可分为 4 类。

1. 天然的阿片生物碱　按化学结构分为：①烷基菲类，如吗啡(morphine)、可待因(codeine)。②苄基异喹啉类，如罂粟碱(papaverine)。

2. 半合成的衍生物　如二乙酰吗啡(diamorphine，海洛因)、双氢可待因(dehydrocholin)。

3. 合成的麻醉性镇痛药　按其化学结构不同，又分为：①苯基哌啶类，如哌替啶(pethidine)、苯哌利定(phenoperidine)、芬太尼族(the family of fentanyl)。②吗啡南类，如羟甲左吗南。③苯并吗啡烷类，如喷他佐辛(pentazocine)。④二苯甲烷类，如美沙酮(methadone)。

(二)按药物与阿片受体的相互作用分类

按照药物与阿片受体的相互作用可将阿片类药物分为：阿片受体激动药、阿片受体激动一拮抗药和阿片受体拮抗药(表 2—5)。

表 2－5　阿片类药物分类

分类	药物代表
阿片受体激动药	吗啡、哌替啶、苯哌利定、芬太尼族
阿片受体激动－拮抗药	
以激动为主的药物	喷他佐辛、丁丙诺啡、布托啡诺、纳布啡
以拮抗为主的药物	烯丙吗啡
阿片受体拮抗药	纳洛酮、纳曲酮、纳美芬

1. 阿片受体激动药(opioid agonists)　主要激动 μ－受体，如吗啡、哌替啶等。

2. 阿片受体激动－拮抗药(opioid agonist－an－tagonits)　又称部分激动药，主要激动 κ 和 σ 受体，对 μ 受体有不同程度的拮抗作用，如喷他佐辛等。

3. 阿片受体措抗药(opioid antagonists)　主要拮抗 μ 受体，对 κ 和 δ 受体也有一定的拮抗作用。

二、阿片类药物药理学作用

(一)中枢神经系统

1. 产生剂量依赖性的镇静和镇痛作用，大剂量时可使患者的意识消失，产生遗忘作用，但其遗忘作用不可靠。

2. 在保持二氧化碳分压正常的前提下，阿片类药可降低脑血流量和脑代谢率。

3. 大部分阿片类药物对脑电图的影响很小，但哌替啶可引起脑电图兴奋。

4. 可刺激延髓化学感受器触发带，引起恶心、呕吐。

5. 反复给予阿片类药物，身体可产生依赖性。

6. 可通过对副交感神经支配的瞳孔产生兴奋作用而引起瞳孔收缩。

(二)呼吸系统

1. 可产生剂量依赖性呼吸抑制　先是呼吸频率的减少，增大剂量时潮气量明显减少，当与其他呼吸抑制药物合用时，呼吸抑制作用加强。

2. 降低通气对高碳酸血症和低氧血症的反应。

3. 阿片类药物可有效抑制气管插管等气道刺激引起的支气管收缩反应。敏感患者给予吗啡和哌替啶可出现组胺诱发的支气管痉挛。

4. 阿片类药物(特别是芬太尼、舒芬太尼和阿芬太尼)可引起胸壁强直，严重时可以阻止有效的通气。其发生率与药物的效价、剂量、注射速度等有关。给予肌松药可有效缓解肌强直，镇静剂量的苯二氮䓬类药物或丙泊酚预处理，可减少发生率。

(三)心血管系统

1. 对心肌收缩力的影响较小，除哌替啶外，其他阿片类药物不抑制心肌收缩力。但阿片类药物和其他麻醉药(如氧化亚氮、苯二氮䓬类、巴比妥类药物和吸入麻醉药)复合应用可引起严重的心肌抑制。

2. 除哌替啶外可引起剂量依赖性心动过缓，哌替啶引起心率增快。

3. 由于心动过缓、静脉血管扩张和交感反射降低，可引起血管阻力降低，血压下降。大剂量的吗啡和哌替啶可引起组胺释放，引起体循环血管阻力和血压下降。

（四）内分泌系统

1. 可通过减弱伤害性感受以及影响中枢介导的神经内分泌反应来降低应激反应，并抑制垂体一肾上腺素轴的分泌。

2. 内源性阿片肽除自身发挥应激性激素的作用外，还可作为其他激素分泌的调节剂。

3. 芬太尼及其同类药物可呈剂量依赖性的控制应激反应引起的激素水平变化。

（五）消化系统

1. 减慢胃排空，减少肠分泌，增加胃肠平滑肌张力，减少胃肠蠕动。

2. 收缩 Oddi 括约肌，增加胆道压力诱发胆绞痛。

（六）泌尿系统

抑制膀胱括约肌和降低排尿意识，可发生尿潴留。

三、临床应用

阿片类药物静脉注射后起效快，镇痛效果好，广泛应用于各种手术的麻醉和疼痛治疗，尤其适用于严重创伤、急性心肌梗死等引起的急性疼痛，以及手术后疼痛。

（一）阿片类药物在临床麻醉中的应用

1. 阿片类药单独应用或复合镇静药、抗胆碱药等其他药物，可作为术前用药。

2. 全身麻醉诱导　芬太尼及其衍生物舒芬太尼、阿芬太尼、瑞芬太尼可有效抑制伤害性刺激引起的血流动力学反应，在临床麻醉中与静脉全麻药、镇静药和肌肉松弛药复合，麻醉诱导后行气管内插管。常用剂量芬太尼 2～6μg/kg，阿芬太尼 25～50μg/kg，舒芬太尼 0.3～0.5μg/kg，瑞芬太尼 2～4μg/kg，可有效抑制气管插管时的应激反应。

3. 全身麻醉维持　用于全凭静脉麻醉或静吸复合麻醉的镇痛，根据药物的药代动力学特点，采用分次静脉注射或持续输注的方式给药。在中小手术，芬太尼可于手术开始前及手术过程中每 15～30 分钟间断静脉注射 25～50μg，或以 0.5～5.0μg/(kg·h)的速度持续输注；舒芬太尼间断静脉注射 0.1～0.25μg/kg，或以 0.5～1.5μg/(kg·h)的速度持续输注；瑞芬太尼 0.25～2.0μg/(kg·min)，阿芬太尼 0.5～2.0μg/(kg·min)用于麻醉维持。

4. 大剂量阿片类药物的麻醉　是目前临床上心脏和大血管手术的主要麻醉方法。吗啡最先被用于大剂量阿片类药物麻醉，随后推荐使用芬太尼和舒芬太尼。

5. 监测下麻醉管理　常用于手术刺激小，维持时间短的门诊手术，如人工流产、脓肿切开引流术等。

（二）阿片类药物用于患者镇痛

1. 在麻醉性监护和区域麻醉中常用阿片类药物缓解疼痛。单次应用阿片类药可缓解疼痛。吗啡起效慢，不能快速静滴以产生作用。哌替啶 50～100mg，可产生不同程度的镇痛作用。单次静脉注射芬太尼(1～3μg/kg)、阿芬太尼(10～20μg/kg)或舒芬太尼(0.1～0.3μg/kg)，能产生强效的、持续时间较短的镇痛作用。

2. 手术后镇痛、癌性患者镇痛。阿片类药物是治疗术后急性疼痛最常用、最有效的药物。这类药物对各种疼痛均有效。但对持续性钝痛的镇痛效力大于间断性锐痛，同时具有镇静、抗焦虑作用，能显著提高患者对疼痛的忍耐力。给药途径有：肌内注射、静脉注射、经胃肠道给药、患者自控镇痛、椎管内镇痛等。依照癌性疼痛的三阶梯治疗原则，阿片类药物可用于癌症患者镇痛。

四、耐受、成瘾与依赖

（一）药物的耐受性与依赖性

1. 药物依赖性是指药物与机体相互作用所造成的一种精神状态，有时也包括身体状态，表现出一种强迫性地要连续或定期使用该药的行为和其他反应，为的是要感受它的精神效应，有时也是为了避免由于戒断引起的不适。

2. 耐受性是指机体对药物的敏感性降低，需增大药物剂量才能达到原有效应。

3. 同一个人可以对一种以上药物产生依赖性。产生依赖性的过程多数伴有耐受性产生，少数可不产生耐受性。产生耐受性的药物不一定引起依赖性。

（二）依赖性物质的分类

1. 麻醉

（1）阿片类，阿片 μ 受体激动药，如吗啡、海洛因、哌替啶、美沙酮等；

（2）可卡因类，包括可卡因、古柯叶等；

（3）大麻类。

2. 精神药品

（1）镇静催眠药和抗焦虑药，如巴比妥类、苯二氮䓬类等；

（2）中枢兴奋药，如苯丙胺类，咖啡因等；

（3）致幻剂，如麦角二乙胺等。

3. 其他　烟草、乙醇、挥发性有机溶剂等。

（三）阿片类药物依赖性的发生机制

长期接受阿片类药后，G 蛋白－cAMP 系统发生适应，逐渐上调，形成稳态。当骤然撤药时，上调的 G 蛋白－cAMP 系统失去阿片类药的抑制而导致稳态失衡，G 蛋白－cAMP 系统急剧增高，引发 cAMP 依赖蛋白激酶（PKA）的活性升高；随之一些 PKA 底物蛋白（如儿茶酚胺生物合成的限速酶酪氨酸羟化酶）的磷酸化增加，从而出现一系列的戒断症状，尤以去甲肾上腺素能系统紊乱为明显。

（四）药物依赖的临床表现

长期使用依赖性药物，可造成精神和身体上的严重损害，临床表现包括精神、心理障碍、戒断症状和其他相关并发症。

1. 精神、心理障碍

（1）精神障碍是吸毒所致的最主要和最严重的身心损害，可表现为幻觉、思维障碍、人格低落等。

（2）渴求与强迫性觅药行为。是精神依赖的特征性表现。

（3）人格改变和社会功能丧失。

2. 戒断综合征　是指突然停止或减量使用依赖性药物，或使用依赖性药物的拮抗剂引起的一系列心理、生理功能紊乱的临床症状和体征。主要变现为流涕、流泪、打哈欠、恶心、呕吐、腹痛、出汗、冷热交替出现、血压升高、脉搏增快、抽搐等，严重者可出现自残行为。

3. 中毒反应　一次性过量使用可引起急性中毒反应，严重者如不及时治疗可导致死亡。

（五）药物依赖的治疗原则

1. 预防　减少药物的供应和降低对药物的需求。

2. 临床脱毒治疗。临床上常用的治疗方法有依赖性药物递减疗法、其他药物替代疗法、中西医结合疗法、针刺疗法等。

3. 康复治疗。

4. 复吸预防和回归社会。

五、常用阿片类药物

阿片类药物可分为阿片受体激动药、阿片受体激动－拮抗药和阿片受体拮抗药三大类。

（一）阿片受体激动药

阿片受体激动药（opioid agonists）是指主要作用于 μ 受体的激动药。其典型代表是吗啡。自哌替啶合成以来，又相继合成了一系列药物，其中在临床麻醉应用最广的是芬太尼及其衍生物。所谓麻醉性镇痛药主要也是指这类药物。

1. 吗啡　吗啡（morphine）是阿片中的主要生物碱，在阿片中的含量约为 10％，临床所用的制剂为其硫酸盐或盐酸盐。

（1）药理学作用

1）吗啡为 μ_1 和 μ_2 受体激动剂，模拟内源性阿片样物质的作用，故考虑将吗啡与其他 μ 受体激动剂相比较（表 2－6 和表 2－7）。

表 2－6　不同阿片类药的相对效能和各种效应的血药浓度

效应	吗啡	哌替啶	芬太尼	舒芬太尼	阿芬太尼
相对效能	1	0.1	100	500～1000	10～20
镇痛剂量(mg)	10	100	0.1	0.01～0.02	0.5～1.5
最低有效镇痛(ng/ml)	10～15	200	0.6	0.03	15
中、强度镇痛(ng/ml)	20～50	400～600	1.5～5.1	0.05～0.11	40～80
使 MAC 降低 50％(ng/ml)	—	＞500	0.5～2	0.145	200
复合 70％氧化亚氮时的手术镇痛(ng/ml)	—	—	15～25	—	300～500
窒息(ng/ml)	—	—	7～22	—	300～600
意识消失(ng/ml)		惊厥	15～20	—	500～1500

表 2－7　阿片受体激动剂的作用

中枢神经系统（脑和脊髓）
镇痛
镇静
欣快感（eupHoria）
呼吸抑制（脑干抑制，使其对二氧化碳的呼吸性反应降低，导致 $PaCO_2$ 升高；同时呼吸频率和每分通气量减少）
恶心、呕吐（刺激催吐化学感受器触发区所致，尤其不卧床患者；大剂量阿片样物质抑制催吐中心，可减弱催吐化学感受器触发区的刺激效应）
瘙痒
瞳孔缩小（应用阿片样物质的特征）
咳嗽反射抑制
骨骼肌僵硬
肌阵挛（可能与抽搐相混淆）
消化系统
胃排空延迟
泌尿系统
尿潴留
内分泌系统
抗利尿激素释放
自主神经系统
动静脉血管扩张（导致直体位性低血压）
心动过缓（交感神经阻滞和拟副交感作用）
组胺释放
吗啡、哌替啶大概不为阿片受体调节

2）镇痛：应用阿片样物质主要由于其镇痛效应，吗啡的镇痛作用源自脑、脊髓和某些情况下的周围组织等数个分散部位的复杂相互作用，表现为 μ_1 和 μ_2 阿片样效应。

①脊上阿片样镇痛起源于水管周围灰质、蓝斑和髓核，主要涉及 μ_1 阿片受体。

②在脊髓水平，吗啡主要作用于突触前初级传入伤害感受器，减少 P 物质释放；还使脊髓后柱胶状质中间神经元超极化，减少伤害感受器冲动传入。椎管内吗啡镇痛由 μ_2 阿片受体调节。

③吗啡产生周围镇痛很可能由于激活初级传入神经元阿片受体（仅在炎症时出现）。

④吗啡术后镇痛的最低有效浓度是 10～15ng/ml，患者自控镇痛比间断静脉注射或肌内注射更易维持。

3）对吸入麻醉药肺泡最低有效浓度（MAC）的影响

①μ 受体激动剂与氧化亚氮（氧化亚氮）广泛联合应用，合并或不合并吸入麻醉药，产生“平衡麻醉”

②静脉注射 1mg/kg 吗啡，复合吸入 60％氧化亚氮，可使 50％患者阻断切皮刺激引起的肾上腺素能反应。

③椎管内应用吗啡还可能降低 MAC。

4)对心血管的作用

①吗啡的镇痛剂量或用于平衡麻醉时，很少影响仰卧位血容量正常患者的血压、心率或心脏节律。

②大剂量可产生中枢性交感阻滞作用，扩张周围血管，尤其是充血性心衰、严重创伤等交感神经系统高度紧张的患者。低血压可反映交感阻滞作用。

③吗啡不抑制心肌收缩力，但可以通过交感阻滞和拟副交感机制引起心动过缓。临床麻醉中，阿片样物质常用于心脏手术，防止心动过速，减少心肌需氧量。

④只要机械通气能防止药物引起的呼吸抑制，不使二氧化碳蓄积，吗啡就不直接影响脑循环。

5)对呼吸抑制的作用呈剂量依赖性：可使呼吸频率减慢，大剂量可导致呼吸停止，这是吗啡急性中毒的主要致死原因。吗啡可通过降低呼吸中枢对二氧化碳的反应性，并抑制脑桥呼吸调整中枢的作用产生呼吸抑制。

(2)药物代谢动力学

1)肌内注射吗啡后，血浆药物浓度 20 分钟达峰值。

2)吗啡的主要代谢途径是在肝脏内与葡糖醛酸结合，形成吗啡－3－葡萄糖苷酸(M3G)和吗啡－6－葡萄糖苷酸(M6G)。目前对人类葡糖醛酸的肝外部位(肾、肺、胃肠道)的重要性尚不了解。

①M6G 具有显著 μ 受体亲和力和强效抗伤害感受活性。

②M6G 依靠肾脏排泄，因而肾衰患者对吗啡更为敏感。

(3)临床应用

1)镇痛：吗啡主要用于急性疼痛患者，晚期癌症患者的三阶梯止痛。

2)急性左心衰竭：吗啡在临床上还常作为治疗急性左心衰竭所致急性肺水肿的综合措施之一，以减轻呼吸困难，促进肺水肿消失。

3)吗啡起效慢，与快速起效的阿片样物质相比，难以作为麻醉辅助药。

(4)不良反应

1)一般不良反应有眩晕、恶心、呕吐、呼吸抑制、便秘、排尿困难、心动过缓等。

2)可产生耐受性，易成瘾。

3)过量可引起急性中毒。主要表现为昏迷、深度呼吸抑制、瞳孔极度缩小呈针尖样大、血压下降甚至休克。

(5)禁忌证：吗啡禁用于以下情况：①支气管哮喘。②上呼吸道梗阻。③严重肝功能障碍。④伴颅内高压的颅内占位性病变。⑤诊断未明确的急腹症。⑥待产妇和哺乳妇。⑦1 岁以内婴儿。

2. 哌替啶　哌替啶(mepovidine)又名杜冷丁，为苯基哌啶的衍生物。

(1)药理学作用

1)镇痛及对吸入麻醉药 MAC 的影响

①哌替啶的镇痛强度约为吗啡的 1/10，很可能通过激活 μ 受体来调节，还对 κ 和 λ 阿片受体有中度亲和力。

②与吗啡不同，哌替啶血浆药物浓度与镇痛效应有关。

③哌替啶为具有弱局麻药作用的唯一阿片样物质，用于神经根阻滞有效。

（2）药物代谢动力学

1）患者术后肌内注射后，吸收速度变异很大，峰值血浆药物浓度在5～15分钟之间出现（表2—8）。

表2—8　常用阿片受体激动剂的理化特性和药代动力学

参数	吗啡	哌替啶	芬太尼	舒芬太尼	阿芬太尼	瑞芬太尼
pKa	7.9	8.5	8.4	8.0	6.5	7.3
非解离型（pH7.4）（%）	23	7	8.5	20	89	58
蛋白结合率（%）	35	70	84	93	92	66～93
清除率（ml/min）	1050	1020	1530	900	238	4000
分布容积（稳态，L）	224	305	335	123	27	30
消除半衰期（h）	1.7～3.3	3～5	3.1～6.6	2.2～4.6	1.4～1.5	0.17～0.33

2）哌替啶主要在肝内代谢，通过去甲基作用，形成主要代谢产物去甲哌替啶；也可通过水解形成哌替啶酸。

3）去甲哌替啶有药理活性，可产生中枢神经系统兴奋现象。

（3）临床应用

1）代替吗啡用于各种剧痛，治疗胆绞痛宜与阿托品等解痉药合用。

2）麻醉前辅助用药。

3）治疗寒战静脉注射25～50mg哌替啶可有效减轻术后寒战，而等效镇痛剂量的吗啡、芬太尼则无效。

（4）不良反应

1）应用大剂量哌替啶，可出现中枢神经系统兴奋现象，表现为癫痫样发作；也可抑制心肌收缩力，表现为低血压。

2）与等效镇痛剂量的吗啡、芬太尼相比，哌替啶引起胆道压力增高的程度较低。

（5）禁忌证：禁忌证与吗啡基本相同。

3.芬太尼　芬太尼（fentanyl）和其衍生物阿芬太尼（alfentanil）、舒芬太尼（sufentanil）均为临床中最常用的阿片样物质。芬太尼的镇痛强度为吗啡的50～100倍，血浆药物浓度和镇痛作用直接相关。

（1）药理学作用

1）中枢神经系统

①芬太尼对颅内压的影响说法不一，有报道认为增加颅内压，但也有报道认为无影响。

②芬太尼可引起癫痫样运动，极似肌阵挛，但脑电图并不显示癫痫活动。

③芬太尼引起的瘙痒常表现为面部瘙痒，但可能并不多见，与阿芬太尼、舒芬太尼相似。

2）呼吸系统

①用药后约5分钟出现最大呼吸抑制，与血药浓度和镇痛强度一致。

②芬太尼与苯二氮䓬类等镇静药合用时，可极大地增强呼吸抑制程度。

③与吸入麻醉药相似，阿片样物质可抑制喉镜和喉罩通气道刺激引起的气道反射。

④咳嗽是芬太尼最易抑制的喉反射。

3）对吸入麻醉药MAC的影响

①单次静脉注射后，血浆芬太尼浓度迅速降低，因此 MAC 降低的幅度随芬太尼的应用时间而变化。计算机辅助（computer－assisted）静脉持续输注可提供稳定的血药浓度，并且可减少麻醉药用量。

②阿片样物质复合应用丙泊酚能产生全身麻醉（全凭静脉麻醉），可确定使 50％患者对切皮刺激无反应的血浆芬太尼和丙泊酚浓度。

4）对心血管和内分泌系统的影响

①临床应用大剂量芬太尼，血流动力学有显著稳定性，但与其他麻醉药合用可致心血管抑制。

②大剂量芬太尼麻醉期间，正中胸骨切开引起的高血压反应是最常见的血流动力学紊乱。

③吗啡和哌替啶引起低血压，至少部分原因是组胺释放。与它们不同的是，大剂量芬太尼无明显组胺释放作用。

5）对平滑肌和胃肠道的影响。芬太尼与吗啡、哌替啶一样，可增加胆道压力。芬太尼可引起恶心、呕吐，尤其不需卧床患者，也可促使胃排空延迟。

（2）药物代谢动力学

1）静脉注射后 1 分钟起效，4 分钟达高峰，镇痛作用维持 30～60 分钟。肌内注射约 7～8 分钟出现作用，维持 1～2 小时。

2）芬太尼的脂溶性很高，可迅速通过生物膜，因而起效迅速；此后再分布到骨骼肌、脂肪等组织，因而维持时间短。大剂量或长时间应用芬太尼，再分布部位可饱和，从而使其转变为长效阿片样物质。

3）芬太尼主要在肝内经受广泛的生物转化，通过脱去甲基、羟基化和酰胺基水解，形成多种无药理活性的代谢物。

（3）临床应用

1）芬太尼可用作术前镇静/镇痛药，麻醉诱导前静脉注射或经黏膜给予 25～50μg，患者可能出现呼吸抑制，必须密切监护。

2）芬太尼抑制喉镜和插管刺激引起的血流动力学反应，最常用于麻醉诱导。芬太尼的峰值效应较峰值血浆药物浓度滞后 3～5 分钟，因而置入喉镜前约 3 分钟时应用芬太尼。

3）芬太尼及其衍生物最常用作平衡全身麻醉的镇痛成分。手术刺激强烈时，静脉注射 0.5～2.5μg/kg，或 2～10μg/（kg・h）持续静脉输注。

4）静脉注射大剂量芬太尼 50～150μg/kg，可用作心脏手术的单一麻醉药，但对 ASA Ⅰ～Ⅱ级患者可能不产生完全遗忘作用。

5）静脉注射芬太尼 50～150μg/h，可用于术后疼痛和癌性疼痛的镇痛。经黏膜给药可有效减轻癌性疼痛。

（4）不良反应

1）静脉快速应用大剂量阿片类药物，可产生骨骼肌僵硬。

2）阿片样物质复合应用氧化亚氮、苯二氮䓬类等抑制性药物，可改变阿片样物质血流动力学的稳定性，引起低血压。

3）静脉注射过快或大剂量易致呼吸抑制。

4）反复应用可产生依赖性。

5)不宜与单胺氧化酶抑制药合用。

(5)禁忌证:禁用于支气管哮喘、重症肌无力、颅脑肿瘤或颅脑外伤引起昏迷的患者。

4.舒芬太尼

(1)药理学作用

1)舒芬太尼是一种高选择性、高强度 μ 阿片受体激动剂,镇痛强度为芬太尼的 10～15 倍,在血、脑之间迅速分布平衡。

2)对心血管系统的影响很轻,可引起心动过缓,无组胺释放作用。

3)与其他阿片样物质一样,呈剂量依赖性降低吸入麻醉药的 MAC。

4)不完全抑制伤害性刺激引起的血流动力学反应。

5)呼吸抑制程度与等效剂量的芬太尼相似,只是舒芬太尼持续时间更长。

(2)药物代谢动力学

1)舒芬太尼的脂溶性很高,药代动力学特征与芬太尼相似。与芬太尼相比,舒芬太尼生理 pH 值时的解离度较高、血浆蛋白结合率较高,因而分布容积较小、消除半衰期较短。

2)舒芬太尼的清除与芬太尼一样,主要在肝脏内迅速代谢(N－去甲基和 O－去羟基)。

(3)临床应用

1)舒芬太尼同芬太尼一样,最常用于平衡麻醉或大剂量(最高静脉注射 50μg/kg)用于心脏手术。

2)置入喉镜前 1～3 分钟,静脉注射 0.3～1μg/kg,可有效抑制插管刺激引起的血流动力学反应。

3)间断静脉注射 0.1～0.5μg/kg 或持续静脉注射 0.3～1μg/(kg·h),可用于维持平衡麻醉。

(4)不良反应

1)舒芬太尼快速滴注可引起胸壁和腹壁肌肉僵硬而导致影响通气,可用非去极化型神经肌肉阻断药或阿片受体拮抗药处理。

2)舒芬太尼反复注射或大剂量注射后,可在用药后 3～4h 出现呼吸抑制。

(5)禁忌证:肝、肾功能不全者慎用。

5.阿芬太尼

(1)药理学作用:阿芬太尼为一种 μ 阿片受体激动剂,镇痛强度约为吗啡的 10 倍,芬太尼的 1/4～1/10 倍。与芬太尼、舒芬太尼相比,即使最大剂量的阿芬太尼,作用维持时间也很短,因而若维持预期效果,必须持续静脉输注,但长时间输注后其作用持续时间迅速延长。

(2)药物代谢动力学

1)阿芬太尼的药代动力学不同于芬太尼和舒芬太尼,阿芬太尼的 pKa 为 6.8,而其他阿片样物质在 7.4 以上,因而血浆 pH 为 7.4 时,90%血浆非结合阿芬太尼处于非解离状态,这一特性及其中度脂溶性,使阿芬太尼迅速通过血－脑屏障,阿芬太尼血脑平衡半衰期为 1.1 分钟,而芬太尼和舒芬太尼超过 6 分钟,故阿芬太尼起效迅速。

2)阿芬太尼较芬太尼的脂溶性低、蛋白结合率高(约 92%),大部分为 α_1－酸性糖蛋白,因此,分布容积较小。

3)芬太尼快速分布到组织中,血浆鈞物浓度迅速下降,90%的用量经 30 分钟即可从血浆清除。静脉注射单次剂量后,药物再分布为苏醒的最重要机制,但若用大剂量、反复静脉注射小剂量或持续静脉输注，药物消除则为阿芬太尼作用持续时间的最重要决定因素。

4)阿芬太尼的清除率仅为芬太尼的一半，但由于其分布容积比芬太尼小四倍，所以大部分阿芬太尼在肝脏内经过 N－去羟基和 O－去甲基作用，形成无药理活性的代谢产物。肝硬化患者阿芬太尼消除缓慢。

(3)临床应用

1)起效快，常用于麻醉诱导，静脉注射 120μg/kg，2～2.5 分钟内意识消失。

2)可迅速达到血脑平衡，直接置入喉镜前 60～90 秒静脉注射 30μg/kg，即可抑制插管刺激引起的循环反应。

3)持续静脉输注 25～100μg/(kg・h)阿芬太尼复合氧化亚氮或丙泊酚，用于维持麻醉。

(4)不良反应

可引起呼吸抑制。

(5)禁忌证：肝、肾功能不全者慎用。

6. 瑞芬太尼

(1)药理学作用

1)瑞芬太尼是一种超短效 μ 阿片受体激动剂，是唯一具有易被血和组织酯酶水解的甲基酯侧链的阿片样物质，其超短效是由于代谢作用，而非再分布。

2)镇痛：静脉注射 1.5μg/kg 瑞芬太尼产生的镇痛强度和持续时间(约 10 分钟)，与静脉注射 32μg/kg 阿芬太尼相似。其缺点为停止用药后，患者需用镇痛药。

3)可增强异氟烷的麻醉效能，降低其 MAC，其程度与年龄相关。

4)对脑电图的影响与阿芬太尼相似，表现为频率减慢，幅度降低。

5)对呼吸有抑制作用，其程度与阿芬太尼相似，但停药后恢复更快，停止输注后 3～5 分钟恢复自主呼吸。

6)可引起血压下降，心率减慢，与剂量不相关。

(2)药物代谢动力学

1)瑞芬太尼的主要结构特征是具有易被血液和组织酯酶水解的酯侧链，因而代谢迅速，消除半衰期为 10～20 分钟。

2)瑞芬太尼时效短是由于代谢作用，而非再分布，故重复应用或长时间静脉注射极少蓄积。

3)肝脏或肾脏疾病不改变瑞芬太尼的药代动力学参数，不过，肝病患者应用瑞芬太尼更易引起呼吸抑制。

4)老年患者瑞芬太尼的清除率和分布容积减少，强度增加。

(3)临床应用

1)瑞芬太尼时效短，最适于持续静脉输注，与其他麻醉药联合应用，产生全身麻醉作用。

①静脉注射瑞芬太尼 0.3～1.0μg/(kg・min)复合 66%氧化亚氮，可防止手术刺激引起的血流动力学反应。

②瑞芬太尼 0.25～0.4μg/(kg・min)复合丙泊酚 75μg/(kg・min)静脉麻醉，即可维持血流动力学平稳，又可使患者迅速苏醒。

2)瑞芬太尼时效短，患者术后有中、重度疼痛，持续以较小速率输注可防止这一问题。

3)瑞芬太尼可作为麻醉期间镇静、镇痛辅助药物：0.5～1.0μg/(kg・min)持续静脉注射用以辅助椎管内麻醉，球后阻滞前 90 秒静脉注射 1.0μg/kg 用以辅助神经阻滞和用于监测麻醉。

①复合咪达唑仑或丙泊酚时，瑞芬太尼镇静、镇痛需要量减少(复合咪达唑仑时减少 50%)。

②一次静脉注射大剂量瑞芬太尼可引起过度呼吸抑制或胸廓僵硬，但注药 30 秒后减轻。

(二)阿片受体激动拮抗药

1. 地佐辛

(1)药理学作用

1)地佐辛(dezocine)为阿片受体激动拮抗药，主要是激动 κ 受体产生镇痛及轻度镇静作用，对 μ 受体有部分激动作用。

2)地佐辛能缓解术后疼痛，其镇痛强度、起效时间和作用持续时间与吗啡相当，而呼吸抑制作用轻，成瘾性小，为非麻醉性镇痛药。

(2)药物代谢动力学

1)静脉注射地佐辛可完全快速吸收，肌内注射 10mg 达峰时间为 10～90 分钟，平均血药浓度为 19ng/ml(10～38ng/ml)。5 分钟内静脉注射 10mg 地佐辛，平均全身清除率为 3.3L/h/kg(1.7～7.2L/h/kg)。剂量超过 10mg 时，呈非线性代谢。

2)地佐辛主要是以葡萄糖苷酸的共轭物由尿排泄，肾功能不全者应减量。

(3)临床应用：地佐辛主要用于疼痛治疗和麻醉前给药。

1)肌内注射：推荐成人单剂量为 5～20mg，应根据患者的体重、年龄、疼痛程度、身体状况及服用其他药物的情况调节剂量。必要时每隔 3～6 小时给药一次，最高剂量每次 20mg，一天最多不超过 120mg/d。

2)静脉注射：初剂量为 5mg，以后 2.5～10mg/2～4h。

(4)不良反应：可致恶心、呕吐、头晕、尿潴留等，可出现注射部位疼痛。

(5)禁忌证：对阿片类镇痛药过敏的患者禁用。

2. 喷他佐辛

(1)药理学作用

1)喷他佐辛(pentazocine)的镇痛强度约为吗啡的 1/4～1/3，呼吸抑制作用为吗啡 1/2，成瘾性小，为非麻醉性镇痛药。

2)其对心血管的影响不同于吗啡，可使血压升高，心率增快，血管阻力增高和心肌收缩力减弱，故禁用于急性心肌梗死时镇痛。

(2)药物代谢动力学

1)主要在肝内代谢，代谢物随尿排出。约 5%～25%以原形从尿排出，不到 2%随胆汁从粪便排出。

2)亲脂性较吗啡强，容易透过血一脑脊液屏障，也可透过胎盘，分布容积 3L/kg，消除半衰期 2～3 小时。

(3)临床应用：适用于慢性中度疼痛和麻醉前给药。

(4)不良反应：可致恶心、呕吐、头晕、便秘、尿潴留等。大剂量可引起呼吸抑制、血压上升及心率加速。肌内注射时可有注射区疼痛，严重者可组织坏死。

(5)禁忌证：急性心肌梗死、心绞痛患者。

3. 布托啡诺

(1)药理学作用

1)布托啡诺(butorphanol)对 m 和 κ 受体具有部分激动作用(与纳布啡相似)。与纳布啡和其类似物相比,布托啡诺具有显著镇静效应,该效应大概由 κ 受体调节。

2)其镇痛效价约为吗啡的 4～8 倍,哌替啶的 30～40 倍。其作用持续时间与吗啡相似。

3)呼吸抑制作用较吗啡轻,且在 30～60μg/kg 剂量范围内并不随剂量加大而加重。

4)对心血管的影响轻微,很少引起血压下降。

(2)药物代谢动力学

1)在肝内进行生物转化,形成羟基布托啡诺,大部分随胆汁排出,部分从尿中排出。

2)其血浆蛋白结合率 65％～90％,清除率 3. 8L/(kg・min),消除半衰期 2. 5～3. 5 小时。

(3)临床应用

1)常用于镇静,治疗中、重度术后疼痛,也可用做麻醉前给药。

2)不升高胆管内压,对治疗术后寒战有效,

(4)不良反应:常见不良反应为嗜睡。镇痛剂量可引起心脏兴奋、肺动脉压升高。

(5)禁忌证:禁用于心肌梗死的疼痛治疗。

4. 丁丙诺啡

(1)药理学作用

1)丁丙诺啡(buprenorphine)为高脂溶性阿片衍生物,强度为吗啡的 25～50 倍。丁丙诺啡从 μ 受体释出慢,故时效长,且不易被纳洛酮拮抗。

2)与纳布啡和布托啡诺不同,丁丙诺啡无 κ 受体激动活性,可能是 κ 受体拮抗剂。

3)此药为长效和强效镇痛药,其镇痛强度约为吗啡的 30 倍,可产生封顶效应。其起效慢,持续时间长,成瘾性轻,可诱发吗啡成瘾者的戒断反应,也可抑制吗啡反应。

4)对呼吸的抑制作用与吗啡相似,但出现较慢,肌内注射后 3 小时出现最大呼吸抑制效应,持续时间较长。纳洛酮只部分拮抗其呼吸抑制作用。

5)对心血管的影响与吗啡相似,使心率减慢,血压轻度下降,对心排出量和外周血管阻力无明显影响。

(2)药物代谢动力学

1)在体内只有 1/3 在肝内经受生物转化,代谢物随尿和胆汁排出,约 2/3 未经代谢以原形随胆汁由粪便排出。

2)与血浆蛋白结合率为 96％,分布容积 1. 5～2. 8L/kg,清除率 13～19ml/(kg・min),消除半衰期约 3 小时。

(3)临床应用:此药主要用于中度至重度的止痛,也可用作戒毒的维持治疗。

(4)不良反应:常见有头晕、嗜睡、恶心、呕吐等。呼吸抑制出现较晚,持续时间较长,需较大剂量纳洛酮才能对抗。长期应用可产生耐受性与成瘾性,戒断症状较轻。

(三)阿片受体拮抗剂

1. 纳洛酮

(1)药理学作用

1)纳洛酮(naloxone)为阿片受体的完全、特异性阻断药,对阿片受体的阻断作用强度依次为 μ＞κ＞δ 受体。

2)临床上,纳洛酮用于拮抗阿片类药的呼吸抑制和镇静作用。

3)阿片受体拮抗剂逆转包括镇痛在内的所有阿片样效应,故静脉应用纳洛酮时应慎重,以免产生突然、严重的术后疼痛。静脉注射 20～40 网纳洛酮,1～2 分钟即可产生峰值效应。

①突然、完全拮抗阿片样效应,可产生高血压、心率增快、室性心律失常和肺水肿。

②心脏患者易出现肺水肿,考虑可能是反射性中枢儿茶酚胺释放引起肺动脉高压所致。

③纳洛酮可激发阿片类药成瘾者的戒断症状。

(2)药物代谢动力学

1)主要在肝内进行生物转化,与葡糖醛酸结合后随尿排出。

2)清除率 14～30ml/(kg・min)。消除半衰期 30～78 分钟。由于在脑内的浓度下降迅速,故药效维持时间短。

(3)临床应用

1)主要用于麻醉性镇痛药急性中毒;或手术后因阿片类药物引起的中枢抑制的解毒,也可用于成瘾者或复吸者的诊断及用戒毒药后的支持疗法。

2)纳洛酮作用时间短,约 1～4 小时,若应用大剂量阿片类药或长效阿片受体激动剂,则可能重新出现呼吸抑制,因而估计呼吸抑制时间长时,给予负荷量后,再以 3～10μg(kg・h)持续静脉输注。

(4)不良反应:可出现恶心、呕吐等不良反应。

2. 纳屈酮

(1)纳屈酮(nalmefene)为长效口服阿片受体拮抗剂,药理作用与纳洛酮相似,为阿片受体拮抗药,其拮抗强度为纳洛酮的两倍。作用持续时间可长达 24 小时。

(2)口服后吸收迅速,1 小时血浆浓度达峰值,生物转化途径主要是还原后再与葡糖醛酸结合,最后从尿中排出。

(3)口服后消除半衰期 4～10 小时,其差别与个体之间肠肝再循环的变异有关。

(4)此药主要用于阿片类药成瘾者的治疗,先停用阿片类药 7～10 天,再试用纳洛酮证实不再激发戒断症状后可开始用纳曲酮治疗。

(5)由于此药目前只有口服制剂,临床麻醉中无应用价值。

(张华磊)

第四节　局部麻醉药

局部麻醉药(简称局麻药)能可逆地阻断神经冲动的发生和传导,使其相应的分布区域暂时失去感觉,尤其是痛觉,运动和自主神经功能消失,从而为外科手术创造了手术条件。其临床应用极为广泛,临床麻醉中,局麻药的用法有多种,包括直接注入组织、表面应用和静脉注射,可产生临床效应的部位有椎管内、周围神经、黏膜、皮肤、心脏和气道。

一、局麻药作用机制

(一)神经解剖

1. 周围神经是包含传入和传出纤维的混合神经,可分为髓鞘神经纤维(直径＞1μm)和无髓鞘神经纤维(直径＜1μm)。

2. 若干单条神经汇聚为神经束，由神经束膜包绕。

3. 围绕髓鞘神经纤维和无髓鞘神经纤维的保护层为阻止局麻药浸入的重要屏障。

4. 神经纤维根据直径、传导速率、有无髓鞘和功能进行分类（表2—9）。一般而言，有髓鞘和神经纤维直径大者，传导速率快。

表2—9 神经纤维分类

分类	直径(μm)	髓鞘	传导速率(m/s)	定位	功能
A—α	6～22	+	30～120	传出/传入	肌肉和关节运动
A—β					本体感觉
A—γ	3～6	+	15～35	传出至肌梭	肌紧张
A—δ	1～4	+	5～25	传入感觉神经	温、痛、触觉
B	<3	+	3～15	节前交感神经	自主神经功能
C	0.3～1.3	—	0.7～1.3	节后交感神经传入感觉神经	温、痛觉

（二）神经传导的电生理

1. 离子通过半透膜的不均衡性为神经元静息电位的电生理基础，为发动和维持电冲动提供了必需的势能。

2. 神经膜静息电位平均为—60～—70mV，内负外正。细胞内钾离子浓度为细胞外的10倍，从而维持了细胞内外的钾离子梯度。

3. 相对于静息电位主要依靠细胞内外钾离子的不均衡分布，动作电位的产生主要由于电压依从性钠通道的激活。

4. 动作电位产生和扩布后，由于细胞内外钠离子均衡性增加、时间控制性钠离子传导减弱和电压控制性钾离子传导增强，则出现复极化。

（三）局麻药作用的分子机制

1. 受体调节学说　局麻药通过阻止钠离子内流，与钠通道直接相互作用而发挥局部麻醉作用，此为局麻药作用机制的最恰当解释。关于局麻药如何阻止钠离子内流的学说目前公认的是受体学说，即局麻药直接作用细胞膜电压门控钠通道，从而抑制钠内流，阻断动作电位的产生。而且局麻药主要是可逆地阻断钠通道的内口，而不是外口，并且与钠通道上一个或更多的受体结合。

局麻药阻滞钠离子内流的作用具有使用依赖性，也就是频率依赖性，神经组织受到的刺激频率越高，开放的通道数目越多，受阻滞就越明显，局麻药作用也越强。也就是说局麻药的作用与神经状态有关，局麻药对静息状态下的神经作用较弱，增加电刺激频率则使局麻药的作用加强。

2. 局麻药通过改变围绕钠通道的膜脂质，从而间接影响钠通道，或直接与其蛋白结构相互作用而发挥效应。

3. 钠通道阻滞减弱了神经元动作电位的形成和扩布。

（四）周围神经阻滞机制

1. 局麻药通过数种机制阻滞周围神经功能，包括钠通道阻滞和由此产生的神经元动作电位形成和扩布减弱等。

2. 临床上可观察到感觉阻滞差别，如温觉丧失后，尖锐痛觉丧失，其后为轻微触觉丧失。

（1）曾错误地认为感觉阻滞顺序可反映无髓鞘神经纤维传导温觉的敏感性强于髓鞘神经

纤维传导触觉的敏感性。

(2)对感觉阻滞差别的解释非常复杂，主要与局麻药接触神经纤维的长度、膜刺激频率和局麻药特性有关。相对于粗神经纤维，细神经纤维仅需与局麻药接触一小段(<1cm)，即可出现感觉阻滞。

(五)神经根阻滞机制

1. 局麻药阻滞脊髓后角的离子通道，如钠、钾、钙通道。

2. 除阻滞离子通道外，局麻药还可影响痛觉通路和伤害性神经递质的突触后效应。

二、药理学和药效动力学

(一)化学特性及其与药物活性和效能的关系

1. 临床常用的局麻药主要由芳香基团、中间链和氨基团这三部分组成，芳香基团为苯核，是局麻药亲脂疏水性的主要结构，这部分结构不同，也就决定了不同脂溶性的局麻药。中间链长 0.6～0.9mn，由酯键或酰胺键组成，这部分决定了局麻药的代谢途径并影响其作用强度，在一定范围内，链增长则麻醉强度也增加。氨基大部分为叔胺，少部分为仲胺；氨基团决定了局麻药的亲水疏脂性，主要影响药物分子的解离度。

2. 根据中间链的不同，局麻药可分为酯类局麻药和酰胺类局麻药两大类，中间链为酯键者为酯类局麻药，常用的有普鲁卡因、氯普鲁卡因和丁卡因；中间链为酰胺键者为酰胺类局麻药，常用的有利多卡因、布比卡因、丙胺卡因、罗哌卡因和依替卡因等。

按局麻药作用时效分为：①短效局麻药：有普鲁卡因、氯普鲁卡因。②中效局麻药：有利多卡因、甲哌卡因和丙胺卡因。③长效局麻药：有丁卡因、布比卡因、罗哌卡因和依替长因。

3. 临床应用的局麻药多为弱碱性的叔胺或仲胺，胺基不溶于水且不稳定，为了临床应用，必须与酸结合形成可溶于水的盐。在水溶液中盐可解离为带电荷、可溶于水的阳离子和不带电荷、可溶于脂的碱基。碱基与阳离子的比例取决于局麻药本身的 pKa 与其周围的 pH。pKa 为各局麻药所固有。

大多数的局麻药的 pKa 处于 7.5～9.0 之间。pH 升高，碱基浓度增加，增强局麻药透过神经膜的能力。这就可以解释为什么酸中毒的患者使用局麻药时作用较差，尤其是作用较弱的局麻药。将局麻药的 pH 和 pKa 结合起来，可决定局麻药每一形式的存在数量(表 2－10)。

表 2－10　临床常用局麻药的理化特性

局麻药	pKa	电离率(%，pH7.4)	分配系数(脂溶性)	蛋白结合率(%)
酰胺类				
布比卡因*	8.1	83	3420	95
依替卡因	7.7	66	7317	94
利多卡因	7.9	76	366	64
甲哌卡因	7.6	61	130	77
丙胺卡因	7.9	76	129	55
罗哌卡因	8.1	83	775	94
酯类				
氯普鲁卡因	8.7	95	810	—
普鲁卡因	8.9	97	100	6
丁卡因	8.5	93	5822	94

注：左旋布比卡因同布比卡因

4. 脂溶性的大小与局麻药的作用强度相关，脂溶性高其麻醉作用强度也大。增加局麻药的脂溶性，可增强局麻药通透神经膜和其他脂溶性隔室的能力，麻醉作用强度就增加，但减缓了局麻药的起效速度。

5. 蛋白结合影响局麻药活性，蛋白结合率越高，药物作用时间越长，因为局麻药仅非蛋白结合形式方有药理活性。

6. 局麻药的分子结构决定其理化性质和药理性质，立体异构体不同，其在麻醉效能、药代动力学和全身毒性方面也有所不同。

（二）局麻药混合应用

1. 局麻药混合应用旨在利用不同药物的优缺点相互补偿，以便于获得较好的临床效果。一般将起效快的短效局麻药与起效慢的长效局麻药混合应用，临床中多先注入起效快的药物，而后在适当时机注入长效药物。例如利多卡因与丁卡因、布比卡因或罗哌卡因合用于硬膜外阻滞。

2. 局麻药混合应用其全身毒性是叠加的。

（三）局麻药的快速耐药性

1. 系指反复注射相同剂量的局麻药之后，出现神经阻滞效能减弱，时效缩短，连续硬膜外阻滞时甚至有缩小阻滞节段范围的趋势。尤其当上次局麻药消退的第一次体征出现后 15 分钟才追加局麻药，更容易出现快速耐药性。反复注药的次数越多，就越容易出现。

2. 快速耐药性与局麻药的 pKa 直接相关，如 pKa 接近于 7.4 的局麻药（如甲哌卡因）更易于出现。

3. 可能与注射部位的局部组织反应有关，例如组织水肿和纤维蛋白沉淀可阻碍药物的弥散。

4. 局麻药的快速耐药性可被用药间隔时间影响。及时追加局麻药、混合使用局麻药可有效延缓快速耐药性的发生。痛觉尚未恢复即追加用药，则不易引起快速耐药。

（四）增强局麻药活性的附加药物

1. 局麻药中加入适量肾上腺素，肾上腺素的收缩血管作用可以减慢局麻药在作用部位的吸收，降低血内局麻药的浓度，延长局麻药的作用时间，增强神经阻滞效能，减少全身的不良反应。

肾上腺素与脊髓和大脑内的 α_2 肾上腺素受体相互作用，可产生镇痛效应。肾上腺素加入局麻药液中，也可发挥镇痛效应。

肾上腺素的效果取决于局麻药种类、局部麻醉方法和肾上腺素用量（表 2－11）。

表 2－11　肾上腺素加入局麻药的效果

	效能增强	时效延长	减少血液水平	剂量/浓度(%)
神经阻滞				
布比卡因	++		10～20	1∶200000
利多卡因	++		20～30	1∶200000
甲哌卡因	++		20～30	1∶200000
罗哌卡因	——		0	1∶200000
硬膜外麻醉				
布比卡因	++		10～20	1∶300000～1∶200000
氯普鲁卡因		++		1∶200000
利多卡因			20～30	1∶600000
		++		1∶300000
甲哌卡因	++		20～30	1∶200000
罗哌卡因	——		0	1∶200000
脊麻				
布比卡因	++			0.2mg
利多卡因	++			0.2mg
丁卡因	++			0.2mg

2. 阿片类药加入局麻药液中，用于硬膜外和蛛网膜下腔阻滞，可产生协同镇痛和麻醉作用，而不增加毒性反应。

(1)周围阿片受体使注入关节腔内和手术切口周围的阿片类药－局麻药合液发挥镇痛效应。

(2)阿片类药－局麻药混合液不增强周围神经阻滞效果。

3. 可乐定等 α_2 肾上腺素受体激动剂系通过激活脊髓后角突触后 α_2 受体，而产生协同镇痛效应。可乐定还直接抑制周围神经(A 和 C 神经纤维)传导。

三、局麻药的药代动力学

(一)局麻药从神经组织和体内的清除，决定其时效和潜在毒性。

1. 局麻药的血药浓度决定了其毒性大小。

2. 吸收入血少的局麻药临床安全范围广。

(二)影响局麻药吸收的因素

影响局麻药吸收的因素包括剂量大小，注药的部位，是否加用血管收缩药。还有理化特性，如脂溶性、血浆蛋白结合率等。在不同部位注射局麻药后，局麻药吸收速率按下列顺序递减：肋间＞骶管＞硬膜外＞臂丛＞蛛网膜下隙＞皮下浸润；在同一部位注药时，局麻药的吸收速率与该部位血流灌注是否充足有关。大多数局麻药加入血管收缩药后可明显降低吸收速率，比如利多卡因、甲哌卡因等。

(三)分布

1. 局麻药吸收后的局部分布取决于各药理化性质、组织血液灌注量、局麻药在房室(compartment)间的分配系数和蛋白结合率。时效较短的局麻药(如利多卡因、普鲁卡因)在体内呈二室模式分布；时效较长、脂溶性较高的局麻药(如丁卡因、布比卡因)则属于三室模式。

2. 局麻药毒性反应主要表现为中枢神经系统和心血管系统毒性。

（四）消除

1. 酯类局麻药主要通过血浆胆碱酯酶清除，也有小部分以原形排出。

2. 酰胺类局麻药主要通过肝微粒体酶、酰胺酶分解。不同局麻药在肝脏内代谢速率各不相同，代谢产物主要经肾脏排出，还有小部分通过胆汁排出。

（五）临床药代动力学

1. 掌握局麻药药代动力学知识，有助于了解局麻药最高麻醉浓度（C_{max}），减少了应用中毒剂量的可能。

2. 一些特定情况下，药代动力学难以预测，因为生理和病理生理特点可影响局麻药的药代动力学。

四、局麻药临床应用

局麻药临床上主要用于局部麻醉和镇痛，静脉局部麻醉，周围神经阻滞（单次注射或持续输注），表面麻醉和抑制气管插管的不良反应。局麻药的浓度、剂量与用法（表 2－12）。

表 2－12　局麻药的浓度、剂量与用法

局麻药	浓度（%）	用法	起效	作用时效（小时）	推荐单次最大剂量（mg）
酰胺类					
布比卡因	0.25	局部浸润	快	2～8	175/225＋肾上腺素
	0.25～0.5	神经阻滞	慢	4～12	175/225＋肾上腺素
	0.5～0.75	硬膜外麻醉	中	2～5	175/225＋肾上腺素
	0.5～0.75	脊麻	快	1～4	20
利多卡因	0.5～1	局部浸润	快	2～8	300/500＋肾上腺素
	0.25～0.5	静脉局部麻醉	快	0.5～1	300
	1～1.5	神经阻滞	快	1～3	300/500＋肾上腺素
	1.5～2	硬膜外麻醉	快	1～2	300/500＋肾上腺素
	1.5～2	脊麻	快	0.5～1	100
	4	表面麻醉	快	0.5～1	300
甲哌卡因	0.5～1	局部浸润	快	1～4	400/500＋肾上腺素
	1～1.5	神经阻滞	快	2～4	400/500＋肾上腺素
	1.5～2	硬膜外麻醉	快	1～3	400/500＋肾上腺素
	2～4	脊麻	快	1～2	100
丙胺卡因	0.25～0.5	静脉局部麻醉	快	0.5～1	600
罗哌卡因	0.2～0.5	局部浸润	快	2～6	200
	0.5～1	神经阻滞	慢	5～8	250
	0.5～1	硬膜外麻醉	中	2～6	200
酯类					
氯普鲁卡因	2～3	硬膜外麻醉	快	0.5～1	800/1000＋肾上腺素
丁卡因	2	表面麻醉	快	0.5～1	20
	0.5	脊麻	快	2～6	20

五、局麻药的毒性

（一）中枢神经系统毒性反应

1. 局麻药易于通过血－脑屏障，全身性吸收或误注入血管后，即可产生中枢神经系统毒性反应，多表现为先兴奋后抑制。

2. 局麻药的中枢神经系统毒性反应很可能与局麻药种类有关（表 2－13），毒性反应征象呈剂量依赖性（表 2－14）。

表 2－13　中枢神经系统毒性的相对强度

	中枢神经系统毒性的相对强度	心血管毒性/中枢神经系统毒性
布比卡因	4.0	2.0
左旋布比卡因	2.9	2.0
氯普鲁卡因	0.3	3.7
利多卡因	1.0	7.1
甲哌卡因	1.4	7.1
丙胺卡因	0.3	3.1
罗哌卡因	2.9	2.2
丁卡因	2.0	

表 2－14　利多卡因的剂量依赖性全身效应

血浆浓度（μg/ml）	效应
1～5	镇痛
5～10	头晕、耳鸣、舌麻
10～15	惊厥、意识消失
15～25	昏迷、呼吸停止
>25	心血管抑制

3. 增加中枢神经系统毒性反应的因素有血浆蛋白结合率降低、酸中毒、血管收缩和肾上腺素加入局麻药液引起的循环高动力。

4. 减少中枢神经系统毒性反应的因素有应用巴比妥类、苯二氮䓬类等药物和肾上腺素加入局麻药液导致局麻药吸收减少。

5. 局麻药用于硬膜外阻滞，中枢神经系统毒性反应的发生率估计为 3/10000；而用于周围神经阻滞，其发生率则为 11/10000。

（二）心血管毒性反应

1. 一般而言，局麻药产生心血管毒性反应所需剂量大于中枢神经系统毒性反应。

2. 低脂溶性、低效能局麻药，如利多卡因，引起的心血管毒性症状为低血压、心动过缓和低氧血症；高脂溶性、高效能局麻药，如布比卡因，引起的毒性症状为室性心律失常和致死性室颤，且难以复苏。

3. 局麻药均呈剂量依赖性阻滞钠通道，进而阻滞心脏传导系统。

4. 布比卡因与利多卡因相比，其与静息和失活钠通道的亲和力更强，因而心脏毒性反应更严重。

5. 心脏收缩期，局麻药与钠通道结合；心脏舒张期，局麻药与钠通道离解。

（1）心脏舒张期，布比卡因从钠通道的离解速度较利多卡因显著为慢。

（2）心脏舒张期，布比卡因离解缓慢，以至于心率在 60～180 次/分时，钠通道无充足时间完全恢复，心脏阻滞作用增强。

(3)利多卡因在心脏舒张期从钠通道充分离解,极少出现蓄积性传导阻滞。

6.布比卡因抑制环腺苷酸(cAMP)产生,而肾上腺素的复苏效果由 cAMP 调节,因而,布比卡因逾量引起的心血管意外,复苏需用大剂量肾上腺素。

(三)局麻药毒性反应的处理

1.预防局麻药毒性反应,关键在于防止或尽量减少局麻药吸收入血和提高机体的耐受性,包括:使用安全剂量;局麻药中加入血管收缩药;注药时注意回抽;警惕毒性反应先兆,如突然入睡、多语、烦躁、肌肉抽搐等;麻醉前尽量纠正患者的病理状态,如低血容量、高热、心衰、贫血以及酸中毒等,术中避免缺氧和二氧化碳蓄积。

2.局麻药毒性反应的处理主要为支持疗法,包括立即停止注入局麻药;吸氧;辅助呼吸,如有必要,行气管插管和控制呼吸;用硫喷妥钠、咪达唑仑、异丙酚等控制惊厥。

(四)局麻药的神经毒性

1.临床常用局麻药应用高浓度或时间过长时,可能产生浓度依赖性周围神经损伤。尽管动物研究已经证实所有局麻药均显示与浓度相关的对周围神经纤维的损害,但临床常用的局麻药浓度对周围神经是安全的,且引起神经组织损害的浓度通常多需大于数倍的临床使用浓度。若在神经或神经束内直接注射麻醉药,则可引起神经功能或结构上的改变,这并非单纯药物本身所致,而与物理因素(压力)有关。利多卡因和丁卡因具有典型的浓度依赖性神经毒性,理论上,临床常用浓度也可引起神经毒性反应。

2.相对于周围神经,脊髓和神经根更易于损伤。有研究显示,脊髓和神经根直接接触局麻药后更易诱发损伤,表现为神经组织病理学、生理学或行为、临床改变,包括疼痛、运动或感觉缺陷以及肠道和膀胱功能障碍。有临床流行病学研究显示脊髓麻醉后患者术后神经损伤的发病率小于 0.7%,但局麻药椎管内阻滞后发生神经根和脊髓功能损伤的临床报道也不少,尤其在某些原发病情况下,如原有神经系统疾病、脊髓外伤或炎症等,神经细胞对麻醉药比较敏感,容易诱发或加重神经并发症。因而局麻药的潜在神经毒性应引起足够重视。

(五)脊麻后短暂神经症状(transient neurologic symptoms,TNS)

1.短暂神经症状系指腰部和下肢疼痛或感觉异常,所有局麻药用于脊麻后均可出现(表 2—15)。

表 2—15 脊麻后短暂神经症状(TNS)的发生率

局麻药	制剂	手术	TNS 的大致发生率
利多卡因	2%~5%重比重液	膀胱切开取石术	30%~40%
	0.5%~5%重比重液	膝关节镜检查	20%~30%
	5%重比重液	仰卧位或非特定手术	5%~10%
布比卡因	等比重或重比重液	膀胱切开取石或其他手术	少见
丁卡因	重比重液	一般手术	少见
	重比重液+去氧肾上腺素	下肢或会阴部手术	12%
普鲁卡因	5%重比重液	膝关节镜检查	6%
	5%等比重液	仰卧位或其他手术	1%
甲哌卡因	4%重比重液	膀胱切开取石或其他手术	30%~40%
	1.5%等比重液	膝关节镜检查	少见
罗哌卡因	0.25%重比重液	仰卧位志愿者	少见

2.短暂神经症状的可能病因有 浓度依赖性神经毒性;患者体位;过早下床;穿刺损伤;

神经缺血和药物分布不均。

(六)局麻药的变态反应

1. 酯类局麻药引起的变态反应较酰胺类多见。合成的局麻药是低分子量物质,并不足以成为抗原或半抗原,但当它或它的降解产物和血浆蛋白等物质结合,可转变为抗原,这在酯类局麻药较多见。酰胺类局麻药制剂中的防腐剂其代谢产物对羟基苯甲酸甲酯的分子结构与对氨苯甲酸相似,也有可能引起过敏反应。

2. 酰胺类局麻药的变态反应罕见。

3. 局麻药皮试假阳性者达 40%,因此不能仅以皮试为依据。患者主诉有局麻药过敏史,应先与毒性反应或血管收缩药的反应相鉴别。同类局麻药,由于结构相似而可能出现交叉变态反应,因此对酯类局麻药过敏者可改用酰胺类局麻药。

六、常用局麻药

(一)酯类局麻药

1. 普鲁卡因(procaine)

(1)普鲁卡因局麻时效短,一般仅能维持 45~60 分钟;pKa 高,在生理 pH 范围呈高离解状态,其扩散和穿透力都较差,故不适用于表面麻醉。

(2)具有扩血管作用,能从注射部位迅速吸收,而表面麻醉的效能差。

(3)静脉应用小剂量时中枢神经系统表现为抑制状态,呈嗜睡、对痛觉迟钝等,镇静镇痛,故可与静脉全麻药、吸入全麻药或阿片类药合用,施行普鲁卡因静脉复合或静吸复合全麻。

(4)普鲁卡因经血浆假性胆碱酯酶水解,代谢速度快,半衰期短,约 10 分钟,代谢产物多由肾脏排泄。与琥珀胆碱作用于相同的酶,故普鲁卡因与琥珀胆碱复合静脉点滴时,可延长琥珀胆碱的肌松作用。

(5)抗胆碱酯酶药可抑制普鲁卡因降解,从而增加普鲁卡因毒性。先天性血浆胆碱酯酶异常的患者,也将使普鲁卡因代谢发生障碍。

(6)0.25%~1.0%普鲁卡因适用于局部浸润麻醉,其他神经阻滞可用 1.5%~2.0%溶液,一次极量为 1g。在行局部浸润或神经阻滞时,可加入 1∶200000~1∶300000 肾上腺素。静脉复合麻醉则可用 1.0%~1.9%溶液。

(7)偶可见普鲁卡因导致过敏性休克,使用前应做皮试。

2. 丁卡因(tetracaine)

(1)丁卡因又名丁卡因,为长效局麻药,起效时间为 10~15 分钟,时效可达 3 小时以上。

(2)麻醉效能为普鲁卡因的 10 倍,毒性为普鲁卡因的 10~12 倍,而其水解速度较普鲁卡因慢 2/3。

(3)脂溶性高,穿透性强,与神经组织结合快而牢固,表面麻醉效果较好。眼科常以 1%等渗液行角膜表面麻醉;鼻腔黏膜和气管表面麻醉常用 2%溶液;硬膜外麻醉可用 0.2%~0.3%溶液,一次用量不超过 40~60mg,目前常与利多卡因合用,分别含有 0.1%~0.2%丁卡因与 1.0%~1.5%利多卡因,具有起效快、时效长的优点。一般不单独用于浸润麻醉。

(4)丁卡因毒性大,麻醉指数小,应严格掌握剂量。只要无禁忌,均应加入肾上腺素以延缓药物的吸收。

3. 氯普鲁卡因(chloroprocaine)

(1)氯普鲁卡因与普鲁卡因相似。在血内水解的速度较普鲁卡因快4倍,故其毒性低,时效短,时效为30～60分钟。

(2)不适用于表面麻醉。1%溶液可用于局部浸润麻醉,一次极量为800～1000mg,加用肾上腺素后时效可达70～80分钟。2%～3%溶液适用于硬膜外阻滞和其他神经阻滞,具有代谢快,新生儿、胎儿血药浓度低的优点,适用于产科麻醉。

(3)禁用于蛛网膜下阻滞。当氯普鲁卡因与丁哌卡因或依替卡因混合应用时,后者有可能抑制氯普鲁卡因的代谢,其所引起的神经毒性,可能与干扰神经的能量供求平衡有关。

(二)酰胺类局麻药

1. 利多卡因(lidocaine)

(1)利多卡因为中效局麻药,具有起效快,弥散广,穿透性强,无明显扩血管作用的优点。其毒性随药物浓度增加而增大,在相同浓度下,0.5%利多卡因与普鲁卡因相似;1%溶液则较后者大40%;2%溶液则增加2倍。

(2)口咽和气管表面麻醉可用4%溶液,幼儿则用2%溶液;0.5%～1.0%溶液用于局部浸润麻醉;1%～2%溶液用于神经阻滞,起效约需5～15分钟,时效约为60～120分钟;硬膜外和骶管阻滞则用1%～2%溶液,出现镇痛作用约需5分钟左右,时效为90～120分钟。

(3)神经阻滞和硬膜外阻滞时,成人一次极量为400mg,加用肾上腺素时极量可达500mg。硬膜外阻滞用量为400mg时,血药浓度为2～4μg/ml;出现中毒症状时,血药浓度已超过5μg/ml;出现惊厥症状时,血药浓度已达10μg/ml以上。

2. 布比卡因(bupivacaine)

(1)布比卡因为长效局麻药,镇痛作用时间比利多卡因长2～3倍,比丁卡因长25%。临床常用浓度为0.25%～0.75%,成人安全剂量为150mg,极量为225mg。胎儿/母血的浓度比率为0.30～0.44,故对产妇的应用较为安全。

(2)0.25～0.5%溶液用于神经阻滞,若0.5%溶液用于硬膜外阻滞,则运动神经阻滞效果不够满意,起效时间为18分钟,时效可达400分钟;0.75%溶液用于硬膜外阻滞,起效时间稍可缩短,运动神经阻滞更趋于完善,适用于外科大手术。0.125%溶液适用于分娩时镇痛或术后镇痛,对运动的阻滞较轻。

3. 罗哌卡因(ropivacaine)

(1)罗哌卡因与布比卡因、甲哌卡因结构相似。pKa与布比卡因相似,但脂溶性比布比卡因低。

(2)在低浓度下,对A－β纤维的阻滞较布比卡因弱,但对A－δ和C纤维的阻滞较布比卡因强;在较高浓度下,则两者呈相似的阻滞效应。低浓度罗哌卡因对感觉和运动神经的阻滞有较大差异,因此可能为临床镇痛而较少影响运动神经提供了方便。

(3)等剂量硬膜外给药时,对感觉神经的阻滞罗哌卡因与布比卡因无显著差别,但罗哌卡因对运动神经阻滞起效慢、阻滞效能弱、时效短。

(4)利多卡因、布比卡因和罗哌卡因致惊厥剂量之比为5∶1∶2,致死量之比为9∶1∶2。

(5)适用于局部浸润阻滞、神经阻滞和硬膜外阻滞,浓度可用0.25%、0.5%、0.75%和1%。0.5%溶液用于产科阻滞或镇痛,可避免运动神经阻滞。起效时间5～15分钟,感觉时间阻滞可大于4～6小时,加用肾上腺素不能延长运动神经阻滞时效。

4. 甲哌卡因(mepivacaine)

(1)甲哌卡因的麻醉效能和毒性均与利多卡因相似,但维持时间较长(2h 以上),有微弱的直接收缩血管作用。以肝内代谢为主,仅 1%~6%原形出现于尿液,极少量从粪便排泄。

(2)其 pKa 很接近生理 pH,故注射后能离解出较大比率的不带电荷的脂溶性碱基.与利多卡因相比,其血药浓度高 50%,胎儿/母体比率为 0.65~0.70,产科麻醉应避用。

(3)2%溶液加 1∶200000 肾上腺素行硬膜外阻滞,起效稍慢于利多卡因,为 6.2 分钟,麻醉时效较利多卡因长 20%。若不加肾上腺素,则时效短,局麻效能差。

5. 依替卡因(etidocaine)

(1)依替卡因为利多卡因衍生物,其蛋白结合率较利多卡因增加 50%,脂溶性增加 50%。其优点为起效快、时效长。麻醉效能为利多卡因的 2~3 倍,皮下注射毒性为利多卡因的 2 倍,静脉内注射毒性为 4 倍。

(2)0.5%溶液适用于神经阻滞,0.5~1.0 溶液适用于硬膜外阻滞,成人一次用量 300mg,起效时间为 4 分钟,时效可达 147~170 分钟。其对运动神经的阻滞较感觉神经更为显著,适用于要求有满意肌松的腹部手术。

(3)注射初,少数患者有短暂的不适或疼痛感,这可能与其 pH 低(3.0~4.5)有关。蛛网膜下阻滞应禁用。

6. 丙胺卡因(prilocaine)

(1)丙胺卡因的结构与利多卡因很相似,易于分解,故毒性较为少见。

(2)适用于局部浸润麻醉、神经阻滞和硬膜外阻滞。起效时间较利多卡因慢。按麻醉时效与阻滞效能比较,其 3%溶液相当于 2%利多卡因加肾上腺素。局部浸润麻醉用 0.5%溶液.2%~3%则用于硬膜外阻滞,成人安全剂量为 400mg。

七、未来新型局麻药应具备的特点

(一)全身毒性低

1. 罗哌卡因和左旋布比卡因的单一光学异构体制剂对大脑和心肌组织的亲和力降低。

2. 人类局麻药毒性反应的发生率低于 30%~40%。

(二)局麻药时效延长

局麻药包裹于脂质体、微球体或多聚体,可延缓降解和释放。

此类局麻药可用于浸润性镇痛和急、慢性疼痛治疗时用于周围神经阻滞。

(杨毅)

第三章　吸入全身麻醉

第一节　吸入全身麻醉概述

吸入全麻是通过吸入麻醉药在中枢发挥药理作用完成的。正是吸入麻醉药特殊的理化性质，使吸入全麻的实施有别于静脉全身麻醉。通过高精度的蒸发器，吸入药物随新鲜气体进入肺内，经过血液循环到达中枢。因此整个实施过程包含了吸入药物的药代和药效动力学，以及药物经呼吸循环运输过程中的众多基本概念。

一、吸入麻醉药物相关的药理概念

挥发性麻醉药往往以气体的形式摄入体内。其吸收、转运、代谢和清除以及在中枢的作用与其理化性质密不可分。

(一)蒸汽压

挥发性麻醉药从液态挥发成气态受两个因素影响，即温度和气压。当温度高于临界温度，无论在多大的大气压下均呈气态。气态的药物具有一定的蒸汽压，当气态与液态成平衡状态时，该蒸汽压为饱和蒸汽压(saturated vapour pressure，SVP)。饱和蒸汽压越大，麻醉药的挥发性越强。早期的吸入麻醉采用点滴面罩吸入的方式是依赖于乙醚或氯仿具有高挥发性的特点。目前的汽化蒸发器也是基于此原理，当新鲜气体如空气或氧气经过蒸发器时带出的就是吸入药物的饱和蒸汽。当吸入药物从液态挥发成气态时，会带走部分热量(挥发热)而使吸入药物液态温度降低。由于饱和蒸汽压会随温度降低而降低，这样输出的药物蒸汽浓度也随之减少。因此汽化蒸发器的缺点在于需要温度补偿来保证药物输出量的恒定。

(二)溶解度

吸入麻醉药在血和脑中的溶解度非常重要，决定其通过肺泡－毛细血管膜以及血脑屏障的能力。溶解度可以用分配系数来衡量，如血/气分配系数(blood/gas partition coefficient)、油/气分配系数(oil/gas partition coefficient)等。所谓分配系数是指在一个大气压下，在正常体温如37℃时，当气体弥散处于平衡相(即各分压差为零)时，在不同介质中的分布量的比值。血/气分配系数是指在正常温度条件下达到气相平衡时在血中溶解的挥发性麻醉药物浓度与吸入浓度的比值。不同挥发性麻醉药的血/气分配系数参见相关章节。当吸入麻醉药进入肺泡后，只有溶解在血液中的药物才能进入循环；同样在到达中枢后，只有溶解在脑组织中的药物才能发挥作用。因此，麻醉诱导和恢复的速度与药物吸收或清除的量没有关系，而取决于其在肺泡或脑中的分压。具有高血/气分配系数的吸入麻醉药，其在血液中的溶解度大，药物会持续的从肺泡中不断溶解在血液中。因此需要很长的时间才能使肺泡浓度(分压)和吸入浓度(分压)平衡(图3－1)。当达到稳态时，肺泡内的吸入药浓度可以理想的认为和脑中的吸入药物浓度相当，因此该药物的诱导和恢复速度较慢。理想的吸入麻醉药应该是血/气分配系数小因而起效快。油/气分配系数与麻醉药的效能呈正相关。主要因为神经组织多由脂质组成，油/气分配系数大意味着神经组织分布的药物量多药效强。由此可见，血/气分配系数越小，药物起效和恢复越快，但麻醉效能越低，需要更高的吸入浓度才能达到一定效用。

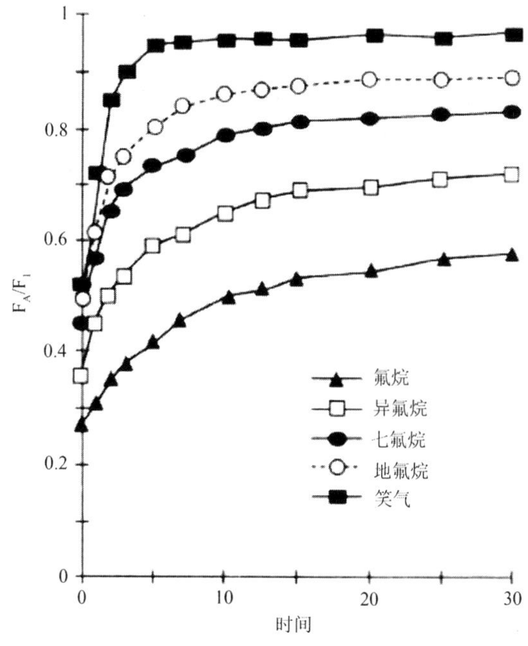

图 3－1 不同吸入麻醉药肺泡浓度与吸入浓度随时间变化比值

(三)麻醉效能

所谓麻醉效能是一个相对的概念。因为全身麻醉包括意识消失、无痛和制动等。每种麻醉药的效能实际上是对几种药效指标的综合，而非单指一种。吸入麻醉药可产生镇静催眠、镇痛和制动等作用，而制动是最容易测定的指标。1965 年 Eger 等引入最小肺泡浓度(minimum alveolar concentration，MAC)的概念作为吸入麻醉药产生制动作用的指标。1.0MAC 的定义为:在一个大气压下，能使 50%的患者对手术刺激(如切皮)不产生体动反应的最小吸入麻醉药肺泡浓度。它所代表的是一个群体中的平均浓度。需要明确的是该 MAC 仅仅衡量的是吸入麻醉药抑制伤害性刺激所引起的体动反应，这种反应是脊髓介导而不是大脑。也就是说，吸入麻醉药对大脑的抑制作用是不能直接用 MAC 来反映的。吸入麻醉药引起脑电图变化和制动之间没有明确的相关性。

吸入麻醉药另一个明确的效应为意识消失。其镇静效应可以表现为患者对指令无反应。通常采用苏醒 MAC 值($MAC-_{awake}$)来表示，即麻醉患者意识恢复到对指令有反应时的最小肺泡浓度。表 3－1 列出了常见吸入麻醉药的 MAC 和 $MAC-_{awake}$。可以看出 $MAC-_{awake}$，的变化程度小于 MAC。

表 3－1 常用吸入麻醉药的 MAC 和 $MAC-_{awake}$

	MAC	$MAC-_{awake}$
N_2O	105	65
氟烷	0.8	0.38
恩氟烷	1.7	0.5
异氟烷	1.2	0.36
七氟烷	1.8	0.67
地氟烷	6.5	2.6

1. 影响MAC的因素　人为定义的MAC会因为各种因素的影响发生变化。如果忽略测量等因素，MAC值会因下列因素而不同。

(1)体温：挥发性麻醉药是以气体形式进入体内，在正常体温范围内其理化性质较为稳定，因而对MAC值的影响较小。但超出一定温度范围，MAC会受温度变化的影响，动物实验表明MAC会随温度降低而降低。当体温从38℃降低10℃，MAC会减少近50%。在20～39℃范围内MAC呈直线变化，但低于20℃，麻醉药的需要量几乎为零。但对于笑气则变化不大。具体的机制尚不明确，推断与挥发性麻醉药在脂质中的溶解度随温度降低而增加，从而增加在神经脂质膜中的含量有关。另外可能与温度降低造成的代谢率降低有关。

(2)年龄：荟萃分析表明对于年龄大于1岁的患者，每增加10岁，吸入麻醉药的MAC值降低6%，而笑气则降低7.7%。同样MAC－$_{awake}$也会随年龄增高而降低。随着呼气末二氧化碳和体温已经成为麻醉的常规监测项目，目前很多麻醉机和气体监护仪均有MAC值的年龄校正值。这些监护仪需要输入患者的年龄，否则机器则根据默认40岁的年龄来计算MAC值。

(3)麻醉药物：最常见的是笑气对MAC的影响。吸入60%的笑气可以不同程度地降低挥发性麻醉药的MAC值，如成人同时吸入60%的笑气可以降低地氟烷的MAC值达45%～53%，在老年人(>65岁)可降低68%，而在儿童可降低22%～26%。研究表明咪达唑仑和芬太尼等药物联合使用时也可降低吸入麻醉药的MAC值。

(4)其他：代谢性酸中毒、贫血等可以降低MAC；而甲状腺功能亢进和长期饮酒可以增加MAC。

2. MAC对吸入麻醉的意义

(1)吸入麻醉深度的判断：MAC用于判断麻醉深度是基于很多的假设，吸入麻醉药在肺泡内的分压与中枢神经系统分压达到平衡时，即达到“稳态”，此时呼气末药物浓度可以代表其在中枢的浓度。通常情况下脑的血流灌注很大，当吸入一定量的挥发性麻醉药后15min左右即可使呼气末药物与肺泡、动脉血及脑达到平衡。Eger等测量了氟烷在呼出气浓度与动脉血浓度之间的差值，认为当吸入药浓度与呼出气浓度差值小于10%时，呼气末与动脉血浓度的差值可以更小。因此MAC概念的贡献之一就是通过呼气末浓度来判断麻醉深度，也可以说，MAC值用来反映量效关系。很多人用不同的数学统计方法推算呼气末浓度与药效反应之间的关系，包括非线性逻辑回归(nonlinear logistic regression)。这样推算出从50%到不同百分数的预测概率，如95%患者不发生体动时的MAC值。但其缺点是应用MAC值的倍数或分数无法得出相应的概率，临床上也很难连续测定药物的效应。针对不同的药物效应，临床上也提出了不同的MAC效应值。如上文提到苏醒MAC值(MAC－$_{awake}$)，为亚MAC范围，MAC－$_{awake50}$是50%患者对简单的指令能睁眼时的肺泡气麻醉药浓度；MAC－$_{awake95}$指95%患者对简单的指令能睁眼时的肺泡气麻醉药浓度，可视为患者苏醒时脑内麻醉药分压。不同麻醉药的MAC－$_{awake}$与MAC的比值均为0.4(表3－1)。MAC－$_{intubation50}$是指吸入麻醉药使50%患者插管时或插管后不发生肢体活动所需要的最小肺泡气麻醉药浓度；MAC－$_{intubation95}$是使95%患者插管时或插管后不发生肢体活动所需要的最小肺泡气麻醉药浓度。插管的刺激要强于切皮，在小儿，气管插管较切皮的MAC高30%。MAC－$_{BAR50}$是超MAC范围，指50%患者在切皮时不发生交感、肾上腺素等内分泌应激反应(通过测定静脉血内儿茶酚胺的浓度)所需要的最小肺泡气麻醉药浓度。在临床上更为常用的多为95%麻醉剂量，不同麻醉药的 95%麻醉剂量基本上等于 1.3MAC;0.65MAC 是较常用的亚 MAC 剂量，为大多数挥发性麻醉药与 N_2O 或其他静脉麻醉药、麻醉性镇痛药合用时所需的挥发性麻醉药浓度。

(2)吸入麻醉机制的研究：MAC 的概念类似于量效关系，其量效曲线(如图 3－2)反映的是量化的累积群体剂量一反应曲线。切皮 MAC 量效曲线的斜率不同于苏醒 MAC 曲线的斜率，表明同一吸入麻醉药的不同作用位点。另一方面，对于个体与群体的曲线关系，同一浓度产生效应差异(阈值变化)而同一效应在不同个体中存在的浓度差异(敏感度变化)，因此似乎可以推断，麻醉药的作用靶分子存在不同类型的离子通路或信号传递途径。

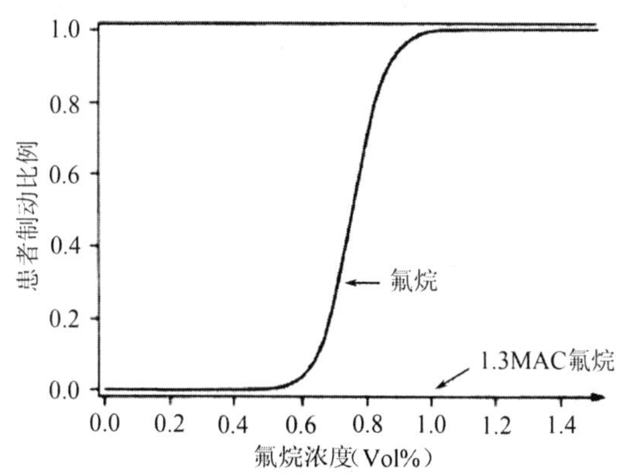

图 3－2　不同浓度的氟烷与无体动患者比例的量效曲线

二、吸入麻醉药物在体内过程的基本概念

(一)吸入药浓度

也称为吸入药分压(fraction of inspiration，F_i)。由于挥发性麻醉药以气体形式通过压力梯度进入体内，经过蒸发器后进入体内前的原始浓度(或分压)为吸入药浓度。其决定因素主要来源于蒸发器和新鲜气体流量，两者为乘积关系。设定蒸发器麻醉药浓度越高，输出麻醉药的浓度越高；同样，新鲜气体流量越大，吸入药分压越大。如果新鲜气流量大于患者的分钟通气量时，蒸发器所指示的麻醉药浓度与吸入浓度基本近似；但如果分钟通气量大于每分钟气体总流量，由于受麻醉回路内呼出浓度的影响，吸入浓度则偏低。

(二)肺泡气浓度

肺泡气浓度(fraction of alveolar，F_a)是吸入麻醉药进入体内后在肺泡内的终末浓度。麻醉药通过肺内交换进入血液循环，最终到达中枢神经系统。当麻醉达到平衡时，各组织内的麻醉药分压应该接近相同且与肺泡内分压一致。而肺泡气麻醉药浓度(F_a)接近吸入气麻醉药浓度(F_i)的速度取决于麻醉药的吸入浓度和肺泡通气量。肺泡通气量越大，相当于洗入肺泡的量增大，可使肺泡气麻醉药浓度迅速上升(即 F_a/F_i 比值增大并迅速接近 1)，因此可加速麻醉诱导。该过程类似预充氧，其在短时间内(2min)可使氧浓度提升至 95%。吸入浓度越大，麻醉药的分压差越大，向肺泡内扩散越快，达到平衡所需要的时间就越短。在诱导期间增大吸入浓度和肺泡通气量均能使肺泡内吸入药浓度快速升高。

(三)时间常数

是反映肺泡气浓度变化快慢的一个指标。在一定容积内的气体浓度，用另外的气体去改变其浓度所需要的时间，或者认为以一定的新鲜气体流量灌注一定容量的容器，当容器中的气体有63.2%被新鲜气体所占据的时间称为1个时间常数。所以时间常数(min)=容积(mL)/流量(mL/min)。也就是说用新鲜气体换取该容积内气体交换所需要的时间指标，该常数的时间值往往取决于气体流量的大小。当达到3个时间常数时，容积内已有95%的气体被新鲜气体混合占据(达到7个时间常数时容积内的新鲜气体占100%)，即可以看作完成吸入麻醉诱导时的洗入过程(wash—in)。在吸入麻醉诱导时，要考虑的容积包括麻醉机回路的空间以及全肺容量的空间，因此建立有效的肺泡气麻醉药浓度的时间常数公式为：

$$时间常数=\frac{麻醉回路容积+全肺容积}{新鲜气流量-体内麻醉药摄取量}$$

如果麻醉回路容积和全肺容积以及体内摄取量已知，则时间常数与诱导时的新鲜气流量成反比，当流量从高变低时，时间常数明显延长。若需快速改变环路内或肺泡内麻醉气体的浓度(吸入麻醉加深或减浅)时，应增加新鲜气流量。肺的功能残气量也是影响肺泡气浓度的一个重要因素。肺泡通气量一定时，功能残气量越大，时间常数延长，肺泡气麻醉药分压升高就慢，反之，升高就快。麻醉药溶解度越小、组织吸收量越少，其时间常数值越小，完成诱导时洗入过程的时间也就越短。哮喘和支气管炎能够延长时间常数；而成人呼吸窘迫综合征(ARDS)则能缩短时间常数。

(四)浓度效应

吸入麻醉药浓度越高，肺泡内药物浓度上升越快的现象称为浓度效应。由于吸入麻醉药的溶解度较大，造成有更多麻醉药以溶解的形式通过肺泡进入血液，麻醉药被摄取后单位时间存留在肺泡中的麻醉药浓度就会随之减少，F_a/F_i 减小，直到新一轮呼吸补充吸入麻醉药进入肺泡。当摄取越多，F_a/F_i 就越小，反之，摄取越少，F_a/F_i 越大。更重要的意义在于如果吸入药浓度较低，尽管绝对摄取量较小，但肺泡内麻醉药浓度下降程度更大。如图3—3所示，氟烷从肺泡转运到肺泡毛细血管。假设肺泡的单个容量为10mL，a：1mL的氟烷，9mL的O_2。氟烷的初始浓度为10%，当有一半的氟烷(0.5mL)转运之后，氟烷的肺泡浓度在下一次呼吸之前下降为5%；同样，当氟烷容积为8mL，O_2 为2mL。氟烷的初始浓度为80%，当有一半的氟烷(4mL)转运之后，氟烷的肺泡浓度在下一次呼吸之前下降为66%。说明吸入浓度越高，肺泡浓度增加越快。

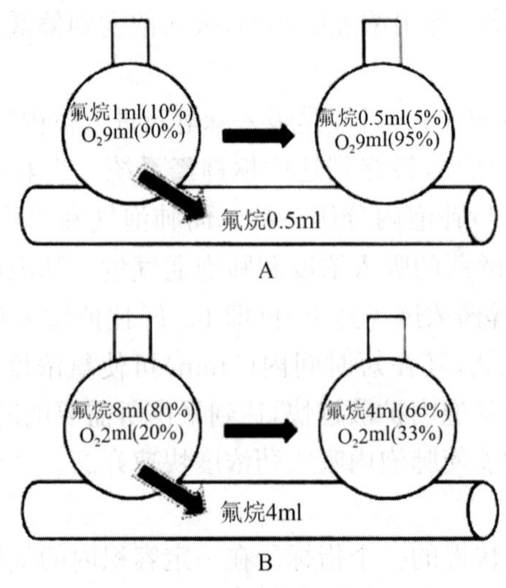

图3—3 浓度效应模拟图

（五）第二气体效应

影响浓度效应的因素同样也影响着同时吸入的麻醉气体。所谓第二气体效应（second gas effect）即同时吸入笑气（第一气体）和另一种吸入麻醉药（第二气体）时，由于笑气被摄取入血，第二气体在肺泡中的浓度会因此增加的效应。通常第一气体的肺泡浓度较高，转运入血的量较大，肺泡内可产生类似“负压”的效果，引起吸气量的增加，补充被摄取的容积。这种被动的补偿可以加快吸入麻醉药进入肺泡，从而增加其在肺泡中的浓度。另外浓度效应也是产生第二气体效应的因素之一。因此在麻醉诱导时使用笑气会加速诱导时间。第二气体效应对于溶解度较大的吸入药（如氟烷），其效应要比溶解度较小的（如七氟烷）更为显著。虽然从理论上倒推麻醉恢复时使用笑气会加快苏醒时间，但对这种所谓的“反第二气体效应（reversed second gas effect）”尚存在一定的争议，对于不同的实验方法、患者选择和吸入麻醉药等则有不同的结果。

（六）影响吸入麻醉药摄取转运的因素

虽然越来越多的证据都表明吸入麻醉药的作用部位在脊髓水平，但出于讨论的方便，我们仅笼统地把药物的作用部位认为在大脑。药物离解状态的分子浓度是作用于中枢神经系统的关键。因此吸入药物从肺泡转运到中枢神经系统会受到如下因素的影响：

1. 血气分配系数　如果吸入药的血/气分配系数低，则表明单位时间有更少的药物分子转运到肺毛细血管。其意义比油/气分配系数低的药物 MAC 值大更为重要。

2. 血流灌注　血流灌注多的组织，药物运送的量也大，其分压也越大。麻醉药的摄取主要包括药物迅速“洗入”肺的功能残气量，然后向组织扩散。组织摄取的速率不仅与血流灌注有关，而且受药物溶解度和组织容积的影响。

3. 通气量　通气量增加可以“洗入”更多的麻醉药，尤其是刚开始吸入时，F_a/F_i 会上升很快。当肺内逐渐充满吸入药物时，药物的溶解度大小会对 F_a/F_i 产生对抗。溶解度大的吸入药会使 F_a 减少，此时增大通气量能及时补偿被摄取的药物。

4. 浓度梯度　药物扩散与浓度梯度成正比。如果蒸发器开启浓度越大，药物从肺泡到血液的速度会越快。与周围组织的浓度梯度大，向外周扩散的药量就越大。但扩散的速率与组织的分配系数有关，即与组织的亲和力有关。某个组织中药物分压随时间的改变受灌注和扩散的影响。当达到平衡时各组织间的分压相等，但达到平衡的时间会很长。经过快速摄取后，药物在组织间的扩散就显得很重要，特别是在麻醉恢复期，由于药物在组织间的扩散速率是一定的，这就是不同吸入麻醉药的 $MAC_{切皮}$ 差异大，而 $MAC_{苏醒}$ 却差异小的原因。

5. 心排血量　这也是影响血流灌注的主要因素。心排血量减少，血流灌注减少，输送到组织中的药物减少。但是由于脑血流具有自主调节功能，即其血流灌注并未减少，而从肺摄取的药量是不变的，这样单位时间里转运到脑组织中的药量反而是增加的，因此诱导更迅速。

6. 其他　如肺泡跨膜速率。麻醉药物通过肺泡毛细血管跨膜转运至血液循环。当肺泡膜出现增厚、水肿、纤维化和面积减少等因素时，跨膜转运的麻醉药摄取将会减少。另外麻醉药物跨膜转运的速率也与药物分子量的平方根成反比（Graham 定律），分子量越大，跨膜转运速度越慢。

三、吸入全身麻醉的特点

尽管静脉全身麻醉的理论与实践在近年得到不断的更新和完善，但目前吸入全麻仍然在全身麻醉中占有较大的比例。其简便、安全的特点一直受到很多麻醉医师的青睐。

(一)吸入麻醉药的药效作用全面

从乙醚吸入麻醉开始，吸入麻醉药的药效作用即较为全面。单一使用吸入麻醉药就可以达到遗忘、无痛甚至肌肉松弛的理想麻醉状态。尽管在实际临床应用中很少单一使用吸入麻醉药来完成麻醉，但其全面的药理效应一直占有优势。现有的研究表明吸入麻醉药通过不同途径作用于中枢，如干扰突触前神经末梢释放神经递质来阻断突触传递，改变神经递质的再摄取，改变突触后受体结合部位，或者影响激活突触后受体的离子转导等直接作用或通过产生第二信使间接作用于神经元胞浆膜均是可能的相关机制。其中蛋白受体假说较能说明吸入麻醉药的药效曲线陡直的特点。GABA 受体假说认为吸入麻醉药激活和超极化细胞膜，并抑制钙离子和谷氨酸通道阻止神经递质的释放。这些可能的机制与其他镇静镇痛药的作用机制有共同之处，提示吸入麻醉药的作用具有镇静镇痛等较为全面的效应。

近期的研究表明一些吸入麻醉药具有“预处理(preconditioning)”特性，能够保护缺血再灌注损伤，对于围手术期心脏高风险的患者具有一定的心肌保护作用。2007 年美国心脏病协会也首次提出建议对于具有心肌缺血风险的患者在非心脏手术的麻醉维持中使用吸入麻醉药有一定益处。但是预处理的效能与给药的时间和时长相关，且心肌保护的分子机制尚未明确。虽然这种器官保护作用目前仅限于心脏，但仍然有些研究提示对肾、肝、肺和脑等器官可能具有潜在的保护作用。

(二)吸入麻醉的给药途径简便易行

现代吸入麻醉均通过麻醉机中的蒸发器随新鲜气流由患者呼吸道进入。无论采用气管插管或是置入喉罩，只要保证气道通畅和通气正常，吸入麻醉的实施非常简便易行。只需将蒸发器开启相应的浓度，就可以迅速实施麻醉。尤其是对于不易或无法建立静脉通路的患者(如婴幼儿或重度病理性肥胖等)，吸入全麻具有较大的优势。另外，有些椎管内麻醉或区域阻滞效果欠佳时，可以置入喉罩辅助吸入麻醉以达到完善的麻醉效果。

静脉给予吸入麻醉药一直处于研究阶段。直接注射挥发性麻醉药可迅速引起低血压、酸中毒、缺氧、束支传导阻滞、肺水肿甚至死亡。但是动物实验中注射乳化的异氟烷能够成功诱导麻醉，而且恢复较丙泊酚更快。给兔静脉注射乳化恩氟烷、异氟烷和七氟烷没有血流动力学方面的副作用，而且可以产生类似挥发性麻醉药的早期和晚期预处理效应。

(三)吸入麻醉易于调控

吸入麻醉药通过肺交换进入体内，控制吸入麻醉药的摄入量即可方便调节麻醉深度，从而完成麻醉的诱导、维持和苏醒。

1. 吸入麻醉的分期　1937 年由 Guedel 提出了经典的乙醚麻醉分期，是以意识、痛觉消失、反射抑制、肌肉松弛以及呼吸循环抑制的程度为标准。目前较为统一的吸入麻醉分期为：

第一期(镇痛期)：全麻诱导开始至患者意识完全消失，此期患者痛觉、触觉、听觉消失，但反射存在，肌张力正常。

第二期(兴奋期):表现为神经脱抑制兴奋的特点,对伤害性刺激的反应增强,临床表现为:吞咽、呕吐、喉痉挛、高血压、心率增快、不能控制的体动反应、瞳孔扩大、不能凝视、呼吸不规则及屏气等。诱导期间需要快速通过该期。

第三期(手术麻醉期):达到一定的麻醉深度,双目凝视、瞳孔收缩、呼吸规则、血压平稳和肌肉松弛。麻醉深度能够满足手术疼痛刺激,且不引起躯体反射或有害的自主反应。

第四期(延髓麻痹期):麻醉深度过深、呼吸停止、瞳孔散大、低血压,逐渐加重导致循环衰竭。此期的麻醉深度必须立即减浅。

现代吸入全麻由于肌松药的应用,肌松和呼吸抑制的程度已经不能作为判断麻醉深度的标准,在临床上已经较难观察到上述典型的吸入麻醉分期。

2.麻醉诱导目前大多数患者的诱导方式是静脉诱导,主要是基于两方面,一是除七氟烷和地氟烷外,其他常用的卤化吸入麻醉药的血气分配系数较大,起效较慢;另一方面很多吸入麻醉药有一定的异味且对呼吸道具有一定的刺激性,诱导时难以让患者接受。尽管如此,采用吸入麻醉药诱导也不失为一种好的选择。尤其对于婴幼儿,可以让他们在家人的怀里拿着带香味的面罩(以减少药物刺激),通过几次深呼吸即可使意识消失。

3.麻醉维持　在麻醉维持中,吸入药物随新鲜气体不断进入,通过浓度梯度由肺进入中枢神经系统发挥麻醉作用。因此只要开启蒸发器至临床合适的浓度即可维持良好的麻醉深度,并且通过调整蒸发器浓度以满足不同手术刺激的需要。如果具备麻醉气体监测的条件,麻醉医师可以更加明确地了解吸入麻醉药的浓度变化以利于对麻醉维持的调控。

4.麻醉苏醒　由于吸入麻醉药在体内分解代谢较少,大多数可经气道以原形排出。当关闭蒸发器停止吸入药,通过新鲜气流的"洗出"可以让麻醉药经气道排出,减浅麻醉让患者苏醒。

(杨焕杰)

第二节　吸入全身麻醉的实施方法

一、吸入麻醉方式的分类

(一)按麻醉通气系统分类

麻醉通气系统是指从麻醉机将麻醉气体传输到患者的呼吸系统,也称为麻醉回路。它包括贮气囊、呼吸管路和减压阀,可以完成保留患者自主呼吸、间歇正压通气等呼吸模式。麻醉回路必须能使患者获得满意的通气而且不能增加呼吸功和无效腔量。同时麻醉回路的设计要能够清除患者排出的CO_2,以避免CO_2的重复吸入引起高碳酸血症。重复吸入的程度取决于呼吸回路的设计、通气模式、新鲜气流量和患者呼吸系统的情况。当新鲜气流量大于肺泡气或者在回路中设有CO_2吸收罐时可以清除回路中的CO_2。

传统按照呼吸气体与大气接触方式、重复吸入程度以及有无贮气囊和二氧化碳吸收装置,可以将麻醉通气系统分为开放法、半开放法、半紧闭法及紧闭法四种(见表3－2)。也可以根据有无重吸入简单分为无重吸入系统(non－rebreathing system)和重吸入系统(rebreathing system)。

表 3－2　按通气系统分类吸入麻醉方法及其特点

	与大气的关系		重复吸入	CO_2 吸收罐	贮气囊	气体
	吸气	呼气				
开放法	空气进入	排向空气	无重复吸入	无	无	空气
半开放法	部分空气进入	全部排向空气	无重复吸入	无	有	空气
半紧闭法	无空气进入	部分排向空气	部分重复吸入	有	有	O_2/N_2O
紧闭法	无接触	无接触	全部重复吸入	有	有	O_2/N_2O

1.开放式　常见于点滴乙醚或氯仿开放吸入麻醉。将乙醚滴在含有数层纱布的面罩上由患者吸入。开放式呼气通向大气，完全不再吸入，所以呼吸阻力小，不易产生 CO_2 蓄积，比较适宜婴幼儿麻醉。但麻醉药消耗较多，手术室空气污染严重。

2.半开放式　开放式及半开放式呼气均通向大气，吸气主要由供气装置供给新鲜气流。1954 年由 Mapleson 描述并根据有无活瓣、储气囊及新鲜气流的入口位置，将此系统分为 A、B、C、D、E、F 六种。如图 3－4。

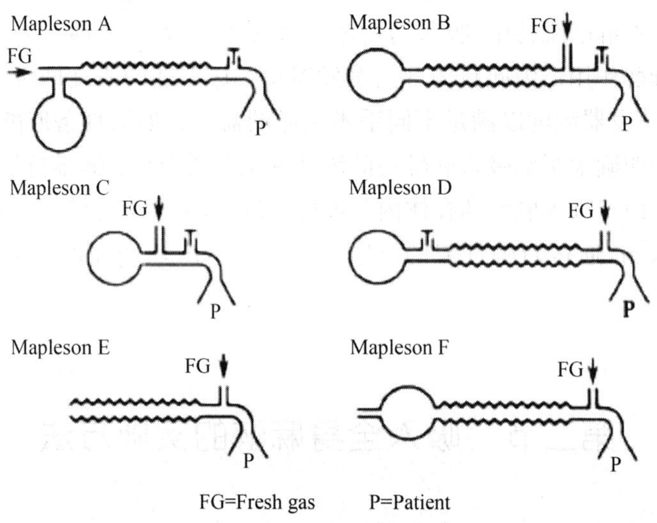

图 3－4　Mapleson 通气系统

(1)Mapleson A 系统：又称为 Magill 通气系统(图 3－4A)，是目前仍有使用的半开放通气系统。20 世纪 30 年代由 Ivan Magill 设计，特别适合在自主呼吸情况下使用。新鲜气流从麻醉机气体出口流入，呼气的活瓣靠近患者端以减少无效腔。在自主呼吸情况下，呼吸周期有三相：吸入相、呼气相和呼气暂歇期(图 3－5)。当患者开始吸气时，气流是从贮气囊(约 2L)吸入患者体内。呼气相时通气管中混合了呼出的无效腔气和新鲜气流。当无效腔内的气体经管道流向储气囊，与此同时，新鲜气流也从供气装置流入储气囊。随着呼气的延续，管道内的压力增大，导致放气活瓣开放，使肺泡内的气体优先呼出。在呼气暂歇期，新鲜气体不断地进入也会将剩余的肺泡气排出体外。在新鲜气流量足够大的情况下，储存在管道内的肺泡气在下一次吸气相之前就被完全排出而不会造成重吸入。但如新鲜气流量不大，无效腔通气仍滞留于管道中，下一个自主吸气开始时，患者首先吸入管道内的无效腔气体，接着吸入储气囊内储存气体及新鲜气流。因此调节新鲜气体流量就可以在吸气开始时保证通气管路中仅有新鲜气体。所以，在没有二氧化碳吸收罐的通气系统中且没有漏气的情况下，新鲜气体流量等于或大于患者的肺泡分通气量才不会造成重吸入。

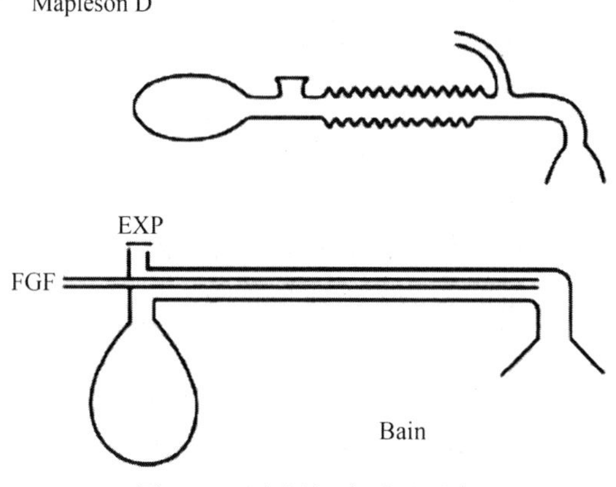

图 3－5 半紧闭式呼吸回路

在控制呼吸的情况下，Magill 系统会引起废气增加而且通气效率降低。吸气时需要挤压储气囊才可使新鲜气流进入肺内，呼气时无效腔气和肺泡气会进入 PC 气囊。下次吸气时，由于未能及时有效的排出，气流就混合了新鲜气体、无效腔气和肺泡气再次进入肺内致使重复吸入。故在控制呼吸的情况下，要延长呼气时间，增大潮气量及增加新鲜气流量才能保证有效的气体交换。研究证明，新鲜气流量必须是通气量的 3 倍（约 12～15L）才能保证有效的气体供应。这样大的气流量不仅造成麻醉的浪费，而且导致废气排放增加。Mapleson A 的改良系统是在患者回路末端加上非重吸收活瓣来取代之前的排气活瓣。A 系统的另一个问题是排气孔接近患者。故排放废气很不方便。

（2）Mapleson B 和 C 系统：Mapleson B 系统的特点是新鲜气体入口离患者很近但在呼气活瓣的远端（图 3－4B）。当回路中的压力增大，呼气活瓣打开，肺泡气和新鲜气流出。在下一次吸气时，残留的肺泡气和新鲜气被吸入。因此，只有新鲜气流量大于每分通气量的两倍才能避免重吸入。

Mapleson C 系统也称为 Water 回路（图 3－4C）。与 Mapleson B 系统非常类似，但主通气管道更短。

（3）Mapleson D 系统：新鲜气体入口靠近患者，排气管道很长且呼气活瓣和贮气囊均在远端（图 3－4D）。现多用其改良后的模式称为班氏回路（Bain's circuit，图 3－5）。这是一种同轴的呼吸回路，仍用于小儿麻醉，是 Bain 和 Spoerel 于 1927 年研制成功。新鲜气体从螺纹管中间细的内管中流入，外管的管壁通常是透明的，以便观察内管的连接有无脱落，保证内管的畅通。班氏回路的作用和 T 管（见下）相同，主要的区别在于新鲜气体从内管流入。在吸气时，患者从内管中吸入新鲜气体，呼出气进入贮气外管道，虽然新鲜气流也同时进入系统，但被呼出气所混合。在呼气暂歇期新鲜气体从内管将呼出气洗出管道，并充满贮气管以供下一次吸气。自主呼吸时，新鲜气流量为 200～300mL/kg；控制呼吸时，新鲜气流量可以仅为 70mL/kg 即可以维持正常的 CO_2。体重小于 10kg 的新生儿，新鲜气流量需 2L/min；体重在 10～50kg，新鲜气流量需 3.5L/min。

班氏回路的优点在于结构简单，自主呼吸和控制呼吸均可方便使用。其呼气阀远离患者，呼出气可以很容易地从呼气阀排出。而且外管中的呼出气可以对新鲜气体进行加温，因此尤其适用于小儿麻醉。但缺点在于需要较高的新鲜气流量。而且需要时刻注意内管是否连接完整，一旦脱落或损坏，整个管路将成为无效腔，会造成严重的低通气，因此检查回路完整非常重要。可以采用如下方法：堵住回路的患者端，快速充气后使贮气囊充满，然后放开回路，氧气就会冲入回路内，如果回路完整，产生的文丘里效应（Venturi effect）会是回路内压力下降，贮气囊缩小。如果内管漏气，新鲜气就会进入呼气外管，贮气囊则保持膨胀状态。

（4）Mapleson E 和 F 系统：Mapleson E 系统是 T 管的一种，新鲜气体入口靠近患者端，没有贮气囊，也没有呼气活瓣（图 3－4E）。呼气螺纹管就像一个储气囊，吸气期流入新鲜气流；在呼气期储存呼出的气体，呼气停止时，螺纹管内流入新鲜气流以备下一次吸气时吸入。新鲜气体流量必须是每分通气量的 3 倍才能避免重吸入。目前最常用的是 Ayre T 管（Ayre's T Piece）的改良型。

Mapleson F 系统（图 3－4F）是 Jackson－Rees 改良 T 管，也无活瓣，在呼气末端附有贮气囊，囊尾部开放通向大气。从 T 管送入的麻醉混合气体应为患者每分通气量的 2～3 倍才可无重吸入。通过尾端的贮气囊可以观察自主呼吸的情况。间歇正压通气可以用食指和拇指封闭贮气囊尾部开口同时挤压贮气囊，呼气时放开尾端开口，通过贮气囊控制气流阻力，即单手可行控制呼吸。这种 T 管呼吸阻力小，但因气流量大，气道容易干燥。贮气囊的容量约等于患者的潮气量，如果容量太大可产生重吸入，太小会引起气流量不足。

T 管的优势在于简便廉价、没有活瓣、无效腔量最小及呼吸阻力最小。缺点主要在于需要气体流量高，贮气囊可能会增加呼吸阻力。所以较适合用于 20kg 以下的儿童。

3. 半紧闭式　半紧闭式有时和半开放式较难区分。半开放式气道易干燥，热量丧失多，麻醉气体消耗较大。而半密闭式是指呼出气体的一部分排入大气中，另一部分通过 CO_2 吸收装置吸收 CO_2 后，再重新流入到吸入气流中。因此半紧闭式系统通常使用的是循环回路（图 3－6），回路中设有两个单向活瓣，使回路中气流单向流动。由于每次呼出气体均经过 CO_2 吸收装置，CO_2 潴留的可能性比半开放式更小。目前大多数全能麻醉机均配置了半紧闭式通气系统。吸气全由麻醉环路供应新鲜气体，减压阀开放，呼气部分排放于大气或排气管中。在自主呼吸的情况下，只要将储气囊旁边的溢气活瓣开启，增加 O_2 的流量即可进行半紧闭式吸入麻醉。在控制呼吸时，可将 O_2 流量调节至大于 2L/min。超过逸气阀压力即可使剩余气体逸出，因此半紧闭式回路也是部分重吸入式。高流量的新鲜气体便于使用回路外的蒸发器，麻醉开始时使用高流速的新鲜气体可将高浓度的挥发药物带入呼吸回路，因此达到平衡的时间很短。而在麻醉维持期间可以减少流量维持麻醉药浓度。通常情况下，初始流量为 2～3L/min，维持时流量设定为 500～1L/min。半紧闭式的优点为系统稳定，吸入全麻药浓度相对稳定，部分呼出气重复呼吸后可减少呼吸道水和热丢失。麻醉药消耗较半开放式少，但也会增加麻醉药的消耗和环境污染。尤其是呼出气中水分易凝集在活瓣叶片上，一旦瓣膜启闭不灵，不仅影响回路的顺应性，也可使呼吸阻力增加，甚至回路内气体不能单向循环，引起 CO_2 重吸入。

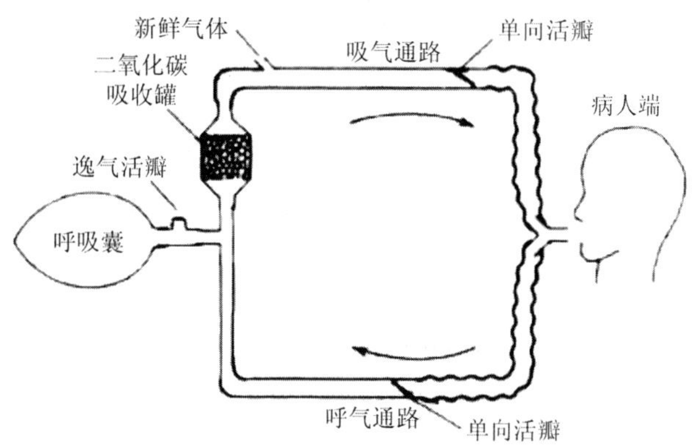

图 3－6　紧闭式呼吸回路

4.紧闭式　紧闭式系统是目前大多数麻醉机使用的呼吸回路系统，也是重吸入式循环回路，1926 年由 Brian Sword 首先发明。主要的特征是包含 CO_2 吸收罐、呼吸囊、单向活瓣、新鲜气体入口以及减压阀。CO_2 吸收罐通过螺纹管连接在患者侧。呼吸囊和减压阀的位置可以随 CO_2 吸收罐位置而变化。吸气时呼气活瓣关闭，新鲜气体通过呼吸囊从吸入回路进入患者体内，麻醉药可以从回路内蒸发器摄取进入回路。呼气时吸气活瓣关闭，呼出气体经 CO_2 吸收罐吸收后，余气均被患者再吸收，包括呼出的麻醉气体可再吸入而不流失至大气中。流入系统的新鲜气体补充患者的氧耗和麻醉气体的消耗。由于患者的呼气、吸气均在一个密闭的环路内进行交换，所以气体较为湿润，麻醉气体消耗较小，且很少污染室内空气。其缺点在于如果流入的新鲜气体不能与患者的氧耗相匹配，就会造成系统流量过载或过空，从而使患者呼吸受限。当患者自主呼吸时呼吸阻力较大，CO_2 吸收不全时易出现 CO_2 蓄积。

理论上，紧闭式系统中的新鲜气体流量是对患者氧耗和麻醉气体消耗的补充。实际上紧闭式并不能做到完全紧闭，因为气体监测是需要一定量的抽样（约 150～200mL/min）。

另外，在使用紧闭系统时还需要考虑以下一些问题：

(1)患者体重：大部分循环回路对于体重不超过 100kg 的患者可以满足要求。但对于体型小的患者或者儿童患者，因其潮气量小可能没有足够的压力不能有效开放活瓣从而增加患者端的无效腔量，造成吸入回路端混有呼出气体。因此，需要更换较小的吸收罐和较小直径的呼吸回路。

(2)回路内/外蒸发器：蒸发器可位于回路之中则称为回路内蒸发器（vaporiser in circuit，VIC）；或者位于新鲜气体流出路径而置于回路之外（vaporiser out of circuit，VOC）。①VIC 通常位于回路的吸入端，由回路中患者呼吸的气体将麻醉药带入回路，如此不断循环。挥发的药量和经过蒸发器的气体流量有关，因此 VIC 具有一定的自主调节功能，当麻醉较浅时，抑制呼吸较少，每分通气量会增加，就会有更多的麻醉药挥发进入回路从而加深麻醉。但是 VIC 的准确性和可控性较差，目前已较少使用。②VOC 最大的优势在于其准确性，蒸发器位于麻醉呼吸回路系统外。现代大多麻醉机采用回路外的蒸发器。新鲜气流的一部分先进入蒸发器，麻醉药物的蒸汽与新鲜气体主气流混合后经共同出口再进入呼吸回路。虽然所输出的麻醉蒸汽浓度较为恒定，不受通气量的影响，但进入回路后被回路的气体稀释，因而被患者吸入的浓度要低于蒸发器设定的浓度。而该浓度显然与新鲜气流量有关，高流量的气体能够达到平衡的时间会更快，通常采用的方法是在开始的 5～10min 流量为 6L/min，然后转为低流量。使用低流量(<1000mL/min)会使回路中的麻醉药变化很慢,同时氧在回路中也会因摄取消耗而大为降低,除非有40%～50%的氧在回路中循环,因此必须使用氧浓度监测才能保证安全。

(3)新鲜气体流量:在紧闭系统中氧气被消耗并产生CO_2,然后通过CO_2吸收罐吸收。进入系统的氧气流量至少应该等于患者的氧耗量。在静息状态下的氧耗通过Brody运算式计算为:

氧耗(mL/min)=10×体重$^{0.75}$

临床更为简易的计算方法为:氧耗(mL/min)=3.5×体重

使用笑气时,笑气被摄取的量可通过Severing-haus公式计算:

$$V_{N_2O}=1000\times t^{-1/2}(mL/min)$$,其中t为时间

吸入性麻醉药的摄取由H. Lowe公式计算:

$$V_{AN}=f\times MAC\times \lambda_{B/G}\times Q\times t^{-1/2},$$

其中f×MAC是理想的麻醉药浓度,$\lambda_{B/G}$是血/气分配系数,Q是心排血量,t是时间。另外,呼吸囊的容量必须大于患者吸气容量,约为30mL/kg。如果能够有效吸收CO_2,吸收罐的容积也必须至少为患者潮气量的两倍以上。

(二)按新鲜气流量分类

从上述麻醉回路可以看出,除紧闭循环系统外,其余均需要高流量的新鲜气体以保证通气有效和避免重吸入。早在1850年John Show就发现患者呼出气体中的挥发性麻醉药基本没有改变,如果能够重复吸入就会大幅减少药物的浪费以及对环境的污染。因此,低流量循环紧闭麻醉的实施是吸入麻醉的趋势所在。虽然到目前为止尚无统一标准将新鲜气体流量进行分类,但临床上较为普遍的分类是将1L/min以上的新鲜气体流量称为中/高流量;低于1L/min的新鲜气流量称为低流量。因此,低流量麻醉(low flow anesthesia)为新鲜气体流量为1L/min(50%O_2和50%N_2O);而最小流量麻醉(minimal flow anesthesia)为新鲜气体流量为0.5L/min(60%O_2和40%N_2O);在循环紧闭系统中新鲜气体流量和麻醉药量与机体的摄取量和需要量相等,通常为流量小于0.2～0.25L/min。

随着各种气体监测的出现以及使用对蒸发器具有流量补偿和流量控制功能的麻醉机使得低流量麻醉的实施安全性有了一定的保障。现代的麻醉机系统已经能够做到整机的气体封闭性(通常在30cmH_2O的压力下漏气低于150mL/min),呼吸机的流量分配也保证了蒸发器流出麻醉药的精确度及潮气量和流入蒸发器的新鲜气体相互独立等。很多国家也已经将气体监测作为手术间的强制性监测项目。因此低流量吸入麻醉越来越得到临床医师的认可而广泛使用。

二、吸入全麻的实施

吸入全麻的实施可以根据不同地区所拥有的条件进行。2011年中华医学会麻醉学分会对吸入全身麻醉的临床操作规范制定了专家共识。旨在全国范围内规范吸入全麻的临床实践。本章节主要对吸入全麻的实施进行必要的概述。

(一)麻醉前准备

与其他全身麻醉相同,除了对患者身体与心理的准备,必要的麻醉前评估外,还需要对吸入全麻的药物和相应设备进行准备和检查。包括:

1.药物　根据不同地区的条件,需要准备好常用的挥发性麻醉药,如恩氟烷、异氟烷、七氟烷和地氟烷等,可以使用或不使用笑气。使用笑气时,吸入氧浓度不低于30%。

2.二氧化碳吸收罐　主要盛放碱石灰,也有使用钙石灰或钡石灰。通常失效时会改变颜色,为了保证其吸收有效性,需要及时更换并在更换后重新检查回路密闭性。有些挥发性麻醉药与其反应会产生复合物A和一氧化碳,因此要避免吸收剂过于干燥及温度过高。

3.麻醉机　现代多功能麻醉机有一整套自检程序,遵循其自检程序后会使麻醉机处于良好的待机状态。但大多数简易或普通麻醉机需要重点检查麻醉回路系统的泄漏情况以及在呼吸机工作状态下各部件的性能等。

4.废气排放　目前在我国新建手术室已经开始逐步配置良好的废气排放系统。而麻醉机的废气排放功能(主动或被动)也已经作为其基本配置之一,以保证手术室在使用吸入全麻时减少对环境的污染。

(二)诱导

采用吸入麻醉诱导往往适用于不宜用静脉麻醉及不易保持静脉开放的小儿患者以及外周静脉开放有困难的情况,对嗜酒者、体格强壮者不宜采用。实施方法包括浓度递增慢诱导法、潮气量法和高浓度快诱导法。

1.浓度递增慢诱导法　麻醉机为手动模式,将减压阀处于开放状态,调节吸入氧浓度,氧流量6～8L/min,将面罩固定于患者的口鼻部,右手轻握气囊,让患者平静呼吸。然后打开蒸发器,起始刻度为0.5%,让患者深呼吸,每3～4次呼吸增加吸入麻醉药浓度0.5%,直至达到需要的镇静或麻醉深度。患者意识消失后需要保持呼吸通畅,可以插入口咽或鼻咽通气导管并适度辅助呼吸。麻醉开始后静脉扩张,应尽可能早地建立静脉通道。吸入诱导时可联合使用镇静药、镇痛药甚至肌松药等。该方法适用选择麻醉效能强的吸入麻醉药如氟烷。也可选用其他吸入性麻醉药。此方法诱导较平稳但时间长,在麻醉深度不足时刺激患者会导致呛咳、挣扎以及喉痉挛和气道梗阻等不良反应。

2.潮气量法　潮气量法是先用面罩吸纯氧4～6L/min去氮3min,然后吸入高浓度麻醉药如8%七氟烷,既可让患者平静呼吸,也可让患者深呼吸待意识消失后改为辅助呼吸。当达到足够的麻醉深度时可调节吸入浓度,避免体内吸入药物浓度过高导致循环抑制。麻醉诱导开始前如果做回路预充,可加快吸入诱导的速度。达到外科麻醉期即可行气管插管,实施辅助或控制呼吸等。潮气量法诱导速度快,诱导过程平稳,较少发生呛咳、屏气和喉痉挛等不良反应。

3.高浓度快诱导法(肺活量法)　该方法通常适用于6岁以上能合作的患者,在预先作呼吸回路填充,氧流量大于6L/min,使回路气体达到设定的吸入麻醉药浓度。患者呼出肺内残余气体后,作一次肺活量吸入高浓度药物(如8%七氟烷),并且屏气,患者在20～40s内意识丧失。然后降低吸入药浓度(如3.5%～4.5%七氟烷)辅助呼吸。该方法诱导速度最快,也很平稳。但需要患者配合,不适合效能强的吸入麻醉药(如氟烷)。

此外,还有作者推荐采用Mepleson E或F型或Bain回路,以减少回路内容积对输出麻醉药的稀释作用。

(三)麻醉维持

麻醉诱导完成后即进入麻醉的维持阶段。此期间应满足手术要求,维持患者无痛、无意识、肌肉松弛及器官功能正常,应激反应得到抑制,水、电解质及酸碱保持平衡,血液丢失得到及时补充。根据患者的实际情况和手术类型，选择合适的吸入麻醉药，调整药物浓度。平稳的麻醉要求了解手术操作步骤，掌握麻醉药物的药理学特性，能提前 3～5min 预测手术刺激，以及时调整麻醉深度。单纯吸入维持麻醉时，呼气末麻醉药浓度维持在 1.3MAC 以上，相当于 ED_{95} 水平。复合麻醉性镇痛药同时吸入 65%N_2O，35%O_2 时，麻醉药吸入浓度可设定在 0.8～1.2MAC。目前低流量吸入麻醉是维持麻醉的主要方法。在不改变患者的分钟通气量时，改变麻醉深度主要是通过调节蒸发器开启浓度和增加新鲜气流量来实现。在改变吸入药浓度后，在中等新鲜气体流量时一般需要 15min 脑内麻醉药分压才能与肺泡内麻醉药分压达到平衡。

尽管吸入麻醉药本身就产生肌松作用，但为了获得满足重大手术的完善肌松，往往需要静脉给予肌松药，以避免为增强肌松作用而单纯增加吸入浓度引起的循环抑制。挥发性麻醉药可明显增强非去极化肌松药的阻滞作用，二者合用时应注意减少肌松药的用量。

(四)苏醒及恢复

吸入麻醉患者的苏醒过程与诱导过程相反，可以看作是吸入麻醉药的洗出（washout）过程。吸入麻醉药除了极小部分被代谢，极少量经手术创面、皮肤排出体外，大部分以原型经呼吸道排出。洗出速度取决于药物血/气分配系数、心排量、新鲜气体流量、肺泡通气量及吸入麻醉维持时间。可以通过下述几种方法洗出吸入麻醉药：

1.浓度递减洗出法　手术结束前 30min，静脉给予芬太尼 50～100μg（或者苏芬太尼 5～10μg），降低吸入麻醉药浓度（维持在 0.5MAC）。手术结束时，停止吸入麻醉药，同时增加新鲜气流量（5～10L/min），促进吸入麻醉药的洗出。此方法适用于各种挥发性麻醉药的恢复。

2.低流量洗出法　手术结束前约 30min，给予阿片类药物后关闭蒸发器，同时降低新鲜气体流量 0.3～0.5L/min，直至外科缝皮才增加新鲜气体流量至 4L/min 加快挥发性麻醉药的洗出。此方法特别适合高溶解度的药物。

较长时间吸入高溶解度的挥发性麻醉药，应避免手术结束时突然停药，加大新鲜气体流量冲洗回路，这样有可能造成患者苏醒延迟或苏醒期躁动。对于使用笑气的患者，在手术结束时停止吸入，改吸高浓度氧（60%～80%）数分钟直至拔管，以避免恢复期出现弥散性缺氧。当肺泡内吸入麻醉药浓度降到 0.4MAC 时，约 95%的患者能够按医师指令睁眼。吸入麻醉药洗出越干净越有利于苏醒过程的平稳和患者的恢复，过多的残余不仅可能导致患者烦躁、呕吐，甚至可能抑制清醒状况和呼吸。在洗出吸入性麻醉药时，静脉可给予一定的止痛药来增加患者对气管导管的耐受，以有利于吸入药的尽早排出，同时还可减轻拔管时的应激反应。

三、低流量吸入麻醉

高流量无重复吸入麻醉虽然可以保持麻醉药吸入浓度的稳定，但是其显著增加了麻醉药的用量，同时还增加了污染环境的程度。随着吸入全麻的广泛应用，减少环境污染和节省麻醉药的问题日益受到重视。麻醉药的消耗与麻醉方式、新鲜气流量和麻醉持续的时间有关。因此，现代吸入麻醉多以低流量重复吸入麻醉方法为主。

(一)实施低流量吸入麻醉的技术设备和安全要求

1.基本设备要求由于低流量吸入麻醉的技术特点，要求麻醉系统必须具有下列配置：

(1)气体流量控制系统：麻醉机应该具备针形阀而且必须能进行精确的气体流量监测，一般要求流量的最低范围达 50～100mL/min，每一刻度为 50mL，并定期检测其准确性。现在的多功能麻醉机已经采用了电子流量计，对流量的控制更加准确可靠。

（2）蒸发器：除了必要的温度和压力补偿之外，低流量麻醉蒸发器也必须有新鲜气体流量补偿功能，要求在高流量和低流量下其输出浓度与设定浓度一致，特别是在低流量时，其输出的气体量要达到要求。

（3）回路系统紧闭性能：麻醉机呼吸回路的密闭性要求比较高，系统内部压力为20cmH_2O时，气体的泄漏应小于100mL/min。

（4）麻醉气体贮气功能：如果存在意外的气体容量不足，需要通过一定的储备气体来补偿气体的平衡。麻醉系统需要在吸气端设置具有类似功能的贮气囊或者采用上升式的风箱呼吸机。目前很多麻醉机系统都具备新鲜气体流量补偿设置。

2.安全要求

（1）供气系统：有些麻醉机具有N_2O闭锁装置，即关闭氧气流量时会自动关闭N_2O流量。另外缺氧报警装置是必须的。

（2）二氧化碳吸收罐：对于重吸入的呼吸回路必须装备二氧化碳吸收罐。通过监测吸入气中的二氧化碳来判断二氧化碳吸收罐的效率。否则需要装备两个二氧化碳吸收罐而且需要每天更换。

（3）气体监测：由于回路中的气体组分和新鲜气体是不同的，其差异性也因流量的减少而增大。因此必须装备连续的气体监测才能了解回路中各气体的浓度。

（4）气道压力监测：必须连续监测回路中的气道压力，以便及时发现呼吸回路松脱或打折。通常设置环路内低压报警值为低于气道峰压5cmH_2O以内，以及时发现回路脱管或漏气。

（二）低流量麻醉的实施

低流量麻醉操作简单，易于掌握，对于麻醉机性能要求不高，但推荐术中监测吸入O_2浓度、呼气末CO_2浓度以及挥发性麻醉气体浓度。

1.诱导　术前给药同一般的麻醉前用药。麻醉诱导可根据具体条件和设施采用常规的静脉诱导。给肌松药行气管内插管或喉罩之后连接到呼吸回路。喉罩的气压密闭性可以使85%的患者新鲜气体流量减至0.5L/min，即便在控制呼吸时也能达到要求。

2.初始高流量阶段　按Foldes或Virtue等推荐连接麻醉机的最初10～15min的给予高流量（4～5L/min）预充，其中O_2∶N_2O为2∶3可以保证吸入氧浓度达30%以上。蒸发器在开始阶段常规可以设定恩氟烷2.5vol%、异氟烷1.5vol%、七氟烷2.5vol%、地氟烷4vol%～6.0vol%，这样的设定使用10～15min后，患者呼出气中麻醉药分压可达0.7～0.8MAC，再加上N_2O的MAC有0.6左右（相当于气体分压为60%），两者之和约为1.3MAC，即达到AD_{95}，即能保证95%的患者切皮时无体动反应的麻醉深度。如果没有使用N_2O，麻醉药物的浓度设定应该达到1～1.1MAC，并且需要辅助使用阿片类药。初始阶段使用高流量预充，对于充分去氮而且让整个气体容积（功能残气量和呼吸回路）快速洗入并充满吸入气体是必不可少的过程。如果早期流量减低过快，由于气体在体内的摄取过程容易造成有效吸入气体容量不足而影响正常通气（潮气量减少，呼吸机压力不能维持而出现漏气报警等）。因此如果估计存在气体摄取量较大的情况，如使用笑气时，初始阶段的高流量应该持续至少10min，在最小流量麻醉时需要持续15min以上，而对于强壮患者可能需要20min以上。

由于蒸发器的输出是一定的，即使将蒸发器开至最大，如果新鲜气体流量为0.5L/min，也仅有 25mL/min 的药物进入呼吸回路。因此如果需要缩短高流量给药期，可以采取以下方式：

(1)采用更高的流量 8～12L/min 以加快去氮和吸入过程。

(2)选择血气分配系数低的吸入麻醉药物，仅 10min 即可达到理想的呼出气药物浓度为 0.8MAC。

(3)将蒸发器的刻度调至高浓度(如异氟烷 4vol%～5vol%)可以迅速达到理想的麻醉深度。

(4)逐步减少新鲜气体流量，例如 5min 减少到 2L/min，10min 后减少到 1L/min，最后 15min 后减少到 0.5L/min。

3.流量减低阶段　流量减低阶段应该是在 10min 左右之后，可以将流量减少至 1L/min (其中 O_2：N_2O 为 1：1)。在 1～2h 后，将新鲜气流量成分改为 0.6L/min O_2：0.4L/min N_2O。减少流量后可以增加重吸入。这样吸入气体中呼出气再吸入比例迅速升高，氧含量随之降低，但会被新鲜气体补偿。为了保证吸入气中氧浓度不低于 30%，新鲜气体中氧浓度不能低于 40%。随着新鲜气体流量降低，挥发性麻醉药进入系统就会明显减少。因此就不得不提高新鲜气中吸入药的浓度以补偿麻醉药分压的下降，这样就可以保持吸入气体中麻醉药物的浓度恒定。例如低流量麻醉时恩氟烷浓度可以设定至 3.0%，异氟烷设为 2.0%，七氟烷设为 3.0%。这样呼出气麻醉药浓度可以保持在 0.7～0.8MAC。

低流量麻醉时需要密切关注 O_2 浓度的变化。当新鲜气体组分不变而流量减小时；或者 N_2O 浓度增加时以及麻醉时间的延长都可能引起麻醉系统中 O_2 浓度下降。因此低流量麻醉时建议连续监测吸入氧浓度并设置氧浓度最低限制，如 30%。当吸入氧浓度降低至 30%时，为防止缺氧，必须提高新鲜气体中氧浓度 10%，N_2O 相应减少百分比，即增加新鲜气体中 O_2 流量 50mL/min，同时减少 N_2O 流量 50mL/min 即可。

4.麻醉维持阶段　麻醉维持阶段主要是在低流量的基础上维持大致恒定的麻醉深度。由于新鲜气体减低，进入回路内的挥发性麻醉药量也会因机体摄取而明显减少，必须增大蒸发器的输出以提高新鲜气体中麻醉药的浓度比例，以维持稳定的麻醉深度。目前临床常用的蒸发器都设计了温度与压力补偿装置，但这并不意味着在任何流量、压力、温度条件下均能保持恒定的输出量，而且应注意载气组分变化对蒸发器输出量的影响。如果此时需要快速加深麻醉深度，可以静脉使用镇静或镇痛药。如果加大吸入麻醉药浓度以及新鲜气体流量，也可以在短时间内加深麻醉。需要快速减浅麻醉深度时，转为高流量即可洗出回路内的麻醉药，例如 4L/min 的流量就可以在 5min 左右达到所需的麻醉药浓度。

5.麻醉苏醒阶段　根据时间常数的原理，苏醒时间与新鲜气体流量正反比，如果继续使用低流量，药物洗出过程的时间也会随流量的减低而延长。这将影响到麻醉患者的苏醒。因此，可以在手术结束前 15～20min 关闭蒸发器，保持低流量，回路内麻醉药浓度会缓慢下降，麻醉也随之逐渐减浅，直至患者苏醒。患者的苏醒也与呼气末麻醉药浓度有关，与麻醉药使用时长有关。虽然每种吸入麻醉药的 MAC 不同，但在使用低流量的情况下，不同药物洗出的曲线却大致相同，只有在增大流量洗出时才能显示不同。当患者停药后逐渐恢复自主呼吸时，需要注意可能出现意外的低通气引起低氧血症，因此需要给予 SIMV 或手动通气。在有明确拔管指征之前 5～10min 停用笑气，然后增大氧流量至 5L/min 洗出麻醉药。

（三）低流量麻醉的优点

1. 改善患者的麻醉质量　采用高流量的新鲜气体进入回路后会使管路变得冷而干燥，如果减少流量，使气体在通过 CO_2 吸收罐之后在回路中循环就会增加气体的温度和湿度。吸入温暖湿润的气体能够保持患者的体温，减少隐性失水量和术后寒战。也能防止因使用气管导管而引起的气道和支气管干燥。在自主呼吸时，吸入气体达到等温饱和湿度（即温度37℃湿度100%）的界限是在4～5级的支气管处。气管插管后由于越过了上气道的加温湿润，等温饱和湿度的界限会下移10cm，吸入干冷的气体会使这种情况更加恶化。另外，紧闭式麻醉患者肺与麻醉机回路成为一体，肺内气体的摄入量直接反映在回路容积上从而增加了对患者情况的了解。例如麻醉减浅时，肌张力增加，胸廓顺应性下降，肺内容量减少，使回路内气体量增加，压力增高。当肺顺应性发生变化时，回路内容积也发生相应改变。当支气管痉挛或气道阻塞时，气囊和回路内容积增加、压力增高。此外低流量麻醉还有利于发现回路内故障，如麻醉机中回路脱落，可立即发现气囊突然变小，回路内压力降低。

2. 提高吸入麻醉的效率　吸入麻醉效率系指单位时间内患者实际摄取的麻醉药量占实际输送入回路内的麻药量的比例，即 Eff=Vu(uptake)/Vd(deliver)。

显然单位时间内机体实际摄取量越小，输送入回路内的麻醉药量越大，麻醉效率就越低。单位时间内进入回路内的麻醉药量取决于新鲜气体流量大小。挥发器处于同一刻度，则单位时间新鲜气体流量越大，进入回路内的麻醉药量越多，而患者在某个时间周期内的摄取量是一定的，因此，新鲜气体流量越大，麻醉效率就越低，这对那些低溶解度和低效能的麻醉药尤为明显。

以地氟烷为例：以4.5L/min的新鲜气体流量麻醉2h，维持吸入浓度6.0vol%，其效率仅达7%。换言之，只有7%的药物被患者吸入，其余93%的药物白白浪费掉，或以麻醉废气被排放于环境中。改为低流量吸入麻醉，其效率可提高到30%，减少了浪费和污染，提高了麻醉效率。

3. 节约吸入麻醉药的经济效益　当新鲜气体流量为5L/min时，超过80%的麻醉气体会随之浪费。有研究显示比较两个小时的高流量(4.5mL/min)和最小流量(0.5mL/min)的异氟烷麻醉，可以减少氧气消耗达115L，笑气300L，异氟烷蒸汽5.6L。因此低流量甚至最小流量麻醉能够大幅度减少麻醉药的使用量，包括 O_2 等。节约气体消耗所带来的经济效益是不言而喻的，德国和英国资料表明每年所节约的费用可达600多亿美元。

4. 保护环境作用　高流量不可避免地会造成手术室污染，所有的麻醉气体包括笑气排入大气中都会引起大气污染。虽然手术室，尤其是欧美国家的手术室都装备有中心废气排放吸收系统(central gas－scavenging systems)，但仍然避免不了对手术室外环境的污染，更何况在我国仍然有很多地区的手术室没有装备安全的废气排放回收系统。氟烷、恩氟烷和异氟烷因为含有氯离子而被报道与臭氧反应从而有消耗臭氧的潜在作用。因此，采用低流量循环紧闭回路系统可以减少废气的排放。

（四）低流量麻醉的缺点

首先低流量麻醉对蒸发器的要求增加，需要有温度补偿、流量补偿和可调控的高精度麻醉蒸发器。其次由于新鲜气体流量在吸入药浓度调控中占有主要作用，低流量麻醉时麻醉深度不易改变。碱石灰的利用率增加，有可能引起二氧化碳蓄积。还有其他如一氧化碳、复合物A等微量物质的积聚等缺点。

（五）低流量麻醉的潜在风险

1.设备条件不足导致的风险

（1）缺氧：旧式的麻醉机由于整机的密封性较差，特别是气体的计量装置达不到要求、低流量段计量不准等原因，即使是很有经验的麻醉医师都难以估计回路中气体的成分，尤其是在流量越低，新鲜气体与回路中气体组分的差异越大的情况下。这些情况都有可能导致患者的缺氧。此外，在低流量范围内，如果呼吸系统对新鲜气体的利用率很差会导致意想不到的吸入氧浓度的下降。新设计的麻醉机采用计算机反馈电子预设控制新鲜气体流量能够克服以上缺点。

（2）通气缺氧和呼吸模式的变化：严重的气体泄漏会在系统中导致容量不足，形成呼吸容量减少，有时会改变呼吸模式，因此对进行低流量麻醉的机器应予以定期的检修。常规麻醉机的主要不足在于呼吸容量与新鲜气体容量之间存在联系，即新鲜气体容量减少时，呼吸容量也随之减少。在临床上，新鲜气体容量从 4.4L/min 减少到 0.5L/min 时，在正常体重的成年患者，其分钟通气量平均减少 500～600mL。但在通常的临床工作中，这只是让大部分患者通气正常化而已（因为临床大多有过度通气）。另外，呼吸容量的减少可以通过连续监测呼吸容量发现并加以纠正。回路漏气可造成通气不足，有时会形成变压呼吸。但这些都可以通过检测发现并能够迅速纠正。

（3）二氧化碳蓄积：有效地清除二氧化碳，是（半）紧闭法麻醉必不可少的条件，这特别见于进行低流量麻醉时。但碱石灰失效时，系统中的二氧化碳会迅速上升，因此在进行低流量麻醉时应连续监测呼气末二氧化碳浓度。

（4）吸入麻醉药的意外超剂量：因为挥发性麻醉药的计算与新鲜气体容量有关，蒸发器的输出有一定限制，使得在严重错误淤滞的情况下，也不会出现迅速上升而超剂量。尤其在低流量麻醉时，时间常数很大，所以麻醉药浓度改变非常缓慢。在临床上，只要认真观察，就能很早发现浓度变化，所以不存在因重复吸入的增加而导致吸入麻醉药的超剂量。但是如果在调节为高流量时忘记将蒸发器的刻度减小，就有可能出现超剂量。

2.回路中痕量气体的聚积　由于流量减少，气体洗出作用不明显，因而会造成回路中一些痕量气体的聚积。

（1）氮气：在人体和肺部存在的氮气容量为 2.7L。在吸氧去氮时高流量新鲜气体 15～20min 内可排出氮气 2L，剩余者只能缓慢从灌注少的组织中缓慢释放。在有效去氮后关闭麻醉系统，1h 后氮气浓度大于 3%～10%。长时间最小流量麻醉，系统内氮气可达 15%，但只要排除了缺氧，氮气聚集不会产生危险。

（2）丙酮：丙酮产生于脂肪酸变为氧化脂肪酸的代谢过程中。研究发现，用紧闭回路异氟烷麻醉 6h，体内丙酮的浓度可增加 50mg/mL，个别情况下高达 200mg/mL。当血中丙酮浓度高于 100mg/mL 时，会导致苏醒延迟，并可能增加术后呕吐发生率。丙酮气体易溶解于水和脂肪，但不能用高流量气体、短时间排冲来降低其浓度。因此对于失代偿的糖尿病患者进行麻醉时，新鲜气流量不得低于 1L/min。

（3）乙烯醇：酗酒患者体内存在高浓度的乙烯醇，同丙酮一样，它的浓度几乎不可能用短时间、断续的冲洗来降低，因此此类患者麻醉时新鲜气流量不得低于 1L/min。

（4）一氧化碳：近来的研究显示，地氟烷、恩氟烷、异氟烷和干燥的二氧化碳吸收剂反应能够产生一氧化碳。吸烟者、溶血患者、贫血、紫质症以及输血的患者，尤其在供血者吸烟的情况下，要估计到系统内一氧化碳浓度可能增加。有人提出使用高流量（5L/min）能洗出一氧化碳，但实际上高流量却能使二氧化碳吸收剂更加干燥，反而增加一氧化碳的产出。

（5）挥发性麻醉药的降解产物：尤其在低流量时，七氟烷（包括氟烷）与二氧化碳吸收剂反应可以生成复合物A。虽然在临床使用中没有明确发现其浓度明显增高，但复合物A的肾毒性作用不容忽视。在美国和瑞典严格要求使用七氟烷时流量不能低于2L/min；而欧洲则无明确规定。

（6）甲烷、氢气：在低流量时其浓度都可能升高，可能会影响到麻醉气体的监测。

痕量气体的毒性作用在任何时候都可能存在，因此基于安全原因，低流量麻醉技术应该保证流量至少不低于1L/min，以保证洗出效应。

四、紧闭回路吸入麻醉

紧闭回路麻醉时，新鲜气体流量等于患者的摄取量，麻醉药物由新鲜气体及重复吸入气体带入呼吸道。整个系统与外界隔绝，呼出气中的二氧化碳被碱石灰吸收，剩余气体被重复吸入。从某种意义上说，紧闭回路麻醉是一种定量麻醉，麻醉维持中仅需精确补充三种气体：O_2、N_2O及挥发性麻醉药。所需的氧气量必须根据患者的实际代谢来补充，而药物的需要量目前则主要依据"时间平方根法则"来计算给予。

（一）技术设备要求

1.专用蒸发器　蒸发器应能在<200mL/min的流量下输出准确的药物浓度，即便如此，在麻醉诱导时仍难以在短时间内达到所需剂量。因此诱导时要么采用回路内注射给药，要么采用高的新鲜气流量以期望在短时间内达到所需要的肺泡浓度。

2.碱石灰吸收装置必须足够大，以保证碱石灰间隙容量能大于患者的潮气量；同时碱石灰应保持湿润，太干不仅吸收二氧化碳效率降低，而且还会吸收大量挥发性麻醉药。

3.回路密闭性　应避免使用橡胶制品的回路，以减少橡胶吸收挥发性麻醉药。可用吸收挥发性麻醉药较少的聚乙烯回路。回路及各连接点必须完全密闭。

4.流量计必须精确，以利于低流量输出。

5.必须配备必要的气体浓度监测仪，其采样量应小，且不破坏药物，并能够把测量过的气样回输给回路。

6.呼吸机只能应用折叠囊直立式的呼吸机，使用中注意保持折叠囊充气适中，不宜过满或不足，以此来观察回路内每次呼吸的气流容量。

（二）紧闭回路麻醉的实施

1.氧耗量及吸入麻醉药量的计算　根据体重$kg^{3/4}$法则可以计算每分钟氧耗量（Brody公式）；根据时间平方根法则计算麻醉药的消耗量。

2.吸氧去氮　在紧闭回路麻醉前，必须对患者实施吸氧去氮。但在麻醉一段时间后，组织仍会释放出一定的氮气（15mL/kg），因此每隔1～3h要采用高流量半紧闭回路方式通气5min，以排除氮气及其他代谢废气，保持N_2O和O_2浓度的稳定。

3.给药　给药的方式包括直接向呼吸回路注射液态挥发性麻醉药和依靠蒸发器的蒸发作用。注射法给药如同静脉麻醉一样能注射预充剂量使之尽快达到诱导所需要的麻醉药浓度，然后间隔补充单位剂量来维持回路内麻醉药挥发气浓度。如果采用注射泵持续泵注液态的挥发性麻醉药可以避免间隔给药产生的浓度波动，这就使得吸入麻醉像持续静脉输注麻醉一样。依靠蒸发器方式给药只适合于麻醉的维持阶段。而在诱导时应使用常规的诱导方法和气体流量，这不仅有利于吸氧去氮，更重要的是加快了麻醉药的摄取。

（三）存在的优缺点

紧闭回路麻醉的优缺点与低流量麻醉类似，但更趋于突出。在调控肺泡内吸入麻醉药浓度方面，依靠蒸发器方式给药的紧闭回路麻醉其效率最低，这是紧闭回路吸入麻醉的主要缺点，也是其难以广泛应用的原因。

（四）计算机控制紧闭回路麻醉

由于麻醉药分析仪及微型电子计算机技术的进步，可以保持紧闭回路内一定的容积和挥发性麻醉药浓度。这种以重要生命体征（EEG、脉搏、血压等）、挥发性麻醉药浓度及肌松程度为效应信息来反馈控制麻醉药输入的技术称之为计算机控制紧闭回路麻醉。计算机控制紧闭回路麻醉是一种闭合环路的麻醉（closed－loop control of anesthesia），是吸入麻醉技术与计算机技术的结合，代表了吸入全身麻醉的一个发展方向。

（杨焕杰）

第三节　吸入全身麻醉的注意事项和并发症

吸入全麻已经具有一百多年的历史。随着对吸入麻醉药以及吸入麻醉技术的深入理解，对很多问题的认识是一个反复的过程，需要根据患者的具体情况正确理解实施吸入麻醉过程的相关问题。

一、吸入全麻的注意事项

1.使用笑气　从1844年第一次使用笑气开始，笑气在吸入麻醉中具有重要的地位。似乎多少年的使用已经让很多人对笑气的使用习以为常。作为吸入麻醉药常规使用的载气，它的功过已经需要重新审视并质疑其进一步使用的价值。

（1）笑气使用的优势：①减少阿片类药和其他麻醉药的使用。②洗入和洗出过程快。③缩短面罩吸入诱导的时间。④血流动力学稳定。⑤减少术中知晓。⑥抑制运动反射等。

（2）笑气的禁忌证：①有含气的空腔组织。②肠胀气，肠梗阻。③颅内压增高。④慢性维生素 B_{12} 缺乏症，笑气有可能导致周围神经轴突部及颈胸段脊髓索的以脱髓鞘改变为主要特征的脊髓神经炎。⑤免疫缺陷、骨髓抑制、极度消瘦等，存在先天性营养不良的患者使用笑气后曾出现粒细胞缺乏症。

近来对笑气的研究进一步发现对于冠状动脉供血不足的患者，笑气可以增加左房收缩期的压力而致心肌收缩力减弱，加上合用其他麻醉药会进一步减少心肌供血，对于严重的心功能不全患者禁用。由于对甲硫氨酸合成酶的抑制效应，对于DNA合成有一定影响。因此对于早孕期（6个月内）和体外授精的患者禁用。淋巴细胞、中性粒细胞功能不佳的免疫抑制患者，也不考虑使用。笑气也是术后恶习呕吐高发的危险因素，长时间的腹部手术后会延长其恢复时间。动物实验中还发现笑气具有致畸作用和胚胎毒性。虽然对长期暴露在亚麻醉浓度的笑气是否会产生毒害作用尚未有科学的证据，很多国家已经对工作环境中笑气的浓度最高限制在25～100ppm，德国还强制性地要求检测工作环境中该气体的含量。另外，笑气对臭氧层的破坏作用也日益得到重视，尽管由于麻醉使用而散入大气中的 N_2O 只占全部的1%，但对温室效应的形成和平流层臭氧的破坏不容忽视，所以在技术力量可能的条件下，尽可能地减少麻醉过程中笑气的散出。

2. 麻醉时间与恢复　尽管大部分吸入麻醉药是以原形排出体外，但转运进入各组织的药物再排出的过程主要取决于麻醉药物已经进入组织的量和其组织/气分配系数，其他还包括组织的灌注以及组织间的扩散等。诱导时期麻醉药主要进入脑、心、肝、肾等血流丰富的组织，然后逐渐扩散到肌肉以及脂肪等血流灌注较少的组织。当麻醉药在血流丰富的组织中达到平衡后，肌肉组织仍然能够长时间的从其血供中摄取麻醉药，通常达到平衡的时间需要2～4h。脂肪组织更是如此，平衡时间会更长。

虽然诱导时影响肺泡内药物浓度上升的各种因素也会对麻醉恢复产生同样的影响，但药物的排出还是有很大的不同。首先在停药后，肺泡中药物可以通过高流量新鲜气流很快洗出，洗出后的浓度可以接近“零”，但不可能为负值，因此不可能进一步扩大肺泡－血的浓度差。这与诱导时可以尽可能增加吸入药浓度而加快诱导有所不同，因此高流量对缩短恢复时间作用有限。其次，麻醉时间越长，各组织的药物浓度差别就越小，最终达到平衡。但是麻醉时间过短就难以达到平衡，也就是说平衡前，只要血－组织之间存在浓度差，诸如肌肉和脂肪组织都会不断摄取吸入麻醉药，即使是在恢复期也会存在，只不过摄取量会很小。麻醉时间越长，进入低灌注的肌肉和脂肪组织中的麻醉药就会越多。在恢复期，它们给返回肺内的血液提供更多的麻醉药，因此会延长麻醉恢复时间，即长时间麻醉后恢复较慢。

3. 恢复期MAC值的评估　MAC值作为判断吸入麻醉深度的指标，在临床上也常常被用于判断恢复情况。实际上通常所指的MAC是麻醉下切皮时患者制动时的深度，而麻醉恢复的目标是清醒，其衡量指标是恢复指令反应的能力即苏醒MAC值（$MAC-_{awake}$）。很明显，$MAC-_{awake}$比MAC低，而且不同吸入麻醉药的$MAC-_{awake}$变异较小。因此在使用MAC值判断患者苏醒时需要估算$MAC-_{awake}$，以获得更为准确的判断。

4. 不同吸入麻醉药的混用　新型低溶解度的吸入麻醉药如七氟烷和地氟烷的麻醉恢复较快，但其价格高昂，在选择这些药时需要考虑其性价比。因此有人提出在麻醉诱导和恢复时使用这些药物，而在麻醉维持时则使用较为便宜的麻醉药（如异氟烷等）。事实上研究发现，联合使用不同溶解度的吸入麻醉药并不比单纯某一种药物恢复更快。

二、吸入全麻的并发症

1. 术后躁动　也有称为恢复期躁动（emergence agitation）。是患者在术后清醒期发生的无意识的烦躁、易激惹伴有剧烈肢体乱动等。通常在术后30min内为高发期，大多可以自行缓解。多见于儿童和青少年。患者在无意识状态下发生的躁动极易造成自体伤害，需要医护人员强制保护。具体的机制尚不明确。很多因素都能引起术后躁动，如耳鼻喉科和眼科的手术、疼痛、气道梗阻、年幼、无手术史、术前焦虑、手术时间等均为术后躁动的危险因素，还包括使用吸入麻醉药。

研究发现七氟烷比氟烷发生躁动的几率高。和异氟烷相比，七氟烷引起躁动的几率高而且持续时间长。其他吸入麻醉药如地氟烷也有报道发生术后躁动。有人在麻醉维持期间将七氟烷更换成丙泊酚后发现能够减少术后躁动的几率。也有报道联合使用笑气可以降低七氟烷浓度，因此降低躁动的发生率。有报道术后躁动可能是快速苏醒对中枢的影响导致中枢神经递质如血清素、多巴胺和乙酰胆碱等失衡从而产生肢体抽搐等术后行为的改变。有人观察脑电图发现七氟烷、地氟烷和异氟烷在麻醉中产生的脑电图变化与氟烷不同，推测吸入麻醉药物对中枢神经系统的影响存在差异，七氟烷和地氟烷可能是引起躁动的一种触发因素，也是吸入麻醉药引起不同程度躁动的原因之一。

药物预防和治疗术后躁动的效果目前尚有一定争议。有研究发现术前给予咪达唑仑后使用七氟烷虽然延长恢复时间但可以减少术后躁动。其他的药物包括口服氯胺酮(6mg/kg)和纳布啡(nabuphine，0.1mg/kg)等。使用 α_2 一受体激动剂，如可乐定(2～4μg/kg)和右美托咪啶(0.15～1μg/kg)也能预防和减少术后躁动，原因可能与减少去甲肾上腺素分泌，从而促进 GABA 系统抑制作用有关。目前没有单一因素能确定引起术后躁动，因此针对不同的病因，应当采取多模式的预防和治疗措施。其他药物治疗还包括使用阿片药完善镇痛、非甾类体抗炎药、笑气和丙泊酚等。在苏醒期避免激惹，保持体温和氧合，必要时给予家属陪伴等均可以减少术后躁动及其相关并发症。

2.术后恶心呕吐　手术后恶心呕吐(PONV)是术后常见的并发症，虽然不会明显影响到患者的生命，但其不适的反应已经影响到患者的术后恢复质量。有统计表明患者在术后不适主诉中，恶心呕吐仅次于疼痛，其发生率可高达20％～80％，多发生于术后24～48h内。导致术后恶心呕吐的危险因素是多方面的，包括年龄、性别、吸烟、手术时间和类型以及围手术期用药等，其中吸入麻醉药或笑气，是导致恶心呕吐的重要危险因素。

研究发现使用挥发性麻醉药能增加患者术后早期(2h)呕吐的发生率。采用单纯七氟烷吸入麻醉发生恶心呕吐的几率比七氟烷一丙泊酚静吸复合麻醉以及丙泊酚全静脉麻醉均高(64.4％对比39％和33.9％)。减少使用吸入麻醉药可以减少术后恶心呕吐发生率达19％。具体的机制尚不明确，但挥发性麻醉药均有促呕吐的作用而且不同挥发性麻醉药致恶心呕吐的发生率相近。一项荟萃分析的结果认为使用笑气的确增加术后恶心呕吐的几率，尤其是在女性患者。原因可能是通过弥散作用进入中耳的闭合腔从而影响前庭功能，或者通过肠壁扩张，释放内源性阿片肽以及激活大脑极后区的呕吐中枢等。

预防和治疗术后恶心呕吐包括减少危险因素和药物治疗等。很多人在探讨防治恶心呕吐的经济效益，也就是预防性的给药还是待呕吐症状出现才给予抗呕吐药。因此需要关注的是防治恶心呕吐的疗效、用药风险和费用。对于具有恶心呕吐高风险的患者需要强调给予预防措施，但同时会带来镇吐药物的副作用和相关费用。镇吐药物包括 $5-HT_3$ 受体拮抗剂、抗组胺药以及激素等。减少甚至避免使用笑气和挥发性麻醉药也能减少术后恶心呕吐的发生。

3.恶性高热　恶性高热(malignant hyperthermia)是指由麻醉药物引起的体温急剧上升并伴有进行性循环衰竭以及全身肌肉强直性收缩为表现的高代谢亢进综合征。目前认为是常染色体显性遗传的遗传性疾病，好发于青壮年，先天性脊柱畸形矫形和斜视术中发生恶性高热较多。国外的发病率约为1～1.6∶100000，我国学者曾以为亚洲人发病率几乎为零。近年来，在我国的个案报道有逐渐增加的趋势，特别是人们对恶性高热逐步了解后，临床诊断恶性高热的病例增多。恶性高热起病突然，多在全麻过程中接触挥发性吸入麻醉药(如氟烷、恩氟烷、异氟烷等)和(或)琥珀酰胆碱等后诱发。其进展迅速，死亡率高，及早进行诊断和治疗有助于降低死亡率。

(1)发病机制：目前尚未清楚。多认为在麻醉药的触发下骨骼肌细胞肌浆网内 Ca^{2+} 快速、持续地升高，使肌纤维呈持续性强直性收缩，并产生大量体热，体温迅速升高。组织缺氧，体

内 CO_2 浓度升高，肌细胞大量破坏，消耗大量 ATP，出现代谢性酸中毒；破坏了小血管内皮细胞，可发生 DIC。

（2）临床表现：患者平时无异常表现。使用麻醉药后出现呼气末 CO_2 浓度异常增高并伴有代谢性酸中毒是恶性高热的早期改变，由于 CO_2 浓度升高，呼吸机的 CO_2 吸收罐过热。患者体温急剧上升，皮肤潮红，平均每分钟上升 1℃，甚至高达 43℃ 以上。全身肌肉呈强直样收缩，通常首发症状表现为咀嚼肌痉挛，然后扩展到全身骨骼肌痉挛，甚至出现角弓反张，给予肌松药反而使强直加重，出现横纹肌溶解则是病情危重的信号。循环方面多表现为严重低血压、室性心律失常、肺水肿、室颤等循环衰竭。血气检查 $PaCO_2$ 异常增高、pH 下降、呼吸性及代谢性酸中毒。实验室检查可发现有高血钾、血清 CK 增高及肌红蛋白尿等。

（3）诊断：根据典型的临床表现，结合既往病史、家族史及麻醉用药，诊断多可确定。但需与感染、输血反应、甲亢危象以及中枢性高热等相鉴别。目前尚无基因分析的方法来诊断恶性高热或其易患者。可取横纹肌（如股四头肌）活检，行体外肌挛缩试验来鉴别易患者。肌挛缩试验阳性也是诊断恶性高热的金标准。

（4）治疗：包括特效药物治疗和对症治疗。特效药物主要是丹曲林（dantrolene）。它能抑制钙离子从肌浆网中释放，从而使肌肉松弛。首次 3mg/kg，5～10min 后可重复一次。这是目前唯一特异性治疗恶性高热的药物。但由于该药价格昂贵且贮存有效期短，常规备用较少，紧急使用时可能存在调用困难。因此一旦出现恶性高热的征象，首要的是进行对症治疗，包括①立即停止吸入麻醉及手术，更换麻醉机（未使用过吸入麻醉药的空白麻醉机为最佳），纯氧过度通气。②积极迅速降低体温，包括体表用冰袋、冰帽，置胃管注入冰盐水，静脉输注冰生理盐水等。③积极维持循环稳定，包括维持血压和纠正心律失常。④强化利尿，减少肌红蛋白对肾脏的损伤，保持尿量在 60～100mL/h 以上。⑤纠正酸中毒和电解质紊乱等。

（5）预防：对于有家族史和易患人群需要重视并避免使用吸入麻醉和琥珀胆碱等。可选用丙泊酚等静脉麻醉。恶性高热较为罕见，目前全国尚未建立易患人群的筛查，因此需要警惕。

（杨焕杰）

第四节　吸入全身麻醉与静脉全身麻醉

20 世纪四五十年代以静脉点滴普鲁卡因为代表的静脉全身麻醉成为吸入全麻之外的重要麻醉方法。虽然在我国使用时间较长，但由于临床效果不稳定，调控不易，副作用大等缺点一直未被广泛采用。其主要的原因不仅在于适用于静脉全麻的药物选择面较窄，而且给药方法亦无历史性突破。直至八十年代以丙泊酚和瑞芬太尼为代表的新型静脉麻醉药的出现以及静脉靶控输注技术的推广使得全凭静脉麻醉得以突飞猛进的发展，给麻醉医师提供了新的全麻方法的选择。

无论是静脉全麻抑或是吸入全麻，由于在药物代谢和药效动力学上均有众多不同，在不同手术以及麻醉不同时期两种方法依然存在一定的差异。研究表明虽然吸入麻醉药如七氟烷和异氟烷等也能进行快速诱导，但较丙泊酚静脉诱导的时间长且出现咳嗽的比例较高；而静脉诱导出现呼吸抑制和血流动力学不稳定的比例较高。在麻醉维持时，吸入和静脉麻醉差异性不大，但在恢复时，静脉麻醉出现术后恶心呕吐和躁动的比例小于吸入麻醉，定向力的恢复也快于吸入全麻。对于两者在医疗费用上的差异，有研究认为静脉的费用要高于吸入，但也有人认为医疗费用的考虑应该是全面的，而不仅限于药物本身的花费。从患者整体医疗的预后和恢复来考虑并不能单纯说明某一种麻醉方法的花费孰高孰低。表 3－3 总结了吸入全麻和静脉全麻的优缺点。因此，面临麻醉方法的选择时，争论两者孰优孰劣似乎意义不大。根据临床患者的特点，选择适合患者最佳的麻醉方法才是麻醉医师的首要任务。

表 3－3　吸入全麻和静脉全麻的比较

吸入全麻		静脉全麻	
优点	缺点	优点	缺点
1. 可以采用吸入诱导，如七氟烷、地氟烷等起效快 2. 通过调节浓度和新鲜气流量可以快速达到需要的麻醉浓度，平稳迅速 3. 麻醉深度易于调控 4. 通过增大新鲜气流量可将药物迅速排出，苏醒迅速平稳，苏醒时间可预测 5. 麻醉药物作用全面，对循环和呼吸影响较小，尤其最新的吸入麻醉药物如异氟烷、七氟烷、地氟烷，麻醉作用强，恢复迅速，无明显呼吸循环抑制 6. 副作用少，尤其新的麻醉药对肝肾功能没有明显的影响 7. 对无法静脉给药的患者适合吸入	1. 污染工作环境，医务人员长期吸入可能会导致不孕，流产，畸胎的风险 2. 必须要有蒸发器和麻醉呼吸机，投资较大 3. 对肺部有疾患者慎用 4. 术后躁动和谵妄发生率偏高	1. 是最常见的诱导方式 2. 麻醉深度易于调控 3. 苏醒迅速平稳，苏醒时间可预测，苏醒期很少恶心呕吐 4. 无环境污染	1. 全凭静脉麻醉或靶控输注麻醉的药物价格昂贵，特别是长时间手术的麻醉 2. 诱导期血压易波动，对呼吸抑制作用强 3. 给药后麻醉药必须在体内经过完整的药物代谢过程，药物代谢模型有待完善 4. 目前静脉靶控输注技术有待进一步普及

（杨焕杰）

第四章　静脉全身麻醉

第一节　静脉麻醉方法

静脉麻醉方法通常按给药方式分类，或按药物的具体应用方法分类，如：硫喷妥钠静脉麻醉、丙泊酚静脉麻醉、氯胺酮静脉麻醉等。前两者通常仅用于一些短小手术或内镜检查治疗等的麻醉；后者更适用于小儿麻醉。本章重点讨论静脉麻醉的给药方式。

理想的静脉麻醉应该是起效快、维持平稳、恢复迅速和舒适。目标是达到预期和满意的药物作用和时间过程。这不但取决于有理想的速效和超短效的静脉麻醉药和麻醉性镇痛药，为精确控制麻醉状态和满意的恢复特性提供可能；也取决于有理想的麻醉药给药方式。

静脉麻醉的给药方式包括单次给药、间断给药和连续给药，后者又包括人工设置和计算机设置给药速度。

单次静脉麻醉用药只能完成一些短小手术；间断给药是早年的常用静脉麻醉方法，缺点是血药浓度上下波动，注药后瞬间产生血药的峰值浓度，然后持续下降直至下一次注药，造成麻醉忽深忽浅。通常也局限于短小手术的麻醉。

根据药代动力学的原理，持续给药一般经过 4～5 个该药的半衰期可以达到一个稳态血药浓度。问题是如何达到和控制血药浓度在一个满意的治疗（麻醉）水平。通常麻醉医师参照教科书上的给药剂量（按公斤体重计算）和给药速率（按分钟或小时计算），通过认真观察患者对手术刺激的临床反应，调整催眠药和镇痛药的剂量和速率，达到迅速、安全、满意的麻醉诱导和苏醒，血流动力学控制平稳和无术中知晓的临床目标。

TCI 系统可以帮助麻醉医师计算出达到满意和预期的血药浓度的所需给药剂量和时间过程。它根据药物的群体药代学模型和药效参数编制程序，模拟药物在体内的分布与消除过程。麻醉医师可以按需要设置靶浓度，TCI 系统能自动控制输注速率使血药（或效应室）浓度迅速达到并维持设置的靶浓度。麻醉医师还可以根据临床需要随时调节靶浓度。用 TCI 系统实施静脉麻醉，如同在麻醉蒸发器上选定吸入麻醉药浓度一样，只需选定患者所需的麻醉药浓度，因此被称为“静脉蒸发器”（intravenous vaporizer），使静脉麻醉的控制变得简便易行。

TCI 系统并不能满足个体间的药代动力学的差异。在不同的群体之间药代动力学参数也有较大差异，药效学上的差异可能比药代动力学更明显。然而临床实践中并无必要追求绝对精确的血药浓度。TCI 系统误差在±10％，精确度在±30％，可以满足临床需要。

（梅静）

第二节　麻醉诱导

一、静脉麻醉诱导的剂量与方法

常规的静脉麻醉诱导包括三类药物：静脉麻醉药（镇静催眠药）、麻醉性镇痛药（阿片类药）和肌肉松弛药。本节重点介绍镇静催眠药和阿片类药在静脉麻醉中的使用方法。

麻醉诱导有两个主要目的，一是让患者平稳入睡，进入麻醉状态；所谓平稳主要是预防或避免麻醉药对循环系统功能的抑制。二是减轻麻醉诱导时气管内插管的全身应激反应。因此通常是镇静催眠药和阿片类药联合应用，发挥二者协同和扬长避短的效应。

静脉麻醉诱导剂量（或称负荷剂量）通常是遵照教科书和药物说明书的指导剂量按公斤体重计算的。临床应用中静脉麻醉诱导的剂量因人而异，个体差异很大。如静脉麻醉药丙泊酚，通常麻醉诱导剂量为 2mg/kg，一般患者使用 1mg/kg 即可以入睡。依托咪酯的通常麻醉诱导剂量 0.3mg/kg，半量也同样可以达到使患者入睡的目的。剩下的半量可以在气管插管时视患者的全身情况和对麻醉药的反应酌情给之。这样就可以满足麻醉诱导的两个目的：平稳入睡和减轻气管插管的全身反应。静脉麻醉使用两种或多种药物麻醉诱导时，即联合诱导，如丙泊酚联合使用咪达唑仑，各药的剂量应相应减少。

阿片类药物在麻醉诱导中的作用主要是削弱气管插管引起的的伤害性刺激，同时也与镇静催眠药发挥协同麻醉作用。因此具体使用剂量个体差异更大。常用于麻醉诱导的阿片类药，芬太尼和苏芬太尼，二者的效价比为 10∶1。芬太尼常用剂量 2～4μg/kg，苏芬太尼常用剂量为 0.2～0.4μg/kg。临床研究证实，在减轻气管插管引起的心血管不良反应方面，等效剂量的不同阿片类药之间没有大的差别；此外，根据各诱导药物的达峰时间合理安排给药顺序，使各诱导药物同时在气管插管时达到各自的最大效应的方法，比选择阿片类药的何种剂量更为重要。

瑞芬太尼是芬太尼类中唯一对循环功能影响较大的阿片类药，呈剂量依赖性地降低心率、血压和心排血量。瑞芬太尼起效快，达峰时间仅 1min，为避免瑞芬太尼的循环功能抑制作用，可在给予肌肉松弛药之后再给药。虽然瑞芬太尼与芬太尼的效价比是 1∶1。但是基于它的药效学特性，通常 1～2μg/kg，辅助丙泊酚静脉诱导麻醉即可获良好效果。

二、静脉麻醉诱导剂量的计算方法与药物浓度的设定

静脉麻醉诱导剂量可以按照药代动力学原理来计算，其计算公式为：

剂量（dose）$=C_T\times V_{peak\ effect}$

其中 C_T 是效应部位的靶浓度，具体由麻醉医师根据临床经验在一定范围内选定（表 4－1 和表 4－2）。$V_{peak\ effect}$ 为峰效应时的分布容积，其计算公式为：

$$V_{peak\quad effect}=V_1\ \frac{C_{p,initial}}{C_{p,peak\quad effect}}$$

V_1 为中央室分布容积；$C_{p,initial}$ 为初始血浆药物浓度；$C_{p,peak\ effect}$ 为峰效应时血浆药物浓度。

表 4－1　TCI 丙泊酚静脉麻醉诱导

ASA Ⅰ～Ⅱ级患者麻醉诱导
单纯丙泊酚诱导时血浆靶浓度一般设定为 4～6μg/mL
复合用药诱导时丙泊酚血浆靶浓度可设定为 3～3.5μg/mL
待患者意识丧失后丙泊酚血浆靶浓度降至 2.5～3.5μg/mL
诱导过程中应适度补充血容量，根据血压变化适时调整丙泊酚靶浓度，必要时使用血管活性药物
ASA Ⅲ～Ⅳ级患者麻醉诱导
采用"分步 TCI"的方法
降低初始血浆靶浓度（如 1μg/mL）
每隔 1～2min 增加血浆靶浓度 0.5～1.0μg/mL，直至患者意消失后行气管内插管
诱导过程要密切观察和维持血流动力学平稳

表 4－2　芬太尼类药诱导和维持麻醉所需血药浓度（ng/mL）

	芬太尼	阿芬太尼	苏芬太尼	瑞芬太尼
诱导和气管插管 合用静脉麻醉药 维持	3～5	250～400	1～3	4～8
术中麻醉维持	2～5	100～300	0.25～1	2～6
强烈伤害性刺激时	4～8	250～450	1～3	4～8
恢复满意通气	<1～2	<200	<0.2	<1～3

计算静脉诱导剂量公式中之所以选用 $V_{peak\ effect}$（峰效应时的分布容积），是因为从三室模型出发，如果选用 V_1（中央室分布容积），在药物达到效应室之前已发生再分布和排除，以致计算出的药物剂量偏低。图 4－1 显示单次注射芬太尼、阿芬太尼和苏芬太尼后，达峰效应时血浆药物浓度与初始血浆药物浓度的关系。前者分别为后者的 17％、37％、20％。

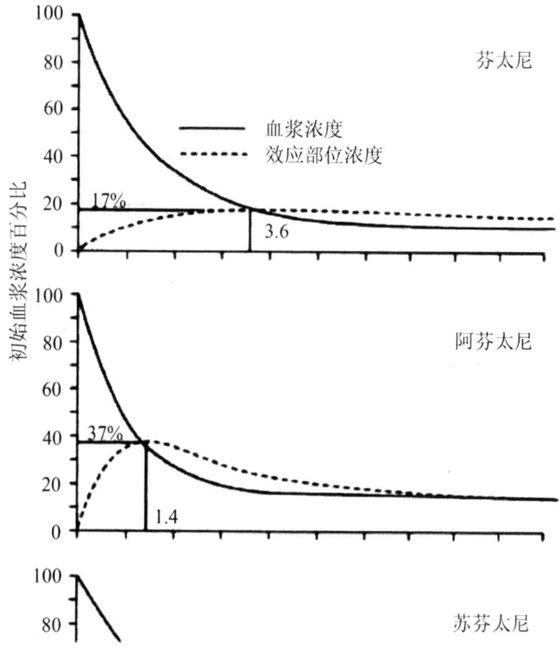

图 4－1　单次注射芬太尼达峰效应时血浆药物浓度与最初血浆药物浓度的关系

单次注射芬太尼、阿芬太尼和苏芬太尼后，达峰效应时三药的血浆药物浓度分别为最初血浆药物浓度的 17％、37％、20％。

由于在临床浓度范围内，这一比率是恒定的，因此根据上述公式很容易计算出 $V_{peak\ effect}$（表 4—3）。

表 4—3　单次给药后药物的峰效应分布容积和达峰时间

药物	峰效应分布容积 $V_{peak\ effect}$（L）	达峰效应时间（min）
丙泊酚	37	2.2
依托咪酯	—	2.0
咪达唑仑	31	2.8
芬太尼	75	3.6
阿芬太尼	5.9	1.4
苏芬太尼	89	5.6
瑞芬太尼	17	1.6

根据表 4—3 看出，芬太尼的 $V_{peak\ effect}$ 是 75L，假如要达到 4.0ng/mL 的芬太尼效应室浓度，根据公式计算出的芬太尼剂量＝4ng/mL×75L＝300μg，而达峰效应时间为 3.6min。如果要达到 3.5μg/mL 的丙泊酚效应室浓度，计算出的丙泊酚剂量＝3.5μg/mL×37L＝130mg，达峰效应时间为 2.2min。

上述是按照药代动力学原理，计算静脉麻醉诱导剂量的理论。实际上，采用 TCI 静脉麻醉诱导，操作十分简便。麻醉医师只要确定一个适宜患者个体的靶浓度。表 4—1 和表 4—2 虽然提供了丙泊酚和芬太尼类药物的麻醉诱导靶浓度的参考数据，但是实际应用时主要还是依靠麻醉医师的临床经验和患者的体质与病情来确定。TCI 系统会自动显示达到目标血浆药物浓度或效应室药物浓度的所需剂量和时间。达到预定的诱导靶浓度后，自动维持这一浓度。并实时显示血浆药物浓度或效应室药物浓度、输注速率、给药时间和累计剂量等。

TCI 麻醉诱导可分为血浆靶浓度控制和效应室靶浓度控制两种方法。以效应室靶浓度控制输注丙泊酚时，有一过性血药浓度的峰值明显高于效应室浓度设定值的“超射”现象（图 4—2），容易引起外周血管扩张、低血压等不良反应。而以血浆靶浓度控制输注丙泊酚虽然麻醉起效缓慢，但诱导平稳，因此一般应用以血浆靶浓度控制输注丙泊酚的方法。

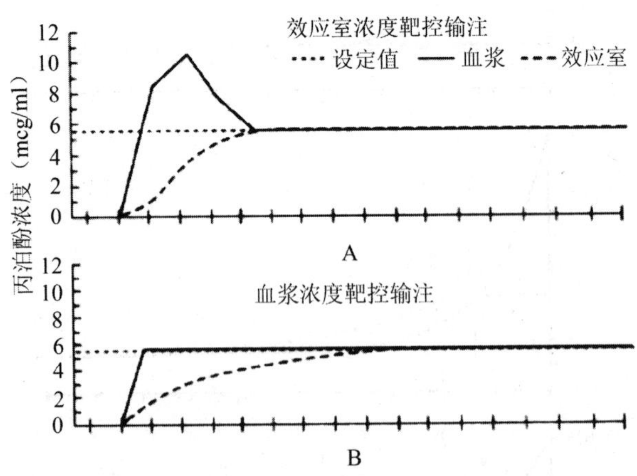

图 4—2　血浆靶浓度控制输注和效应室靶浓度控制输注

图中实线为血药浓度曲线，虚线为效应室浓度曲线。以效应室靶浓度控制输注丙泊酚时，有一过性血药浓度的峰值明显高于效应室浓度设定值的“超射”现象，容易引起外周血管扩张、低血压等不良反应。而以血浆靶浓度控制输注丙泊酚虽然麻醉起效缓慢，但诱导平稳目前尚缺乏根据我国人群的药代动力学特点计算出的 TCI 药代动力学模型。来自国内多中心、大样本的临床研究，中国患者丙泊酚 TCI 麻醉诱导时意识消失点的丙泊酚血浆 C_{50} 和效应室 C_{50} 分别是 3.8μg/mL 和 2.2μg/mL（图 4－3），性别之间无差别；随年龄增长，意识消失时的丙泊酚浓度有所下降。依托咪酯 TCI 麻醉诱导时意识消失时的效应室浓度为 0.5±0.22μg/mL。值得一提的是，分析结果发现中国人丙泊酚 TCI 意识消失时，血浆 C_{50} 和效应室 C_{50} 明显低于国外白种人相同实验条件下的结果（表 4－4）。50％中国患者意识消失的 BIS 值是 58，也明显低于白种人。在完全相同的实验条件和研究方法下，中国患者在较"浅"的血浆浓度和效应室浓度下达到了较"深"的麻醉状态（表 4－4）。本研究与 Kenny 研究组在界定意识消失的标准上是一致的，也就是说用 BIS 监测麻醉深度方面，中国人与白种人之间也存在差异。根据 BIS 的工作原理，这一推断是完全可能的。

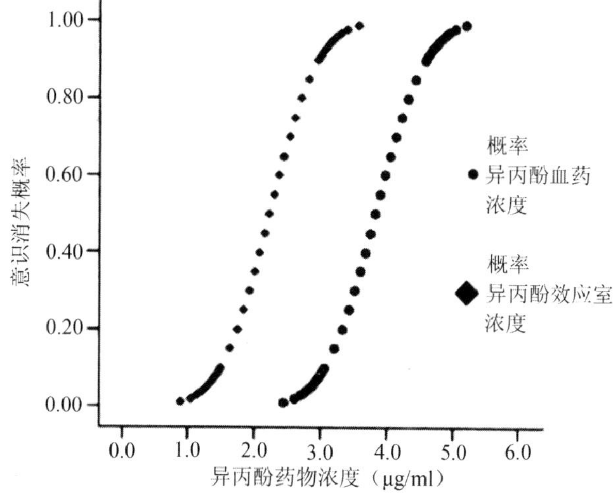

图 4－3　意识消失时丙泊酚的血浆和效应室浓度概率曲线

来自国内多中心、大样本的临床研究，中国患者丙泊酚 TCI 麻醉诱导，意识消失点的丙泊酚血浆 C_{50} 和效应室 C_{50} 分别是 3.8μg/mL 和 2.2μg/mL。性别之间无差别；随年龄增长，意识消失时的丙泊酚浓度有所下降

表 4－4　TCI 丙泊酚麻醉意识消失时中国人与白种人血浆和效应室 C_{50} 差异

		C_{50}	C_{05}～C_{95}）
丙泊酚血浆浓度（μg/mL）	白种人（n＝40）	5.2	（3.1～7.3）
	中国人（n＝405）	3.8	（2.9～4.8）
丙泊酚效应室浓度（μg/mL）	白种人（n＝40）	2.8	（1.5～4.1）
	中国人（n＝405）	2.2	（1.3～3.2）
BIS	白种人（n＝40）	70.9	（88.8～52.9）
	中国人（n＝405）	58.0	（77.2～39.6）

三、静脉麻醉诱导技巧

联合诱导（co－induction）是两种或多种不同麻醉药物联合应用，以达到作用相加或协同的目的，从而可以减少麻醉药各自的用量，减轻可能产生的副作用。例如，巴比妥类药物硫喷妥钠与苯二氮䓬类药物咪达唑仑联合诱导可以产生明显的协同作用。因为二者共同作用于 GABA 受体。

应用联合诱导时，丙泊酚的剂量明显降低。咪达唑仑 0.02mg/kg（此量仅相当于咪达唑

仑产生意识消失 ED_{50} 的 1/10)与丙泊酚联合诱导,较单纯用丙泊酚诱导明显减少意识消失时的丙泊酚用量,两药呈协同作用(表 4—5)。

表 4—5 咪达唑仑与丙泊酚联合诱导的协同作用

意识消失	丙泊酚诱导用量(mg/kg)		
	盐水	咪达唑仑	变化
ED_{50}	1.07	0.74	↓45%
ED_{90}	1.88	1.03	↓82%

咪达唑仑与丙泊酚联合诱导的协同作用随咪达唑仑剂量的增加而加强(表 4—6)。表中以意识消失和 BIS 降至 50 作为观察指标,可以看出,随着咪达唑仑剂量的增加,丙泊酚诱导量呈剂量相关的递减。咪达唑仑不同剂量间(0.02mg/kg、0.04mg/kg 和 0.06mg/kg)存在显著性差异。

表 4—6 不同剂量咪达唑仑与丙泊酚联合诱导

咪达唑仑剂量(mg/kg)	丙泊酚用量(mg/kg)			
	意识消失		BIS_{50}	
0	1.51±0.32		3.09±0.45	
0.02	0.65±0.17	↓58%	1.90±0.31	↓39%
0.04	0.53±0.12	↓65%	1.53±0.31	↓50%
0.06	0.29±0.12	↓81%	1.48±0.28	↓52%

静脉麻醉联合诱导,不仅是催眠药之间的联合应用,也常应用催眠药与阿片类药的联合。一方面催眠药与阿片类药联合应用,作用也明显相加或协同。例如,阿芬太尼 0.02mg/kg 与丙泊酚联合诱导,两药作用相加,丙泊酚用量减少(表 4—7)。如果咪达唑仑(0.02mg/kg)、阿芬太尼(0.02mg/kg)与丙泊酚三药联合诱导,可将丙泊酚诱导意识消失的用量平均减少86%。另一方面,麻醉诱导并非仅仅满足消除意识,通常要完成气管插管。而气管插管是非常强烈的伤害性刺激。消除意识的静脉麻醉药剂量不可能消除气管插管引起的强烈的伤害性刺激。麻醉诱导加用阿片类药可明显减轻气管插管引起的机体应激反应,避免不必要的加大麻醉催眠药剂量,提高安全性,减少副反应。

表 4—7 阿芬太尼与丙泊酚联合诱导的相加作用

意识消失	丙泊酚诱导用量(mg/kg)		
	盐水	阿芬太尼	变化
ED_{50}	1.10	0.92	↓20%
ED_{90}	1.62	1.24	↓30%

表 4—2 已列举了几种常用芬太尼类药麻醉诱导所需的血药浓度。表 4—8 是中国患者丙泊酚麻醉诱导意识消失后,对痛刺激(对尺神经的强直电刺激,相当于切皮的痛刺激)无反应的瑞芬太尼 TCI 血药浓度和效应室浓度的 C_{95},分别是 6.0ng/mL 和 5.9ng/mL。没有性别与年龄之间的差别。

表 4—8 对痛刺激无反应时瑞芬太尼的血浆和效应室浓度

	C_{50}	C_{95}
血浆浓度(ng/mL)	4.1(4.0~4.2)	6.0(5.8~6.2)
效应室浓度(ng/mL)	3.3(3.3~3.4)	5.9(5.8~6.0)

在抑制气管插管心血管反应上，等效剂量的不同阿片类药之间没有大的差别，如芬太尼与苏芬太尼之间。而麻醉诱导药物的合理给药顺序，使各诱导药物在气管插管时同时达到各自最大效应（达峰）很关键，比选择何种阿片类药和何种剂量更为重要。咪达唑仑、丙泊酚、依托咪酯、芬太尼、苏芬太尼、瑞芬太尼的达峰效应时间表 4－3 已列出。例如，芬太尼达峰效应时间 3.6min，而苏芬太尼达峰效应时间为 5.6min，应该如何安排合理的给药时间和顺序不言而喻。

分次和分步麻醉诱导。除了给药顺序上让诱导药物尽可能同时达到峰浓度，麻醉诱导药分次小剂量给药也很关键。例如，通常将丙泊酚的诱导用量分两次给药，第一步达到患者入睡即可（1mg/kg），剩余的剂量可以在气管插管之前再酌情给予。目的是避免一次性大剂量丙泊酚过度抑制循环功能，使麻醉诱导和气管插管期间血流动力学平稳。芬太尼类药需缓慢静注，以免引起呛咳反应。表 4－1 对 ASA Ⅲ～Ⅳ级患者麻醉诱导采用“分步 TCI”的方法。降低初始血浆靶浓度（1～1.5μg/mL），每隔 1～2min 增加血浆靶浓度 0.5～1.0μg/mL，直至患者意识消失后行气管内插管。维持诱导过程血流动力学平稳。

（梅静）

第三节　麻醉维持

一、静脉麻醉维持期间给药速率和计算方法

理论上静脉麻醉维持给药速率应等于药物从体内的总清除率（Cls）乘以血浆浓度。为了维持一个稳定的靶浓度（C_T），给药速率应与药物从体内排除的速率相等：

静脉麻醉维持的给药速率＝$C_T \times Cls$

此计算公式概念浅显易懂，但它不适用于多室模型的静脉麻醉药长时间持续输注时的药代动力学特征。药物的吸收和消除在以血液为代表的中央室，而药物的分布在一个或多个假定的周边室，消除和分布是同时进行的，且随着给药时间的延长，药物从中央室分布到周边室的量逐渐减少，其给药量也应随之减少，即以指数衰减形式输注给药：

$$维持给药速率 = C_T \times V_1 \times (k_{10} + k_{12}e^{-k21t} + k_{13}e^{-k31t})$$

临床医师显然不会用此公式去计算给药速度。通常维持静脉麻醉的方法是参考已知的维持麻醉的给药速率，麻醉医师根据经验和观察患者的生理指标进行调节。例如，丙泊酚麻醉维持给药的速率一般为 6～12mg/(kg・h)。具体到个别患者的麻醉维持，什么速率合适，需要麻醉医师来判断和决定。当然也有客观的参考标准，推荐使用的是神经电生理方法监测麻醉深度。例如，用脑电双频谱指数（BIS）监测，麻醉中调节静脉给药速率，维持 BIS 在 40～60 之间。另一方面，参考来自文献的临床实验数据，例如，使群体患者意识消失的丙泊酚输注速率为 6.6mg/(kg・h)，也即 110μg/(kg・min)。丙泊酚输注速率与患者记忆功能的关系可以参考表 4－11。当丙泊酚输注速率达到 67μg/(kg・min)时，80％的患者失去记忆。

麻醉中阿片类药持续输注的问题比较特殊。适用于持续输注的阿片类药应该是速效、短效药；长时间输注停药后药物浓度能迅速下降，达到不抑制患者自主呼吸的水平。常用的阿片类药中芬太尼最不适合持续输注。从图 4－7 可以看出芬太尼持续输注 100min 后的半衰期（时－量相关半衰期）已超出其输注时间的本身，很难控制。但是也有依据前述的维持给药

速率的计算公式计算芬太尼给药模式的方法：

$$维持给药速率 = C_T \times V_1 \times (k_{10} + k_{12}e^{-k21t} + k_{13}e^{-k31t})$$

例如，维持 1.5ng/mL 芬太尼血药浓度，给药速率可按下列步骤：最初 15min 速率为 4.5μg/(kg·h)；15～30min 速率为 3.6μg/(kg·h)；30～60min 速率为 2.7μg/(kg·h)；60～120min 速率为 2.1μg/(kg·h)。尽管此模式可提供较精确的血药浓度，但显然临床应用并不方便。

苏芬太尼的时一量相关半衰期特点表明它比较适合用于持续输注。图 4－7 显示苏芬太尼持续输注 3～4h 左右，停止输注后血药浓度下降 50％的时间大约 25～30min。苏芬太尼对心血管系统几乎没有影响，在心血管手术麻醉时可以用到很大的剂量，而安全性却非常好。唯一担心的是阿片类药的呼吸抑制作用。一般手术麻醉维持，苏芬太尼的输注速率为 0.25～1.0μg/(kg·h)。相当于 60kg 的成人，每小时输注 15～60μg。特别要提醒，如果患者准备术后即刻拔出气管导管，苏芬太尼持续输注的速率必须小于 1.0μg/(kg·h)。而且在手术结束前 30min 停止输注苏芬太尼。如果间断给予苏芬太尼，剂量为 2.5～10μg。

苏芬太尼的药代动力学特性表明它适用于 TCI 方法维持麻醉。苏芬太尼 TCI 配合静脉麻醉药用于麻醉诱导时，防止气管内插管引起的心血管反应的半数有效血浆浓度(C_{50})为 1.08ng/mL(0.73～2.55ng/mL)。推荐的用法是麻醉诱导时将苏芬太尼 TCI 血浆靶浓度设置为 2.0ng/mL，待效应室浓度上升达到 0.5ng/mL 时，可以满足气管插管所需的深度。术中维持 TCI 血浆靶浓度为 0.25～3.0ng/mL(见表 4－2)。文献报道，术中血浆苏芬太尼浓度低于 0.5ng/mL，会导致其他补救措施增加。同理，也需要手术结束前 30min 停止输注苏芬太尼。

瑞芬太尼的速效和超短效的优越特性使其特别适合静脉麻醉维持期长时间持续输注。由于其停药后恢复时间(3～6min)几乎不受持续输入时间的影响，因此无论用恒速方法输注还是 TCI 方法输注，均能良好控制。持续输注的常用速率在 0.1～1.0μg/(kg·min)，剂量范围很宽，由麻醉医师根据手术刺激程度的大小和患者反应程度的强弱来调节。由于起效快，加深或减浅麻醉十分迅速，安全性也得以提高。临床麻醉维持常用的瑞芬太尼输注速率为 0.2～0.4μg/(kg·min)。瑞芬太尼 TCI 方法给药时，术中维持血浆靶浓度为 2.0～8.0ng/mL(见表 4－2)。

TCI 是将药代动力学理论用于临床麻醉实践的典范。与持续输注方法不同，TCI 自动计算出达到设置的血药浓度所需的给药速率，并使麻醉从诱导到维持成为一个连续的过程。目前临床上常用的静脉麻醉药物的 TCI 药代动力学模型见表 4－9。

表 4－9 常用的麻醉药物和药代动力学模型

麻醉药	药代动力学模型
丙泊酚	Marsh 模型
依托咪酯	Arden 模型
苏芬太尼	Gepts 模型
瑞芬太尼	Minto 模型

TCI 通常以血浆药物浓度为指标，而效应部位(室)药物浓度并不等于血浆药物浓度，常常有一个滞后现象。图 4－4 以脑电边界频率作为效应部位药物作用的指标，可以看出效应部位的反应曲线明显滞后于血浆药物浓度变化曲线。由于效应部位的药物浓度无法测定，因此药理上用和的概念来反映药物在中央室和效应室之间平衡的速度。

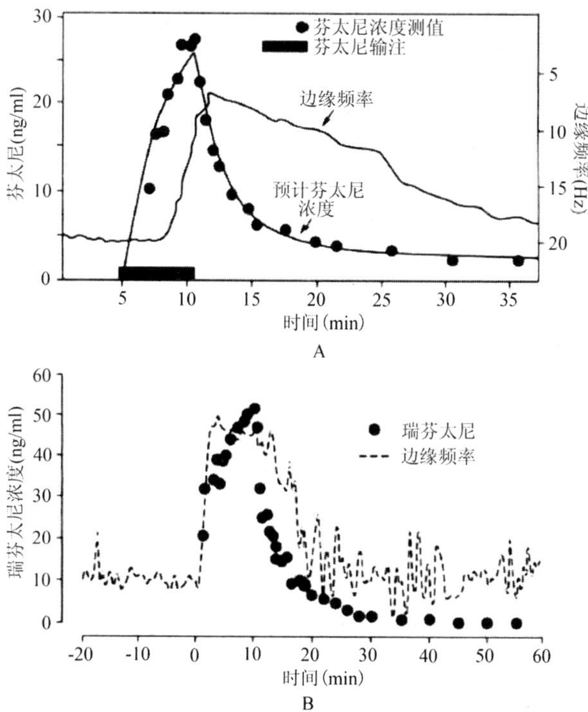

图 4—4　脑电边界频率作为效应室药物作用的指标与血药浓度变化曲线比较

A. 以脑电边界频率作为效应室芬太尼作用的指标，效应室的反应曲线明显滞后于芬太尼血浆浓度的变化；B. 以脑电边界频率作为效应室瑞芬太尼作用的指标，效应室的反应曲线几乎与瑞芬太尼血浆浓度的变化一致。说明瑞芬太尼起效十分迅速

k_{e0}本应是药物从效应室转运至体外的一级速率常数。而目前通常用来表示药物从效应室转运至中央室的速率常数，即反映药物在中央室和效应室之间的平衡速度。从图 4—5 可以看出，似乎称为更为确切。k 为一级速率常数，表示单位时间内药物的转运量与现有量之间的比值，例如 k＝0.1/h，表示剩余药量中每小时有 10％被转运表示效应室；0 表示体外。效应室与中央室的滞后程度取决于 k_{e0}。药物的越大，效应室与中央室平衡的时间越短。例如丙泊酚 k_{e0} 为 0.239/min，是芬太尼 k_{e0} 0.105/min 的两倍，丙泊酚效应室的达峰时间仅需芬太尼的一半。

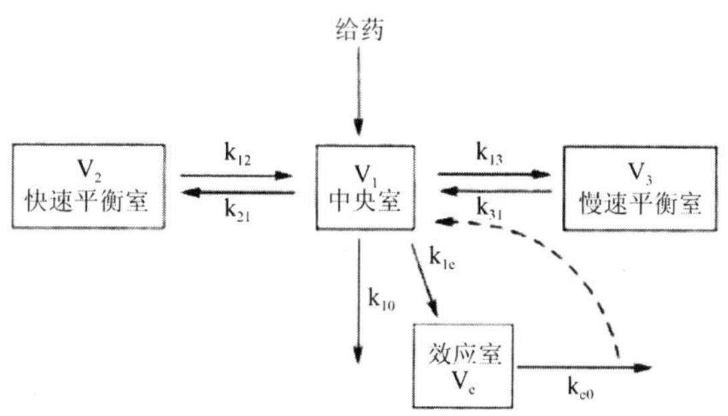

图 4—5　三室模型中的 k_{e0} 概念

k_{e0}本应是药物从效应室转运至体外的一级速率常数。而目前通常用来表示药物从效应室转运至中央室的速率常数，即反映药物在中央室和效应室之间的平衡速度。从图中可以看出似乎称为 k_{e1} 更为确切。k 为一级速率常数，表示单位时间内药物的转运量与现有量之间的比值，例如 k＝0.1/h，表示剩余药量中每小时有 10％被转运；e 表示效应室；0 表示体外。效应室与中央室的滞后程度取决于 k_{e0}。药物的 k_{e0} 越大，效应室与中央室平衡的时间越短

$t_{1/2}k_{e0}$是维持一个稳态血药浓度时，效应室浓度达到血浆浓度50%时所需的时间。可用0.693/k_{e0}来计算。原则上药物的k_{e0}越大，$t_{1/2}k_{e0}$越小，效应室平衡的时间越快(表4—10)。例如阿芬太尼k_{e0}较大，$t_{1/2}k_{e0}$不到1min，达峰效应时间1.4min，达峰时单次剂量的阿芬太尼约60%再分布和排出体外。而芬太尼，达峰效应时间要4min，达峰时80%以上的药物(单次注射)已再分布和排出体外。图4—6可以看出药物的越小，药物效应室达到峰效应的时间越短，效应室浓度占血浆浓度的比值也越高。

表4—10 静脉麻醉药单次给药后$t_{1/2}k_{e0}$和效应室达到峰效应的时间

	$t_{1/2}k_{e0}$(min)	效应室达到峰效应的时间(min)
阿芬太尼	0.9	1.4
瑞芬太尼	1.3	1.6
依托咪酯	1.5	2.0
丙泊酚	2.4	2.2
苏芬太尼	3.0	5.6
咪达唑仑	4.0	2.8
芬太尼	4.7	3.6

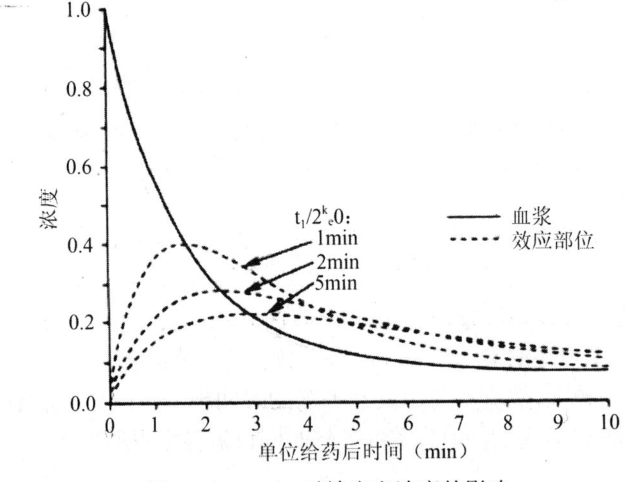

图4—6 $t_{1/2}k_{e0}$对效应室浓度的影响

$t_{1/2}k_{e0}$是维持一个稳态血药浓度时，效应室浓度达到血浆浓度50%时所需的时间。可用0.693/k_{e0}来计算。原则上药物的k_{e0}越大，$t_{1/2}k_{e0}$越小，药物效应室达到峰效应的时间越短，效应室浓度占血浆浓度的比值也越高

TCI系统显示的血浆和效应室的靶浓度是根据药代动力学推算出来的，前提是假设患者血浆药物浓度为零，实际浓度并不知道。如果系统一旦中断工作，可能会有两种情况：一是操作者人为将注射泵停下来，如注射器内药液走空，需要更换，此时TCI系统会将停泵时间记录下来，并继续按药代动力学原理进行计算，一旦注射泵重新工作，可以自动调整泵速，恢复原靶浓度。二是退出系统，如发生故障；TCI重新工作时，不会考虑体内现存药量，仍将机体血浆浓度视为零，如此推算出来的靶浓度将与实际情况误差很大。

二、静脉麻醉维持期间药物浓度的调控

利用TCI的预期血药浓度确定了静脉麻醉药在不同临床目标点(意识消失、对痛刺激反

应消失等)的半数有效浓度(C_{50})。为静脉麻醉维持期间靶浓度的调节提供了方便(见表4—1,表4—2,表4—4,表4—8)。然而镇静催眠药与镇痛药的相互作用,使靶浓度的调节变得复杂。在全凭静脉麻醉维持中,选择高浓度镇静催眠药与低浓度镇痛药组合,还是相反,见解不一。英国权威TCI专家提出,一个好的TCI管理,镇静催眠药应该缓慢诱导达到意识消失,记录意识消失时镇静催眠药的效应室浓度,麻醉维持时只要略高于这个镇静水平的效应室浓度即可。体现了个体化诱导和维持的方法。意识消失时和苏醒时的效应室浓度基本是同一水平,因此停药后也可根据意识消失时的效应室浓度大致判断苏醒所需的时间。表4—4列出了TCI丙泊酚麻醉意识消失时,效应室C_{50}和C_{95}分别为2.2μg/mL和3.2μg/mL。临床研究证实麻醉维持时镇静药的浓度不宜过高,其他问题可用麻醉性镇痛药来解决。例如,依托咪酯TCI麻醉,意识消失时的效应室浓度为0.5μg/mL±0.22μg/mL。由于依托咪酯没有镇痛作用,与瑞芬太尼联合实施静脉麻醉时,需要持续输注较大剂量的瑞芬太尼,达到0.3～0.4μg/(kg·min),甚至更高。术中麻醉维持依托咪酯TCI的效应室浓度0.3μg/mL就可以达到满意的麻醉深度,BIS值维持在50左右。并且极大地提高了麻醉恢复质量,明显减少麻醉恢复期的躁动和术后恶心呕吐。

全凭静脉麻醉被列为术中知晓的高危因素。术中知晓定义为全身麻醉下的患者在手术过程中出现了有意识的状态,并且在术后可以回忆起术中发生的与手术相关联的事件。麻醉深度维持在略高于个体意识消失的效应室浓度,是否可以防止术中知晓还缺乏循证医学的依据。不像吸入麻醉,已证实只要维持呼气末麻醉药浓度大于0.7MAC,即可有效预防术中知晓的发生。业已证实,全凭静脉麻醉中用BIS监测,维持BIS值在40～60,可以将发生术中知晓的高危人群的知晓发生率降低80%以上。

一般来说,麻醉下记忆的丧失是呈剂量相关的。表4—11可以看出,患者术中的记忆功能随着麻醉药剂量的增加逐渐下降。丙泊酚输注速率达110μg/(kg·min),患者意识消失。

表4—11　丙泊酚镇静与记忆功能

丙泊酚剂量	外显记忆保存
8μg/(kg·min)	88%
17μg/(kg·min)	86%
33μg/(kg·min)	65%
67μg/(kg·min)	18%

手术的伤害性刺激程度在手术中并非一成不变的,不同程度的伤害性刺激,如气管插管、切皮等,所需的血浆靶浓度也不同。术中伤害性刺激的变化、患者的反应性变化,都要麻醉医师随时观察,及时调整靶浓度。提前预防性地改变靶浓度来对抗伤害性刺激,比伤害性刺激导致机体出现反应后才处理要平稳得多,对机体的干扰和影响也小得多。

手术中阿片类药采用持续输注或TCI输注给药较间断给药有很多益处:①减少总用药量。②血流动力学稳定。③减少副作用。④减少追加。⑤意识恢复迅速。但是适用于TCI输注的阿片类药应该在血与效应室之间的转运非常迅速;并且停药后药物浓度迅速下降,达到患者清醒和不抑制呼吸的水平。

瑞芬太尼被认为是阿片类药药理学上的新发展。瑞芬太尼有独特的代谢机制一被非特异性的水解酶持续水解,因此其恢复几乎不受持续输入时间的影响。图4—7显示,持续输注瑞芬太尼无论是1h还是10h,停药后其恢复时间不变,均是3～6min,较其他阿片类药有质的差别。

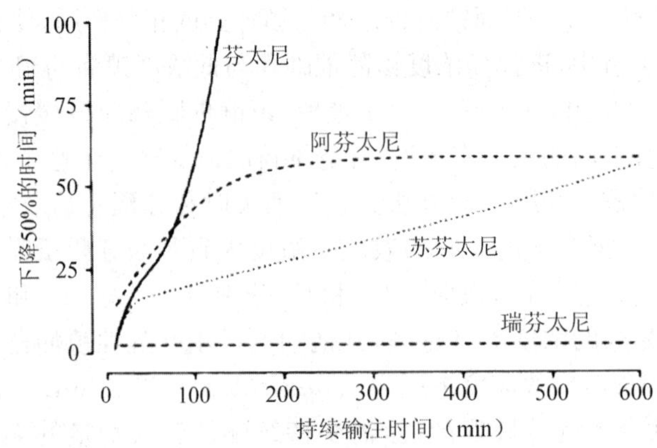

图 4－7　芬太尼类药持续长时间输注后半衰期的变化(时一量相关半衰期)

TCI 是药代动力学的产物，解决的是持续输注时维持特定药物浓度的输注速率问题。C_{50} 是药效学的产物，解决的是针对术中不同的刺激，选择不同需要的药物浓度问题。二者完美结合产生药代一药效模式。解决了药物浓度和效应的时间过程，即麻醉维持过程。

静脉麻醉的发展仅提供了准确的给药指标，尚缺乏患者的反馈指标。也就是说，这些给药指标的确立取决于麻醉医师的经验和判断，是否适合每个具体患者还需要监测麻醉深度和观察患者的反馈指标。此外，TCI 系统可以维持预设的靶浓度，但并不能自动适应外科手术刺激或其他因素引起的麻醉期间的生理波动。解决的方法是将 TCI 设计成一个闭环控制给药系统(closed－loop drug delivery systems)。然而作为闭环控制的反馈指标一麻醉深度监测，目前还是临床研究的难题。因此，静脉麻醉的闭环控制给药系统还未成熟。

TCI 虽然在一定程度上解决了静脉麻醉无法连续监测血药浓度变化的弱点。但是毕竟提供的是计算出来的预期血药浓度，并非实测浓度。近年采用质谱仪分析呼出气气体中丙泊酚浓度(ET－propofol)的研究取得重要进展。呼气末气体中丙泊酚浓度与血浆中实测丙泊酚浓度直线相关性非常好。有望不久成为床旁监测指标。真正解决静脉麻醉中连续、实时监测血药浓度变化的难题。

（梅静）

第四节　麻醉恢复

一、药物的药代动力学特性对麻醉恢复的影响

药物浓度在体内下降的快慢主要取决于药物消除半衰期的长短。理论上，单次给药后，经过 4～5 个半衰期，体内的药物基本排除(表 4－12)。但是较长时间持续输注后的半衰期就完全不一样了。因此又提出时一量相关半衰期(context－sensitive half time)的概念。时一量相关半衰期是指维持恒定血药浓度一定时间后停止输注，中央室的药物浓度下降 50％所需的时间。其意义在于它不同于药物消除半衰期($t_{1/2}\beta$)。研究表明，某些具有较长的 $t_{1/2}\beta$ 的药物可以具有较短的时一量相关半衰期。例如，苏芬太尼的 $t_{1/2}\beta$ 比阿芬太尼要长，但如持续输注 8h，停止输注后，苏芬太尼较阿芬太尼恢复要快，即时一量相关半衰期要短(图 4－7)，反之

亦然。

表 4－12　药物消除半衰期

半衰期数量	药物剩余(%)	药物排除(%)
0	100	0
1	50	50
2	25	75
3	12.5	87.5
4	6.25	93.75
5	3.13	96.87

常用的静脉麻醉药的时－量相关半衰期持随输注时间的延长而变化(图 4－8)。芬太尼和硫喷妥钠明显不适于长时间输注，也不适于用 TCI 方式给药。因为 TCI 系统提高靶浓度比较好实现，计算机根据药代动力学模型，计算出给药速率，很快可以达到预期设置的靶浓度。然而用 TCI 系统降低靶浓度，计算机所能做的工作就是停泵，然后完全依赖该药在体内的重新分布与代谢。根据药代动力学参数，计算出何时下降到麻醉医师设置的靶浓度，再重新开启注射泵维持该靶浓度。这方面，TCI 不如吸入麻醉可以人工干预，通过加快药物从呼吸道的排除，来降低吸入麻醉药的浓度。因此速效和超短效的新型静脉麻醉药推动了静脉麻醉的发展。瑞芬太尼是一个典型的代表，瑞芬太尼长时间持续输注，其时－量相关半衰期始终不变(图 4－7)。

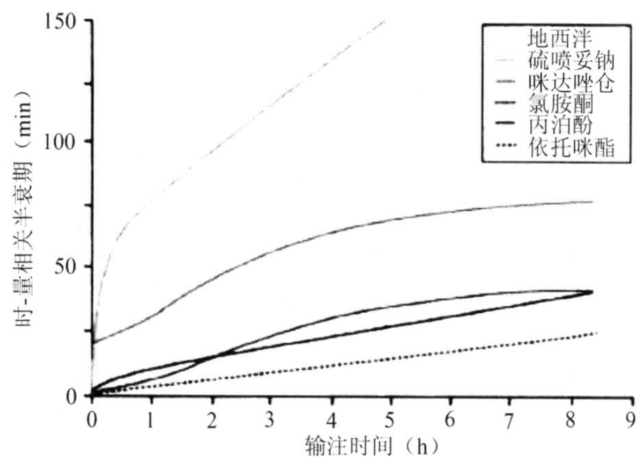

图 4－8　常用静脉麻醉药时－量相关半衰期

曲线从上向下依次为安定、硫喷妥钠、咪达唑仑、氯胺酮、丙泊酚、依托咪酯。

药物持续输入停止后，药物浓度的下降比单次负荷剂量给药后的下降要慢。这与输入时间的长短有关。输入时间越长，停止输入后药物在血浆和效应室衰减得就越慢。这一现象的发生是因为随着输入时间的延长，周边室里的药物已渐渐地充满，导致周边室和中央室浓度梯度减少，停药后药物由中央室向周边室分布减慢，当中央室的药物浓度小于周边室的药物浓度时，药物将反向流动。输入时间更长的话，周边室和中央室最终达到平衡，此时继续输入将不会再增加停止输入后药物浓度的衰减变慢的情况。

根据麻醉药的时－量相关半衰期，选择有优越的药代动力学特点的丙泊酚(图 4－9)、依托咪酯、瑞芬太尼等麻醉药维持麻醉，长时间持续输注停药后恢复十分迅速。

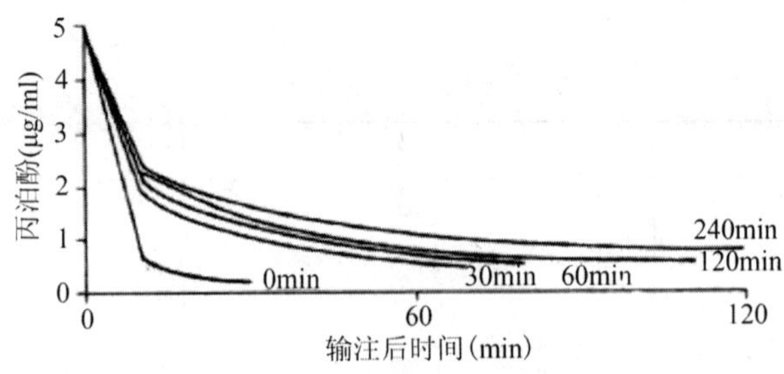

图 4—9 TCI 丙泊酚麻醉停药后的恢复

二、根据药代动力学和药效学模型预测麻醉药物的恢复时间

TCI 系统根据药代动力学模型在停药后可以继续计算随着时间的推移药物浓度的下降，并显示逐渐降低的血浆和效应室浓度。停药后可根据不同临床目标点的血浆和效应室浓度判断恢复所需的时间。

意识消失时和苏醒时的丙泊酚效应室浓度基本是同一水平，因此停药后可根据意识消失时的效应室浓度判断苏醒所需的时间。只要在 TCI 系统中记录或输入患者个体丙泊酚麻醉诱导入睡（意识消失）时的血浆和效应室浓度，TCI 系统可以推算出停药后达到清醒所需的时间。

同理，利用药代动力学和药效学模型，可以推算出阿片类药物从麻醉状态降至苏醒状态可以拔除气管导管的时间，即恢复满意自主呼吸的时间。例如从表 4—2 可以看出，苏芬太尼在麻醉恢复期达到满意通气水平的血药浓度为 0.2ng/mL，如果麻醉维持 2～3h，从图 4—7 苏芬太尼恢复曲线上可以看出，持续输入苏芬太尼 2～3h，停药后苏芬太尼血浆药物浓度下降 50%大约需要 25min 左右。也就是说如果我们在手术后期将血浆苏芬太尼浓度维持在 0.4ng/mL，停药后 30min 将降至 0.2ng/mL 以下，达到了恢复满意通气的水平，可以拔除气管内导管。苏芬太尼时一量相关半衰期不如瑞芬太尼优越，但是了解苏芬太尼的药代动力学和药效学特性，在麻醉维持和恢复时仍然可以控制的得心应手。通常适用于 3～4h 的手术，在手术结束前 30～40min 停止苏芬太尼 TCI 输注，手术结束时麻醉恢复迅速平稳。

表 4—2 列出阿片类药维持满意通气的血药浓度可供临床麻醉时参考。产生呼吸抑制的瑞芬太尼血药浓度和效应室浓度都低于疼痛反应消失时的浓度。国内研究结果，瑞芬太尼产生呼吸抑制时的 TCI 血浆和效应室半数有效浓度（C_{50}）分别为 3.1ng/mL 和 2.1ng/mL。苏芬太尼产生呼吸抑制时的 TCI 血浆半数有效浓度（C_{50}）为 0.14ng/mL。

静脉麻醉的特点是无需经气道给药和无污染。与吸入麻醉相比，静脉麻醉诱导更便捷、舒适，苏醒更迅速和平稳。静脉麻醉的发展得益于三方面重要进展：速效和超短效的静脉麻醉药；对药代动力学和药效学原理的重新认识；以及新的静脉麻醉给药技术（如 TCI）。这些进展解决了静脉麻醉存在的某些局限性，如可控性不如吸入麻醉药、依体重计算用药不科学以及无法连续监测血药浓度变化，使静脉麻醉进入一个新时代。但是这些新技术仍然尚未解决静脉麻醉药个体差异较大的问题，必须加强麻醉深度的监测。也就是说，静脉麻醉的发展仅为我们提供了准确的给药指标，但缺乏患者的反馈指标。是否适合每个具体患者还需要观察和监测患者的麻醉深度。因此，静脉麻醉的闭环控制给药系统（dosed—loop drug delivery systems）的发展成为今后的方向。

（梅静）

第五章　局部麻醉与神经阻滞

第一节　概述

局部麻醉也称部位麻醉（regional anesthesia），是指在患者神志清醒状态下，局麻药应用于身体局部，使机体某一部分的感觉神经传导功能暂时被阻断，运动神经传导保持完好或同时有程度不等的被阻滞状态。这种阻滞应完全可逆，不产生明显的组织损害。局部麻醉优点在于简便易行、安全性大、患者清醒、并发症少和对患者生理功能影响小。

成功地完成一项局部麻醉，要求麻醉医师掌握局部解剖结构及局麻药药理学知识，并能熟练进行各项局麻操作，另一方面，麻醉医师应加强与患者的沟通，在麻醉前给患者介绍此类麻醉的优缺点，选用的原因及操作步骤，使患者有充分思想准备，从而能够更好配合。

一、局部麻醉分类

常见的局部麻醉有表面麻醉（topical anesthesia）、局部浸润麻醉（infiltration anesthesia）、区域阻滞（field block）、神经阻滞（nerve blockade）四类。后者又可分为神经干阻滞、硬膜外阻滞及脊麻。静脉局部麻醉（intravenous regional anesthesia）是局部麻醉另一种形式。整形科医师在吸脂术中应用的肿胀麻醉（tumescent anesthesia）实际上也是一种局部麻醉技术。

二、局部麻醉的特征

与全身麻醉相比，局部麻醉在某些方面具有其独特的优越性。首先，局部麻醉对神志没有影响；其次，局部麻醉还可起到一定程度的术后镇痛的作用；此外，局部麻醉还有操作简便、安全、并发症少、对患者生理功能影响小、可阻断各种不良神经反应、减轻手术创伤所致的应激反应及恢复快等优点。

但是临床上局部麻醉与全身麻醉往往相互补充，我们不能把这两种麻醉方式完全隔离开来，而应该视之为针对不同患者所采取的具有个性化麻醉方案的一部分。如对于小儿、精神病或神志不清患者，不宜单独使用局部麻醉完成手术，必须辅以基础麻醉或全麻；而局部麻醉也可作为全身麻醉的辅助手段，增强麻醉效果，减少全麻药用量。

三、术前用药及监测

（一）术前用药

局部麻醉前用药主要包括镇静催眠药、镇痛药，抗组胺药及抗胆碱能药等。其主要目的在于消除患者紧张情绪；减轻操作时的不适感，尤其在置入穿刺针、寻找异感或使用神经刺激仪时；镇静催眠使患者遗忘掉围手术期经历；并可提高局麻药惊厥阈值。

常规镇静剂量的苯二氮䓬类药物及巴比妥类药物并不能达到提高惊厥阈的效果，只有当其剂量足以使神志丧失时方能达到此目的，但此时常出现呼吸、循环抑制，并可能掩盖局麻药试验剂量反应及局麻药（如布比卡因）心脏毒性的早期症状。

(二)监测

局部麻醉下患者需要与全麻相同的监测手段，诸如 ECG、无创血压计及脉搏氧饱和度仪。更重要的是注意观察潜在局麻药中毒症状，麻醉医师在用药后应经常与患者交谈以判断患者精神状态，并始终保持高度警觉。同时也应监测阻滞范围，尤其是椎管内注射神经毁损性药物时。

四、设备

局部麻醉需要准备好穿刺用品及抢救用品。穿刺用品主要包括消毒液、敷料、穿刺针、注射器、局麻药液、神经刺激仪及连接穿刺针与注射器的无菌连接导管。若须连续阻滞，尚需准备专用穿刺针及其相配的留置导管。抢救用品包括简易呼吸器、面罩、吸引器、通气道、气管导管、喉镜及抢救药品。

(一)穿刺针(图 5—1)

穿刺针长度与阻滞部位深度有关，穿刺针粗细则与穿刺时疼痛和组织损伤等有关，为减轻穿刺时疼痛，尽量选用细的穿刺针，同时短斜面穿刺针较长斜面穿刺针损伤神经几率小。尚有一种绝缘鞘穿刺针在神经刺激仪定位时使用。

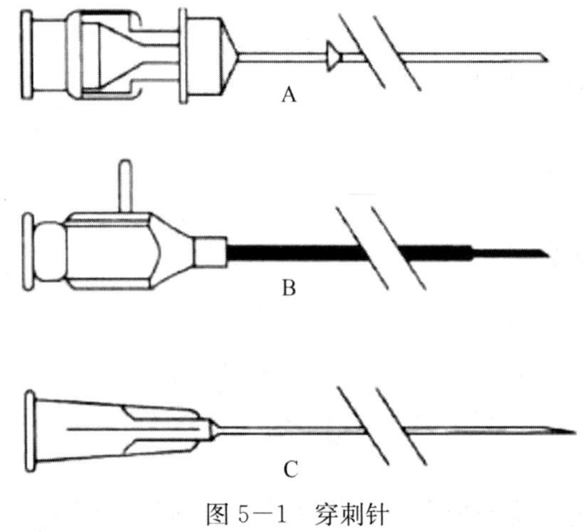

图 5—1　穿刺针

(二)神经刺激仪

1. 机制　神经刺激仪是利用电刺激器产生脉冲电流传送至穿刺针，当穿刺针接近混合神经时，就会引起混合神经去极化，而其中运动神经较易去极化出现所支配肌肉颤搐，这样就可以通过肌颤搐反应来定位，不必通过穿刺针接触神经产生异感来判断。

2. 组成　包括电刺激器、穿刺针、电极及连接导线(图 5—2)。

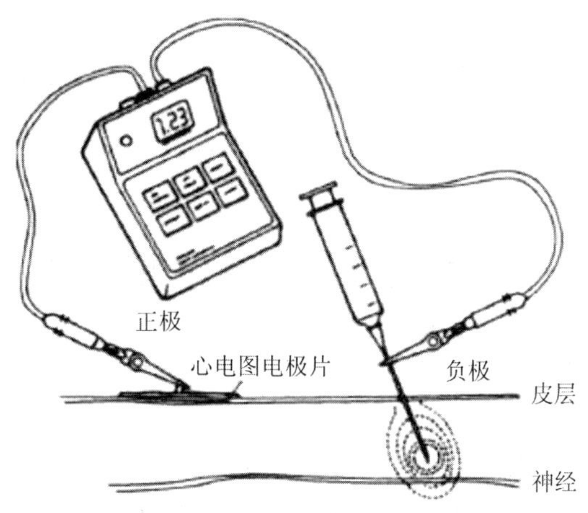

图 5－2　神经刺激仪

(1)电刺激器:电刺激器要求电压安全、电流稳定、性能可靠。理想的电刺激器采用直流电,输出电流在 0.1～10.0mA 间,能随意调节并能精确显示数值,频率为 0.5～1Hz。

(2)两个电极,负极通常由鳄鱼夹连接穿刺针,使用前须消毒,正极可与心电图电极片连接,粘贴于肩或臀部。

(3)穿刺针最好选用带绝缘鞘穿刺针,以增强神经定位的准确性,一般穿刺针亦可应用。

3.定位方法　神经刺激仪用于神经定位时和常规神经阻滞一样须摆放体位、定位、消毒铺巾,进针后接刺激器。开始以 1mA 电流以确定是否接近神经,1mA 电流可使距离 1cm 范围内的运动神经去极化,然后调节穿刺针方向、深度及刺激器电流,直至以最小电流(0.3～0.5mA)产生最大肌颤搐反应,说明穿刺针已接近神经,此时停针,回抽注射器无血和液体后注入 2mL 局麻药,若肌颤搐反应减弱或消失,即得到进一步证实。如果注药时伴有剧烈疼痛提示有可能为神经内注射,此时应退针并调整方向。

4.适用范围　神经刺激器多用于混合神经干定位,除可用于一般患者外,更适用于那些不能合作及反应迟钝的患者,但操作者仍须掌握局部解剖及操作技巧,以确定穿刺部位及穿刺方向,只有在穿刺针接近神经时神经刺激仪才能帮助定位。

五、局部麻醉并发症

每一种局部麻醉方法因其解剖结构不同,而相应有特殊并发症,下面主要介绍使用穿刺针穿刺及注射局麻药而引起的具有共性的问题。

(一)局部麻醉药的不良反应

主要涉及局麻药过敏、组织及神经毒性、心脏及中枢神经系统毒性反应。

(二)穿刺引起的并发症

1.神经损伤　在进行穿刺时可直接损伤神经,尤其伴异感时。Slender(1979)及 Winchell(1985)报道经腋路臂丛阻滞时神经损伤发生率分别为 2%和 0.36%,而有异感时发生率更高。使用短斜面穿刺针及神经刺激仪定位可减少神经损伤发生率。穿刺时还应避免神经束或神经鞘内注射。

2.血肿形成　周围神经阻滞时偶可见血肿形成,血肿对局麻药扩散及穿刺定位均有影响,因而在穿刺操作前应询问出血史,采用尽可能细的穿刺针,同时在靠近血管丰富部位操作时应细心。

3.感染　操作时无菌原则不严格或穿刺经过感染组织可将感染进一步扩散，因此有局部感染应视为局部麻醉禁忌证。

（杨毅）

第二节　表面麻醉

将渗透作用强的局麻药与局部黏膜接触，使其透过黏膜而阻滞浅表神经末梢所产生的无痛状态，称为表面麻醉。

表面麻醉使用的局麻药难以达到皮下的痛觉感受器，仅能解除黏膜产生的不适，因此表面麻醉只能在刺激来源于上皮组织时才有效果。黏膜细胞的指状突起与邻近细胞交错形成功能性表面，局麻药容易经黏膜吸收；皮肤细胞排列较密，外层角化，吸收缓慢而且吸收量少，故表面麻醉通常只能在黏膜上进行。但一种复合表面麻醉配方恩纳软膏（eutectic mixture of local anesthetics，EMLA）为5%利多卡因和5%丙胺卡因盐基混合剂，皮肤穿透力较强，可用于皮肤表面，可以减轻经皮肤静脉穿刺和置管的疼痛，也可用于植皮，但镇痛完善约需45～60min。

一、表面麻醉药

目前应用于表面麻醉的局麻药分两类：羟基化合物和胺类。

临床上应用的羟基化合物类表面麻醉药是芳香族和酯类环族醇，如苯甲醇、苯酚、间苯二酚和薄荷醇等，制成洗剂、含漱液、乳剂、软膏和铵剂，与其他药物伍用于皮肤病、口腔、肛管等治疗，与本章表面麻醉用于手术、检查和治疗性操作镇痛的目的并不一致。

本节讨论的胺类表面麻醉药，分为酯类和酰胺类。酯类中有可卡因、盐酸己卡因（cyclaine）、苯佐卡因（benzocaine）、对氨基苯甲酸酯（butamben）和高水溶性的丁卡因（tetracaine）。酰胺类包括地布卡因（dibucaine）和利多卡因（lidocaine）。另外尚有既不含酯亦不含酰胺的达克罗宁（dyclonine）和盐酸丙吗卡因（pramoxine）。达克罗宁为安全的可溶性表面麻醉药，刺激性很强，注射后可引起组织坏死，只能作表面麻醉用。

混合制剂TAC（tetracaine，adrenaline，cocaine）可通过划伤的皮肤而发挥作用，由0.5%丁卡因，10%～11.8%可卡因，加入含1∶200000肾上腺素组成，在美国广泛用于儿童皮肤划伤须缝合时的表面麻醉，成人最大使用安全剂量为3～4mL/kg，儿童为0.05mL/kg。TAC不能透过完整皮肤，但能迅速被黏膜所吸收而出现毒性反应。为避免毒性反应及成瘾性，研究不含可卡因的替代表面麻醉剂，发现丁卡因－苯肾上腺素的制剂与TAC一样可有效用于皮肤划伤。

表面麻醉用的局麻药较多，但常见表面麻醉药主要有以下几种（表5－1）：

表 5－1 常见的表面麻醉药

局麻药	浓度	剂型	使用部位
利多卡因	2%～4%	溶液	口咽、鼻、气管及支气管
	2%	凝胶	尿道
	2.5%～5%	软膏	皮肤、黏膜、直肠
	10%	栓剂	直肠
	10%	气雾剂	牙龈黏膜
丁卡因	0.5%	软膏	鼻、气管、支气管
	0.25%～1%	溶液	眼
	0.25%	溶液	
EMLA	2.5%	乳剂	皮肤
TAC	0.5%丁卡因，11.8%可卡因及 1∶200000 肾上腺素	溶液	皮肤

二、操作方法

（一）眼科手术

角膜的末梢神经接近表面，结合膜囊可存局麻药 1 滴，为理想的给药途径。具体方法为患者平卧，滴入 0.25%丁卡因 2 滴，嘱患者闭眼，每 2min 重复滴药 1 次，3～5 次即可。麻醉作用持续 30min，可重复应用。

（二）鼻腔手术

鼻腔感觉神经来自三叉神经的眼支，它分出鼻睫状神经支配鼻中隔前 1/3；筛前神经到鼻侧壁；蝶腭神经节分出后鼻神经和鼻腭神经到鼻腔后 1/3 的黏膜。筛前神经及鼻神经进入鼻腔后部位于黏膜之下，可被表面麻醉所阻滞。

方法：用小块棉布先浸入 1∶1000 肾上腺素中，挤干后再浸入 2%～4%利多卡因或0.5%～1%丁卡因中，挤去多余局麻药，然后将棉片填贴于鼻甲与鼻中隔之间约 3min。在上鼻甲前庭与鼻中隔之间再填贴第二块局麻药棉片，待 10min 后取出，即可行鼻息肉摘除，鼻甲及鼻中隔手术。

（三）咽喉、气管及支气管表面麻醉

声襞上方的喉部黏膜、喉后方黏膜及会厌下部的黏膜，最易诱发强烈的咳嗽反射。喉上神经侧支穿过甲状舌骨膜，先进入梨状隐窝外侧壁，最后分布于梨状隐窝前壁内侧黏膜上，故梨状隐窝处施用表面麻醉即可使喉反射迟钝。

软腭、腭扁桃体及舌后部易引起呕吐反射，此处可以使用喷雾表面麻醉，但应控制局麻药用量，还应告诫患者不要吞下局麻药，以免吸收后发生毒性反应。咽喉及声带处手术，施行喉上神经内侧支阻滞的方法是：用弯喉钳夹浸入局麻药的棉片，慢慢伸入喉侧壁，将棉片按入扁桃体后梨状隐窝的侧壁及前壁 1min，恶心反射即可减轻，可行食管镜或胃镜检查。

咽喉及气管内喷雾法是施行气管镜、支气管镜检查，或施行气管及支气管插管术的表面麻醉方法。先令患者张口，对咽部喷雾 3～4 下，2～3min 后患者咽部出现麻木感，将患者舌体拉出，向咽喉部黏膜喷雾 3～4 下，间隔 2～3min，重复 2～3 次。最后用喉镜显露声门，于患者吸气时对准声门喷雾，每次 3～4 下，间隔 3～4min，重复 2～3 次，即可行气管镜检或插管。

另一简单方法是在患者平卧头后仰时，在环状软骨与甲状软骨间的环甲膜作标记。用

22G 3.5cm 针垂直刺入环甲膜，注入 2%利多卡因 2～3mL 或 0.5%丁卡因 2～4mL。穿刺及注射局麻药时嘱患者屏气、不咳嗽、吞咽或讲话，注射完毕鼓励患者咳嗽，使药液分布均匀。2～5min 后，气管上部、咽及喉下部便出现局麻作用。

（四）注意事项

1. 浸渍局麻药的棉片填敷于黏膜表面之前，应先挤去多余的药液，以防吸收过多产生毒性反应。填敷棉片应在头灯或喉镜下进行，以利于正确放置。

2. 不同部位的黏膜吸收局麻药的速度不同。一般说来在大片黏膜上应用高浓度及大剂量局麻药易出现毒性反应，重者足以致命。根据 Adriani 及 Campbell 的研究，黏膜吸收局麻药的速度与静脉注射相等，尤以气管及支气管喷雾法局麻药吸收最快，故应严格控制剂量，否则大量局麻药吸收后可抑制心肌，患者迅速虚脱，因此事先应备妥复苏用具及药品。

3. 表面麻醉前可注射阿托品，使黏膜干燥，避免唾液或分泌物妨碍局麻药与黏膜的接触。

4. 涂抹于气管导管外壁的局麻药软膏最好用水溶性的，应注意其麻醉起效时间至少需 1min，所以不能期望气管导管一经插入便能防止呛咳，于清醒插管前，仍须先行咽、喉及气管黏膜的喷雾表面麻醉。

（杨毅）

第三节　局部浸润麻醉

沿手术切口线分层注射局麻药，阻滞组织中的神经末梢，称为局部浸润麻醉。

一、常用局麻药

根据手术时间长短，选择应用于局部浸润麻醉的局麻药，可采用短时效（普鲁卡因或氯普鲁卡因）、中等时效（利多卡因、甲哌卡因或丙胺卡因）或长时效局麻药（布比卡因或依替杜卡因）。表 5－2 简介了各时效局麻药使用的浓度、最大剂量和作用持续时间。

表 5－2　局部浸润麻醉常用局麻药

	普通溶液			含肾上腺素溶液	
	浓度（%）	最大剂量（mg）	作用时效（min）	最大剂量（mg）	作用时效（min）
短时效：					
普鲁卡因	1.0～2.0	500	20～30	600	30～45
氯普鲁卡因	1.0～2.0	800	15～30	1000	30
中时效：					
利多卡因	0.5～1.0	300	30～60	500	120
甲哌卡因	0.5～1.0	300	45～90	500	120
丙胺卡因	0.5～1.0	350	30～90	550	120
长时效：					
布比卡因	0.25～0.5	175	120～240	225	180～240
罗哌卡因	0.2～0.5	200	120～240	250	180～240
依替杜卡因	0.5～1.0	300	120～180	400	180～410

二、操作方法

取 24～25G 皮内注射针，针头斜面紧贴皮肤，进入皮内以后推注局麻药液，造成白色的橘皮样皮丘，然后取 22G 长 10cm 穿刺针经皮丘刺入，分层注药，若需浸润远方组织，穿刺针应由上次已浸润过的部位刺入，以减轻穿刺疼痛。注射局麻药液时应加压，使其在组织内形成张力性浸润，与神经末梢广泛接触，以增强麻醉效果(图 5－3)。

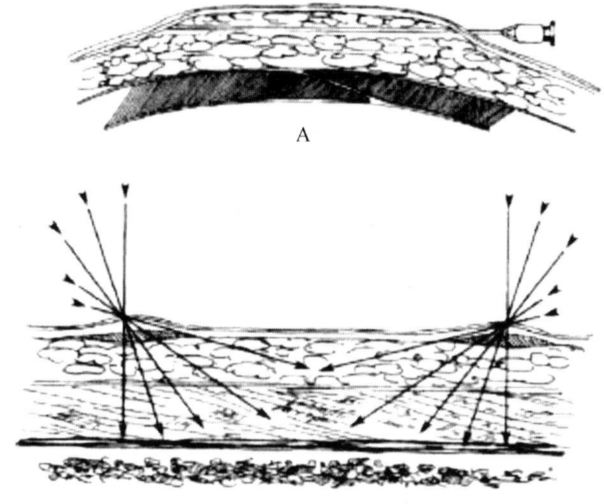

图 5－3　局部浸润麻醉

三、注意事项

1. 注入局麻药要深入至下层组织，逐层浸润，膜面、肌膜下和骨膜等处神经末梢分布最多，且常有粗大神经通过，局麻药液量应加大，必要时可提高浓度。肌纤维痛觉神经末梢少，只要少量局麻药便可产生一定的肌肉松弛作用。

2. 穿刺针进针应缓慢，改变穿刺针方向时，应先退针至皮下，避免针干弯曲或折断。

3. 每次注药前应抽吸，以防局麻药液注入血管内。局麻药液注毕后须等待 4～5min，使局麻药作用完善，不应随即切开组织致使药液外溢而影响效果。

4. 每次注药量不要超过极量，以防局麻药毒性反应。

5. 感染及癌肿部位不宜用局部浸润麻醉。

（杨毅）

第四节　区域阻滞

围绕手术区，在其四周和底部注射局麻药，以阻滞进入手术区的神经干和神经末梢，称为区域阻滞麻醉。可通过环绕被切除的组织（如小囊肿、肿块活组织等）作包围注射，或在悬雍垂等组织（舌、阴茎或有蒂的肿瘤）环绕其基底部注射。区域阻滞的操作要点与局部浸润法相同。主要优点在于能避免穿刺病理组织，适用于门诊小手术，也适于健康情况差的虚弱患者或高龄患者(图 5－4，图 5－5)。

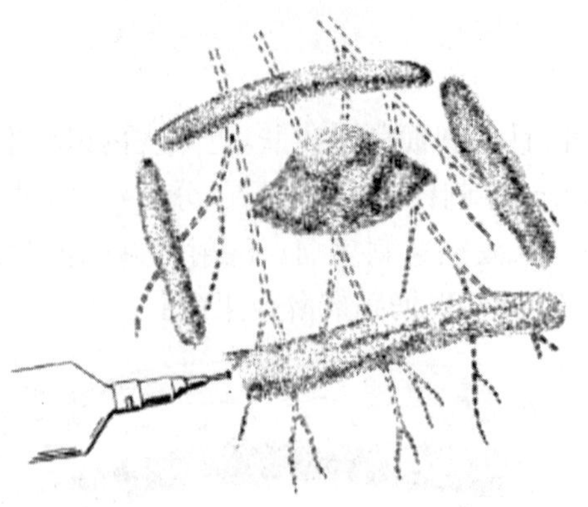

图 5—4　小肿瘤的区域阻滞

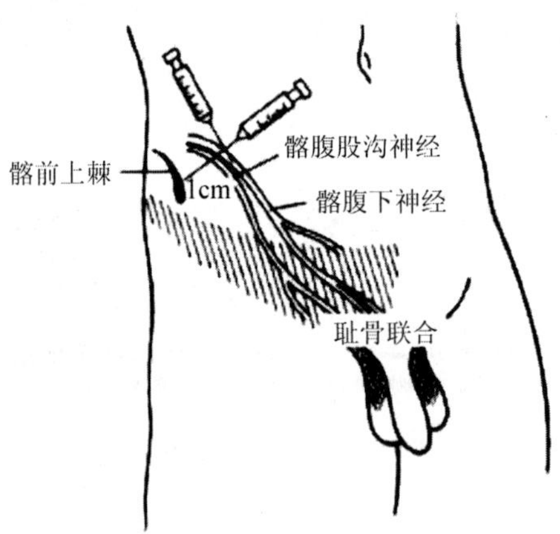

图 5—5　髂腹股沟及髂腹下神经阻滞

（杨毅）

第五节　静脉局部麻醉

肢体近端上止血带，由远端静脉注入局麻药以阻滞止血带以下部位肢体的麻醉方法称静脉局部麻醉。静脉局部麻醉首次由 August Bier 于 1908 年介绍，故又称 Bier 阻滞，主要应用于成人四肢手术。

一、作用机制

肢体的周围神经均有伴行血管提供营养。若以一定容量局麻药充盈与神经伴行的静脉血管，局麻药可透过血管而扩散至伴行神经发挥作用。在肢体远端缚止血带以阻断静脉回流，然后通过远端建立的静脉通道注入一定容量局麻药以充盈肢体静脉系统即可发挥作用，通过这种方法局麻药主要作用于周围小神经及神经末梢，而对神经干的阻滞作用较小。

二、适应证

适用于能安全放置止血带的远端肢体手术，受止血带安全时限的限制，手术时间一般在 1～2h 内为宜，如神经探查、清创及异物清除等。如果合并有严重的肢体缺血性血管疾患则不宜选用此法。下肢主要用于足及小腿手术，采用小腿止血带，应放置于腓骨颈以下，避免压迫腓浅神经。

三、操作方法

1. 在肢体近端缚两套止血带。

2. 肢体远端静脉穿刺置管。据 Sorbie 统计，选择静脉部位与麻醉失败率之间关系为肘前＞前臂中部、小腿＞手、腕、足。

3. 抬高肢体 2～3min，用弹力绷带自肢体远端紧绕至近端以驱除肢体血液（图 5－6）。

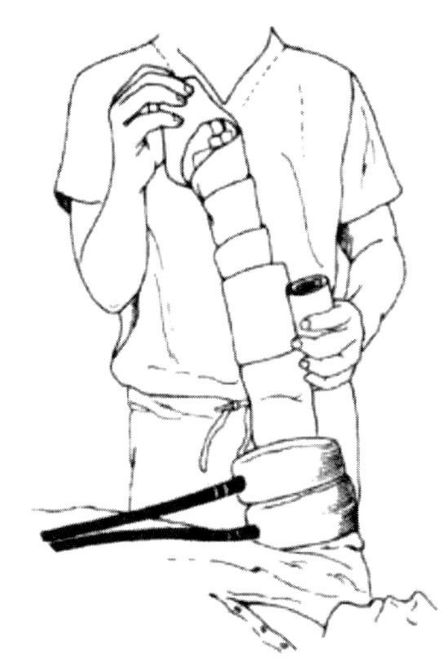

图 5－6　局部静脉麻醉

4. 先将肢体近端止血带充气至压力超过该侧肢体收缩压 100mmHg，然后放平肢体，解除弹力绷带。充气后严密观察压力表，谨防漏气使局麻药进入全身循环而导致局麻药中毒反应。

5. 经已建立的静脉通道注入稀释局麻药，缓慢注射（90s 以上）以减轻注射时疼痛，一般在 3～10min 后产生麻醉作用。

6. 多数患者在止血带充气 30～45min 以后出现止血带部位疼痛。此时可将远端止血带（所缚皮肤已被麻醉）充气至压力达前述标准，然后将近端止血带（所缚皮肤未被麻醉）放松。无论在何情况下，注药后 20min 内不可放松止血带。整个止血带充气时间不宜超过 1～1.5h。

若手术在 60～90min 内尚未完成，而麻醉已消退，此时须暂时放松止血带，最好采用间歇放气，以提高安全性。恢复肢体循环 1min 后，再次充气并注射 1/2 首次量的局麻药。

四、局麻药的选用与剂量

利多卡因为最常用的局麻药，为避免药物达到极量又能使静脉系统充盈，可采用大容量稀释的局麻药。以 70kg 患者为例，上肢手术可用 0.5％利多卡因 60mL，下肢手术可用 0.25％利多卡因 60～80mL，一般总剂量不要超过 3mg/kg。丙胺卡因和布比卡因也成功用于静脉局部麻醉。0.25％布比卡因用于 Bier 阻滞，松止血带后常可维持一定程度镇痛，但有报道因心脏毒性而致死亡的病例。丙胺卡因结构与利多卡因相似，且入血后易分解，故其 0.5％

溶液亦为合理的选择。氯普鲁卡因效果亦好,且松止血带后氯普鲁卡因可被迅速水解而失活,但约 10%患者可出现静脉炎。

五、并发症

静脉局部麻醉主要并发症是放松止血带后或漏气致大量局麻药进入全身循环所产生的毒性反应。所以应注意:①在操作前仔细检查止血带及充气装置,并校准压力计。②充气时压力至少超过该侧收缩压 100mmHg 以上,并严密监测压力计。③注药后 20min 以内不应放松止血带,放止血带时最好采取间歇放气法,并观察患者神志状态。

(杨毅)

第六节　神经干及神经丛阻滞

神经干阻滞也称传导阻滞或传导麻醉,是将局麻药注射至神经干(丛)旁,暂时阻滞神经的传导功能,使该神经分布的区域产生麻醉作用,达到手术无痛的方法。神经阻滞是较普遍采用的麻醉方法之一,只要手术部位局限于某一或某些神经干(丛)所支配范围并且阻滞时间能满足手术需要者即可适用。神经阻滞麻醉的适应证主要取决于手术范围、手术时间、患者的精神状态及合作程度。神经阻滞既可单独应用,亦可与其他麻醉方法如基础麻醉、全身麻醉等复合应用。穿刺部位有感染、肿瘤、严重畸形以及对局麻药过敏者应作为神经阻滞的绝对禁忌证。

神经阻滞过程中的注意事项如下:

①神经阻滞多为盲探性操作,要求患者能及时说出穿刺针触及神经干的异感并能辨别异感放射的部位。也可使用神经刺激器准确定位。

②神经阻滞的成功有赖于穿刺入路的正确定位,正确利用和熟悉身体的定位标志。

③某些神经阻滞可以有不同的入路和方法,一般宜采用简便、安全和易于成功的方法。但遇到穿刺点附近有感染、肿块畸形或患者改变体位有困难等原因时则需变换入路。

④施行神经阻滞时,神经干旁常伴行血管,穿刺针经过的组织附近可能有体腔(如胸膜腔等)或脏器,穿刺损伤可以引起并发症或后遗症,操作力求准确、慎重及轻巧。

关于局麻药物的选择,见表 5－3,表 5－4。

表 5－3　粗大神经干阻滞时局麻药的选择

含 1∶200000 肾上腺素溶液的局麻药物	常用浓度(%)	常用体积(mL)	最大剂量(mg)	平均起效时间(min)	平均持续时间(min)
利多卡因	1～2	30～50	500	10～20	120～240
甲哌卡因	1～1.5	30～50	500	10～20	180～300
丙胺卡因	1～2	30～50	600	10～20	180～300
布比卡因	0.25～0.5	30～50	225	20～30	360～720
罗哌卡因	0.2～0.5	30～50	250	20～30	360～720
左旋布比卡因	0.25～0.5	30～50	225	20～30	360～720

表 5－4　细小神经干阻滞时局麻药的选择

药物	常用浓度(%)	常用体积(mL)	剂量(mg)	普通溶液	含肾上腺素溶液
				平均持续时间(min)	平均持续时间(min)
普鲁卡因	2	5～20	100～400	15～30	30～60
氯普鲁卡因	2	5～20	100～400	15～30	30～60
利多卡因	1	5～20	50～200	60～120	120～180
甲哌卡因	1	5～20	50～200	60～120	120～180
丙胺卡因	1	5～20	50～200	60～120	120～180
布比卡因	0.25～0.5	5～20	12.5～100	180～360	240～420
罗哌卡因	0.2～0.5	5～20	10～100	180～360	240～420

一、颈丛阻滞技术

颈神经丛由颈$_{1\sim4}$($C_{1\sim4}$)脊神经前支组成。第 1 颈神经主要是运动神经，支配枕骨下角区肌肉，后 3 对颈神经均为感觉神经，出椎间孔后，从后面横过椎动脉及椎静脉，向外延伸，到达横突尖端时分为升支及降支，这些分支与上下相邻的颈神经分支在胸锁乳突肌之后连接成网状，称为颈神经丛(图 5－7)。

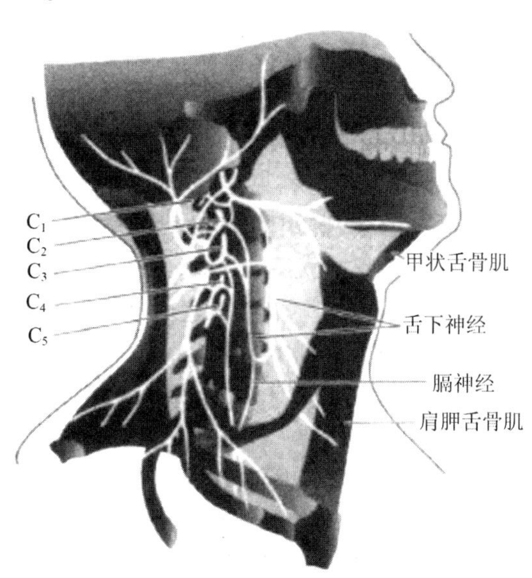

图 5－7　颈神经丛

每一条神经出椎间孔后，越过椎动、静脉在各横突间连结成束至横突尖端。横突尖端约距皮肤 1.3～3.2cm，靠下方的颈椎横突较浅，以第 6 颈椎横突尖端最易触及。颈神经丛分为深丛及浅丛，还形成颈袢，与 C_5 部分神经纤维形成膈神经。颈深神经丛主要支配颈前及颈侧面的深层组织，亦有分支通过舌下神经到舌骨下肌群。颈浅神经丛在胸锁乳突肌后缘中点形成放射状分布，向前即颈前神经，向下为锁骨上神经，向后上为耳大神经，向后为枕小神经，分布于颌下、锁骨、整个颈部及枕部区域的皮肤浅组织，呈披肩状。

(一)颈丛阻滞的适应证、禁忌证和并发症

1. 颈丛神经阻滞的适应证　适用于颈部一切手术，如甲状腺大部切除术或颈动脉内膜剥脱术。对于难以保持上呼吸道通畅者应禁用颈丛阻滞麻醉。双侧颈深丛阻滞时，有可能阻滞双侧膈神经或喉返神经而引起呼吸抑制，尤以年迈体弱者为甚，因此双侧颈深丛阻滞应慎用或禁用。

2. 颈丛神经阻滞并发症

(1)药液误入硬膜外间隙或蛛网膜下隙：可引起高位硬膜外阻滞，而更严重的并发症是药液误入蛛网膜下隙引起全脊麻。穿刺针误入椎管的原因之一是进针过深，二是进针方向偏内向后，多由于注射过程中针头固定欠佳而逐渐推进所致。预防措施在于使用短针(或5、7号头皮针)，进针切勿过深，注药2～3mL后观察无全脊椎麻醉反应，然后再注入余药。

(2)局麻药毒性反应：主要是穿刺针误入颈动脉或椎动脉而未及时发现所致。因此注药前应抽吸，证实针尖深度应在横突部位。由于颈部血管丰富，药物吸收迅速，也会导致中毒。故穿刺针切勿过深，注速切勿太快，药物不可过量。在应用两种局麻药的混合液时，两种局麻药各自的毒性有相加作用或协同作用，特别要警惕布比卡因的心脏毒性，严格控制药量。

(3)膈神经麻痹：膈神经主要由第4颈神经组成，同时接受第3、5颈神经的小分支。颈深丛阻滞常易累及膈神经，可出现呼吸困难及胸闷，此时立即吸氧多可缓解。双侧膈神经麻痹时呼吸困难症状严重，必要时应进行人工辅助呼吸，故应避免双侧颈深丛阻滞。

(4)喉返神经阻滞：主要是针刺过深，注药压力太大使迷走神经阻滞。患者声音嘶哑或失音，甚至出现呼吸困难。单侧喉返神经阻滞者症状在0.5～1h内多可缓解。

(5)霍纳综合征(Horner's syndrome)：系颈交感神经节被阻滞所致，表现为患侧眼裂变小、瞳孔缩小、眼结膜充血、鼻塞、面微红及无汗等。短期内可自行缓解。

(6)椎动脉损伤引起出血、血肿。

(二)颈丛阻滞的操作技术

1. 颈浅丛神经阻滞　颈浅神经丛阻滞可用于锁骨上颈部表浅手术，而颈部较深手术，如甲状腺手术、颈动脉内膜剥脱术等，尚须行颈深神经丛阻滞。但由于颈部尚有后四对颅神经支配，故单纯行颈神经丛阻滞效果不完善，可用辅助药物以减轻疼痛。

(1)定位：于第4颈椎横突处作标记，或采取颈外静脉与胸锁乳突肌后缘交点，常规消毒后在标记处作皮丘(图5—8)。

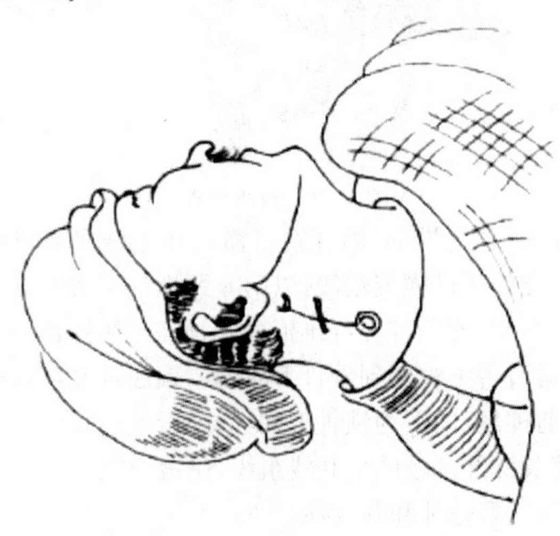

图5—8　颈浅丛阻滞的定位

(2)操作:患者去枕仰卧,头偏向对侧。常规消毒皮肤,操作者带无菌手套,用22G针(5～6cm)由胸锁乳突肌后缘中点垂直刺入皮肤,若胸锁乳突肌触不清楚,可先嘱患者抬头使胸锁乳突肌绷紧,则可见其后缘。缓慢进针遇一刺破纸张样的落空感后表示针头已穿透颈阔肌,将局麻药注射到颈阔肌下。也可在颈阔肌表面(胸锁乳突肌浅表)再向乳突、锁骨和颈前方向作浸润注射,以分别阻滞枕小、耳大、颈前和锁骨上神经,一般用2%利多卡因5mL加0.5%布比卡因或0.3%丁卡因5mL及0.1%肾上腺素0.1mL(甲亢患者禁用),于两侧各注5mL即可。亦可用较低浓度药物或其他配方,视手术情况而定(图5—9)。

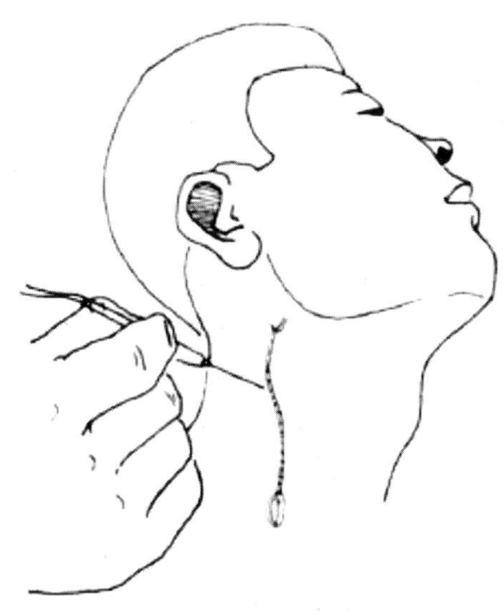

图5—9　颈浅丛阻滞的操作方法

2.颈深丛神经阻滞

(1)定位:第6颈椎横突结节(又称chassaignac结节)是颈椎横突中最突出者,位于环状软骨水平,可以扪及。由乳突尖至第6颈椎横突作一连线,在此连线上乳突下约1.5cm为第2颈椎横突,第2颈椎横下约3cm为第4颈椎横突,位于颈外静脉与胸锁乳突肌后缘交叉点附近,第3颈椎横突位于颈2、4横突之间(图5—10,图5—11)。

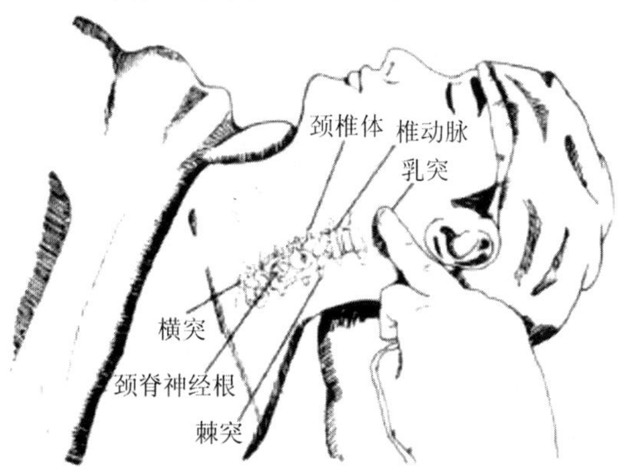

图5—10　颈深丛阻滞相关解剖结构

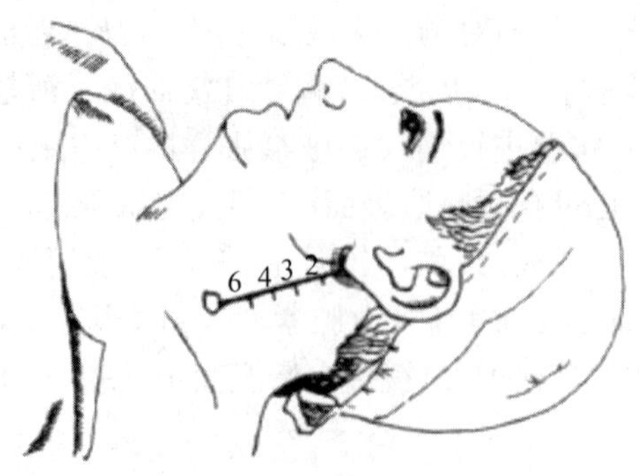

图 5－11　颈深丛阻滞的定位

(2)操作：患者去枕仰卧，头偏向对侧，双上肢紧贴身体两侧，在乳突尖的下方约 1.5cm，并在胸锁乳突肌后缘处，即相当于第 2 颈椎横突的位置作一标记。并于胸锁乳突肌后缘中点，相当于颈$_4$横突尖的位置再作一标记。两者之间的中点即为颈$_3$横突尖。每两标记之间相距约 2～3cm。在以上三点用局麻药作皮丘，麻醉者站在患者的头侧，左手食、中、无名指触得颈$_{2、3、4}$横突尖，以长 4～5cm 的 22G 穿刺针自各皮丘处呈垂直方向稍向足倾斜刺入直达颈$_{2、3、4}$横突面，即相当于手指触得的位置。若患者有异感，则更为确切。若异感出现在头后方，即表示刺到颈$_{2、3}$脊神经，当出现在颈下方或肩部，则为刺到颈$_4$神经。穿刺针的位置必须确实在横突处方可注药。注药前必须先回吸确定无血和脑脊液后，每处注射局麻药混合液 2～3mL，最多 5mL(2%利多卡因 5mL 加 0.5%布比卡因或 0.3%丁卡因 5mL)。若手术范围在颈中部，颈$_2$横突处可不注药。此外，改良颈丛神经阻滞技术已为临床广泛应用，即以第 4 颈椎横突作穿刺点，穿刺针抵达第 4 颈椎横突后一次性注入局麻药 10～15mL(注射前最好找到异感)，药物扩散依赖椎旁间隙，可阻滞整个颈丛，满足颈部手术需要(图 5－12)。有经验的麻醉医师可慎用双侧颈深丛神经阻滞，注意在一侧颈深阻滞后观察 15～30min，如无呼吸抑制再行对侧颈深阻滞，否则应放弃对侧颈深阻滞。

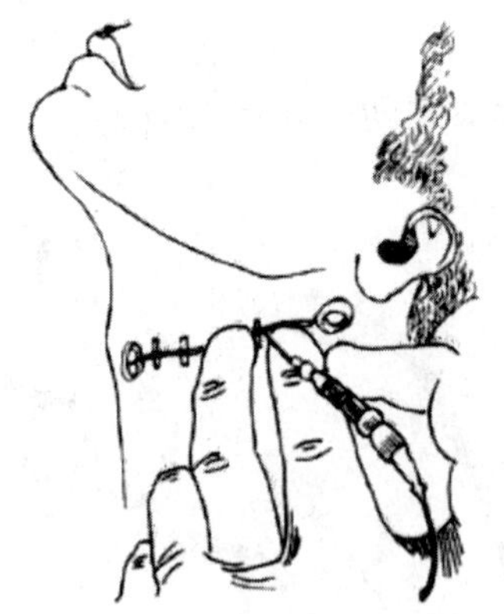

图 5－12　改良颈丛神经阻滞技术

二、臂丛阻滞技术

(一)解剖

1.臂丛神经组成(图 5－13)　臂神经丛由 $C_{5\sim8}$ 及 T_1 脊神经前支组成，有时亦接受 C_4 及 T_2 脊神经前支发出的小分支，主要支配整个手、臂运动和绝大部分手、臂感觉。组成臂丛的脊神经出椎间孔后在锁骨上部，前、中斜角肌的肌间沟分为上、中、下干。上干由 $C_{5\sim6}$ 前支，中干由 C_7 前支，下干由 C_8 和 $T_{1,2}$ 脊神经前支构成。三支神经干从前中斜角肌间隙下缘穿出，伴随锁骨下动脉向前、向外、向下方延伸，至锁骨后第 1 肋骨中外缘每个神经干分为前、后两股，通过第 1 肋和锁骨中点，经腋窝顶进入腋窝。在腋窝各股神经重新组合成束，三个后股在腋动脉后方合成后束，延续为腋神经及桡神经；上干和中干的前股在腋动脉的外侧合成外侧束，延续为肌皮神经和正中神经外侧根；下干的前股延伸为内侧束，延续为尺神经、前臂内侧皮神经、臂内侧皮神经和正中神经内侧根（图 5—14，图 5—15）。

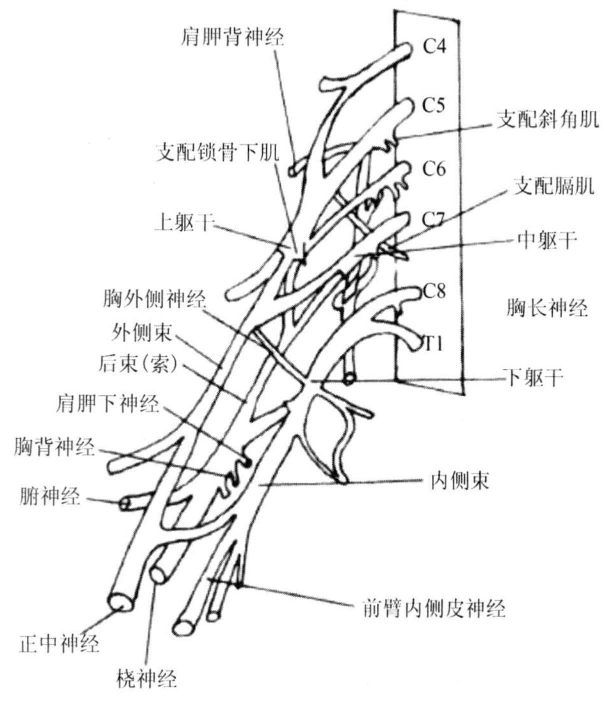

图 5—13　臂丛神经

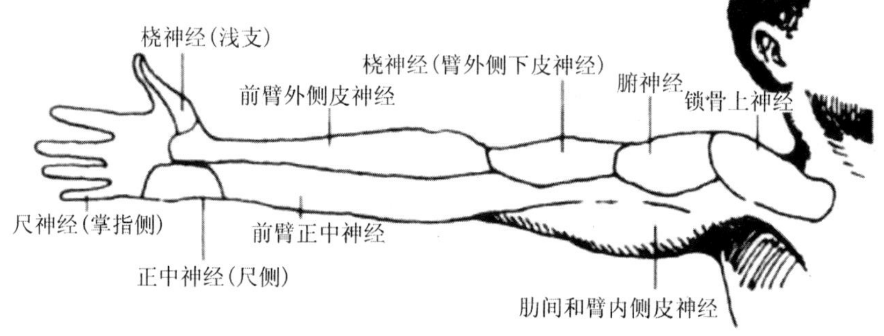

图 5—14　臂丛神经分支在皮肤上的分布（前面）

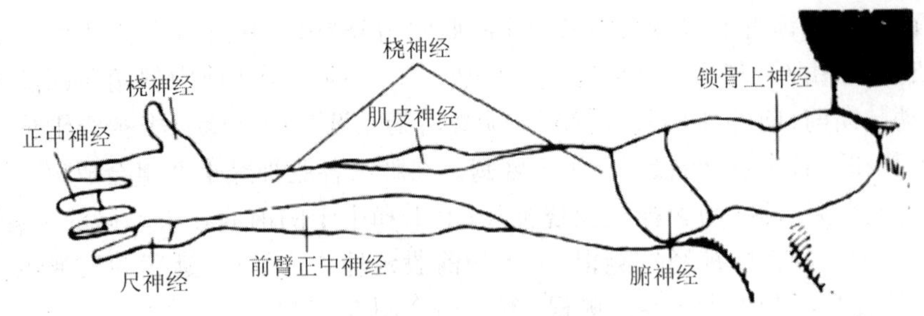

图 5－15　臂丛神经分支在皮肤上的分布(后面)

2.臂丛神经与周围组织的关系　臂丛神经按其所在的位置分为锁骨上、下两部分。

(1)锁骨上部:主要包括臂丛的根和干。

1)臂丛各神经根分别从相应椎间孔穿出走向外侧,其中 $C_{5\sim7}$ 前支沿相应横突的脊神经沟走行,通过椎动脉的后方。然后,臂丛各根在锁骨下动脉第二段上方通过前、中斜角肌间隙,在穿出间隙前后组成三干。

2)臂丛三干在颈外侧的下部,与锁骨下动脉一起从上方越过第 1 肋的上面,其中上、中干行走于锁骨下动脉的上方,下干行走于动脉的后方。臂丛三干经过前中斜角肌间隙和锁骨下血管一起被椎前筋膜包绕,故称为锁骨下血管周围鞘,而鞘与血管之间则称为锁骨下血管旁间隙。臂丛干在颈外侧区走行时,表面仅被皮肤、颈阔肌和深筋膜覆盖,有肩胛舌骨肌下腹、颈外静脉、颈横动脉和肩胛上神经等经过,此处臂丛比较表浅,瘦弱者可在体表触及。臂丛三干至第 1 肋外侧缘时分为六股,经锁骨后进入腋窝,移行为锁骨下部。

(2)臂丛锁骨下部:臂丛三束随腋动脉行于腋窝,在腋窝上部,外侧束与后束位于腋动脉第一段的外侧,内侧束在动脉后方。到胸小肌深面时,外侧束、内侧束与后束分别位于第二段的外、内侧面和后面。三束及腋动脉位于腋鞘中,腋鞘与锁骨下血管周围鞘连续,腋鞘内的血管旁间隙与锁骨下血管旁间隙相连通。

(3)臂丛鞘:解剖上臂丛神经及颈丛神经从颈椎至腋窝远端一直被椎前筋膜及其延续的筋膜所围绕,臂丛神经实际上处于此连续相通的筋膜间隙中,故从腋鞘注入药液,只要量足够便可一直扩散至颈神经丛。

(二)臂丛阻滞的适应证、禁忌证和并发症

1.臂丛阻滞方法　常用的臂神经丛阻滞方法有肌间沟阻滞法、腋路阻滞法、锁骨上阻滞法、锁骨下阻滞法和喙突下阻滞法。

2.适应证　臂神经丛阻滞适用于上肢及肩关节手术或上肢关节复位术。

3.药物　1％～1.5％利多卡因加用 1∶200000 肾上腺素可提供 3h～4h 麻醉,若手术时间长,罗哌卡因(0.3％～0.5％)或布比卡因(0.25％～0.5％)可提供 8h～12h 麻醉。臂丛阻滞药物不必用太高浓度,而较大容量(40～50mL)便于药物鞘内扩散,30～50mL 的 1％～2％利多卡因或 0.25％～0.5％布比卡因是成人的常用剂量。

4.臂丛神经阻滞常见并发症

(1)气胸:多发生在锁骨上或锁骨下阻滞法,由于穿刺方向不正确且刺入过深,或者穿刺过程中患者咳嗽,使肺过度膨胀,胸膜及肺尖均被刺破,使肺内气体漏到胸膜腔。此类气胸发展缓慢,有时数小时之后患者才出现症状。当有气胸时,除双肺听诊及扣诊检查外,作 X 线胸部透视或摄片有助于明确诊断。根据气胸的严重程度及发展情况不同,可行胸腔抽气或胸腔闭式引流。

(2)出血及血肿：各径路穿刺时均有可能分别刺破颈内、外静脉、锁骨下动脉、腋动脉或腋静脉引起出血。如穿刺时回抽有血液，应拔出穿刺针，局部压迫止血，避免继续出血或血肿形成。然后再改变方向重新穿刺。锁骨上或肌间沟径路若引起血肿，还可引起颈部压迫症状。

(3)局麻药毒性反应：多因局麻药用量过大或误入血管所致。

(4)膈神经麻痹：发生于肌间沟法和锁骨上法，可出现胸闷、气短、通气量减少，必要时予吸氧或辅助呼吸。

(5)声音嘶哑：因喉返神经阻滞所致，可发生于肌间沟法及锁骨上法阻滞，注药时压力不要过大，药量不宜过多，有助于避免此种并发症。

(6)高位硬膜外阻滞或全脊麻：肌间沟法进针过深，穿刺针从椎间孔进入硬膜外间隙或蛛网膜下隙，使局麻药注入硬膜外或蛛网膜下隙所致。故穿刺针方向应指向颈椎横突而不是椎体方向。注药时应回抽有无脑脊液。一旦出现，应按硬膜外腔阻滞麻醉中发生全脊髓麻醉意外处理。

(7)霍纳综合征：多见于肌间沟法阻滞，为星状神经节阻滞所致，不需处理。可自行恢复。

(三)各种臂丛神经阻滞技术的操作

1.肌间沟阻滞法　肌间沟阻滞法是最常用的臂丛阻滞方法之一。操作较易于掌握，定位也较容易，出现并发症的机会较少，对肥胖或不合作的小儿较为适用，小容量局麻药即可阻滞上臂肩部及桡侧。缺点，肌间沟阻滞法对肩部、上臂及桡侧阻滞效果较好，而对前臂和尺侧阻滞效果稍差，阻滞起效时间也延迟，有时需增加药液容量才被阻滞。

(1)体位和定位(图5－16)：去枕仰卧位，头偏向对侧，手臂贴体旁，手尽量下垂，显露患侧颈部。嘱患者抬头，先在环状软骨(颈$_6$)水平找到胸锁乳突肌后缘，由此向外可触摸到一条小肌腹即为前斜角肌，再往外侧滑动即可触到一凹陷处，其外侧为中斜角肌，此凹陷即为肌间沟(图5－16)。臂神经丛即由此沟下半部经过，前斜角肌位于臂丛的前内方，中斜角肌位于臂丛的后外方。斜角肌间隙上窄下宽，沿该间隙向下方逐渐触摸，于锁骨上约1cm可触及一细柔横向走行的肌肉，即肩胛舌骨肌，该肌与前、中斜角肌共同构成一个三角形，该三角形靠近底边(肩胛舌骨肌)处即为穿刺点。在该点用力向脊柱方向重压，患者可诉手臂麻木、酸胀或有异感。若患者肥胖或肌肉欠发达，肩胛舌骨肌触不清，即以锁骨上2cm处的肌间沟为穿刺点。

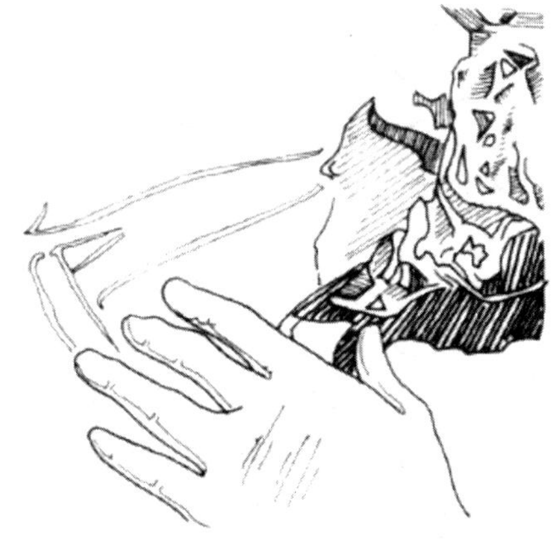

图5－16　肌间沟阻滞法的定位

(2)操作(图5－17)：颈部皮肤常规消毒，右手持一3～4cm长22G穿刺针(或7号头皮针)垂直刺入皮肤,略向对侧足跟推进,直到出现异感或手指(手臂)肌肉抽动,如此方向穿刺无异感,以此穿刺针为轴扇形寻找异感,出现异感为此方法可靠的标志,可反复试探 2～3 次,以找到异感为好,若反复多次穿刺无法寻找到异感,可以触及横突(颈$_6$)为止。穿刺成功后,回抽无血液及脑脊液,成人一次注入局麻药液 20～25mL。注药时可用手指压迫穿刺点上部肌间沟,迫使药液向下扩散,则尺神经阻滞可较完善。

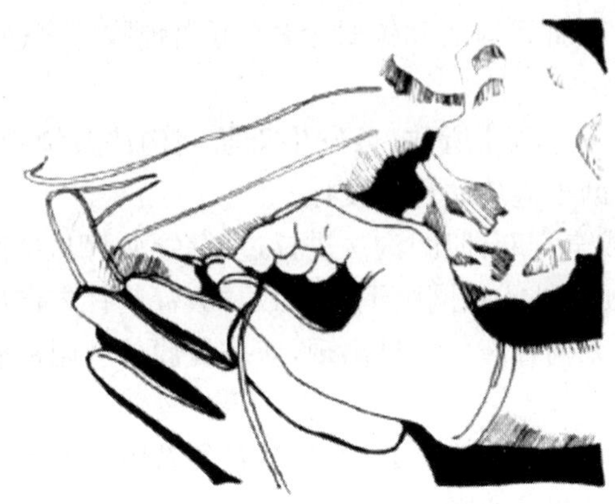

图 5－17　肌间沟臂丛阻滞的操作方法

(3)并发症及其防治:肌间沟阻滞法的主要并发症有:误入蛛网膜下腔引起全脊麻;高位硬膜外阻滞;局麻药毒性反应;损伤椎动脉;星状神经节、喉返神经和膈神经阻滞。为了预防全脊麻或血管内注药而引起全身毒性反应,注药前应回吸,每注入 5mL 局麻药亦应回吸一次。

2.腋路臂丛阻滞法　腋路阻滞法也是最常用的臂丛神经阻滞方法之一。其优点为:①臂丛神经分支均在血管神经鞘内,位置表浅,动脉搏动明显,故易于阻滞。②没有气胸、膈神经、迷走神经或喉返神经阻滞的危险。③无误入硬膜外间隙或蛛网膜下腔的危险。禁忌证包括:①上肢外展困难或腋窝部位有感染、肿瘤或因骨折无法摆放体位的患者不能应用此方法。②上臂阻滞效果较差,不适用于肩关节手术及肱骨骨折复位等。

(1)体位与定位(图 5－18):患者仰卧,头偏向对侧,患肢外展 90°,屈肘 90°,前臂外旋,手背贴床或将患肢手掌枕于头下。在腋窝顶部摸到腋动脉搏动最高点,其上方即为穿刺点。

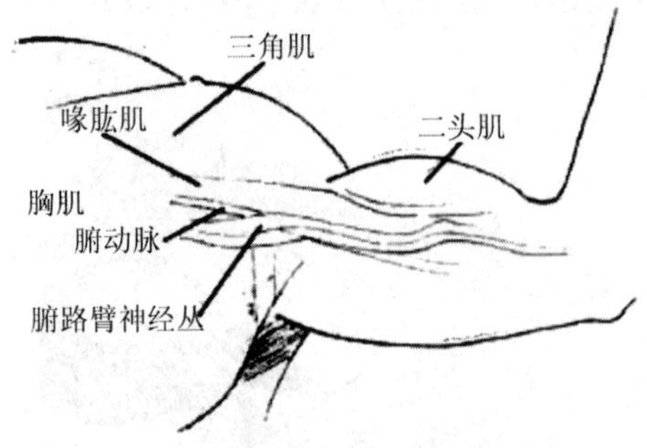

图 5－18　腋路阻滞法相关的解剖结构

(2)操作(图 5－19):皮肤常规消毒,用左手触及腋动脉,右手持 22G 针头(7 号头皮针),沿腋动脉上方斜向腋窝方向刺入,穿刺针与动脉呈 20°夹角,缓慢推进,在有穿过鞘膜的落空感或患者出现异感后,右手放开穿刺针,则可见针头固定且随动脉搏动而摆动,表明针头已刺入腋部血管神经鞘,也可借助神经刺激器证实针头确实在血管神经鞘内,但不必强求异感。

连接注射器回抽无血后，即可注入 30～40mL 局麻药。腋路臂丛神经阻滞成功的标志为：①穿刺针头固定且随动脉搏动而摆动。②回抽无血。③注药后呈梭形扩散。④患者自述上肢发麻。⑤上肢尤其前臂不能抬起。⑥皮肤表面血管扩张。

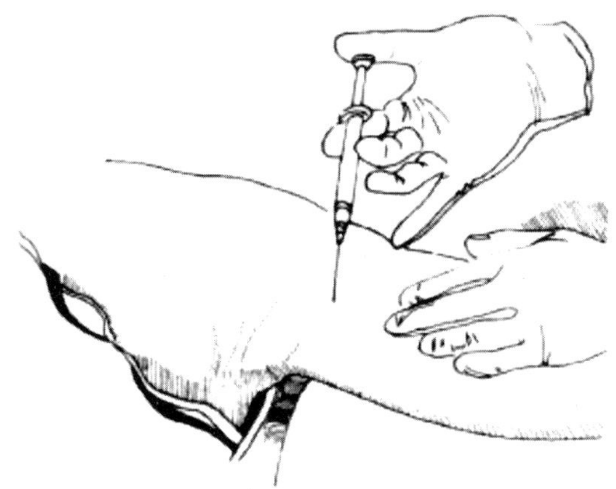

图 5－19　腋路臂丛阻滞的操作方法

(3)并发症及预防：腋路臂丛神经阻滞局麻药毒性反应发生率较高，可能是局麻药量大或误入血管引起，故注药时要反复回抽，确保穿刺针不在血管内。

3. 锁骨上阻滞法

(1)体位与定位：患者平卧，患侧肩垫一薄枕，头转向对侧，患侧上肢紧贴体旁。其体表标志为锁骨中点上方 1～1.5cm 处为穿刺点。

(2)操作：皮肤常规消毒，用 22G 穿刺针经穿刺点刺入皮肤，针尖向内、向后、向下推进，进针约 1～2cm 可触及第 1 肋骨表面，在肋骨表面上寻找异感或用神经刺激器方法寻找臂丛神经，当出现异感后固定针头，回抽无血液、无气体，一次性注入局麻药 20～30mL。

(3)并发症及其预防：主要并发症有局部血肿、气胸、膈神经及喉返神经阻滞。膈神经阻滞后是否出现窒息或呼吸困难等症状，取决于所用药物浓度，膈神经阻滞深度以及单侧(一般无症状)或双侧等因素。为避免发生双侧膈神经阻滞而引起明显的呼吸困难，不宜同时进行双侧臂丛阻滞。如临床需要，可在一侧臂丛阻滞后 30min 并未出现膈神经阻滞时，再行另一侧阻滞。双侧臂丛神经阻滞时应加强呼吸监测，及时发现和处理呼吸并发症。

4. 锁骨下阻滞法

(1)体位与定位(图 5－20)：体位同肌间沟法，术者手指沿前中斜角肌间沟向下，直至触及锁骨下动脉搏动，紧靠其外侧作一标志。

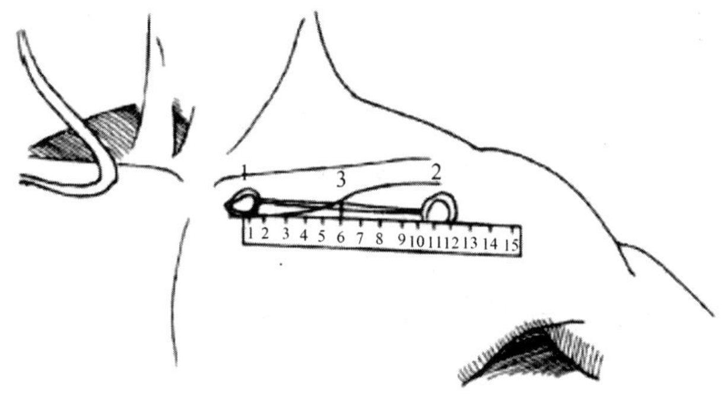

图 5－20　锁骨下血管旁阻滞法的定位

(2)操作(图 5－21):皮肤常规消毒,左手手指放在锁骨下动脉搏动处,右手持 2～4cm 的 22G 穿刺针,从锁骨下动脉搏动点外侧朝下肢方向直刺,方向不向内也不向后,沿中斜角肌的内侧缘推进,刺破臂丛鞘时有突破感。通过神经刺激器或异感的方法确定为臂丛神经后,注入局麻药 20～30mL。

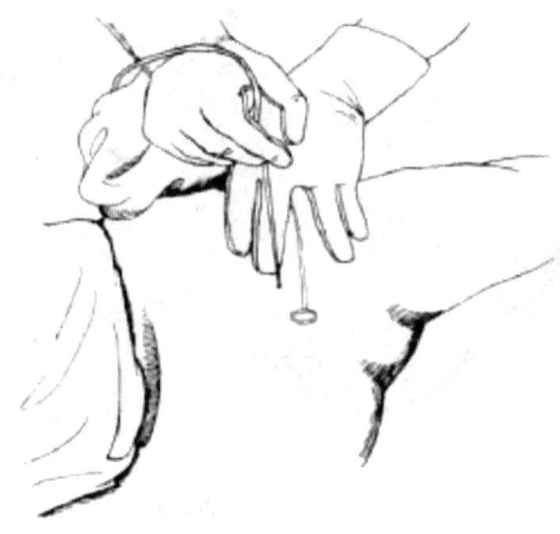

图 5－21　锁骨下血管旁阻滞法的操作方法

(3)优点:①较小剂量即可得到较高水平的臂丛神经阻滞效果。②上肢及肩部疾病者,穿刺过程中不必移动上肢。③局麻药误入血管的可能性小。④不致发生误入硬膜外间隙或蛛网膜下腔的意外。

(4)缺点:①有发生气胸的可能。②不能同时进行双侧阻滞。③穿刺若无异感,失败率可高达 15%。

5.喙突下臂丛阻滞法　臂丛神经出第 1 肋后,从喙突内侧走向外下,成人臂丛距喙突最近处约 2.25cm,儿童约 1.19cm,于喙突内下方通过胸小肌深面时,迂回绕腋动脉行于腋鞘,位置较集中,走行方向与三角肌、胸大肌间沟基本一致。

(1)定位:测量喙突至胸外侧最近距离(通常为第 2 肋外侧缘),并作一连线为喙胸线。喙胸距离(mm)×0.3＋8 所得数值即为喙突下进针点。

(2)操作:由上述穿刺点垂直刺入,刺破胸大、小肌可有二次突破感,当针尖刺入胸小肌与肩胛下肌,患者可感有异感向肘部传导。小儿则以突破感及针头随动脉搏动为指征。

(3)优缺点:避免损伤肺及胸膜,但穿刺角度过于偏内或肺气肿患者亦有可能发生气胸;可用于上臂、肘及肘以下手术。由于穿刺部位较深,有误入血管可能。

上述五种臂丛入路阻滞效果因各部位解剖不同而异,而上肢各部位神经支配亦各异,因此应根据手术部位神经支配选择最恰当的阻滞入路。

(四)上肢手术臂丛阻滞入路的选择

1.肩部手术　肩部神经支配为 C_3 至 C_6 神经根,来自颈神经丛 $C_{3,4}$ 发出分支支配肩项皮肤;其余皮肤和深层组织受 $C_{5,6}$ 支配,故肩部手术应阻滞 C_3 至 C_6,包括颈神经丛和臂神经丛,故又称颈臂丛阻滞(cervicebrachial plexus block),可进行植皮、裂伤缝合等浅表手术。由于颈丛和臂丛相互连续阻滞,局麻药可以在第 6 颈椎平面向上向下扩散,故肌间沟入路为肩部手术首选。由于 $C_{3,4}$ 在锁骨上和锁骨下入路之外,故较少选用此两种入路。行锁骨上肩区深部手术(含肩关节手术),需阻滞 $T_{1,2}$ 神经,故常需在腋后线加第 2 肋间神经阻滞。

2.上臂及肘部手术该部手术　须阻滞 $C_{5\sim8}$ 和 T_1 神经,故最佳入路为锁骨上或锁骨下入路。肌间沟入路常不能阻滞到 C_8 和 T_1，腋入路常不能阻滞肌皮神经和肋间臂神经，均为失当选择。

3.前臂手术　前臂手术需阻滞 $C_{5\sim8}$ 和 T_1 神经根形成臂丛的所有分支，以锁骨下入路为最佳选择，因为局麻药可在神经束平面阻滞所有的神经，也易于阻滞腋部的肋间臂神经，有助于缓解上肢手术不可少的止血带所引起的痛苦，而其他入路不能达到此效果。

4.腕及手部手术　臂丛阻滞对腕部手术有一定困难，因为支配该区域的神经非常丰富，而且相互交叉支配，腋入路最常失败为拇指基底部阻滞效果不良，此处有来自前外侧的正中神经、后外侧的桡神经及上外侧的肌皮神经支配，故锁骨上入路和肌间沟入路为拇指基底部手术首选。而腕尺侧、正中神经或手指手术，腋入路常可阻滞完善。

三、其他临床常用的神经阻滞方法

（一）上肢神经阻滞

上肢神经阻滞主要适用于前臂或手部的手术，也可作为臂丛神经阻滞不完全的补救方法。主要包括正中神经阻滞、尺神经阻滞和桡神经阻滞，可以在肘部或腕部阻滞，若行手指手术，也可行指间神经阻滞。

1.尺神经阻滞

(1)解剖：尺神经起源于臂丛内侧，在腋动脉内侧分出，主要由 C_8 和 T_1 脊神经纤维组成。尺神经在上臂内侧沿肱二头肌与三头肌间隔下行，于肱中段穿出间隔，向内向后方入肱骨内上髁与尺骨鹰嘴间沟内（尺神经沟），然后在尺侧腕屈肌二头之间进入前臂，再下行至腕部，位于尺侧腕屈肌与指深屈肌之间，在尺动脉内侧进入手掌。尺神经具有运动支和感觉支。

(2)尺神经阻滞后出现：①环指尺侧及小指掌面，并由此上沿至肘关节以下，又自中指尺侧、环指及小指背面并上沿至肘关节以下，感觉减退，以手内侧缘感觉缺失为最明显（腕部阻滞时，无前臂麻木）。②手指不能分开并拢，环指、小指的指间关节只能屈不能伸，掌指关节过伸。

(3)肘部尺神经阻滞：

1)标志：前臂屈曲 90°，在尺神经沟内可扪及尺神经，按压尺神经患者多有异感。

2)操作：在尺神经沟下缘相当于尺神经部位作皮丘，取 23G 穿刺针刺入皮肤，针保持与神经干平行，沿沟向心推进，遇异感后即可注入局麻药 5～10mL。

(4)腕部尺神经阻滞：（图 5－22）。

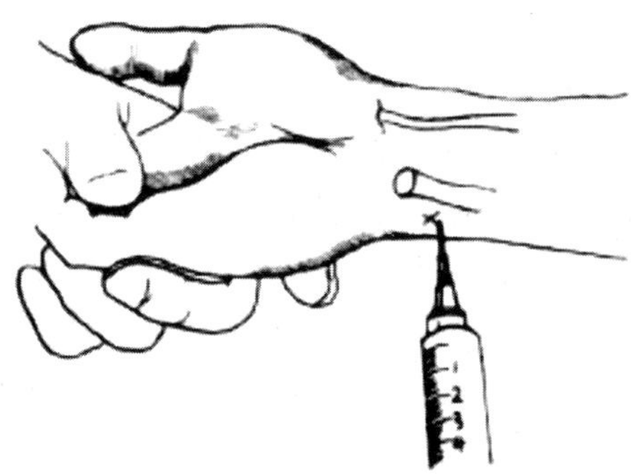

图 5－22　腕部尺神经阻滞

1)定位：从尺骨茎突水平横过画一直线，相当于第 2 腕横纹，此线与尺侧腕屈肌桡侧交点即为穿刺点，患者掌心向上握掌屈腕时该肌腹部最明显。

2)操作：在上述穿刺点作皮丘，取 23G 穿刺针垂直刺入出现异感即可注入局麻药 5mL，若无异感，在肌腱尺侧穿刺，或向尺侧腕屈肌深面注药，但不能注入肌腱内。

2. 正中神经阻滞

(1)解剖：正中神经主要来自于 $C_6 \sim T_1$ 脊神经根纤维，于胸小肌下缘由臂丛神经的内侧束和外侧束分出，两束的主支形成正中神经的内、外侧根。正中神经开始在上臂内侧伴肱动脉下行，先在肱动脉外侧，后转向内侧，在肘部从肱骨内上踝与肱二头肌腱中间，穿过旋前圆肌进入前臂，走行于屈指浅肌与屈指深肌之间，沿中线降至腕部，在掌横韧带处位置最表浅，在桡侧腕屈肌与掌长肌之间的深处穿过腕管，在掌筋膜深面到达手掌。

(2)正中神经阻滞出现：①大鱼际肌、拇指、示指、中指及环指桡侧感觉消失。②手臂不能旋前，拇指和示指不能屈曲，拇指不能对掌。

(3)肘部正中神经阻滞：

1)标志：肘部正中神经在肱二头肌筋膜之下，肱骨内上髁与肱二头肌腱内侧之中点穿过肘窝。肱骨内、外上髁之间画一横线，该线与肱动脉交叉点的内侧 0.7cm 处即为正中神经所在部位，相当于肱二头肌腱的外缘与内上髁间的中点，在此处作皮丘。

2)操作：取 22G 穿刺针经皮丘垂直刺入，直至出现异感，或作扇形穿刺以探及异感，出现异感后即可注入局麻药 5mL。

(4)腕部正中神经阻滞(图 5－23)：

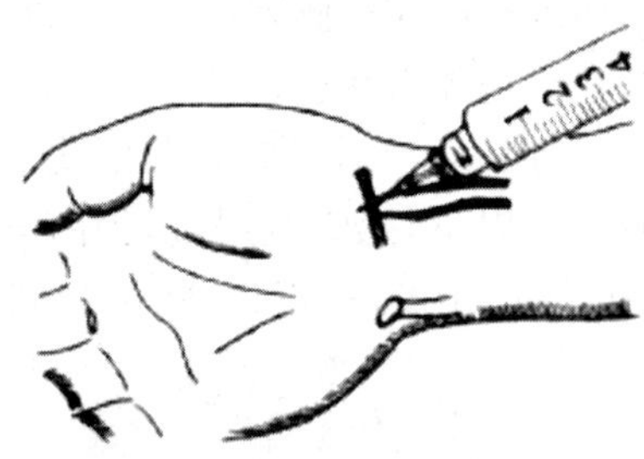

图 5－23　腕部正中神经阻滞

1)标志：腕部桡骨茎突平面横过腕关节画一连线，横线上桡侧腕屈肌腱和掌长肌腱之间即为穿刺点，握拳屈腕时，该二肌腱更清楚。

2)操作：取 22G 穿刺针经穿刺点垂直刺入，进针穿过前臂深筋膜，继续进针约 0.5cm，即出现异感，并放射至桡侧，注局麻药 5mL。

3. 桡神经阻滞

(1)解剖：桡神经来自臂神经丛后束，源于 $C_{5\sim8}$ 及 T_1 脊神经。桡神经在腋窝位于腋动脉后方，折向下外方，走入肱骨桡神经沟内。达肱骨外上髁上方，穿外侧肌间隔至肱骨前方，在肘关节前方分为深、浅支。深支属运动神经，从桡骨外侧穿旋后肌至前臂背面，在深浅伸肌之间降至腕部；浅支沿桡动脉外缘下行，转向背面，并降至手臂。

桡神经阻滞后出现：①前臂前侧皮肤、手背桡侧皮肤、拇指、示指及中指桡侧皮肤感觉减退(腕部阻滞时无前臂麻木)。②垂腕。

(2)肘部桡神经阻滞：

1)标志：在肱骨内、外上髁作一连线，该横线上肱二头肌腱外侧处即为穿刺点。

2)操作:取 23G 穿刺针经穿刺点垂直刺入,刺向肱骨,寻找异感,必要时行扇形穿刺,以寻找异感,探及异感即可注入局麻药 5mL。

(3)腕部桡神经阻滞(图 5—24):腕部桡神经并非一支,分支细而多,可在桡骨茎突前端作皮下浸润,并向掌面及背面分别注药,在腕部形成半环状浸润即可。

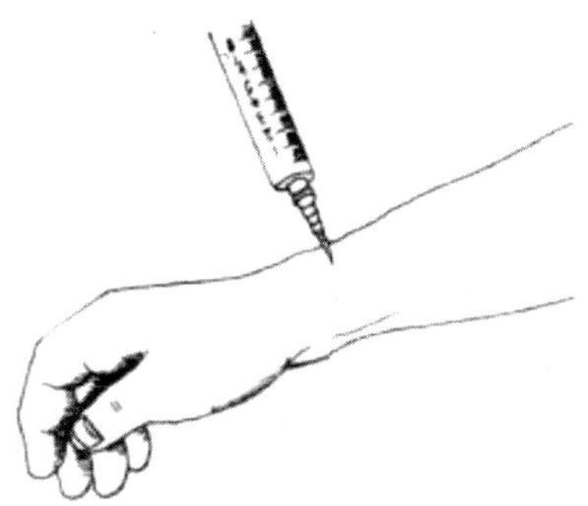

图 5—24　腕部桡神经阻滞

4. 肌皮神经阻滞

(1)解剖:肌皮神经来自臂神经丛外侧束,由 $C_{5\sim7}$ 神经纤维组成,先位于腋动脉外侧,至胸小肌外侧缘脱离腋鞘,穿过喙肱肌到肌外侧,在肱二头肌与肱肌之间降至肘关节上方,相当于肱骨外上髁水平穿出臂筋膜延续为前臂外侧皮神经,沿前臂外侧行至腕部。

(2)肘部肌皮神经阻滞:利用桡神经阻滞,在桡神经阻滞完毕后,将穿刺针稍向外拔出,刺向肱二头肌腱与肱桡肌之间,注入局麻药 10mL。

5. 指间神经阻滞

(1)解剖:手指由臂丛神经的终末支指间神经支配,可从手指根部阻滞指间神经。

(2)操作:在指间以 25G 穿刺针刺入手指根部,靠近骨膜缘边抽边注,缓慢注药 2～3mL。一般针由手指侧部穿入再逐步进入近手掌部,注药由近掌部到手背部,在穿刺时避免感觉异常,因感觉异常是神经受压表现。药液中禁止加用肾上腺素,以防止血管收缩导致缺血。

(3)应用指征:可用于手指手术或单个手指再造术,也可用于臂丛阻滞不全时的辅助阻滞。一般需 10～15min 阻滞完善。

(二)下肢神经阻滞

支配下肢的神经主要来自腰神经丛和骶神经丛。腰丛由 T_{12} 前支的一部分,$L_{1\sim3}$ 前支和 L_4 前支的一部分组成。腰丛上端的三支神经是髂腹下神经(L_1)、髂腹股沟神经(L_1)和生殖股神经,这三支神经向前穿过腹肌,支配髋部和腹股沟区皮肤;腰神经丛下端的三支神经为股外侧皮神经($L_{2\sim3}$)、股神经($L_{2\sim4}$)和闭孔神经($L_{2\sim4}$)。骶丛由腰骶干(L_4 的余下部分及 L_5 前支合成)及骶尾神经前支组成,重要分支有臀上神经($L_4 \sim S_1$)、臀下神经($L_5 \sim S_2$)、阴部神经($S_{2\sim4}$)、坐骨神经($L_4 \sim S_3$)及股后皮神经。下肢神经支配为:大腿外侧为股外侧皮神经,前面为股神经,内侧为闭孔神经和生殖股神经,后侧为骶神经的小分支;除前内侧小部分由股神经延续的隐神经支配,小腿和足绝大部分由坐骨神经支配。

1. 下肢神经阻滞的适应证　全部下肢麻醉需同时阻滞腰神经丛和骶神经丛。因需注药量大且操作不方便,故临床应用不广。然而,当需要麻醉的部位比较局限或禁忌椎管内麻醉时,可以应用腰骶神经丛阻滞。另外,腰骶神经丛阻滞还可作为全身麻醉的辅助措施用于术后镇痛。

(1)虽然腰神经丛阻滞复合肋间神经阻滞可用于下腹部手术,但临床很少应用。髂腹下神经与髂腹股沟神经联合阻滞是简单而实用的麻醉方法,可用于髂腹下神经与髂腹股沟神经支配区域的手术(如疝修补术)。

(2)髋部手术需阻滞除髂腹下和髂腹股沟神经以外的全部腰神经,最简便的方法是阻滞腰神经丛(腰大肌间隙腰丛阻滞)。

(3)大腿手术需麻醉股外侧皮神经、股神经、闭孔神经及坐骨神经,可行腰大肌间隙腰丛阻滞联合坐骨神经阻滞。

(4)大腿前部手术可行股外侧皮神经和股神经联合或分别阻滞,亦可采用"三合一"法,单纯股外侧皮神经阻滞可用于皮肤移植皮区麻醉,单纯股神经阻滞适用于股骨干骨折术后止痛、股四头肌成形术或髂骨骨折修复术。

(5)股外侧皮神经和股神经联合阻滞再加坐骨神经阻滞,通常可防止止血带疼痛,这是因为闭孔神经支配皮肤区域很少。

(6)开放膝关节手术需要阻滞股外侧皮神经、股神经、闭孔神经和坐骨神经,最简便的方法是实施腰大肌间隙腰神经丛阻滞联合坐骨神经阻滞。采用股神经、坐骨神经联合阻滞也可满足手术要求。

(7)膝远端手术需阻滞坐骨神经和股神经的分支隐神经,踝部阻滞可适用于足部手术。

2.腰神经丛阻滞

(1)解剖(见图5—25):腰神经出椎间孔后位于腰大肌后内方的筋膜间隙中,腰大肌间隙前壁为腰大肌,后壁为第1～5腰椎横突、横突间肌与横突间韧带,外侧为起自腰椎横突上的腰大肌纤维及腰方肌,内侧是第1～5腰椎体、椎间盘外侧面及起自此面的腰大肌纤维。腰大肌间隙上界平第12肋,向下沿腰骶干至骨盆的骶前间隙。其中有腰动静脉、腰神经前支及由其组成的腰丛。将局麻药注入腰大肌间隙以阻滞腰丛,称为腰大肌间隙腰丛阻滞。

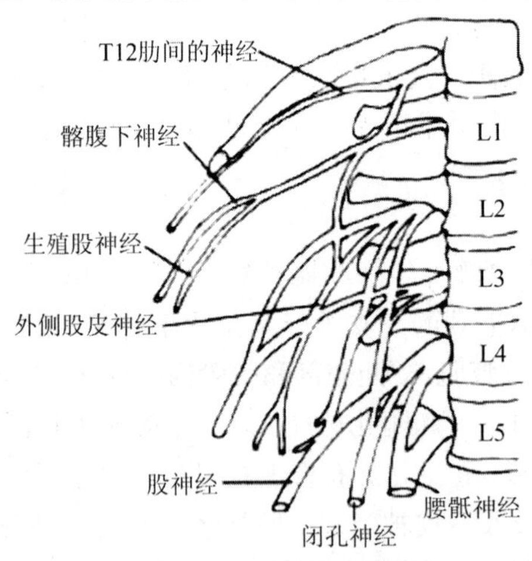

图5—25 腰神经丛结构

包裹腰丛的筋膜随脊神经下行,延伸至腹股沟韧带以下,构成股鞘。其内侧壁为腰筋膜,后外侧壁为髂筋膜,前壁为横筋膜。在腹股沟股鞘处注药以阻滞腰丛,称为腹股沟血管旁腰丛阻滞。可通过一次注药阻滞腰丛三个主要分支(股外侧皮神经、股神经及闭孔神经),故又称三合一阻滞(3 in 1 block),但闭孔神经常阻滞不完善。

(2)腰大肌间隙腰丛阻滞:(图5—26)。

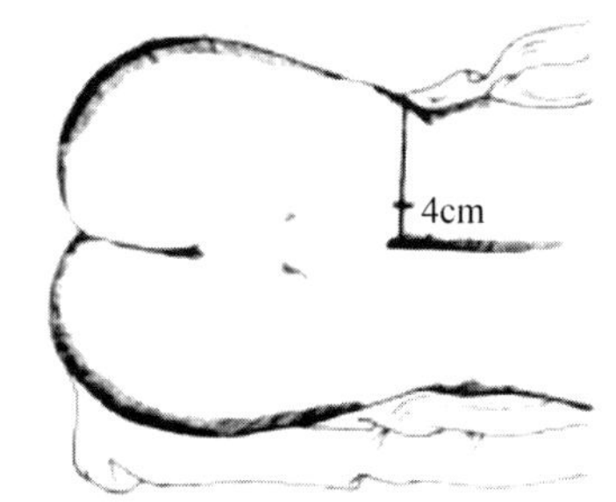

图 5－26　腰大肌间隙腰丛阻滞的定位

1)定位:患者俯卧或侧卧,以髂嵴连线中点(相当于 L_4 的棘突),脊柱外侧 4cm 处为穿刺点。

2)操作(图 5－27):经皮垂直刺入,直达 L_4 横突,然后将针尖滑过 L_4 横突上缘,再前进约 0.5cm 后有明显落空感后,表明针已进入腰大肌间隙,或用神经刺激器引发股四头肌颤搐确认腰丛,注入局麻药 35mL。

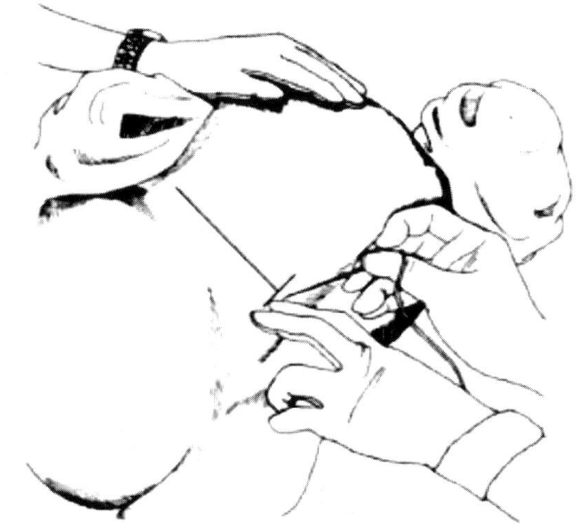

图 5－27　腰大肌间隙腰丛阻滞的操作方法

(3)腹股沟血管旁腰丛阻滞(三合一阻滞):

1)定位:仰卧在腹股沟韧带下方扪及股动脉搏动,用手指将其推向内侧,在其外缘作皮丘。

2)操作:由上述穿刺点与皮肤呈 45°向头侧刺入,直至出现异感或引发股四头肌颤搐,表明已进入股鞘,抽吸无血可注入局麻药 30mL,同时在穿刺点远端加压,促使局麻药向腰神经丛近侧扩散。

3.骶神经丛阻滞　骶丛为腰骶干及 $S_{1\sim3}$ 神经组成(图 5－28),在骨盆内略呈三角形,尖朝向坐骨大孔,位于梨状肌之前,为盆筋膜所覆盖,支配下肢的主要分支为坐骨神经和股后皮神经。坐骨神经是体内最粗大的神经,自梨状肌下孔出骨盆后,行于臀大肌深面,经股骨大转子和坐骨结节之间下行到大腿后方,在腘窝处浅行,在该处分为胫神经和腓总神经。胫神经沿小腿后部下行,穿过内踝后分为胫前、胫后神经,支配足底及足内侧皮肤。腓总神经绕过腓骨小头后分为腓浅、深神经,腓浅神经为感觉神经,行走于腓肠肌外侧,在外踝处分为终末支,支配足前部皮肤;腓深神经主要是足背屈运动神经,行走于踝部上缘,同时也分出感觉支支配趾间皮肤;腓肠神经为胫神经和腓总神经发出的分支形成的感觉神经,在外踝之下通过,支配足外侧皮肤。股后皮神经前段与坐骨神经伴行,支配大腿后部的皮肤,坐骨神经阻滞麻醉同时也阻滞该神经。

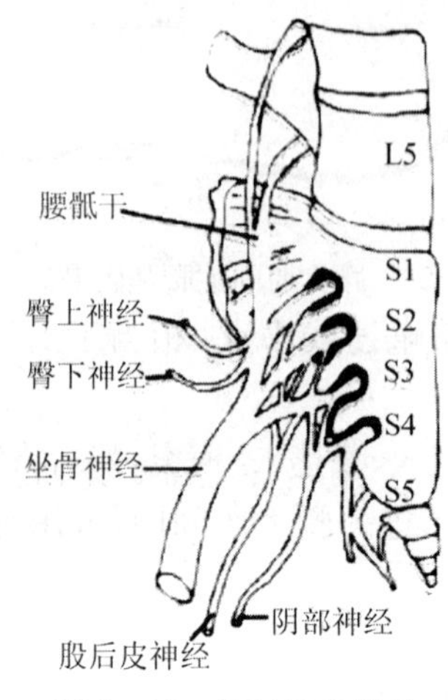

图 5－28　骶神经丛结构

4. 坐骨神经阻滞

(1)传统后侧入路

1)定位:置患者于 Sims 位(侧卧,阻滞侧在上,屈膝屈髋)。由股骨大转子与髂后上棘作一连线,连线中点作一条垂直线,该垂直线向尾端 4～5cm 处即为进针点(见图 5－29);或该垂直线与股骨大转子和骶裂孔连线的交点为穿刺点。

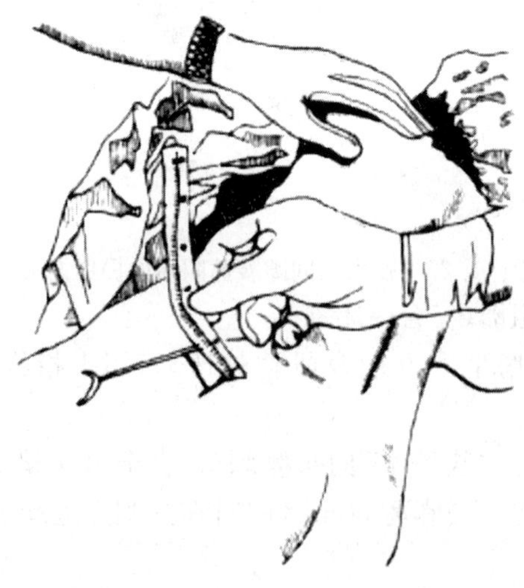

图 5－29　后路坐骨神经阻滞的穿刺点定位

2)操作(图 5－30):10cm 22G 穿刺针由上述穿刺点垂直刺入至出现异感,若无异感而触及骨质(髂骨后壁),针可略偏向内侧再穿刺,直至滑过骨面而抵达坐骨切迹。出现异感后退针数毫米,注入局麻药 20mL,或以神经刺激仪引起坐骨神经支配区肌肉的运动反应(腘肌或腓肠肌收缩,足屈或趾屈)作为指示。

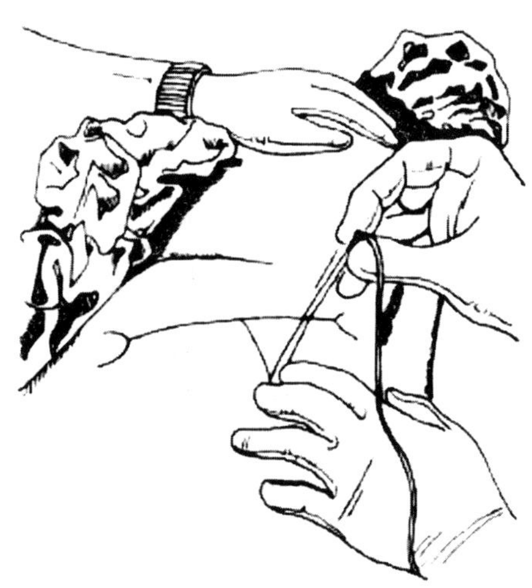

图 5－30　后路坐骨神经阻滞的操作方法

（2）膀胱截石位入路：

1）定位：仰卧，由助手协助患者，使髋关节屈曲 90°并略内收，膝关节屈曲 90°，股骨大转子与坐骨结节连线中点即为穿刺点。

2）操作：由上述穿刺点刺入，穿刺针与床平行，针向头侧而略偏内，直至出现异感或刺激仪引起运动反应后，即可注药 20mL。注药时压迫神经远端以促使药液向头侧扩散。

（3）前路：

1）定位：仰卧，将同侧髂前上棘与耻骨结节作一连线（称为上线），并将其三等分，然后由股骨大转子作一平行线（称为下线）。由上线中内 1/3 交界处作一垂直线，该垂直线与下线交点处即为穿刺点。

2）操作：由上述穿刺点垂直刺入直至触及股骨，调整方向略向内侧以越过股骨，继续刺入约 2～3cm 出现异感或用神经刺激仪定位。

3）该入路适用于不能侧卧及屈髋患者，但因穿刺部位较深，穿刺成功率低于以上两种入路。

（4）腘窝坐骨神经阻滞（图 5－31，图 5－32）：患者俯卧，膝关节屈曲，暴露腘窝边缘，其下界为腘窝皱褶，外界为股二头肌长头，内侧为重叠的半膜肌腱和半腱肌腱。在腘窝皱褶上 7cm 处做一水平线连接股二头肌肌腱及半腱肌肌腱，此连线中点即为穿刺点，穿刺针与皮肤呈 45°～60°角度刺入，以刺激仪定位，一旦确定即可注入局麻药 30～40mL。

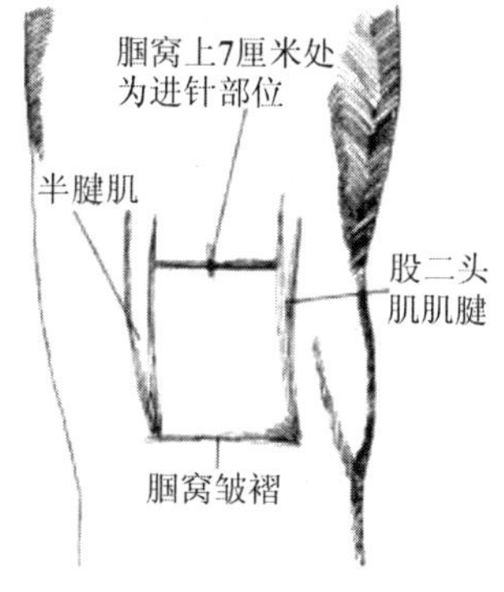

图 5－31　腘窝坐骨神经阻滞的穿刺点定位

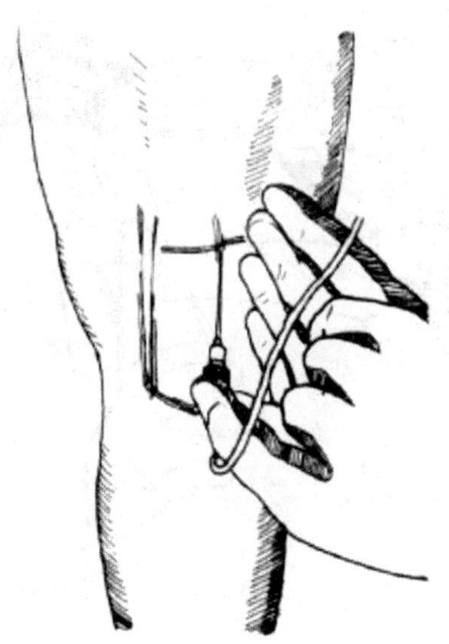

图 5－32　腘窝坐骨神经阻滞的操作方法

5.股神经阻滞(图 5－33,图 5－34)

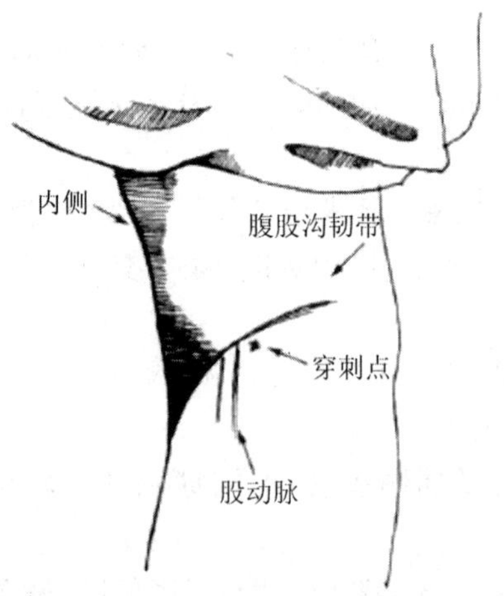

图 5－33　股神经阻滞的穿刺点定位

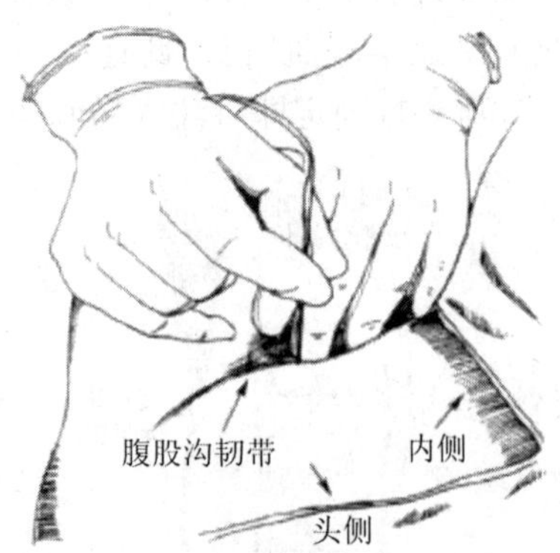

图 5－34　股神经阻滞的操作方法

(1)解剖:股神经是腰丛的最大分支,位于腰大肌与髂肌之间下行到髂筋膜后面,在髂腰肌前面和股动脉外侧,经过腹股沟韧带的下方进入大腿前面,在腹股沟韧带附近,股神经分成若干束，在股三角区又合为前组和后组，前组支配大腿前面沿缝匠肌的皮肤，后组支配股四头肌、膝关节及内侧韧带，并分出隐神经伴随着大隐静脉下行于腓肠肌内侧，支配内踝以下皮肤。

（2）定位：在腹股沟韧带下面扪及股动脉搏动，于股动脉外侧 1cm，相当于耻骨联合顶点水平处作标记为穿刺点。

（3）操作：由上述穿刺点垂直刺入，缓慢前进，针尖越过深筋膜触及筋膜下神经时有异感出现，若无异感，可与股股沟韧带平行方向，向深部作扇形穿刺至探及异感，即可注药 5～7mL。

6. 闭孔神经阻滞

（1）解剖：闭孔神经起源于 $L_{2\sim4}$ 脊神经前支，于腰大肌后下方下行经闭孔出骨盆而到达大腿，支配大腿外展肌群、髋关节、膝关节及大腿内侧的部分皮肤。

（2）定位：以耻骨结节下 1.5cm 和外侧 1.5cm 处为穿刺点。

（3）操作：由上述穿刺点垂直刺入，缓慢进针至触及骨质，为耻骨下支，轻微调节穿刺针方向使针尖向外向脚侧进针，滑过耻骨下支边缘而进入闭孔或其附近，继续进针 2～3cm 即到目标。回抽无血后可注入 10mL 局麻药，退针少许注局麻药 10mL，以在闭孔神经经过通道上形成局麻药屏障。若用神经刺激仪引发大腿外展肌群颤搐来定位，可仅用 10mL 局麻药。

7. 隐神经阻滞

（1）解剖：隐神经为股神经分支，在膝关节平面经股薄肌和缝匠肌之间穿出至皮下，支配小腿内侧及内踝大部分皮肤。

（2）操作：仰卧，在胫骨内踝内侧面，膝盖上缘作皮丘，穿刺针由皮丘垂直刺入，缓慢进针直至出现异感。若遇到骨质，便在骨面上行扇形穿刺以寻找异感，然后注药 5～10mL。

8. 踝关节处阻滞　单纯足部手术，在踝关节处阻滞，麻醉意外及并发症大为减少，具体方法为：①先在内踝后 1 横指处进针，作扇形封闭，以阻滞胫后神经。②在胫距关节平面附近的踇伸肌内侧进针，以阻滞胫前神经。③在腓骨末端进针，便能阻滞腓肠神经。④用不含肾上腺素的局麻药注射于两踝关节之间的皮下，并扇形浸润至骨膜，以阻滞许多细小的感觉神经。

9. 足部趾神经阻滞　与上肢指间神经阻滞相似，用药也类同。

（三）椎旁神经阻滞

在胸或腰脊神经从椎间孔穿出处进行阻滞，称为椎旁脊神经根阻滞（paravetebral block）。可在俯卧位或侧卧位下施行，但腰部椎旁阻滞取半卧位更便于操作。

1. 解剖　胸椎棘突由上至下逐渐变长，并呈叠瓦状排列，胸脊神经出椎间孔后进入由椎体、横突及覆盖其上的胸膜在肋间围成的小三角形内，胸椎旁阻滞时注药入此三角内，穿刺方向偏内可避免损伤胸膜。胸部棘突较长，常与下一椎体横突位于同一水平。腰椎棘突与同一椎体横突位于同一水平。

2. 胸部椎旁阻滞

（1）定位（图 5—35）：标记出需阻滞神经根上一椎体棘突，在此棘突上缘旁开 3cm 处作皮丘。

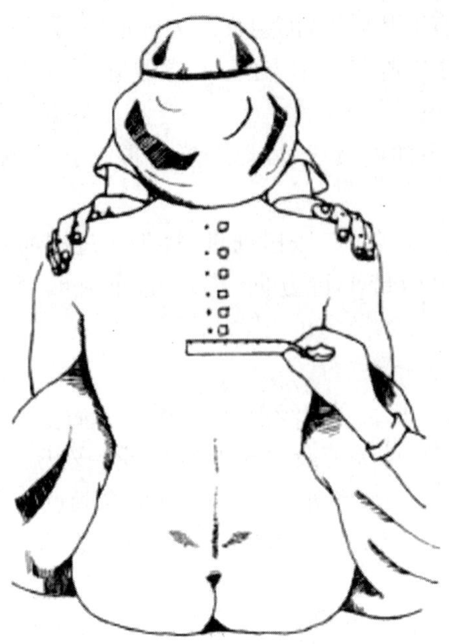

图 5－35 胸部椎旁阻滞的定位

(2)操作(图 5－36):以 10cm 22G 穿刺针经皮丘垂直刺向肋骨或横突,待针尖遇骨质感后,将针干向头侧倾斜 45°,即向内向下推进。可以将带空气的注射器接于针尾,若有阻力消失感则表明已突破韧带进入椎旁间隙,回抽无血、液体及气体即可注入局麻药 5～8mL。

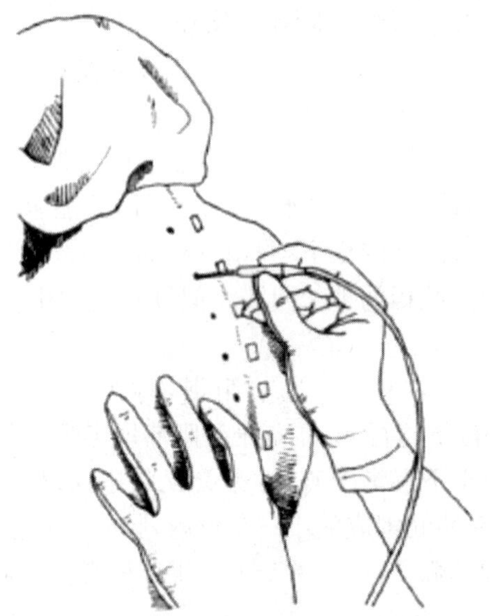

图 5－36 胸部椎旁阻滞的操作方法

3. 腰部椎旁阻滞

(1)定位(图 5－37):标记出需阻滞神经根棘突,平棘突上缘旁开 3～4cm 处作皮丘。

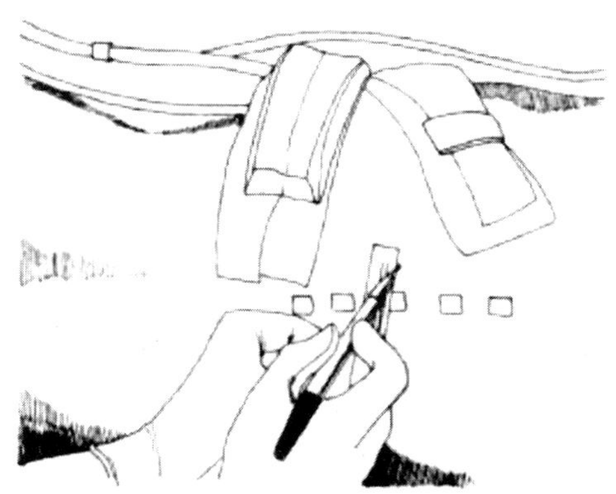

图 5—37　腰部椎旁阻滞的定位

(2)操作(图 5—38):取 10cm 22G 穿刺针由皮丘刺入,偏向头侧 10°～30°,进针 2.5～3.5cm可触及横突,此时退至皮下,穿刺针稍向尾侧刺入(较前方向更垂直于皮肤),进针深度较触横突深度深 1～2cm 即达椎旁间隙,抽吸无血或液体即可注入局麻药 5～10mL。

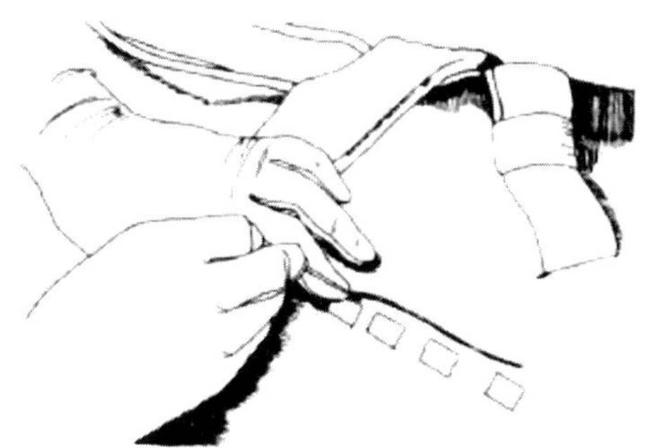

图 5—38　腰部椎旁阻滞的操作方法

(四)交感神经阻滞

1. 星状神经节阻滞

(1)解剖:星状神经节由颈交感神经节及 T_1 交感神经节融合而成,位于第 7 颈椎横突与第 1 肋骨颈部之间,常在第 7 颈椎体的前外侧面。靠近星状神经节的结构尚有颈动脉鞘、椎动脉、椎体、锁骨下动脉、喉返神经、脊神经及胸膜顶。

(2)操作:患者仰卧,肩下垫小枕,取头部轻度后仰。摸清胸锁乳突肌内侧缘及环状软骨,环状软骨外侧可触及第 6 颈椎横突前结节,过此结节作一条直线平行于前正中线,线下 1.5～2cm 作一标记,该标记即为第 7 颈椎横突结节。取 22G 5cm 穿刺针由该标记处垂直刺入,同时另一手指将胸锁乳突肌及颈血管鞘推向外侧,进针约 2.5～4.0cm 直至触到骨质,退针 2mm,回抽无血后注入 2mL 局麻药,观察有无神志改变,若无改变即可注入 5～10mL 局麻药。若阻滞有效,在 10min 内会出现 Horner 综合征,上臂血管扩张,偶有鼻塞。

(3)适应证:可用于各种头痛、雷诺氏病、冻伤、动静脉血栓形成、面神经麻痹、带状疱疹、突发性听觉障碍、视网膜动脉栓塞症等。

(4)并发症:①药物误注入血管引起毒性反应。②药液误注入蛛网膜下腔。③气胸。④膈神经阻滞。⑤喉返神经麻痹。⑥血肿。

2. 腰交感神经阻滞

(1)解剖:交感神经链及交感神经节位于脊神经之前,椎体前外侧。腰交感神经节中第 2

交感神经节较为固定，位于第 2 腰椎水平，只要在 L_2 水平注入少量局麻药即可阻滞支配下肢的所有交感神经节。

(2)直入法：

1)定位：俯卧，腹部垫枕，使腰部稍隆起，扪清 L_2 棘突上、下缘，由其中点作一水平线，中点旁开 5cm 即为穿刺点，一般位于第 2、3 腰椎横突。

2)操作：取 10～15cm 22G 穿刺针由上述穿刺点刺入，与皮肤呈 45°，直到触及横突，记录进针深度。然后退针至皮下，调整方向，使针更垂直于皮肤刺入，方向稍偏内，直至触及椎体，此时调整方向，使针稍向外刺入直到出现滑过椎体并向前方深入的感觉，即可停针，回抽无血和液体，注入试验剂量后 3min，足部皮温升高 3℃左右，然后注入 5～10mL 局麻药。

(3)侧入法：为减少以上操作方法对 L_2 脊神经根的损伤可采取侧入法。取 15cm 22G 穿刺针由 L_2 棘突中点旁开 10cm 朝向椎体刺入，触及骨质后，调整方向，稍向外刺入，直到出现滑过椎体而向前方深入的感觉，即可停针。用药方法同上。

(4)适应证：可用于治疗下肢、盆腔或下腹部恶性肿瘤引起的疼痛。

(5)并发症与椎旁阻滞相同。

3. 腹腔神经节阻滞

(1)解剖：自 $T_{5\sim12}$ 的交感神经节发出的节前纤维沿自身椎体外侧下行，分组组成内脏大神经、内脏小神经，各自下行至第 12 胸椎水平，穿膈脚入腹腔形成腹腔神经节。

(2)定位：摸清第 1 腰椎及第 12 胸椎棘突并作标记，摸清第 12 肋，在其下缘距正中线 7cm 处为穿刺点。

(3)操作：取 22G 15cm 穿刺针自上述穿刺点刺入，针尖朝向第 12 胸椎下方标记点，即穿刺点与标记点连线方向，与皮肤呈 45°，缓慢进针，遇到骨质感后，记下进针深度，退针至皮下，改变针与皮肤角度，由 45°增大到 60°，再次缓慢进针，若已达前次穿刺深度，继续进针 1.5～2.0cm，滑过第 1 腰椎椎体到达椎体前方，回抽无血液，即可注入试验剂量，若无腰麻症状出现即注入 20～25mL 局麻药。由于穿刺较深，最好在 X 线透视下进行。阻滞完成后，容易出现血压下降，应作血压监测，并及时处理。

(4)适应证：可用于鉴别上腹部疼痛来源，缓解上腹部癌症引起的疼痛。

（孙红）

第七节　神经刺激仪在神经阻滞中的应用

一、神经刺激仪的性能和原理

神经刺激仪(peripheral nerve stimulator，PNS)的出现使神经阻滞麻醉的临床应用范围进一步扩展。成功的 PNS 临床实践需要基于渊博的解剖学知识；其次，正确了解神经电刺激的原理并对其合理应用。采用神经刺激器定位技术已日渐普及，其原理是电刺激肢体的感觉运动混合神经，引发肢体相应肌群的运动反应，据此定位特定的外周神经。虽然神经刺激器主要用于定位运动神经，但其也能用于定位感觉神经，在这种情况下，需将刺激时间调节至 200～400ms。

应用神经刺激器并不要求穿刺针一定要与神经直接接触或穿透动脉来进行特定神经的

定位。从理论上讲，应用神经刺激器可减少创伤性神经损伤、出血和局部麻醉药中毒的可能性。另外，应用神经刺激器能增加周围神经阻滞的特异性。刺激神经所诱发的反应可产生特定的肌肉运动，因此各神经能够被定位和阻滞，从而增加了神经阻滞的可靠性。目前人们已逐渐认识到，在周围神经阻滞时应用神经刺激器要比异感法更有价值。目前已有专门为周围神经阻滞而设计的神经刺激器，并配备有数字显示器。在刺激频率为 1～2Hz 时，可输出范围很宽的刺激电流（0～5mA），并能在低电流范围内进行精确的调控。神经刺激器并不像一般所认为的那样需要两个人来进行操作（其中一个人手持绝缘穿刺针来定位神经，另一位助手控制神经刺激器，并在确定被阻滞的神经后注入局部麻醉药），其实一位训练有素的操作者就足够了。为定位神经，在神经阻滞穿刺初期应将神经刺激器的刺激电流设定在 1～2mA，在诱发出所需的肌肉运动反应后，首先需要通过改变穿刺针的方向使运动反应的强度达到最大程度。随后逐步将神经刺激器的刺激电流降低至尽可能低的强度（≤0.6mA）。

神经刺激器定位外周神经的优点包括：①定位精确。②神经损伤小。③使神经阻滞麻醉的应用范围进一步扩展（腰丛，股神经，坐骨神经，肌间沟术后镇痛）。④提高阻滞成功率。⑤适合于麻醉初学者。⑥可在镇静或基础麻醉下进行阻滞，效果可靠（特别小儿、聋哑儿等）。⑦可行多点神经定位，提高麻醉效果。⑧可用于教学示教。

二、神经刺激仪在局部麻醉中的应用

神经刺激仪在局部麻醉中的作用主要是用于对神经干或神经丛定位，以弥补穿刺经验的不足，提高穿刺成功率。它的基本原理是将电刺激器产生的脉冲电流传送至穿刺针，当穿刺针接近神经干或神经丛时，就会引起神经纤维去极化。其中运动神经去极化表现为所支配肌肉收缩，根据肌肉收缩的强度和刺激电流强度的大小就可以判断穿刺针和神经干、丛的相对位置，从而在穿刺时无须寻找异感。

实际操作时按常规神经阻滞摆放体位、定位、消毒铺巾，进针后接刺激器。开始以 2mA 电流以确定是否接近神经。2mA 电流可使距离 1cm 的运动神经去极化。然后调节穿刺针方向、深度及刺激器电流，直至以最小电流（0.5～1mA）产生最大肌颤搐反应，说明穿刺针已接近神经，此时停针，回吸无血和液体后注入局麻药。

迅速成功定位神经主要取决于：能否保持穿刺针的位置稳定（即便是有经验的操作者也不容易做到）；首次操作能否将穿刺针定位于合适的深度，并找到其正确的方位。在很多情况下，此操作过程属试验性的，常会有错误发生。随着穿刺针和神经之间位置的改变，需要增加或降低刺激电流的强度。关键要记住的是，每次仅能改变其中一项参数，如穿刺的深度、穿刺针的角度或刺激电流的强度。一旦穿刺针位置正确，即可考虑注入局部麻醉药。此时，操作者应通过回抽试验来确定穿刺针是否在血管内。若回抽无血，注入局部麻醉药 1～2mL，此时肌肉颤动反应停止。注射局部麻醉药的操作通常是无痛的。若患者感觉到疼痛，则应停止在此点注入药物，因为将药物注入神经内可造成神经损伤。完成神经阻滞所需的时间不仅与操作者的经验有关，而且还与患者的自身情况（如病态性肥胖，运动受限）以及神经位置与解剖学标志之间关系的个体差异等有关。

在应用神经刺激器技术进行神经阻滞时，大多数情况下适合应用 B 型斜面绝缘穿刺针。负极与 B 型斜面绝缘穿刺针相连接（N－N：负极－穿刺针）；正极与患者相连接，并作为地线（P－P，正极－患者）。目前已有多种不同大小的穿刺针，需要根据神经的位置（深度）来选择所需穿刺针的型号。目前仅有为数不多的几个厂商生产采用神经刺激器进行神经阻滞所需的B型斜面绝缘穿刺针。在单次神经阻滞中运用神经刺激器时，最常使用B型斜面Stimuplex绝缘穿刺针，长度分别为2.5cm、5cm、10cm和15cm。此外，采用连续注入法时，可应用Contiplex Stimuplex套管进行腋部、肌间沟、锁骨上、锁骨下、腕部、股部、腰丛和坐骨神经的定位。Contirtex绝缘套管带有长度为5cm、8.9cm和15cm的穿刺针。为了满意控制穿刺针的方向以使其刺向正确的位置，认真选择穿刺针的型号非常重要。如果选择的穿刺针比实际要求的长，就会增加控制穿刺针方向的难度。

神经刺激器除可用于一般患者的神经干或神经丛定位外，更适用于那些不能合作及反应迟钝的患者，也能弥补初学神经干或神经丛阻滞的麻醉医师之经验欠缺。但也不能对它过分依赖，操作者仍须掌握局部解剖及操作技巧，以确定穿刺部位及穿刺方向，只有在穿刺针接近神经时神经刺激仪才能帮助定位。下面介绍几种常用的神经刺激仪引导下的神经阻滞方法。

(一)神经刺激仪引导下肌间沟臂丛阻滞(图5－16,图5－17)

连接在神经刺激仪上的穿刺针应该在锁骨上约1cm处，两触诊手指间，垂直于皮肤进针。神经刺激仪的初始刺激强度应设定在0.8mA(2Hz,100～300μs)。穿刺针缓慢刺入，直到臂丛受到刺激(多数刺入深度约为1～2cm)。以下肌肉的颤搐均表明刺激成功:胸肌、三角肌、肱三头肌、肱二头肌、手和前壁的任何颤搐。一旦臂丛的颤搐被引出的电流强度调低到0.2～0.4mA，可缓慢注入20～35mL局麻药，注药过程中间断回抽，以防误入血管。

注意事项：

1.关于神经刺激和异感在臂丛的定位上哪个更好、更安全、更精确的争论已经持续多年。事实上，由于臂丛在肌间沟处比较表浅，二者均未显示何者更有优势。

2.以更大的电流(＞1mA)刺激臂丛会给患者带来更大的反应及不适。另外，某些无法预料的强烈反应会导致刺激针移动。

3.关于臂丛神经刺激的最佳运动反应仍然存在争论。在我们的临床操作中发现，只要在同样的电流强度(0.2～0.4mA)下观察到刺激反应，前述各种颤搐在判断成功率上没有显著差异。

4.当在0.2mA的电流强度下观察到刺激反应，就可以注入局麻药。但快速、大量注入局麻药可能导致药物进入硬膜外腔，甚至扩散进入蛛网膜下腔(全脊麻)。

5.进行臂丛神经刺激时，要注意避免引起膈肌和斜方肌的颤搐。对这些颤搐的误判是导致阻滞失败的最常见原因。

(二)神经刺激仪引导下锁骨下臂丛阻滞(图5－20,图5－21)

神经刺激仪的初始刺激强度设定为1.5mA。当穿刺针穿过皮下组织时，会观察到典型的胸肌局部颤搐。一旦这些颤搐消失，进针就要减慢直到观察到臂丛受刺激后产生的颤搐。在0.2～0.3mA的刺激下观察到手部的颤搐(最好是正中神经受刺激后的颤搐)(图5－39)。

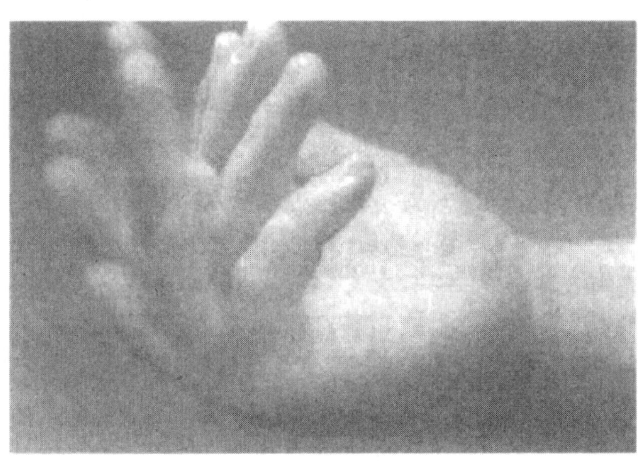

图 5－39　正中神经受刺激时的手部颤搐

注意事项：

1. 肱二头肌或三角肌的颤搐不可取，因为腋神经分出的肌皮神经会在喙突处离开臂丛神经鞘。

2. 手的稳定和精准在这种阻滞中非常重要，因为在这个部位的臂丛神经鞘很薄，轻微的移动就可能导致局麻药注入到鞘外，从而导致阻滞起效慢且效果差。

3. 胸肌的颤搐表明针刺入过浅。一旦胸肌的收缩消失，就要缓慢进针，直至观察到臂丛受刺激引起的颤搐。这时进针的深度常常为 5～8cm。

4. 在胸肌颤搐发生后，刺激强度应减低至 1.0mA 以下，以减轻患者的不适。穿刺针要缓慢刺入或退出直到在 0.2～0.3mA 刺激下观察到手部颤搐。

5. 当电流强度在 0.3mA 以上，观察到颤搐后即注入局麻药会降低这种阻滞的成功率。

6. 当出现正中神经受刺激的反应后，只要手部颤搐被清楚引出，常常可同时观察到桡神经和尺神经受刺激的反应。

（三）神经刺激仪引导下腋路臂丛阻滞（图 5－18，图 5－40）

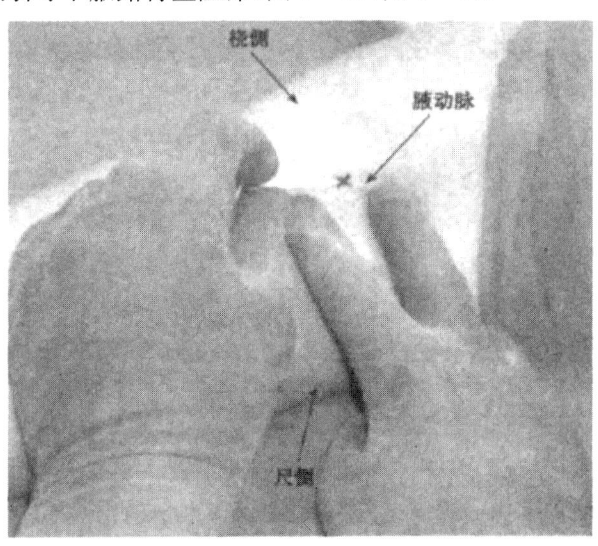

图 5－40　神经刺激仪引导下腋路臂丛阻滞

1. 体表标志　臂丛在腋窝的体表标志包括：腋动脉搏动、喙肱肌和胸大肌。

2.操作　连接在神经刺激仪上的穿刺针在触诊手指的前方以45°向头侧刺入。神经刺激仪强度设定为1mA。穿刺针缓慢进入，直至观察到臂丛受激的反应或出现异感。在大多数患者，刺入深度约为1～2cm。一旦出现反应，可缓慢注入35～40mL局麻药并间断回抽，以防误入血管。

注意事项：

(1)臂丛的大概位置可以通过经皮神经刺激来确定。神经刺激仪电流设定为4～5mA，神经探头固定在触诊手指前方的皮肤上，直至引出臂丛受刺激后产生的颤搐。

(2)我们使用神经刺激仪寻找单一的神经反应(即0.2～0.4mA刺激下的手部颤搐)。一旦观察到相应的颤搐就可以注入全量的局麻药。

(3)尽管多处刺激技术(即刺激寻找并阻滞臂丛每一个主要神经)可以提高成功率，但同时也增加了阻滞的时间和复杂性。

(4)当腋动脉在出现神经受刺激反应之前就被误入，此时不要继续寻找神经受刺激反应，而是直接刺穿血管并在动脉后方注入总量2/3的局麻药，并在动脉前方注入总量1/3的局麻药。

(四)神经刺激仪引导下股神经阻滞(见图5—41，图5—33，图5—34)

麻醉医师站在患者一侧，触及股动脉搏动。穿刺针沿股动脉外缘刺入。神经刺激仪设定为1.0mA(2Hz，100～300μs)。如果穿刺位置正确，在穿刺针刺入的过程中不应引起任何局部颤动，首先出现的反应常常就是股神经本身。股神经支配数个肌群。0.2～0.5mA刺激下观察到或触及股四头肌颤搐是最可靠的定位反应。

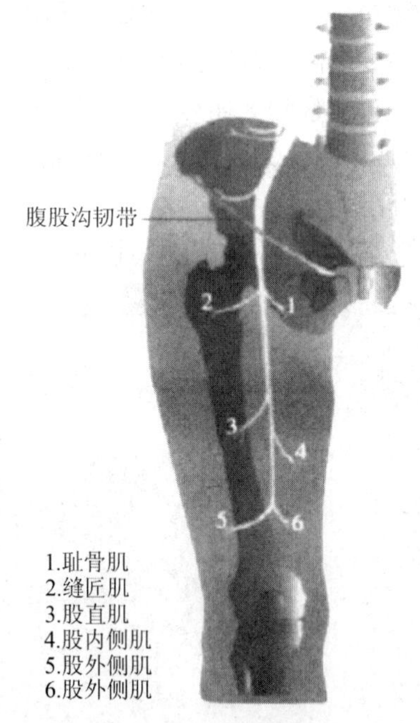

图5—41　股神经结构

注意事项：

1.股神经受刺激后最常见的反应是缝匠肌的收缩。表现为髌骨没有活动的情况下大腿上出现条状的收缩带。

2.必须注意缝匠肌的颤动并不是可靠的定位征象，因为支配缝匠肌的分支可能已经位于股神经鞘外。

3. 当观察到缝匠肌颤动时，穿刺针只需要向外侧稍移动并继续进针数厘米即可。

（五）神经刺激仪引导下腰神经丛阻滞（图 5—26，图 5—27）

触诊手指固定好定位点的皮肤肌肉，并向下轻压以减少皮肤和神经的间距。在整个阻滞过程中，触诊手指不能移动，以便在必要的情况下精确地改变穿刺针的深度和方向。穿刺针以垂直皮肤的方向刺入。神经刺激仪设定为 1.5mA。穿刺针刺入约数公分时，首先会观察到脊柱旁局部肌肉的颤动。穿刺针继续刺入，直至观察到股四头肌的颤动（通常刺入深度为 6～8cm）。观察到这些颤动后，刺激电流需减小至 0.3～0.5mA。此时如仍有明显股四头肌颤搐，缓慢注入约 25～35mL 局麻药，并间断回抽，以防误入血管。

注意事项：

1. 在 0.3～0.5mA 的刺激下观察到或触及股四头肌的颤动。

2. 由于神经根位于腰肌筋膜表面，因此成功的腰丛阻滞取决于局麻药在筋膜表面的扩散。由此，神经刺激的目的就是通过刺激某一个神经根来确定筋膜平面。

3. 腰丛阻滞时不应使用 0.3mA 以下的电流刺激。由于腰丛神经根表面包裹有比较厚的硬脊膜，因此在较低的电流下进行神经刺激会导致穿刺针误入硬脊膜。此时注入局麻药会使药物沿硬脊膜进入硬膜外甚至蛛网膜下腔，导致硬膜外麻醉或全脊麻。

（六）神经刺激仪引导下后路坐骨神经阻滞（图 5—29，图 5—30）

触诊手指必须稳定地固定在臀肌上并向下轻压以减少皮肤和神经间的距离。同时，食中两指间的皮肤应展平以保证阻滞过程中的精确性。由于臀部皮肤和软组织有很大的活动性，即使手指很小的移动都会造成穿刺针位置的变化，因此在整个阻滞过程中，该手都要固定不动。穿刺针以垂直于皮肤的方向刺入。神经刺激仪设定为 1.5mA（2Hz，100～300μs），注意观察臀肌的颤动及坐骨神经受刺激的表现。随着穿刺针刺入，首先观察到臀肌的颤动。这表明针的位置仍然比较表浅。一旦臀肌颤动消失，就会观察到坐骨神经对刺激的敏锐表现（股后部肌群、腓肠肌、脚或足趾的颤动）。当观察到坐骨神经受刺激的初始表现后，可逐渐降低刺激电流，直至在 0.2～0.5mA 刺激下仍可观察到或触及颤动。此时刺入深度常常为 5～8cm。回抽没有血液，可缓慢注入 15～20mL 局麻药。注射过程中有任何阻力都需将针拔出 1mm，重新注射。如果存在持续的阻力，需将针完全拔出并冲洗，以免再次穿刺时针管堵塞。

注意事项：在 0.2～0.5mA 刺激下观察到或触及股后部肌群、腓肠肌、脚或足趾的颤动。

（七）神经刺激仪引导下前路坐骨神经阻滞（图 5—42）

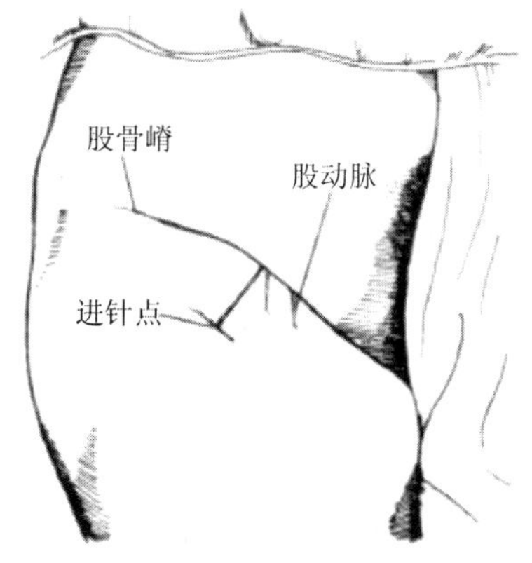

图 5—42　前路坐骨神经阻滞的穿刺点定位

连结同侧髂前上棘与耻骨结节，过股动脉与该连线交点处作该连线垂线，该垂线远端3～4cm即为穿刺点。一只手固定住穿刺点皮肤并向下按压，以减少皮肤和神经间的距离。穿刺针垂直于皮肤刺入。神经刺激仪设定为1.5mA。当刺入约10～12cm深时，会出现典型的脚或足趾的颤动。回抽无血液，可缓慢注入20mL局麻药。出现任何注药阻力都必须立即停止注射，稍退后再重试。如出现持续的阻力则需拔出穿刺针，冲洗后再次穿刺。

注意事项：

1.由于穿刺针要穿过肌肉，因此偶尔会被肌纤维堵塞。然而，当注射时出现阻力，不应总认为针被堵塞。正确的做法应该是退出穿刺针，冲洗后重新穿刺。

2.在0.2～0.5mA刺激下观察到或触及腓肠肌、脚或足趾颤动。

3.穿刺针刺入时股四头肌常常会出现局部颤动，此时穿刺针应该继续刺入。

4.尽管穿刺针继续刺入时会担心损伤股神经，但这种忧虑只是理论上的。在这个穿刺水平上，股神经已经分成了细小、可移动的分支，不太可能被缓慢刺入的针尖斜面穿透。

5.将足跟放置在床面上可能会影响脚的颤动，即使坐骨神经已经受到刺激仍无法表现出来。这一点可以通过将踝关节放在搁脚凳上或由助手不断按摩腓肠肌或跟腱来预防。

6.由于支配股后部肌肉的分支会在穿刺水平上离开坐骨神经主干，因此股后部肌肉的颤动不能作为坐骨神经定位的可靠征象。

（杨毅）

第八节　超声引导在神经阻滞中的应用

一、超声引导下神经阻滞的原理及特点

成功的神经阻滞麻醉的关键是确保神经结构周围局麻药的最佳扩散。盲探的方法依赖于刺激神经时产生的不精确的感觉异常或运动反应。麻醉医师一直希望能够精确定位针尖与神经的关系，并直接观察局麻药的扩散。直至超声引导技术应用于神经阻滞麻醉，这一“眼见为实”的愿望才得以实现。超声可以帮助麻醉医师在穿刺前评估各种复杂的神经解剖，直接将神经刺激针引入目的神经附近，把刺激针、神经和注射过程可视化。神经刺激针重新定位也很容易，确保注射入的药物围绕神经周围扩散，从而产生迅速而成功的阻滞。已有研究证实，超声引导可以提供精确的神经和局麻药定位，提高神经阻滞的成功率（从80%提高至95%），并可以减少局麻药用量，加快外周神经阻滞的起效时间。

二、超声引导下神经阻滞技术简介

超声引导下的神经阻滞需要准备超声仪、超声探头、超声耦合剂、神经刺激针、神经阻滞使用的无菌巾和注射器等。如结合神经刺激仪行神经阻滞还需准备相应仪器。我们还需要了解相关术语：高回声，指较白或较亮区域；低回声，指较灰或较暗区域；无回声，指黑色区域。

高频超声探头（≥12MHz）的穿透力低，适合≤3cm的浅表阻滞，可以清晰地分辨神经和周围组织。较深的阻滞要求使用频率更低的探头，以便获得更好的组织穿透力。

超声引导穿刺有两种方法：平面内或平面外技术。血管、肌腱、神经及穿刺针等结构均能够在短轴或长轴切面显示。

当长轴切面观察穿刺时整个穿刺针均可见，即所谓的平面内技术（图 5－43A）。这项技术可以使整个针及针尖均可见（图 5－43B），帮助操作者更准确更实时的判断。此时神经显示为多重不连续的高回声带，其特征为低回声被高回声线性分割。对于单次注射神经阻滞，我们选择平面内技术。进针前要显示穿刺针，由于超声束很薄，穿刺针细微的运动就可以使针消失于超声图像之外，因此采用平面内技术最大的困难是保持穿刺针位于超声的声束范围内。

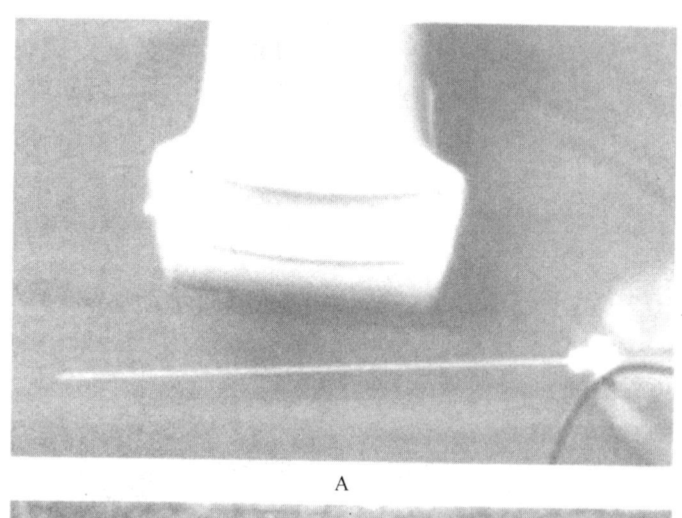

A

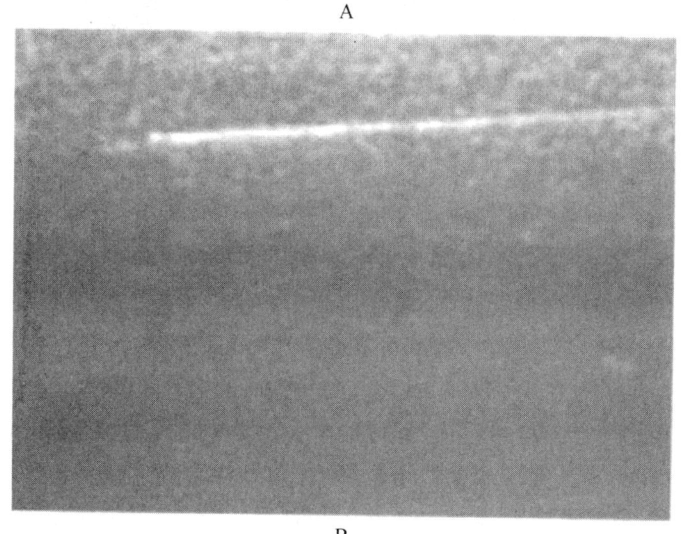

B

图 5－43　平面内超声引导穿刺技术

当于短轴切面穿刺时，只可见神经、组织及穿刺针的横切面，即所谓的平面外技术（图 5－44A）。18～22 号穿刺针在横切面上显示为一小点（图 5－44B），实际上肉眼很难见到。另外，穿刺针一次性通过超声束，因此在可视的情况下，依靠进针角度方能到达目标神经。平面外技术常用于连续导管神经阻滞。采用平面外技术时，注射少量生理盐水、局麻药可帮助确定穿刺针针尖的行进位置。

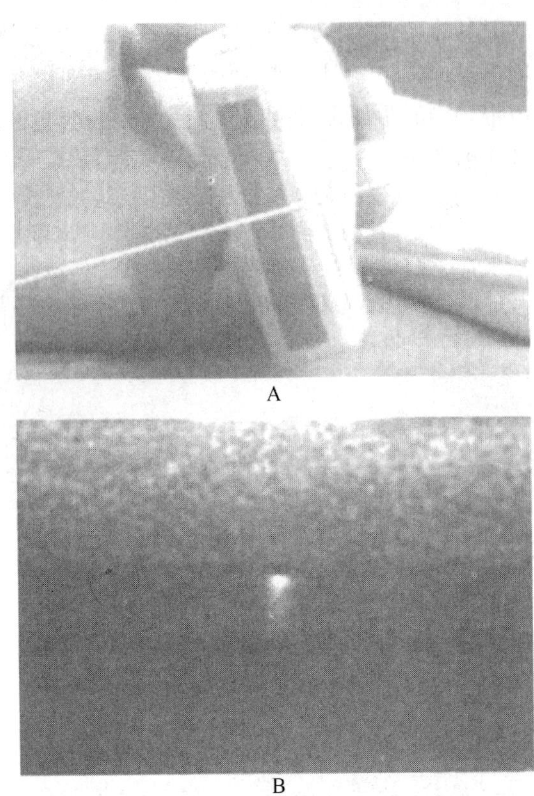

A

B

图 5—44　平面外超声引导穿刺技术

神经周围各种组织和穿刺针超声图像特征:①神经:短轴切面低回声,呈黑色,纵轴高回声,呈白色条带;不同的神经回声特性不同,臂丛神经根和神经干在斜角肌间沟和锁骨上区多呈现低回声,而臂丛外周分支和坐骨神经多呈现高回声。②静脉:无回声,呈黑色,探头轻压呈压缩性改变。③动脉:无回声,呈黑色,但可搏动。④筋膜或纤维隔:高回声,呈白色。⑤肌肉:短轴切面低回声,呈黑色,纵轴高回声,呈白色条带。⑥肌腱:高回声,呈白色。⑦局麻药,无回声,呈黑色。⑧穿刺针高回声,呈白色,穿刺过程中可见穿刺针动态改变。

实际操作时,超声仪放在患者对侧,操作者站在患者被阻滞的肢体同侧。操作者用非优势手持探头,用优势手持针。也可以由助手协助固定探头或使用探头穿刺引导装置,均可以保证进针的方向。探头轻微加压或调整角度都可以明显影响图像质量,需要操作者具备相应的临床经验和操作经验。有研究显示,对于解剖结构的熟悉及盲探神经刺激技术的熟练掌握可明显提高超声引导下神经阻滞的成功率。

常规消毒,超声探头可包裹于无菌套中。穿刺点注射局麻药。根据阻滞类型选用合适长度的穿刺针,距离超声探头 5～10mm 处穿刺。穿刺针本身的回声是高回声结构。一旦穿刺针处于最佳位置,即可在超声引导下注入局麻药,直至药物扩散至神经结构周围。如果局麻药扩散方向错误,穿刺针可以重新进行正确定位。如果结合神经刺激仪,当穿刺针到达神经附近时会出现相应的神经刺激症状。超声引导技术可减少局麻药物用量,尤其是在多重阻滞中(如三合一阻滞或坐骨神经阻滞),这项优势最适于老弱患者。

三、常用的超声引导下神经阻滞技术

(一)超声引导下肌间沟臂丛阻滞(图 5－45)

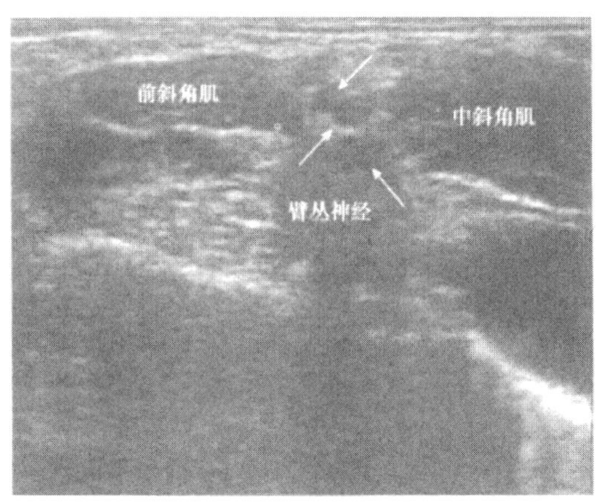

图 5－45　超声引导下肌间沟臂丛阻滞

患者取仰卧位,头偏向患肢对侧。选用高频探头,于前、中斜角肌间隙水平探查。平面内或平面外技术均可采用。

探头从喉外侧开始探查,依次可观察到甲状腺、颈动脉、颈内静脉。在这两个血管之间可以看到迷走神经。探头轻轻向胸锁乳突肌外侧缘移动,神经结构开始变得清晰。短轴切面上,在低回声的前、中斜角肌之间可以看到 2～4 个低回声圆形或椭圆形区域,周围有高回声环(纤维隔或筋膜)包裹(图 5－45),即臂丛神经。内侧可见呈低回声的动静脉。

该处的神经组织比较表浅,注意选用合适的刺激针及进针深度。经常可引出明显的神经刺激症状。通常 15mL 局麻药足够阻滞全部臂丛神经。

(二)超声引导下锁骨上臂丛阻滞(图 5－46)

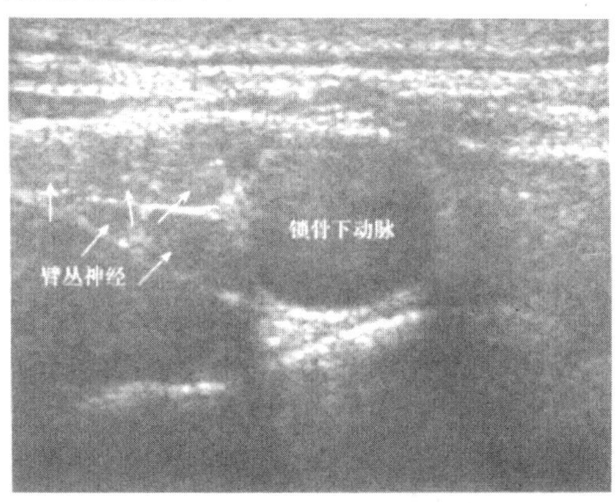

图 5－46　超声引导下锁骨上臂丛阻滞

患者取仰卧位,选用高频探头,于锁骨上 1～2cm 处探查臂丛神经。平面内,平面外技术均可采用。

该阻滞方法的成功率较高。将探头从肌间沟下移至锁骨上 1～2cm 位置,可观察到锁骨下动脉附近的臂丛神经。短轴切面上,低回声的锁骨下动脉和神经被高回声的筋膜包裹,形成一个三角形结构。神经位于动脉侧方,呈 5～6 个低回声圆环,周围有高回声环状结构包裹，锁骨下动脉可见搏动性改变，呈黑色。斜角肌肌肉呈低回声。进针至动脉旁，即可注入局麻药，可观察到局麻药扩散至神经干周围。但该处臂丛神经非常靠近胸膜顶，因此有误入胸膜，造成气胸的可能。

（三）超声引导下锁骨下臂丛阻滞（图 5－47）

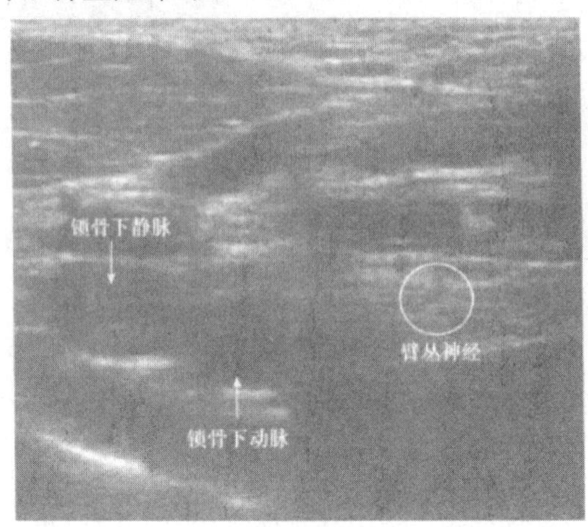

图 5－47　超声引导下锁骨下臂丛阻滞

患者取仰卧位，选用低频探头，在长轴切面上沿锁骨下扫描。

在第 1 肋水平，臂丛神经束呈螺丝形围绕锁骨下动脉旋转。因此，探头沿锁骨下扫描，长轴切面上可见神经束包绕搏动性低回声动脉的外上、上和内侧，压缩性改变的低回声静脉在神经束的内侧。锁骨下动脉是重要的定位标志，穿刺位点在颈静脉切迹与肩峰的腹侧。当进针至锁骨下动脉旁时，即可注入局麻药，可观察到药物围绕锁骨下动脉扩散。锁骨下臂丛阻滞成功率较高（约 85%～95%），但有一系列的并发症，包括误伤血管、气胸等。有研究认为所有的锁骨下臂丛神经阻滞应该在超声观察下进行。并通过选择更远的入路，增加臂丛神经和胸膜间的距离，避免无意间的胸膜顶穿破。

（四）超声引导下腋路臂丛阻滞（图 5－48）

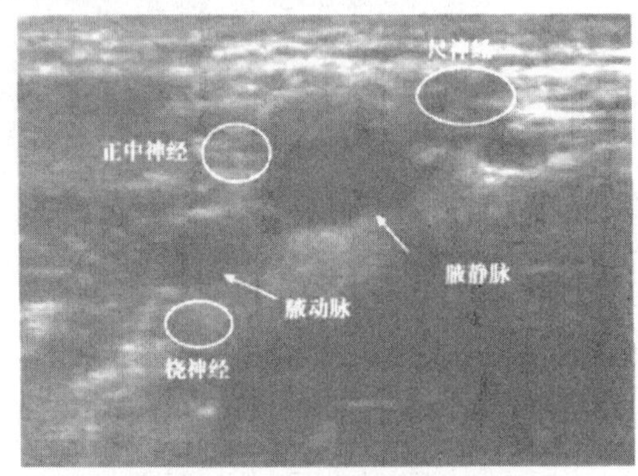

图 5－48　超声引导下腋路臂丛阻滞

患者取仰卧位，患肢外展。选用高频探头，在腋窝处探查神经。平面外技术较常用。

该方法是臂丛神经阻滞最受欢迎的径路。短轴切面上可观察到搏动的动脉和轻压易变形的静脉，均呈低回声。正中神经可以很容易地观察到，因为其紧靠腋动脉。尺神经在动脉内侧，比正中神经更靠近皮肤表面。桡神经在动脉之下，定位相对困难，由于动脉声影，有时难以观察，可轻移探头，在肱骨水平观察桡神经，此处它在动脉下分支进入桡神经沟。超声显像见穿刺针位于动脉旁(动脉上、下均可),回抽无血,即可注入局麻药。当在动静脉之间注药时,可观察到药物将动静脉分开,药物呈圆形并沿腋鞘上下扩散。

腋路臂丛神经阻滞并发症很少,是最受欢迎的阻滞方法之一。但仍有误伤血管的可能。另外,有研究观察到该水平臂丛神经各分支与腋动脉的相对位置不是恒定的,其变化依赖于外界甚至是很轻微的压力(如腋动脉的触诊)。

(五)超声引导下股神经阻滞(图 5—49)

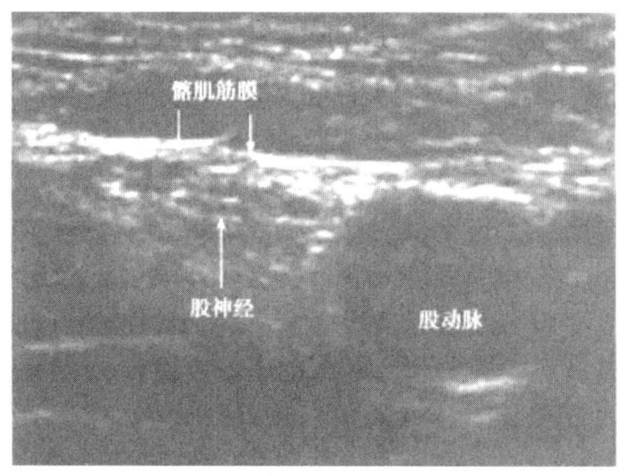

图 5—49 超声引导下股神经阻滞

患者仰卧位,选用高至中频探头(儿科和较瘦患者选用高频探头),于腹股沟下方探查。平面内或平面外技术均可采用。

股神经位于股动脉(无回声、搏动的环形区域)外侧,短轴切面上呈高回声(明亮的)三角形伴内部低回声的结构。神经沿途的重要结构包括髂肌、腰大肌和髂肌筋膜。髂肌筋膜是重要的定位标志,位于血管和神经之间,表现为清晰的平行高回声组织。

当超声显像提示进针至髂肌筋膜下方和股动脉外侧时,即可注入局麻药,如果超声图像上观察到药物在该区域扩散,则可判断进针位置正确。结合神经刺激仪行股神经阻滞时,会出现相应的神经刺激症状,此时注入局麻药即可阻滞成功。局麻药围绕股神经扩散时,超声图像上呈“炸面饼圈”征,可协助判断局麻药的扩散效果。

(六)超声引导下后路坐骨神经阻滞(图 5—50)

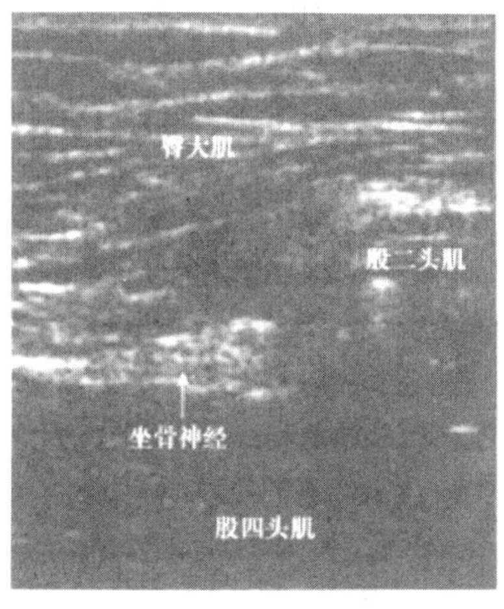

图 5—50 超声引导下后路坐骨神经阻滞

患者取俯卧位，选用中低频探头，于臀下皱褶处或下方进行探查。平面内或平面外技术均可采用。

由臀大肌形成的皮肤皱褶很容易观察，并可触及由股二头肌和半腱肌组成的巨大绳索状肌肉群。探头放置于该肌肉群上，在短轴切面上，肌肉群表现为低回声结构，其内的筋膜成分表现为高回声。坐骨神经位于肌肉群外侧，显示为高回声的卵圆形或三角形内部伴低回声结构。

当超声显像观察到进针至坐骨神经旁时，即可注入局麻药并观察到药物的扩散情况。由于神经周围组织的超声表现普遍相似，坐骨神经周围又缺乏相应的血管关系，因此超声引导下坐骨神经阻滞具有一定的困难。如果图像难以显示，可在腘窝部位识别坐骨神经，再逆行追踪至近臀下区域。深压探头在一定程度上也可以改善显像效果。肥胖患者的坐骨神经比较容易显示，因为脂肪是良好的神经对比物，可在高回声的神经膜和低回声的脂肪之间形成一个良好的超声界面。

（七）超声引导下前路坐骨神经阻滞（图 5－51）

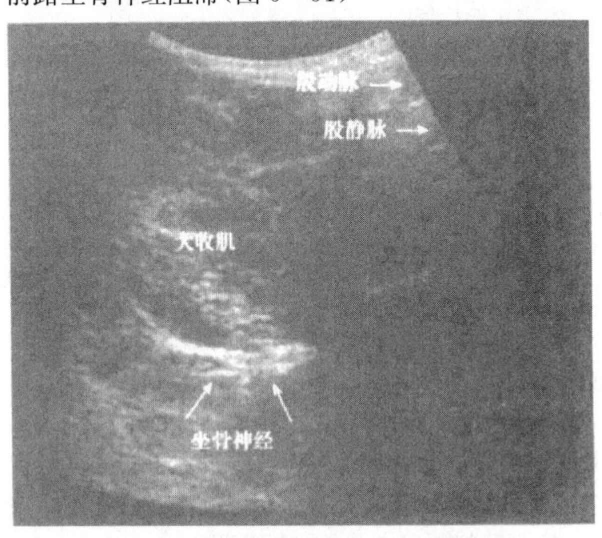

图 5－51　超声引导下前路坐骨神经阻滞

患者取仰卧位，大腿外旋。选用中低频探头于腹股沟皱褶下方探查坐骨神经。常采用平面内技术。

探头放置于距腹股沟约 8cm 处，可在短轴切面显示股动脉。小转子和股内收肌是识别坐骨神经的重要标志性结构，坐骨神经位于二者之间表现为高回声的环形或三角形结构。

需要注意的是前路阻滞疼痛较明显，需要提前给予适当的镇痛和镇静药物。该方法可在相同的部位进行坐骨神经和股神经阻滞，对制动和外伤患者非常有利。

（孙红）

第六章　椎管内神经阻滞

第一节　蛛网膜下腔神经阻滞

蛛网膜下腔神经阻滞系把局麻药注入蛛网膜下腔，使脊神经根、背根神经节及脊髓表面部分产生不同程度的阻滞，常简称为脊麻。脊麻至今有近百年历史，大量的临床实践证明，只要病例选择得当，用药合理，操作准确，脊麻不失为一简单易行、行之有效的麻醉方法，对于下肢及下腹部手术尤为可取。

一、适应证和禁忌证

一种麻醉方法的适应证和禁忌证都存在相对性，蛛网膜下腔神经阻滞也不例外。在选用时，除参考其固有的适应证与禁忌证外，还应根据麻醉医师自己的技术水平、患者的全身情况及手术要求等条件来决定。

（一）适应证

1. 下腹部手术　如阑尾切除术、疝修补术。

2. 肛门及会阴部手术　如痔切除术、肛瘘切除术、直肠息肉摘除术、前庭大腺囊肿摘除术、阴茎及睾丸切除术等。

3. 盆腔手术包括一些妇产科及泌尿外科手术，如子宫及附件切除术、膀胱手术、下尿道手术及开放性前列腺切除术等。

4. 下肢手术包括下肢骨、血管、截肢及皮肤移植手术，止痛效果可比硬膜外神经阻滞更完全，且可避免止血带不适。

（二）禁忌证

1. 精神病、严重神经官能症以及小儿等不能合作的患者。

2. 严重低血容量的患者　此类患者在脊麻发生作用后，可能发生血压骤降甚至心搏骤停，故术前访视患者时，应切实重视失血、脱水及营养不良等有关情况，特别应衡量血容量状态，并仔细检查，以防意外。

3. 止血功能异常的患者　止血功能异常者包括血小板数量与质量异常以及凝血功能异常等，穿刺部位易出血，可导致血肿形成及蛛网膜下腔出血，重者可致截瘫。

4. 穿刺部位有感染的患者　穿刺部位有炎症或感染者，脊麻有可能将致病菌带入蛛网膜下腔引起急性脑脊膜炎的危险。

5. 中枢神经系统疾病，特别是脊髓或脊神经根病变者，麻醉后有可能后遗长期麻痹，疑有颅内高压患者也应列为禁忌。

6. 脊椎外伤或有严重腰背痛病史以及不明原因脊神经压迫症状者，禁用脊麻。脊椎畸形者，解剖结构异常，也应慎用脊麻。

7. 全身感染的患者慎用脊麻。

二、蛛网膜下腔神经阻滞穿刺技术

(一)穿刺前准备

1.急救准备　在穿刺前备好急救设备和物品(麻醉机和氧气、气管插管用品等),以及药物(如麻黄碱和阿托品等)。

2.麻醉前用药　用量不宜过大,应让患者保持清醒状态,以利于进行阻滞平面的调节。可于麻醉前1h肌肉注射苯巴比妥钠0.1g(成人量),阿托品或东莨菪碱可不用或少用。除非患者术前疼痛难忍,麻醉前不必使用吗啡或哌替啶等镇痛药。氯丙嗪或氟哌利多等药不宜应用,以免导致患者意识模糊和血压剧降。

3.无菌　蛛网膜下腔穿刺必须执行严格的无菌原则。所有的物品在使用前必须进行检查。

4.穿刺点选择　为避免损伤脊髓,成人穿刺点应选择不高于$L_{2\sim3}$,小儿应选择在$L_{4\sim5}$。

5.麻醉用具　穿刺针主要有两类:一类是尖端呈斜口状,可切断硬膜进入蛛网膜下腔,如Quincke针;另一类尖端呈笔尖式,可推开硬膜进入蛛网膜下腔,如Sprotte针和Whitacre针。应选择尽可能细的穿刺针,24～25G较为理想,可减少穿刺后头痛的发生率。笔尖式细穿刺针已在临床上广泛应用,使腰麻后头痛的发生率大大降低。

(二)穿刺体位

蛛网膜下腔穿刺体位,一般可取侧卧位或坐位,以前者最常用(图6－1)。

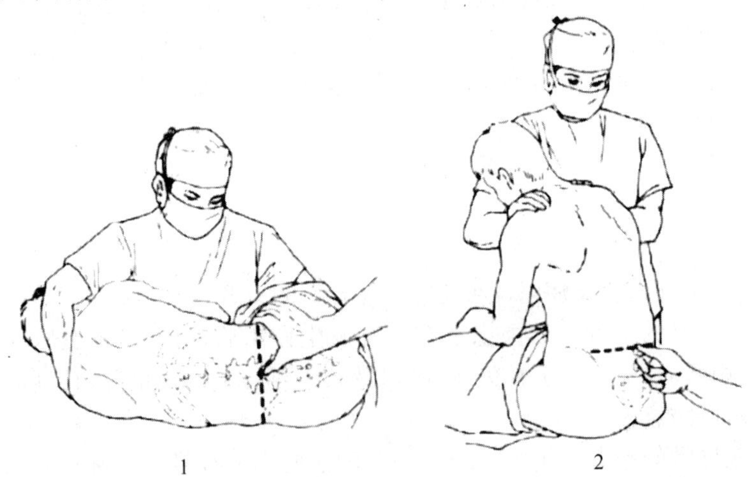

图6－1　脊麻穿刺体位

1.侧卧位;2.坐位

1.侧卧位　侧卧位时应注意脊柱的轴线是否水平。女性的髋部常比双肩宽,侧卧位时脊柱水平常倾向于头低位。男性相反。因此应该通过调节手术床使脊柱保持水平。取左侧或右侧卧位,两手抱膝,大腿贴近腹壁。头尽量向胸部屈曲,使腰背部向后弓成弧形,以使棘突间隙张开,便于穿刺。背部与床面垂直,平齐手术台边沿。采用重比重液时,手术侧置于下方;采用轻比重液时,手术侧置于上方。

2.坐位　臀部与手术台边沿相齐,两足踏于凳上,两手置膝,头下垂,使腰背部向后弓出。这种体位需有助手协助,以扶持患者保持体位不变。如果患者于坐位下出现头晕或血压变化等症状,应立即改为平卧,经处理后改用侧卧位穿刺。鞍区麻醉一般需要取坐位。

（三）穿刺部位和消毒范围

成人蛛网膜下腔常选用腰$_{2\sim3}$或腰$_{3\sim4}$棘突间隙，此处的蛛网膜下腔较宽，脊髓于此也已形成终丝，故无伤及脊髓之虞。确定穿刺点的方法是：取两侧髂嵴的最高点作连线，与脊柱相交处，即为第4腰椎或腰$_{3\sim4}$棘突间隙。如果该间隙较窄，可上移或下移一个间隙作穿刺点。穿刺前须严格消毒皮肤，消毒范围应上至肩胛下角，下至尾椎，两侧至腋后线。消毒后穿刺点处需铺孔巾或无菌单。

（四）穿刺方法

穿刺点可用1%～2%利多卡因作皮内、皮下和棘间韧带逐层浸润。常用的蛛网膜下腔穿刺术有以下两种。

1. 直入法　用左手拇、示两指固定穿刺点皮肤。将穿刺针在棘突间隙中点，与患者背部垂直，针尖稍向头侧作缓慢刺入，并仔细体会针尖处的阻力变化。当针穿过黄韧带时，有阻力突然消失"落空"感觉，继续推进常有第二个"落空"感觉，提示已穿破硬膜与蛛网膜而进入蛛网膜下腔。如果进针较快，常将黄韧带和硬膜一并刺穿，则往往只有一次"落空"感觉。这种"落空感"在老年患者常不明显。

2. 旁入法　于棘突间隙中点旁开1.5cm处作局部浸润。穿刺针与皮肤约成75度对准棘突间孔刺入，经黄韧带及硬脊膜而达蛛网膜下腔。本法可避开棘上及棘间韧带，特别适用于韧带钙化的老年患者或脊椎畸形或棘突间隙不清楚的肥胖患者。

针尖进入蛛网膜下腔后，拔出针芯即有脑脊液流出，如未见流出可旋转针干180度或用注射器缓慢抽吸。经上述处理仍无脑脊液流出者，应重新穿刺。穿刺时如遇骨质，应改变进针方向，避免损伤骨质。经3～5次穿刺而仍未能成功者，应改换间隙另行穿刺。

三、常用药物

（一）局麻药

蛛网膜下腔神经阻滞较常用的局麻药有普鲁卡因、丁卡因、布比卡因和罗哌卡因。其作用时间取决于脂溶性及蛋白结合力。短时间的手术可选择普鲁卡因，而长时间的手术（膝或髋关节置换术及下肢血管手术）可用布比卡因、丁卡因及罗哌卡因。普鲁卡因成人用量为100～150mg，常用浓度为5%，麻醉起效时间为1～5min，维持时间仅45～90min。布比卡因常用剂量为8～12mg，最多不超过20mg，一般用0.5%～0.75%浓度，起效时间需5～10min，可维持2～2.5h。丁卡因常用剂量为10～15mg，常用浓度为0.33%，起效缓慢，需5～20min，麻醉平面有时不易控制，维持时间2～3h，丁卡因容易被弱碱中和沉淀，使麻醉作用减弱，须注意。罗哌卡因常用剂量为5～10mg，常用浓度为0.375%～0.5%，多采用盐酸罗哌卡因，甲磺酸罗哌卡因用于脊麻的安全性尚有待进一步证实，故而不推荐使用。

（二）血管收缩药

血管收缩药可减少局麻药血管吸收，使更多的局麻药物浸润至神经中，从而使麻醉时间延长。常用的血管收缩药有麻黄碱、肾上腺素及去氧肾上腺素（新福林）。常用麻黄碱（1：1000）200～500μg（0.2～0.5mL）或新福林（1：100）2～5mg（0.2～0.5mL）加入局麻药中。但目前认为，血管收缩药能否延长局麻药的作用时间与局麻药的种类有关。丁卡因可使脊髓及硬膜外血管扩张、血流增加，将血管收缩药加入至丁卡因中，可使已经扩张的血管收缩，因而能延长作用时间；而布比卡因和罗哌卡因使脊髓及硬膜外血管收缩，药液中加入血管收缩药并不能延长其作用时间。麻黄碱、新福林作用于脊髓背根神经元α受体，也有一定的镇痛作用，与其延长麻醉作用时间也有关。因为剂量小，不会引起脊髓缺血，故血管收缩药被常规推荐加入局麻药中。

（三）药物的配制

除了血管收缩药外，尚可加入一些溶剂，以配成重比重液、等比重液或轻比重液以利药物的弥散和分布。重比重液其比重大于脑脊液，容易下沉，向尾侧扩散，常通过加5%葡萄糖溶液实现，重比重液是临床上常用的脊麻液。轻比重液其比重小于脑脊液，但由于轻比重液可能导致阻滞平面过高，目前已很少采用。5%普鲁卡因重比重液配制方法为：普鲁卡因150mg溶解于5%葡萄糖液2.7mL，再加0.1%肾上腺素0.3mL。丁卡因重比重液常用1%丁卡因、10%葡萄糖液及3%麻黄碱各1mL配制而成。布比卡因重比重液取0.5%布比卡因2mL或0.75%布比卡因2mL，加10%葡萄糖0.8mL及0.1%肾上腺素0.2mL配制而成。

四、影响阻滞平面的因素

阻滞平面是指皮肤感觉消失的界限。麻醉药注入蛛网膜下腔后，须在短时间内主动调节和控制麻醉平面达到手术所需的范围，且又要避免平面过高。这不仅关系到麻醉成败，且与患者安危有密切关系，是蛛网膜下腔神经阻滞操作技术中最重要的环节。

许多因素影响蛛网膜下腔神经阻滞平面（表6—1），其中最重要的因素是局麻药的剂量及比重、椎管的形状以及注药时患者的体位。患者体位和局麻药的比重是调节麻醉平面的两个主要因素，局麻药注入脑脊液中后，重比重液向低处移动，轻比重液向高处移动，等比重液即停留在注药点附近。所以坐位注药时，轻比重液易向头侧扩散，使阻滞平面过高；而侧卧位手术时（如全髋置换术），选用轻比重液可为非下垂侧提供良好的麻醉。但是体位的影响主要在5～10min内起作用，超过此时限，药物已与脊神经充分结合，体位调节的作用就会消失。脊椎的四个生理弯曲在仰卧位时，腰$_3$最高，胸$_6$最低（图6—2），如果经腰$_{2\sim3}$间隙穿刺注药，患者转为仰卧后，药物将沿着脊柱的坡度向胸段移动，使麻醉平面偏高；如果在腰$_{3\sim4}$或腰$_{4\sim5}$间隙穿刺，患者仰卧后，大部药液向骶段方向移动，骶部及下肢麻醉较好，麻醉平面偏低。因此腹部手术时，穿刺点宜选用腰$_{2\sim3}$间隙；下肢或会阴肛门手术时，穿刺点不宜超过腰$_{3\sim4}$间隙。一般而言，注药的速度愈快，麻醉范围愈广；相反，注药速度愈慢，药物愈集中，麻醉范围愈小（尤其是低比重液）。一般以每5s注入1mL药物为适宜。穿刺针斜口方向（Whiteacare针）对麻醉药的扩散和平面的调节有一定影响，斜口方向向头侧，麻醉平面易升高；反之，麻醉平面不易过多上升。局麻药的剂量对阻滞平面影响不大，Lambert（1989）观察仰卧位时应用不同剂量的局麻药，由于重比重液的下沉作用，均能达到相同的阻滞平面，但低剂量的阻滞强度和作用时间都低于高剂量组。

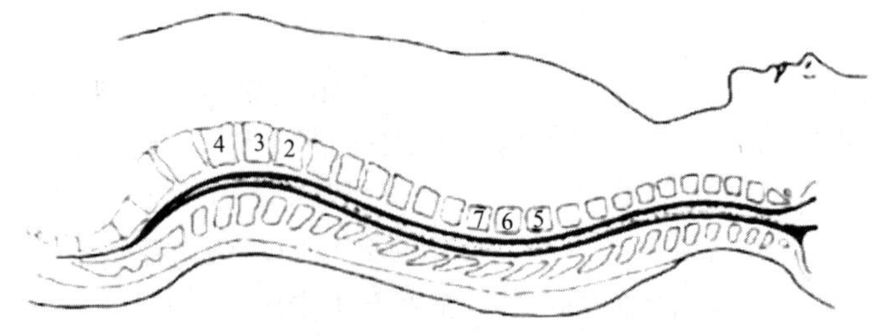

图6—2　脊柱的生理弯曲与药物移动的关系

表 6－1　影响蛛网膜下腔神经阻滞平面的因素

一、患者情况	抽液加药注射
年龄	三、脑脊液因素
身高	脑脊液组成
体重	循环
性别	容量
腹内压	压力
脊柱的解剖结构	密度
体位	四、局麻药因素
二、穿刺技术	局麻药比重
穿刺点	局麻药体积
针头方向	局麻药浓度
斜面方向	局麻药注入量
注射速度	辅助用的血管收缩药

具体实际操作中，有人建议以腰$_1$阻滞平面为界。阻滞平面在腰$_1$以上，应选择重比重液，因这些患者转为水平仰卧位时，由于重力作用局麻药下沉到较低的胸段（胸$_6$），可达满意的阻滞效果；而需阻滞腰$_1$以下平面，可选用等比重液，因局麻药停留在注药部位，使阻滞平面不致过高。在确定阻滞平面时，除了阻滞支配手术部位的皮区神经外，尚需阻滞支配手术的内脏器官的神经，如全子宫切除术，阻滞手术部位皮区的神经达胸$_{12}$即可，但阻滞支配子宫的神经需达胸$_{11}$、胸$_{10}$，而且术中常发生牵拉反射，要阻滞该反射，阻滞平面需达胸$_6$，所以术中阻滞平面达胸$_6$，方能减轻患者的不适反应。

五、麻醉中的管理

蛛网膜下腔神经阻滞后，可能引起一系列生理扰乱，其程度与阻滞平面有密切关系。平面愈高，扰乱愈明显。因此，需切实注意平面的调节，密切观察病情变化，并及时处理。

（一）血压下降和心率缓慢

蛛网膜下腔神经阻滞平面超过胸$_4$后，常出现血压下降，多数于注药后 15～30min 发生，同时伴心率缓慢，严重者可因脑供血不足而出现恶心呕吐、面色苍白、躁动不安等症状。这类血压下降主要是由于交感神经节前神经纤维被阻滞，使小动脉扩张，周围阻力下降，加之血液淤积于周围血管系，静脉回心血量减少，心排血量下降而造成。心率缓慢是由于交感神经部分被阻滞，迷走神经呈相对亢进所致。血压下降的程度，主要取决于阻滞平面的高低，但与患者心血管功能代偿状态以及是否伴有高血压、血容量不足或酸中毒等情况有密切关系。处理上应首先考虑补充血容量，如果无效可给予适量血管活性药物（苯肾上腺素、去甲肾上腺素或麻黄碱等），直到血压回升为止。对心率缓慢者可考虑静脉注射阿托品 0.25～0.3mg 以降低迷走神经张力。

（二）呼吸抑制

因胸段脊神经阻滞引起肋间肌麻痹，可出现呼吸抑制，表现为胸式呼吸微弱，腹式呼吸增强，严重时患者潮气量减少，咳嗽无力，不能发声，甚至发绀，应迅速有效吸氧。如果发生全脊麻而引起呼吸停止、血压骤降或心搏骤停，应立即施行气管内插管人工呼吸、维持循环等措施进行抢救。

（三）恶心呕吐

主要诱因包括：①血压骤降，脑供血骤减，兴奋呕吐中枢。②迷走神经功能亢进，胃肠蠕动增加。③手术牵引内脏。一旦出现恶心呕吐，应检查是否有麻醉平面过高及血压下降，并采取相应措施；或暂停手术以减少迷走刺激；或施行内脏神经阻滞，一般多能收到良好效果。若仍不能制止呕吐，可考虑使用异丙嗪或氟哌利多等药物镇吐。

六、连续蛛网膜下腔神经阻滞

连续蛛网膜下腔神经阻滞现已少有。美国食品药品监督管理局（FDA）于 1992 年停止了连续硬膜外导管在蛛网膜下腔神经阻滞中的临床应用。

（王秀环）

第二节　硬膜外间隙神经阻滞

将局麻药注入硬脊膜外间隙，阻滞脊神经根，使其支配的区域产生暂时性麻痹，称为硬膜外间隙神经阻滞，简称为硬膜外神经阻滞。

硬膜外神经阻滞有单次法和连续法两种。单次法系穿刺后将预定的局麻药全部陆续注入硬膜外间隙以产生麻醉作用。此法缺乏可控性，易发生严重并发症，故已罕用。连续法是在单次法基础上发展而来，通过穿刺针，在硬膜外间隙留置一导管，根据病情、手术范围和时间，分次给药，使麻醉时间得以延长，并发症明显减少。连续硬膜外神经阻滞已成为临床上常用的麻醉方法之一。

根据脊神经阻滞部位不同，可将硬膜外神经阻滞分为高位、中位、低位及骶管阻滞。

一、适应证及禁忌证

（一）适应证

1. 外科手术　因硬膜外穿刺上至颈段、下至腰段，通过给药可阻滞这些脊神经所支配的相应区域，所以理论上讲，硬膜外神经阻滞可用于除头部以外的任何手术。但从安全角度考虑，硬膜外神经阻滞主要用于腹部及其以下部位的手术，包括泌尿、妇产及下肢手术。颈部、上肢及胸部虽可应用，但管理困难。此外，凡适用于蛛网膜下腔神经阻滞的手术，同样可采用硬膜外神经阻滞麻醉。

2. 镇痛　包括产科镇痛、术后镇痛及一些慢性疼痛的镇痛常用硬膜外阻滞。硬膜外神经阻滞是分娩镇痛最有效的方法，通过腰部硬膜外神经阻滞，可阻滞支配子宫的交感神经，从而减轻宫缩疼痛；通过调节局麻药浓度或加入阿片类药物，可调控阻滞强度（尤其是运动神经）；而且不影响产程的进行；即便要行剖宫产或行产钳辅助分娩，也可通过调节局麻药的剂量和容量来达到所需的阻滞平面；对于有妊娠高血压的患者，硬膜外神经阻滞尚可帮助调控血压。硬膜外联合应用局麻药和阿片药，可产生最好的镇痛作用及最少的并发症，是术后镇痛的常用方法。硬膜外给予破坏神经药物，可有效缓解癌症疼痛。硬膜外应用局麻药及激素，可治疗慢性背痛，但其长远的效果尚不确切。

（二）禁忌证

蛛网膜下腔神经阻滞的禁忌证适用于硬膜外腔神经阻滞。

二、穿刺技术

（一）穿刺前准备

硬膜外神经阻滞的局麻药用量较大，为预防中毒反应，麻醉前可给予巴比妥类或苯二氮草类药物；对阻滞平面高、范围大或迷走神经兴奋型患者，可同时加用阿托品，以防心率减慢，术前有剧烈疼痛者可适量使用镇痛药。

硬膜外穿刺用具包括：连续硬膜外穿刺针（一般为 Tuohey 针）及硬膜外导管各一根，15G 粗注射针头一枚（供穿刺皮肤用）、内径小的玻璃接管一个以观察硬膜外负压、5mL 和 20mL 注射器各一副、50mL 的药杯两只以盛局麻药和无菌注射用水、无菌单两块、纱布钳一把、纱布及棉球数个，以上物品用包扎布包好，进行高压蒸气灭菌。目前，硬膜外穿刺包多为一次性使用。此外，为了防治全脊麻，须备好气管插管设备，给氧设备及其他急救用品。

（二）穿刺体位及穿刺部位

穿刺体位有侧卧位及坐位两种，临床上主要采用侧卧位，具体要求与蛛网膜阻滞法相同。穿刺点应根据手术部位选定，一般取支配手术范围中央的相应棘突间隙。通常上肢穿刺点在胸$_{3\sim4}$棘突间隙，上腹部手术在胸$_{8\sim10}$棘突间隙，中腹部手术在胸$_{9\sim11}$棘突间隙，下腹部手术在胸$_{12}$至腰$_{2}$棘突间隙，下肢手术在腰$_{3\sim4}$棘突间隙，会阴部手术在腰$_{4\sim5}$间隙，也可用骶管麻醉。确定棘突间隙，一般参考体表解剖标志。如颈部明显突出的棘突为颈$_{7}$棘突；两侧肩胛岗联线交于胸$_{3}$棘突；两侧肩胛下角联线交于胸$_{7}$棘突；两侧髂嵴最高点联线交于腰$_{4}$棘突或腰$_{3\sim4}$棘突间隙。

（三）穿刺方法及置管

硬膜外间隙穿刺术有直入法和旁入法两种。颈椎、胸椎上段及腰椎的棘突相互平行，多主张用直入法；胸椎的中下段棘突呈叠瓦状，间隙狭窄，穿刺困难时可用旁入法。老年人棘上韧带钙化、脊柱弯曲受限制者，一般宜用旁入法。直入法、旁入法的穿刺手法同蛛网膜下腔神经阻滞的穿刺手法，针尖所经的组织层次也与脊麻时相同，如穿透黄韧带有阻力骤失感，即提示已进入硬膜外间隙。

穿刺针穿透黄韧带后，根据阻力的突然消失、推注无菌注射用水或盐水无阻力、负压的出现以及无脑脊液流出等现象，即可判断穿刺针已进入硬膜外间隙。临床上一般穿刺到黄韧带时，阻力增大有韧感，此时可将针芯取下，用一内含约 2mL 无菌注射用水或盐水和一个小气泡（约 0.25mL）的 3～5mL 玻璃注射器与穿刺针衔接，当推动注射器芯时即感到有弹回的阻力感（图 6－3）且小气泡受压缩小，此后边进针边推动注射器芯试探阻力，一旦突破黄韧带则阻力消失，犹如“落空感”，同时注液毫无阻力，表示针尖已进入硬膜外间隙。临床上也可用负压法来判断硬膜外间隙，即抵达黄韧带后，拔出针芯，于针尾置一滴液体（悬滴法）或于针尾置一盛有液体的玻璃接管（玻管法），当针尖穿透黄韧带而进入硬膜外间隙时，悬滴（或管内液体）被吸入，这种负压现象于颈胸段穿刺时比腰段更为明显。除上述两项指标外，临床上还有多种辅助试验方法用以确定硬膜外间隙，包括抽吸试验（硬膜外间隙抽吸无脑脊液）、正压气囊试验（正压气囊进入硬膜外间隙而塌陷）及置管试验（在硬膜外间隙置管无阻力）。试验用药也可初步判断是否在硬膜外间隙。

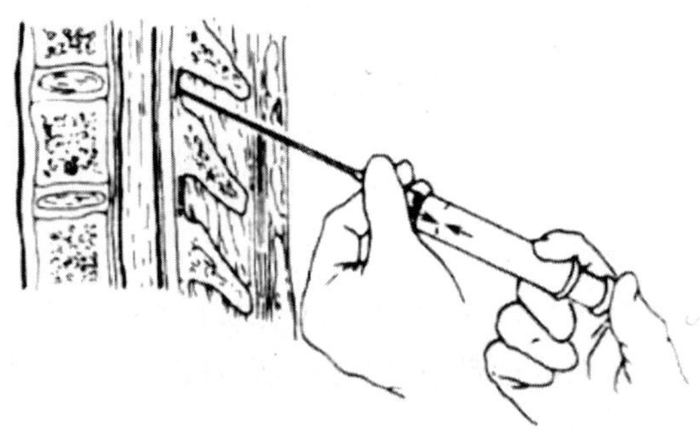

图 6－3　用注射器试探阻力

确定针尖已进入硬膜外间隙后，即可经针蒂插入硬膜外导管。插管前应先测量皮肤至硬膜外间隙的距离，然后即行置管，导管再进入硬膜外腔 4～6cm，然后边拔针边固定导管，直至将针退出皮肤，在拔针过程中不要随意改变针尖的斜口方向，并切忌后退导管以防斜口割断导管。针拔出后，调整导管在硬膜外的长度，使保留在硬膜外的导管长度在 2～3cm；如需要术后镇痛或产科镇痛时，该硬膜外导管长度可为 4～6cm。然后在导管尾端接上注射器，注入少许生理盐水，如无阻力，并回吸无血或脑脊液，即可固定导管。置管过程中如患者出现肢体异感或弹跳，提示导管已偏于一侧而刺激脊神经根，为避免脊神经损害，应将穿刺针与导管一并拔出，重新穿刺置管。如需将导管退出重插时，须将导管与穿刺针一并拔出。如导管内有全血流出，经冲洗无效后，应考虑另换间隙穿刺。

（四）硬膜外腔用药

用于硬膜外神经阻滞的局麻药应该具备弥散性强、穿透性强、毒性小，且起效时间短、维持时间长等特点。目前常用的局麻药有利多卡因、丁卡因、布比卡因和罗哌卡因等。利多卡因起效快，5～10min 即可发挥作用，在组织内浸透扩散能力强，所以阻滞完善，效果好，常用 1%～2%浓度，作用持续时间为 1.5h，成年人一次最大用量为 400mg。丁卡因常用浓度为 0.25%～0.33%，10～15min 起效，维持时间达 3～4h，一次最大用量为 60mg。布比卡因常用浓度为 0.5%～0.75%，4～10min 起效，可维持 4～6h，但肌肉松弛效果只有 0.75%溶液才满意。

罗哌卡因是第一个纯镜像体长效酰胺类局麻药。等浓度的罗哌卡因和布比卡因用于硬膜外神经阻滞所产生的感觉神经阻滞近似，而对运动神经的阻滞前者则不仅起效慢、强度差且有效时间也短。所以在外科手术时为了增强对运动神经的阻滞作用，可将其浓度提高到 1%，总剂量可用至 150～200mg，10～20min 起效，持续时间为 4～6h。鉴于罗哌卡因的这种明显的感觉一运动阻滞分离特点，临床上常用罗哌卡因硬膜外神经阻滞作术后镇痛及无痛分娩。常用浓度为 0.2%，总剂量可用至 12～28mg/h。

氯普鲁卡因属于酯类局部麻醉药，是一种相对较安全的局部麻醉药，应用于硬膜外腔阻滞常用浓度为 2%～3%。其最大剂量在不加入肾上腺素时为 11mg/kg，总剂量不超过 800mg；加入肾上腺素时为 14mg/kg，总剂量不超过 1000mg。

左旋布比卡因属于酰胺类局部麻醉药，作用时间长。应用于硬膜外的浓度为 0.5%～0.75%，最大剂量为 150mg。

局麻药中可加用肾上腺素，以减慢其吸收，延长作用时间。肾上腺素的浓度，应以达到局部轻度血管收缩而无明显全身反应为原则。一般浓度为 1∶200000～400000，如 20mL 药液中可加 0.1%肾上腺素 0.1mL，高血压患者应酌减。

决定硬膜外神经阻滞范围的最主要因素是药物的容量，而决定阻滞强度及作用持续时间的主要因素则是药物的浓度。根据穿刺部位和手术要求的不同，应对局麻药的浓度作不同的选择。以布比卡因为例，用于颈胸部手术，以 0.25%为宜，浓度过高可引起膈肌麻痹；用于腹部手术，为达到腹肌松弛要求，常需用 0.75%浓度。此外，浓度的选择与患者全身情况有关，健壮患者所需的浓度宜偏高，虚弱或年老患者，浓度要偏低。

为了取长补短，临床上常将长效和短效局麻配成混合液，以达到起效快而维持时间长的目的，常用的配伍是 1%利多卡因和 0.15%丁卡因混合液，可加肾上腺素 1∶200000。

穿刺置管成功后，即应注入试验剂量如利多卡因 40～60mg，或布比卡因或罗哌卡因 8～10mg，目的在于排除误入蛛网膜下腔的可能；此外，从试验剂量所出现的阻滞范围及血压波动幅度，可了解患者对药物的耐受性以指导继续用药的剂量。观察 5～10min 后，如无蛛网膜下腔神经阻滞征象，可每隔 5min 注入 3～5mL 局麻药，直至阻滞范围满足手术要求为止；此时的用药总和即首次总量，也称初量，一般成年患者需 15～20mL。最后一次注药后 10～15min，可追求初量的 20%～25%，以达到感觉阻滞平面不增加而阻滞效果加强的效果。之后每 40～60min 给予 5～10mL 或追加首次用量的 1/2～1/3，直至手术结束。

三、硬膜外神经阻滞的管理

（一）影响阻滞平面的因素

1. 药物容量和注射速度　容量愈大，阻滞范围愈广，反之，则阻滞范围窄。临床实践证明，快速注药对扩大阻滞范围的作用有限。

2. 导管的位置和方向　导管向头侧时，药物易向头侧扩散；向尾侧时，则可多向尾侧扩散 1～2 个节段，但仍以向头侧扩散为主。如果导管偏于一侧，可出现单侧麻醉，偶尔导管进入椎间孔，则只能阻滞数个脊神经根。

3. 患者的情况　婴幼儿、老年人硬膜外间隙小，用药量需减少。妊娠后期，由于下腔静脉受压，硬膜外间隙相对变小，药物容易扩散，用药量也需减少。某些病理因素，如脱水、血容量不足等，可加速药物扩散，用药应格外慎重。

（二）术中管理

硬膜外间隙注入局麻药 5～10min 内，在穿刺部位的上下各 2、3 节段的皮肤支配区可出现感觉迟钝；20min 内阻滞范围可扩大到所预期的范围，麻醉也趋完全。针刺皮肤测痛可得知阻滞的范围和效果。除感觉神经被阻滞外，交感神经、运动神经也被阻滞，由此可引起一系列生理扰乱。同脊麻一样，最常见的是血压下降、呼吸抑制和恶心呕吐。因此术中应注意麻醉平面，密切观察病情变化，及时进行处理。

四、骶管神经阻滞

骶管神经阻滞是经骶裂孔穿刺，注局麻药于骶管腔以阻滞骶脊神经，是硬膜外神经阻滞的一种方法，适用于直肠、肛门会阴部手术，也可用于婴幼儿及学龄前儿童的腹部手术。

骶裂孔和骶角是骶管穿刺点的重要解剖标志，其定位方法是：先摸清尾骨尖，沿中线向头端方向摸至约 4cm 处（成人），可触及一个有弹性的凹陷，即为骶裂孔，在孔的两旁可触到蚕豆大的骨质隆起，是为骶角。两骶角联线的中点，即为穿刺点（图 6－4）。髂后上棘联线在第二骶椎平面，是硬脊膜囊的终止部位，骶管穿刺针如果越过此联线，即有误入蛛网膜下腔而发生全脊麻的危险。

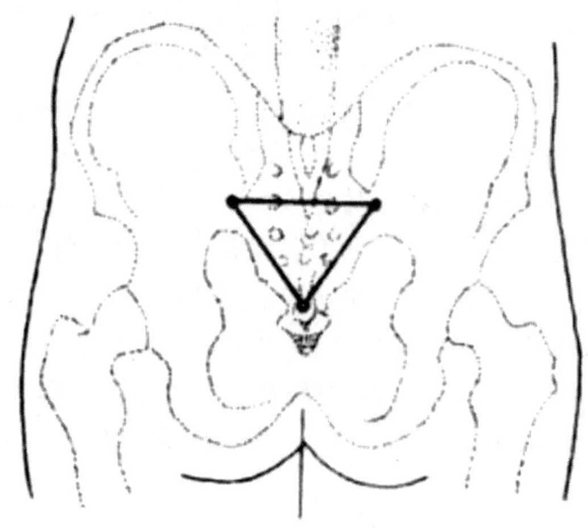

图 6－4　骶裂孔与髂后上棘的关系及硬膜囊终点的部位

骶管穿刺术：可取侧卧位或俯卧位。侧卧位时，腰背应尽量向后弓曲，双膝屈向腹部。俯卧位时，髋部需垫厚枕以抬高骨盆，暴露骶部。于骶裂孔中心作皮内小丘，将穿刺针垂直刺进皮肤，当刺到骶尾韧带时有弹韧感觉，稍作进针有阻力消失感觉。此时将针干向尾侧方向倾倒，与皮肤呈 30°～45°，顺势推进约 2cm，即可到达骶管腔。接上注射器，抽吸无脑脊液，注射带小气泡的生理盐水无阻力，也无皮肤隆起，证实针尖确在骶管腔内，即可注入试验剂量。观察无蛛网膜下腔神经阻滞现象后，可分次注入其余药液。

骶管穿刺成功的关键，在于掌握好穿刺针的方向。如果针与皮肤角度过小，即针体过度放平，针尖可在骶管的后壁受阻；若角度过大，针尖常可触及骶管前壁。穿刺如遇骨质，不宜用暴力，应退针少许，调整针体倾斜度后再进针，以免引起剧痛和损伤骶管静脉丛。

骶管有丰富的静脉丛，除容易穿刺损伤出血外，对局麻药的吸收也快，故较易引起轻重不等的毒性反应。此外，当抽吸有较多回血时，应放弃骶管阻滞，改用腰部硬膜外神经阻滞。约有 20％正常人的骶管呈解剖学异常，骶裂孔畸形或闭锁者占 10％，如发现有异常，不应选用骶管阻滞。鉴于传统的骶管阻滞法，针的方向不好准确把握，难免阻滞失败。近年来对国人的骶骨进行解剖学研究，发现自骶$_4$ 至骶$_2$ 均可裂开，故可采用较容易的穿刺方法，与腰部硬膜外神经阻滞法相同，在骶$_2$ 平面以下先摸清骶裂孔，穿刺针自中线垂直进针，易进入骶裂孔。改进的穿刺方法失败率减少，并发症发生率也降低。

（王秀环）

第三节　腰－硬联合神经阻滞

联合蛛网膜下腔与硬膜外腔麻醉（combined spinal and epidural anesthesia，CSEA），也简称为腰－硬联合神经阻滞或腰硬联合麻醉，是将蛛网膜下腔阻滞与硬膜外腔阻滞联合使用的麻醉技术。CSEA 既具有脊麻起效快、效果确切、局麻药用量小的优点，又有硬膜外腔阻滞可连续性、便于控制平面和可用作术后镇痛的优点。主要用于下腹部及下肢手术的麻醉与镇痛，尤其是产科麻醉与镇痛。

一、适应证与禁忌证

（一）适应证

CSEA 适用于分娩镇痛、剖宫产手术以及其他下腹部与下肢手术。

（二）禁忌证

凡有脊麻或（和）硬膜外腔阻滞禁忌证的患者均不适合选用 CSEA。

二、常用的 CSEA 技术

CSEA 技术主要有两种：两点穿刺法与单点穿刺法。两点穿刺技术（double－segment technique DST）是在腰段不同间隙分别实施硬膜外穿刺置管和蛛网膜下腔阻滞，是由 Curelaru 于 1979 年首先报道，目前已很少使用。单点穿刺技术（single－segment technique，SST）于 1982 年用于临床，该技术使用硬膜外穿刺针置入硬膜外腔，然后从硬膜外穿刺针头端侧孔（也称为背眼，back eye）或直接从硬膜外穿刺针内腔插入细的脊髓麻醉针穿破硬膜后进入蛛网膜下腔实施脊髓麻醉。SST 是目前实施 CSEA 的通用方法。

目前国内外市场供应有一次性 CSEA 包，其中有 17G 硬膜外穿刺针，有的针距其头端约 1cm 处有一侧孔，蛛网膜下腔穿刺针可经侧孔通过。蛛网膜下腔穿刺针一般为 25～26G，以尖端为笔尖式为宜，如 Sprotte 针或 Whitacre 针。蛛网膜下腔穿刺针完全置入硬膜外穿刺针后突出硬膜外穿刺针尖端一般约 1.1～1.2cm。

穿刺间隙可为 $L_{2\sim3}$ 或 $L_{3\sim4}$。常规先行硬膜外腔穿刺，当硬膜外穿刺针到达硬膜外腔后，再经硬膜外穿刺针置入 25～26G 的蛛网膜下腔穿刺针，后者穿破硬膜时多有轻微的突破感，此时拔出蛛网膜下腔穿刺针针芯后有脑脊液缓慢流出。经蛛网膜下腔穿刺针注入局麻药至蛛网膜下腔后，拔出蛛网膜下腔穿刺针，然后经硬膜外穿刺针置入硬膜外导管，留置导管 3～4cm，退出硬膜外穿刺针，妥善固定导管。

三、CSEA 的用药方案

CSEA 的用药方案可因分娩镇痛或手术要求而有所不同。以下介绍 CSEA 用于成人下腹部和下肢手术的用药方案。

（一）脊髓麻醉的用药

可选用 0.5%～0.75%布比卡因，宜控制在 10mg 以内，可加入芬太尼 25μg。

（二）硬膜外阻滞的用药

当脊髓麻醉 15min 以后，如果平面低于 T_8 或未达到手术要求的阻滞水平、或单纯脊髓麻醉不能满足较长时间手术的要求或考虑硬膜外镇痛时，则需要经硬膜外导管给药。

1. 试验剂量　脊髓麻醉后 15min，平面低于 T_8 或未达到手术要求的阻滞水平，可经硬膜外导管给予 2%利多卡因 1.5mL，观察 5min。

（1）如果平面上升仅为约两个脊椎平面，提示硬膜外导管位置合适。

（2）如果导管在蛛网膜下隙，则阻滞平面升高明显，但该试验剂量一般不会引起膈肌麻痹。

2. 确认硬膜外导管在硬膜外腔后可每 5min 给予 2%利多卡因 3mL，直至阻滞达到理想平面。一般每次升高1～2个脊椎平面。

3. 90～120min后可考虑经硬膜外导管追加局麻药，如2%利多卡因或0.5%～0.75%布比卡因5～8mL。

四、注意事项

1. 如果脊髓麻醉平面能满足整个手术要求，则术中硬膜外腔不需要给药，或仅作为术后镇痛。

2. 硬膜外导管可能会经脊髓麻醉穿刺孔误入蛛网膜下腔，此时可能有脑脊液经导管流出。上述试验剂量可初步判断导管是否在蛛网膜下腔，因此启用硬膜外阻滞或镇痛时必须给予试验剂量，并且每次经硬膜外导管给药时均须回抽确认有无脑脊液。

3. CSEA时脊髓麻醉用药量以及硬膜外阻滞用药量均较小，但是阻滞平面往往较单纯脊髓麻醉或硬膜外阻滞的范围广。主要原因可能包括：①硬膜外腔穿刺后硬膜外腔的负压消失，使脊膜囊容积缩小，促使脑脊液内局麻药易于向头侧扩散。②注入硬膜外腔的局麻药挤压硬脊膜，使腰骶部蛛网獏下腔的局麻药随脑脊液向头侧扩散。③注入硬膜外腔的局麻药经硬脊膜破损孔渗入蛛网膜下腔(称为渗漏效应)。④体位改变等。研究提示，前两个因素可能是CSEA时平面容易扩散的主要原因。

4. 硬膜外腔置管困难，导致脊髓麻醉后恢复仰卧位体位延迟，结果出现单侧脊髓麻醉或脊髓麻醉平面过高或过低。一般要求蛛网膜下腔注药后3～4min内应完成硬膜外腔置管。

5. CSEA时可出现单纯脊髓麻醉或硬膜外阻滞可能出现的并发症，同样需引起高度重视。

（王秀环）

第四节　椎管内神经阻滞并发症

椎管内神经阻滞并发症是指椎管内注射麻醉药及相关药物所引起的生理反应、毒性作用以及技术操作给机体带来的不良影响。总体而言，椎管内神经阻滞并发症可分为椎管内神经阻滞相关并发症、药物毒性相关并发症和穿刺与置管相关并发症三类。根据中华医学会麻醉学分会制定的《椎管内阻滞并发症防治专家共识》(2008年)总结如下。

一、椎管内神经阻滞相关并发症

（一）心血管系统并发症

低血压和心动过缓是椎管内神经阻滞最常见的反应。低血压一般定义为收缩压低于90mmHg，也可定义为收缩压(或平均动脉压)的下降幅度超过基础值的30%。椎管内神经阻滞中低血压的发生率为8%～33%。心动过缓一般指心率低于50次/min，其发生率为2%～13%。严重的低血压和心动过缓会导致心搏骤停，是椎管内神经阻滞严重的并发症。

1. 低血压和心动过缓的发生机制

(1)交感神经阻滞引起体循环血管阻力降低和回心血量减少，是最常见的原因。

(2)椎管内神经阻滞后血液再分布、心室充盈不足，引起副交感神经活动增强及交感神经活动减弱，导致椎管内神经阻滞后突发低血压、心动过缓，甚至心搏骤停。

（3）T_4 以上高平面阻滞，阻断心脏交感神经纤维（发自 $T_{1\sim4}$ 水平），削弱心脏代偿功能，进一步加重血流动力学的变化。

（4）其他因素，如局麻药吸收入血引起心肌负性肌力作用；所添加的小剂量肾上腺素吸收入血的 β_2 兴奋作用（扩血管效应）；可乐定的 α_2 兴奋作用、抑制突触前去甲肾上腺素释放和直接增加副交感活性等机制，均可引起血流动力学的变化。

2. 危险因素

（1）引起低血压危险因素：包括：①广泛的阻滞平面。②原有低血容量。③原有心血管代偿功能不足、心动过缓，高体重指数、老年。④术前合并应用抗高血压药物或丙嗪类药物。⑤突然体位变动可发生严重低血压、心动过缓，甚至心搏骤停。⑥椎管内神经阻滞与全身麻醉联合应用。

（2）引起心动过缓危险因素：包括：①广泛的阻滞平面。②应用 β 受体阻滞剂。③原有心动过缓或传导阻滞。

（3）引起心搏骤停的危险因素：包括：①脊麻心搏骤停发生率明显高于硬膜外腔阻滞。②进行性心动过缓。③老年人。④髋关节手术。

3. 预防

（1）避免不必要的阻滞平面过广、纠正低血容量，必要时适当头低脚高位和（或）抬高双下肢以增加回心血量。

（2）对施行剖宫产的患者常规左侧倾斜 30°体位。

（3）椎管内神经阻滞前必须建立通畅的静脉通路，输入适量液体。

4. 治疗

（1）一般治疗措施，包括吸氧、抬高双下肢、加快输液等。

（2）中度到重度或迅速进展的低血压，静注适量苯肾上腺素、去甲肾上腺素、麻黄碱。

（3）对严重的心动过缓，静注阿托品。

（4）同时出现严重低血压和心动过缓，静注适量麻黄碱或多巴胺，如无反应立即静注小剂量肾上腺素。

（5）一旦发生心搏骤停立即施行心肺复苏。

（二）呼吸系统并发症

严重呼吸抑制或呼吸停止极为罕见。呼吸停止多由于全脊髓阻滞或广泛的硬膜外腔阻滞时，局麻药直接作用于延髓呼吸中枢或严重低血压导致脑干缺血以及呼吸肌麻痹所引起；硬膜外腔阻滞对呼吸的影响与运动阻滞平面和程度相关。静脉辅助应用镇痛药、镇静药可引起呼吸抑制或加重椎管内神经阻滞的呼吸抑制。椎管内神经阻滞，特别是复合静脉给予镇痛药、镇静药引起呼吸抑制未被及时发现和处理，可导致心搏骤停，预后较差。

1. 危险因素

（1）呼吸功能不全患者在应用椎管内神经阻滞时容易出现呼吸功能失代偿。

（2）高平面阻滞、高浓度局麻药或合并使用抑制呼吸的镇痛药和镇静药，可引起严重呼吸抑制。

2. 预防

（1）选择适当的局麻药（浓度、剂量及给药方式），避免阻滞平面过高。

（2）凡辅助应用镇痛药、镇静药物者，应严密监测呼吸功能，直至药物作用消失。

3. 治疗

(1)椎管内神经阻滞中应严密监测阻滞平面,早期诊断和及时治疗呼吸功能不全。

(2)发生轻度呼吸困难,但阻滞平面在颈段以下,膈肌功能尚未受累,可给予吸氧,并密切加强监测。

(3)患者出现呼吸困难伴有低氧血症、高碳酸血症,应采取面罩辅助通气,必要时建立人工气道,进行呼吸支持。

(三)全脊髓麻醉

全脊髓麻醉多由硬膜外腔阻滞剂量的局麻药误入蛛网膜下腔所引起。由于硬膜外腔阻滞的局麻药用量远高于脊麻的用药量,注药后迅速出现广泛的感觉和运动神经阻滞。表现为注药后迅速出现(一般 5min 内)意识不清、双瞳孔扩大固定、呼吸停止、肌无力、低血压、心动过缓,甚至出现室性心律失常或心搏骤停。

1. 预防

(1)正确操作,确保局麻药注入硬膜外腔:注药前回吸确认无脑脊液回流,缓慢注射及反复回吸。

(2)强调采用试验剂量,且从硬膜外导管给药,试验剂量不应超过脊麻用量,观察时间足够(不短于 5min)。

(3)如发生硬膜穿破建议改用其他麻醉方法。如继续使用硬膜外腔阻滞,应严密监测并建议硬膜外腔少量分次给药。

2. 治疗

(1)建立人工气道和人工通气。

(2)静脉输液,使用血管活性药物维持循环稳定。

(3)如发生心搏骤停应立即施行心肺复苏。

(4)对患者进行严密监测直至神经阻滞症状消失。

(四)异常广泛的阻滞脊神经

异常广泛的阻滞脊神经是指硬膜外腔阻滞时注入常用量局麻药后,出现异常广泛的脊神经被阻滞现象。其临床特征为:延迟出现(注药后约 10～15min)的广泛神经被阻滞,阻滞范围呈节段性,没有意识消失和瞳孔的变化,常表现为严重的呼吸循环功能不全。

1. 发生原因

(1)局麻药经误入硬膜下间隙的导管注入。

(2)患者并存的病理生理因素;如妊娠、腹部巨大肿块、老年动脉硬化、椎管狭窄等,致使潜在的硬膜外间隙容积减少。

2. 预防　椎管内神经阻滞应采用试验剂量。对于妊娠、腹部巨大肿块、老年动脉硬化、椎管狭窄等患者局麻药的用量应酌情减少。

3. 治疗　异常广泛地阻滞脊神经的处理原则同全脊髓麻醉,即严密监测并维持呼吸和循环功能稳定,直至局麻药阻滞脊神经的作用完全消退。

(五)恶心呕吐

恶心呕吐是椎管内神经阻滞常见的并发症,脊麻中恶心呕吐的发生率高达 13%～42%。女性发生率高于男性,尤其是年轻女性。

1. 发生诱因

(1)血压骤降造成脑供血骤减,呕吐中枢兴奋。

(2)迷走神经功能亢进,胃肠蠕动增强。

(3)手术牵拉内脏。

2. 危险因素 阻滞平面超过 T_5、低血压、术前应用阿片类药物、有晕动史。

3. 治疗 一旦出现恶心呕吐,立即给予吸氧,嘱患者深呼吸,并将头转向一侧以防误吸,同时应检查是否有阻滞平面过高及血压下降,并采取相应措施,或暂停手术以减少迷走刺激,或施行内脏神经阻滞;若仍不能缓解呕吐,可考虑使用氟哌利多等药物;高平面(T_5 以上)阻滞所致脑供血不足引起的恶心呕吐应用升压药和(或)阿托品有效。

(六)尿潴留

椎管内神经阻滞常引起尿潴留,需留置导尿管,延长门诊患者出院时间。尿潴留由位于腰骶水平支配膀胱的交感神经和副交感神经麻痹所致,也可因应用阿片类药物或患者不习惯卧位排尿所引起。如果膀胱功能失调持续存在,应除外马尾神经损伤的可能性。

1. 危险因素 椎管内神经阻滞采用长效局麻药(如布比卡因)、腰骶神经分布区的手术、输液过多以及应用阿片类药物等。

2. 防治

(1)对于围手术期未放置导尿管的患者,为预防尿潴留引起的膀胱扩张,尽可能使用能满足手术需要作用时间最短的局麻药,并给予最小有效剂量,同时在椎管内神经阻滞消退前,在可能的范围内控制静脉输液量。

(2)椎管内神经阻滞后应监测膀胱充盈情况。如术后 6～8h 患者不能排尿或超声检查排尿后残余尿量大于 400mL,则有尿潴留发生,需放置导尿管直至椎管内神经阻滞的作用消失。

二、药物毒性相关并发症

药物毒性包括局麻药、辅助用药和药物添加剂的毒性,其中局麻药的毒性有两种形式:①全身毒性,即局麻药通过血管到达中枢神经系统和心血管系统,引起各种生理功能的紊乱。②神经毒性,即局麻药与神经组织直接接触引起的毒性反应。

(一)局麻药的全身毒性反应

局麻药的全身毒性反应主要表现为中枢神经系统和心血管系统毒性,是由于局麻药误入血管、给药量过多及作用部位的加速吸收等因素导致药物的血液浓度过高所引起。由于脊麻所使用的局麻药量相对较小,这一并发症主要见于区域阻滞。硬膜外腔阻滞的中枢神经系统毒性的发生率为 3/10000。中枢神经系统对局麻药的毒性较心血管系统更为敏感,大多数局麻药产生心血管毒性的血药浓度较产生惊厥的浓度高 3 倍以上。但布比卡因和依替杜卡因例外,其中枢神经系统和心血管系统毒性几乎同时发生,应引起临床注意。

1. 临床表现

(1)局麻药的中枢神经系统毒性表现为初期的兴奋相和终末的抑制相,最初表现为患者不安、焦虑、感觉异常、耳鸣和口周麻木,进而出现面肌痉挛和全身抽搐,最终发展为严重的中枢神经系统抑制、昏迷和呼吸心跳停止。

(2)心血管系统初期表现为由于中枢神经系统兴奋而间接引起的心动过速和高血压,晚期则由局麻药的直接作用而引起心律失常、低血压和心肌收缩功能抑制。

2. 危险因素　小儿及老年人、心脏功能减低、肝脏疾病、妊娠、注射部位血管丰富。

3. 预防

(1)为使局麻药全身毒性反应的风险降到最低,临床医师应严格遵守临床常规。

(2)麻醉前给与苯二氮䓬类或巴比妥类药物可以降低惊厥的发生率。

(3)应进行严密监护以利于早期发现局麻药中毒的症状和体征。

(4)注射局麻药前回吸、小剂量分次给药、先注入试验剂量、采用局麻药的最低有效浓度及最低有效剂量。

(5)对于怀疑硬膜外导管误入硬膜外腔血管的患者,可采用经硬膜外导管注入含少量肾上腺素的局麻药的方法予以鉴别。传统的方法为:取含肾上腺素(5μg/mL)的2%利多卡因溶液3mL(含肾上腺素15μg),经硬膜外导管缓慢注入,观察注药后2min内患者的心率和血压的变化。出现以下三项中的一项或以上时,即为阳性反应,应撤出硬膜外导管:心率升高≥15～20bmP、收缩压升高≥15mmHg、心电图T波增高≥25%或0.1mV。但对于高血压、冠心病等患者应慎用,以免出现心率、血压的剧烈波动而致意外。

4. 治疗　依据局麻药全身毒性反应的严重程度进行治疗:

(1)轻微的反应可自行缓解或消除。

(2)如出现惊厥,则重点是采用支持手段保证患者的安全,保持气道通畅和吸氧。

(3)如果惊厥持续存在可静脉给予控制厥的药物:硫喷妥钠1～2mg/kg,或咪达唑仑0.05～0.1mg/kg,或丙泊酚0.5～1.5mg/kg,必要时给予琥珀酰胆碱后进行气管内插管。

(4)如果局麻药毒性反应引起心血管抑制,低血压的处理可采用静脉输液和血管收缩药:去氧肾上腺素(0.5～5)μg/(kg·min),或去甲肾上腺素(0.02～0.2)μg/(kg·min)静脉注射。

(5)如果出现心力衰竭,需静脉单次注射肾上腺素1～15μg/kg。

(6)如果发生心搏骤停,则立即进行心肺复苏。

(二)马尾综合征

马尾综合征(cauda equino syndrome)是以脊髓圆锥水平以下神经根受损为特征的临床综合征,其表现为:不同程度的大便失禁及尿道括约肌麻痹、会阴部感觉缺失和下肢运动功能减弱。

1. 病因

(1)局麻药鞘内的直接神经毒性。

(2)压迫性损伤:如硬膜外腔血肿或脓肿。

(3)操作时损伤。

2. 危险因素

(1)影响局麻药神经毒性最重要的是在蛛网膜下腔神经周围的局麻药浓度,其主要因素为:①脊麻使用的局麻药浓度是最重要的因素。②给药剂量。③影响局麻药在蛛网膜下腔分布的因素,如重比重溶液(高渗葡萄糖)、脊麻中选择更接近尾端的间隙、注药速度缓慢(采用小孔导管)等,将导致局麻药的分布受限而增加其在尾端的积聚,加重对神经的毒性作用。

(2)局麻药的种类,局麻药直接的神经毒性。

(3)血管收缩剂,肾上腺素本身无脊髓损伤作用,但脊麻药中添加肾上腺素可加重鞘内应用利多卡因和2-氯普鲁卡因引起的神经损伤。

3. 预防　由于局麻药的神经毒性目前尚无有效的治疗方法，预防显得尤为重要：

(1)连续脊麻的导管置入蛛网膜下腔的深度不宜超过 4cm，以免置管向尾过深。

(2)采用能够满足手术要求的最小局麻药剂量，严格执行脊麻局麻药最高限量的规定。

(3)脊麻中应当选用最低有效局麻药浓度。

(4)注入蛛网膜下腔局麻药液葡萄糖的终浓度(1.25%至 8%)不得超过 8%。

4. 治疗　一旦发生目前尚无有效的治疗方法，可用以下措施辅助治疗：

(1)早期可采用大剂量激素、脱水、利尿、营养神经等药物。

(2)后期可采用高压氧治疗、理疗、针灸、功能锻炼等。

(3)局麻药神经毒性引起马尾综合征的患者，肠道尤其是膀胱功能失常较为明显，需要支持疗法以避免继发感染等其他并发症。

(三)短暂神经症(transient neroloqical syndrome，TNS)

TNS 的临床表现为：症状常发生于脊麻作用消失后 24h 内；大多数患者表现为单侧或双侧臀部疼痛，50%～100%的患者并存背痛，少部分患者表现为放射至大腿前部或后部的感觉迟钝。疼痛的性质为锐痛或刺痛、钝痛、痉挛性痛或烧灼痛。通常活动能改善，而夜间疼痛加重，给予非甾体类抗炎药有效。至少 70%的患者的疼痛程度为中度至重度，症状在 6h 到 4d 消除，约 90%可以在一周内自行缓解，疼痛超过二周者少见。体格检查和影像学检查无神经学阳性改变。

1. 病因和危险因素　目前病因尚不清楚，可能的病因或危险因素如下：

(1)局麻药特殊神经毒性，利多卡因脊麻发生率高。

(2)患者的体位影响，截石位手术发生率高于仰卧位。

(3)手术种类，如膝关节镜手术等。

(4)穿刺针损伤、坐骨神经牵拉引起的神经缺血、小口径笔尖式腰麻针造成局麻药的浓聚等。

2. 预防　尽可能采用最低有效浓度和最低有效剂量的局麻药液。

3. 治疗

(1)椎管内神经阻滞后出现背痛和腰腿痛时，应首先排除椎管内血肿或脓肿、马尾综合征等后，再开始 TNS 的治疗。

(2)最有效的治疗药物为非甾体抗炎药。

(3)对症治疗，包括热敷、下肢抬高等。

(4)如伴随有肌肉痉挛可使用环苯扎林。

(5)对非甾体抗炎药治疗无效可加用阿片类药物。

(四)肾上腺素的不良反应

局麻药中添加肾上腺素的目的为延长局麻药的作用时间、减少局麻药的吸收、强化镇痛效果，以及作为局麻药误入血管的指示剂。若无禁忌证，椎管内神经阻滞的局麻药中可添加肾上腺素(浓度不超过 5μg/mL)。不良反应包括：

(1)血流动力学效应：肾上腺素吸收入血常引起短暂的心动过速、高血压和心排血量增加。

(2)肾上腺素无直接的神经毒性，但动物实验显示局麻药中添加肾上腺素用于脊麻可增强局麻药引起的神经损伤；动物实验和临床观察显示常规添加的肾上腺素不减少脊髓的血流，但动物实验显示可明显减少外周神经的血流。

三、穿刺与置管相关并发症

(一)椎管内血肿

椎管内血肿是一种罕见但后果严重的并发症。临床表现为在12h内出现严重背痛，短时间后出现肌无力及括约肌功能障碍，最后发展到完全性截瘫。如感觉阻滞平面恢复正常后又重新出现或更高的感觉阻滞平面，则应警惕椎管内血肿的发生。其诊断主要依靠临床症状、体征及影像学检查。

1.血肿的形成因素

(1)椎管内神经阻滞穿刺针或导管对血管的损伤。

(2)椎管内肿瘤或血管畸形、椎管内“自发性”出血。大多数“自发性”出血发生于抗凝或溶栓治疗之后，尤其后者最为危险。

2.危险因素　患者凝血功能异常或接受抗凝药物或溶栓药物治疗是发生椎管内血肿的最危险因素。

(1)患者因素：高龄，女性，并存有脊柱病变或出凝血功能异常。

(2)麻醉因素：采用较粗穿刺针或导管，穿刺或置管时损伤血管出血，连续椎管内神经阻滞导管的置入及拔除。

(3)治疗因素：围手术期抗凝或溶栓治疗。

3.预防

(1)对有凝血障碍及接受抗凝或溶栓治疗的患者原则上尽量避免椎管内神经阻滞，但是临床上可能面临着椎管内麻醉可显著增加患者风险，但是其替代的麻醉方式一全身麻醉所带来的风险更大，所以必须由经验丰富的医师权衡利弊。这类患者经过麻醉前准备行椎管内麻醉时，应由经验丰富的麻醉医师进行操作。

(2)对凝血功能异常的患者，应根据血小板计数、凝血酶原时间(PT)、活化部分凝血活酶时间(APTT)、纤维蛋白原定量等指标对患者的凝血状态做出评估，仔细权衡施行椎管内神经阻滞的利益和风险后做出个体化的麻醉选择。

(3)有关椎管内神经阻滞血小板计数的安全低限，目前尚不明确。一般认为，在凝血因子及血小板质量正常情况下，血小板$>100\times10^9$/L属于安全范围；血小板低于75×10^9/L椎管内血肿风险明显增大。

(4)针对接受抗凝药物或预防血栓形成药物的患者椎管内麻醉，相关学会与组织发布了诸多指南或建议，如2010年美国区域麻醉与疼痛医学学会(ASRA)和欧洲麻醉学会(ESA)分别发布了《接受抗栓或溶栓治疗患者的区域麻醉一美国区域麻醉与疼痛医学学会循证指南(第3版)》、《区域麻醉与抗栓药物：欧洲麻醉学会的建议》；2013年大不列颠和爱尔兰麻醉医师学会(AAGBI)、产科麻醉医师学会(OAA)和英国区域麻醉学会(RAUK)联合发布了《凝血功能异常患者区域麻醉风险评估指南》。综合上述指南或建议，接受抗凝药物或溶栓药物患者椎管内麻醉/镇痛的建议见表6－2。

表 6－2　接受抗凝药物或溶栓药物患者椎管内麻醉/镇痛管理的建议*

华法林	长期服用华法林抗凝的患者在椎管内麻醉/镇痛及评估 INR 前 4～5d 停药。椎管内穿刺(置管)或拔除硬膜外导管时 INR 应≤1.4 近年来，为缩短术前准备时间，较多采用"华法林快速停药法"。术前华法林停药仅 1～2d，静注 Vit K1(2.5～10)mg/d，并监测 INR。但须保证椎管内穿刺(置管)或拔除硬膜外导管时 INR 应≤1.4
抗血小板药物	阿司匹林或 NSAIDs 无禁忌。噻吩吡啶类衍生物(氯吡格雷和噻氯匹定)应在椎管内穿刺(置管)前分别停药 7d 和 14d，拔管后 6h 才可接受用药。血小板糖蛋白Ⅱb/Ⅲa 受体拮抗剂操作前应停用，以确保血小板功能的恢复(替罗非班、依替巴肽停用 8h，阿昔单抗停用 48h)，拔管后 6h 才可接受用药
溶栓剂/纤维蛋白溶解剂	没有数据显示椎管内麻醉/镇痛前或拔管前/后应何时停用或使用这类药物。建议实施椎管内麻醉/镇痛前或拔管前/后 10d 禁用这类药物
低分子肝素	最后一次使用预防血栓剂量的 LMWH 后至少 10～12h，才可行椎管内穿刺(置管)或拔除硬膜外导管，且阻滞或拔管后 4h 才可给予 LMWH；而对于使用治疗剂量的 LMWH，停用至少 24h，才可行椎管内穿刺(置管)或拔除硬膜外导管，且阻滞或拔管后 4h 才可给予 LMWH。严格避免额外使用其他的影响凝血功能的药物，包括酮咯酸
皮下注射预防剂量普通肝素	预防剂量普通肝素在最后一次用药后 4～6h 或 APTTR 正常，才可行椎管内穿刺(置管)或拔除硬膜外导管，且阻滞或拔管后 1h 才可给予普通肝素
治疗剂量普通肝素	静脉注射治疗剂量普通肝素在最后一次用药后 4～6h 或 APTTR 正常，才可行椎管内穿刺(置管)或拔除硬膜外导管，且阻滞或拔管后 4h 才可给予普通肝素。皮下注射治疗剂量普通肝素在最后一次用药后 8～12h 或 APTTR 正常，才可行椎管内穿刺(置管)或拔除硬膜外导管，且阻滞或拔管后 4h 才可给予普通肝素。应监测神经功能，并且应当谨慎联合服用抗血小板药物
达比加群	根据用量，在椎管内麻醉/镇痛前应停药 48～96h；在穿刺置管 24h 后及导管拔除 6h 方可使用

4. 诊断及治疗

(1)新发生的或持续进展的背痛、感觉或运动缺失、大小便失禁。

(2)尽可能快速地进行影像学检查，最好为核磁共振成像(MRI)，同时尽可能快速地请神经外科医师会诊以决定是否需要行急诊椎板切除减压术。

(3)椎管内血肿治疗的关键在于及时发现和迅速果断处理，避免发生脊髓不可逆性损害，脊髓压迫超过 8h 则预后不佳。

(4)如有凝血功能障碍或应用抗凝药，可考虑有针对性地补充血小板和(或)凝血因子。

(二)出血

在行椎管内神经阻滞穿刺过程中，可因穿刺针或置管刺破硬脊膜外腔血管，见血液经穿刺针内腔或导管溢出，其发生率约为 2%～6%。对于凝血功能正常的患者，此情况极少导致严重后果(如硬膜外血肿)，但对于穿刺置管后出血不止并且有凝血功能异常或应用抗凝治疗的患者，则是硬膜外血肿的危险因素。

处理：①是否取消该次手术，应与外科医师沟通，权衡利弊，根据患者具体情况作出决定。②如仍行椎管内神经阻滞，鉴于原穿刺间隙的出血，难以判断穿刺针尖所达部位是否正确，建议改换间隙重新穿刺。③麻醉后应密切观察有无硬膜外血肿相关症状和体征。

(三)感染

椎管内神经阻滞的感染并发症包括穿刺部位的浅表感染和深部组织的严重感染。前者表现为局部组织红肿或脓肿，常伴有全身发热。后者包括蛛网膜炎、脑膜炎和硬膜外脓肿。

细菌性脑膜炎多表现为发热、脑膜刺激症状、严重的头痛和不同程度的意识障碍，潜伏期约为40h。其确诊依靠腰穿脑脊液化验结果和影像学检查。

1.危险因素

(1)潜在的脓毒症、菌血症、糖尿病。

(2)穿刺部位的局部感染和长时间导管留置。

(3)激素治疗、免疫抑制状态(如艾滋病、癌症化疗、器官移植、慢性消耗状态、慢性酒精中毒、静脉药物滥用等)。

2.预防

(1)麻醉的整个过程应严格遵循无菌操作程序，建议使用一次性椎管内神经阻滞材料。

(2)理论上任何可能发生菌血症的患者都有发生椎管内感染的风险，是否施行椎管内神经阻滞取决于对每个患者个体化的利弊分析。

(3)除特殊情况，对未经治疗的全身性感染患者不建议采用椎管内神经阻滞。

(4)对于有全身性感染的患者，如已经过用适当的抗生素治疗，且表现出治疗效果(如发热减轻)，可以施行脊麻，但对这类患者是否可留置硬膜外腔导管或鞘内导管仍存在争议。

(5)对在椎管穿刺后可能存在轻微短暂菌血症风险的患者(如泌尿外科手术等)，可施行脊麻。

(6)硬膜外腔注射类固醇激素以及并存潜在的可引起免疫抑制的疾病，理论上会增加感染的风险，但HIV感染者并不作为椎管内神经阻滞的禁忌。

3.治疗

(1)中枢神经系统感染早期诊断和治疗是至关重要的，即使是数小时的延误也将明显影响神经功能的预后。

(2)浅表感染经过治疗很少引起神经功能障碍，其治疗需行外科引流和静脉应用抗生素。

(3)硬膜外腔脓肿伴有脊髓压迫症状，需早期外科处理以获得满意的预后。

(四)硬脊膜穿破后头痛(postdural puncture headache，PDPHA)

硬脊膜穿破后头痛是脊麻后常见的并发症，其发生率在3%～30%；其也是硬膜外阻滞常见的意外和并发症，发生率约为1.5%。一般认为硬膜穿破后头痛是由于脑脊液通过硬膜穿刺孔不断漏入硬膜外腔，使脑脊液压力降低所致。

1.临床表现

(1)症状延迟出现，最早1d、最晚7d，一般为12～48h。70%患者在7d后症状缓解，90%在6个月内症状完全缓解或恢复正常。

(2)头痛特点为体位性，即在坐起或站立15min内头痛加重，平卧后30min内头痛逐渐缓解或消失；症状严重者平卧时亦感到头痛，转动头颈部时疼痛加剧。

(3)头痛为双侧性，通常发生在额部和枕部或两者兼有，极少累及颞部。

(4)可能伴随有其他症状：前庭症状(恶心、呕吐、头晕)、耳蜗症状(听觉丧失、耳鸣)、视觉症状(畏光、闪光暗点、复视、调节困难)、骨骼肌症状(颈部强直、肩痛)。

2.危险因素

(1)患者因素：最重要的是年龄，其中年轻人发病率高。其他因素有：女性、妊娠、慢性双侧性张力性头痛病史、既往有硬脊膜穿破后头痛病史、既往有意外穿破硬脊膜病史，有研究表明低体重指数的年轻女性发生硬脊膜穿破后头痛的风险最大。

(2)操作因素:脊麻时细针发病率低、锥形针尖较切割型针尖发病率低;穿刺针斜口与脊柱长轴方向平行发病率低、穿刺次数增加时发病率高。然而硬膜外穿刺的 Tuohey 针斜口平行或垂直,其硬膜穿刺后脑脊液泄漏几乎相同。

3. 预防

(1)采用脊一硬联合阻滞技术时建议选用 25～27G 非切割型蛛网膜下腔穿刺针。

(2)如使用切割型蛛网膜下腔穿刺针进行脊麻,则穿刺针斜口应与脊柱长轴平行方向进针。

(3)在硬膜外腔阻力消失试验中,不应使用空气。使用不可压缩介质(通常是生理盐水)较使用空气意外穿破硬脊膜的发生率低。

(4)在硬膜外腔穿刺意外穿破硬脊膜后,蛛网膜下腔留置导管 24h 以上可明显降低硬脊膜穿破后头痛的发生率。

(5)麻醉后延长卧床时间和积极补液并不能降低硬脊膜穿破后头痛的发生率。

4. 治疗　减少脑脊液渗漏,恢复正常脑脊液压力为治疗重点。

(1)硬脊膜穿破后发生轻度到中度头痛的患者,应卧床休息、注意补液和口服镇痛药治疗,有些患者毋需特殊处理,头痛能自行缓解。

(2)硬脊膜穿破后发生中度到重度头痛等待自行缓解的病例,可给予药物治疗。常用咖啡因 250mg 静脉注射或 300mg 口服,需反复给药。口服醋氮酰胺(Diamox)250mg,每日 3 次,连续 3d。

(3)硬膜外腔充填法:是治疗硬脊膜穿破后头痛最有效的方法,适用于症状严重且难以缓解的病例。方法:患者取侧卧位,穿刺点选择在硬膜穿破的节段或下一个节段。穿刺针到达硬膜外腔后,将拟充填液体以 1mL/3s 的速度缓慢注入硬膜外腔。注入充填液体时,患者述说腰背部发胀,两耳突然听觉灵敏和突然眼前一亮,均为颅内压恢复过程正常反应。拔针后可扶患者坐起并摇头,确认头痛症状消失,使患者建立进一步治疗的信心。充填液体的选择:①无菌自体血 10～20mL。应用该方法的最佳时间可能在硬膜穿破 24h 后。该方法能获得立即恢复颅内压和解除头痛的效果,与注入中分子量人工胶体的效果相同,但有引起注射部位硬脊膜外腔粘连之虑。自体血充填不建议预防性应用;禁用于凝血疾病和有菌血症风险的发热患者;目前尚无证据证明禁用于艾滋病患者。②6%中分子量右旋糖酐溶液 15～20mL。与注入无菌自体血的效果相同,人工胶体在硬膜外腔吸收缓慢,作用维持时间较长。③由粗针(如硬膜外腔穿刺针)引起的硬脊膜穿破后的头痛症状多较严重,持续时间长,往往需要进行多次硬膜外腔充填后症状方能逐渐缓解。值得注意的是,硬膜外腔血片充填有可能导致腰腿痛,但通常不需要干预即可自行好转。

(4)在综合治疗时可以配合针刺印堂、太阳、头维、丝足空及合谷穴治疗。

(五)神经机械性损伤

神经损伤的发生率,脊麻为 3. 5/10000～8. 3/10000,硬膜外腔阻滞为 0. 4/10000～3. 6/10000。

1. 病因

(1)穿刺针或导管的直接机械损伤:包括脊髓损伤、脊髓神经损伤、脊髓血管损伤。

(2)间接机械损伤:包括硬膜内占位损伤(如阿片类药物长期持续鞘内注射引起的鞘内肉芽肿)和硬膜外腔占位性损伤(如硬膜外腔血肿、硬膜外腔脓肿、硬膜外腔脂肪过多症、硬膜外腔肿瘤、椎管狭窄)。

2.临床表现及诊断　对于椎管内神经阻滞后发生的神经损伤,迅速的诊断和治疗是至关重要的。

(1)穿刺时的感觉异常和注射局麻药时出现疼痛提示神经损伤的可能。

(2)临床上出现超出预期时间和范围的运动阻滞、运动或感觉阻滞的再现,应立即怀疑是否有神经损伤的发生。

(3)进展性的神经症状,如伴有背痛或发热,则高度可疑硬膜外腔血肿或脓肿,应尽快行影像学检查以明确诊断。

(4)值得注意的是产科患者椎管内神经阻滞后神经损伤的病因比较复杂,并不是所有发生于椎管内神经阻滞后的神经并发症都与椎管内神经阻滞有关,还可能由妊娠和分娩所引起,应加以鉴别诊断。

(5)影像学检查有利于判定神经损伤发生的位置,肌电图检查有利于神经损伤的定位。由于去神经电位出现于神经损伤后两周,如果在麻醉后不久便检出该电位则说明麻醉前就并存有神经损伤。

3.危险因素　尽管大多数的神经机械性损伤是无法预测的,但仍有一些可以避免的危险因素:

(1)肥胖患者,需准确定位椎间隙。

(2)长期鞘内应用阿片类药物治疗的患者,有发生鞘内肉芽肿风险。

(3)伴后背痛的癌症患者,90%以上有脊椎转移。

(4)全身麻醉或深度镇静下穿刺。

4.预防　神经损伤多无法预知,故不可能完全避免。如下方法可能会减少其风险:

(1)对凝血异常的患者避免应用椎管内神经阻滞。

(2)严格的无菌操作、仔细地确定椎间隙、细心地实施操作。

(3)在实施操作时保持患者清醒或轻度镇静。

(4)对已知合并有硬膜外肿瘤、椎管狭窄或下肢神经病变的患者应避免应用椎管内神经阻滞。

(5)穿刺或置管时如伴有明显的疼痛,应立即撤回穿刺针或拔出导管。此时应放弃椎管内神经阻滞,改行其他麻醉方法。

5.治疗　出现神经机械性损伤应立即静脉给予大剂量的类固醇激素(氢化可的松300mg/d,连续3d),严重损伤者可立即静脉给予甲基强的松龙30mg/kg,45min后静注5.4mg/(kg·h)至24h,同时给予神经营养药物。有神经占位性损伤应立即请神经外科会诊。

(六)脊髓缺血性损伤和脊髓前动脉综合征

脊髓的血供有限,脊髓动脉是终末动脉,但椎管内神经阻滞引起脊髓缺血性损伤极为罕见。脊髓前动脉综合征是脊髓前动脉血供受损引起,典型的表现为老年患者突发下肢无力伴有分离性感觉障碍(痛温觉缺失而本体感觉尚存)和膀胱直肠功能障碍。

1.产生脊髓缺血性损伤的原因

(1)直接损伤血管或误注药物阻塞血管可造成脊髓缺血性疾病。

(2)患者原有疾病致脊髓血供减少,如脊髓动静脉畸形,椎管内占位性病变的压迫或动脉粥样硬化和糖尿病。

(3)外科手术时钳夹或牵拉胸、腹主动脉致脊髓无灌注或血供不足。

(4)椎管内血肿或脓肿压迫血管引起脊髓血供不足或无灌注。

(5)局麻药液内应用强效缩血管药或肾上腺素的浓度高、剂量大,致动脉长时间显著收缩影响脊髓血供。

2. 防治　重视预防,椎管内神经阻滞时应注意

(1)测试穿刺针或导管是否在硬膜外腔时建议使用生理盐水。

(2)椎管内避免使用去氧肾上腺素等作用强的缩血管药,应用肾上腺素的浓度不超过(5μg/mL)。

(3)控制局麻药液容量避免一次注入过大容量药液。

(4)术中尽可能维护血流动力学稳定,避免长时间低血压。

(5)对发生椎管内血肿和脓肿病例应尽早施行减压术。

(6)已诊断明确的脊髓前动脉综合征病例主要是对症支持治疗。

(七)导管折断或打结

导管折断或打结是连续硬膜外腔阻滞的并发症之一。其发生的原因有:导管被穿刺针切断、导管质量较差、导管拔出困难以及导管置入过深。

1. 预防

(1)导管尖端越过穿刺针斜面后,如需拔出时应连同穿刺针一并拔出。

(2)硬膜外腔导管留置长度 2～4cm 为宜,不宜过长,以免打结。

(3)采用一次性质地良好的导管。

2. 处理

(1)如遇导管拔出困难,应使患者处于穿刺相同的体位,不要强行拔出。

(2)椎肌群强直者可用热敷或在导管周围注射局麻药。

(3)可采用钢丝管芯作支撑拔管。

(4)导管留置 3d 以便导管周围形成管道有利于导管拔出。

(5)硬膜外腔导管具有较高的张力,有时可以轻柔地持续牵拉使导管结逐渐变小,以便能使导管完整拔出。

(6)如果导管断端位于硬膜外腔或深部组织内,手术方法取出导管经常失败,且残留导管一般不会引起并发症,所以不必进行椎板切除术以寻找导管,应密切观察。

(八)其他

药物毒性相关性粘连性蛛网膜炎通常由误注药物入硬膜外腔所致。临床症状逐渐出现,先有疼痛及感觉异常,以后逐渐加重,进而感觉丧失。运动功能改变从无力开始,最后发展到完全性弛缓性瘫痪。

(王秀环)

第七章　神经外科手术麻醉

第一节　颅脑创伤手术麻醉

颅脑创伤(traumatic brain injury,TBI)是指头部遭受撞击或贯穿伤,引起脑功能障碍。在所有创伤中,颅脑创伤往往是最严重和危及生命的,是导致儿童和青壮年残疾和死亡的首要原因。TBI 围手术期正确的麻醉管理对改善患者的转归至关重要。

一、颅脑创伤的分类和病理生理

按照创伤发生时间,TBI 可分为原发性颅脑创伤(primary brain injury)和继发性颅脑创伤(secondary brain injury)。原发性颅脑创伤在创伤即刻发生,是对颅骨和脑组织的机械撞击和加速挤压引起的颅骨骨折和颅内损伤,主要有脑震荡、弥漫性轴索损伤、脑挫裂伤和原发性脑干损伤等。目前还没有应对原发性颅脑创伤的有效办法。继发性颅脑创伤发生于伤后数分钟、数小时或数天后,表现为源于原发性损伤的一系列复杂病理生理过程,主要有脑水肿和颅内血肿,后者按血肿的来源和部位又分为硬脑膜外血肿(通常是由于颅骨骨折和硬脑膜动脉或静脉窦破裂所致)、硬脑膜下血肿(通常是由于大脑皮质和脑膜之间的静脉撕裂所致)和脑内血肿等。最常见加重损伤的因素包括缺氧、高碳酸血症、低血压、贫血和高血糖,这些因素都是可以预防的。伤后数小时或数天若出现癫痫、感染和败血症会进一步加重脑损伤,必须及时防治。继发的神经损害和全身性并发症是可以预防和治疗的。颅脑创伤管理的目标是采取及时有效的措施预防继发性脑损伤。

TBI 后典型表现为颅内血肿形成、脑血管自主调节功能障碍、颅内压(intracranial pressure,ICP)升高和脑血流(cerebral blood flow,CBF)降低。创伤局部 CBF 降低导致脑细胞缺血缺氧,引起细胞毒性脑水肿,而 TBI 又常常伴发不同程度的血脑屏障(blood brain barrier,BBB)破坏,并发血管源性脑水肿。由于颅腔是一个几乎封闭的结构,颅内血肿和脑水肿的形成都会导致 ICP 升高,这时机体会启动代偿机制抑制 ICP 的增加,初期以减少颅内脑脊液容量为主,后期全脑 CBF 进一步降低,形成缺血一水肿恶性循环,最终导致脑疝。

TBI 后还会引起全身其他器官系统并发症,在呼吸系统可表现为呼吸节律异常、舌后坠、反流误吸、支气管痉挛和肺不张等,TBI 后剧烈的应激反应可引起急性神经源性肺水肿。由于出血、呕吐和脱水利尿治疗等因素,绝大多数 TBI 患者伴有不同程度的低血容量,但临床上机体为了维持 CBF 的代偿性反应以及应激状态,多表现为高血压,高血压反应又会引起反射性地心动过缓。当创伤累及心血管运动中枢时会出现各种心律失常,当心电图出现高 P 波、P一R 和 Q一T 间期延长,以及深 U 波、S一T 段和 T 波改变、严重的室性早搏或传导阻滞时提示预后不良。TBI 患者还常常伴发高热、应激性溃疡和弥散性血管内凝血等。

二、颅脑创伤的麻醉管理

TBI 患者围手术期管理的重点是内环境,避免引起继发性损伤的全身和颅内损害。继发性脑损伤加重病情,严重影响预后。麻醉管理目标是迅速恢复心肺功能、维持脑灌注压(cerebral perfusion pressure,CPP)和脑供血供氧,降低ICP,减轻脑水肿,避免继发性脑创伤。

1. TBI患者的麻醉前评估　对TBI患者的诊治要争分夺秒,应在最短的时间内对患者的脑创伤程度、呼吸和循环状态进行快速评估,包括既往病史、受伤过程和时间、最后进食水时间、意识障碍的程度和持续时间、ICP情况以及是否并发颈椎、颌面部和肋骨骨折以及内脏器官出血等。通过已有的辅助检查如头颅CT、MRI、胸片、血常规、出凝血时间、血生化、电解质和血气分析等迅速了解患者的一般状态并制定麻醉方案。

TBI患者的预后与入院时格拉斯哥评分(GCS,见表7—1)、年龄、循环呼吸状态、继发性颅脑创伤的救治等因素相关。重度TBI(GCS≤8)患者死亡率可达33%,轻度(GCS 13～15)和中度(GCS9～12)TBI患者约50%可能后遗致残和认知功能障碍。

表7—1　格拉斯哥昏迷评分(Glasgow coma score)

项目	得分
睁眼	
不睁眼	1
刺激睁眼	2
呼唤睁眼	3
自动睁眼	4
言语反应	
无发音	1
只能发音	2
只能说出(不适当)单词	3
言语错乱	4
正常交谈	5
运动反应	
无反应	1
异常伸展(去脑状态)	2
异常屈曲(去皮层状态)	3
对疼痛刺激屈曲反应	4
对疼痛刺激定位反应	5
按指令动作	6

2. TBI患者的呼吸管理　TBI患者多为饱胃,且常合并颅底骨折、胸部创伤和通气不足等。大多数轻、中度TBI患者的呼吸功能仍可维持稳定,无需紧急气管插管,但应尽早实施面罩吸氧,密切观察,可待麻醉诱导后进行气管插管。GCS≤8分的TBI患者应尽早行气管插管以保护呼吸道,并进行有效呼吸支持。

大约2%～3%TBI患者合并有颈椎骨折,而GCS≤8的重型TBI患者可高达8%～10%。颈椎骨折患者进行气管插管操作有导致进一步脊髓损伤的风险,因此除非已经有影像学指标明确排除颈椎损伤,在插管过程中所有患者都应进行颈椎保护。插管时由助手用双手固定患者头部于中立位,保持枕部不离开床面可以维持头颈部不过度后仰,颈部下方放置颈托也有助于保护颈椎。颈椎固定后增加了喉镜暴露和气管插管的难度,而TBI患者对缺氧的耐受性很差，必须事先准备好应对插管困难的措施，如训练有素的助手和各种插管设备等，紧急时应迅速行气管切开。颅底骨折患者经鼻插管和置入鼻咽通气道有可能损伤脑组织，属相对禁忌证。

麻醉中应保证 PaO_2 在 100mmHg 以上。合并肺挫伤、误吸或神经源性肺水肿的患者需要呼气末正压通气（positive end－expiratory pressure，PEEP）来维持充分的氧合，同时应尽量避免过高的 PEEP 导致 ICP 显著升高。

过度通气可引起脑血管收缩、减少脑血容量而达到降低 ICP 的目的，但近年来其应用价值受到了广泛质疑。在 TBI 的早期 CBF 通常是降低的，过度通气会进一步降低 CBF，加重脑缺血。在 TBI 后 5 天内，尤其是 24h 内要避免预防性的过度通气治疗。过度通气的缩血管效应时效较短，研究发现其降低 CBF 的效应仅能维持 6～18h，所以不应长时间应用，尤其不能将 $PaCO_2$ 降至 25mmHg 以下。对 TBI 患者是否采用过度通气应综合考虑 ICP 和脑松弛等方面因素，尽量短时间使用。过度通气后将 $PaCO_2$ 恢复正常范围时也应逐步进行，快速升高 $PaCO_2$ 也同样会干扰脑生理。

3. TBI 患者的循环管理　TBI 患者往往伴有中枢神经反射（Cushing reflex），在循环方面表现为高血压和心动过缓，是机体为了提高脑灌注的重要保护性反射，所以在此时不可盲目地将血压降至正常水平。ICP 升高的患者若伴有低血压会严重影响脑灌注，应进行积极纠正。心率若不低于 45 次/min，一般无需处理，若用抗胆碱药宜首用格隆溴铵，阿托品可通过血脑屏障，可能引起中枢抗胆碱综合征（central anticholinergic syndrome），表现为烦躁、精神错乱和梦幻，甚至可出现惊厥和昏迷，应避免用于 TBI 患者。TBI 患者出现心动过速时常常提示可能有其他部位的出血。

TBI 早期 CBF 大多先明显降低，然后在 24～48 小时内逐步升高，TBI 后脑组织对低血压和缺氧十分敏感，多项研究证实轻度低血压状态就会对转归产生明显不利影响，所以目前认为对 TBI 患者应给与积极的血压支持。

正常人 MAP 在 50～150mmHg 范围内波动时，通过脑血管自动调节功能可使 CBF 保持恒定，而 TBI 患者这一调节机制受到不同程度破坏，有研究表明约三分之一 TBI 患者的 CBF 被动地随 CPP 同步改变，所以此时维持 CPP 至少在 60mmHg 以上对改善 CBF 十分重要（儿童推荐维持 CPP 在 45mmHg 以上）。

对于无高血压病史的 TBI 患者，为保证 CPP＞60mmHg，在骨瓣打开前应将 MAP 至少维持在 80～90mmHg 以上。血压过高也会增加心肌负担和出血风险，应给予降压治疗，但一定小剂量分次进行，谨防低血压的发生。手术减压后（打开骨瓣或剪开硬膜）ICP 降为零，此时 CPP＝MAP，同时脑干的压迫缓解，Cushing 反射消失，很多患者会表现为血压突然降低和心率增快，在此期应维持 MAP 高于 60～70mmHg，可通过使用血管收缩药和加快输液提升血压。由于骨瓣打开后血压降低的程度很难预料，所以不提倡预防性给予升压药，但应预先进行血容量的准确估计，在开颅前补充有效循环血量。

4. TBI 患者的液体治疗　TBI 患者多伴有不同程度的低血容量，但往往被反射性的高血压状态所掩盖，此时液体治疗不要仅以血压为指导，还要监测尿量和中心静脉压（central venous pressure，CVP）等的变化，尤其复合伤伴有其他部位出血时。在围手术期应避免血浆渗透压降低以防加重脑水肿，0.9％盐水属轻度高渗液（308mOsm/L），适用于神经外科手术中，但大量使用时可引起高氯性酸中毒，乳酸钠林格液可避免此情况，但它属于低渗液

(273mOsm/L)，大量使用时会引起血浆渗透压降低，所以在需要大量输液的情况下，可以混合使用上述两种液体并在术中定期监测血浆渗透压和电解质作为指导。

关于 TBI 手术中晶体液和胶体液的选择方面一直存在争议，目前认为对于出血量不大者无需输入胶体液，但需要大量输液时应考虑加入胶体液。胶体液可选择白蛋白、明胶和羟乙基淀粉等，前两种有引起变态反应的风险，而后者大量使用时会影响凝血功能，要注意 TBI 本身即可引发凝血异常。

甘露醇和呋塞米都可以用来降低脑组织细胞外液容量，甘露醇起效快且效果强，对于 BBB 破坏严重的患者使用甘露醇有加重脑水肿的顾虑，但目前临床上仍将其作为脱水治疗的首选。甘露醇的常用剂量为 0.25～1.0g/kg，使用后产生有效降低 ICP 或脑松弛效果时可考虑继续应用，而无效或血浆渗透压已经超过 320mOsm/L 时则不推荐继续使用。近年来高渗盐水(3%或 7.5%)用于 TBI 患者的效果引起了广泛的兴趣，尤其在多发创伤患者的急救方面，但已有研究未能证实高渗盐水较甘露醇具有明显优势，使用不当反而可导致严重的高钠血症，以及中枢系统脱髓鞘改变。

高血糖状态与神经系统不良预后密切相关，所以应尽量避免单纯使用含糖溶液。

围手术期应将血细胞比容维持在 30%以上，不足时应输入浓缩红细胞，闭合性脑创伤可进行术野自体血回收利用。小儿本身血容量就很小，单纯的帽状腱膜下血肿和头皮撕裂即可引起相对大量的失血，应注意及时补充。

5. 麻醉实施

(1)麻醉诱导：麻醉诱导的原则是快速建立气道，维持循环稳定，避免呛咳。临床上常用快速序贯诱导插管法。给药前先吸入 100%氧气数分钟，静脉注射丙泊酚、硫喷妥钠、依托咪酯或咪达唑仑后立即给予插管剂量的肌肉松弛药。饱食患者不可加压通气，待自主呼吸停止即进行气管插管。除非明确排除颈椎损伤，插管过程中应保持头部中立位，助手持续环状软骨压迫直到确认导管位置正确、套囊充气。

低血容量患者使用丙泊酚会引起明显的低血压，可选用依托咪酯或咪达唑仑。循环衰竭患者可不使用任何镇静药。在置入喉镜前 90s 静脉注射利多卡因 1.5mg/kg 可减轻气管插管引起的 ICP 升高反应。

虽然琥珀胆碱可引起 ICP 升高，但程度较轻且持续时间短暂，在需要提供快速肌肉松弛时仍不失为一个较好的选择。传统观点认为琥珀胆碱引起的肌颤可升高胃内压，增加反流的几率，但实际上其增加食管下段括约肌张力的作用更强，并不会增加误吸的发生率。

苄异喹啉类非去极化肌肉松弛药如阿曲库铵等可引起组胺释放，导致脑血管扩张，引起 CBF 和 ICP 升高，而全身血管扩张又会导致 MAP 降低，进一步降低 CPP，所以不主张用于 TBI 患者。甾类非去极化肌肉松弛药对 CBF 和 ICP 无直接影响，适用于 TBI 患者，但泮库溴铵的解迷走作用可使血压和心率升高，用于脑血流自动调节机制已损害的患者则可明显增加 CBF 和 ICP，应慎用。维库溴铵和罗库溴铵几乎不引起组胺释放，对血流动力学、CBF、$CMRO_2$ 和 ICP 均无直接影响，尤其后者是目前临床上起效最快的非去极化肌肉松弛药，静脉注射 1.0mg/kg 后约 60s 即可达到满意的插管条件，尤其适用于琥珀胆碱禁忌时的快速气管插管。

(2)麻醉维持：麻醉维持的原则是不增加 ICP、$CMRO_2$ 和 CBF，维持合理的血压和 CPP，提供脑松弛。静脉麻醉药除氯胺酮外都可减少 CBF，而所有的吸入麻醉药都可引起不同程度脑血管扩张和 ICP 升高，因此当 ICP 明显升高和脑松弛不良时，宜采用全凭静脉麻醉方法，若使用吸入麻醉药应小于 1MAC。气颅和气胸患者应避免使用氧化亚氮。

临床剂量的阿片类药物对 ICP、CBF 和 $CMRO_2$ 影响较小，可提供满意的镇痛并降低吸入麻醉药的用量，对于术后需保留气管插管的患者，阿片类药物的剂量可适当加大。头皮神经阻滞或手术切口使用局部麻醉药有助于减轻手术刺激引起的血压和 ICP 的突然增高，避免不必要的深麻醉。

血糖宜维持在 4.4～8.3mmol/L，高于 11.1mmol/L 时应积极处理。应定期监测血浆渗透压并控制在 320mOsm/L 以内。常规使用抗酸药预防应激性溃疡。TBI 患者术后有可能出现惊厥，如果没有禁忌证，可考虑在术中预防性应用抗惊厥药如丙戊酸钠。糖皮质激素可减轻肿瘤引起的脑水肿，之前也大量应用于 TBI 患者，以期减轻脑水肿，但被证实对 TBI 患者反而产生不利影响，现在的共识是在 TBI 患者不再使用糖皮质激素。

(3)麻醉恢复期：术前意识清楚，手术顺利的患者术后可考虑早期拔管，拔管期应避免剧烈的呛咳和循环波动。重型 TBI 患者宜保留气管导管，待呼吸循环状态良好、意识恢复时再考虑拔管，为了抑制气管导管引起的呛咳反射，在手术结束后可在监测下追加小剂量的镇静药和阿片类药物。创伤程度重，预计需要长时间呼吸支持者应及时行气管切开术。

三、颅脑创伤患者的脑保护

药物脑保护主要是通过降低 $CMRO_2$，尽管大量的动物实验支持钙通道阻滞剂、自由基清除剂和甘氨酸抑制剂等具有明确的脑保护作用，但无一能在临床上得到有效验证。巴比妥类药是目前临床上唯一证实具有脑保护作用的药物，但二级证据并不支持使用预防性巴比妥达到脑电图爆发抑制。推荐使用大剂量巴比妥类药处理难治性 ICP 升高，但必须在患者血流动力学稳定的前提下。

TBI 后创伤核心区发生严重脑缺血，极短时间内即出现脑细胞坏死，治疗时间窗极其有限，而核心区周围的缺血半影区脑缺血程度相对较轻，如果局部 CBF 得到恢复，脑细胞坏死的程度和速度会明显改善，所以及时恢复缺血半影区的脑血流是临床上进行脑保护的关键，在此过程中，血压、$PaCO_2$、血糖和体温管理等对 TBI 患者的转归起到重要影响。

脑缺血时氧供减少，低温可降低氧耗。体温降低到 33～35℃可能起到脑保护的作用。尽管一些临床实验得出了令人鼓舞的结果，但都没能表现出统计上的显著改善。一项 TBI 后亚低温治疗的多中心研究在收入 392 名患者后被中止，正常体温组和亚低温组的死亡率没有差异，而且亚低温组还出现了更多的并发症。目前还不清楚是否存在创伤后亚低温保护作用的治疗时间窗，当实施低温时，必须注意避免副作用，如低血压、心律失常、凝血障碍和感染等。复温应缓慢进行，复温不当时反而会加重脑损害，所以目前不推荐将低温作为一种常规治疗方案：围手术期体温升高会严重影响预后，必须积极处理。

为维持足够的 CBF，应保证 TBI 患者的 CPP 至少在 60mmHg 以上，也有很多学者认为将 CPP 保持在 70mmHg 以上更为合适。为了达到这一目标，临床上常常使用血管收缩药将血压提升基础值的 20%左右，但应注意升压过快过高也会增加颅内出血的发生率。TBI 后低血压状态是导致预后不良的重要因素，必须积极纠正，α—受体激动剂苯肾上腺素提升血压的同时不引起 CBF 降低，是较为合适的选择。

葡萄糖在缺氧状态下会引起乳酸性酸中毒，加速脑细胞坏死，所以必须积极防治 TBI 患者的高血糖状态，可以通过输入含胰岛素的葡萄糖液调控血糖。对于将血糖控制到何种程度尚无定论，目前一般认为应将其维持 5.6～10.0mmol/L 的范围内。治疗期间应加强血糖监测，随时调整胰岛素用量，避免血糖过低。

应积极地采取防治措施预防 TBI 后惊厥。苯二氮䓬类药、巴比妥类药、依托咪酯和丙泊酚等都可快速处理惊厥，需长期抗惊厥治疗时考虑苯妥英钠等。

目前认为 TBI 后药物的脑保护作用是十分有限的，我们更应该将治疗的重点放在维持足够的 CPP、合理使用过度通气、积极控制血糖、避免体温升高和惊厥等生理治疗上。

（胡大维）

第二节　幕上肿瘤手术麻醉

幕上肿瘤主要是指小脑幕以上所包含的所有脑组织中所生长的肿瘤。其包含范围广泛，肿瘤性质繁杂，更因累及多个功能区而具有其独特的病理生理特性。其不同的病种和病变位置，临床症状多样，麻醉的特点与要求也有所不同。

一、幕上肿瘤的特点概述

1. 幕上肿瘤的定位及其特性　幕上肿瘤以胶质瘤最多、脑膜瘤次之，再次为神经纤维瘤、脑血管畸形、脑转移瘤等。幕上肿瘤包括位于额叶、颞叶、顶叶、枕叶、中央区、丘脑、脑室内和鞍区的广泛部位的肿瘤。其位置不同，临床表现各异。额叶肿瘤发生率居幕上肿瘤的首位，临床表现有精神症状、无先兆的癫痫大发作、运动性失语、强握反射和摸索运动、尿失禁等颞叶肿瘤临床上表现为视野改变、有先兆（如幻嗅、幻视，恐惧）、精神运动型癫痫发作、命名性失语等。顶叶肿瘤主要表现为对侧半身的感觉障碍，失用症、失读症、局限性癫痫发作。枕叶肿瘤常可累及顶叶和颞叶后部，主要表现为视觉障碍（视野缺损、弱视）、幻视及失认症。中央区肿瘤指中央前回、中央后回区的肿瘤，临床表现运动障碍，病变对侧上、下肢不同程度的瘫痪、温、痛、触觉障碍，局灶性癫痫。丘脑部肿瘤临床表现颅压增高、精神障碍、“三偏”症（偏瘫、偏身感觉减退、同向性偏盲）。脑室内肿瘤可无症状，影响脑脊液循环可产生 ICP 增高。

2. 幕上肿瘤的病理生理　幕上肿瘤能引起颅腔内动力学的改变。在最初病变较小、生长缓慢的时候，颅腔内容积的增加可以通过脑脊液（CSF）的回流和临近的脑内静脉收缩所代偿，从而阻止 ICP 的增加。当病变继续扩张，代偿机制耗竭，肿瘤大小的增加将导致 ICP 的急剧升高，脑组织中线结构移位。ICP 的增加可进而导致脑缺血和脑疝。

幕上肿瘤临床表现主要包括局灶性症状和 ICP 升高症状两大类。麻醉医师要掌握麻醉及药物对 ICP、脑灌注压、脑代谢的影响，避免发生继发性脑损伤的因素（表 7－2）。同时，关注可能出现的一些特殊问题，如颅内出血、癫痫、空气栓塞等。麻醉中还要综合考虑同时伴随的其他疾病，如心、肺、肝、肾疾病；副肿瘤综合征伴转移癌；放化疗等对手术和麻醉可能造成的影响。

表 7－2　引起继发性脑损伤的因素

颅内因素	全身因素
ICP 增加	高碳酸血症/低氧血症
癫痫	低血压/高血压
脑血管痉挛	低血糖/高血糖
脑疝：大脑镰疝，小脑幕切迹疝，枕骨大孔疝，手术切口疝	心排血量过低
中线移位：脑血管的撕裂伤	低渗透压
	寒战/发热

3. 麻醉对 ICP、脑灌注压、脑代谢的影响　麻醉（药物与非药物因素）易导致颅内外生理状态的改变（如颅内顺应性，颅内疾病，颅内血容量），而麻醉操作、麻醉药物和通气方式等都对 ICP、CPP、脑代谢产生影响，并直接关系到疾病的转归。

（1）麻醉操作：气管内插管、气管内吸引均可致 ICP 急剧升高。

（2）静脉麻醉药：多数静脉麻醉药能降低 $CMRO_2$、CBF 及 ICP，维持脑血管对 CO_2 的反应。巴比妥类药、丙泊酚、依托咪酯呈剂量依赖性降低 $CMRO_2$，可引起 EEG 的爆发性抑制。静脉麻醉药降低 ICP 的程度依次为丙泊酚＞硫喷妥钠＞依托咪酯＞咪达唑仑。颅内高压患者应用丙泊酚或硫喷妥钠后，对体循环的影响较大，但可使脑灌注压下降，致 CBF/$CMRO_2$ 比例下降，影响脑氧供需平衡；应用依托咪酯则无此顾忌；咪达唑仑对脑血流的影响相对较小。氯胺酮对脑血管具有直接扩张作用，迅速增加 CBF，升高 ICP，禁单独用于幕上肿瘤手术的麻醉。利多卡因抑制咽喉反射，降低 $CMRO_2$，防止 ICP 升高。

（3）吸入麻醉药：吸入麻醉药都可增加 CBF、降低 $CMRO_2$。常用吸入麻醉药均引起脑血管扩张、CBF 增加，从而继发 ICP 升高，其 ICP 升高的程度依次为氟烷＞恩氟烷＞氧化亚氮＞地氟烷＞异氟烷＞七氟烷。脑血流－代谢耦联功能正常时，当吸入浓度＜1～1.5MAC 时，与清醒时比较脑血流降低，但 CBF 自动调节功能保存完整；当吸入浓度＞1～1.5MAC 时，CBF 呈剂量依赖性降低，CBF 自我调节功能减弱或丧失，但仍保留脑血管对 CO_2 的反应性。吸入麻醉药对 ICP 的影响取决于两个因素：①基础 ICP 水平，在基础 ICP 较低时吸入麻醉药不致引起 ICP 升高或升高较少。②$PaCO_2$ 水平，过度通气造成低碳酸血症时，吸入麻醉药 ICP 升高作用不显著；而在正常 $PaCO_2$ 水平下，等浓度吸入麻醉药可使 ICP 明显升高。

（4）阿片类药：阿片类药可引起 CBF、$CMRO_2$ 下降。不影响脑血流－代谢耦联、CBF 的自动调节功能，不影响脑血管对 $PaCO_2$ 的反应性。

（5）肌肉松弛药：肌肉松弛药虽不能直接进入血脑屏障，但通过作用于外周肌肉、神经节或组胺释放而间接引起 ICP 改变。筒箭毒碱、阿曲库铵和米库氯铵有较弱的组胺释放作用，均可引起 ICP 升高。罗库溴铵、维库溴铵都不引起明显的 CBF、$CMRO_2$ 和 ICP 增加，故适合于长时间神经外科手术。去极化肌肉松弛药琥珀酰胆碱一过性的肌颤可增加 ICP，但困难气道或脑外伤快速序贯诱导时，选用琥珀酰胆碱是有效的经典方法。罗库溴铵起效快，也可作为快速序贯诱导的选择用药。

4. 控制颅内高压、减轻脑水肿　脱水治疗是降低 ICP，治疗脑水肿的主要方法。脱水治疗可减轻脑水肿，缩小脑体积，改善脑供血和供氧情况，防止和阻断 ICP 恶性循环的形成和发展，尤其是在脑疝前驱期或已发生脑疝时，正确应用脱水药物常是抢救成败的关键。常用脱水药物有渗透性脱水药和利尿药两大类，低温、激素等也用于围手术期脑水肿的防治。

(1)渗透性脱水药物:高渗性药物进入机体后一般不被机体代谢,又不易从毛细血管进入组织,可使血浆渗透压迅速提高。由于血脑屏障作用,药物在血液与脑组织内形成渗透压梯度,使脑组织的水分移向血浆,再经肾脏排出体外而产生脱水作用。另外,因血浆渗透压增高还能增加血容量,同时增加肾血流量,导致肾小球滤过率增加。因药物在肾小管中几乎不被重吸收,因而增加肾小管内渗透压,从而抑制水分及部分电解质的回收产生利尿作用,可减轻脑水肿,降低 ICP。常用药物有 20%的甘露醇、山梨醇、甘油、高渗葡萄糖等。20%甘露醇 0.5～1.0g/kg,于 30 分钟内滴完,每 4～6 小时可重复给药。

(2)利尿脱水药:此类药物通过抑制肾小管对氯和钠离子的再吸收产生利尿作用,导致血液浓缩,渗透压增高,从而间接地使脑组织脱水,ICP 降低。此类药物利尿作用较强,但脱水作用不及甘露醇,降 ICP 作用较弱,且易引起电解质紊乱,一般与渗透性脱水药同时使用,可增加脱水作用并减少渗透性脱水药的用量。常用药物有呋喃苯胺酸等。

(3)过度通气:过度通气造成呼吸性碱中毒,使脑血管收缩、脑血容量减少而降低 ICP。ICP 平稳后,应在 6～12 小时内缓慢停止过度换气,突然终止可引起血管扩张和 ICP 反跳性增高。过度通气的靶目标是使 $PaCO_2$ 在 30～35mmHg 间波动。

(4)糖皮质激素:糖皮质激素亦有降低 ICP 的作用,对血管源性脑水肿疗效较好,但不应作为颅内高压治疗的常规用药。糖皮质激素降低 ICP 主要是通过减少血脑屏障的通透性、减少脑脊液生成、稳定溶酶体膜、抗氧自由基及钙通道阻滞等作用来实现。

二、幕上肿瘤手术的麻醉

1.麻醉前评估　幕上肿瘤患者的麻醉前评估与其他患者相类似,需要特别注意进行神经系统的评估。根据患者的全身一般情况、神经系统功能状态、手术方式制定麻醉计划。

(1)术前神经功能评估:神经功能评估包括 ICP 的升高程度、颅内顺应性和自动调节能力的损害程度、在脑缺血和神经性损害发生之前 ICP 和 CBF 的稳态的自动调节能力,评估已经存在的永久性和可恢复的神经损害。术前详细了解患者病史、体格检查及相关的影像学检查,了解采用的手术体位、手术入路和手术计划,进行术前讨论。

病史:头痛、恶心、呕吐、视觉模糊等颅内压升高表现;癫痫发作及意识障碍、偏瘫、感觉障碍等神经功能缺失表现等;脱水利尿药、类固醇类药、抗癫痫类药用药史。

体格检查:包括意识水平、瞳孔、Glasgow 昏迷评分、脑水肿、Cushing 反应(高血压、心动过缓)等;脱水状态评估。

影像学检查:包括肿瘤的大小和部位,如肿瘤位于功能区还是非功能区?是否靠近大血管?与重要神经的毗邻关系;颅内占位效应,如中线是否移位,脑室受压,小脑幕切迹疝,脑干周围有脑脊液的浸润,脑水肿等。

(2)制定麻醉方案:麻醉方案制定应考虑以下要点:①维持血流动力学的稳定,维持 CPP。②避免增加 ICP 的技术和药物。③建立足够的血管通路,用于监测和必要时输入血管活性药物等。④必要的监测,颅外监测(心血管系统的监测);颅内监测(局部和整体脑内环境的监测)。⑤创造清晰的手术视野,配合术中诱发电位等神经功能监测。⑥决定麻醉方式:根据肿瘤部位特点和手术要求,决定麻醉方法;语言功能区肿瘤必要时采用术中唤醒方法。

2.麻醉前用药　垂体肾上腺轴或垂体甲状腺轴抑制的患者继续激素治疗,术前服用抗癫痫药、抗高血压药或其他心血管系统用药应持续至术前。麻醉前用药包括镇静药咪达唑仑、抗胆碱能药物，如阿托品或长托宁；H_2 受体阻滞剂或质子泵抑制剂。

3. 开放血管通路　开放两条或两条以上外周血管通路。必要时进行中心静脉穿刺。中心静脉穿刺可选用股静脉或颈内静脉。注意体位对中心静脉回流的影响，保持静脉通路的通畅，避免脑静脉血液回流受阻继而升高 ICP。

4. 麻醉诱导　麻醉诱导方案的选择以不增加 ICP，保持血流动力学的稳定为前提。

推荐的麻醉诱导方案

1. 充分镇静，开放动静脉通路
2. 心电图，脉搏氧饱和度，无创血压监测，直接动脉压、呼气末 CO_2 监测
3. 预先充氧，随后给予芬太尼 1～2μg/kg(或阿芬太尼，苏芬太尼，瑞芬太尼)利多卡因 1.0～1.5mg/kg；丙泊酚 1.25～2.5mg/kg，或依托咪酯 0.4～0.6mg/kg；非去极化肌肉松弛药
4. 根据患者状态，适度追加 β 受体阻滞剂或降压药
5. 控制通气($PaCO_2$ 维持于 35mmHg 左右)
6. 气管内插管
7. 上头架前，0.5%罗哌卡因局部浸润麻醉，或追加镇痛药(单次静注芬太尼 1～3μg/kg 或苏芬太尼 0.1～0.2μg/kg，瑞芬太尼 0.25～0.5μg/kg)
8. 适当的头位，避免颈静脉受到压迫

上头架时疼痛刺激最强。充分镇痛、加深麻醉和局麻浸润可有效抑制血流动力学的波动。固定好气管导管，以防意外脱管或因导管活动引起的气道损伤。保护双眼以防角膜损伤。轻度头高位以利于静脉回流；膝部屈曲以减轻对背部的牵拉。避免头颈侧过度的屈曲/牵拉(确保下颌与最近的骨性标志间距大于 2 横指)。过度牵拉头部易诱发四肢轻瘫、面部和口咽部严重水肿，导致术后拔管延迟。

5. 麻醉维持　麻醉维持的基本原则在于维持血流动力学稳定，维持 CPP，避免升高 ICP；通过降低 $CMRO_2$、CBF 来降低脑部张力；麻醉方案确保患者安全的同时，可进行神经功能监测。

推荐的麻醉维持方案

无电生理功能监测	电生理功能监测
丙泊酚或七氟醚 1.5%～2.5%，或异氟醚 1%～2%	丙泊酚
镇痛药：芬太尼，或阿芬太尼，苏芬太尼，瑞芬太尼	镇痛药：瑞芬太尼 0.2～0.3μg/(kg·min)
间断给予非去极化肌肉松弛药体位：头高位，颈静脉回流通畅维持足够的血容量	不给予肌肉松弛药

(1)吸入全身麻醉：适用于不伴有脑缺血，颅内顺应性下降或脑水肿患者；早期轻度过度通气；吸入麻醉药浓度<1.5MAC；避免与 N_2O 合用。在术中进行电生理功能监测时，吸入麻醉药的浓度应<0.5MAC 时，对皮层体感诱发电位影响小。

(2)全凭静脉麻醉：全凭静脉麻醉可控性强，维护 CBF－$CMRO_2$ 耦联，降低 CBF、ICP，减轻脑水肿，适用于颅内顺应性下降、ICP 升高、脑水肿以及术中进行电生理监测患者。常用药物选择以丙泊酚、瑞芬太尼、苏芬太尼为主。

6. 液体治疗和血液保护　液体治疗目标在于维持正常的血容量、血管张力、血糖，维持血细胞比容约 30%，轻度高渗(术毕<320mOsm/L)。避免输注含糖的溶液，可选择乳酸林格液(低渗)或 6%羟乙基淀粉。预计大量出血的患者进行血液回收，对切除的肿瘤为良性的患者

可以将回收的血液清洗回输给患者。根据出血量、速度及血红蛋白水平及凝血功能决定异体红细胞和异体血浆的输注，维持凝血功能和血细胞比容。

7. 麻醉苏醒　麻醉苏醒期维持颅内或颅外稳态，避免诱发脑出血和影响 ICP、CBF 的因素，如咳嗽，气管内吸引，呼吸机对抗，高血压等。苏醒期患者应表现安静，合作，能服从指令。根据回顾性研究证实，影响术后并发症的主要因素包括：肿瘤严重程度评分（肿瘤位置、大小、中线移位程度）、术中失血量及输液量、手术时间＞7 小时和术后呼吸机机械通气。因此，呼吸恢复和术中维持情况对麻醉苏醒期尤为重要。

术前意识状态良好，心血管系统稳定，体温正常，氧合良好，手术范围不大，无重要脑组织的损伤，不涉及后组脑神经（Ⅸ～Ⅻ）的后颅窝手术，无大的动静脉畸形未切除（避免术后恶性水肿）的情况下，可以早期苏醒。

在持续使用超短效镇痛药（如瑞芬太尼）或吸入麻醉药时，停药前注意镇痛药的衔接。在术毕前追加长效镇痛药，芬太尼或苏芬太尼，或者曲马多，待患者呼吸及反射恢复后拔出气管导管。

神经外科手术的术后镇痛对于避免患者躁动、减轻痛苦有着重要的意义，可以选择多模式镇痛的方式。在头皮神经阻滞及局部切口浸润麻醉的基础上，以阿片类药物为主，根据患者一般状态和不同手术入路可采用不同的配方。应注意药物用量以避免影响患者的意识水平和神经功能评估。

（胡大维）

第三节　颅内动脉瘤手术麻醉

在脑卒中的病例中，约 15%～20%是脑出血性疾病。动脉瘤是造成自发性蛛网膜下腔出血（subarachnoid hemorrhage，SAH）的首要原因，约 75%～85%的 SAH 是由于颅内动脉瘤破裂引起，其中 20%存在多发性动脉瘤。

颅内动脉瘤好发于颅内大血管的分叉处，表现为血管壁的囊性扩张。据估算动脉瘤患病率为 2000/10 万人。国际研究的最新报道称，动脉瘤破裂的发生率很低，每年动脉瘤破裂所致的 SAH 发病率为 12/10 万人。SAH 的危险随着年龄的增加而升高，主要发病患者群集中在 30～60 岁，平均初发年龄 55 岁，女性居多，男女比例为 1∶1.6。在北京天坛医院近年的麻醉记录中，30～60 岁的患者占到了 80%，最小 11 岁，最大 76 岁。

一、动脉瘤病理特点

与颅内动脉瘤相关的疾病包括常染色体显性遗传的多囊肾病、纤维肌性发育不良、马方综合征、Ⅳ型 Ehlers－Danlos 综合征（遗传性皮肤和关节可过度伸展的综合征）和脑动静脉畸形。估计在常染色体显性遗传的多囊肾病患者中，5%～40%有颅内动脉瘤，10%～30%有多发性动脉瘤。

颅内动脉瘤多发生在血管分叉处或 Wills 环周围。大约 90%的颅内动脉瘤位于前循环，常见部位是大脑前动脉与前交通动脉分叉处，颈内动脉与后交通分叉处，大脑中动脉两分叉处或三分叉处。后循环动脉瘤的常见位置包括椎动脉与基底动脉分叉处，椎动脉与大脑后动脉分叉处及基底动脉顶部。

动脉瘤多数是囊状或浆果型的，少数是感染性动脉瘤、外伤性动脉瘤、夹层动脉瘤、梭型动脉瘤或肿瘤相关性动脉瘤。根据动脉瘤直径的大小可将动脉瘤分为小动脉瘤（＜0.5cm）、中等动脉瘤（0.5～1.5cm）、大动脉瘤（1.5～2.5cm），巨大动脉瘤（＞2.5cm）。

二、动脉瘤病理生理学特点

动脉瘤破裂时，动脉与蛛网膜下腔相交通，导致局部 ICP 与血压相等，引起突然剧烈的头痛和短暂的意识丧失。血液流入蛛网膜下腔导致脑膜炎、头痛及脑积水。神经受损表现为意识障碍及局灶神经系统定位体征。单纯的脑神经麻痹可能为原发性损伤所致的神经失用症。

动脉瘤首次破裂出血时会有约 1/3 的患者死亡或出现严重的残疾，在幸存者中仅有 1/3 的患者神经功能恢复正常。虽然有经验的外科医师手术死亡率低于 10%，但再出血及脑血管痉挛等非手术相关并发症仍会很严重。

SAH 会引起广泛交感兴奋，导致高血压，心功能异常，心电图 ST 段改变，心律失常及神经源性肺水肿。SAH 后患者常由于卧床休息及处于应激状态而引起血容量不足。常出现电解质紊乱如低钠血症、低钾血症及低钙血症，并需及时纠正。大约有 30%的患者出现低钠血症，可能由脑盐耗综合征（CSWS）或抗利尿激素分泌异常综合征（SIADH）引起。

对于曾有过 SAH 和正处在 SAH 恢复期的脑动脉瘤患者麻醉处理稍有不同。SAH 患者可能会发生多种并发症，包括心功能不全、神经源性或心源性肺水肿、脑积水，以及动脉瘤再出血，其中动脉瘤再出血是最严重的并发症。动脉瘤破裂后最初两周内未行手术者再出血的发生率为 30%～50%，而死亡率大于 50%。

脑血管痉挛（cerebrovascular spasm，CVS）仍是 SAH 患者致残致死的主要原因。脑血管造影显示 60%的患者出现血管痉挛，但仅有 50%的患者有临床症状，表现为逐渐加重的意识障碍（为全脑血流灌注不足的表现），随后出现局灶神经定位体征。这与 SAH 的量、部位以及患者的临床分级有关。目前为止确切的病因仍未知晓，但可能与氧合血红蛋白及其代谢产物有关。经颅多普勒是床旁诊断 CVS 的有效辅助检查方法。CVS 时脑血流速度大于 120cm/s，随 CVS 加重脑血流速降低。尼莫地平是治疗及预防 CVS 的有效药物。血管造影表明尼莫地平并未缓解血管痉挛，可能源于其脑保护作用。目前，治疗措施包括高血容量、高血压、高度血液稀释疗法（3H 疗法）。这种方法的目的是提高心排血量、改善血液流变性及增加脑灌注压（CPP）。大约有 70%的患者可通过 3H 疗法逆转 CVS 所致的缺血性神经功能缺损。

三、动脉瘤的治疗

动脉瘤破裂后血液流入蛛网膜下腔，导致剧烈头痛、局部神经功能障碍、嗜睡和昏迷。出血后幸存的患者，应进行手术或者血管内介入治疗避免再出血。此外，对于意外发现脑动脉瘤的患者，应采取干预措施以减少 SAH 的风险，包括开颅动脉瘤夹闭术和血管内栓塞术。

1. 治疗原则　从未破裂的小动脉瘤（＜0.5cm）发生破裂出血的几率很低（每年 0.05%～1%），可以通过定期影像学检查监测变化。已破裂出血动脉瘤再次出血的几率是上述情况的 10 倍，应进行治疗。目前主要有两种治疗方法，开颅动脉瘤夹闭术及血管内弹簧圈栓塞术。动脉瘤颈夹闭术是过去 50 年直至目前治疗动脉瘤的“金标准”。

Glasgow 昏迷评分和 Hunt－Hess 分级（表 7－3）是评估患者的神经功能的常用指标。Hunt－Hess 分级与患者预后相关度极高。术前分级为Ⅰ～Ⅱ级的患者经手术治疗，其预后明显好于分级较高的患者。动脉瘤手术的最佳时间取决于患者的临床状态及其他相关因素。临床状态良好的患者应早期手术(即 SAH 后 48～96 小时之内)。早期手术时手术致残率增加,而血管痉挛和再出血的发生率要明显降低。而对困难部位的大动脉瘤及临床状态较差的患者应延迟手术(即 SAH 后 10～14 天目前,血管内介入治疗在动脉瘤治疗中占据了很高比例,一些患者可能在脑血管造影术后立即进行血管内弹簧圈栓塞治疗,对于那些有全身合并症或 Hunt－Hess 分级较高的患者,这种创伤小的治疗方法更适合。

表 7－3　SAH 的 Hunt－Hess 分级

评分	描述
0 级	动脉瘤未破裂
1 级	无症状,或轻度头痛,轻度颈项强直
2 级	中等至重度头痛,颈项强直,除脑神经麻痹无其他神经功能损害
3 级	嗜睡或谵妄,轻度定向障碍
4 级	昏迷,中等至重度偏瘫
5 级	深昏迷,去脑强直,濒死表现

2. 内科治疗　安静、卧床。降低 ICP,调控血压,预防 CVS,纠正低钠血症,改善全身状况,适当镇静、止吐,预防再出血。

3. 血管内介入治疗　神经介入医师通过动脉导管到达动脉瘤病变部位,填入弹簧圈栓塞动脉瘤。血管内治疗需要选择适合栓塞的动脉瘤,弹簧圈一旦植入就能稳定下来。随着医疗技术的进步,如在载瘤动脉邻近动脉瘤的部位植入支架,扩大了适合进行血管内治疗的动脉瘤的范围。

介入手术创伤小,但是它与开颅手术具有同样严重的并发症,包括再出血、卒中和血管破裂。尽管介入手术的刺激特别小,但仍需要全身麻醉。应该尽量避免喉镜置入时的高血压反应及术中患者的任何体动,避免影响弹簧圈在血管内的植入。应该避免过度通气,因为过度通气将减少 CBF,使弹簧圈更难到达动脉瘤病变区域。手术中常规使用肝素,其目的是减少与动脉导管相关的血栓栓塞并发症的危险。应准备好鱼精蛋白,以备动脉瘤破裂或发生渗漏时使用。当神经介入治疗失败后应该迅速转移到手术室进行开颅手术。

4. 外科治疗　开颅手术治疗包括动脉瘤夹闭术、载瘤动脉夹闭及动脉瘤孤立术、动脉瘤包裹术等。

四、颅内动脉瘤的麻醉

颅内动脉瘤麻醉管理的目标是控制动脉瘤的跨壁压力差,同时保证足够的脑灌注及氧供并避免 ICP 的急剧变化。另外还应保证术野暴露充分,使脑松弛,因为在手术早期往往出现脑张力增加及水肿。动脉瘤跨壁压力差(TMP)等于瘤内压(动脉压)减去瘤外周压(ICP)。在保证足够脑灌注压的情况下而不使动脉瘤破裂。在动脉瘤夹闭前,血压不应超过术前值。SAH 分级高的患者 ICP 往往增高。另外,脑血肿、脑积水及巨大动脉瘤也会使 ICP 增高。在硬膜剪开之前应缓慢降颅压,因为 ICP 迅速下降会使动脉瘤 TMP 急剧升高。

1. 术前准备　脑动脉瘤的内科治疗包括控制继续出血、防治 CVS 等。治疗方案要根据患者的临床状态而定。包括降低 ICP,控制高血压,预防治疗癫痫,镇静、止吐,控制精神症状。SAH 患者可出现水及电解质紊乱,心律失常,血容量不足等,术前应予纠正。除完成相关的脑部影像学检查，术前准备需要完善的检查包括，血常规，心电图，胸部X光片，凝血功能，血电解质，肝、肾功能，血糖等。完成交叉配血试验，对于手术难度大或巨大动脉瘤，应准备足够的血源，并备自体血回收装置。一些患者ECG会显示心肌缺血，高度怀疑心肌损害的患者可以行血清心肌酶和超声心动图检查，必要时请相关科室会诊。

2.麻醉前用药　对于高度紧张的患者可适当应用镇静剂，但应结合患者具体情况而定，尤其对于有呼吸系统合并症的患者。术前抗胆碱药物的选择要根据患者心率等情况决定，除非患者心动过缓，一般不选择阿托品，因其可使心率过快，增加心脏负担。

3.麻醉监测　常规监测包括心电图、直接动脉压、脉搏氧饱和度、呼气末二氧化碳分压、经食管核心体温监测、尿量等。对于临床分级差的患者，最好在麻醉诱导前进行直接动脉压监测，明显的心脏疾病需要监测中心静脉压。出血较多者，进行血细胞比容、电解质、血气分析的检查，指导输血、治疗。有些患者需要监测脑电图、体感或运动诱发电位。但至今无前瞻性临床试验表明神经功能监测的有效性。

4.麻醉诱导　麻醉诱导应力求血流动力学平稳，由于置喉镜、插管、摆体位及上头架等操作的刺激非常强，易引起血压升高而使动脉瘤有破裂的危险。因此在这些操作之前应保证有足够的麻醉深度、良好的肌松，并且血压应控制在合适的范围。对于老年患者或体质较差者可以选择依托咪酯，为防止出现肌阵挛，可预先静注小剂量咪达唑仑或瑞芬太尼。丙泊酚具有诱导迅速平稳、降低CBF、ICP和$CMRO_2$、不干扰脑血管自动调节和CO_2反应性等特点，是目前诱导用药的首选。选择起效较快的非去极化肌肉松弛药，如罗库溴铵可以迅速完成气管插管。另外在上头钉的部位行局部浸润麻醉是一种简单有效的减轻血流动力学波动的方法。若ICP明显升高或监测体感诱发电位时宜选用全凭静脉麻醉。

5.麻醉维持　麻醉维持原则是保持正常脑灌注压；防治脑缺氧和水肿；降低跨壁压。保证足够的脑松弛，为术者提供良好的手术条件。同时兼顾电生理监测的需要。

全麻诱导后不同阶段的刺激强度差异可导致患者的血压波动，在摆体位、上头架、切皮、去骨片、缝皮这些操作时，应保持足够的麻醉深度。切皮前用长效局麻药行切口部位的局部浸润麻醉。术中如不需要电生理监测，静吸复合麻醉可以达到满意的麻醉效果。

减小脑容积可以使术野暴露更充分，使脑松弛，为夹闭动脉瘤提供便利。为了保持良好的脑松弛度，术前腰穿置管用于术中脑脊液引流是动脉瘤手术较常用的方法，术中应与术者保持良好沟通，观察引流量，及时打开或停止引流。为避免脑的移位及血流动力学改变，引流应缓慢，并需控制引流量。维持$PaCO_2$在30～35mmHg有利于防止脑肿胀。也可以通过静注甘露醇0.5～1g/kg或合用呋塞米（10～20mg，静注）使脑容积减小。甘露醇的作用高峰在静注后20～30分钟，判断其效果的标准是脑松弛度而非尿量。甘露醇增加脑血流量，降低脑组织含水量。早期ICP降低可能说明脑血管代偿性收缩以使脑血流恢复正常。

术中合理使用糖皮质激素及甘露醇，预防脑水肿，使用抗癫痫药物预防术后癫痫发作。

6.麻醉恢复和苏醒　在无拔管禁忌的患者，术后早期苏醒有利于进行神经系统评估，便于进一步的诊断治疗。苏醒期常出现高血压。轻度高血压可以提高脑灌注，这对预防CVS有益。血压比术前基础值增高20%～30%时颅内出血的发生率增加，对有高血压病史的患者，苏醒及拔管期间可以应用心血管活性药物控制血压和心率，避免血压过高引起心脑血管并发症。术中使用短效阿片类镇痛药维持麻醉者，应在停药后及时追加镇痛药，可以选择曲马多或小剂量芬太尼、苏芬太尼等，同时应注意药物对呼吸的抑制。预防性应用适宜的止吐药也可避免手术结束后患者出现恶心、呕吐，引起高血压。对术前 Hunt－Hess 分级为 3～4 级或在术中出现并发症的患者，术后不宜立即拔管，应保留气管导管回 ICU 并行机械通气。严重的患者术后需要加强心肺及全身支持治疗。

五、颅内动脉瘤麻醉的特殊问题

1. 诱发电位监测　大脑皮层体感诱发电位及运动诱发电位可用来监测大脑功能。通过诱发电位监测脑缺血可以指导外科操作及循环管理。进行神经生理监测时，首选全凭静脉麻醉，因为其对诱发电位描记的干扰较吸入麻醉小。运动诱发电位监测要求不使用肌肉松弛药，目前多联合应用丙泊酚和瑞芬太尼静脉麻醉，既能满足监测需要，也能很好抑制呼吸以维持机械通气。

2. 术中造影　为提高手术质量，确保动脉瘤夹闭的彻底，术中造影是最有效的方法。动脉置管术中造影需在手术开始前放置导管，使手术时间延长，对患者创伤较大。术中吲哚菁绿荧光血管造影使显微手术操作和荧光血管造影可以同时进行。该技术一经出现，即在神经外科领域得到迅速推广。能在术中判断动脉瘤是否完全夹闭，载瘤动脉及其分支血管是否通畅等，通常术者在造影后 1 分钟以内即能做出判断。在荧光剂注射后会出现部分患者几秒钟的脉搏血氧饱和度降低。少数患者可能出现对吲哚菁绿的过敏反应，应予以注意。

3. 载瘤动脉临时阻断术　在处理巨大动脉瘤或复杂动脉瘤时，为减少出血，便于分离瘤体，常会使用包括对载瘤动脉近端夹闭在内的临时阻断技术，阻断前应保持血压在 120～130mmHg 左右，以最大限度保证脑供血。

4. 预防脑血管痉挛　动脉瘤破裂 SAH 后，30％～50％的患者可出现 CVS，手术后发生率更高。预防措施包括维持正常的血压，避免血容量不足，围手术期静脉注射尼莫地平，动脉瘤夹闭后，局部使用罂粟碱或尼莫地平浸泡等。

5. 控制性降压　降低动脉瘤供血动脉的灌注压可以减小动脉瘤壁的压力并使手术时夹闭动脉瘤更易操作。另外，如果动脉瘤破裂会更易止血。但是目前，随着神经外科医师技术的提高，以往常用的控制性降压技术目前不再常规使用。低血压虽然有助于夹闭动脉瘤，但可能破坏脑灌注，尤其是在容量不足情况下，使 CVS 发生率增加导致预后不良。大多数神经外科医师通过暂时夹闭动脉瘤邻近的供血动脉的方法达到“局部降低血压”的效果。有些是 3～5 分钟短期多次夹闭，但另外一些医师发现多次夹闭可能会损伤血管而采用 5～10 分钟的时间段。血压应保持在正常范围或稍高于正常水平以增大其他部位的血流量。但应避免暂时夹闭后尚未处理的动脉瘤直接处于血压过高的状态。

6. 术中动脉瘤破裂　术中一旦发生动脉瘤破裂，必须迅速补充血容量，可采用短暂控制性降压，以减少出血。如短时间内大量出血，会使血压急剧下降，此时可适当减浅麻醉，快速补液，输血首先选择术野回收的红细胞，其次可以适当补充异体红细胞及新鲜血浆。如血压过低可以使用血管收缩药维持血压。出血汹涌时可以采用两个负压吸引器同时回收血液，注意肝素的滴速，避免回收血凝固，回收的红细胞可加压输注。已有的大量病例证实，术野自体血液回收是挽救大出血患者生命的有力措施，术前应做好充分准备。

7. 低温　低温麻醉会使麻醉药代谢降低，苏醒延迟，增加术后心肌缺血、伤口感染及寒战发生率。在研究中采用低温麻醉实施动脉瘤夹闭术并未发现有益。

（胡大维）

第四节　颈动脉内膜剥脱术麻醉

近年来，脑血管疾病和脑卒中是仅次于心脏病和肿瘤的第三大死亡原因。有报道，30%～60%的缺血性脑血管病的发生归因于颈动脉狭窄。颈动脉内膜剥脱术（carotid endarterectomy，CEA）作为治疗颈动脉狭窄的金标准一直沿用至今。颈动脉狭窄通常是由于动脉硬化性疾病引起，患者在围手术期存在各种并发症，最重要的是源于心脑血管的并发症。因此，麻醉医师要了解相关知识，重点考虑对于患者理想的围手术期管理，包括患者的选择，麻醉技术、脑功能监测和脑保护。

一、CEA 手术适应证和禁忌证

1. 手术适应证

（1）短暂性脑缺血发作（TIA）：①多发 TIA，相关颈动脉狭窄。②单次 TIA，相关颈动脉狭窄≥70%。③颈动脉软性粥样硬化斑或有溃疡形成。④抗血小板治疗无效。⑤术者以往对此类患者手术的严重并发症（卒中和死亡）率<6%。

（2）轻、中度卒中：相关颈动脉狭窄。

（3）无症状颈动脉狭窄：①狭窄≥70%。②软性粥样硬化斑或有溃疡形成。③术者以往对此类患者手术的严重并发症率<3%。

2. 手术禁忌证

（1）重度卒中，伴意识改变和（或）严重功能障碍。

（2）脑梗死急性期。

（3）颈动脉闭塞，且闭塞远端颈内动脉不显影。

（4）持久性神经功能缺失。

（5）6 个月内有心肌梗死，或有难以控制的严重高血压、心力衰竭。

（6）全身情况差，不能耐受手术。

3. 手术时机

（1）择期手术：①短暂性脑缺血发作。②无症状性狭窄。③卒中后稳定期。

（2）延期手术：①轻、中度急性卒中。②症状波动的卒中。

（3）急诊（或尽早）手术：①颈动脉重度狭窄伴血流延迟。②颈动脉狭窄伴血栓形成。③TIA 频繁发作。④颈部杂音突然消失。一旦发现异常 EEG 或任何神经功能改变的征兆，必须立即进行干预，以防发生永久性脑损伤。

二、术前评估及准备

1. 病史

（1）了解患者既往脑梗死面积、时间等，病变部位和程度、对侧颈动脉病变和 Willis 环是否完整。

（2）患者心肺功能、手术耐受性等。近期脑梗死发作、冠状动脉供血不足、慢性阻塞性肺疾病、双侧颈内动脉严重狭窄、对侧颈内动脉闭塞、颈动脉分叉位置高和 Willis 环不完整被认为是颈动脉手术的高危患者。

2. 术前检查

(1)心脏超声检查:动脉硬化病变具有全身性、进行性加重的特点。CEA 术患者常常患有冠状动脉硬化性心脏病,也是患者早期和晚期死亡的首要原因。

(2)肺功能检查。

(3)双侧颈动脉多普勒超声。

(4)CTA、DSA 和 Willis 环检查明确诊断和评估手术风险和疗效。

3. 增加手术风险的因素

(1)内科危险因素:如心绞痛、6 个月内心肌梗死、充血性心力衰竭、严重高血压(>180/110mmHg)、慢性阻塞性肺疾病、年龄>70 岁、严重糖尿病等。

(2)神经科危险因素:进行性神经功能缺损、术前 24 小时内新出现神经功能缺损、广泛性脑缺血、发生在术前 7 天之内的完全性脑梗死、多发脑梗死病史、不能用抗凝剂控制的频繁 TIA(逐渐增强 TIA)。

(3)血管造影的危险因素:对侧颈内动脉闭塞、虹吸部狭窄、血栓在颈内动脉远端延伸>3cm 或在颈总动脉近端延伸>5cm、颈总动脉分叉在 C_2 水平并伴短且厚的颈部、起源于溃疡部位的软血栓、颈部放疗病史。

4. 术前准备

(1)改善心脏功能:颈动脉狭窄的患者常伴有冠状动脉狭窄,术前检查若有严重心肌缺血,应做心血管造影,排除冠状动脉狭窄,并行介入治疗后再行 CEA,以防止术后出现心功能不全和心搏骤停,降低死亡率。心脏治疗药物服到手术当日,如无禁忌阿司匹林不停药。

(2)控制血压和血糖:有效的抗高血压治疗可以改善脑血流,恢复脑的自动调节机制,术前宜将血压控制在理想范围,但应避免快速激烈的降压治疗,否则可损伤脑的侧支循环,加重脑局部缺血。

三、麻醉方法

CEA 术麻醉管理原则在于保护心、脑等重要器官不遭受缺血性损害,维护全身及颅脑循环稳定,消除手术疼痛和缓解应激反应。保证患者术毕清醒以便进行神经学检查。CEA 术可以在全身麻醉、区域阻滞或局部浸润麻醉下进行。

1. 区域麻醉　颈动脉剥脱术的麻醉需要阻滞 $C_{2\sim4}$ 的神经根。有报道应用颈部硬膜外阻滞及局部浸润麻醉,但最主要的麻醉方法是颈浅丛及颈深丛阻滞,可以单独或联合应用。此种麻醉方法的优点在于:可实时对清醒患者的神经功能进行连续评估,避免昂贵的脑监测,减少对分流术的需要,血压更稳定,减少血管收缩药物的应用;降低住院费用等。

颈深丛及浅丛阻滞是内膜剥脱术最常用的区域麻醉。沿胸锁乳突肌后缘皮下注射局麻药以阻滞颈丛从该处发出的支配颈部外侧皮肤的浅支。颈深丛阻滞是在椎旁对 $C_{2\sim4}$ 的横突部位注入局麻药进行神经根阻滞。包括将局麻药注入到椎间孔(横突)以阻滞颈部肌肉、筋膜和邻近的枕大神经。颈浅丛阻滞即沿胸锁乳突肌后缘行局部麻醉这种方法局麻药吸收慢,可以提供良好的肌松,但操作复杂,危险系数高。有大约一半的患者出现膈神经阻滞。若阻断星状神经节或喉返神经则可能分别出现 Horner 综合征或声带麻痹。若局麻药误入血管则可能导致癫痫发作。也有误入硬膜外或蛛网膜下腔的报道。

许多前瞻性随机试验已经证实颈浅丛及颈深丛麻醉均可阻滞 $C_{2\sim4}$ 的皮区,但仍需术者在术区行局麻。对7558位至少行颈深丛阻滞的患者及2533位行颈浅丛阻滞的患者进行Meta分析显示这两种方法的并发症均很少。两组严重并发症(如卒中、死亡、颈部血肿、心肺相关并发症等)的发生率(颈深丛与颈浅丛阻滞分别为4.72%和4.18%,P>0.05)基本相同。阻滞相关并发症仅在颈深丛组进行研究,包括误入血管及呼吸抑制,后者可能由膈神经或喉返神经阻滞引起。阻滞失败或患者紧张时可改为全身麻醉。

颈丛阻滞应尽量选择作用时间长且毒性小的局麻药物,如左旋布比卡因和罗哌卡因。区域阻滞麻醉的同时小剂量多次静脉给予芬太尼10～25μg和(或)咪达唑仑0.5～2mg予以镇静,使患者感觉舒适并能合作。也可以选择丙泊酚0.3～0.5mg/kg静脉间断给予,或1～5mg/(kg·h)小剂量持续给药。术中严格控制镇静药用量以保证术中进行持续的神经功能监测。要监测患者的觉醒程度、言语以及对侧肢体力量。因术中可能出现紧急情况,应做好转为全身麻醉的一切准备。

2.全身麻醉　全身麻醉是CEA术采用最多的麻醉方式,具有保持患者的舒适体位,减轻心理负担,易于控制通气,降低脑代谢,增加脑对缺氧的耐受性等优点。

全身麻醉诱导应该平稳,可应用艾司洛尔以控制喉镜和气管插管过程中的血压心率波动,丙泊酚,依托咪酯、咪达唑仑均可用于诱导,可给予阿片类药物提供镇痛。所有非去极化肌肉松弛药均可达到插管时所需的肌松,无使用琥珀胆碱禁忌。麻醉维持通常使用吸入麻醉药(异氟烷、地氟烷或七氟烷)复合静脉阿片类镇痛药维持。瑞芬太尼广泛用于CEA手术,其短时效便于控制麻醉深度,促进迅速苏醒,特别是在结合使用短效的吸入麻醉药如地氟烷和七氟烷时。全身麻醉需要在手术结束后尽早让患者清醒以进行神经功能评估。

3.全身麻醉与区域麻醉(或局麻)的比较 CEA术可以采用全身麻醉或局麻,这两种方法各有优缺点。一些研究报道,与全身麻醉相比,颈丛阻滞可明显降低严重心脏不良事件的发生率,且血流动力学更加稳定。患者同侧脑血流更好,耐受颈动脉阻断的时间更长,但其可能的缺点是在紧急情况下不易控制通气道,术中血压波动比较明显,血中儿茶酚胺水平较高;要求患者能够主动配合才能完成手术。全身麻醉能够更有利于气道管理、安静的手术野,当缺血发生时可提高血压提供最大脑灌注;便于采取术中脑保护措施。缺点是不能完全准确的判定脑灌注的状态,特别是在颈动脉夹闭时。最近有学者提出全身麻醉术中唤醒的麻醉方法以综合全身麻醉与局麻两种麻醉方法的优点,而避开其缺点(表7—4)。

表7—4　颈动脉内膜剥除术全身麻醉与区域麻醉(或局麻)优缺点分析

	区域麻醉(或局麻)	全身麻醉
优点	患者清醒,可直接行神经功能评估	术中患者舒适
	血流动力学稳定	大多数患者适用
	术后疼痛易控制	气道管理更方便
	术中一般不需采取搭桥术	可给予脑保护药物
缺点	不适合所有的患者	术中多需要采取搭桥术
	可能需要气道管理	血液动力学不稳定
		术后恶心、呕吐

CEA术中,若出现脑血流灌注不足,需要术中采取搭桥术,此时最好采用全身麻醉。据报道,全身麻醉时采取搭桥术大约有19%～83%,而局麻下仅为9%～19%。全身麻醉时采取搭桥术居多,与监测脑血流灌注不足的方法有关。与局麻下清醒进行神经功能评估相较,

全身麻醉时的仪器监测特异性低。另外这也与全身麻醉药有关。全身麻醉时搭桥术的增多是否会使危险因素增加，目前尚未明了。局麻也有其优越性，对合并有一些内科疾病的患者列为首选。

直至目前，很多研究致力于比较全身麻醉与局麻对预后的影响，如术后新发卒中、心肌梗死的发生率、死亡率，但尚未发现有何不同。目前有研究进行颈部手术行全身麻醉与局麻的比较，从多家医院随机选取3526位行颈动脉内膜剥脱术的患者进行研究分析。两组术前合并症与危险因素相似。结果显示，与全身麻醉相比，局麻术中分流及血压控制少，但是术后出现卒中、心肌梗死或死亡的发生率两组相比无差异。最终选择应取决于患者的适应能力和愿望、外科和麻醉医师的经验和技术，以及脑灌注监测的状况。

四、术中管理

1.手术相关的病理生理学改变　颈总动脉邻近组织的分离和牵拉或直接刺激颈动脉窦常引起减压反射，导致剧烈的血流动力学变化，甚至冠状动脉痉挛。颈动脉窦附近常规注射2%利多卡因1～2ml可有一定的预防作用。

(1)过度挤压、牵拉颈动脉还可引起粥样斑块脱落，导致脑梗死。

(2)阻断并纵形剪开颈动脉后，在颈动脉窦内分布的Ⅰ、Ⅱ型压力感受器通过舌咽神经迅速将低压信号上传至孤束核，触发中枢性缩血管效应，导致血压急剧升高。与此同时，颈动脉血氧分压迅速下降，并通过颈动脉体内的化学感受器经上述通路将低氧信号上传，从而加剧中枢性缩血管效应，导致心脏的前、后负荷增加。在此过程中，粥样硬化内膜的粗暴剥离、动脉弹性纤维层的暴露(目前认为也有神经分布)也可能促进上述感受器的兴奋，导致血压升高。

(3)颈动脉阻断期间必须经常对区域麻醉患者进行神经系统检查，或应用EEG对全身麻醉患者进行。

2.脑功能的监测　在术中阻断一侧颈动脉后对脑血流及脑功能的监测是避免术后卒中及死亡率的较理想方法。虽然常规采取搭桥术时可以不监测脑灌注情况，但在搭桥术时很可能会使斑块脱落而造成脑梗死。大部分医院常应用选择性搭桥术，并进行监测以发现脑灌注不足等情况。对于局麻行CEA术的患者，监测神经功能的变化是判断脑灌注是否充足的金标准。神经功能测试简单精确，但并不是对每位患者均适用。

全身麻醉患者应用仪器进行监测，包括脑电图、诱发电位、残端压及近红外线光谱分析等。脑电图及诱发电位均依靠检测神经活性的改变而判断脑血流量是否不足。这些监测手段比较可靠并可提供相对连续的信息，但需要专业人员进行判读，由于假阳性率较高使得许多患者接受了不必要的搭桥术。经颅多普勒可检测脑内大血管的血流速度。但是目前由于专业技术人员的限制，很难有明确的标准判定脑灌注不足。残端压测量的是颈总及颈外动脉阻塞后颈内动脉远端的压力，反映了Willis环的压力。虽然残端压的测量比较简单，但连续监测就很困难。另外，近红外线光谱分析可以检测脑内血氧饱和度。这种方法简单，可以进行连续监测，并且不需要专业人员培训，但这是项新技术，且目前尚未发现是否能够检测出脑灌注不足。

(1)颈内动脉残端压(carotid artery stump pressure，CSP)：代表对侧颈动脉和椎基底动脉系统的Willis血管环侧支循环对患者血压的代偿情况。通常情况下，颈内动脉残端压低于

50mmHg 则意味着低灌注。

(2)EEG:可对皮层神经元的电活动进行持续监测,其波形的减慢和衰减常反映同侧大脑皮层的缺血。一般认为,当脑血流降至 0.15ml/(g·min)以下时,大脑将发生缺血损伤,EEG 也将发生改变,此时应适当提升血压;如 EEG 仍无改善,则应考虑放置转流管。但越来越多的证据表明,EEG 监测有许多局限性,如无法监测皮层下损伤、假阳性率较高、对有脑梗死史的患者敏感性差、全身麻醉药物可影响 EEG 等。

(3)TCD:是目前应用最为广泛的无创脑血流监测方法,通过颞窗探头可以连续观察到大脑中动脉的血流速度变化。阻断颈动脉后应用 TCD 技术可连续的对 Willis 环的各个组成动脉进行血流监测,可弥补测颈内动脉残端压的一些不足。

(4)诱发电位:是基于感觉皮层对外周感觉神经受刺激后产生的电冲动反应。感觉皮层基本上由大脑中动脉供血,在颈动脉夹闭时有受损的危险。诱发电位振幅下降超过 50%或潜伏期延长>10%,则提示有脑缺血发生,需放置转流管。但麻醉药物、低温以及低血压可以显著影响诱发电位监测结果。

(5)局部脑血流量测定

通过经静脉或同侧颈动脉内注射放射性元素氙,并在大脑中动脉供血的同侧大脑皮质区域放置探测器分析放射性衰变而获得。通常在夹闭前、夹闭时或夹闭后即刻进行测量。与脑电图的联合应用,可以获得脑缺血的脑血流量和脑电图变化并得到不同麻醉药物的临界局部脑血流量。

3.脑保护措施　良好的脑保护措施、预防脑缺血损伤是手术成功的关键之一。

(1)手术方面:在维持理想血压的前提下先试验性阻断颈动脉,测量其阻断远端血压,如血压高于 50mmHg,即开始重建血管,如血压低于 50mmHg,则考虑在临时旁路下行血管重建。置放临时旁路分流管能够保证术中足够的脑灌注,使患侧脑组织血供不受明显影响。但可增加血栓形成的危险。

手术中应注意充分灌洗剥脱的血管,并采取颈内与颈外动脉开放反冲,以防止残存的碎屑在血流开放后脱落引起脑栓塞。

开放前静脉注射 20%甘露醇 200~250ml。开放后即刻头部抬高 10°~20°,减轻脑组织水肿。

血管吻合完毕后,按顺序依次开放颈总动脉、颈外动脉及其分支,最后开放颈内动脉,可以避免栓子进入颈内动脉引起缺血性脑卒中。

(2)生理方面

1)低温:头部温度降至 34℃,可明显增加缺血期的安全性。但要注意恢复期很多患者出现寒颤,从而增加心肌氧耗并促使心肌缺血的发生。并不推荐常规使用。

2)二氧化碳:颈动脉阻断期间诱导性高碳酸血症可扩张脑血管,改善脑缺血区域的血供,但研究表明它具有脑窃血效应,可引起对侧半球血管扩张,加重同侧脑缺血,因此目前仍主张维持 $P_{ET}CO_2$ 在正常范围。

3)血糖:术中监测血糖,控制血糖在正常范围。

4)高血压:在缺血期间,自动调节功能被破坏,脑血流对灌注压的依赖变得更加明显。应保持正常或稍高的血压水平。

5)血液稀释:脑缺血期间理想的血细胞比容约为 30%,对 CEA 患者应该避免血细胞比容过高。

(3)围手术期处理:手术前2天、术中和术后用尼莫地平0.2mg/(kg·d),以1mg/h速度静脉泵入以扩张脑血管,增加脑血供。

麻醉选择有脑保护作用的静脉麻醉药丙泊酚。丙泊酚控制性降压幅度达30%~40%时,$SjvO_2$ 不仅未降低,反而升高,显示了丙泊酚在脑低灌注状态时的明显的脑保护作用。

术中静脉注射地塞米松10mg,稳定细胞膜。

血管分离完毕静脉内注入肝素0.5~1mg/kg,全身肝素化。

(五)术后并发症及处理

1.脑卒中和死亡的相关危险因素　年龄>75岁、对侧颈动脉闭塞、颅内动脉狭窄、高血压(舒张压>90mmHg)、有心绞痛史、糖尿病、CT和MRI有相应的脑梗死灶、术前抗血小板药物用量不足等。

(1)手术因素:内膜剥脱术后急性血栓形成造成颈动脉闭塞;内膜剥脱时脱落的栓子造成脑栓塞;术中阻断颈动脉时间过久造成脑梗死。

(2)防治:术前合理评估高危患者;尽量减少术中脑缺血时间。

(3)维持围手术期血压平稳。

2.过度灌注综合征

(1)过度灌注综合征多发生于术后1~5天,这是由于术前颈动脉高度狭窄,狭窄远端的大脑半球存在慢性灌注不全,大脑血管扩张以弥补血流灌注不足的影响。当严重狭窄解除后,正常或过高的血流灌注进入扩张的失去收缩调节能力的大脑半球,脑血管持续扩张,引起血浆或血液外渗,导致脑水肿或脑出血。

(2)处理:术后严格控制高血压,最好不用脑血管扩张药,慎用抗凝及抗血小板药物,严密监测神经功能的变化。应常规给予甘露醇以减轻脑水肿。

3.高血压　CEA术后高血压可能与手术引起颈动脉压力感受器敏感性异常有关。积极将血压控制术前水平,收缩压理想值为110~150mmHg,慢性严重高血压者可耐受较高血压。短效药物往往安全有效。

4.低血压　CEA术后低血压可能机制在于粥样斑块去除后,完整的颈动脉窦对升高的血压产生的反应。此类患者对液体疗法、血管加压药的反应较好,可以通过在颈动脉窦内注入局麻药而抑制。要排除心源性休克,加大补液量,严重者给予升压药。术后需要持续小心地监测血压、心率和氧供。

5.血管再狭窄　常见远期并发症之一。血管再狭窄是常见远期并发症之一。是动脉内膜切除后的一种损伤反应,涉及平滑肌细胞、血小板、凝血因子、炎细胞和血浆蛋白之间复杂的相互作用。术后给予小剂量阿司匹林抗凝,同时治疗全身动脉粥样硬化及高血压、糖尿病等合并症有利于再狭窄的预防。

(李爱梅)

第五节　垂体瘤手术麻醉

垂体腺瘤是常见的颅内肿瘤之一,约占颅内肿瘤的8%~15%,发病率仅次于胶质瘤和脑膜瘤,占颅内肿瘤的第三位。男女比例约为1∶2,成年人多发,青春期前发病者罕见。垂体腺瘤按照分泌激素类型可分为高功能腺瘤和无功能腺瘤，高功能腺瘤又包括生长素腺瘤、泌乳素腺瘤、皮质激素腺瘤、生殖腺瘤、甲状腺素腺瘤。有相当部分的垂体腺瘤分泌两种或两种以上的激素，有报道68%的生长素腺瘤同时分泌生长激素和泌乳素，仅32%只分泌生长激素；而97%的泌乳素型垂体腺瘤只单纯分泌泌乳素，不复合分泌其他激素。通常认为垂体腺瘤是良性颅内占位性病变，易复发，但垂体瘤也有恶性，如垂体后叶细胞瘤，非常少见。

一、垂体腺瘤的发病机制

垂体腺瘤的发病机制有两种假说：下丘脑假说和垂体假说。前者认为，垂体腺瘤是控制垂体前叶功能的下丘脑功能紊乱或正常生理调节机制缺失所致；后者则认为是垂体自身细胞发生改变的结果。

目前认为，垂体腺瘤发展可以分为两个阶段：首先垂体细胞发生突变，然后在内外因素作用下突变的细胞异常增殖，发展成垂体腺瘤。可以用单克隆细胞异常增殖来解释。目前还未找到垂体腺瘤真正的发病机制。

二、垂体腺瘤的临床表现

在垂体腺瘤早期，往往因为肿瘤较小，临床上没有任何颅内占位症状，仅出现内分泌改变症状，常被患者忽视。随着瘤体的增大，内分泌改变症状凸显，主要表现：①垂体本身受压症群，造成其他垂体促激素的减少和相应周围靶腺体的萎缩，表现为生殖功能低下，和(或)继发性甲状腺功能低下、和(或)继发性肾上腺皮质功能低下等。②垂体周围组织受压症群，主要压迫视交叉，此类患者可能存在颅内高压。表现为视力减退、视野缺损和眼底改变等，还可因肿瘤生长到鞍外，压迫颈内动脉、Willis 动脉环等组织产生血管神经性头痛。③垂体前叶功能亢进症候群，以高泌乳素血症、肢端肥大症和皮质醇增多症多见。

在垂体腺瘤的大小诊断标准中，Hardy(1969)提出直径10mm以下者为微腺瘤，10mm以上者为大腺瘤。Grote(1982)提出肿瘤直径超过40mm者为巨大腺瘤。相当比例的垂体腺瘤都表现为一种或几种激素异常分泌增多(见表7—5)。

表7—5 垂体瘤分型及临床表现

垂体腺瘤分型	分泌激素	临床表现
生长素腺瘤	GH 和 PRL	巨人症，肢端肥大症
泌乳素腺瘤	PRL	男：阳痿，性腺功能下降
		女：溢乳一闭经一不孕
皮质激素腺瘤	ACTH	Cushing 综合征
	αMSH	Nelson 综合征
生殖腺瘤	FSH/LH	性腺功能减退
甲状腺素腺瘤	TSH	(中枢性)甲状腺功能亢进

三、常见类型垂体腺瘤的麻醉管理

垂体腺瘤患者的临床症状表现多样，尽管内分泌紊乱所致的独一无二的表现很容易被发现，如库欣病和肢端肥大症，但理想的麻醉管理需要充分理解每一位患者的内分泌及复杂的病理生理。所有患者都需要慎重的术前评估，有很多种可行的麻醉方案供选择，但麻醉药物的最终选择应该是个体化的。

1. 泌乳素型垂体腺瘤　此型腺瘤是最常见的垂体腺瘤，占所有垂体腺瘤的50%以上。高泌乳素血症是最常见的下丘脑一垂体紊乱表现。泌乳素型垂体腺瘤的65%为小泌乳素瘤，发生于女性，其余35%腺瘤男女均可发生。除鞍区神经占位压迫症状外，男性表现为性功能减退，女性表现为"溢乳一闭经一不孕"三联症。

高泌乳素功能腺瘤，相关激素合成或分泌不足，导致不同程度的代谢失常及有关脏器功能障碍，应激水平相对低下，对手术和麻醉的耐受性差，术前应补充糖皮质激素，以提高机体对药物的反应性。麻醉诱导、麻醉维持可适当减低镇静、镇痛药物剂量，术中亦可追加糖皮质类激素。此型腺瘤的麻醉苏醒期也较其他类型为长。

2. 生长素型垂体腺瘤　此型腺瘤起病隐匿，逐渐出现手足增大、鼻唇增大增厚、皮肤粗厚、皮质骨增厚、下颌骨增长等特有面容，从症状出现到最终确诊，平均6年，初次就诊原因通常为腕管综合征或出现视野缺损。随着病程的延长，此型患者均伴有不同程度的血压增高、心律失常，出现左心室肥厚、瓣膜关闭不全等心脏器质性改变的患者，手术后激素水平可逐步恢复正常，但心脏器质性改变已不可逆转。

麻醉前访视应充分评估气道，准备困难气道的应对措施。由于舌体肥厚、会厌宽垂，还有下颚骨过度增长，导致咬合不正、颅骨变形，即使应用最大号喉镜片也不能充分推开舌体，全部置入喉镜片也感提升会厌吃力，声门常常暴露困难。国外一项回顾研究显示，746例经蝶入路垂体腺瘤患者有28例遇到困难气道问题，占3.8%，发生率并不比普通外科困难气道发生率高，但在垂体腺瘤患者当中，生长素型患者困难气道的发生率是其他类型垂体腺瘤患者的3倍。生长素型垂体腺瘤患者困难气道的发生与性别、肿瘤大小无关。

应激反应主要由交感一肾上腺髓质系统和下丘脑一垂体一肾上腺皮质系统参与，可见垂体是应激反应的重要环节。此型腺瘤患者麻醉诱导、麻醉维持阶段的镇静镇痛要求较高，可能与高生长激素血症、高代谢有关，也可能与骨质增厚导致外科有创操作困难、耗时长久有关。

垂体依赖性血糖升高，系因垂体占位病变造成中枢性内分泌激素分泌异常，可出现糖尿病的临床表现，也有人认为垂体瘤性高血糖是由抗激素因子存在引起的。糖代谢的紊乱是影响神经功能恢复的重要风险因素，高血糖可以加重乳酸酸中毒，造成脑继发损害。术中动态监测血糖水平，必要时给予胰岛素进行干预，有利于术中脑保护及术后脑功能的恢复，对缺血性脑损伤有明显的保护作用。

3. 皮质激素腺瘤　典型的皮质激素腺瘤患者表现为库欣综合征，是由于腺垂体的促皮质激素腺瘤引起的皮质醇增多症的一种表现形式，男女比例约为1∶5，女性主要集中在孕产期年龄阶段，大于7岁的儿童若合并有库欣综合征，则多患有垂体瘤，反之，小于7岁的儿童若合并有库欣综合征，则多提示肾上腺肿瘤。1912年Haevey Cushing首次报道并定义之，并且揭示了库欣综合征患者中，接近80%的患者是由于垂体ACTH分泌增多引起的，其余20%是由于异位存在ACTH分泌功能的肿瘤，如：燕麦细胞癌、支气管肿瘤、胰岛细胞瘤、嗜铬细胞瘤。

与生长素腺瘤基本一致，此型应激反应更剧烈，增加麻醉深度，并辅以尼莫地平、艾司洛尔等维护循环稳定，将应激反应控制在一定程度内，保证内环境稳定，减少内分泌并发症，避免过强过久的应激反应造成机体损伤，深麻醉恐是不二选择。

术中应动态监测血糖水平，将血糖控制在12mmol/L以内，加深麻醉以削弱外科操作引起的强烈应激反应，可降低交感神经－下丘脑－肾上腺轴的反应性，使糖异生减少，抑制无氧酵解增多导致的乳酸生成；逆转应激状态下机体胰岛素受体敏感性的下降，减弱血糖升高的趋势，稳定糖代谢，有利于术后脑功能恢复。

（李爱梅）

第六节　神经外科术中唤醒麻醉

近年来，随着神经影像学、神经导航及术中神经电生理监测技术在临床的应用和发展，神经外科手术已经从传统的解剖学模式向现代解剖－功能模式转化，从而大大提高了手术质量并显著改善了手术效果。在术中唤醒状态下，应用电刺激技术进行脑功能监测，是目前在尽可能切除脑功能区病灶的同时保护脑功能的有效方法。通过术中直接电刺激判断大脑功能区，对全身麻醉术中唤醒技术的要求很高，这种麻醉方法既需要患者开、关颅过程中镇痛充分、能够耐受手术从而在麻醉与清醒过程中平稳过渡，又需要患者术中大脑皮质电刺激时维持清醒状态，配合神经功能测试；而且在手术中有效控制气道，不发生呼吸抑制，同时保证患者的舒适性而不误吸、无肢体乱动。目前的麻醉方法主要有静脉全身麻醉或清醒镇静术，复合手术切口局部麻醉或区域神经阻滞麻醉。

一、术中唤醒麻醉适应证和禁忌证

1.术中唤醒麻醉适应证　包括脑功能区占位；功能区顽固性癫痫；脑深部核团和传导束定位；难治性中枢性疼痛的手术治疗。

2.术中唤醒麻醉禁忌证　包括术前严重颅内高压，已有脑疝者；术前有意识、认知障碍者；术前沟通交流障碍，有严重失语，包括命名性、运动性以及传导性失语，造成术前医患之间的沟通障碍，也难以完成术中的神经功能监测；合并严重呼吸系统疾病和长期大量吸烟者；枕下后颅窝入路手术需要俯卧位者；病理性肥胖，BMI＞35kg/m^2，合并有肥胖性低通气综合征及阻塞性睡眠呼吸暂停综合征；不能耐受长时间固定体位的，如合并脊柱炎、关节炎患者；对手术极度焦虑恐惧，手术期间不合作者；无经验的外科医师和麻醉医师。

二、唤醒麻醉方法与实施

1.麻醉前访视与医患沟通　麻醉前一天麻醉医师进行麻醉前访视，设法解除患者的紧张焦虑情绪，恰当阐明手术目的、麻醉方式、手术体位，以及麻醉或手术中可能出现的不适等情况，针对存在的顾虑和疑问进行说明，以取得患者信任，争取麻醉中的充分合作。对过度紧张而不能自控的患者应视为唤醒麻醉的禁忌证。

2.麻醉前准备　麻醉前对气道的评估极为重要。对于合并困难气道、上呼吸道感染、未经控制的肺病患者应视为唤醒麻醉的禁忌证。癫痫、颅内肿瘤、运动障碍病及中枢性疼痛患者，术前常已接受一系列药物治疗，麻醉前除了全面检查药物治疗的效果外，还应重点考虑某些药物与麻醉药物之间存在的相互作用。

麻醉前用药目的为解除患者的焦虑，充分镇静和产生遗忘；抑制呼吸道腺体分泌；预防术后恶心呕吐；预防术中癫痫发作等。常用药物包括苯二氮䓬类药、抗呕吐药、抗癫痫药、抗胆碱药等。

3. 手术体位摆放　唤醒麻醉手术最适宜体位为侧卧位，便于呼吸管理和术中监测。体位摆放既要充分考虑患者的舒适性和安全性，又要照顾术者手术操作的方便与舒适。头部应高于心脏平面，降低双侧颈静脉压和 ICP。避免过度扭转颈部防止发生静脉回流和通气障碍，同时避免颈部关节及神经损伤。头架固定后，防止颈部肌肉过度牵拉损伤臂丛神经，同时缓解头架的压力。手术体位摆好后铺放手术单，应保证患者眼前视野开阔，减轻患者焦虑心情。

4. 头部神经阻滞与切口局部浸润麻醉

(1)头部神经支配与分布：头部伤害性知觉传入纤维主要源于三叉神经，也有发自面神经、舌咽神经和迷走神经，颈神经也参与其中。与唤醒麻醉技术有关的头部的感觉神经包括枕大神经、枕小神经、耳颞神经、眶上神经、滑车上神经和额支。

(2)头皮神经阻滞和局部浸润麻醉的药物选择：常用的局部麻醉药有利多卡因、布比卡因、左旋布比卡因以及罗哌卡因。唤醒麻醉中常用局麻药浓度、剂量与用法见表 7－6。

表 7－6　常用局麻药浓度、剂量与用法

局麻药	用法	浓度(%)	起效时间(min)	作用时效(min)	一次最大剂量(mg)	产生中枢神经系统症状的阈剂量(mg/kg)
利多卡因	头皮局部浸润	0.25～0.5	1.0	90～120	400	7.0
	头皮神经阻滞	1.0～1.5	10～20	120～240	400	7.0
	硬膜表面贴敷麻醉	2.0～4.0	5～10	60	400	7.0
布比卡因	头皮局部浸润	0.25～0.5		120～240	150	2.0
	头皮神经阻滞	0.25～0.5	15～30	360～720	200	2.0
罗哌卡因	头皮局部浸润	0.25～0.5	1～3	240～400	300	3.5
	头皮神经阻滞	0.5～1.0	2～4	240～400	300	3.5

5. 术中人工气道建立与呼吸管理

(1)人工气道建立：唤醒麻醉过程中依据手术步骤和麻醉深度可采用口咽和鼻咽通气道、带套囊的口咽通气道(cuffed oropharyngeal airway，COPA)和鼻咽通气道、喉罩通气道和气管内插管作为人工气道。

喉罩通气道适用于唤醒麻醉中建立人工通气道。食管引流型喉罩通气道通过引流管插入胃管吸引胃内的气体和胃液，可有效预防反流误吸。唤醒麻醉插入喉罩前，应进行口腔和会厌部位充分的表面麻醉(2%～4%利多卡因)，丙泊酚(1～2mg/kg)诱导，抑制咽喉反射。一般不用肌肉松弛药以避免潜在危险。

(2)唤醒麻醉期间呼吸管理：唤醒期间出现通气不足必然导致缺氧与二氧化碳蓄积，前者可增加吸入氧浓度来弥补，后者则必须加强通气管理维持足够的通气量。通气量应维持 P_{ET}

CO_2 35～45mmHg 较为适宜。当麻醉中患者通气不足时，需通过人工通气道进行手法或机械通气。

双水平气道正压通气（bi－level positive airway pressure，BiPAP）本质为压力支持通气（PSV）与自主呼气状态下持续气道内正压通气（CPAP）的结合形式。PSV 的特点是自主吸气时，采用设定的吸气正压辅助自主呼吸，以克服气道阻力，并协助呼吸肌在减轻负荷下做功。这种无创通气模式，可用于无气管内插管、无喉罩通气道的术中唤醒麻醉呼吸管理。

6. 清醒镇静麻醉　清醒镇静麻醉方法是早期神经外科唤醒麻醉时常用的麻醉技术之一，在切口局部浸润麻醉和（或）头部神经阻滞的基础上应用镇静/镇痛药物不仅可以减轻患者的恐惧、焦虑及术中疼痛，还能消除对伤害性刺激的记忆，从而提高患者的舒适和接受程度。常用药物有咪达唑仑、丙泊酚、芬太尼、苏芬太尼。α_2 受体激动药右美托咪啶（dexmedetomidine，DEX）具有剂量依赖性镇静、抗焦虑和止痛作用，且无呼吸抑制，还有止涎作用，可单独应用于唤醒麻醉，也可与阿片类或苯二氮草类药物合用。应用右美托咪啶可增加拔管期间患者的适应性，且容易唤醒，对血流动力学不稳定的患者，在快速注射右美托咪啶时应警惕引起心动过缓和低血压等。

采用清醒镇静麻醉方法在开颅和关颅阶段应充分镇痛，且达到足够的镇静深度，Ramsay 分级应在 4 级以上。术中麻醉唤醒期间 Ramsay 分级应在 2～3 级。在术中唤醒阶段使用镇静药的同时，经常与患者交流使之适应周围环境、给予充分的镇痛以及改善周围环境都可以起到减轻焦虑的作用。

7. 全凭静脉唤醒麻醉　以丙泊酚和瑞芬太尼 TCI 输注的全凭静脉麻醉是目前唤醒麻醉的主要应用方法之一。在应用 TCI 静脉麻醉时，要获得满意的麻醉效果，必须熟悉所选择药物的血药浓度－效应的关系，以便在临床上设置靶浓度（表 7－7）。

表 7－7　常用药物血浆浓度与临床效应之间的关系

药物	诱导麻醉	切皮	自主呼吸	清醒	镇痛或镇静
丙泊酚（μg/ml）	4～6	2～6	—	0.8～1.8	1～3
瑞芬太尼（ng/ml）	4～8	4～6	<1～3	—	1～2
苏芬太尼（ng/ml）	1～3	1～3	<0.2	—	0.02～0.2

丙泊酚血药浓度为 1.0～1.5μg/ml 时，患者有良好的镇静效果。全凭静脉麻醉维持期丙泊酚血药浓度达到 3.5～5μg/ml 时，BIS 可降到 50 左右。

瑞芬太尼输注速度与药效直接相关，由于其独特的药代动力学特点，适用于静脉持续输注。由于代谢过于迅速，停药后镇痛作用很快消失，可能造成麻醉唤醒期的患者躁动。应用瑞芬太尼也应采用头部神经阻滞和（或）切口局部麻醉，在瑞芬太尼停药前 10 分钟应用小剂量的芬太尼（1～2μg/kg）或曲马多（50～100mg）。

三、术中唤醒麻醉并发症及其防治

1. 麻醉唤醒期躁动　术前良好的交流和解释工作对于消除患者焦虑和恐惧至关重要。消除不良刺激，包括唤醒期镇痛完善，避免尿潴留等。由于疼痛引起的躁动给予芬太尼 0.05mg或曲马多 100mg 效果较好。术中维持平稳，避免术中知晓，避免呼吸抑制、缺氧和二氧化碳潴留等。避免使用拮抗剂。不恰当的制动也是术后躁动的原因，适当安抚患者，放松强制制动有效。

2.呼吸抑制　术前对唤醒麻醉患者呼吸功能障碍或合并睡眠呼吸暂停综合征患者呼吸代偿能力进行重点评估。麻醉药物抑制了缺氧和高二氧化碳的呼吸驱动。在低氧血症和二氧化碳蓄积发生时辅助和控制呼吸的实施。

3.高血压与心动过速　唤醒过程保持麻醉唤醒期适宜的镇静水平，避免患者焦虑紧张；保持适宜的镇痛水平，避免麻醉唤醒期疼痛刺激；保持呼吸道通畅，避免镇痛药和全麻药抑制呼吸，必要时采用有效的辅助呼吸。对于麻醉唤醒过程中发生的高血压：与心动过速，在加强监测和针对原因处理的同时，给予药物有效地控制血流动力学改变。

4.癫痫的控制　术中应保持患者安静、避免刺激、保证呼吸道畅通、维持生命功能等。在术中皮层功能区定位脑皮层暴露情况下发生癫痫，可立即局部冲洗冰盐水终止癫痫发作。使用丙泊酚静脉注射亦可，但药物作用时间较短。

5.颅内压增高　对于颅内占位及病灶周围明显水肿，颅内顺应性降低患者，应积极治疗脑水肿。麻醉中保持呼吸道通畅、通气充分、避免二氧化碳蓄积。麻醉前行腰部蛛网膜下腔穿刺，术中打开颅骨骨瓣后放脑脊液。针对脑水肿主要采用高渗性利尿药和肾上腺皮质激素等。头高位（15～30℃）利于颅内静脉回流，降低 ICP。

6.低温与寒战　对低温的预防比对并发症的处理更为重要，应根据体温监测及时采取保温和其他相应措施。维持正常体温可使用热温毯、维持适宜的室温、静脉输入液体和术野冲洗液体适当加温。曲马多（50mg）在终止寒战和降低氧耗中非常有效。

总之，唤醒麻醉技术是保证神经外科手术过程中进行功能监测、准确定位病灶和功能区的必要方法。如何选择适宜的麻醉方法对提高麻醉效果、减少或预防并发症具有极其重要的作用。唤醒麻醉方法与术中管理尚需不断改进，最终保证手术最大限度切除病灶的同时尽可能保护患者脑功能的完整。

（艾热提·阿布力孜）

第七节　术中神经电生理监测麻醉

近年来，神经监测技术已成为神经外科术中监测神经功能状态、最大程度减少神经损伤、提高手术治疗效果的重要手段。应用各种电生理技术监测处于危险状态的神经系统功能，了解神经传递过程中电生理信号的变化，有助于手术医师及时、全面地判断麻醉状态下患者神经功能的完整性。术中神经电生理监测能够监测到神经生理的改变从而防止术后神经损伤。神经外科麻醉医师应熟知术中神经电生理监测技术，并了解术中使用的每一种麻醉药物和方法对神经生理参数的影响。

一、脑电图

脑电图（electroencephalogram，EEG）是监测脑功能最基本方法，是将脑自发性生物电放大记录而获得的波形图，它反映了大脑皮层锥体细胞产生的突触后电位和树突电位的整合，包括原始脑电图、计算机处理后脑电图和双频谱分析。

1. 脑电图的基本组成　在人类，脑电波根据频率及波幅的不同，可分为 α 波、β 波、θ 波和 δ 波(见表 7－8)，一般来讲兴奋时脑电波快而波幅小，睡眠时脑电波较慢而波幅大。

表 7－8　脑电图波形及临床意义

波形	频率	常见位置	意义
α 波	9～12Hz 中频	枕部最明显，其次为顶部，额部最少	清醒、闭眼时可见，可被睁眼、心算或呼其姓名等所抑制
β 波	13～30Hz 高频	额部和中央前回多见	当 α 活动因外界刺激(如睁眼)被抑制时出现，清醒状态时占优势，思考、情绪紧张、激动时变多
θ 波	4～8Hz 低频	顶叶及颞叶多见，常见于正常小儿	见于成年人多属病理性，为皮质趋于抑制状态的表现
δ 波	0～4Hz 频率最低	可见于成人及儿童睡眠时	一般出现 δ 波均属异常。过度通气、睁眼及呼叫等对 δ 波无影响。波幅升高提示脑功能抑制，和深度昏迷一致(由麻醉、代谢和缺氧引起)

脑电图电极的安放方法按照国际会议建议的 10/20 系统放置 16 通道记录。术中脑电图的记录点会根据手术部位而改变，导联设置明显少于临床脑电图。术中导联的设置主要是围绕大脑前动脉、大脑中动脉的供血区域，导联多设为 8 导或 4 导，其中以 4 导脑电图记录最为简单、实用，监测范围包括了大脑半球的大部分区域。

2. 术中脑电图监测的适应证　主要适应证包括：颅内动脉瘤暂时夹闭载瘤动脉；脑血管畸形手术；CEA 术；癫痫手术中判断癫痫灶部位；心肺转流术；颅内外血管旁路手术操作。

3. 手术和麻醉对脑电图的影响

(1)脑血流和缺血缺氧对 EEG 的影响：缺血缺氧早期先为 β 波短暂活性升高，随后出现高幅低频的 θ 波和 δ 波，β 波逐渐消失，最后出现低幅的 δ 波。缺血进展期引起脑电活动抑制，偶发暴发性抑制。术中阻断血管时突然出现的 δ 波提示有脑损害的危险。缺血性脑电图发生越快，不可逆损伤可能性越大。

(2)血压对 EEG 的影响：低血压所导致的脑电图的改变通常为全脑性的，即两侧半球的脑电图均呈减慢节律，低电压变化。阻断一侧颈总或颈内动脉导致一侧供血障碍时，若对侧侧支循环血供不充分，即使血压正常，也可造成阻断一侧局部或半脑缺血。

(3)麻醉对 EEG 的影响：麻醉诱导时，β 波常变为以额部为主的广泛的阵发性高幅慢波。除氯胺酮外，多数静脉麻醉药对脑电图都呈剂量依赖性抑制，并可引起爆发性抑制。吸入麻醉药也可使脑电图呈全脑慢波状态，在吸入麻醉药物中，N_2O 对波形影响最大，应避免使用。

麻醉较浅导致患者活动或肌肉收缩会影响脑电图，需加深麻醉或使用适量肌肉松弛药。避免心电图导线和脑电图导线交叉，防止计算机把心电波形作为慢波成分计算。此外，电极导线摆动、医师挪动患者头部或将手放在患者头部、患者出汗、手术室中的电子仪器设备等都会造成脑电图出现一些伪差。

二、诱发电位

诱发电位(evoked potentials，EP)指于神经系统(包括感受器)某一特定部位给予适宜刺激，在中枢神经系统(包括周围神经系统)相应部位检出的与刺激有关的电位变化，即中枢神经系统在感受外在或内在刺激过程中产生的生物电活动。需要对多次采集的信息经过信号平均的方法，将诱发电位波从众多干扰信号中过滤、突出并记录清晰的诱发电位波形，主要包括以下几种(表7—9)：

表7—9 诱发电位的分类

感觉诱发电位(sensory evoked potentials，SEPs)
躯体感觉诱发电位(somatosensory evoked potentials，SSEPs)
脑干听觉诱发电位(brainstem auditory evoked potentials，BAEPs)
视觉诱发电位(visual evoked potentials，VEPs)
运动诱发电位(motor evoked potentials，MEPs)
经颅磁刺激运动诱发电位(transcranial magnetic motor evoked potentials)
经颅电刺激运动诱发电位(transcranial electrical motor evoked potentials)
脊髓诱发电位(spinal cord evoked potentials)
下行神经元性诱发电位(descending neurogenic evoked potentials)

1.躯体感觉诱发电位　刺激外周神经，感觉冲动经脊髓上传至大脑，在整个传导通路上的不同部位放置记录电极，再经信号放大得到波形，即躯体感觉诱发电位。用来监测感觉通路的完整性，用于评价手术可能造成的中枢神经系统缺血或损伤的危险。术中常用的刺激部位和记录部位见表7—10。

表7—10 术中体感诱发电位的周围神经刺激部位及记录部位

	常用刺激部位	记录部位	记录反应的区域
上肢	正中神经，尺神经	锁骨上窝Erb's点	刺激点一锁骨上窝的外周神经电位反应
		颈2～5椎体水平的颈部电极	颈电位
		头皮电极	中央区感觉皮质的皮质电位
下肢	胫后神经(术中常用)，腓总神经	腘窝电极	胫后神经刺激的腘窝电位
		颈2～5椎体水平的颈部电极	皮质下电位
		头皮电极Cz	中央区旁中央小叶感觉皮质的皮质电位

(1)躯体感觉诱发电位的适应证：脊柱、脊髓手术(包括脊柱畸形、脊髓肿瘤、脊髓血管畸形等)；后颅窝手术；顶叶皮质区附近的手术；丘脑附近的手术；CEA术；颅内动脉瘤手术。

(2)躯体感觉诱发电位的解释及预警：按照经典的50/10法则，麻醉稳定并确立诱发电位反应基线后，如果反应波幅降低＞50%和/或潜伏期延长＞10%则为警报标准。

除了监测感觉神经是否受损外，躯体感觉诱发电位用在颅内外血管手术中，可反映大脑前、中动脉供血区内感觉皮质神经通路上电生理功能的改变。

引起躯体感觉诱发电位改变的影响因素很多，应综合考虑。术中监测到的变化没有绝对的界限说明神经是否已经受到损伤。此外，躯体感觉诱发电位只监测感觉通路的完整性，不能监测术中运动系统的功能。

(3)躯体感觉诱发电位的影响因素：吸入麻醉药对SEPs有抑制作用，呈剂量依赖性，在麻醉维持阶段吸入麻醉药的浓度应维持在1.0MAC以下。七氟醚对SEPs的影响与其他吸入麻醉药相似。N_2O对SEPs的抑制作用强于其他吸入麻醉药。当N_2O与其他吸入麻醉药或阿片类药物合用时这种抑制作用更明显。

静脉麻醉药对SEPs的抑制作用较吸入麻醉药弱。术中以6mg/(kg·h)的速度持续静脉输注丙泊酚对 SEPs 的抑制作用很小，此浓度是用于 SEPs 监测手术麻醉的最佳浓度。依托咪酯分别以 0.15mg/kg，0.3mg/kg 和 0.4mg/kg 用于麻醉诱导时，显著增加 SEPs(N_2O) 的波幅，给药 10min 后仍可以观察到增高的波幅，在 SEPs 监测的麻醉诱导时推荐使用依托咪酯。氯胺酮对躯体感觉诱发电位没有抑制。

阿片类药物对 SEPs 的影响微弱，持续静脉输注的影响更小。以 0.2～0.6μg/(kg·h)的速度输注瑞芬太尼可安全用于 SEPs 监测手术的麻醉维持。

右美托咪啶可以用于神经外科麻醉而不影响术中神经电生理监测。血浆浓度为 0.6ng/ml 时对躯体感觉诱发电位没有明显抑制作用。

低温会延长躯体感觉诱发电位潜伏期，并且随着体温的下降，诱发电位的潜伏期也随之延长。体温每下降 1℃，外周神经传导和中枢神经传导会相应地减少 5%(0.5ms)和 15%(1.5ms)。

2.脑干听觉诱发电位　通过声音刺激监测听觉通路的完整性，听觉通路起始于耳，还包括神经结构如毛细胞、螺旋神经节、第Ⅷ对脑神经、耳蜗核、上橄榄核、外侧丘系、下丘、内侧膝状体，最后到达听觉皮质。监测中一系列的"滴答"声通过放置在外耳道的传感器传导刺激听觉，从而产生脑干听觉诱发电位，由放置在头皮的电极来监测反应。

(1)脑干听觉诱发电位的适应证：听神经瘤；第Ⅴ对脑神经受压：三叉神经痛；第Ⅶ对脑神经受压：面痉挛；后颅窝手术；颞叶或顶叶皮质损伤；椎一基底动脉瘤。

(2)脑干听觉诱发电位的解释及预警：患者需有足够的听觉才能引发有意义的脑干听觉诱发电位，若有中耳或耳蜗病变，将不会出现波形，第Ⅷ对脑神经损伤将影响波形Ⅰ后所有的波形。小脑萎缩常会导致波形Ⅰ和波形Ⅴ间的峰间潜伏期延长。短暂的改变不能预测听力丧失，但是当后面的波形都全部消失时，很有可能预示听觉通路永久性破坏。

(3)脑干听觉诱发电位的影响因素：脑干听觉诱发电位几乎不受麻醉药物的影响，肌肉松弛药对其也无影响。体温降低可造成脑干听觉诱发电位反应潜伏期和反应间期明显延长。

3.运动诱发电位　运动诱发电位是指用电或磁刺激中枢运动神经(脑功能区或脊髓)，在刺激点下方外周神经(神经源性运动诱发电位)或肌肉(肌源性运动诱发电位)记录反应电位。由于感觉诱发电位只监测感觉通路的完整性，运动诱发电位可以与感觉诱发电位互补，来监测运动传导通路的损伤。经颅刺激运动神经诱发的复合肌肉动作电位(compound muscular activity potentials，CMAPs)能够监测整个运动系统的功能，并且对脊髓缺血的敏感性也很高，因此得到了广泛的临床应用。但是由于突触传递参与到 CMAPs 的产生过程中，使得 CMAPs 对麻醉药物的抑制作用异常敏感。

(1)运动诱发电位的适应证：脊柱手术；髓内肿瘤；运动皮质附近的颅脑肿瘤；运动皮质附近的脑血管手术。

(2)运动诱发电位的解释及预警：波幅降低、潜伏期延长或运动诱发电位的刺激阈值急剧增加都暗示有神经损伤。对于经颅刺激脑皮质引发的肌源性运动诱发电位尚没有明确的警报标准线。

(3)运动诱发电位的影响因素：术前就存在肌肉病变(由于神经病变或肌病)的患者术中很难监测到运动诱发电位。小儿需很强的刺激才能引发运动诱发电位，可能由于未成熟的运动通路缺乏完全髓鞘化。

吸入麻醉药呈剂量依赖性抑制 CMAPs 的波幅，临床使用剂量可导致监测的失败。吸入麻醉药抑制运动神经元活动，即使是低浓度的吸入麻醉药（0.25～0.5MAC）也足以抑制单个经颅刺激产生的诱发电位。

丙泊酚抑制脊髓灰质 α 运动神经元的活动，对 CMAPs 有一定的抑制作用，但是很难确定丙泊酚抑制 CMAPs 的剂量曲线。进行运动诱发电位监测时，应当使用成串刺激技术并限制丙泊酚的血浆浓度。成串刺激技术提高了丙泊酚麻醉下运动诱发电位监测的成功率。

与其他巴比妥类药物和丙泊酚相比，依托咪酯对经颅刺激诱发的 CMAPs 的抑制作用很小。持续输注依托咪酯维持麻醉可以为运动诱发电位监测提供一个良好的条件，以 10～30μg/(kg・min)持续输注依托咪酯维持麻醉而不影响运动诱发电位监测。

氯胺酮对 MEPs 的波幅和潜伏期的影响较小，但由于可导致严重精神症状和升高颅压的缺点限制其临床应用。

阿片类药物作为运动诱发电位监测过程中的辅助麻醉药，以低剂量或持续输注时对运动诱发电位的影响很小。临床上以 0.35μg/(kg・min)的速度静脉输注瑞芬太尼时，CMAPs 波幅降至其基线的 50%，以 0.6μg/(kg・min)的速度持续输注，单个刺激后的 CMAPs 也不会消失。

肌肉松弛药会导致 CMAPs 波幅大幅降低，在进行运动诱发电位监测时应尽量避免使用肌肉松弛药。在不完全肌松的条件下可进行有效的 MEPs 监测，但需要权衡外科手术肌松要求和进行有效地 CMAPs 监测对肌松的要求。需要注意的是，进行肌松监测的肌肉群应与 CMAPs 的记录点是同一肌肉群。

综上所述，麻醉药可能对诱发电位的振幅和潜伏期产生复杂的影响。吸入麻醉时，若要获得有效的信号，需将吸入浓度维持在 0.5MAC 剂量下，以免影响信号质量（潜伏期延长和振幅降低）。吸入低浓度麻醉药时，常联合应用阿片类药物，以确保麻醉的安全性和监测的有效性。使用丙泊酚进行全凭静脉麻醉时，也可以获取非常好的信号质量。

三、肌电图

肌电图不同于其他诱发电位监测，EMG 信号不是通过故意刺激神经传导通路某一特定点而产生的，而是记录手术区域内的神经根所支配的肌肉群的自发 EMG 活动。其目的是探查手术区域内的神经根是否有损伤。当手术器械触碰到神经根时，很容易观察到其所支配肌肉的自发 EMG 活动，可提醒医师及时调整操作以免造成进一步的神经损伤。小的神经激惹会导致暂时性肌电活动，但很快会消失，强烈的神经激惹会产生持续性肌电活动。肌电图常应用于颅底手术、颈椎和腰椎的手术中。在脊柱手术中脊髓和脊神经根的有损伤风险时，可把电极安放于存在神经损伤风险的肌肉上，从上、下肢记录肌电活动。

麻醉药物不干扰肌电活动的反应。但要特别注意，肌肉松弛药会阻断神经肌肉接头，使肌肉完全松弛，影响或无法记录到肌肉反应活动，因此在肌电图描记时应避免使用肌肉松弛药。此外，电凝和盐水冲洗也是其主要的影响因素。

四、脑神经监测

后颅窝的手术毗邻脑干周围，如听神经瘤切除术，神经外科医师需在脑神经周围进行操作，有极大的可能会碰触到脑神经。如前所述，BAEP 可用于监测第Ⅷ对脑神经的功能，其他几对脑神经同样需要监测。一般来说，只能监测运动神经，通过支配肌肉的反应来推测其功能的完整性，即通过产生 EMG 或通过局部电刺激诱发产生 EMG 来推测神经功能的完整性。常用的脑神经监测包括Ⅴ，Ⅶ，Ⅸ，Ⅺ，Ⅻ对脑神经监测。

（车润平）

第八节　神经介入治疗麻醉

神经介入治疗就是利用血管内导管操作技术，在计算机控制的数字减影血管造影（digital subtraction angiography，DSA）的支持下，对累及神经系统血管的异常进行纠正，对所造成的神经功能和器质性损害进行诊断与治疗，从而达到治疗疾病、恢复正常功能的效果。神经介入治疗具有微创、精准度好、成功率高等优点，给很多高龄、多合并症、不能承受开颅手术打击和病变范围过广、手术切除风险过大的重症患者提供了治疗的机会，但同时对麻醉医师提出了更高的要求。

一、神经介入治疗的特殊问题

1.神经介入治疗疾病特点　神经系统血管病大致可分为出血性血管病和闭塞性血管病两大类。前者主要包括：动脉瘤、动静脉畸形（AVM）、硬脑膜动静脉瘘、海绵状血管瘤等；后者主要包括：椎动脉、基底动脉狭窄，大脑中动脉、颈动脉狭窄，急性脑梗死等。此分类决定了神经介入治疗的目的，即对出血性病灶进行封堵、栓塞，而对闭塞性病变做溶栓、疏通或血管成形。

2.神经介入治疗的并发症　神经介入手术并发症的发生快而重，其中最严重的为脑梗死和 SAH，其他的包括造影剂反应、微粒栓塞、动脉瘤穿孔、颅内出血、局部并发症、心血管并发症等。在紧急情况下首先要辨别并发症是阻塞性还是出血性，它决定不同的治疗措施。麻醉医师此刻首先要保证气道安全，其次对症处理、提供脑保护。

（1）出血性并发症：出血多见于导管、金属导丝、弹簧圈或注射造影剂所致的动脉瘤破裂或普通血管穿孔。患者可表现为平均动脉压突然增高和心率减慢，提示 ICP 升高和造影剂外溢。如果患者清醒，可能会出现意识丧失处理措施包括：①解除病因：微小的穿孔可予以保守治疗，有时导管本身就可以用于阻塞破孔，或尽快置入更多的电解式可脱微弹簧圈以封闭裂口。②若 ICP 持续增加，需要进一步行 CT 检查，可能需要紧急行脑室穿刺术甚至开颅血肿清除术（动脉瘤夹闭术）。③立即逆转肝素的抗凝作用。④降低收缩压，减少出血。⑤通过过度通气（将 $PaCO_2$ 维持在 30～35mmHg）、给予甘露醇 0.25～0.5g/kg 等措施减轻脑水肿、降低 ICP。

（2）阻塞性并发症：血栓栓塞、栓塞材料、血管痉挛、低灌注、动脉剥离或静脉梗阻等均可导致颅内血管阻塞、缺血，其中痉挛性缺血多见，因脑血管具有壁薄、易痉挛的特点。

颅内血管痉挛（CVS）的原因包括术中导管、导丝等介入治疗器械对血管壁的直接物理刺激；造影剂用量过大或浓度过高或存在动脉粥样硬化、高血压、吸烟等促 CVS 的危险因素。CVS 重在预防，术前可常规使用钙通道阻断剂（如尼莫地平），术中应维持正常范围的血压和血容量以及适当的血液稀释。CVS 的处理措施包括：①应用高血压、高容量、血液稀释的 3H 方法治疗，但应警惕肺水肿、心肌缺血、电解质失衡和脑水肿等相关并发症的出现。②动脉内灌注罂粟碱具有较好的解痉效果，但其作用为短暂效应，并可能引起低血压、惊厥、瞬间 ICP

增高、瞳孔散大、呼吸暂停等不良反应，应注意。③也有报道动脉内灌注尼莫地平、尼卡地平或酚妥拉明治疗血管痉挛有效。

一旦出现阻塞，应采取以下处理措施：①提升动脉压以增加相关的血流并采取措施脑保护。②造影下可视的血栓可通过金属导丝或局部注射盐水机械碎栓。③通过微导管注射溶栓剂可治疗血栓。④血管成形术是最有效的治疗手段，2h 内应用效果最佳。⑤肝素抗凝预防和治疗血管栓塞。⑥地塞米松治疗栓塞引起的脑水肿。

(3)造影剂性肾病：造影剂性肾病占医源性肾功能衰竭的第三位，其危险因素包括糖尿病、高剂量造影剂、液体缺乏、同时服用肾损害药物及既往肾脏病史等。已有肾功能不全的患者，应注意：①应用非离子造影剂可减少医源性肾病的发生。②液体治疗(容量的保证)是防止肾脏并发症的关键。③高风险患者建议应用 N－乙酰半胱氨酸、输注等张的重碳酸盐碱化肾小管的液体以减轻对肾小管的损害，血管扩张剂(小剂量多巴胺，酚妥拉明)、茶碱、钙通道阻滞剂、抗氧化剂(维生素 C)等都曾尝试应用，但无确凿证据。

(4)造影剂反应：多数目前应用的非离子等渗造影剂，过敏的发生率大大降低。对于有过敏史的患者，术前应给予激素、抗组胺药预防。

(5)心血管并发症：神经介入治疗过程中，特别是颈内动脉分支处的操作，可直接刺激颈动脉窦，产生减压反射，患者可出现心率、血压显著降低、烦躁、微汗、胸闷等症状。因此，术前应建立可靠的静脉通路，积极扩容，正确使用血管活性药物，改善心脑供血，纠正心律失常；术中应操作熟练，尽量减少牵拉刺激，重要操作时密切观察循环的变化；对于频繁使用球囊扩张的，可给予阿托品；术后监护循环，防止迟发性心血管事件。

二、麻醉前评估与准备

1. 麻醉前评估　麻醉医师术前应详细询问病情、仔细观察患者，综合分析患者、疾病及手术三方面因素，适时地与手术医师沟通，最终制定出最适宜的麻醉方案。

缺血性脑血管病患者及大部分动脉瘤患者既往可能有高血压、冠心病，血管弹性差，术中循环极易波动、难控制，术前应掌握基础血压情况、仔细评估心血管贮备、尽量优化循环状况。患者日常服用降压药、硝酸酯类药物、抗心律失常药等应持续用至术前。术前应用钙通道阻滞剂以预防脑缺血。

施行这类手术的患者，术前需要进行气道检查，为术中可能会出现的紧急情况做准备。对术前存在肾功能不全的，应谨慎用药，避免进一步肾功能损害。认真评估凝血功能有助于围手术期凝血及抗凝的管理应详细询问患者既往过敏史，尤其是否有造影剂反应及鱼精蛋白、碘及贝壳类动物过敏史。术前应明确记录已存在的神经功能不全，以利于术中、术后的神经系统功能评估。

择期手术患者的状况通常较好，而急诊患者状况往往复杂且不稳定，可能存在高血压、心肌缺血、心律失常、电解质紊乱、肺水肿、神经功能损害及相应的气道保护性反射削弱等。更应充分做好术前评估及相应处理，并在适当的监测、管理下转运至手术室以确保生命安全。此外，应特别注意饱胃患者的处理。

2. 麻醉前用药　麻醉前用药无明确的规定。可给予适量抗焦虑药；对于意识改变的患者应尽量避免镇静类药物；既往有过敏史的，可预防性应用激素和抗组胺药；对于 SAH、肥胖和胃食管反流者，应使用 H_2 受体拮抗剂以降低误吸导致的风险。

三、麻醉管理

1. 术中监测　神经介入治疗中的基本监护与手术室相同。术中应根据患者基础血压、手术步骤及病情需要来控制血压。对于颈动脉狭窄或 SAH 的患者，缺血区脑血管已丧失自身调节功能，术中控制和维持血压、预防和正确治疗低血压极为重要。应将血压控制于术前可耐受水平，发生低血压时，应停止刺激、减浅麻醉、补充液体，仍无效时宜用 α 肾上腺素受体激动药提升血压。在血管阻塞或痉挛患者，应采取控制性高血压。在 AVM 注射栓塞材料前或动脉瘤未被完全阻塞时，应降低血压以减缓供血动脉血流。治疗原发性或反应性高血压以防止再出血或脑水肿。

术中维持轻度呼吸性碱中毒（$PaCO_2$ 30～34mmHg）利于降低 ICP，还可通过收缩血管，使造影剂流入动脉边缘而提高血管造影质量。高 $PaCO_2$ 在局部脑缺血时可引起脑内窃血，还可增加交感神经活性及心律失常的发生率，并破坏冠心病患者的心肌氧供需平衡，应避免。可在鼻导管的采样口进行 $P_{ET}CO_2$ 监测。脉搏氧饱和度探头夹在患者的趾端以观察是否有股动脉栓塞或远端梗死。

对于预计术中有较大循环波动或术中需要实施控制性降压、控制性高血压的患者应监测直接动脉压。穿刺困难时可从股动脉导管鞘的侧腔进行监测。对于心肺功能很差、术中循环极不平稳、需要药物控制血压等的特殊患者，可监测 CVP。

术中的造影剂、冲洗液及利尿剂（如：甘露醇、速尿）都起到利尿的作用，应监测尿量并严格管理液体。

除术中密切观察患者意识状态、语言功能、运动功能及瞳孔变化外，可依需要监测脑电图、体感诱发电位、运动诱发电位等协助了解神经功能。对 SAH 已行脑室穿刺引流的患者，可监测 ICP。

2. 麻醉管理　监护下麻醉和全身麻醉是神经介入治疗中应用较多的麻醉方法，具体选择有赖于患者状况、手术需要及麻醉医师习惯等因素。

（1）监护下麻醉（monitored anesthesia care，MAC）：由于介入手术微创、刺激较小，MAC 曾被广泛使用，这种麻醉方法所要达到的目标是：镇静、镇痛、解除不适；保持不动；苏醒迅速。注入造影剂时可能会有脑血管烧灼感及头痛，并且长时间固定的体位也会使患者感到不适。其优点在于：①术中可以全面、有效地监测神经功能状态。②对生命体征影响小，尤其适用于伴有严重系统性疾病不能承受全麻打击的患者。③避免了气管插管、拔管带来的循环波动。④使患者处于轻度镇静，减少紧张、焦虑，减轻应激反应。MAC 的缺点在于缺乏气道保护，不恰当运用可有误吸、缺氧、高碳酸血症的潜在危险；长时间的手术令患者紧张不适；无法避免突然的体动；一般不适用于小儿及丧失合作能力的患者；会延迟术中紧急情况的处理。在应用 MAC 时应注意：①对术中可能发生脑血管破裂、血栓形成、血管阻塞及心律失常等紧急情况的，应随时做好建立人工气道、循环支持的准备。②术中合理运用口咽或鼻咽通气道，密切观察、防止呼吸抑制或气道梗阻。③术中监测应视同全麻。④股动脉穿刺置管及可解离式弹簧圈解离时都会有一定的头痛、疼痛、发热等不适感。⑤应常规导尿以防止膀胱充盈，影响镇静效果。

采用哪种镇静方法，可以根据术者的经验及麻醉管理目标而定。几乎所有的镇静方式均会导致上呼吸道梗阻。由于给予抗凝治疗，在放置鼻咽通气道时可能导致出血不止，应避免使用。

应用 MAC 时选择短效麻醉药物（如瑞芬太尼、咪达唑仑、丙泊酚）使麻醉深度易于掌控，利于术中神经状况评估。药物可单独或组合应用，单次给予或持续输注均可。咪达唑仑复合阿片类药物、丙泊酚复合阿片类药物等为临床上常用的复合给药方式。应用阿片类药物出现恶心呕吐时可给予抗呕吐药物。

右美托咪啶是选择性 α_2 受体激动剂，具有抗焦虑、镇静及镇痛的作用，最主要的优点是镇静而不抑制呼吸。但是该药对脑灌注的影响尚不明确、患者易发生苏醒期低血压。大部分介入治疗的患者存在脑侧支循环，并需保证足够的侧支灌注压。因此，任何致血压降低的方法均需慎重应用。

（2）全身麻醉：麻醉诱导应力求平稳、气管插管操作轻柔、避免循环波动，术中保证患者制动并控制 ICP、脑灌注压，维持生命体征及液体容量于最适合的状态，术后拔管和复苏尽可能快速、平稳。

全身麻醉具有以下优势：①能保证气道安全并改善氧合，控制通气可加强对 $PaCO_2$ 及 ICP 的控制。②全麻状态有利于对患者进行循环控制（包括控制性降压、控制性高血压）和脑保护。③发生严重并发症时，已建立的安全气道能为抢救和及时处理并发症赢得更多主动。④使用肌肉松弛药可确保患者制动，提高了重要步骤的操作安全性。⑤对于手术时间长、术中操作困难、儿童、不能合作及需要控制运动甚至暂时性呼吸停止以提高摄片质量的患者特别适用。全麻因优点众多，越来越受到麻醉医师和神经介入医师的推崇，逐渐占据主导地位。

应注意全身麻醉期间气管插管、拔管引起的循环波动会导致心肌耗氧量增加，打破氧供需平衡；高血压、呛咳、屏气等最终会升高 ICP；循环的波动和随之而来的跨壁压增加会直接导致动脉瘤破裂；外科医师术中不能随时评估神经功能。

全麻下气管内插管虽然利于呼吸管理，但插管、拔管操作可造成强烈的应激反应。用双腔喉罩避免了喉镜对会厌声门感受器、舌根和颈部肌肉深部感受器及气管导管对气管黏膜的机械性刺激，同时明显减少呛咳、应激及心血管反应、减少动脉瘤的破裂的风险，加之神经介入手术刺激小，术中可减少麻醉药用量，从而缩短患者苏醒时间，有利于术后早期神经功能评估。应用喉罩时应注意破裂的动脉瘤术中再次破裂的风险较大，喉罩不能防止误吸，应禁用于饱食患者；应谨慎用于慢性阻塞性肺疾病的患者。

用药原则应选择起效快、半衰期短、无残余作用、无神经毒性、无兴奋及术后神经症状，不增加 ICP 和脑代谢，不影响血脑屏障功能、CBF 及其对 CO_2 反应性的药物。目前的多数麻醉药，如丙泊酚、地氟烷、七氟烷，均为短效，诱导和恢复迅速，对循环影响较小，术中可快速、平稳地调整麻醉深度。介入手术有创伤小、并发症少、术后恢复快、疼痛轻、疼痛时间短且无需术后镇痛等特点，采用全凭静脉麻醉丙泊酚复合瑞芬太尼为目前首选方案。丙泊酚和瑞芬太尼起效快、半衰期短，术中复合应用可随时调整麻醉深度，可控性强，术后苏醒迅速彻底，无迟发性呼吸抑制。靶控输注（TCI）的方法可将血浆或效应室的药物浓度维持在恒定水平，具有起效快、药物浓度维持稳定、可控性好的特点，有利于麻醉深度的稳定。

3. 术中管理的特殊要求

（1）控制性高血压：大脑具有高代谢、低储备的特点。慢性缺血患者依靠逐步建立侧支循环改善血流，而急性动脉阻塞或血管痉挛时，增加循环血量的唯一有效方法便是通过提高血压，从而提高灌注压。但升压前应权衡提高缺血区灌注之利与缺血区发生出血之弊。血压升高的幅度取决于患者全身状况及疾病情况，一般可将血压升至基础血压基线以上20%～30%，或尝试升至神经系统缺血症状得到解决，应在升压同时严密监测生命体征。全麻时可通过适当减浅麻醉同时使用升压药的方法提升血压。通常首选去氧肾上腺素，首剂量1μg/kg，而后缓慢静脉滴注，并依据血压调节用药量。对于心率较慢或其他条件限制使用去氧肾上腺素的，可选择多巴胺持续输注。提高灌注压与缺血部位出血需要慎重权衡，但是在大多数情况下升压对急性脑缺血是有保护作用的。

(2)控制性降压：术中及时、准确地根据需要调控血压，使颅内血流动力学达到最优化，将大大有利于手术操作、降低并发症发生率。较大AVM、动脉瘤栓塞术中或大动脉闭塞性试验时采用控制性降压以增加栓塞的准确性、降低破裂发生率或检测脑血管贮备，为永久性球囊栓塞做准备。控制性降压可用于对颈动脉闭塞的患者行脑血管容量测试以及闭合动静脉畸形的滋养动脉前减慢血流速度。选择合适的降压药可以安全快速的达到理想血压水平并能够维持患者的生理状态。可根据医师的经验、患者的情况进行选择用药。

在采用控制性降压时应注意：①降压的幅度不宜过大，速度不宜过快。MAP低于50mmHg，脑血管对$PaCO_2$的反应性消失，而MAP降低大于40%时，脑血管的自身调节作用消失。对于术前合并动脉硬化、心脑血管疾病的患者，降压幅度应比对基础血压并考虑到患者的承受能力。②降压效果应恰出现在栓塞材料脱离时。③清醒患者的降压过程会比较困难，血压的突然下降会让患者感觉不适、恶心、呕吐、难以忍受，以至被迫中断手术。因此，降压过程应更缓慢，并在实施降压前确保充分氧合，预防性给予抗恶心呕吐药。清醒患者高度的紧张和焦虑会增高体内儿茶酚胺含量，加之无全麻药额外的降压作用，需要加大降压药的剂量。

用于控制性降压的药物应能快速、安全地将血压降至适合的预定目标且药效能快速消失。药物的选择取决于麻醉方式、患者全身状况及血压所需要降低的程度。常用药物包括硝酸甘油、艾司洛尔、拉贝洛尔。

(3)术中并发症：麻醉医师在术前应综合考虑各方面因素并做好术中急救准备。发生紧急情况时，麻醉医师的首要任务是维持气体交换，即保持气道通畅，同时应判断是否出现出血或栓塞等并发症，其次应与外科医师及时沟通、商讨措施、并协作处理，必要时及时寻求上级医师帮助。

如并发症出现于手术刚结束时，可能需要进一步做CT、MRI等检查。基于对检查的需要和患者并发症的考虑，无论是全麻还是监护下麻醉，应继续维持麻醉，同时应全面考虑手术室外麻醉所强调的各项内容。

出现血管栓塞时，不论是否直接溶栓均需要通过升压来增加末梢灌注。出血时，应立即停用肝素，并用鱼精蛋白进行拮抗。每1mg鱼精蛋白用来拮抗100U的肝素。通过测定ACT来调整用量。在应用鱼精蛋白时的主要并发症有低血压、过敏反应和肺动脉高压。若应用新型的长效直接凝血酶抑制剂如比伐卢定时，需要新的拮抗方法。

清醒患者在致命性大出血前往往会诉头痛、恶心呕吐及动脉穿破部位的血管疼痛。颅内出血常不会导致意识的迅速消失。造影剂、短暂性局部缺血及癫痫发作后状态均可导致癫痫发作。麻醉状态下或昏迷的患者，若突然出现心动过缓、血压升高(Cushing反应)或术者发现造影剂外渗则说明有出血。血管造影术可以发现大部分的血管破裂。手术医师可以填塞破裂的动脉并停止手术，并应紧急行脑室引流。

四、术后管理

手术结束后应尽快复苏、尽早拔管。应避免复苏过程中的任何应激、躁动、呛咳和恶心。术后患者应送入监护室以监测血压及神经功能。术中及术后均应控制血压。出现并发症后首先应进行 CT 等影像学检查，在运送及进行影像学检查时均应进行监护。

血压的监控仍很重要，对于颅内高血流病变实施栓塞治疗的，术后 24 小时应将 MAP 维持在低于术前基础值 15%～20%的水平，以防止脑水肿、出血或过度灌注综合征；而对有阻塞或血管痉挛性并发症的则建议将 MAP 维持在高于正常值 20%～30%的水平以维持脑灌注压。对长期低血压或缺血的血管再灌注时，往往会引起颅内出血或脑水肿。血管成形术及 CEA 术颅内出血或脑水肿的发生率约为 5%，AVM 或 DAVF 栓塞术的发生率较低。虽然机制未，但与脑内高灌注及术后血压不易控制有关。

由于术中应用的高渗性造影剂有大量利尿的作用，术后维持液体容量很重要。需要仔细观察穿刺点，及时发现血肿。术后的恶心呕吐发生率高可能与术中应用造影剂和麻醉剂有关，可以给予氟哌利多、恩丹西酮等处理。

（焦向阳）

第八章　心脏手术麻醉

随着心脏外科手术技术的改进、人工材料和体外循环相关设备与技术的不断进步，手术的成功率得到了很大的提高，尤其是疑难危重心脏病的手术死亡率已普遍降低至5%以下，这其中心脏手术麻醉技术的进步，包括监测技术和用药技术的改进，尤其是麻醉医师综合素质的不断提高，是重要的环节之一。心脏手术麻醉是随着麻醉学的发展和心脏外科手术的要求而不断发展的。在几十年的发展过程中，心脏手术麻醉发生了重大的变迁。

第一节　缩窄性心包炎

缩窄性心包炎是由于心包慢性炎症性病变所致的心包纤维化、增厚并逐渐挛缩、钙化，压迫心脏和大血管根部，使心脏舒张和充盈受限，血液回流受阻，心功能逐渐减退，心排血量降低而引起的心脏和全身一系列病理生理改变，从而导致全身血液循环障碍的疾病。其自然预后不良，最终因循环衰竭而死亡。治疗的唯一有效方法是确诊后尽早手术。

一、病情特点与评估

心包包裹心脏和出入心脏的大血管根部，分为外层的纤维心包和内层的浆膜心包。纤维心包为底大口小的锥形囊，囊口在心脏右上方与出入心脏的血管外膜相移行，囊底对向膈中心腱并与之相连。纤维心包坚韧、缺乏伸展性，心包积液时腔内压力增高，可压迫心脏。浆膜心包分为脏、壁二层，壁层与纤维心包紧贴，脏层紧贴心肌，即心外膜。脏、壁层心包在出入心脏的大血管根部稍上方相互移行。慢性炎症时，脏、壁层粘连，限制心脏舒缩。心包腔为纤维心包和壁层心包与脏层心包围成的狭窄、密闭腔隙，内含少量浆液，起润滑作用。

缩窄性心包炎的病因尚不完全清楚，目前已知有结核性、化脓性、非特异性及肿瘤化疗、肿瘤和外伤等所致的缩窄性心包炎等。过去慢性缩窄性心包炎多由结核杆菌所致，结核病的控制使慢性缩窄性心包炎病例显著减少，大多数患者病因不明，即使心包病理和细菌学检查也难以明确病因。心包脏层和壁层由于炎性病变导致炎性渗出和增厚，彼此粘连闭塞心包腔。心包增厚一般在0.3～1.0cm，严重者可达2cm。在心脏表面形成一层厚薄不均的硬壳，紧紧包裹心脏，限制心脏舒缩。在腔静脉入口和房室沟处易形成狭窄环，造成严重梗阻。由于心脏活动受限，心肌逐渐萎缩变性，甚至纤维化。心脏和腔静脉入口受增厚甚至钙化心包压迫是生理紊乱的主要原因。心脏舒张受限，充盈不足，心排血量下降，心率代偿性增快。右心室充盈受限，静脉压升高，导致体循环静脉扩张、颈静脉怒张、肝淤血肿大、腹腔和胸腔积液、下肢浮肿。左心室舒张受限使肺循环压力增高和肺淤血，影响呼吸功能。

约50%患者发病缓慢，无明确的急性心包炎病史。急性化脓性心包炎发病后1年至数年才出现典型症状，结核性心包炎6个月后可出现症状。主要表现为重度右心功能不全，呼吸困难、腹胀和下肢浮肿，呈慢性进行性加重，患者易疲劳，心前区不适，活动后心悸，咳嗽、食欲不振、黄疸、消瘦等，肺部淤血严重者可出现口唇、末梢发绀，端坐呼吸。重症患者可有腹水、消瘦、血浆蛋白降低、贫血等，甚至出现恶病质。听诊心音遥远、无杂音，触诊心前区无搏动，脉搏细速，出现奇脉（吸气相脉搏减弱或消失），血压偏低，脉压减小，中心静脉压升高。叩诊胸部浊音，可有胸水，呼吸音粗，可闻及湿啰音。

血象改变不明显，可有贫血。红细胞沉降率正常或稍快。肝功能轻度损害，白蛋白降低。部分患者可出现结核抗体试验阳性。心电图改变包括 QRS 波低电压、T 波平坦或倒置，提示心肌缺血；可有房性心律失常，P 波异常。X 线检查心影大小无异常，心脏边缘不规则、各弧段消失、左右侧心缘变直，主动脉弓缩小，心脏搏动减弱，主动脉搏动减弱，上腔静脉扩张致右上纵隔增宽，左心房增大，心包钙化，肺淤血。胸部平片可见一侧或两侧胸膜增厚、粘连、钙化或胸腔积液。CT 和磁共振检查可了解心包增厚、钙化的程度和部位，有助于鉴别诊断。超声心动图可显示心包增厚、粘连或积液，室壁运动受限，下腔静脉和肝静脉增宽等。其他检查包括冠状动脉 CT、心导管检查、心肌组织成像等有助于排除血管疾病导致的心肌缺血和明确心肌受损程度等。

二、术前准备

缩窄性心包炎起病缓慢，全身情况差。心脏收缩和舒张功能严重受累，临床表现为射血分数正常，但心脏指数降低，循环时间延长，动静脉血氧分压差增大。代偿性表现为血浆容量、血细胞比容和总循环容量增加。多数伴有胸膜炎、胸腔积液，肺功能受影响，亦可累及肝脏功能。术前应根据患者的病情积极维护各脏器功能，调整内环境稳定，提高患者对麻醉和手术的耐受性，减少术中和术后并发症的发生。

针对原发感染应积极采取抗感染措施，除明确诊为非结核性心包炎之外，至少应进行系统的抗结核治疗 2W。对大量胸水、腹水患者，为维护其呼吸功能，术前可适当抽排胸水、腹水，抽排量以患者能耐受且不剧烈影响血流动力学为原则，但绝不能因为药物治疗和反复胸腹腔穿刺能缓解症状而延误和丧失手术时机。麻醉前用药以不引起呼吸、循环抑制为前提。可在患者进入手术室后在严密监测下适度使用，常用药物有吗啡、东莨菪碱、咪达唑仑和右美托咪定等术前常规禁食禁饮。腹内压高的腹水患者，为防止误吸，可预防性给予氢离子拮抗剂，如奥美拉唑、雷尼替丁等。低流量氧疗有助于改善患者的组织代谢状况。提供高蛋白饮食、补充血浆蛋白和补充维生素 B、C。肝功能明显下降患者还应补充维生素 K 以改善患者的凝血功能，防止手术过程中因凝血功能低下导致异常出血。常规利尿、补钾，调整水、电解质平衡。术前一般不用洋地黄制剂，心功能差、心率大于 100 次/min 者仅在手术当日清晨给予小剂量洋地黄类药物，如毛花苷丙 0.2～0.4mg，可适当控制心率，改善心功能。准备呼吸、循环辅助治疗设施，对病程长、心肌萎缩、估计术后容易发生心脏急性扩大、心力衰竭者，除药物准备外，应备好机械通气装置和心室辅助装置如主动脉球囊反搏（IABP）等。应备妥体外循环以防术中大出血，手术前，患者的一侧腹股沟区应做消毒准备，必要时可实施股动脉、股静脉体外循环转流，以保证氧合与补充血容量。准备体外贴敷式除颤电极并连接除颤仪，防止心包剥脱完成前发生心室纤颤时无法进行胸内除颤的窘迫状态。

三、麻醉方法

无论采用何种麻醉方法，麻醉管理的目的在于避免心动过缓和心肌抑制。选择气管内插管静吸复合麻醉时，应行全面监测，包括心电图、脉搏血氧饱和度、无创动脉压、有创动脉压、呼气末二氧化碳分压、中心静脉压和体温等，估计术后可能发生低心排血量综合征的患者，建议放置肺动脉导管进行监测。缩窄性心包炎患者由于循环代偿功能已十分脆弱,必须在严密监测心电图、脉搏氧饱和度和有创动脉压下缓慢施行麻醉诱导。由于患者的循环时间延长,药物起效慢,应酌情减慢麻醉诱导注药速度,不能误以为患者耐受性好而造成药物相对过量,以致血压下降甚至循环衰竭。备好多巴胺、去氧肾上腺素和肾上腺素等急救药物,根据监测情况随时修正麻醉用药方案,避免血压下降和心动过缓。

常用麻醉诱导药物有咪达唑仑、依托咪酯、氯胺酮、苏芬太尼等。尽管氯胺酮可能增加心肌氧耗,但可以防止诱导时出现血压下降和心动过缓,而心率增快是缩窄性心包炎患者增加心排血量的唯一有效代偿因素。肌松药应选用循环影响轻微且不减慢心率的药物,如泮库溴铵、罗库溴铵等,并适当减小剂量、缓慢滴定给药。麻醉维持以采用对循环影响轻微的芬太尼、苏芬太尼和瑞芬太尼为主的静吸复合或静脉复合麻醉。对心功能较好的患者可在手术强刺激环节(如切皮、劈开胸骨或撑开肋骨)时,吸入异氟烷、七氟烷或地氟烷加深麻醉。采用对肝肾功能影响小的阿曲库铵和顺式阿曲库铵等维持肌松。

麻醉管理要点在于:①维持血流动力学稳定,严格管理输血输液速度和液体入量,以防缩窄解除后心室过度充盈膨胀,引发急性右心衰竭或全心衰竭。遵循在心包完全剥离前等量输液或输血,心包剥离后限量输液的原则。②随着心包的剥离,开始小量使用多巴胺等强心药物,并随时调整剂量,直至心包完全剥离。避免心包剥脱、心肌受压解除、腔静脉回心血量骤增引起的急性心力衰竭。③密切监测心电图,出现严重心律失常时,应及时与手术医师沟通,必要时暂停手术并积极处理。由于开胸后无法直视心脏表现,经食管超声心动图(TEE)在评估缩窄性心包炎患者血流动力学方面有非常重要的价值。④避免机械通气潮气量过大,以防回心血量进一步减少导致心排血量降低。⑤全面监测内环境,包括血气分析、血常规、电解质和尿量等根据血气分析等监测结果及时调整内环境稳定,维持水、电解质和酸碱平衡。⑥手术结束后应保留气管插管送ICU机械通气,全面监测,维持正常血气水平,控制输液、输血量,持续强心、利尿,维护心功能,防治术后低心排血量综合征的发生,防止水、电解质和酸碱紊乱,并根据患者的情况合理制订镇静、镇痛方案,避免血流动力学波动。

(孙小珊)

第二节　先天性心脏病

一、病情特点

国内先天性心脏病(以下简称先心病)的发病率约为6.3%～14%,但真实的发生率可能高于这一水平,许多出生后即死亡的患儿可能与致死性的先心病有关,而有些先心病,如主动脉双叶瓣畸形和动脉导管未闭早期无症状,因此真实的发病率尚不明确。早产儿先心病的发病率高于足月产儿(尤其是室间隔缺损与动脉导管未闭),患糖尿病的母亲,其新生儿先心病的发病率高于无糖尿病母亲的产儿。23%～56%染色体异常的患儿伴有先心病。发病原因可能与胚胎期发育异常、环境或遗传因素等有关。在过去的数年中,随着疾病的诊断、体外循环技术、监测和围手术期管理技术的不断进步,越来越多的幼小、危重的先心病患儿得到了成功的手术治疗。医学和外科手术技术的发展为85%～95%的先心病患儿活至成年提供了机会,成年先心病患者的数量已与儿童的数量相当。

先心病种类繁多,临床常见的有10余种。一般根据先心病血流动力学特点进行分类,如是否存在分流、肺血流是增加还是减少、瓣膜周围是否有异常导致血流梗阻或减少等。因此,先心病分类方法也有多种,麻醉医师应采用有利于麻醉管理的分类方法。发绀型和非发绀型先心病是最常用的分类方法,发绀型先心病通常存在右向左分流或以右向左分流为主的双向分流或动静脉血混合;非发绀型先心病通常又分为无分流型和左向右分流型(表8—1)。

表8—1 根据发绀情况的先心病分类

发绀型先心病	非发绀型先心病
肺动脉瓣狭窄或闭锁伴	无分流型
房缺或室缺	主动脉缩窄
法洛四联症	主动脉瓣狭窄
右室双出口	异常血管环
大动脉转位	有分流型
单心室	房间隔缺损
完全型肺静脉异位引流	室间隔缺损
三尖瓣闭锁	心内膜垫缺损
艾伯斯坦畸形	动脉导管未闭
	大动脉共干
	主动脉肺动脉间隔缺损

根据心脏血流动力学特点和缺氧原因,先心病可分为:①左或右心室压力超负荷。②心室或心房容量超负荷。③肺血流梗阻性低氧血症。④共同心腔性低氧血症。⑤体、肺循环隔离性低氧血症。

根据分流血流对肺循环的改变可分为:①肺血流增多型:肺血流增多导致肺循环容量或压力超负荷。②肺血流减少型:异常分流或肺血流梗阻使肺血流减少导致全身血液氧合不足。③正常肺血流型:无分流的梗阻性病变常导致心肌做功增加、心室肥厚、顺应性降低和氧耗增加。根据解剖病变和临床症状分类:单纯交通型(心房、心室、动脉和静脉间直接交通)、心脏瓣膜畸形型、血管异常型、心脏位置异常型、心律失常型等。

心脏麻醉医师不但要掌握手术前患者的病理生理特点,还要掌握手术后患者的病理生理改变。

(一)室间隔缺损

胚胎从第8周开始形成室间隔组织,出生后约20%～60%新生儿的室间隔自行闭合,其余40%在婴儿期闭合,多数在5岁以内闭合。超过5岁自行闭合者很少,即遗留室间隔缺损畸形。室间隔缺损是最常见的先天性心脏畸形。左心室压力[(80～130/5～10)mmHg]远超右心室[(15～30/2～5)mmHg],产生左向右分流。左向右分流量取决于缺损大小和肺循环阻力。缺损部位不同对血流动力学影响的差异很小。只有很小的缺损心脏收缩后期可暂时关闭,而大、中型缺损的分流无影响。

左向右分流的血流动力学改变包括:①肺血多致左心室容量超负荷。②肺血流量大大增加。③体循环流量不足。左心室扩大、肥厚,心肌拉长,在生理代偿期内收缩增强,但心腔内超容和室壁顺应性降低使左心室舒张压升高,充盈受限,肺静脉、肺微血管等后续血流受堵,导致肺淤血和肺间质水肿、肺泡水肿,肺顺应性降低,通气和换气功能障碍,左心衰竭和呼吸衰竭同时出现。左心室泵向主动脉的血流因分流减少，导致代偿机制的出现，血中儿茶酚胺浓度升高，交感神经兴奋，体循环血管收缩，外周阻力增高以维持血压。肾血流量减少使肾素血管紧张素系统兴奋导致水钠潴留、血容量增加，肺循环和体循环静脉床淤血，引起肺水肿、肝肿大和皮下水肿等。肺动脉阻力增加最终导致肺动脉高压。年龄、海拔高度、血细胞比容、体力活动和肺血管结构均可影响肺动脉压力。长期左向右大量分流使肺血管被破坏，Heath和Edwards将其病理变化分为六级，肺血管结构的改变最终使肺动脉高压从可逆的动力性高压向不可逆的阻力性高压演变，肺动脉压可达到或超过主动脉压，使缺损处发生右向左分流，称为艾森门格综合征(Eisenmanger complex)；其后发现除室间隔缺损外，其他左向右分流的先心病亦可继发此病理生理，因此Wood将这类患者统称为艾森门格综合征。

（二）房间隔缺损

房间隔缺损为心房水平的左向右分流，可使肺循环流量三、四倍于体循环，右心房、右心室和肺动脉扩张。左右心房的压力差不能解释临床所见的巨大分流量，体位(重力)与分流方向也无关，房间隔缺损大量右向左分流的机制为：左室壁厚，心腔狭长，二尖瓣口面积小(成人约4～6cm²)；右室壁薄，顺应性高，易扩张，心腔短阔，三尖瓣口面积较大(11～13cm²)，方便容纳血液，心室舒张时右心房较易充盈右心室。房间隔缺损时左右房压力趋于相等，约4～5mmHg，右心室远较左心室容易充盈，由此造成大量左向右分流。心室收缩时存在左向右分流是由于右心房连接的腔静脉系统容纳血量远远大于左心房连接的肺静脉系统，在心室收缩晚期缺损部位已有左向右分流，但在心房收缩早期由于右心房收缩较左心房稍早，可有少量右向左分流，但随着大量左向右分流，少许分流入左心房的血流又被赶回右心房。由于右肺静脉开口接近缺损部位，因此分流部分大多由右肺静脉而来。

房间隔缺损时左心室的射血分数仍能保持正常，但左心室充盈不足，年长后左心室功能减退，因房间隔存在缺损，左心室功能减退导致的左房压升高可由缺损的分流得到缓解，所以临床表现为右心衰竭，手术修补后可能表现出左心室功能不全的症状。房间隔缺损患者20岁以前多无明显的肺动脉高压，除非居于海拔很高地区的患者。

（三）动脉导管未闭

动脉导管是胎儿肺动脉和主动脉间的正常通道，出生后即自行关闭。如关闭机制有先天缺陷，即构成临床上的动脉导管未闭。在某些先心病中，未闭的动脉导管是患儿生存的必需血源，自然关闭或手术堵闭可致死亡。出生后血氧升高和前列腺素降低是导管关闭的最主要因素，其螺形和环形平滑肌开始收缩，使导管管壁增厚、缩短，不规则的内膜增厚和垫墩发挥堵闭管腔的作用。出生后15h内大多已功能关闭，管壁细胞无菌性坏死，代之以纤维组织增生而成动脉韧带。

出生后3个月仍未关闭一般才被认为是临床上的动脉导管未闭。因主动脉的收缩压和舒张压总是高于肺动脉，所以始终是左向右分流。主动脉分流的动脉血和来自右心室的静脉血在肺动脉混合，入肺循环再回到左心房、左心室，大大增加了左心室每搏量；除非有肺动脉高压，否则右心的前后负荷不变，而左心容量增加致心肌肥厚。主动脉收缩压不变甚至升高，而舒张压因主动脉瓣关闭后继续向肺动脉分流而降低，脉压增宽，产生周围血管体征。左心容量增加致左心室扩大，舒张压上升，使左心房及后续血管床瘀滞引起肺水肿。导管的长度、粗细与分流量有关，流程长者阻力增大，还可有扭曲使分流减少，还可因体位不同而与纵隔脏器位置关系变更压迫导管，称为“间歇性”导管，杂音时有时无。肺循环阻力是影响分流大小的至关重要因素，阻力主要产生于肺动脉至小分支段，如二尖瓣狭窄或左心衰竭时肺静脉回流受阻，亦可使肺动脉压上升，分流减少。如肺循环阻力超过体循环，将产生右向左分流，肺动脉血流向降主动脉，产生下身青紫而上身不紫的差异性青紫。

动脉导管未闭引起肺动脉高压的原因包括：①分流量大使肺动脉压力增高（动力性）。②主动脉压力传导至肺动脉。③年长后产生梗阻性肺动脉高压。④肺静脉压增高（微血管后肺动脉高压）。

（四）肺动脉狭窄

根据狭窄部位可分为瓣膜部、漏斗部、肺动脉干和肺动脉分支狭窄，有单纯性狭窄或合并其他心血管畸形，约占先心病总数的25%～30%。肺动脉狭窄使右心室射血受阻，其收缩压增高程度与狭窄的严重程度成正比。严重肺动脉狭窄随着年龄增长，右心室进行性向心性肥厚，顺应性下降，舒张压增高，同时伴有三尖瓣反流，右心房、右心室扩大，最终导致右心衰竭。未经治疗的患者可出现肝静脉淤血所致的肝硬化。中、重度肺动脉狭窄在胎儿期右心室心排血量可维持正常。重度狭窄患者的回心血经卵圆孔或房间隔缺损进入左心房、左心室，致使右心室、三尖瓣发育不良。出生后由于心房水平大量右向左分流，呈现严重低氧血症，不及时处理将危及生命。周围肺动脉狭窄约占先心病总数的2%～3%。狭窄可单发，仅累及肺动脉总干或其分支，或多发性狭窄同时累及肺动脉总干及若干较小的肺动脉分支。周围性肺动脉狭窄常合并其他先心病，如肺动脉瓣狭窄、法洛四联症、主动脉瓣上狭窄和室间隔缺损等。单纯周围性肺动脉狭窄病因未明，目前认为可能与胎内风疹病毒感染有关。根据狭窄范围和程度，可致不同程度的右心室肥厚，随着年龄增长，肺动脉狭窄可加重。周围肺动脉狭窄的治疗首选经皮球囊血管成形术。严重的分支狭窄，尤其是多发性外周分支狭窄，手术治疗难度很大，疗效也不满意。

（五）法洛四联症

法洛四联症是最常见的发绀型先心病，其发生率为0.2%左右，占先心病12%～14%。1888年Fallot描述了该病的四个病理特点，即：肺动脉狭窄、主动脉骑跨、室间隔缺损和右心室肥厚，故称为法洛四联症。其中肺动脉狭窄和室间隔缺损是最主要的病变。肺动脉狭窄致肺血量严重不足，由体循环向肺循环丛生侧支血管，侧支血管可分为三类。第一为支气管动脉与肺动脉在肺内深部连接；其次为主动脉分支在肺门与肺动脉相连；第三为锁骨下动脉在进肺门前与肺动脉相连。法洛四联症的非限制性室间隔缺损使左右心室收缩压相等，通过室间隔缺损的血流方向和流量由肺动脉狭窄程度所决定。可呈现双向分流和右向左分流，右向左分流者肺血量明显减少，主动脉血流主要来自右心室，故有明显发绀。尽管有明显的肺动脉狭窄，但肺动脉压力正常或偏低，心排血量可正常或增高。非限制性室间隔缺损的存在使右心室压力不会超过体循环压力。法洛四联症中室间隔缺损的位置、肺动脉狭窄部位和主动脉骑跨程度对血流动力学改变不起决定性作用，右心室肥厚是右心室收缩压增高的代偿性改变。发绀程度还与血红蛋白增高程度和是否伴有动脉导管未闭以及体肺侧支血管多少等因素有关。法洛四联症右心血流的分流和左心回心血量减少都不增加容量负荷，因此心力衰竭很少见。心脏不大甚至偏小，慢性低氧血症可代偿性地产生肺部侧支循环和红细胞增多症，致使血液黏滞度增高容易发生血栓。侧支循环丰富的患者，肺血减少不明显，术前患者发绀较轻，但根治术后侧支循环的病理生理相当于未结扎的动脉导管，引起术后肺血增加，应引起注意。

（六）右心室双出口

典型的右心室双出口基本病变为：①主、肺动脉全部出自形态右心室（无动脉出自形态左心室）。②室间隔缺损为形态左心室唯一出口。③主动脉瓣和肺动脉瓣下均有肌性圆锥，均与房室瓣无纤维连接。④主动脉瓣和肺动脉瓣位于同一高度。右心室双出口常见三种类型：①艾森门格型（Eisenmemger），右心室双出口合并主动脉下室间隔缺损，无肺动脉狭窄。②四联症型，右心室双出口合并肺动脉狭窄。③陶氏型（Taussig－Bing），右心室双出口合并肺动脉下室间隔缺损。室间隔缺损是右心室双出口的病理要素之一，其位置可分别位于主动脉下、肺动脉下、两动脉下或远离动脉。由于室间隔缺损的位置与两大动脉种种不同的关系，主动脉瓣和肺动脉瓣下有无梗阻性病变，右心室双出口的病理生理、血流动力学和临床表现有极大差异。右心室内血流为层流者，临床上可完全无发绀。一般患者有轻重度不等的发绀，肺血或稀少或增多，甚至出现肺动脉高压，因此临床表现类似于单纯室间隔缺损、重度法洛四联症或完全型大动脉转位。

（七）三尖瓣畸形

1. 三尖瓣闭锁　三尖瓣闭锁必然存在心房间交通，体静脉、冠状静脉回心血经卵圆孔或房间隔缺损进入左心房，与肺静脉血混合进入左心室。太小的房间隔缺损使右心房和外周静脉压力增高，临床有体循环淤血和右心衰竭的表现。左心室接受的动静脉混合血使外周动脉血氧饱和度降低，临床出现发绀。发绀的严重程度与肺循环血流量有关，而肺血流量又取决于室间隔缺损大小和肺动脉狭窄程度。合并大的室间隔缺损又无肺动脉狭窄时肺血流量增多，发绀可不明显。若合并肺动脉狭窄、闭锁或限制性室间隔缺损时肺血流量减少，发绀症状严重。三尖瓣闭锁合并肺动脉闭锁和室间隔完整的情况十分罕见，此时到达肺部的唯一通道为未闭的动脉导管或体、肺侧支循环。

2. 三尖瓣下移（Ebstein 畸形）　三尖瓣下移是指三尖瓣隔瓣或后瓣偶尔连同前瓣下移附着于近心尖的右心室壁上，约占先心病的 0.5％～1.0％。1866 年德国学者 Ebstein 在尸检中首先发现本病并详细描述了其病理解剖，故又被称为“Ebstein 畸形”。本病无性别差异，偶有家族史报道，母亲妊娠早期服用锂制剂者其后代易患本病。三尖瓣下移的病理生理改变轻重不一，轻者瓣膜功能基本正常；重者三尖瓣口狭小，右心室腔狭小，射入肺动脉血流量少，瓣叶变形、腱索缩短或乳头肌发育不良致使三尖瓣关闭不全，导致三尖瓣反流。右心房压力逐渐增高、扩大，血流分流至左心房，引起临床发绀症状。房化右心室与功能右心室同时收缩，而与右心房活动不一致，当心房收缩时，血流由右心房流向房化右心室，心室收缩时，这部分血流又返回右心房，因此右房压持续增高，而右心室容量较小，三尖瓣严重反流，致其收缩期无前向血流射入肺动脉，这种现象称为“功能性肺动脉闭锁”，此时肺循环血流完全依赖动脉导管分流或侧支循环。三尖瓣下移患儿发绀症状可在婴儿期缓解，但年长后不可避免的再次出现，可能因三尖瓣和右心室心肌功能逐渐减退，三尖瓣反流使瓣口逐步扩大，反流加重，并形成恶性循环，导致右房压增高，右向左分流加重。

（八）主动脉缩窄

主动脉缩窄是指主动脉上的局限性狭窄，其内有隔膜阻挡血流。缩窄可发生于主动脉任何部位，多数在主动脉峡部和左锁骨下动脉分叉处，约占主动脉缩窄的 98％，男性多于女性。因下半身缺血致侧支循环丰富，包括锁骨下动脉所属的上肋间动脉、肩胛动脉、乳内动脉支，以及降主动脉所属的肋间动脉、腹壁下动脉、椎前动脉等。因肋间动脉显著扩张可导致肋骨下缘受侵蚀。主动脉缩窄以上的血量增多，血压上升，缩窄以下血量减少，血压降低。逐渐导致左心劳损、肥厚，负荷加重，终致心力衰竭。脑血管长期承受高压，可发展为动脉硬化，严重者可发生脑出血。下半身缺血缺氧，可引发肾性高血压及肾功能障碍等。

（九）主动脉狭窄

主动脉狭窄可分为主动脉瓣狭窄、主动脉瓣下狭窄和主动脉瓣上狭窄三型。其引起的基本血流动力学改变为左心室流出道梗阻，导致左心室与主动脉收缩压存在较大的压力阶差。主动脉瓣狭窄较多见，瓣口狭小，有单瓣叶、双瓣叶、三瓣叶或四瓣叶畸形，瓣叶相互融合、增厚和钙化。主动脉瓣下狭窄的瓣叶基本正常，而瓣环下方呈纤维膜性或肌性狭窄。主动脉瓣上狭窄的位置在主动脉瓣叶和冠状动脉开口的上方，较少见。三类狭窄都引起主动脉排血阻力增加，左心室负荷增大，左心室肥厚、劳损、舒张末压升高、充盈减少，同时冠状动脉供血不足出现心肌缺血症状。随着左心室的变化可致左心房、右心室压增高，心肌肥厚、劳损，终致左、右心室衰竭。

（十）大动脉转位

大动脉转位是胚胎发育过程中出现的主动脉与肺动脉异位，居发绀型先心病第二位，可分矫治型和完全型两种。矫治型大动脉转位，主、肺动脉位置颠倒，同时两个心室的位置也错位，肺动脉连接于解剖左心室，但仍接受静脉回血；主动脉连接于解剖右心室，却接受肺静脉氧合血。因此，虽有解剖变异，但血流动力学和氧合得到矫正，仍维持正常。完全型大动脉转位是两个大动脉完全转位，主动脉与解剖右心室连接，将静脉回心血排至全身；肺动脉与解剖左心室连接，将氧合血排入肺动脉，再经肺静脉回到左心。如果在肺循环与体循环之间没有通道，则患儿不能存活；只有存在通道（如卵圆孔、房间隔缺损、室间隔缺损、动脉导管未闭等）的情况下，患儿才得以生存，但自然寿命取决于通道的大小与位置，其中45%死于出生后一个月内。

（十一）完全型肺静脉异位引流

肺静脉血不回到左心房，而流入右心房或体静脉，一般都存在房间隔通道。解剖类型较多，1957年Darling将其分为四型：①心上型，临床较多见，约占50%，肺静脉汇合成肺静脉干，在心脏上方进入体静脉系统，再回入右心房。②心内型，约占30%，肺静脉汇合后，血流进入冠状静脉窦后再进入右心房；也有直接进入右心房者，但较少见。③心下型，约占12%，肺静脉汇合后，向下穿过膈肌连接于下腔静脉、门静脉和肝静脉。④混合型，较少见，约占8%。其病理生理变化取决于房间隔缺损的大小和异位连接有无梗阻。⑤因动脉血氧饱和度低，大量血流从左向右分流使右心和肺循环负荷增加，容易导致右心衰竭和肺动脉高压，使病情急剧恶化。

二、术前评估与准备

对先心病病理生理和临床症状的充分了解对制定麻醉方案至关重要，应详细询问病史，体检是术前评估的重要组成部分，因为患儿无法表述其症状，而其父母常常不能理解某些发现的重要性。

（一）术前评估

1.病史与体检　患儿的发病年龄往往与疾病的严重程度有关。肺血流减少或混合不充分的患儿可能持续存在发绀，或因情绪激动、哭闹和活动量增加而间断出现发绀。年长的小儿应了解其有无喜“蹲踞”的习惯，并观察其与发绀之间的关系。应充分了解发绀的频率，以判断疾病的严重程度，因为发绀性缺氧发作也可能在麻醉和手术过程中发生，以便及时采取措施降低右向左分流。临床发绀的出现依赖于血中还原血红蛋白的绝对浓度而非氧饱和度，但新生儿由于含有大量高度饱和的胎儿血红蛋白，在临床出现发绀前其氧分压已严重降低。发绀型先心病往往潮气量增高，尽管早期并未出现杵状指，但其呼吸耐量降低，对缺氧的呼吸反应也减弱。婴儿喂养困难、成长缓慢往往提示有充血性心力衰竭，呼吸道易感染，出现肺炎。先心病患儿常常合并其他先天性疾病，因而容易在围手术期出现温度调节困难、营养不良、脱水与低血糖、气道困难、凝血异常和中枢神经系统疾病。

实验室检查应特别关注血细胞比容、白细胞计数、凝血指标、电解质和血糖等。缺氧使血红蛋白持续升高，定期检查血红蛋白有助于简单地判断患儿低氧血症的水平。高血红蛋白使血液黏滞度升高，容易导致血栓形成，如果患儿进食困难处于相对脱水状态将加速血栓形成。已有大量资料证明发绀型先心病患者存在凝血功能障碍，原因可能为血小板功能不全和低纤维蛋白血症。白细胞计数和分类的变化有助于判断患者的全身感染情况，发热、上呼吸道感染和白细胞增高患者不应施行择期手术麻醉，不仅因为体外循环将进一步降低免疫功能，而且术中所有的人工材料被细菌种植后将出现感染性心内膜炎等灾难性的情况。应排除家族性凝血异常，实施体外循环前应保证凝血功能正常。了解患儿血钾、镁、钙和血糖状态，及时纠正。左心室发育不全综合征患儿容易出现低血糖，新生儿心肌对血糖的依赖大于成人心肌，因而低血糖更易加重心力衰竭。其他检查包括心电图、超声心动图、心导管检查和胸部X线检查等。

2.麻醉前告知　先心病的诊治风险因是否为完全矫治或姑息性手术以及医疗单位的水平而异。随着先心病手术死亡率的降低，术后严重的并发症的问题却显得尤为突出。麻醉医师应充分向家长告知麻醉手术的风险。神经系统后遗症仍然是先心病和其修复术最常见的并发症，25%患者术后早期存在脑功能障碍，体外循环后癫痫的发生率为20%。尽管文献报道癫痫一般为自限性，没有长期不良后果，但研究显示癫痫是神经系统发育的重要预后指标，术后癫痫与认知功能降低、语言和运动功能存在密切关系。许多先心病患儿术前并发脑发育不全，心血管功能不全也与脑发育不良、脑梗死、脑血管栓塞和脑脓肿形成有关，先心病的早期修复有助于限制这一脑损伤机制。术中脑损伤发生的主要机制为低氧性缺血再灌注损伤或栓塞损伤，血流动力学不稳定和脑能量需求增加致脑氧供需失调是术后脑损伤的主要原因。

（二）麻醉前准备

在充分了解患儿病情的情况下，麻醉医师应与儿科医师和心外科医师仔细讨论患者的麻醉前准备。如果在不纠正解剖病变患儿生理功能即无法改善的情况下，应决定实施限期手术。

1.术前用药　目前有关术前用药的意见尚不统一。术前用药的作用主要包括：减少分泌物、阻断迷走神经反射、减少烦躁焦虑和降低麻醉诱导期的心血管不良反应。随着对呼吸道刺激小的吸入麻醉药的问世，以及众多关于抗胆碱能药物引起术后认知功能不全的报道，目前成人术前已很少使用抗胆碱能药物，尽管小儿麻醉中的使用还比较普遍，但研究显示不用抗胆碱能药物并没有增加不良后果。研究发现，呼吸道副作用与小儿的年龄、体重有关，小于3个月的小儿，尤其是新生儿，其迷走神经张力高，诱导药物、喉镜刺激、手术刺激等均可通过迷走反射引发心动过缓。许多麻醉医师采用术前肌注或在麻醉诱导时静注阿托品等药物，阿托品常用剂量 40μg/kg 和 20μg/kg 没有显著疗效差异，口服、静注、肌注不影响血药浓度。

长托宁为 M 受体拮抗剂，选择性地作用于 M_1、M_3 受体，对 M_2 受体无明显作用，既能减少呼吸道分泌物和防止刺激迷走神经引起的并发症，又能有效避免心动过速、尿潴留、肠麻痹等不良反应。小儿长托宁的推荐剂量为 0.1mg（体重<3kg），0.2mg（7～9kg），0.3mg（12～16kg），0.4mg（20～27kg），0.5mg（体重≥32kg）。

小于 8 个月的婴儿很少需要镇静药，大于 1 岁的小儿麻醉前是否使用镇静药尚存分歧。必须充分权衡术前用药可能给患者带来的益处和不良反应，着重关注心血管反应和呼吸道通畅情况。目前最常用的镇静药为咪达唑仑，口服咪达唑仑已成为小儿麻醉前最常用药物。1998 年后面市的咪达唑仑口服溶液（Versed 糖浆）为小儿麻醉提供了术前镇静的有效方法。Versed 糖浆 pH 为 2.8～3.6，以水溶性和亲脂性闭合环为主，口感好，小儿容易接受，口服后接触口腔黏膜的亲脂成分吸收好、更稳定。常用口服剂量为 0.25mg/kg，起效时间 10～15min，20～30min 达峰值，OAA/S 评分满意，不影响术后苏醒。咪达唑仑（0.25～0.5mg/kg）联合氯胺酮（4～6mg/kg）口服效果更好，无明显的循环、呼吸副作用。此方法也适用于接受诊断性检查的患儿。应用氯胺酮的小儿必须同时加用阿托品或长托宁，以避免分泌物引起呼吸道并发症的风险。选择术前用药总体原则应着眼于患者的需求和对镇静药物的反应。小儿用药后，应常规监测脉搏血氧，以提高安全性。

2. 术前禁食　术前禁食的原则在近年发生了较大变化。长时间禁食的婴幼儿可能发生低血糖和容量不足，也容易因饥饿和口渴导致情绪烦躁。关于是否需要长时间禁食的研究发现小儿清流质的胃排空时间为 2h 左右，固体食物排空较慢，尤其是动物脂肪含量较高的膳食。据此，美国麻醉医师协会修改了相应的禁食时间指南，指南（表 8－2）建议手术当日固体食物（包括牛奶）的禁食时间为 6～8h，清流质为 2～3h。此法大大减轻了择期手术小儿的口渴和饥饿感，降低了低血容量和血液浓缩的风险，同时不增加误吸的危险。急诊手术的禁食时间难以硬性规定，无法制定有效的指南来权衡推迟手术和误吸的风险。麻醉医师应针对不同的患者制定个体化的应对方案。

表 8－2　降低肺部吸入危险的推荐禁食时间

摄入食物	最短禁食时间（h）	摄入食物	最短禁食时间（h）
清流质	2	乳品（非母乳）	6
母乳	4	清淡食物	6
婴儿粥	6	高脂肪食物	8

该推荐方案适用于各年龄组择期手术患者，但不适用于产妇。该指南并不能完全保证胃排空

应特别关注禁食与长期用药的问题。一般来说，手术日清晨吞服药物时所饮的少量水并无误吸的危险。长期用药的目的不是为了维持术中血药浓度稳定，而是着重于其术后作用，因为术后需相当长时间才能恢复正常口服用药。

3. 患儿的准备　开放静脉和补液。长时间禁食、禁水有引起脱水的危险，发绀患儿红细胞增多（特别是血细胞比容大于 60%者），液体不足将增加脑、肾等重要脏器栓塞的风险。而充血性心力衰竭患儿应适当限制液体，以防心室功能进一步恶化。对所有先心病患儿应特别注意排出静脉通道中的气泡，以防止右向左分流时气泡进入体循环动脉系统引起重要器官的栓塞。应采用精密输液器或输液泵以精确控制液体输注。术中是否输注含糖溶液目前尚有

争论,如患者存在缺氧,高血糖可能加剧神经系统损伤。年龄不足1岁或体重小于10kg的患儿可输注一定量含糖溶液(5%葡萄糖液5mL/kg),其他以平衡液为主,并随时监测血糖浓度。可以在父母的陪同下在病房或麻醉接待准备室中为患儿开放静脉通道,口服咪达唑仑后,也可在手术中吸入七氟烷后开放静脉通道。

4. 相关麻醉用品的准备

(1)器械和辅助设备:小儿专用麻醉机、儿童简易呼吸囊和儿童加压面罩;小儿间接喉镜或新生儿直接喉镜;小儿牙垫;听诊器;尽可能选用内径大的适合当前小儿的气管导管,上下号各一备用;小号插管钳;22G和24G动静脉穿刺针用于动脉置管,深静脉置管常用20~16G管道;多功能监护仪,包括无创血压、有创压力(2或3个通道)、温度(至少2个模块)、氧饱和度、心电图、呼气末二氧化碳和麻醉气体监测等,计量尿容器;小儿食管超声探头;多功能血气生化分析仪(血气、电解质、血糖、血细胞比容、乳酸等)、ACT监测仪、除颤仪;气体和液体加温装置及相应耗材;精密输液装置和注射泵等。

(2)药物:使用合适大小的注射器将常规和抢救用药按较低的浓度抽好备用,以便紧急情况下快速精确给药。持续用药的浓度应满足既能精确给药,同时避免液体过量。表8-3为心脏病患儿术中常用非麻醉类药物和剂量。

表8-3 小儿术中常用非麻醉类药物和剂量

药物	剂量
正性肌力药物	
肾上腺素	0.01~0.1μg/(kg·min)
异丙肾上腺素	0.01~0.1μg/(kg·min)
去甲肾上腺素	0.01~0.1μg/(kg·min)
多巴酚丁胺	2~10μg/(kg·min)
多巴胺	2~10μg/(kg·min)
米力农	50μg/kg(负荷量),随后0.25~0.75μg/(kg·min)
扩血管药物	
硝酸甘油	1~2μg/(kg·min)
硝普钠	1~5μg/(kg·min)
氨茶碱	0.5mg/kg慢推,随后0.5~1mg/(kg·h)
前列腺素E_1	0.05~0.1μg/(kg·min)
拉贝洛尔	10~100mg/h
抗心律失常药物	
利多卡因	1mg/kg静注,随后0.03mg/(kg·min)
腺苷	0.15mg/kg单次
胺碘酮	5mg/kg慢推,随后5mg/kg(至少12h)
β受体阻滞剂	
艾司洛尔	0.5~1mg/kg单次,100~300μg/(kg·min)
美托洛尔	2.5~5mg单次,随后2.5mg递增
其他	
氯化钙	10~20mg/kg
碳酸氢钠	1mmol/L(1mmol/kg)(或根据血气分析BE确定)
去氧肾上腺素	1~10μg/kg
肝素	3mg/kg
鱼精蛋白	3~4mg/kg

三、麻醉方法

（一）术中监测

1.无创监测　无创监测主要包括心电图、无创血压、经皮脉搏氧饱和度、呼气末二氧化碳、麻醉气体浓度和温度等，TEE 为半有创监测，有专用小儿食管探头时可以采用。心电图主要用于监测心律失常和心肌缺血，婴幼儿应准备专用电极妥善固定并防止皮肤受损。心脏手术中的无创血压只在有创动脉压建立之前使用。经皮脉搏氧饱和度在小儿心血管手术中极为重要，可大大提高麻醉的安全性，特别对于发绀患儿。手术中影响脉搏氧饱和度的因素众多，如高频电刀、手术灯光、袖带血压计、血管收缩痉挛、注射染色剂、局部低温和低灌注等。目前第五代脉搏氧饱和度监测技术已可安全地用于低温和低灌注状态，考虑到小儿的肢端容易受低温和低灌注影响，建议采用一次性氧饱和度探头，有用于指、趾、手掌、脚掌、耳垂的探头，并有额贴探头，可监测脉搏脑氧饱和度。小儿的氧储备较差，一旦出现氧饱和下降，说明已经出现明显缺氧，应特别注意。呼气末二氧化碳监测已成为临床麻醉中的常规监测项目，除了解二氧化碳分压水平、确认气管内导管和麻醉回路完整性外，也可获得病理生理方面的信息。如法洛四联症流出道痉挛肺血减少导致缺氧发作的患儿，呼气末二氧化碳可明显降低。

2.有创动脉压监测　术中由于血压波动、体外循环期间非搏动血流和反复采样血液分析等的需要，直接动脉压监测极为重要。适用于所有体外循环心脏手术和小儿非心脏手术，特别是新生儿。小儿测压管道的抗凝为每毫升生理盐水含肝素 1U。虽然股动脉、尺动脉、肱动脉、颞动脉和足背动脉均可采用，但临床上最常使用桡动脉。术前应常规检查手部两侧的血液循环，通过触诊对桡动脉搏动情况作出评价，行改良 Allen 试验对手部并行循环作出评价。

3.中心静脉压监测　可用于中心静脉压测定、快速给药、输血输液、放置肺动脉导管或起搏导管及术后静脉营养等。常用穿刺置管途径有颈内静脉、锁骨下静脉、股静脉、颈外静脉和肘前静脉等。

4.肺动脉压监测　中心静脉压仅反映右心充盈和血容量状况，不能反映左心状态。Swan－Ganz 导管可用于术中和术后测定右室肺动脉压差及混合静脉血氧饱和度，为诊断和治疗提供指标。尤其适用于充血性心力衰竭、左心功能低下、肺动脉高压、主动脉瓣和二尖瓣病变患者。目前临床已有用于小儿的特种肺动脉导管。

5.左房压监测　放置肺动脉导管困难的小儿可在术中由外科医师在左心房置管测定左房压。有些医疗中心采用将位于右心房的中心静脉导管经房间隔缺损置入左心房临时监测左房压，此时，5 岁以内的小儿中心静脉导管应置入 10～14cm。左房测压时要慎防气体进入测压系统。

6.中枢神经系统监测　体外循环心脏手术后的中枢神经系统并发症多发、复杂，成为目前研究领域的热点。常用监测手段包括脑电图、双频谱分析（BIS）、经颅多普勒脑血流图（TCD）、颅内压监测及脑氧饱和度监测等。但目前在敏感性、可靠性、定位和定量等方面均存在不足。

7.TEE　目前 9T 经食管超声探头可安全地用于体重大于 4kg 的患儿，适用于术中明确诊断、评价手术疗效和心室功能，也可指导外科医师排出心内气泡。

（二）麻醉诱导与维持

1.麻醉药的选择　全面理解先心病病理生理和血流动力学特点，是麻醉管理和麻醉用药的基础。药物选择须综合考虑疾病严重程度、心血管功能状况、年龄、有无静脉通道、入室状况和有无气道梗阻等。

(1)吸入麻醉药:除经呼吸道吸入外,也可在体外循环机上安装挥发罐维持体外循环期间的全身麻醉,可选用 N_2O、恩氟烷、异氟烷、七氟烷或地氟烷等。吸入药诱导较迅速,可避免患儿因穿刺等操作而引起哭闹和缺氧;麻醉苏醒较快,利于早期拔除气管导管;但对循环功能抑制较明显,血清氟离子浓度较高,对肾、肝功能可能产生不利影响。N_2O 可用于麻醉诱导和维持,但从转流开始即应停止使用,以防发生张力性气胸或气栓等并发症。

(2)静脉麻醉药:常用药物有氯胺酮、咪达唑仑、依托咪酯和丙泊酚。氯胺酮的交感兴奋作用使心率增快,心肌收缩力增强,故对心功能差的病儿较容易维持心率和血压,氯胺酮是唯一有确切镇痛作用的静脉麻醉药,对呼吸系统抑制小,除麻醉诱导外,也可用于心导管检查等,但有分泌物增多的副作用,应常规使用阿托品、东莨菪碱或长托宁等。丙泊酚作用迅速可靠,但抑制心肌和扩张外周血管,用于重症心脏患儿易引起血压下降。依托咪酯心血管抑制作用小,麻醉诱导安全可靠,且乳剂对血管的刺激明显减小,与吸入药或镇痛药合用,可安全地用于重危先心病患儿的麻醉诱导。

(3)麻醉性镇痛药:吗啡和笑气合用对充血性心力衰竭和发绀型先心病患儿可产生满意的镇痛作用,且不抑制心肌收缩和交感神经系统。小量吗啡(0.1mg/kg)可使患儿从手术室平稳地转移到监护室,避免手术结束时麻醉突然减浅,且对术后通气无明显影响。芬太尼及其衍生物麻醉能提供稳定的血流动力学状态,有效抑制神经体液应激反应,且无心肌抑制作用。目前已基本放弃早年大剂量芬太尼麻醉方法,改用中、小剂量芬太尼麻醉(3~5μg/kg),能有效减轻术后呼吸抑制,缩短呼吸支持时间、监护室滞留时间和住院时间。苏芬太尼镇痛作用约为芬太尼的7~10倍,且镇静作用强,引起胸、腹壁肌肉僵硬的副作用较小,诱导期使用更安全。随着快通道心脏麻醉的普遍提出和应用,瑞芬太尼在心脏手术中的应用越来越多,尽管其呼吸抑制作用较强,但停药后3~5min自主呼吸即可恢复,便于精确控制患儿的麻醉状态。由于芬太尼等存在引起胸腹壁僵硬的副作用,建议患儿诱导时在充分镇静后先用肌松药,以避免无法有效通气的状况发生。麻醉性镇痛药不能避免术中知晓的发生,应同时做好充分镇静。

(4)肌肉松弛剂:肌松药的选择通常以血流动力学效应、起效时间、作用持续时间、不良反应及患儿疾病和治疗用药等为依据。诱导常采用起效较快的罗库溴铵和美维松,由于去极化肌松药琥珀酰胆碱的副作用较多,目前临床上使用较少,但在估计插管困难的患者可以作为备用药物。根据手术时间长短选择维持肌松用药。应注意苄异喹啉类肌松药阿曲库铵等的组胺释放作用对心血管系统的影响,顺式阿曲库铵的组胺释放作用大大减小,安全度有所提高。对疾病已经影响肝肾功能的患者,可选用不经肝肾代谢的阿曲库铵和顺式阿曲库铵,避免药物蓄积。麻醉维持期间的肌松药可以间隔一定时间根据肌松监测结果单次推注,或使用微量注射泵持续输注。

2.麻醉诱导　诱导方式需根据患儿的年龄、病情和合作程度作出选择,有吸入、静脉和肌肉等给药方式,①肌肉注射诱导,适用于婴幼儿或不合作患儿,及病情重、发绀显著或心功能不全而尚未开放静脉通路的患儿。常用氯胺酮4~6mg/kg肌注,可使患儿安静入睡,同时升高血压,增加心排血量,利于维持循环稳定;还有提高周围血管阻力以维持肺血流量和氧饱和度的作用,可安全用于右向左分流的患儿。②静脉诱导,适用于能合作的儿童,对左向右或右向左分流患儿均适用。根据病情可选用下列诱导药物组合：丙泊酚 1～1.5mg/kg，氯胺酮 1～2mg/kg，依托咪酯 0.3mg/kg，咪达唑仑 0.05～0.1mg/kg。患儿入睡后先用肌松药，再结合芬太尼 3～6μg/kg 或苏芬太尼 0.5～1μg/kg 静脉注射，然后可施行气管内插管。③吸入麻醉诱导，适用于心功能较好、左向右分流的患儿，但不适用于右向左分流的发绀病儿，因肺血少可致麻药从肺泡弥散入血的速度减慢，且容易引起动脉血压降低。目前常用药物为七氟烷，其特点为诱导迅速、气味好、循环抑制小、无组织毒性。

诱导过程中应注意保持患儿气道通畅并关注心率的变化。先心病患儿对气道梗阻的耐受性很差，特别是婴幼儿和发绀型心脏病患儿。气道梗阻将导致低氧血症和高碳酸血症，肺循环阻力增加，逆转心内左向右分流或增加右向左分流。心动过缓或结性心律可导致心排血量降低，灌注不足、酸中毒进一步抑制心肌收缩力，升高肺血管阻力，降低体血管阻力。

3. 气管内插管　小儿呼吸道解剖与成人有所不同，施行气管内插管有其特点，应予区别对待。

4. 麻醉维持　先心病患儿麻醉维持主要依据术前状态、对全麻诱导后的反应、手术时间长短、术中操作和术后对呼吸管理方式的需求等因素综合考虑制定。一般麻醉维持方法为麻醉性镇痛药加吸入麻醉药、肌松药或其他静脉麻醉药。结合体外循环下手术流程，分体外循环前、体外循环中和体外循环后三个阶段处理。

(1)体外循环前：麻醉要求保证血流动力学平稳，使其顺利过渡到并行体外循环阶段。应加深麻醉抑制手术刺激，如切皮、锯胸骨等，追加芬太尼、苏芬太尼和肌松药，调整吸入药浓度。及时调整心内操作引起的血流动力学变化，尤其是游离升主动脉和上、下腔静脉时，容易发生血压波动和心律失常。对手术区的直接观察有助于了解心肌收缩和两肺的膨胀。根据对血压、中心静脉压等的监测确定输液量，一般不需输血，若有明显失血应及时补充胶体或输血，或主动脉插管后通过体外循环机补充容量，维持血流动力学稳定。

(2)体外循环中：转流开始前应加深麻醉，包括镇静镇痛药和肌松药，防止体外循环装置使分布容积增大导致血药浓度降低引起术中知晓和自主呼吸恢复。全身肝素化后即停止外周液体输入。上、下腔静脉阻断后，基本无肺血流即可停止机械通气，或在主动脉阻断后停止通气：是否继续吹氧使两肺保持膨胀，从而降低术后肺部并发症有不同观点。体外循环期间膨肺主要用于帮助外科医师检查室间隔修补后有无残余分流、二尖瓣修补后检查瓣膜关闭是否完全及开放主动脉前协助排出左心气体。上、下腔静脉开放后，吸尽气道内分泌物可恢复机械通气，根据血压、肺血流量(呼气末二氧化碳水平)随时调整呼吸参数，循环灌注指标主要包括平均动脉压、中心静脉压、尿量、体温、pH 和氧饱和度。主动脉开放后，根据心脏复跳情况选用血管活性药物，常用药物多巴胺、多巴酚丁胺、肾上腺素微量泵持续泵注，其他药物如钙剂、阿托品、异丙肾上腺素、碳酸氢钠、硝酸甘油、肾上腺皮质激素、利多卡因、米力农、前列腺素 E_1 等，应根据不同情况选用，以维持心脏复跳后、并行循环期间血流动力学稳定。及时处理顽固性心律失常，如室颤时及时除颤等，如有Ⅲ°房室传导阻滞，在改善灌注和异丙肾上腺素等药物处理无效时，应建议外科医师尽早安装临时起搏器：在循环、呼吸、体温、内环境、麻醉深度、术野出血情况都达到满意状态后脱离体外循环，对手术效果不明显者，要做好继续体外循环的准备。

(3)体外循环后：除了维持适当的麻醉深度，应注意以下几点：①维持良好的心肌收缩力和灌注压。②补充血容量。③维持电解质酸碱平衡，特别是避免低钙血症和低钾血症。④维持满意的尿量。⑤保持体温。根据患儿病情维持麻醉深度，病情轻者，麻醉不宜过深，以便术后早期拔管。由于监护室无吸入麻醉装置，应逐渐将吸入麻醉过渡到静脉麻醉，以防送至监护室后麻醉过浅，导致血流动力学波动。根据ACT监测合理使用鱼精蛋白，并注意鱼精蛋白可能引起的过敏反应，一旦发生可用钙剂和正性肌力药物纠正；一旦出现严重的肺血管收缩、痉挛，必要时可重新体外循环转流辅助。重症先心病患者病情多变，转送ICU前应备好小儿简易呼吸机和监护仪，途中继续观察各项指标变化，并备好急救药物。

（三）围体外循环期常见并发症及处理

1.低心排血量　先心病术后低心排血量的原因有：①心率或节律变化。②出血、利尿、补液不足或心包压塞等导致前负荷降低。③肺动脉高压或外周血管收缩等引起后负荷增加。④酸中毒、电解质失衡、继发于缺血缺氧的心肌受损、心室切开或心肌保护不力等导致心肌收缩力下降。⑤心内修补不满意，残余心内分流或瓣膜损伤等。

（1）心率：新生儿心室舒张顺应性降低与其非收缩性心肌和收缩性心肌比值有关，每搏量一般固定在1.5mL/kg，因此其心排血量依赖心率。起搏或静滴变时性药物可改善心率，如多巴胺、多巴酚丁胺和异丙肾上腺素等。术后存在房室完全性或间歇性传导阻滞的病例，心室或房室顺序起搏可调整心率、增加心排血量。

（2）前负荷：容量补充的种类、数量取决于血红蛋白水平、血细胞比容、白蛋白水平和容量丢失的多少。正常循环容量的范围为：婴儿95mL/kg，年长儿75mL/kg。静脉推注方式的补液量为5～10mL/kg，补液速度不宜过快左房压达14～16mmHg时，补液将不再增加心排血量。左房压大于20mmHg将导致肺水肿。由于婴儿静脉容量很大，右房压不能正确反映容量需求，不能作为容量治疗的唯一指标。

（3）后负荷：体循环阻力或肺血管阻力增高将显著降低每搏量和室壁收缩程度与速度，最终导致心排血量和心室功能的降低。体外循环后患者血管阻力增高很常见。病理因素如低氧、酸中毒、低温、疼痛等均增加体、肺血管阻力，消除这些血管收缩因素对降低后负荷很重要。相反，增加的后负荷可能是心肌收缩力下降时为了维持血压的代偿性反应。残余的右心室或左心室流出道梗阻也会增加后负荷。临床常用降低后负荷的血管扩张药有米力农、硝酸甘油和硝普钠。磷酸二酯酶抑制剂米力农是一种体、肺血管床直接血管扩张剂，同时有强心作用，尤其适用于低排高阻的患者，常用剂量0.3～0.7μg(kg・min)。硝普钠作为直接平滑肌松弛剂能有效降低血管阻力，但须避光使用，并监测氰化物水平，以防氰化物中毒，剂量为0.5～3.0μg/(kg・min)。硝酸甘油是一种直接平滑肌松弛剂和潜在的冠脉血管扩张剂，使用剂量1.0～5.0μg/(kg・min)，需用非聚氯乙烯注射器和泵管，否则该药会黏附于注射器内壁而失活。使用血管扩张剂时需随时补充容量，维持足够的前负荷，并密切监测血压。

（4）心肌收缩力：术前因存在心脏缺损造成压力或容量超负荷可致心肌收缩力长期受损。术中药物、麻醉、心肌缺血、大范围心室切开或心肌切除也可抑制心肌收缩力。术后低氧、酸中毒和药物也影响收缩力。体外循环后常规应用改良超滤可改善术后早期左心收缩功能、舒张顺应性、提高血压和减少正性肌力药物的使用。大剂量正性肌力药物的应用可使乳酸持续增高，不利于末梢循环和氧供的改善。

2.呼吸功能障碍　体外循环后的呼吸功能障碍很常见，并受多种因素的影响，可致术后病程延长。术前存在的心脏畸形已造成肺功能长期改变，肺血流过多引起呼吸道阻力增加、肺顺应性降低。呼吸衰竭的原因有：内皮功能障碍、左心衰竭、液体超负荷致肺水肿，大量残余心内左向右分流，术中左心减压不足等。造成肺功能明显损害的原因可能是体外循环相关的全身炎性反应。血液和体外循环回路接触及其他因素（出血、末梢气管缺血、体温变化等）可触发细胞因子和补体激活，肺有着丰富的血管床，极易受炎性反应的影响，围手术期超滤可减轻这些副作用。大剂量皮质激素如甲泼尼龙可改善术后肺泡一动脉血氧差。气管支气管分泌物积聚和肺不张也是肺功能受累的常见因素。利尿剂和正性肌力药物有助于改善肺水肿所致的心肺功能。术后持续呼吸支持有助于降低氧耗，并逐渐恢复心肺功能。

3.肺动脉高压　肺血管阻力升高的患儿心脏术后常立即出现肺动脉高压，尽管纠正了心脏缺损，但肺血管阻力有时可进行性升高，特别在缺氧、二氧化碳蓄积、酸中毒、疼痛刺激、使用肾上腺素等收缩肺血管药物、清理气管内分泌物等情况下出现肺动脉高压危象。尽管有很多方法可控制肺血管阻力，但目前临床上仍缺乏一种可控性强、肺血管选择性良好、给药方便、毒性反应小且停药后不反弹的治疗方法。当同时存在肺动脉高压和左心功能紊乱时，应慎用降低肺血管阻力的措施，因为肺血管阻力降低后，肺血流量增加，将大大增加功能紊乱的左心室前负荷，可能导致急性肺水肿。常用控制肺血管阻力的方法有：

（1）适度麻醉：维持麻醉深度，降低氧耗，增加肺血管反应性。

（2）机械通气：尽管增加吸入氧浓度可降低肺血管阻力，但氧浓度超过60%时可能引起肺损伤，应避免长时间吸入高浓度氧。由于功能残气量正常时肺血管阻力最小，因此肺适度膨胀非常重要。气管内吸引刺激可能通过神经反射导致肺血管阻力急剧升高，对合并肺动脉高压的患儿，应设计不同的气管内吸引间隔时间，并设法减少吸引的危险。确定合适的PEEP，达到既改善氧供又不增加肺血管阻力的目的。

（3）pH值：血液pH值对肺血管阻力有很强的影响，碱化血液（pH7.50～7.60）常用于肺血管阻力升高患儿的治疗。尽管过度通气和输注碱性液体碱化血液均可降低肺血管阻力，但过度通气可升高平均气道压、增加全肺阻力、减少静脉回流和心室充盈，并可引起气压伤，低碳酸血症还可降低脑血流。因此，碱化血液不能仅靠过度通气，在血钠允许时应输注部分碱性液体。

（4）静脉用药：临床上许多扩血管药物均曾用于肺动脉高压的治疗。如α受体阻滞剂、钙离子拮抗剂、硝基扩血管药物、血管紧张素转换酶抑制剂和磷酸二酯酶抑制剂等。但所有药物均缺乏选择性肺血管扩张作用，同时引起体循环血管扩张，出现全身低血压。

1）前列腺素：是一种强力肺血管扩张药物。另外，前列腺素的抗炎特性可能促进中性粒细胞相关的炎性介质形成，由前炎性介质转变成更具抗炎特性的介质。抗炎作用在治疗肺动脉高压中可能很重要，因为前炎性介质升高和巨噬细胞激活表明炎性过程在发病机制中起重要作用，静脉持续使用依前列醇可改善持续性肺动脉高压患儿的存活率、活动量和血流动力学。近年来，静脉依前列醇广泛用于免疫性疾病、新生儿持续性肺动脉高压、先心病和其他合并肺动脉高压的疾病。吸入前列腺素类药物如伊洛前列环素开始用于选择性扩张通气良好区域的肺血管。与静脉用药相比，雾化吸入前列腺素或其衍生物可显著降低肺动脉压和肺血管阻力，同时增加心排血量，避免全身不良反应和通气/血流比失调，吸入前列腺素主要表现出肺血管扩张作用，对体循环血管的影响较小。研究显示静脉小剂量磷酸二酯酶抑制剂结合吸入前列环素可强化并延长前列腺素雾化吸入作用，且不影响全身血压和肺通气/血流比。

2）吸入一氧化氮：一氧化氮是一种气态内皮依赖性血管舒张因子。吸入低浓度一氧化氮可松弛处于收缩状态的肺血管平滑肌。透过肺泡上皮和血管壁到达毛细血管的一氧化氮与血红蛋白结合后迅速灭活，从而表现出选择性肺血管扩张作用。许多研究证实了吸入低浓度一氧化氮可用于小儿先心病围手术期、治疗新生儿持续性肺动脉高压和成人肺动脉高压或呼吸窘迫综合征。与静脉扩血管药相比，吸入一氧化氮的优点在于无全身低血压并能改善肺内通气/血流比。吸入低浓度一氧化氮术前可用于肺动脉高压性质的鉴别(动力性或阻力性)，有助于合并肺动脉高压患儿手术适应证的选择，术中和术后可用于肺动脉高压危象的预防和治疗。

临床治疗的最佳一氧化氮吸入浓度目前仍不清楚。合并肺动脉高压的严重肺实变患儿，吸入较高浓度一氧化氮(80ppm)，通过调节通气/血流比可产生最大的肺血管扩张效应。吸入外源性一氧化氮有潜在的细胞损伤作用，应注意二氧化氮和高铁血红蛋白的产生。在设计合理的一氧化氮输送装置和严格监测下，吸入低于 40ppm 一氧化氮尚未有急性毒性反应的报道，与其他扩血管药物一样，停用一氧化氮后肺动脉压会反弹。

3)西地那非：美国药品食品管理局(FDA)已批准西地那非可用于肺动脉高压的治疗。Ghofrani 等前瞻性地研究了伊洛前列环素吸入治疗失败的重症肺动脉高压患者口服西地那非的作用，结果显示，西地那非与伊洛前列环素的联合治疗可逆转患者的病情恶化。目前，国内多家医院已在术前和术后口服西地那非联合其他扩血管药物治疗重症肺动脉高压患者，取得了良好的效果。

(5)理想的血细胞比容：升高血细胞比容可增加携氧能力和氧输送，但增高的血液黏度使肺血流阻力也升高。肺动脉高压患儿合理的血细胞比容目前尚不清楚。Lister 等根据经验和理论计算得出，血细胞比容由 33%升至 55%时，肺血管阻力升高 36%。血细胞比容与肺血管阻力间的关系是否适用于所有临床情况尚不清楚。

四、体外循环对患儿的影响与麻醉后管理

(一)体外循环对患儿的影响

体外循环是治疗先心病不可缺少的手段，但也可能带来不同程度的危害。①小儿体液占全身体重的比例较成人大，细胞外液相对多，即使将体外循环机预充液总量减小至 1000mL，也相当于婴儿血容量的 4 倍，且预充液内含有各种电解质、药物、晶体液和胶体液，都可对患儿体液和血液成分产生干扰。因此，体外循环后很容易发生体液过多、血浆渗透压下降、脏器含水量增加、血红蛋白下降、血液酸碱度改变等后果，也可引起体外循环炎症反应及血细胞和血浆成分改变。这一系列变化都足以导致重要脏器功能的影响。②体外循环时间在 30min 以内，脑循环障碍发生率为 7.4%；2h 以上者为 51.9%。提示体外循环时间愈短，脑损害愈小。③体外循环灌注流量不足，容易发生脑损伤；新生儿和婴幼儿在深低温下，脑压力/流量自主调节功能消失；脑血流与平均动脉压呈正相关；动脉血二氧化碳分压和 pH 可直接影响脑血管紧张度和脑组织氧供。④体外循环后容易出现肺损伤，其原因众多，如转流期间肺被长时间隔离于循环系统之外而不能正常代谢；血液与体外循环管道表面接触产生炎症反应；缺血再灌注损伤及微栓形成等。其中炎性反应涉及补体、凝血、激肽、纤溶等多个系统，使肺血管通透性发生改变、通气/血流比失调、肺顺应性下降、呼吸频率增加，以及肺不张、肺水肿和浸润，即所谓体外循环后灌注肺。为减轻或避免肺损伤，应从预防着手，提高心肺机的材料结构质量，注意维持体液及胶体渗压平衡，尽量缩短体外循环时间，掌握合理的体外循环灌注技术，手术矫正畸形尽量满意等。⑤体外循环后肾损伤目前已明显减少，但如果患儿术前并

存肾功能不全，或在接受长时间体外循环灌注、灌注流量不足及术后并发低心排等情况时，肾脏严重损害就很难避免。据统计儿童心脏手术后约4%～7%发生肾功能衰竭且需要肾透析治疗，死亡率高达58%～72%。故应从预防入手，术前积极治疗心源性以外的肾病，体外循环采用优质人工肺，适量血液稀释保持尿量1～2mL/(kg・h)以上，防治酸中毒、碱化尿液和减少溶血；及时利尿，不用肾毒性药物等。此外，手术纠正畸形尽量满意以避免术后低心排，是肾保护非常重要的原则。⑥心脏损伤的影响因素较多，包括麻醉药对心肌的抑制、心肌经受体外循环炎症反应、非生理性体外循环灌注、血液成分改变，以及心脏血流阻断和开放引起的再灌注损伤等。必须重视心肌保护措施。

（二）麻醉后管理

体外循环手术后管理是重要的环节，麻醉医师应参与处理，包括：①体温管理，术后低温可导致机体酸中毒，增加感染机会，并直接影响心功能和凝血功能，增加再次手术的风险；体温过高可致脏器代谢增高、氧耗增加，心脏负担加重，故必须重视维持体温稳定。②呼吸道管理，患儿送ICU后应核对气管插管深度，检查是否移位；需机械通气者需有保湿装置，以保护呼吸道黏膜；吸痰要严格按操作常规定时吸痰，每次吸痰前、中、后都要充分吸氧，每次吸痰时间不超过10～15s。吸痰必须严格无菌消毒，选用柔软、直径不超过气管导管直径1/2的吸痰管，吸痰前先钳闭吸管，并尽快深插入气管，然后松钳并旋转吸痰管由里向外轻轻抽出，切忌进退反复移动，以防损伤气管黏膜。如果痰黏稠，吸痰前先在气管内滴入少量生理盐水；如果发生支气管痉挛，可在盐水中加入适量支气管扩张药。小儿术后保留气管插管容易并发症喉头水肿，拔管后可能发生窒息。故应尽量缩短留管时间，并适当应用镇静药避免患儿头部过度活动，避免呛咳和吞咽动作，定时使用地塞米松，定时松开气囊减压。③体外膜式氧合（ECMO），适用于术后心、肺功能衰竭的抢救，1975年首例新生儿术后应用ECMO抢救成功。ECMO连接方法有三种：静脉－动脉；静脉－静脉；体外CO_2交换。自1990年以来新生儿、婴儿术后应用ECMO抢救的成活率由21%提高至83%。

（孙小珊）

第三节　心脏瓣膜病

任何原因所致的心脏瓣膜疾病均不能自愈，其病变可从轻微的、无任何症状的瓣膜畸形到严重的循环功能衰竭直至死亡。药物治疗在于预防感染、改善症状，控制相关的心律失常，并预防血栓形成和栓塞类疾病；适时的手术治疗才能阻止病变的进一步恶化并恢复正常的心脏和循环功能。随着外科手术技术的改进、人工瓣膜材料和体外循环相关设备及技术的不断进步，大大提高了手术的成功率，尤其是疑难危重心脏瓣膜疾病的手术死亡率已普遍降低至5%以下。心脏瓣膜病发病原因较多，包括风湿性、非风湿性、先天性、老年退行性和缺血性瓣膜病等，其中以风湿性心脏瓣膜病最为常见。由于心脏瓣膜病病程长，心功能普遍受累，受损瓣膜类别、性质和严重程度显著不同，故对血流动力学影响很不一致。

一、病情、病理特点与评估

（一）二尖瓣狭窄

多数为风湿性心脏病引起，部分为先天性二尖瓣狭窄。正常二尖瓣瓣口面积4～6cm^2，轻度狭窄为1.5～2.5cm²，中度狭窄为1.1～1.5cm²，重度狭窄为1.0以下。一般瓣口面积小于1.5cm²才有症状，小于1.0cm²则静息状态也出现症状。二尖瓣狭窄导致左心室舒张期充盈受阻，左心室慢性容量负荷不足，左心室相对变小。严重狭窄时，每搏量和左心室舒张末容积均减少。瓣口狭窄左心房排血受阻，左房压增高，左心房扩张，随之肺静脉压也上升，肺水渗漏增加，早期可由淋巴回流增加代偿，后期两肺基底部组织间肺水增加，肺顺应性降低，呼吸功增加，出现呼吸困难。病情进展逐渐发生肺动脉高压，肺小血管内膜增生、中层增厚、血管硬化和狭窄、肺血管阻力增加、肺血流量减少，右心室后负荷增加引起右心功能不全并出现功能性三尖瓣反流。二尖瓣狭窄患者左心房扩张，常伴有心房纤颤，部分有血栓形成。心动过速时，由于舒张期充盈时间缩短较收缩期更为显著，心排血量降低，此时心脏电复律常不能恢复窦性节律，且有可能导致左心房血栓脱落，发生致命的栓塞。

（二）二尖瓣关闭不全

风湿性二尖瓣关闭不全最常见，其他病因有细菌性心内膜炎、乳头肌梗死和二尖瓣脱垂。症状性质与程度主要与左心室功能和反流程度有关。反流量取决于心室、心房间的压差和二尖瓣反流孔大小。反流分数≤0.3为轻度，0.3～0.6为中度，>0.6为重度。二尖瓣关闭不全时左心室收缩期血液除向主动脉射出外，部分血液反流回左心房，重者可达100mL，因此左心房容量和压力增高。最初左心泵功能增强，容量增大。左心房扩大后，75%发生心房纤颤。一旦左心室功能下降，可致每搏量减少、反流增加、肺淤血、肺动脉高压、右心室超负荷和心力衰竭。二尖瓣关闭不全分急性和慢性两类，急性二尖瓣关闭不全常见病因有心内膜炎所致腱索断裂、心肌缺血所致乳头肌功能不全和急性心肌梗死乳头肌断裂等。由于左心房大小与顺应性正常，一旦发生急性二尖瓣关闭不全形成反流，即使反流量不大也将使左房压和肺毛细血管压骤升，加之急性反流多发生在急性心肌梗死后，心功能不全、充血性心力衰竭和肺水肿难以避免。慢性二尖瓣关闭不全时左心室扩张或代偿性心肌肥厚，心排血量有一定程度的代偿。一旦出现症状，提示心肌收缩力已有一定损害。由于扩大的左心房有很大的顺应性缓冲，但患者存在肺充血症状时，常反映反流容量极大（大于60%），心肌收缩力显著受损。中、重度二尖瓣反流患者因为反流分数的显著增加不能耐受外周血管阻力显著增加。当反流分数超过60%时，出现心力衰竭症状，左房压、肺动脉压升高，肺充血。二尖瓣反流合并狭窄患者，左心房功能受损加快，右心衰竭出现较早，而合并心房纤颤者，对心排血量的影响小于单纯二尖瓣狭窄患者。

（三）主动脉瓣狭窄

风湿热是年轻人主动脉狭窄的常见病因，瓣叶的炎性改变、纤维化和钙化最终限制瓣叶的活动与开放，常见狭窄与反流同时存在，并合并二尖瓣或三尖瓣病变。老年钙化性主动脉狭窄多发生在65岁以上正常主动脉瓣的老年人。退行性变化最终如何导致主动脉瓣狭窄的机制仍不清楚。糖尿病和高脂血症可促进该病的发生。严重钙化时，不仅瓣叶和交界处粘连，瓣环、主动脉壁和二尖瓣前瓣也发生钙化，狭窄程度较严重。绝大多数先天性二叶主动脉瓣畸形发展成为钙化性主动脉瓣狭窄，只有少数发展成为主动脉瓣关闭不全。

虽然主动脉瓣狭窄的病因不同，但其病理改变都是主动脉瓣瓣口面积降低，导致左心室后负荷增加和跨瓣压差增加，并随之出现一系列病理生理改变，其过程可分为代偿期和失代偿期。正常成人主动脉瓣口面积3～4cm²，当瓣口面积降至正常的25%～30%时，才出现明显的血流动力学改变并有临床症状。目前认为主动脉瓣口面积>1.5cm²为轻度狭窄，瓣口面积 0.75～1.5cm² 为中度狭窄，瓣口面积≤0.75cm² 时为重度狭窄。但瓣口面积并非与症状的严重程度相关。另一种评价主动脉狭窄程度的方法是根据心导管检查测量的跨瓣压差来判断，当跨瓣压差峰值≥50mmHg 时为重度狭窄，25～50mmHg 为中度狭窄，<25mmHg 为轻度狭窄。主动脉瓣狭窄致左心室流出道梗阻，后负荷增加，心脏代偿性反应为左心室向心性肥厚。随着狭窄程度的加重，最终导致心脏功能失代偿。具体表现为收缩期室壁张力显著升高，左心室收缩功能降低，临床出现左心衰竭表现；过度肥厚心肌和左心室收缩压增加导致心肌氧耗大大增加，室内压升高超过冠状动脉灌注压，左心室心肌出现慢性心内膜下灌注不足或缺血，影响心肌收缩功能；心室肥厚使舒张期顺应性减退，导致舒张期充盈压升高和肺静脉压升高，导致肺水肿和左心衰竭。

（四）主动脉瓣关闭不全

主动脉瓣关闭不全约占心脏瓣膜病的 25%，病因包括先天性和获得性两种。风湿病仍是我国主动脉瓣关闭不全最常见病因。约占单纯主动脉瓣关闭不全的 50%。其他病因包括原发性主动脉瓣心内膜炎、主动脉环扩张症、马方综合征、特发性主动脉扩张或升主动脉瘤、升主动脉夹层、高血压性主动脉扩张、退行性主动脉扩张和梅毒等。先天性二叶主动脉瓣畸形部分病例可以发生主动脉瓣关闭不全、主动脉瓣狭窄或两者并存。慢性主动脉瓣关闭不全时，舒张期血液由主动脉反流至左心室，致左心室容量负荷增加、舒张末室壁张力增加、左心室代偿性肥厚、扩大。临床表现为主动脉收缩压升高，舒张压降低，脉压增宽。不同于慢性二尖瓣关闭不全的单纯前负荷增加，慢性主动脉瓣关闭不全的心肌肥厚既有前负荷增加，又有后负荷增加，因此心肌肥厚较重。长期左心室肥厚和扩大逐渐导致心肌间质纤维化，心肌相对性缺血等损害，最终导致左心室功能减退，左心室功能失代偿。表现为左心室舒张末压升高，收缩末容量指数增加，射血分数和短轴缩短率降低，心排血量降低。患者逐渐出现左心衰竭表现。重度主动脉瓣关闭不全由于舒张压显著降低，冠脉灌注压下降，而室壁张力增加，心肌肥厚使毛细血管相对供血不足，出现心绞痛症状。左心室功能失代偿后，左心房和肺静脉压升高，最终导致肺动脉高压，右心衰竭。主动脉瓣关闭不全引起的反流量大小与反流面积、心脏舒张时间和体循环血管阻力有关。有效反流口面积（EROA）≥0.3cm² 或反流量>60mL 时为重度反流。舒张期越长，反流量越大，心率增快，反流量减少。体循环阻力高，反流量增加，反之，反流量减少。急性主动脉关闭不全时，左心室舒张期压力迅速升高，接近或超过主动脉舒张压，导致左房压和肺静脉压迅速升高，可导致急性肺水肿。尽管此时反流量相应降低，但每搏量降低，动脉压降低，可出现休克。

（五）三尖瓣狭窄

三尖瓣狭窄多为风湿热后遗症，且多数与二尖瓣或主动脉瓣病变并存，由瓣叶边沿融合，腱索融合或缩短而造成。其他尚有先天性三尖瓣闭锁或下移（Ebstein 畸形）。因瓣口狭窄致右心房淤血、扩大和右房压增高。由于体静脉系的容量大、阻力低、缓冲大，因此右房压在一段时间内无明显上升，直至病情加重后，静脉压明显上升，颈静脉怒张，肝肿大，可出现肝硬化、腹水和浮肿等体循环淤血症状。由于右心室舒张期充盈量减少，肺血流量、左心房、左心室充盈量均下降，可致心排血量下降，体循环血量不足。由于右心室搏出量减少，即使并存严重二尖瓣狭窄，也不致发生肺水肿。

（六）三尖瓣关闭不全

三尖瓣关闭不全多数属于功能性，继发于左心病变和肺动脉高压引起的右心室肥大和三尖瓣环扩大，由于乳头肌、腱索与瓣叶之间的距离拉大而造成关闭不全，因风湿热引起者较少见。其瓣膜增厚缩短，交界处粘连，常合并狭窄。因收缩期血液反流至右心房，使右房压增高和扩大。右心室在舒张期还需接收来自右心房反流的血液，因此舒张期容量超负荷、心室扩大。当右心室失代偿时可发生体循环淤血和右心衰竭。

（七）肺动脉瓣病变

肺动脉瓣狭窄绝大多数属先天性或继发于其他疾病，常与其他瓣膜病变并存，且多属功能性改变，而肺动脉瓣本身的器质性病变很少。因风湿热引起者很少见。在风湿性二尖瓣病变、肺源性心脏病、先心病室间隔缺损和动脉导管未闭、马方综合征、特发性主/肺动脉扩张和肺动脉高压或结缔组织病时，由于肺动脉瓣环扩大和肺动脉主干扩张，可引起功能性或相对性肺动脉瓣关闭不全。因瓣环扩大，右心容量负荷增加，最初出现代偿性扩张，当失代偿时可发生全身静脉淤血和右心衰竭。

（八）联合心脏瓣膜病变

侵犯两个或多个瓣膜的疾病，称为联合瓣膜病或多瓣膜病。常见病因为风湿热或感染性心内膜炎。如风湿性二尖瓣狭窄时，肺动脉高压致肺动脉明显扩张时，可出现相对肺动脉瓣关闭不全。也可因右心室扩张而出现相对三尖瓣关闭不全。此时肺动脉瓣或三尖瓣本身并无器质性病变，只是功能和血流动力学发生变化。又如主动脉瓣关闭不全时，由于射血增多可出现主动脉瓣相对性狭窄。大量血液反流可影响二尖瓣的自然开放而出现相对二尖瓣狭窄。也可因大量反流导致左心室舒张期容量超负荷，左心室扩张，二尖瓣环扩大，而出现二尖瓣相对关闭不全。联合瓣膜病发生心功能不全的症状多属综合性，往往存在前一个瓣膜病变症状部分掩盖或减轻后一个瓣膜病变临床症状的特点。如二尖瓣狭窄合并主动脉瓣关闭不全较常见，约占10%。二尖瓣狭窄时左心室充盈不足和心排血量降低，当合并严重主动脉瓣关闭不全时，因每搏量低而反流减少。二尖瓣狭窄时也可因主动脉瓣反流而使左心室肥厚有所减轻，说明二尖瓣狭窄掩盖了主动脉瓣关闭不全的症状，但容易因此低估主动脉瓣病变的程度。二尖瓣狭窄合并主动脉瓣狭窄时，由于左心室充盈压下降，左心室与主动脉间压差缩小，延缓了左心室肥厚的发展速度，减少了心绞痛发生率，说明二尖瓣狭窄掩盖了主动脉瓣狭窄的临床症状，如手术仅纠正二尖瓣狭窄而不处理主动脉瓣狭窄，血流动力学障碍可加重，术后可因左心负担骤增而出现急性肺水肿和心力衰竭。

（九）心脏瓣膜病变合并冠心病

风湿性心脏瓣膜病、老年性主动脉瓣和二尖瓣退行性病变，有相当一部分人同时合并有冠心病。冠心病并发心肌梗死发生乳头肌功能不全或腱索、乳头肌断裂也可引起二尖瓣关闭不全，以上这些患者需同期行瓣膜成形或置换与冠状动脉搭桥术。心脏瓣膜病与冠心病合并存在时，其病理生理存在复杂的相互影响关系。瓣膜病可影响心室功能，明显的冠心病引起区域性或全心室壁异常运动，不仅心肌收缩力降低，而且区域性心肌梗死可引起心室几何结构改变，造成心肌功能或瓣膜功能不全。临床可见主动脉瓣病变合并冠心病、二尖瓣病变合并冠心病和主动脉瓣与二尖瓣双瓣病变合并冠心病。这类患者由于心脏功能差、手术和体外循环时间长，血流动力学管理难度较大。

（十）心脏瓣膜病合并心房纤颤

心房纤颤70%发生于器质性心脏病，二尖瓣病变中的发生率可达50%～79%。心房纤颤对血流动力学影响巨大，正常人心房主要为血流通道，心房收缩仅占心排血量的5%～

10%，而慢性风湿性心脏病患者由于心室功能降低，心房收缩所占心排血量的比例逐渐上升至40%～50%。此时维持窦性节律对保证心排血量极为重要。术中应注意维持满意的血压，以保证窦房结供血；手术操作尽量避免牵拉和压迫窦房结组织，特别在处理上腔静脉插管或阻断时尤需谨慎；缩短阻断心脏循环的时间；充分做好心肌保护，以使心肌均匀降温，可保护窦房结组织。为维护血流动力学稳定，术中可临床采取电复律措施，如同期施行心房纤颤治疗手术，将对术中和术后血流动力学控制及维护心脏功能带来益处。

二、手术前准备

（一）患者的准备

了解患者的病史、诊断和治疗及效果。重点了解有无心衰、胸痛发作、发作频度、严重程度及治疗措施；有无意识障碍及神经系统症状，活动受限状况。反复心衰常提示心肌功能受损，可能影响到多器官脏器功能，神经系统症状常提示脑供血不足、脑缺血或脑栓塞。晚期心源性恶病质患者应考虑到其对麻醉药的耐受性降低。掌握当前的治疗情况，特别应注意当前用药与麻醉药的相互关系。全面了解患者的用药情况，包括洋地黄制剂、利尿剂、强心药、扩血管药、抗心律失常药和抗生素等。需用至手术当天的药物应做好交接准备或改为术中使用的药物。了解其他合并疾病和重要的过去史、过敏史、手术麻醉史及家族史，特别是伴有糖尿病、高血压、哮喘和特定药物过敏者。结合病史、心电图、超声心动图、胸部X线、心导管、心脏造影等检查结果综合判断心功能。对于心胸比例＞0.8，EF＜0.4，Fs＜0.3及有冠状动脉供血不足的患者，术中注意维护心肌的氧供需平衡，防止心肌抑制和心律失常。瓣膜手术患者常伴有肺动脉高压、肺静脉压升高，肺血管外肺水增加，小支气管和肺间质水肿，肺弥散能力和顺应性降低，术前须行肺功能检查和血气分析，便于术中、术后机械通气参数的选择和调节。肝肾功能不全的患者，术中用药应减少对肝肾功能的影响。肝功能不全导致凝血功能减退者，术中出血较多，应充分备血和凝血物质如血小板；肾功能不全的患者除了药物和血流动力学处理外，可考虑备用超滤。术前访视患者以获取病历记录以外的病情资料，并作与麻醉相关的各项检查，包括气管插管有无困难、各穿刺部位有无异常、心肺听诊、Alien试验、屏气试验等。对麻醉和手术中的问题给予必要的解释，获得患者的信任与合作，消除或减轻患者的紧张程度。

（二）术前用药

1.心血管治疗药物　术前正在使用的钙通道阻滞剂可持续用至手术当天早晨。β受体阻滞剂突然停药可导致反跳现象，表现为紧张、心动过速、心悸、高血压、心肌梗死、室性心律失常和猝死，因此β受体阻滞剂必须用至术晨，但可用短效药替代长效药。术前使用洋地黄制剂作为强心药的患者，鉴于地高辛等药物在围手术期使用中因液体治疗、低血钾症和过度通气等致毒性作用增强，因此手术当天可停用洋地黄制剂，改用其他的强心药。而术前使用洋地黄制剂用于控制房颤和房扑心室率的患者，洋地黄制剂可用至术晨，麻醉后根据心率可用小剂量维持以控制心率小于100次/min。用于治疗心肌缺血的血管扩张药如硝酸甘油可改用贴膜或小剂量静脉使用，但在手术前必须撕掉贴膜，必要时改静脉用药。围手术期用于治疗室性心律失常的抗心律失常药物可持续应用。有报道在非心脏手术患者中，由于胺碘酮可导致顽固性的低血压和心动过缓，而且对儿茶酚胺无反应，从而使心脏手术患者无法脱离体外循环，因此，建议择期手术前两周停用胺碘酮，考虑到顽固性心律失常治疗的需要，也有安全用至术前的报道。

2.麻醉前用药　患者术前用药的目的在于缓解焦虑、产生术中遗忘作用、镇痛以及减少分泌物和不良反射。就成人患者来讲，对术前疼痛性操作的镇痛、镇静和遗忘作用非常重要。心脏手术患者常用术前用药为吗啡 0.1mg/kg，东莨菪碱 0.06mg/kg，根据情况加用地西泮或咪唑安定。东莨菪碱主要用于预防术中知晓，但在年龄大于 70 岁的老年患者中易致焦虑，剂量应减至 0.03mg/kg。极度危重的患者，如严重主动脉瓣或二尖瓣狭窄，明智的做法是不给术前用药，而在患者进入手术室后给予小剂量的咪唑安定或芬太尼。瓣膜疾病和心室功能不全的患者可能伴有肺部病变，术前用药后应常规吸氧。

（三）入室前准备

心脏瓣膜手术患者可能需要紧急复苏或急诊体外循环，因此患者进入手术室之前必须准备好相应的麻醉药品和复苏设备。

1.择期瓣膜手术

(1)麻醉机及气管插管设备：检查麻醉机是否处于正常工作状态，有确实可用的吸引器，气管插管物品包括咽喉镜、合适的气管内导管、插管用管芯、口咽通气道或鼻咽通气道、牙垫、胶布、听诊器、局部表麻药物、注射器等。

(2)监护仪：包括常规监护项目心电图、脉搏氧饱和度、无创血压、呼气末二氧化碳设备的准备，以及重症监测项目直接动脉压、中心静脉压、肺动脉导管、心排血量测定、体温测定等仪器的准备。其他设备包括除颤仪、ACT 测定仪、血气分析仪和 HCT 测定仪以及血小板及凝血功能测定仪的准备。

(3)药物：包括麻醉药、心血管活性药、肝素和其他药品。心血管药品的准备必须有静脉推注和持续滴注的不同浓度，以便对患者进行快速处理并能短时间内维持适当的血药浓度。

(4)静脉输液：体外循环心脏手术中除非患者有糖尿病或低血糖，一般选择无糖液体，无糖液体将使体外循环期间的高血糖状态降至最低程度，以利于缺血期间的脑保护。至少需准备两路液体。体外循环前输注的液体不必加温，而且这一阶段应使患者的体温逐渐降低，体外循环后输注的液体应加温。

2.急诊瓣膜手术

(1)气管插管设备：应快速完成常规气管插管所需设备，尤其是吸引器、咽喉镜和气管内导管。

(2)药物：除常规药品外，可能需要准备作用更强的强心药等药物，做到能及时延续患者已经开始的各项治疗，并作出适当的调整。

(3)静脉通道：必须准备两路静脉通道，患者入手术室之前必须已经开放一路静脉以便快速诱导。必须保证开放足够大口径的静脉通道，以利快速输血输液。

(4)术前监测：对重症患者来说可能没有时间放置重症监测导管，如直接动脉压和肺动脉导管。如果患者血流动力学尚稳定，必须安全快速地建立无创监测项目如心电图、无创血压、呼气末二氧化碳和脉搏氧饱和度。最优先的项目是建立好的静脉通道。其他重症监测项目可在体外循环开始后建立。如患者之前已经建立了动脉压和中心静脉通道，应迅速和手术中的传感器相连。

三、麻醉管理

鉴于各种瓣膜疾病的不同病理特点和对血流动力的不同影响，采取不同的诱导方法以维持患者最佳的血流动力学状态。麻醉诱导和维持期间的处理包括了血流动力学状态的维护和麻醉技术的实施。

（一）主要麻醉技术

1. 阿片类药物为主的方法　使用麻醉类药物如芬太尼、苏芬太尼诱导的优点在于诱导过程平稳，心肌抑制最小、心率降低，呼吸抑制降低了气道反应，为术后提供了镇痛，使心肌对儿茶酚胺不敏感，无肝肾毒性，不污染环境。但缺点是不降低心肌氧耗，容易触发高动力状态，导致心动过速和高血压，胸壁僵硬使通气困难，气道压增高，术后机械通气的时间延长，与吸入麻醉药相比术中知晓的发生率较高。此方法主要用于心功能较差的瓣膜手术患者（EF＜40％）。

2. 吸入麻醉药为主的方法　吸入麻醉药为主的诱导产生剂量依赖性心肌和脑氧耗抑制，能完善抑制外科手术刺激，无术中知晓，能加强神经肌肉阻滞剂的作用，术后可快速拔管，个别药物的副作用如血管扩张有助于二尖瓣关闭不全等患者的处理。但吸入麻醉药的心肌抑制作用容易导致低血压，不如预期的那样能降低手术刺激的血流动力学反应，有肝肾毒性，术后需额外提供镇痛并污染环境。此方法主要用于心功能较好，尤其是出现高动力状态的瓣膜手术患者。

3. 静吸复合麻醉　静吸复合麻醉有助于发挥彼此的优点，减轻各自的副作用。

（二）二尖瓣狭窄

围手术期处理二尖瓣狭窄患者必须适当增加左心室的前负荷，但又不至于因过量输液引起肺水肿。降低心率，延长舒张期时间，增加左心室充盈。二尖瓣狭窄患者心房收缩约占左心室每搏量的30％，房颤患者心房的收缩功能将丧失。维护心脏的收缩功能常需使用强心药。维持正常的体循环阻力，因为后负荷降低对增加二尖瓣狭窄前向血流的帮助不大。二尖瓣狭窄患者肺循环阻力常升高，低氧容易导致严重的肺血管收缩，避免任何麻醉处理导致肺动脉压升高，特别是不适当地使用氧化亚氮、没有及时发现酸中毒、高碳酸血症和低氧血症。避免术前用药过量导致前负荷降低、低氧血症和高碳酸血症，使用东莨宕碱而不是阿托品以避免心动过速。用于控制心率的地高辛必须用至术晨，并积极治疗心动过速，无论是窦性心动过速或房颤。对术前无房颤患者，维持窦性心律极为重要，一旦出现房颤，应尽快电复律。二尖瓣狭窄常采用芬太尼为主的麻醉技术。二尖瓣狭窄患者需常规放置肺动脉导管以指导术中的处理，但应特别注意对于肺动脉高压患者，导管可能导致肺动脉撕裂。而且此时肺动脉舒张压不能准确估计左房压，肺动脉楔压也因狭窄的二尖瓣而过高估计左室充盈压。因此不必将导管反复置于楔压的位置。

（三）二尖瓣关闭不全

增加和维持二尖瓣关闭不全患者左心室的前负荷有助于保持每搏量，但并不是普遍提倡增加前负荷，因为左心房和左心室的扩张扩大了二尖瓣瓣环，增加了返流量。因此，对某个特定患者来说最佳的前负荷水平应以患者对液体治疗的临床反应为基础。应保持二尖瓣关闭不全患者有正常或较快的心率以减少返流，伴有房颤的患者较多见，心房收缩对前负荷的影响不如狭窄患者那么重要。使用强心药维持偏心性肥厚的心肌收缩力有助于二尖瓣瓣环的收缩,降低返流量。体循环阻力的降低有利于二尖瓣关闭不全患者保持正常的心排血量,应避免使用α受体兴奋剂,硝普纳降低左心室的充盈压能显著改善心脏的射血分数,但对于因缺血性乳头肌功能不全所致的急性二尖瓣关闭不全,使用硝酸甘油是更合理的选择。应避免各种因素导致肺动脉高压,加重右心衰竭。麻醉处理中应避免术前用药过量导致肺循环阻力升高,肺动脉导管对指导液体治疗和评估返流量有很大的帮助。常采用芬太尼为主的麻醉技术,减小麻醉药对心肌的抑制。诱导过程中保持一定的过度通气可选择性的扩张肺血管而不影响体循环的压力。

(四)主动脉瓣狭窄

主动脉瓣狭窄患者围手术期处理的要点在于增加左心室的前负荷,降低心率,维持窦性节律,保持心肌收缩力不变,增加后负荷,维持肺循环阻力不变。主动脉瓣狭窄患者以小量术前用药为主,既镇静不致引起心动过速又避免过度降低前后负荷。常用吗啡 0.05～0.1mg/kg,东莨宕碱 0.2～0.3mg,肌内注射;或咪唑安定 1～3mg 肌注,可根据患者的个体情况如年龄和生理状况作相应调整。主动脉瓣狭窄患者采用芬太尼、苏芬太尼为主的麻醉诱导方法,剂量分别为 5～10μg/kg 和 0.5～1.0μg/kg。诱导和维持麻醉时应备好α受体兴奋剂如去氧肾上腺素,积极治疗诱导过程中的收缩压和舒张压的降低:如果患者出现心肌缺血的表现.使用硝酸甘油应非常小心,因为它对前负荷和动脉压的影响可能加重心肌缺血。积极治疗室上性和室性心律失常,在放置肺动脉导管时如果出现频发室早,应将导管顶端退至中心静脉处,待瓣膜手术完成后再置入。芬太尼和苏芬太尼的维持用量为 5～10μg/(kg・h)和 0.5～1μg/(kg・h)。

特发性肥厚性主动脉瓣下狭窄与主动脉瓣固定性的狭窄不一样,表现为动力性狭窄。心肌对病变的反应与瓣膜狭窄一样,但主动脉瓣下区域肥厚的心肌最终导致左心室流出道的完全梗阻:对这些患者有益的处理包括使用β受体阻滞剂或吸入麻醉药,增加前后负荷与降低心率也有助于改善左心室的充盈和维持肥厚心肌的冠状动脉灌注压。

经皮主动脉瓣植入术:作为一种治疗高危主动脉瓣狭窄患者的应急技术,近年来逐步得到开展。尽管主动脉瓣置换术是治疗重度主动脉瓣狭窄的确切手段,然而开胸、体外循环、心脏停搏包括全身麻醉都将增加患者的风险,而且这些患者往往高龄并伴有多种合并症。因此有超过三分之一的重度主动脉瓣狭窄患者由于风险极大而无法选择手术治疗。内科治疗和球囊瓣膜成形术对这类重度主动脉瓣狭窄患者不视为有效的治疗手段,经导管主动脉瓣植入术是目前这类高危患者手术之外的一种治疗选择。

尽管在设计和植入技术上有区别,可扩张式球囊和自膨式支架型瓣膜植入系统已大量应用于临床,其他新技术也发展迅速,并有望近期进入临床测试。经导管主动脉瓣植入术最常用的途径为经股动脉逆向植入,其他途径还包括经骼动脉、升主动脉或锁骨下动脉逆向植入及经心尖部植入。在透视引导下,首先用球囊主动脉瓣成形器扩张严重狭窄的主动脉瓣,导入引导鞘后,定位人工瓣并释放。瓣膜扩张和植入人工瓣期间,通过快速心室起搏使心排血量降至最低以防止植入装置滑移。高分辨率影像技术、对比血管造影和 TEE 对经导管主动脉瓣植入术的成功至关重要。

至 2011 年 6 月文献报道中,大多数经导管主动脉瓣植入术在有完整设备和药物的导管室进行,包括麻醉设备、监护仪、气道困难处理设备和用于处理血流动力学不稳定患者的各类药物,TEE 图像在瓣膜植入过程和早期诊断并发症中起重要作用,在是否采用全身麻醉的争议中主要考虑是否术中使用 TEE。TEE 可协助导丝和输送系统前行、评估球囊主动脉瓣成形效果和人工瓣的位置以及植入后瓣膜的状况。当瓣膜钙化轻，透视显像困难时 TEE 的作用更显著。同时 TEE 也能及时提供前负荷、心室功能、胸主动脉解剖和手术相关的并发症等信息，如心包填塞和医源性二尖瓣反流等。但也有报道认为 TEE 可能干扰透视显像，需要在植入瓣膜时退出探头。由于手术时间短，很多有经验的手术医师不用 TEE，由于术毕常规行经胸超声心动图检查（TTE），有学者认为备用 TEE 即可。全身麻醉可使患者完全制动，血管并发症发生率较低，但文献报道在输血的比例上全身麻醉和局麻没有区别。施行全身麻醉者需要强心支持的比例较高，这可能和全麻药的扩血管作用有关。但在施行局麻手术时，麻醉医师的共识是必须为随时实施全身麻醉做好准备。

（五）主动脉瓣关闭不全

主动脉瓣关闭不全围手术期处理主要在于增加左心室前负荷，维持前向血流，增加心率，降低舒张期返流，舒张压提高和左室舒张末压的降低有助于改善心内膜下的血流，维持心率在 90 次/min，以便提高心排血量又不至于引起缺血，维持窦性节律不如狭窄患者那么重要，患者常伴有房颤。维持患者的心肌收缩力，可用纯 β 受体兴奋剂如异丙肾上腺素，既可扩张外周血管又能增加心肌的收缩力和心率。降低体血管阻力有利于提高前向血流，增加心排血量。维持肺循环阻力。少量术前用药既能维持心肌收缩力和心率，又不至于因为焦虑而增加外周血管阻力。麻醉诱导常采用异氟烷、泮库溴胺与补充容量相结合，左心室功能严重下降的晚期患者，可用少量芬太尼和泮库溴铵诱导。由于主动脉瓣关闭不全患者的脉压有时高达 80～100mmHg，关注平均动脉压和舒张压的变化可能比关注收缩压更重要。

（六）三尖瓣狭窄和关闭不全

三尖瓣狭窄血流动力学处理的要点在于适当增加右心室的前负荷，维持窦性节律至关重要，积极处理室上性快速心律失常，避免心动过缓。维持右心的心肌收缩力，体循环阻力的变化对三尖瓣狭窄患者的血流动力学影响较小，除非患者有二尖瓣病变，尤其是二尖瓣关闭不全。但血管扩张血压过低可能限制跨三尖瓣的血流。由于前向血流的主要阻力在三尖瓣，因此降低肺动脉压的帮助不大，维持在正常范围内即可。三尖瓣狭窄患者术前的液体限制、强心利尿能改善肝功能，降低手术的风险。如果合并有二尖瓣病变，麻醉处理的原则应以处理二尖瓣损害为主，而单纯三尖瓣狭窄患者常采用高前负荷、高后负荷及维持术前心肌收缩力的芬太尼为主的麻醉技术。三尖瓣狭窄患者由于置入肺动脉导管较困难，常采用中心静脉压导管，可在外科医师的配合下放置左心房导管以强化监测。

三尖瓣关闭不全血流动力学处置的要点在于增加前负荷，维护右心室的每搏量，保持正常至较快的心率防止外周组织淤血，大多数三尖瓣关闭不全患者伴有房颤，保持窦性节律几乎不可能。由于右心室的结构更适应于容量而非压力负荷，可能需使用强心药保持右心室的收缩力，常采用芬太尼为主的麻醉技术，以减少对心肌的抑制。必须采取措施降低肺动脉压，改善右心室的功能，过度通气，避免气道压过高，如需使用强心药，可选择多巴酚丁胺、异丙肾上腺素、氨力农或米力农。

（七）肺动脉瓣狭窄

肺动脉瓣狭窄血流动力学处置的要点为增加右心室的前负荷，维持中心静脉压，患者依赖心房收缩提供右室充盈压，严重病变患者常伴有三尖瓣关闭不全，保持较快的心率有助于稳定血流动力学。严重肺动脉瓣狭窄患者右心室肥厚常需强心药维持心肌的收缩力，避免使用心肌抑制的药物,可采用芬太尼为主的麻醉方法。维持后负荷保证肥厚右心室的灌注压,尽管右心室主要的射血阻力来自狭窄的肺动脉瓣,但肺动脉压升高将导致右心室功能不全,因此保持肺循环阻力处于较低的水平。

(八)联合瓣膜病变

对所有混合型瓣膜病变来说,麻醉处理的重点应放在最严重和对血流动力学影响最大的病变瓣膜上。

1.主动脉瓣狭窄合并二尖瓣狭窄　合并有主动脉瓣和二尖瓣狭窄的患者最佳的血流动力学处置包括增加前负荷,维持正常至较低的心率,维护心肌的收缩力。由于冠状动脉灌注压有降低的危险,必须增加体血管的阻力以防舒张压下降。避免使用增加肺循环阻力的药物和状况出现,纯氧通气并使动脉血二氧化碳维持的正常低限。

2.主动脉瓣狭窄合并二尖瓣关闭不全　尽管主动脉瓣狭窄和二尖瓣关闭不全的血流动力学处置有矛盾之处,而主动脉瓣狭窄更容易在术中出现危及生命的状况,因此应优先处理主动脉瓣狭窄所致的血流动力学变化。适当增加前负荷,维持正常的后负荷,保证冠状动脉灌注压,必要时可使用α受体兴奋剂。心率控制在正常范围内,避免心动过速,避免使用心肌抑制的药物,降低肺动脉压。

3.主动脉狭窄合并主动脉关闭不全　由于这些患者的左心室承受了压力和容量双重负荷,对围手术期的各种影响承受力更低。心肌的氧耗急剧增加,常有心绞痛的症状。适当增加前负荷对狭窄和关闭不全病变都有利,但心率和后负荷的要求相互矛盾,一般来说,应以处理主动脉瓣狭窄的血流动力学变化为主。尽管升高体循环阻力使心排血量有所降低,但有助于维持正常的冠状动脉灌注压。术中保持正常的心率、心肌收缩力和肺血管阻力将有助于稳定患者。

4.主动脉关闭不全合并二尖瓣关闭不全　临床上比较多见的混合型病变。主动脉关闭不全和二尖瓣关闭不全在血流动力学上的要求是一致的,最主要的原则是提供足够的前向血流和外周循环。酸中毒使周围血管收缩,增加了左心室射血的阻力,将使临床状况迅速恶化,因此,在维持适当的灌注压的情况下,保持较低的体循环阻力,达到临床状态的平衡,使患者平稳过渡到体外循环。

5.二尖瓣狭窄合并二尖瓣关闭不全　在处理这类患者时,血流动力学的处理应明确患者以哪种病变为主。总的原则是保持正常的后负荷、心率和心肌收缩力,避免使用引起反应性肺血管收缩的药物,适当增加前负荷,有利于稳定血流动力学状况。

四、术后急性循环衰竭并发症

(一)心搏骤停

瓣膜手术中心搏骤停包括麻醉诱导期、开胸至建立体外循环前和术毕至关胸前三个阶段。发生的原因除与麻醉、手术处理不当等因素有关外,常常是在患者心功能或全身情况较差的基础上,在一定诱因的作用下发生的。容易发生心搏骤停的患者包括:巨大左室、巨大心脏、严重主动脉关闭不全、严重主动脉狭窄、严重肺动脉高压、急性人造瓣膜功能障碍或血栓形成、频发室性期前收缩或左束支传导阻滞、有明显的心肌缺血等。

麻醉诱导期心搏骤停的常见诱因包括:麻醉诱导前患者入手术室后过度紧张、气管插管不顺利造成患者缺氧和心律失常,插管引起迷走神经反射,诱导期低血压,麻醉药量过大造成心肌抑制等。最常见的诱因为低血压，导致冠状动脉供血不足，加重主动脉关闭不全或狭窄患者原有的心肌缺血，很容易发生心搏骤停。一旦出现心搏骤停，应立即插管建立气道，行纯氧通气，估计插管困难的应立刻行气管切开。同时进行胸外心脏按压，如果此时尚未建立静脉通道，应尽快建立，必要时行深静脉穿刺或静脉切开，给予一定量的肾上腺素(1mg)和利多卡因(100mg)，观察按压后心电图的反应决定是否追加用药，间隔时间为 3～5min，肾上腺素的最大剂量可达 0.07～0.2mg/kg。给予一定量的缩血管药提升血压，保证重要器官的血供，待室颤波变粗后进行胸外除颤。心跳恢复后，继续维持通气，持续使用一定剂量的强心药，如多巴胺和肾上腺素，使用碳酸氢钠纠正酸中毒，同时进行血气和生化分析，纠正代谢和电解质紊乱，特别注意低钾血症和低镁血症的纠正。维持一定剂量的利多卡因和胺碘酮，但应注意剂量不易过大，避免造成心肌抑制，适当补充容量。如果胸外复苏 20～30min 后仍无心脏复跳或复苏征象，但有胸外按压的有效征象：按压时股动脉可扪及搏动，瞳孔保持缩小状态，甲床、耳垂、鼻尖或眼结膜无发绀或缺血加重的表现，特别是患者存在严重的瓣膜关闭不全或狭窄，明显的冠状动脉供血不足、急性人造瓣膜障碍或血栓形成，继续胸外复苏也很难恢复心跳，而且只有通过手术治疗才能恢复心跳和循环稳定，此期如发生心搏骤停不能即刻复苏者应立即胸外按压并行股动、静脉插管建立体外循环。

开胸至建立体外循环前发生心搏骤停通常是因血压偏低、手术操作不当、麻醉过深、严重容量不足和通气不良等引起。一旦出现应在胸内复苏的同时紧急建立体外循环，做好肝素化的准备，尽可能保持体外循环开始前的灌注压。尽快过渡到体外循环，保证重要器官的血供。一旦体外循环开始，可稳步调节内环境。

体外循环停止至关胸前的心搏骤停通常由于手术操作不当、心动过缓、心室膨胀未及时处理、容量不足、出血、鱼精蛋白过敏等导致低血压、严重代谢性酸中毒、低钾血症或高钾血症等代谢紊乱等所致。此外，急性人造瓣膜功能障碍、急性冠状动脉阻塞也可致心搏骤停。处理包括紧急复苏的同时准备重新体外循环辅助，查找心搏骤停的原因。药物使用方面可在原有的基础上适当调整，切忌大剂量使用肾上腺素和利多卡因。

(二)心脏大血管损伤

瓣膜手术中的心脏大血管损伤包括升主动脉损伤、心房与腔静脉损伤及左室后壁破裂等。除了引起大出血，升主动脉损伤可产生急性夹层动脉瘤，直接威胁患者的生命。出现这些损伤时麻醉医师的主要工作在于抗休克，维持血流动力学的稳定；维护心功能，保证重要脏器的血供；纠正酸碱、电解质紊乱。如果损伤出现在体外循环前和体外循环后，应做好紧急体外循环和重新体外循环的准备。为了避免出现这类损伤，麻醉医师可协助术者适当控制术中的血压，特别是术前伴有高血压和某些特殊操作阶段，如主动脉插管和拔管等。

(三)急性冠状动脉阻塞

是指术前无冠状动脉病变或阻塞的患者，由于手术因素引起术毕冠状动脉急性阻塞，冠状动脉供血不足，甚至心肌梗死。阻塞的原因可以是气栓、组织颗粒栓塞、手术操作损伤等。如不及时处理，心功能将明显受损，无法脱离体外循环。冠状动脉气栓是急性冠状动脉阻塞最常见的原因，一般发生在右冠状动脉及其分支。常见因素包括心肌停跳液中混有气体、重复顺行灌注时主动脉根部排气不佳、主动脉开放后残余心腔或主动脉根部气体进入冠状动脉主动脉开放后，一旦心跳恢复，应密切观察左、右心室心肌收缩状态及色泽、冠状动脉充盈程度、冠状动脉内有无气泡游动现象，分析主动脉开放后持续心室颤动的原因。密切监测心电图，及时诊断心肌缺血，通过5导联心电图分析判断左右冠状动脉哪侧可能发生栓塞。麻醉处理包括纠正酸碱和电解质紊乱、保持冠状动脉灌注压，推注少量的强心药，如肾上腺素50μg，并维持使用以保证心肌的收缩力，配合术者的排气措施，起到挤压气体出冠状动脉的作用。辅用扩血管药，如硝酸甘油0.5～1.0μg/(kg·min)，预防和治疗冠状动脉痉挛。如需手术解决冠状动脉阻塞，应做好继续体外循环的准备。

(四)不能脱离体外循环

是指心脏直视手术结束，主动脉开放后，经过一段时间的辅助循环，降低体外循环流量或试停体外循环后无法维持循环稳定，必须继续或重新开始体外循环。不能脱离体外循环有两种含义，一是由于心肌功能严重受损，停止体外循环后无法维持足够的心排血量，必须依靠其他辅助循环的方法才能脱离体外循环。二是非心肌功能因素，如严重酸中毒、人造瓣膜功能障碍、冠状动脉栓塞等因素使患者暂时不能脱离体外循环，一旦纠正这些状况，患者能顺利脱离体外循环。

1.原因

(1)心肌损伤：是导致不能脱离体外循环最为常见的原因，可以因术前心肌损害、术中心肌保护不良或两者共同作用的结果。临床多见的是术前心肌严重受损、手术操作失误导致主动脉阻断时间过长及心肌保护不良。与麻醉有关的主要因素包括体外循环前低血压、低氧血症和严重心律失常。麻醉药的心肌抑制作用也是不可忽视的因素，应合理选择所用的麻醉药，心功能差的患者应避免使用吸入麻醉药。但麻醉药对心肌的抑制作用并非主要影响因素，合理应用可对心肌产生有益作用。主动脉开放后灌注压过高或迅速使用大剂量正性肌力药物或钙剂，可加重再灌注损伤。此外，主动脉开放后持续心室颤动也是加重心肌损害的常见因素。

(2)非心肌因素：包括人造瓣膜急性功能障碍、急性冠状动脉阻塞、严重心律失常、严重酸中毒、伴发病变未同时纠正或未完全纠正、高钾血症、严重容量不足和严重肺动脉高压等。

2.处理　对术中不能脱离体外循环的患者，必须迅速、合理、全面地作出处理，以免体外转流时间过长或心肌损害愈加严重。处理原则是：继续或重新辅助循环，迅速查明原因，及时纠正非心肌因素，判断心功能，合理应用机械辅助循环。紧急处理包括：迅速继续或重新转流，维持灌注压≥60mmHg。通过血气、生化分析，监测左房压、肺动脉压和心排血量；查明原因，及时、合理、彻底纠正非心肌因素。心动过缓者，启用右心室心外膜起搏或房室顺序起搏，调整频率至90～110次/min，快速性心律失常使用利多卡因、硫酸镁、胺碘酮等治疗。纠正水电和酸碱紊乱，补充血容量，备好食道超声和主动脉内囊反搏。持续监测动脉压、左房压、肺动脉压、心排血量、在逐步降低流量的情况下观察上述指标，明确左心或右心功能不全，结合直视观察左、右室心肌收缩状态，对心肌功能有一初步评估。调整前、后负荷，后负荷的降低不仅能提高心排血量，也有助于组织的灌注。但体循环阻力过低不利于灌注压的维持，同时动静脉短路也将加重组织的低灌注状态，应作出合理的监测与调整。增强心肌收缩力，合理选择强心药，一般选择强心药的顺序为多巴胺、多巴酚丁胺、肾上腺素、磷酸二酯酶抑制剂。

经上述处理后，特别是三重强心药使用之后，经过辅助循环50min～60min，绝大多数患者可脱离体外循环，但仍有部分患者心肌严重受损，必须借助机械辅助装置才能脱离体外循环。试停体外循环后，收缩压维持在80～90mmHg，左房压≥20mmHg，或有明显的心肌缺血，尤其是当辅助循环超过60min时，必须立即置入主动脉内囊反搏，可使80%的患者顺利脱离体外循环。对肺动脉高压、右心功能不全的患者，则可用肺动脉内囊反搏治疗。左心室或右心室无射血波或射血波不明显，心肺转流流量维持在 3.0L/min 以上，主动脉内囊反搏治疗无效的患者，说明心肌已严重受损，必须行心室转流。首选离心泵，其次选用人造心室或左心室血泵。如需双室辅助可选用体外膜式肺氧合。

（侯东男）

第四节　冠心病

生活习惯和饮食结构的改变使国人冠心病的发生率逐年增高，冠状动脉旁路移植术（coronary artery bypass grafting，CABG）是目前治疗冠心病的主要外科手段。冠心病患者以中老年人居多，常合并高血压、高脂血症、糖尿病和脑血管意外等，心功能较差，心脏储备功能低下，不易耐受缺血缺氧和血流动力学波动。非体外循环下冠状动脉旁路移植术是在跳动的心脏上进行桥血管吻合术，对麻醉管理提出了更高的要求。

一、病理生理简述

冠状动脉粥样硬化为脂质在冠状动脉内膜局部沉着、纤维化、钙化，加上平滑肌细胞增生，累及血管中层，使血管壁增厚，形成粥样斑块，引起局部性或弥漫性狭窄，导致心肌供血不足和心绞痛的发生。冠状动脉血流约占心排血量的 5%，血液中 20%的氧被摄取。由于心肌氧耗大，氧储备少，心肌灌注主要来源于主动脉舒张时相，冠状动脉在舒张期血流灌注中占 70%～80%，当灌注压低于 60mmHg 时，心肌内血管已达到最大扩张程度，进一步降低将加重心肌缺血。神经体液因素、血管活性物质如缓激肽、血栓素、组胺等均可直接或间接地影响冠状动脉血流。冠状动脉硬化常累及多支血管，其中 3 支病变占 40%，2 支病变占 30%。病变发生部位主要位于冠状动脉近端，多见于分叉部位。可发生于左冠状动脉主干、前降支、对角支、右冠状动脉和回旋支，甚至发生弥漫性病变累及众多远端血管。走行于心肌内的冠状动脉不易发生病变。

冠状动脉粥样硬化斑块分为偏心性和向心性，可引起管腔部分狭窄或完全闭塞。如斑块表面形成溃疡，内膜破损，血小板聚集，并释放血管收缩物质血栓素 A_2，使血管收缩，血栓形成。在其他血管活性物质作用和神经体液因素影响下，硬化斑块下方可撕裂、出血，形成血肿使狭窄加重。以上原因可导致患者出现不稳定性心绞痛，甚至急性心肌梗死。心肌坏死可发生于心内膜下，从而影响心室壁，这多见于 1～2 支的血管病变。3 支血管病变一般不引起广泛的心内膜下心肌梗死。如缺血区心肌耗氧骤增或冠状动脉痉挛加重可引起透壁性心肌梗死。急性心肌梗死可致心室间隔穿孔、游离壁心肌破裂、心包填塞或乳头及断裂引起急性二尖瓣关闭不全，患者可死于心源性休克或心力衰竭。早期心肌梗死的死亡率与心肌梗死面积大小和由此引起的心功能不全程度有关。狭窄部位、数量和病变程度的不同，以及相应侧支循环是否建立对疾病的预后影响很大。慢性心肌缺血主要表现为冠状动脉供血不足，可引起各种类型的心绞痛或乳头肌功能不全导致二尖瓣关闭不全，也可表现为左心或全心功能不全。如狭窄位置重要，病变范围广，狭窄程度重，侧支循环建立少则症状重、预后差。严重的多支血管病变可致猝死，原因多与突发心室纤颤和急性血栓形成或冠状动脉痉挛，以及各种原因导致的心肌缺血、缺氧加重有关。

梗死心肌常为纤维组织与存活心肌组织交织存在，术中可见局部外观呈花斑状，病变处心肌收缩无力或不收缩，心功能下降。如梗死范围和纤维化范围较大，心室壁局部变薄，在心动周期中，由于腔内压的增加使这部分病变心肌向心腔外方向膨出，出现反向运动，终至室壁瘤形成。心脏收缩时，室壁瘤不参与收缩，心排血量和射血分数降低，心脏舒张时，左心室舒张末压升高，心腔逐渐扩大，最终发生充血性心力衰竭。根据 Laplace 定律，心室腔扩大可使室壁张力增高和收缩期氧耗增加，而在舒张期氧供减少，进一步加重病情。心肌梗死后正常光滑的心内膜表面因炎性反应变得粗糙，促进了血小板黏附与聚集，心肌收缩力减弱和局部几何形态的变化导致血流停滞和附壁血栓形成。室壁瘤周围由于瘢痕形成并含有存活心肌，使正常传导因瘢痕受阻产生折返，可引起致命性的心律失常。少数患者破口小，心外膜与壁层心包粘连，可发展为假性室壁瘤，室壁瘤多位于左心室前壁或心尖部，可累及室间隔，造成室间隔穿孔。如发生在二尖瓣乳头肌附着部位，可引起乳头肌断裂，导致二尖瓣关闭不全。

二、术前评估与准备

(一)术前评估

冠心病患者术前通过了解病史、生理生化检查、物理检查特别是超声心动图、冠状动脉造影和左心室造影对冠心病、心功能不全和伴发疾病的严重程度进行综合评估。

1.心功能　了解患者入院时的表现，有无肢体水肿或是否需服用洋地黄制剂，如有则表示心功能不全。病史中有心肌梗死的患者，常有慢性心力衰竭。心脏扩大的冠心病患者，其左心室射血分数多小于 50%。这些患者病情严重，手术麻醉的风险增加，麻醉中须使用正性肌力药物支持。

2.心电图　文献报道冠心病患者中约 25%～50%的心电图是正常的。Q 波的出现表明有陈旧性心肌梗死，应注意有无心律失常、传导异常和心肌缺血(ST－T 改变)。原来 ST 段压低的患者，近期 ST 段恢复正常或轻度抬高不一定是病情改善的征象，应注意动态观察以区分。

3.心导管检查　左心室造影可了解左心室射血分数。正常左心室每次收缩射出容量应大于其舒张末容量的 55%。发生过心肌梗死而无心衰的患者射血分数一般为 40%～50%。当射血分数为 25%～40%时，多数患者有活动后心慌、气急(心功能Ⅲ级)，当射血分数＜25%时，静息状态也出现症状(心功能Ⅳ级)。

4.冠状动脉造影　可显示冠状动脉具体解剖关系，确定病变具体部位及其严重程度，以及病变远端的血管情况。病变引起血管腔狭窄的程度以血管截面积作为指标，血管直径减小 50%相当于截面积减小 75%，而直径减小 75%相当于截面积减小 94%。血管截面积与血流量的关系更为密切。约 55%人群窦房结血供来源于右冠状动脉，其余 45%由回旋支供血。窦房结动脉还供给大部分心房和房间隔。该动脉堵塞可引起窦房结梗死和房性心律失常。90%人群的房室结血供源自右冠状动脉，另外 10%由左回旋支供血。因此后壁心肌梗死常并发Ⅲ°房室传导阻滞。左心室前乳头肌主要由左冠状动脉供血，而后乳头肌由左右冠状动脉共同供血。其间侧支循环丰富，只有两支动脉同时发生严重堵塞，才引起乳头肌功能不全，造成二尖瓣关闭不全。临床上多支病变风险最大，如右冠状动脉近端完全堵塞合并左冠状动脉主干严重狭窄，左冠状动脉两个主要分支(前降支和回旋支)近端严重堵塞。这类患者的麻醉风险极大。

5. 周围血管病变　动脉粥样硬化为全身血管性疾病，冠心病患者常伴有周围血管病变，如颈动脉狭窄（粥样斑块所致），术前应明确颈动脉狭窄程度，对明显狭窄患者，应行颈动脉内膜剥脱术，可与 CABG 术同期施行，先解决颈动脉狭窄，再行心脏手术。以防体外循环转流等导致斑块脱落，造成中枢神经系统损害。近年来，非体外循环下冠状动脉旁路移植术的开展显著降低了这一并发症。如患者合并腹主动脉或髂动脉病变，围手术期放置主动脉内囊反搏时不宜经上述血管。

6. 合并疾病　冠心病患者多伴有糖尿病，国外数据统计显示 22%的 CABG 患者伴有糖尿病，其中 40%需用胰岛素控制。此类患者冠状动脉病变常呈弥漫性，由于自主神经张力发生改变，手术应激、低温和儿茶酚胺药物的应用均使胰岛素药效降低，血糖难以控制，术后切口感染率上升。高血压患者术前因对手术恐惧血压往往显著升高，并伴有心室肥厚和充血性心力衰竭。长期使用利尿剂，可能存在隐性低钾血症，增加心脏意外事件风险。冠心病患者常合并脑血管栓塞史或腔隙性脑梗史，应尽量避免主动脉壁操作，如主动脉阻断、主动脉插管、非体外循环下上主动脉侧壁钳等。可以使用主动脉近端吻合器或实施全动脉桥的非体外循环下冠状动脉旁路移植术。

（二）术前治疗药物

积极的术前治疗是降低冠心病患者术前死亡率的重要措施之一，治疗的目的在于降低心肌氧耗，改善心肌氧供。

1. 硝酸甘油类药物　硝酸甘油使静脉扩张，心室充盈压下降，前负荷降低，室壁张力降低。同时可扩张冠状动脉，增加侧支血运而改善心内膜与心外膜血流比。硝酸甘油作用短暂，反复使用可出现快速耐受和反射性心动过速。长效药物有硝酸异山梨醇、硝酸戊四醇酯和四硝酸赤藓醇酯等。近年来，临床广泛应用单硝酸异山梨醇来治疗心绞痛和充血性心力衰竭。其特点为扩张外周血管，增加静脉容量，减少回心血量，降低前负荷，从而减少心肌氧耗，促进心肌血流再分布，改善缺血区血流供应。

2. β 肾上腺素能受体阻滞剂　β 受体阻滞剂对围手术期患者以及心肌梗死患者均具有心肌保护作用。其保护机制与降低心率、减少心肌收缩力有关心率降低延长了心室舒张时间，增加了舒张期冠脉灌注时间，增加了心内膜下血流，在增加心肌氧供的同时降低了心肌氧耗。由于降低了正常心肌组织的做功，从而增加了正常心肌组织的冠脉血管张力，逆转冠脉窃血现象。冠心病患者术前预防性使用 β 受体阻滞剂可以降低病死率，超短效 β 受体阻滞剂艾司洛尔可以明显降低术后心肌缺血的发生率。冠心病患者应在手术之前 1～2 周就开始服用 β 受体阻滞剂，并在围手术期持续使用，目标为在手术之前使心率控制在 70 次/min 以内，术后心率控制在 80 次/min 以内，可降低围手术期心血管事件的发生率。术前使用 β 受体阻滞剂应用至手术当日早晨，有利于围手术期血流动力学稳定，且不增加术中低血压的发生率。

3. 钙通道阻滞剂　用于治疗心绞痛和预防心肌梗死。这类药物能抑制窦房结起搏点和房室交界处细胞的动作电位，减慢心率和房室传导，还可使血管平滑肌松弛血管扩张，并抑制心肌收缩力。其治疗心绞痛的机制为一方面降低氧耗，另一方面扩张冠状动脉增加氧供。常用药物有维拉帕米、硝苯地平和地尔硫䓬。其中硝苯地平的血管扩张作用最强，维拉帕米抑制房室传导的作用最强，常用于治疗室上性心动过速。钙通道阻滞剂应在手术当日继续服用。

4. 洋地黄制剂　对于术前心功能差，使用洋地黄制剂的患者，最好于术前 36h 停用。同时麻醉期间密切注意钾、钙、镁等离子的平衡，注意组织氧供、酸碱平衡、尿量等因素，防止洋地黄中毒。必要时术前可改用小剂量肾上腺素或多巴胺替代，但应注意控制心率。

5.利尿剂　伴有高血压和充血性心力衰竭的冠心病患者术前常使用利尿剂。由于血浆容量的减少，麻醉诱导前应先补充容量，并注意电解质紊乱。

6.抗凝药和溶栓药　冠心病患者术前常使用抗血小板药物和抗凝药物预防血栓形成，其对冠心病患者的长期预后有益。常用抗血小板药物和抗凝药物有阿司匹林、华法林、肝素、低分子肝素、血小板 ADP 受体阻滞剂噻氯匹定、氯吡格雷以及血小板糖蛋白Ⅱb/Ⅲa 受体阻滞剂替罗非班等。这些抗血小板药物和抗凝药物均应在术前停用，以免增加术中及术后出血。长期口服阿司匹林的患者术前是否停药的问题，应在综合围手术期出血风险和术前梗死风险的基础上做出决定，一般可不停药；一些术前准备时间充足的患者，若需考虑术前停药，则应在术前停用 5～7d。不稳定型心绞痛患者可皮下注射肝素防止心肌缺血发生，并用激活全血凝固时间(activated clotting time，ACT)监测，避免体外循环后失血过多：长期使用肝素的患者有可能引起抗凝血酶Ⅲ减少，降低肝素的作用，必要时应输注新鲜冰冻血浆补充。华法林抗凝患者应在术前数天停用，代之以低分子肝素或普通肝素抗凝。低分子肝素应在术前 18～24h 停用。血小板 ADP 受体阻滞剂应在术前 5～7h 停用，而血小板糖蛋白Ⅱb/Ⅲa 受体阻滞剂对短效者在术前 4～6h 时停用，长效者如阿昔单抗应在术前 12～24h 停用。

溶栓疗法常用来治疗急性心肌梗死促使阻塞的冠脉血管再通，常用药物有链激酶和组织纤溶酶原激活剂(tissue type plasminogen activator，t－PA)，其作用在于激活血浆中的纤溶酶原转化为纤溶酶，后者消溶纤维蛋白，使栓塞的血管再通。作用时间约为 4～90min。由于纤维蛋白原明显下降，故这类患者必须在手术时补充纤维蛋白原，避免凝血机制发生障碍。

（三）麻醉前准备

1.思想准备　包括麻醉医师和患者两方面。麻醉医师术前应全面了解患者病情，并作出病情判断。向外科医师了解搭桥的血管数目和具体血管。做好患者思想工作，向患者介绍麻醉方法、手术过程，取得患者信任，消除患者对手术的恐惧和对麻醉及术后疼痛的顾虑。此举是避免患者体内儿茶酚胺大量分泌，减少心肌氧耗，维持心肌氧供的关键。

2.器械与用具准备　多功能麻醉机和监护仪，各类监测模块，包括心电图(5 导联)、有创血压、中心静脉压和肺动脉导管监测装置及耗材、TEE、体温、麻醉深度监测、除颤仪等。充分考虑到建立气道的难度，准备好困难气道的各种仪器设备，如口咽通气道、喉罩、纤维支气管镜、光棒、可视喉镜等，防止出现困难气道时不能及时采取措施的窘迫状况，防止缺血缺氧的发生。无论是在体外循环下还是非体外循环下进行搭桥手术，都应在患者入室前使体外循环机处于备用状态，以便在紧急情况下实施抢救。

3.药物准备　准备好麻醉诱导药和各种急救药品如多巴胺、阿托品、利多卡因等。去氧肾上腺素和硝酸甘油应常规稀释备用。

（四）麻醉前用药

1.镇静药　术前晚口服地西泮 10mg，保证睡眠，术日晨肌注吗啡 0.1～0.2mg/kg，使患者入室时安静欲睡，避免儿茶酚胺分泌。对于心肺功能较好的高动力状态患者，可适当增加镇静镇痛药剂量，盐酸右美托咪定可安全地用于冠心病患者的术前镇静镇痛，且不抑制呼吸循环，患者可保持清醒状态，并可实施部分有创操作，如动脉置管测压等。由于负荷量容易导致血压一过性升高，建议可缓慢泵注直至起效，常用剂量 0.3～0.7μg/(kg・h)。

2. 抗胆碱药　主要用于减少呼吸道分泌物和预防喉痉挛，阿托品可显著增加心率，此类患者若需用药可考虑选用东莨菪碱或长托宁。为避免术前用药使患者的病情复杂化，目前多数推荐术前不再常规使用此类药物，待患者入室后可根据患者的具体情况考虑酌情用药。

3. 抗心肌缺血药　可胸部心前区贴敷硝酸甘油贴片，对心绞痛频繁发作的患者，应备用硝酸甘油口含片。对左冠状动脉主干严重狭窄或冠脉多支严重病变患者，术前一天就应持续滴注硝酸甘油或钙通道阻滞剂，以减轻左心室充盈并使冠状血管扩张以改善血运，避免发生大面积心肌缺血。

三、麻醉管理

（一）麻醉原则

在麻醉过程中保持并改善心肌的氧供需平衡，维持循环功能稳定，从而减少心肌缺血的发生是麻醉管理的基本原则。决定心肌氧耗的因素包括室壁张力、心肌收缩力和心率，而心肌氧供依赖于冠脉血流量和血液的携氧能力，而冠脉血流量取决于冠脉灌注压和冠脉阻力。麻醉药和血管活性药均会改变心肌氧耗。麻醉药对冠脉循环的作用至今仍存在争议，麻醉性镇痛药、苯二氮䓬类药物和其他辅助用药可扩张冠脉。吸入麻醉药对冠脉具有直接扩张作用，其全身血管扩张作用可通过降低室壁张力减少氧耗，其中以异氟烷的扩血管作用最强。但吸入麻醉药存在剂量依赖性的心肌抑制作用，恩氟烷和异氟烷的心肌抑制作用大于地氟烷和七氟烷，在降低心肌收缩力的同时减少心肌氧耗，对于心功能严重受损的患者，可致心室扩张增加心肌氧耗，使心功能恶化。因此，理想的麻醉效果来源于合理辨证地运用麻醉和血管活性药物。

对于心肌缺血的密切监测和及时处理是冠心病手术麻醉管理的关键。由于术前精神紧张和对麻醉手术的应激反应，围手术期心肌缺血往往加重，所不同的是，在麻醉状态下，患者对心绞痛等不适没有主诉，只能靠麻醉医师通过心电图、TEE 和血流动力学的变化进行判断。如对于心电图的变化可帮助麻醉医师明确是否发生心肌缺血（如远端血管栓塞、吻合口狭窄等）、这种心电图的改变是局部性的还是全心性的，前者可能与桥血管吻合有关，后者可能意味着心肌保护不当。还要注意心电图的变化是否伴有心功能恶化和心律失常。

（二）体外循环下冠状动脉旁路移植术

患者入室后，面罩吸氧，开放静脉，安置心电图、脉搏氧饱和度、桡动脉测压、体温、中心静脉压等监测。估计心功能较差患者可放置肺动脉导管监测。麻醉诱导药可选用咪达唑仑、依托咪酯、丙泊酚、芬太尼、苏芬太尼等。单纯芬太尼、苏芬太尼等静脉麻醉药往往不能减轻高动力患者的血流动力学反应，应加用吸入麻醉药以加深麻醉，必要时给予血管活性药，避免深麻醉带来的不良反应。常用肌松药有罗库溴铵、维库溴铵、顺式阿曲库铵等。麻醉维持以静吸复合为主，避免使用大剂量芬太尼类药物，以减少术后呼吸支持和 ICU 滞留时间。诱导后可放入 TEE 监测，对诊断心肌缺血，尤其是节段性室壁异常运动有重大意义，也便于监测心脏功能和指导液体治疗等。体外循环转流前和复温开始后应加深麻醉，避免体外循环管道分布容积增大和体温上升、代谢加快麻醉药血药浓度下降导致的术中知晓和自主呼吸恢复。随着手术的完成逐渐调整好循环、呼吸、体温、内环境、麻醉深度等各项指标，为脱离体外循环做好准备，经肉眼观察、肺动脉导管测定和 TEE 评估后，估计脱机后心功能维持可能有困难的患者，除积极调整血管活性药用药外，必要时应在体外循环停机前放置好左室辅助装置，如主动脉内囊反搏(IABP),对患者顺利脱机和心功能良好转归非常有帮助。停体外循环后及时恢复血红蛋白浓度和血细胞比容,保持血容量稳定,维持中心静脉压平稳,可小剂量应用硝酸甘油,既维护心脏功能,也可防止动脉桥血管的痉挛。在充分镇静镇痛的情况下送ICU监护,术后可以丙泊酚镇静为主,辅以血管活性药维持血流动力学稳定,待循环状态稳定后,逐渐使患者清醒,直至拔除气管导管。

(三)非体外循环下冠状动脉旁路移植术(OPCABG)

OPCABG技术的应用可避免体外循环带来的许多并发症,如凝血机制紊乱、全身炎性反应、肺损伤、肾功能损害和中枢神经系统并发症等,由于该方法对机体损伤小,术后恢复快,住院时间短,节省了医疗费用。随着外科吻合器械和技术的不断提高,其适应证有逐步放宽的趋势,如术前心功能严重低下、合并肾功能不全、呼吸功能障碍和脑血管意外的患者外科医师倾向于选择OPCABG。但该技术的应用对麻醉医师提出了更高的要求。麻醉医师面临的挑战是如何维持术中心肌氧供需平衡,维持血流动力学稳定,保护心脑肺肾等重要脏器给功能,预防、早期诊断和治疗在跳动心脏上手术操作带来的心律失常、低血压和心肌缺血。

按体外循环下手术的标准实施监测、诱导和维持麻醉。但如患者须术后早期拔管,芬太尼与苏芬太尼的用量要控制(总用量芬太尼$<15\mu g/kg$,苏芬太尼$<2.5\mu g/kg$)。近年来超短效瑞芬太尼为施行快通道麻醉提供了便利条件,且无术后呼吸抑制的顾虑。手术开始前应充分补充血容量,血红蛋白浓度较低患者可适当输血,调整内环境稳定,使血钾水平保持在正常高限以降低心肌的应激性。移植远端血管搬动心脏时,血压可发生剧烈波动,可临时采取头低脚高体位,并在固定器安放好后观察半分钟,待血压、心率和节律稳定后施行血管吻合术。如果经正性肌力药物调整后仍不能维持正常血压,应松开固定器将心脏恢复原位。如此反复搬动心脏几次,可起到缺血预处理的心脏保护作用,心脏将会对搬动到异常体位产生适应,可减少对血流动力学的影响。吻合远端吻合口时须提升血压,而吻合近端吻合口时须控制性降压,以防止主动脉侧壁钳夹后导致严重高血压,增加心肌氧耗。在吻合远端吻合口临时阻断血管时,要密切观察心肌缺血和心律失常的发生,一旦出现严重心律失常和ST段急剧抬高,应通知外科医师尽快放置血管内分流器或松开阻断的血管,无法改善的只能重新全身肝素化在体外循环下实施手术。由于不用体外循环,多数患者失血不多,可以不输异体血。对出血多的患者,可采用血液回收机将失血回收处理后回输给患者。

(四)辅助循环

冠心病患者心脏功能严重受损时,需依靠辅助循环措施,以减少心脏做功,提高全身和心肌供血,改善心脏功能。辅助循环的成功主要取决于其应用时机,越早应用效果越好。其适应证为:术前心功能不全,严重心肌肥厚或扩张;术中心肌缺血时间$>120min$;术毕心脏指数$<2.0L/(m^2 \cdot min)$,左房压$>20mmHg$,右房压$>25mmHg$;恶性室性心律失常;不能脱离体外循环。

常用辅助循环措施有:①主动脉内球囊反搏(IABP)为搭桥手术前最常用的辅助循环措施,适用于术前并存严重心功能不全、心力衰竭、心源性休克的冠心病患者,可为患者争取手术治疗创造条件将带气囊心导管经外周动脉置入降主动脉左锁骨下动脉开口的远端,导管与反搏机连接后调控气囊充气与排气,其原理是:心脏舒张期气囊迅速充气以阻断主动脉血流,促使主动脉舒张压升高,藉以增加冠脉血流,改善心肌供氧;心脏收缩前气囊迅速排气,促使主动脉压力、心脏后负荷及心排血阻力均下降,由此减少心肌耗氧。②人工泵辅助有滚压泵、离心泵两种。滚压泵结构简单，易于操作，比较经济，缺点是血细胞破坏较严重，不适宜长时间使用。离心泵结构较复杂，但血细胞破坏少，在后负荷增大时可自动降低排出量，更符合生理，适合较长时间使用，但也只能维持数天。③心室辅助泵有气驱动泵和电动泵两型。气驱动型泵流量大，适于左、右心室或双心室辅助，但泵的体积大，限制患者活动。近年逐渐采用埋藏式电动型心室辅助泵，连接心尖部以辅助左心功能。④常温非体外循环搭桥手术中，有时出现心率过慢和血压过低而经药物治疗无效者，可继发循环衰竭，此时可采用“微型轴流泵”，采用离心泵驱动血液以辅助循环。在轴流泵支持下施行常温冠脉搭桥手术，比体外循环下手术出血少，心肌损伤轻。轴流泵的优点是：用患者自体肺进行血液氧合；不需要阻断主动脉；不存在缺血再灌注损伤；降低心脏负荷，减少心肌耗氧，增加心肌血流，增强心肌保护；减少肝素用量，减少手术出血。

四、术后管理

（一）保持氧供

1. 维持血压和心脏收缩功能，必要时辅用小剂量儿茶酚胺类药。同时保证足够的血容量，使中心静脉压维持满意水平。应用小剂量硝酸甘油，防止冠脉痉挛和扩张外周血管。

2. 维持血红蛋白浓度，尤其是心功能不全、高龄、术后出现并发症而增加机体氧耗和需机械通气辅助的重症患者，血红蛋白浓度应维持 10g/dL 和 Hct 30%左右，不宜太高。

3. 维持血气及酸碱平衡，充分供氧，调整呼吸机参数使血气达到正常水平。积极治疗酸中毒、糖尿病及呼吸功能不全。

（二）降低氧耗

1. 保持麻醉苏醒期平稳，避免手术后期过早减浅麻醉，应用镇静镇痛药以平稳度过苏醒期。

2. 预防高血压和心动过速，针对性使用 α 受体阻滞剂（乌拉地尔）、β 受体阻滞剂（美托洛尔）和钙通道阻滞剂。心率控制在小于 80 次/min，其心肌缺血发生率约为 28%，而心率高于 110 次/min 者则可增至 62%。

（三）预防桥血管痉挛和栓塞

术后桥血管痉挛和栓塞是心肌梗死的主要病因。小剂量硝酸甘油可有效防止静脉桥和内乳动脉桥血管痉挛的发生。对于采用桡动脉为桥血管的患者，应尽早使用钙通道阻滞剂地尔硫䓬等防止血管痉挛的发生，并持续口服至术后 6 个月。在严密监测凝血功能的情况下，如无明显出血倾向，应在 48h 内恢复使用抗血小板药物阿司匹林，监测使用后的凝血状况和出血倾向，如胃肠道和泌尿道出血等。

（四）早期发现心肌梗死

冠脉搭桥患者围手术期心肌缺血发生率为 36.9%～55%，其中 6.3%～6.9%发生心肌梗死。临床上不易发现小范围局灶性心肌梗死。大范围者则引起低心排综合征或严重心律失常，其中并发心源性休克者约占 15%～20%，死亡率高达 80%～90%。并发心力衰竭者为 20%～40%。早期发现心肌梗死具有重要性，其诊断依据有：①主诉心绞痛；无原因的心率增快和血压下降。②心电图出现 ST 段及 T 波改变，或心肌梗死图象。③心肌肌钙蛋白（cTn）、CK－MB、肌红蛋白（Myo）、核素扫描^{99m}锝－焦磷酸盐心肌“热区”心肌显像可支持早期心肌梗死的诊断，有重要价值。

（五）术后镇静镇痛

术后疼痛可导致机体一系列病理生理改变，如肺活量降低，肺顺应性下降，通气不足，缺氧和二氧化碳蓄积；患者不能有效咳嗽排痰，易诱发肺不张和肺炎；患者焦虑不安、精神烦躁、睡眠不佳，可使体内儿茶酚胺、醛固酮、皮质醇、肾素一血管紧张素系统分泌增多，引起血管收缩、血压升高，心率加快、心肌氧耗增加；还可引起内分泌变化，使血糖上升，水钠潴留、排钾增多；引起交感神经兴奋，使胃肠功能抑制，胃肠绞痛、腹胀、恶心、尿潴留等。

考虑到肝素化后硬膜外镇痛有引起硬膜外血肿的可能性，建议采用静脉镇痛。常用药物有吗啡、芬太尼、苏芬太尼、盐酸氟吡洛芬、曲马多和盐酸右美托咪定等。

（侯东男）

新编手术麻醉技术与疼痛治疗

（下）

孙小珊等◎主编

吉林科学技术出版社

第九章 胸内手术麻醉

第一节 常见胸内手术麻醉

一、常见胸内手术的麻醉特点

常见胸内手术包括全肺切除、肺叶切除、肺段切除、食管手术、纵隔手术等，传统手术多采用开胸入路，开胸对呼吸、循环功能可产生明显影响。手术操作对纵隔内结构的牵拉与压迫可引起不良神经反射。术前疾病本身影响呼吸、循环功能，手术可加重这种不良影响。因此，胸内手术的麻醉处理与管理要求较高。为方便手术操作与保护健肺，胸内手术多采用全身麻醉、肺隔离技术。现今胸内微创手术开展日趋增多，肺隔离技术已成为胸腔镜下乃至达芬奇机器人辅助下手术的必要条件。

二、麻醉选择

胸内手术的麻醉方法以气管内插管全身麻醉为主。麻醉诱导可根据患者病情选择静脉诱导、吸入诱导及静一吸复合诱导的方法。麻醉维持也可采用静脉、吸入及静一吸复合的方法，常使用肌肉松弛药以保证充分的肌肉松弛。全身麻醉联合胸段硬膜外阻滞或椎旁神经阻滞与全身麻醉配合不仅有利于加强镇痛作用、减少术中麻醉药的用量，还有利于术后镇痛，促进患者的恢复。虽有非气管内插管硬膜外、局麻与镇静复合麻醉配合胸腔镜下成功行肺叶切除、淋巴结清扫等胸外科常见复杂手术的报道，但毕竟有一定的局限性，术中要求胸外科医师进行迷走神经的阻滞以抑制咳嗽反射，其有效性、安全性及真正的效益/成本比有待进一步的实践检验。

三、麻醉期间的呼吸管理

(一)保持呼吸道的通畅

由于胸内手术多采用肺隔离技术，故首先应有足够的麻醉深度使双腔支气管导管或支气管阻塞导管准确到位。术中依据气道压力、呼气末二氧化碳波形的持续监测及时发现并处理导管移位、气道分泌物增加等呼吸道受阻的情况。在手术的重要步骤有时需要麻醉医师暂停呼吸来保证手术的顺利进行，有时则需要外科医师在手术台上调整气管导管的位置或直接台上行气管或支气管插管，而在气道吻合结束需要麻醉医师轻柔膨肺来协助外科医师检查是否存在吻合口漏，在关胸前则应再次吸净呼吸道分泌物后充分膨肺，因此，台上、台下医师间的配合甚为重要。

(二)促进术后尽早恢复有效的自主呼吸

正常、有效的自主呼吸有赖于中枢神经系统调节下的呼吸运动。全身麻醉药及阿片类药物对于中枢神经系统的抑制、肌肉松弛药对于呼吸运动肌肉的阻滞及开胸手术对于呼吸功能的损害都可影响患者有效自主呼吸的恢复。因此，在制定麻醉方案时就应考虑这些因素，通过合理的麻醉管理方法，达到术中保持患者无知晓、无疼痛、肌肉松弛无体动、无咳嗽、植物神经抑制适度，手术结束后又能够使患者的意识、自主呼吸迅速恢复，且无明显的疼痛、躁动、恶心、呕吐及不良记忆。

四、麻醉期间的循环管理

（一）胸内手术对循环系统的影响

开胸前，胸腔两侧压力相等，纵隔位于胸腔中间。开胸后，开胸侧胸腔变为正压，而非开胸侧胸腔仍为负压，结果使纵隔移向非开胸侧胸腔。此时，如为自主呼吸，吸气时非开胸侧胸腔负压增加，纵隔向非开胸侧胸腔移位更明显；呼气时非开胸侧胸腔压力增加超过开胸侧胸腔压力，使纵隔向开胸侧胸腔移位，纵隔随呼吸的变化在两侧胸腔之间交替移动，称为纵隔摆动。纵隔摆动容易造成大血管扭曲。腔静脉扭曲可引起回心血量减少，使心排血量降低；大动脉扭曲则直接造成血压下降。因此，开胸手术需要采用气管内插管全身麻醉、正压机械通气以减轻纵隔摆动所致的血流动力学紊乱。何建行等报告已成功开展了非气管插管静脉麻醉微创胸腔镜下肺叶切除术，术中要求外科医师进行迷走神经阻滞以抑制咳嗽反射，但该麻醉方式仅适用于部分患者且存在呼吸、循环抑制的风险。

即便采用了全身麻醉、机械通气，胸内操作对于纵隔内结构的牵拉、压迫、电灼刺激及单肺通气的影响等仍可对循环系统产生明显的干扰，容易造成低血压、心肌缺血、心律失常等。因此，胸内手术中应持续监测心电图、脉搏血氧饱和度、呼气末二氧化碳、有创动脉血压、中心静脉压等。术后搬动患者时也应动作轻柔，尤其是对全肺切除后的患者。

（二）胸内手术循环管理的方法

1.严密监测　由于心电图电极位置必须让位于手术野，因此，需要更加注意心电图波形的动态变化。心电图可以发现心率、心律及 ST－T 的改变。有创动脉压监测应作为开胸手术所必备的监测。依据上海市胸科医院连续 12832 例普胸手术发现，围麻醉期心搏骤停的发生率为 0.1％，多发生在肺门周围操作期间，而此时恰逢使用电凝、心电图受到干扰的情况下，有创动脉压监测可不受电凝的干扰，从动脉压力波形改变的瞬间观察到血压的骤降，此时让术者暂停手术，分析心电图波形即可得到心搏骤停类型的诊断，在心脏按压的同时，针对心搏停止、无脉电活动及心室纤颤采用相应的心脏复苏措施，一般均可获得良好的治疗效果。心肺复苏期间有创动脉压还可以直接观察到心脏按压的效果，对于后续治疗有明显的指导意义。此外，有创动脉压监测便于单肺通气期间血气分析血样的获取。中心静脉压监测常作为临床液体管理的主要监测方法，胸内手术中要考虑胸内手术操作对中心静脉压的影响，因此，开胸手术中更加强调中心静脉压的动态观察，结合患者的心功能状况、手术操作、有创动脉压及呼气末二氧化碳等来判断中心静脉压数值的意义更有价值。此外，在紧急状况下中心静脉通路能够为药物迅速起效提供便捷的给药途径。脉搏血氧饱和度和呼气末二氧化碳监测不仅是呼吸功能监测的主要指标，同时两者提供的信息也有利于循环管理。通过观察脉搏血氧饱和度的波形可以获悉心脏收缩强弱、外周血管舒缩及是否存在血容量不足的初步信息；呼气末二氧化碳则是肺血流量减少甚为敏感的指标，术中应同步监测有创动脉压与呼气末二氧化碳，如果术中呼气末二氧化碳突然下降，随之血压下降，要考虑肺栓塞的可能；如果血压下降在前，呼气末二氧化碳随后下降，则肺血流的下降则是全身血流下降的一部分。血气分析检查则是单肺通气管理的一部分，在抽取动脉血时应同步记录呼气末二氧化碳的数值，这样可以动态观察动脉血二氧化碳与呼气末二氧化碳的差值，借此了解肺通气的有效性。术中容易被忽略的，但也却是最简单、有效的监测，即呼吸音的听诊，在麻醉前、中、后均应重视。

2. 循环功能的调节　以满足机体有效灌注为循环管理之目的，维持好心脏的心泵功能、血容量、血管的完整性及正常的舒缩功能这三者之间的平衡。就心脏而言，周而复始、有序、协调的收缩与舒张是实现正常新泵功能的前提，为此保证心脏自身正常的血供、前后负荷、营养成分、水电解质都是必要的，因此，防治心肌缺血、心律失常及代谢、水电解质紊乱等都是维持正常循环功能重要的组成。相对而言，由于监测技术的发展，心脏异常情况较容易发现。血管的完整性及正常的舒缩功能，需要根据病理生理、手术流程及动脉压力波形或脉搏血氧饱和度波形、末梢毛细血管充盈度等的观察来综合判断，如感染晚期低血压患者可能已经存在毛细血管通透性增加（相当于血管的完整性破坏）。血容量的补充首先考虑“量”然后再考虑“质”，“量”必须与心功能和血管的容积相适宜，本着节约用血的原则，容量补充可用人工代血浆，“质”则为血液的有形成分及凝血因子、纤维蛋白等，按需补充，维持水、电酸碱平衡。

3. 备好抢救用药、仪器　常规将麻黄碱、阿托品、利多卡因分别抽好在注射器内备用，此外，在手术室内应能够随时取到肾上腺素等其他抢救药品，在手术室固定场所备好随时可用、性能良好的除颤仪等。

五、术后管理

（一）术后管理模式

手术结束后麻醉管理的目标就是要让患者安全、无痛、舒适地从麻醉状态中快速恢复到正常的生理状态，而无严重不良反应。胸内手术因其手术创伤大，对患者循环和呼吸系统功能的干扰大，可能潜在的问题有术后剧烈疼痛、恶心、呕吐、低氧血症、体温异常、意识障碍和血流动力学不稳定等，需要专业人员迅速诊断与治疗。麻醉后恢复室（postanesthesia care unit，PACU）的管理模式，不仅提高麻醉后患者的安全性，而且还可以提高手术室的使用效率，合理利用医疗资源。

（二）呼吸问题的处理

PACU 呼吸问题的处理目标是避免缺氧与减少手术后呼吸系统并发症，如果患者自身能够保持气道通畅（保护性反射恢复，注意食管手术潜在吞咽、咳嗽反射恢复延迟）、神经肌肉接头功能恢复（确认无肌松残余作用）、麻醉药对呼吸的抑制作用消退，在充分膨肺之后可以考虑拔除气管导管。但在此处理过程当中，应避免缺氧，在吸痰、拔管过程中始终供氧。对于胸内手术患者可用潮气量、胸廓起伏、呼吸频率及手握力等来判断潮气量恢复是否足够，没有必要在患者手术恢复早期最需要充分氧供的时候用脱氧自主呼吸观察氧饱和度是否能够维持的方法来判断。

PACU 要求气管导管拔除前谨慎评估：①确保拔管后能够保证呼吸道通畅；准备加压面罩和口鼻咽通气道，必要时喉罩；在拔管前应在一定麻醉深度下清除呼吸道分泌物，包括气管、支气管和口腔，必要时进行气管镜检查；双腔支气管导管在不需要肺隔离后，应将小套囊放气，再次清理呼吸道。②确保拔管后能够保证足够的通气与氧合，带管自主呼吸如下：自主呼吸恢复平稳，呼吸频率$<$25 次/min，潮气量$>$8ml/kg（可借助呼吸机采用 CPAP 通气模式，将压力参数设置为 0，通过监测数值来判断）；尚未拮抗肌松药如 TOF 在 0.75～0.9，可拮抗一次，使 TOF$>$0.9；气体交换达标：FiO_2 40％血气分析 $PaCO_2<$45mmHg（既往有 COPD 者$<$50mmHg），$PaO_2>$100～200mmHg，SpO_2 为 99％～100％。③拔管前吸氧，适当膨肺，拔管后面罩吸氧，如患者已清醒，可鼓励深吸气、咳嗽交替进行后面罩吸氧。④循环系统拔管前要求血流动力学稳定，无明显活动性出血，胸腔引流量应＜100ml/h。PACU是清醒后拔管还是麻醉状态中拔管，要因人而异，开放气道的难易程度是重要的考虑因素，其次考虑的是患者的心脏能否承受气管导管刺激所致的应激反应。麻醉早期应用右美托咪定可为清醒拔管创造良好的镇静条件。

拔管后要注意观察是否潜在气道并发症。对气管塌陷或出现严重的皮下气肿、纵隔气肿，可能需要再次气管插管，故在拔管前应常规准备气管插管器具，对于存在困难气道的患者，拔管应慎重，必要时在导管内留置交换导管并准备相应的可视喉镜等设备。对于气管或支气管重建患者特殊的体位造成再次插管困难.应保留气管导管直至患者自主呼吸恢复并能够良好配合。

对术前肺功能减退、术中出血、输血量大、手术创伤大等潜在急性肺损伤患者，可考虑带气管导管回ICU行呼吸支持治疗。

（三）循环问题的处理

PACU中可以通过监测心电图、血压、中心静脉压及观察患者的末梢循环等来判断患者的循环功能。胸腔引流液的量、色均是观察的重点。拔管前后的吸痰要注意既要吸净分泌物，又要防止患者剧烈咳嗽造成血管结扎线脱落。如果突然血压下降，首先要排出血，如果大出血，及时开胸止血能够挽救患者的生命，一旦拖延则有可能延误抢救时机。血压是反映循环功能的综合指标，血压降低一定要查明原因，切忌仅用升压药治标。在PACU中最常见的循环系统并发症是高血压，尤其是术前有高血压且控制不佳的患者，排除疼痛因素外，可以用硝酸盐类或钙通道阻断药或乌拉地尔等控制血压，以免引起心脑血管意外。其次，胸科手术中较常见的是心律失常，尤其是房颤，对于无严重器质性疾病的房颤患者，在PACU中首先调整其内环境，包括水电、酸碱、血气、温度等，然后可以在镇静下行电复律，以消除房颤的危害。对于全肺切除术后的患者，在搬动和改变体位时，注意操作轻柔，避免纵隔摆动对生命体征的干扰。

（四）疼痛的处理

术后镇痛是胸内手术麻醉管理中不可或缺的重要组成部分。术后镇痛不仅可改善患者的呼吸功能，增加通气量，还有利于咳嗽、排痰，减少术后肺部并发症。目前采用多模式全程镇痛的模式，静脉自控镇痛（PICA）、硬膜外自控镇痛（PECA）、椎旁神经或肋间神经阻滞等镇痛方法及中枢、外周镇痛药的联合应用可发挥良好的镇痛作用，使得胸科手术后疼痛已非PACU中的主要问题，偶有患者主诉疼痛，加用少量镇痛药物多能缓解。

（五）苏醒延迟与躁动的处理

苏醒延迟偶见于老年肝功能不良者，应用氟马西尼可能促进恢复。躁动重在预防，术前良好准备，完善的麻醉计划，恰当的麻醉用药，术中良好的循环、呼吸功能维护，对于预防躁动乃至术后谵妄均有意义。小剂量右美托咪定1μg/kg在麻醉早期应用，不但可以减少术中麻醉用药，而且其加强镇静、镇痛效果对于预防术后躁动、谵妄及寒战不适均有良好的作用。

（六）低体温的处理

低体温多见，偶有寒战。可采用周身覆盖吹热风式加温的方式以避免寒战带来的不利；如有寒战，应用适量哌替啶或曲马多，多能缓解。

(七)恶心、呕吐的处理

在 PACU 中少见。但在手术后当晚及次日女性患者容易发生。预防性应用地塞米松及中枢性抗呕吐药有一定的作用。对于食管患者在拔除气管导管前一定要注意胃管的通畅,以防误吸。

(八)尿失禁与尿潴留的处理

注意观察,如果尿失禁应注意更换尿垫,尿潴留多见于男性患者,导尿处理简单但要注意预防并发症。

(九)PACU 转出标准与患者的转送

每例患者在转出 PACU 之前必须要进行充分评估,汇总分析。呼吸道的保护反射一定要恢复良好,通气和氧合能力良好,以保证在无监测条件下能克服轻微的病情变化,血压、心率和外周末梢灌注良好,体温正常不是必须的指标,但是应无寒战,镇痛充分,呕吐得到控制,已经超过最后一次用药 15 分钟以上。根据患者情况决定返回病房或 ICU。出 PACU 标准归纳见表 9－1。由于个体差异,根据患者临床情况作出判断更加重要,如果对诊断和安全性存在疑问,应该推迟转出 PACU 或入 ICU 继续监护治疗。

表 9－1　出 PACU 标准

一般情况	意识、定向力恢复,清醒合作,对言语和简单指令有反应 外科情况稳定(无可疑出血)
循环	血压和心率稳定 无新出现的心律失常 可接受的血容量 至少保持 30min 内的稳定
呼吸	呼吸频率与深度稳定 足够的咳嗽和排出分泌物的能力 动脉血气 $PaCO_2$ 低于 50mmHg
气道	完整的气道保护性反射(吞咽,呛咳和呕吐)无喘鸣、痉挛和梗阻
疼痛	能够确定外科疼痛的位置和强度 有足够的镇痛处理措施并已经调整观察＞30min
肾功能	尿量大于 30ml/h
其他	血糖水平得到控制 水、电解质、酸碱平衡良好 恶心和呕吐得到控制

(王森)

第二节　肺部手术麻醉

肺切除术是治疗肺内或支气管疾病的重要外科手段,常应用于肺部肿瘤、药物难以治愈的感染性疾病(肺结核,肺脓肿)、支气管扩张、肺大疱等疾病的治疗。根据不同病情可分为:全肺切除术和部分肺切除(包括肺叶切除、肺段切除或楔形切除)。此外,因病变累及范围增大,可能采取支气管或肺动脉袖形切除术,胸膜肺切除等特殊手术方式。

对肺隔离技术要求较高,熟练掌握各种肺隔离技术和正确应对各种通气和换气功能异常，减少肺损伤，强调肺保护是肺切除术麻醉管理的关键。

一、麻醉前用药

一般无特殊要求。哮喘及喘息性支气管炎患者避免使用吗啡；抗胆碱能药物可能引起患者的不适，不宜在麻醉前给药，术中需要时应用即可。

二、麻醉方式的选择

肺切除术目前基本在支气管内麻醉下完成，全麻方式可选择有全凭静脉麻醉、静吸复合麻醉、静脉或静吸全麻联合硬膜外阻滞或椎旁阻滞麻醉等。

三、选择适当的肺隔离技术

双腔支气管导管仍是最常用的选择，在确定不涉及左总支气管的手术，可常规使用左侧双腔支气管导管，因为右总支气管的解剖特点，决定了右侧双腔支气管定位准确率低、术中移位率高。上海市胸科医院基本选用手术对侧双腔支气管导管，即右胸手术选左侧双腔支气管导管，左胸手术选右侧双腔支气管导管，可取得良好的肺隔离效果。Univent 管和支气管阻塞导管，也可以灵活地运用于肺叶手术，但吸引管细，不适用于湿肺患者，现在支气管阻塞导管基本取代了 Univent 管。在特殊情况下，单腔管也可以灵活地延长成为支气管导管，实施单肺通气。

四、麻醉中处理的要点

（一）呼吸功能的维护

1.保持对气道的控制　改变体位、手术牵拉等可使双腔支气管导管位置改变而影响通气，随时进行纤维支气管镜检查是最有效的调整方法，此外也可请手术医师探查气管隆突处导管位置，辅助调整定位简便有效。

2.采用个体化的通气模式　依据患者情况，选择容量控制通气，潮气量 6～8ml/kg，呼吸频率 12～14 次/min，术中必要时通气侧肺用呼气末正压通气（PEEP5cmH_2O），非通气侧肺用持续气道正压（CPAP2～5cmH_2O），可减少单肺通气时肺内分流，从而减少低氧血症的发生。单肺通气中高流量纯氧维持氧合并非必须。高流量麻醉或手术时间长时，应当加用人工鼻保持气道的湿化。

3.适时气道内吸引　在改变体位、处理气管后及患肺复张前，应常规进行气道内吸引，注意无菌要求，且吸引健侧肺与患侧肺时应常规更换吸引管。

4.及时纠正低氧血症　基于缺氧的危害及患者对缺氧的耐受能力较差，一旦出现低氧血症应积极采取应对措施。术中低氧血症最常见的原因是双腔支气管导管位置不当，一般调整位置、适当提高吸入氧浓度均可避免低氧血症，但要注意避免过高气道压或过大潮气量等肺损伤因素。对于原有肺疾患者可采用允许性高碳酸血症之策略，但长时间的高碳酸血症终究为非生理状态，条件允许的情况下可作适当调整，采用个体化通气模式，既满足机体代谢之需求，又避免造成肺损伤。

（二）维护循环功能的稳定

1.保证机体有效循环血量　术前的禁饮禁食、开胸手术的体液蒸发及创面的失血等均可导致患者有效循环血量的不足，因此，在诱导前应适当补液，避免麻醉中因低容量导致低血压而匆忙以缩血管药来维持血压。

2.避免输液过多引起肺水过多甚至肺水肿在心、肾功能健全的患者单纯输液引起肺水肿罕见，但是在全肺切除时，相当于瞬间缺失了一个低阻高容的容量器官，余肺要承担全身循环血量，故输液量应加以控制。输液量以满足机体最低有效灌注的容量为目标实施体液平衡管理，避免肺水过多，严密监测中心静脉压，尤其是要注意中心静脉压与动脉压和末梢组织灌注的关系，对指导输液有益。

3.心律失常的处理　肺切除手术术中及术后房颤的发生率较高，多见于高龄、男性患者，尤其是在淋巴结清扫时。术中使用钙通道阻滞药或β受体阻滞药是否可以减少发生，还有待观察；但对术中心率增快、血压增高，或房性早搏增多的患者，提示心脏在手术操作过程中有易受激惹，推荐在维持适宜麻醉深度的基础上，运用瑞芬太尼降低心脏的应激性。一旦术中发生房颤，在不伴有过快心室率和不影响血流动力学稳定性的情况下，暂不做处理，但必须检查血钾等电解质水平；对伴有快心室率、循环受干扰明显者，则可用β受体阻断药或胺碘酮来控制心室率，同时检查通气效果、氧合状况和麻醉深度予以调整。如体位方便也可考虑术中电复律。如进入PACU仍处于房颤状态后，待调整患者内环境及体温正常后，在麻醉状态下行同步电复律，以减少持续房颤所致的不良后果；但对于有严重心脏疾病患者'则需慎重考虑，可与心内科共同会诊后处理。在处理肺门，尤其是左侧开胸或心包内肺切除患者，还需注意手术操作可能诱发的心搏骤停。严密观察有创动脉压波形，可以及时发现心电图受干扰时的心搏骤停，一旦出现，即嘱外科医师暂停操作，鉴别心搏骤停的类型，对于心脏停搏或无脉电活动，外科医师行心脏按压的同时，立刻经中心静脉给予阿托品或后续使用肾上腺素；对于室颤的患者，在外科医师行心脏按压的同时准备除颤器，依据心电图室颤波形，必要时加用肾上腺素后电击除颤。有创动脉压波形是心脏按压是否有效的良好提示。只要处理得当，均可在短时间(3分钟)内复苏，对麻醉恢复期无明显影响。

(三)术中维持适宜的麻醉深度，术后早期避免呛咳

术中适当的麻醉深度十分重要，肺门周围神经丰富，探查操作时心血管反应较大，麻醉过浅时，刺激气管易引起强烈的膈肌抽动，应当避免在处理肺血管时吸痰，必须吸引前亦应适当加深麻醉并告知外科医师。目前BIS脑电监测和肌松监测是较为有效的监测方法。此外，在麻醉恢复期也要注意避免躁动与呛咳，以防血管结扎处脱落造成大出血，有效的镇静、镇痛显得格外重要。

(王森)

第三节　气管手术麻醉

气管、支气管与隆突部位手术(不含气管切开术)的麻醉处理中，控制呼吸道、维持良好的气体交换和术野暴露是气管手术麻醉的重点。

一、术前评估

应对患者的全身情况、呼吸困难程度及与体位的关系作详细评估。一般而言，气管腔直径狭窄至1cm时，可出现特殊的喘鸣音，＜1cm时则呈明显的呼吸困难，＜0.5cm时活动受

限，并出现典型的"三凹征"。询问并观察患者排痰的困难度、运动耐力、仰卧位呼吸能力以及用力吸气和呼气时是否存在呼吸困难加重（因气管塌陷或可活动的肿瘤在用力呼吸时可加重气道梗阻）。确认患者的心肺功能情况，以及是否合并其他系统的疾病。术前的肺功能检查虽有参考价值，但部分患者因呼吸困难在术前无法实施，可以通过血气分析检查来获得相关的信息。

明确气管狭窄的部位、性质、范围、程度和可能突发的气道梗阻是术前评估的重点。随着医学影像学技术的提高，判断气管狭窄情况不再仅仅依靠 X 线平片，CT 扫描和磁共振、螺旋 CT 及计算机三维重建技术能更形象地了解气管的具体状况，甚至是气管镜也达不到的狭窄远端。支气管镜检查通过肉眼直视可明确气管狭窄的长度和直径，以及肿物与气管壁的特点，是诊断气道病变的"金标准"，但对于气道严重梗阻，气管镜无法通过狭窄部位的患者，就无法了解病变远端的气道情况，而且严重气道阻塞患者行气管镜检查后因局部水肿或气道受刺激可加剧气喘及呼吸困难。因此，对存在严重气道梗阻的患者，气管镜检查宜安排在一切准备就绪的手术前，在手术室内且在麻醉及外科医师到位后进行，一旦呼吸困难加剧可以紧急手术。

二、术前准备

麻醉医师应当参与手术计划的讨论，了解手术径路和过程。高位气管手术多采用颈横切口，主动脉弓上主气管手术以胸骨正中切口，下端气管涉及隆突及支气管多采用右后外侧切口进胸。常见的手术方式有：气管壁的切除与修补、气管环形切除端端吻合、隆突切除和成形等。

根据患者和手术情况制定完善的麻醉方案，重点在于手术各阶段的通气方案和应急准备。完善术前器械的准备，重点是各种型号的气管导管、可供手术台上使用的灭菌导管、通气延长管和接口，此外备有两套呼吸环路、各型支气管镜。对于急性严重气道梗阻患者，拟在体外循环下实施手术者，还应准备紧急体外循环所需设备。麻醉医师和护士人员齐备，麻醉诱导前手术医师在场，做好紧急建立外科气道的准备。

术前对患者进行心理疏导和安慰，介绍术后体位和咯痰事项，以争取得到患者最大程度的配合。

对严重的气道狭窄建议术前不使用镇静药，以免削弱患者维护其自主呼吸的能力；抗胆碱能药虽可减少呼吸道分泌物，但可使分泌物黏稠，或形成痰栓加重阻塞，故术前不用，术中按需给予。

三、麻醉管理

采取各种手段尽早地控制气道，不同阶段努力维持有效通气是气管手术麻醉的关键。

（一）诱导期麻醉管理

麻醉诱导过程是气管手术麻醉最危险的阶段之一，诱导用药和插管方式必须结合患者具体病情、病变情况和麻醉医师的实际经验，遵循"安全、无痛、舒适"三阶梯麻醉管理规范，依照麻醉计划和准备进行选择。

1. 局部麻醉　在局部麻醉下行气管切开后再从气管造口处插入气管导管。但由于惧怕呼吸道梗阻而过度保守地应用镇静、镇痛药物，可能使患者经历一定程度的痛苦。α_2 受体激动剂—右美托咪定为保留自主呼吸清醒镇静提供了便利，总量用1μg/kg，10分钟静脉微泵注射，可达到镇静而无呼吸抑制之虑，从而减轻患者的痛苦。

2.吸入诱导 采用七氟烷吸入诱导，达到足够的麻醉深度后，结合呼吸道表面麻醉再实施支气管镜检查，进行气管插管或置入喉罩。

3.静脉诱导 如果患者在仰卧位可保持呼吸通畅(例如日常睡眠不受限)，而且气道病变固定，估计气管插管无困难时，则可采用含肌肉松弛药的静脉诱导。

4.人工心肺支持下麻醉诱导 对于严重呼吸困难，需要上半身抬高及麻醉后气道情况无法判断的患者，可借助体外循环，在局麻下行股动、静脉插管，经股静脉至右房引流体外膜肺氧合的方法来保证患者的正常氧供。体外循环开始后行麻醉诱导，将气管导管放置在气管狭窄部位以上，然后行纤维支气管检查，注意避免气道内出血。

(二)麻醉插管方法的选择

1.根据病变部位及病变特点

(1)肿瘤或狭窄位于气管上部靠近声门，气管导管无法通过，在局麻下和静脉镇静下由外科医师行颈部气管切开，在狭窄部位下建立通气；如果瘤体较小，气管最狭窄处直径>1cm，可以在纤支镜引导下插入细直径气管导管管通过肿瘤。也可以先插入喉罩，保留自主呼吸麻醉下，行颈部气管切开，在狭窄部位下建立通气后拔除喉罩更换气管导管，待气后壁吻合后，将经口气管导管推进越过吻合口，然后吻合气管前壁。

(2)肿瘤或狭窄位于气管中部，对于气管肿瘤蒂细、肿瘤质地脆、易出血等患者，可放弃导管通过肿瘤的尝试，将导管留置狭窄部位以上，手法正压通气无阻力的情况下全麻下开始手术。对于蒂粗、不易脱落的肿瘤，在纤维支气管引导下气管导管尝试可以通过的就通过，通不过的将导管留置狭窄部位以上。

(3)肿瘤或狭窄位于气管下部接近隆突，可将单腔气管导管置于肿瘤上方，如果插过无困难，可考虑纤维支气管镜引导下将单腔气管导管插入一侧支气管。此类患者有建议用较细导管通过肿瘤部位行高频喷射通气，但狭窄严重、排气不畅仍有可能造成气体滞留和气压伤。

2.根据呼吸困难的程度

(1)对于气促明显，伴有紧张焦虑甚至窒息濒死感的患者，给予保持端坐位，轻扣面罩予高浓度氧吸入，而后静脉缓慢给予小剂量阿片类药物，可达到清醒镇静的目的，氟芬合剂1/3剂量启用也是较好的选择。也可用右美托咪定1μg/kg，10分钟静脉微泵注射的方法，镇静效果较为理想。此类患者在使用丙泊酚、咪达唑仑时切忌给药剂量过大过快。采用七氟烷吸入也可以使患者保持自主呼吸下入睡，但紧闭面罩可能加重患者的紧张和窒息感，此外由于患者的通气量不足，麻醉入睡时间可能延长。病变部位较高的患者，可以进行气管切开，在狭窄部位下建立通气；不能进行气管切开的患者，为了提高安全性，可在局麻下暴露好股动静脉，然后麻醉用药，一旦呼吸困难加剧，立即股动静脉插管进行体外循环。

(2)术前无明显气促，可以平卧的患者，估计稍细气管导管(ID6.5)可通过狭窄部位的患者，可给予丙泊酚和阿片类药物，逐步过渡到面罩正压通气，如无供氧困难，可考虑给予肌松剂后插管。

3.根据肿瘤的生长情况

(1)气管内生肿瘤患者的插管，建议均在纤维支气管镜明视引导下进行，可避免无谓的插管通过尝试，或减轻导管通过时对瘤体的冲击，同时随时可交替使用气管内吸引和供氧。切忌盲目插管,特别是蒂细、质地脆、易出血的肿瘤触之易引起脱落和出血,加重气道梗阻。

(2)肿瘤侵犯气管所造成的外压性气管狭窄,在确认插管通过狭窄部位前忌用肌肉松弛药。

四、术中麻醉维持和气道管理

(一)麻醉维持

采用全凭静脉麻醉,其优点是在气道开放时,不会有麻醉气体污染。丙泊酚 TCI 靶控输注复合瑞芬太尼,一旦停止输注,麻醉苏醒迅速而完全。宜采用中效非去极化肌肉松弛药维持肌肉松弛状态,以减少操作中刺激气管造成患者的不随意体动。

(二)手术中气道管理

其重点是在气道开放时确保气道通畅和患者的正常氧合。目前最常用的方法主要还是交替使用经口气管内导管和外科医师行台上插管。成功的术中气道管理是麻醉医师和外科医师默契配合的结果。

1. 台上插管　可以根据不同的手术部位而定,颈部和胸部气管手术的重建方法相对较单一(图 9-1 和图 9-2),而隆突重建术的方法较多,但是基本原理相仿:台上气管手术切开前,经口气管插管放置于病变上方通气,在下方切开气管,使用台上导管插入远端气道通气,切除病变后先吻合气管后壁,而后放弃台上插管,将口内气管导管送过吻合口远端,气囊充气后施行通气,缝合气管前壁完成吻合。(图 9-3 和图 9-4)。

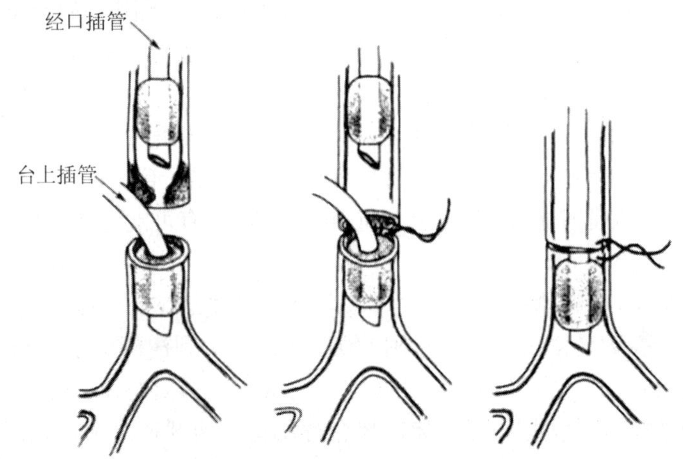

图 9-1　颈部气管手术中气管插管的方法

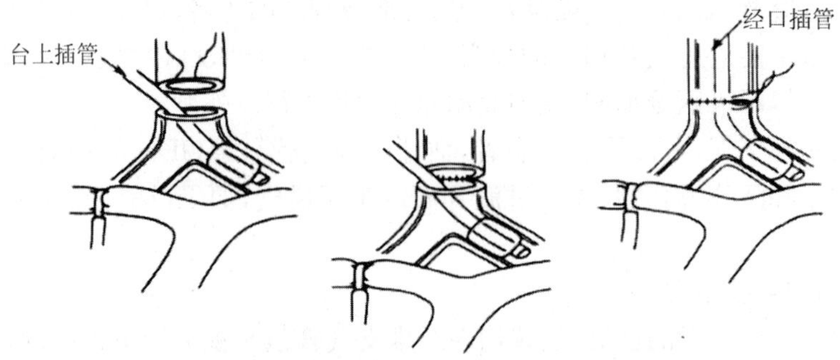

图 9-2　胸部气管手术中气管插管的方法

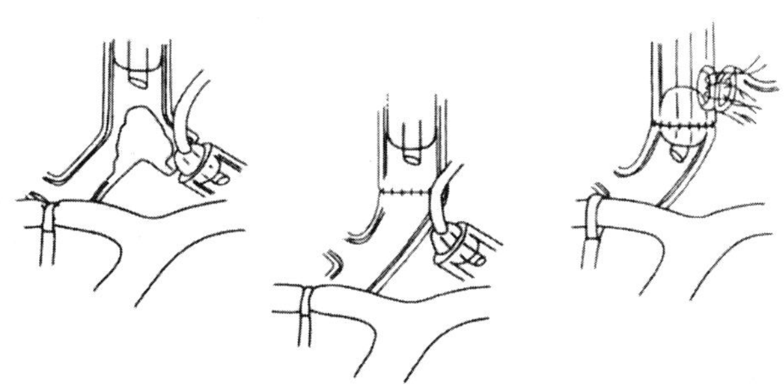

图 9－3　隆突重建手术中气管插管的方法(1)

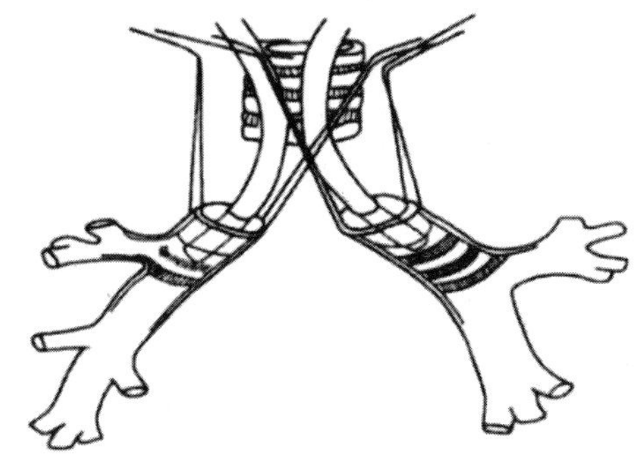

图 9－4　隆突重建手术中气管插管的方法(2)

2. 台上插管导管型号的选择　术中麻醉医师应准备各个型号气管导管和连接管供选用。台上插管可用灭菌气管导管或自制导管，在满足通气前提下宜选用套囊稍细的导管，导管过粗气囊过大可能影响气管缝合操作，需要注意的是，由于目前使用的导管的套囊与导管前端位置较远，因此在使用过程中比较容易插深，易阻塞上叶管口。

3. 低氧血症的预防与处理

(1)术中可能需要间断的呼吸停止，可采用 100%氧吸入，过度通气后，可获得 3～5 分钟的呼吸暂停时间，需要注意的是期间应密切观察血氧饱和度，一旦血氧饱和度下降至 90%，应立即重新通气，此时可能需要外科医师用手封堵尚未缝合完毕的吻合口，待血氧饱和度上升后再次暂停呼吸继续手术；

(2)血液和分泌液阻塞远端气道，需术者配合吸引远端气道；

(3)插管导管位置不良，位置太浅漏气或者太深部分肺段通气不足，需术者调整插管位置；麻醉医师提高新鲜气流量，采用间断通气的方法可以改善氧合；

(4)单肺通气中肺内分流，如不能采用双侧台上插管两肺分别通气，可考虑请术者临时套扎非通气侧肺动脉，或能改善血氧浓度。高频喷射通气(HFJV)作为一种在开放条件下的通气手段，在气管手术中应用有其优越性：喷射导管较细，使用灵活，提供充分的氧和避免单肺通气所致低氧，可以通过狭窄部位和气管切端，且对手术缝合干扰小。但需要注意的是，高氧流量导致手术野血液喷溅、血液吸入、导管不稳定、低通气和 CO_2 重复吸入也有可能发生。尤其要重视的是在气管壁未打开前使用 HFJV，有引起严重气道狭窄患者气压伤的风险。

(三)麻醉恢复期气道管理

气管重建术后麻醉恢复期也潜在风险。由于手术后机械通气可影响气管吻合口的愈合，因此提倡在手术后尽早拔除气管导管，但重建的气道是脆弱的，随时有可能出现危险，而且重新建立安全的气道也是困难的。

应注意以下几点问题：

1.尽量保持患者颈部前屈，减少吻合口张力。

2.完全逆转肌肉松弛药的作用　即便应用非去极化肌肉松弛药的拮抗药，也必须要有足够的时间使肌肉松弛药的作用完全逆转，保证患者有足够的通气量后，才能拔除气管导管。

3.苏醒应平稳，尽量避免患者因躁动，呛咳而致吻合口裂开。如果采用全静脉麻醉，邻近手术结束时可逐渐减小瑞芬太尼的输注速度，给予芬太尼 0.05～0.1mg，或者曲马多 50～100mg 以减轻麻醉恢复期患者疼痛，同时启用术后 PCA 镇痛。麻醉前期右美托咪定的应用，也能有效防止躁动、增加麻醉恢复期的舒适感。

气管手术后患者应在 ICU 监护治疗。入 ICU 后应常规行胸部 X 线检查以排除气胸。患者应始终保持头俯屈的体位以降低吻合口张力。面罩吸入湿化的氧气。隆突部位手术可阻碍气道分泌物的排出，必要时可使用纤维支气管镜辅助排痰。术后吻合口水肿可引起呼吸道梗阻，严重时需要再插管。由于体位的影响，ICU 插管应在纤维支气管镜引导下避免误伤吻合口。术后保留气管导管的患者应注意气管导管的套囊不应放置于吻合口水平。

靠近喉部位的气管手术后易出现喉水肿，表现为呼吸困难、喘鸣与声嘶。治疗可采用改变体位（坐位）、限制液体、雾化吸入肾上腺素等措施，喉水肿严重时甚至需要再插管。

（王森）

第四节　支气管镜与纵隔镜手术麻醉

一、气管镜手术的麻醉

支气管镜在肺疾病的诊断治疗中有重要意义。从硬质支气管镜到软镜（纤维支气管镜、电子支气管镜），支气管镜的应用范围不断扩大。支气管镜目前主要用于气管支气管异物取出、肺内引流、大咯血的治疗、气道与肺肿物的诊断与治疗。

从适应证看，硬质支气管镜与软镜并无区别，但临床上支气管镜的选择受很多因素控制。如设备条件、医师的经验、使用安全性与患者的舒适度等。软镜具有检查范围广、创伤小等优点，但在一些治疗性操作中应用受限。因此，既往硬质支气管镜主要用于治疗性操作，而软镜主要用于诊断性检查，现在随着软镜器械及技术的发展，在治疗中的应用也日趋增多。荧光支气管镜检查（黏膜下的早期肿瘤组织会发出异样的荧光，对此部位进行组织活检可以提高肿瘤早期检出率）、经支气管镜超声检查（endobronchail ultrasound，EBUS，即 6.0mm 左右 EBUS 定位引导下行支气管镜针吸活检术，可以探明血管的位置，防止活检时误伤血管，提高肿瘤的早期检出率并降低穿刺活检的并发症）为近年来开展的新技术，属于软镜的范畴，但其诊断与治疗较为费时，对“无痛气管镜”的需求增多。“无痛气管镜”滞后于“无痛胃肠镜”，主要的原因在于麻醉医师与内镜操作医师“共抢气道”，任何麻醉最需要保持的呼吸道通畅，在该操作过程中却始终由内镜占据呼吸道造成气道的部分梗阻。经近 20 年的临床实践，“无痛气管镜”已安全在国内开展。

术前用药应考虑患者的一般情况、手术类型、使用的支气管镜类型以及麻醉方式。术前用药的主要目的在于缓解焦虑、提高痛阈、减少分泌与抑制反射。常用的术前用药阿片类药、镇静药及抗胆碱能药，对于支气管镜检查或治疗患者应谨慎，避免其加重呼吸抑制，避免分泌物黏稠不易排出或吸引。

麻醉方式的选择应根据选用的支气管镜类型、拟行手术、患者的一般情况与患者的要求综合考虑。可选择的麻醉方式包括局部麻醉与全身麻醉。

局部麻醉主要用于一般情况较好、可配合的患者，手术操作较简单，手术时间一般较短。通过局部麻醉药雾化吸入与喷雾，对整个呼吸道施行表面麻醉。环甲膜穿刺注射局部麻醉药是声门下呼吸道表面麻醉的有效方式。舌咽神经阻滞与喉上神经阻滞对缓解声门上刺激有效，是较好的辅助措施。辅助神经阻滞时应防止误吸。使用局部麻醉还应注意局部麻醉药过敏，防止局部麻醉药过量中毒。

全身麻醉是支气管镜手术主要的麻醉方式。硬质支气管镜手术对镇静、镇痛与肌松要求高，一般均选择全身麻醉。麻醉药的选择应考虑患者一般情况与手术类型。目前主张使用短效药物，保证术后迅速恢复。麻醉诱导可采用吸入诱导，也可采用静脉诱导。麻醉维持的方式多根据支气管镜通气方式确定。

硬质支气管镜可使用的通气方式包括自主呼吸、正压通气与无呼吸氧合。自主呼吸主要用于异物取出；无呼吸氧合维持时间短；正压通气是硬支气管镜主要的通气方式，包括间断正压通气、喷射通气和高频喷射通气等形式。

既往纤维支气管镜在无气管插管的情况下均采用自主呼吸，现在内镜专用面罩、喉罩在支气管镜检查与治疗中的应用日趋广泛，为控制患者的气道创造了条件，这样可以按需、随时进行辅助或控制呼吸，依据患者的全身情况及支气管镜下检查或治疗的需求可以采用三种麻醉方式：①监测下的麻醉镇静管理（MAC），即在麻醉医师的监测下，静脉镇静用药至保留自主呼吸程度的镇静深度，一般选用内镜专用面罩。②不使用肌肉松弛药的全身麻醉，可能潜在一过性呼吸抑制，多需要气管插管或喉罩控制气道，必要时可行辅助呼吸。③使用肌肉松弛药的全身麻醉，需要控制呼吸，多应用喉罩，也可用气管插管控制气道。三种方法各有利弊，其共同点是局部麻醉不能省略，采用超声雾化吸入局部麻醉患者更容易接受，效果更好。右美托咪定镇静、不抑制呼吸的特点，为 MAC 下支气管镜的检查提供了便利，但该药的起效需 10 分钟，因此需要提前用药。由于吸入麻醉药在支气管镜操作过程中容易环境污染，因此，更多地采用静脉麻醉药，丙泊酚与瑞芬太尼为较好的选择，中短效肌肉松弛药为安静的术野创造了条件，但同时患者咳嗽能力的消失，需要操作者及时吸引气道内分泌物。

对于需要在硬质或软镜下行气道内电灼或激光治疗的患者，控制呼吸或辅助呼吸时应避免高氧，宜将吸入氧浓度降低至 30%以下，避免气道烧伤。采用喉罩可以避免损伤气管导管后继发性损伤气道，必须行气管插管时则需要专用的抗激光气管导管。

支气管镜手术的并发症涉及手术并发症与麻醉并发症。硬质支气管镜可造成口腔至支气管径路的组织的损伤，包括牙齿、口咽黏膜、喉以及支气管，组织活检后可引起组织出血等。麻醉相关的并发症包括呼吸抑制、麻醉过浅或过深带来的并发症。呼吸抑制表现为低氧血症与高碳酸血症，可通过辅助呼吸、调整通气来纠正。麻醉过浅时气道内操作刺激可诱发心律失常与血压波动，麻醉过深又不利于麻醉后恢复，因此，需要适宜的麻醉深度及呼吸道黏膜的局部麻醉。术中心电图、无创血压、脉搏血氧饱和度及呼气末二氧化碳监测应作为常规，并应按照手术室内麻醉要求装备麻醉机、空氧混合装置及抢救药品等。麻醉后恢复应按照全身麻醉后处理。

二、纵隔镜手术的麻醉

纵隔镜(mediastinoscope)最早用于肺癌分级中纵隔淋巴结活检，以确定手术切除的可能性。后来逐渐用于纵隔上部淋巴结活检、纵隔肿块活检与后纵隔肿瘤的手术。虽然计算机断层扫描(CT)与磁共振成像(MRI)能发现纵隔内异常的肿瘤或淋巴结，但不能获取组织明确其病理性质，因此纵隔镜常与支气管镜检查结合用于治疗方案的确定。

胸骨上切迹切口入路的纵隔镜手术又称颈部纵隔镜手术，主要用于上纵隔病变的诊断治疗。胸骨左缘第二肋间切口与胸骨旁纵切口入路的纵隔镜手术又称前纵隔镜手术，主要用于前纵隔、肺门、上腔静脉区域病变的诊断治疗。

虽然纵隔镜手术可以在局部麻醉下完成，但由于纵隔镜技术的发展，由目视纵隔镜到电视纵隔镜，手术适应证也在扩大，巨大纵隔肿瘤、上腔静脉综合征已不再是纵隔镜手术的绝对禁忌证，因此，麻醉管理的难度也在增加。特殊的手术部位潜在大出血、气栓、气胸、脑供血不足等严重并发症的风险，且手术要求术中术野静止、无咳嗽，故更多倾向于选用全身麻醉，并在手术中严密观察，做好应对大出血、气胸、脑供血不足的准备工作。

术前访视除了常规内容，重点仍是呼吸、循环功能的评估。对于潜在的气道压迫问题，作出正确的分级评估后，术前做好应对措施的准备。此外，由于纵隔镜手术多为诊断性手术，对于巨大纵隔肿块活检手术有时手术后肿瘤不仅不能缩小，而且由于手术创伤、局部水肿、炎性反应等造成气道周围进一步水肿，可使气道受压进一步加剧甚至威胁患者的生命，因此，在拔除气管导管前这一问题也要有所考虑并做好应对准备。

术前存在气道受压迫的患者，麻醉诱导前应充分评估控制气道与气管插管的难度，为防止手术损伤胸膜导致气胸宜插入双腔支气管导管，应急时可迅速实施肺隔离而避免张力性气胸或通气不能。纵隔肿瘤对大血管的压迫可能导致麻醉诱导与正压通气时循环功能的恶化，可考虑改变患者体位的方法防止低血压、改善头部静脉血液的回流也是需要经常观察的项目。

此类患者的麻醉可以不使用术前药。入手术室后开放一条静脉通道(16G～18G)。常规监测心电图、左手接脉搏血氧饱和度、右手桡动脉穿刺建有创血压监测。麻醉诱导与维持的方法很多，以静脉快速诱导、静脉维持的麻醉方法较常用。由于手术操作接近大血管、气管等重要解剖部位，麻醉中应创造安静的手术野，完善的肌肉松弛效果是必须的，由于手术时间短，应选用中短效的肌肉松弛药。手术可能带来上纵隔与气管等部位的刺激，因此要有足够的麻醉深度防止呛咳造成损伤，这也是不选用局部麻醉的主要原因之一。

纵隔镜手术中，无名动脉、无名静脉、奇静脉与镜身毗邻，均可能受损而造成出血。无名动脉受压时，右侧的颈总动脉血供不足可引起脑供血不足，但在全身麻醉中较难发现，由于右锁骨下血供同时受阻，因此可通过右桡动脉波形的不规则或消失同步发现，及时提醒手术医师移动纵隔镜位置，以避免长时间脑供血不足，这是纵隔镜术中强调右桡动脉置管监测血压的主要目的之一。此外，由于纵隔镜手术的特殊体位要注意上腔引流是否通畅，避免头颈过伸导致颈部血管受压。

麻醉恢复期需要注意的问题是对于术前呼吸道梗阻的患者拔管前要充分评估，警惕拔管后呼吸道梗阻加剧，对于术中潜在喉返神经与膈神经损伤的患者要注意避免误吸与呼吸困难。

（王森）

第五节　纵隔手术麻醉

纵隔（mediastinum）是两侧纵隔胸膜之间所有器官的总称。纵隔内的器官主要包括心包、心脏及出入心的大血管、气管、食管、胸导管、神经、胸腺和淋巴结等。现常用纵隔的四分法分区即以胸骨角平面为界，将纵隔分为上、下纵隔。下纵隔又以心包的前、后面为界分为三部：心包前面与胸骨之间为前纵隔；心包及大血管所占据的区域为中纵隔；心包后面与脊柱之间为后纵隔。

一、常见纵隔疾病及麻醉处理中的注意事项

纵隔病变除了创伤以外，主要为肿瘤。常见的纵隔肿瘤有神经源性肿瘤、畸胎瘤、皮样囊肿、胸腺瘤、纵隔囊肿、胸骨后甲状腺肿、淋巴源性肿瘤及其他如食管癌及支气管肿瘤等。大多数纵隔肿瘤为良性肿瘤，由于纵隔肿瘤逐渐增大，可产生周围脏器的压迫症状和恶变（如胸腺瘤和畸胎瘤等），因此，一经诊断，都应早期手术切除肿瘤。纵隔肿瘤手术麻醉处理的要点见图 9－5。无临床症状的小肿瘤，麻醉处理无特殊；肿瘤增大致气管、支气管、心、肺、血管受压时可危及生命，尤其是气道受压的患者麻醉处理中存在致死性气道梗阻的风险。因为气道压迫阻塞可发生在气管分叉处，此时如果用单腔气管导管，受压部位处于气管导管的远端，自主呼吸消失可导致气道梗阻加剧，因此，远端气道未能受控之前禁用肌肉松弛药，如果手术必需肌肉松弛时则建议选择双腔支气管导管，以确保非受压一侧支气管的通畅，如果双侧支气管都受压，则不宜全身麻醉。对于有气管压迫和扭曲的患者，气管插管时，若导管口贴在气管壁上或者导管通过狭窄部分时，管腔可被完全堵塞或形成一锐角，这种情况也可引起气道的完全梗阻，可在纤维支气管镜引导下明视插管，导管需通过气道最狭窄处。尽可能采取患者平时喜爱的体位及姿势，此常为呼吸道受压程度最轻的体位。诱导插管后，由于肌松药、重力及体位等的影响，部分患者可出现巨大肿瘤压迫肺叶致肺不张、低氧、气道压增高等，需要调节体位达到最佳状态，必要时须手术医师密切配合，麻醉一成功，即进胸托起肿瘤，以解除对肺叶及气道的压迫。对于肿瘤压迫心脏、大血管的患者，应采取最佳体位，使心脏受压最轻，并尽快手术解除压迫。麻醉恢复期提倡在手术后尽早拔除气管导管，首先要完全逆转肌肉松弛药的作用，其次，避免苏醒期患者咳嗽，防止肿瘤切除吻合处或缝扎处缝线脱落出血。严密监测患者呼吸功能和状态的变化，对原有肺及大血管受压者，拔管前后应做好紧急再插管及气管切开的准备。

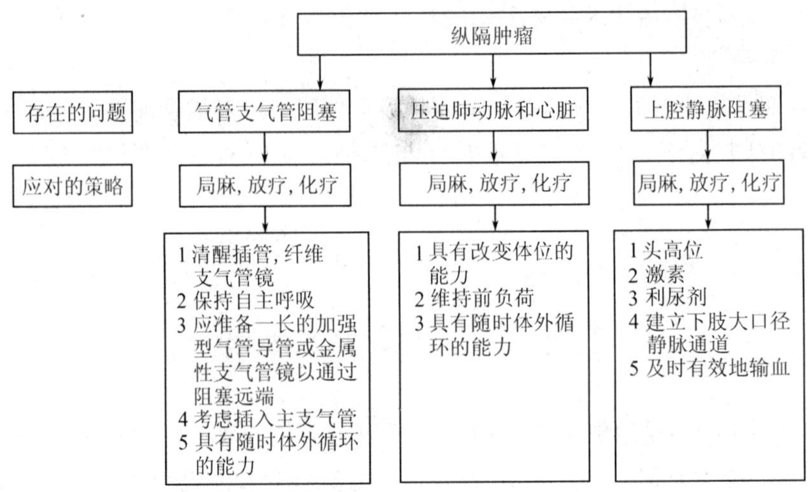

图 9－5　纵隔肿瘤手术麻醉处理要点示意图

除了上述共性问题外，针对不同的纵隔肿瘤麻醉处理中有些特殊的问题需要注意。

1. 神经源性肿瘤　多发生在后纵隔的交感神经链或肋间神经上，手术范围大，术中出血多，因此，必须建立足够的静脉通路。此外，儿童较易合并有其他畸形(脊柱侧弯、先天性心脏病、气道异常等)，术前检查及麻醉中应注意。

2. 胸腺瘤　多发生在前上纵隔，个别可在中、后纵隔。约有 30％～40％患者合并重症肌无力(myasthenia gravis，MG)。因此，对于胸腺肿瘤患者术前应明确诊断是否存在 MG。MG 以临床表现按改良 Osserman 分为五型。Ⅰ型：单纯眼肌型(脑神经最早受累，表现为上睑下垂、复视)；Ⅱa 型：轻度全身型一呼吸肌不受累，延髓肌未受累；Ⅱb 型中度全身型一呼吸肌不受累，延髓肌受累，出现吞咽障碍，饮水呛咳和口腔清除反应障碍；Ⅲ型：急性暴发型，起病急，数月后延髓肌受累，半年内出现呼吸肌麻痹；Ⅳ型：迟发性全身肌无力型；Ⅴ型：肌无力伴肌萎缩型。如有 MG 症状，术前应药物控制，常用抗胆碱酯酶药一吡啶斯的明口服治疗，该药治疗有效剂量的个体差异较大，目前主张术前用最小有效剂量以维持足够的通气功能和吞咽、咳嗽能力，并在术前减量至 1/2～1/3；有些患者术前可能还应用了肾上腺皮质激素治疗。因此，对于 MG 患者需要注意其体内胆碱酯酶及激素的水平，滴定监测下应用肌肉松弛药，避免用氨基甙类抗生素，如果病情严重在麻醉期间可以补充血浆，降低体循环乙酰胆碱受体抗体。拔管前要充分评估，待呼吸功能及保护性气道反应恢复后拔管。拔管后严密监护，对于术前口服吡啶斯的明治疗的患者，术后 2 小时应恢复术前用药(不能口服可经胃管给药)。病情严重者(术前球麻痹史、乙酰胆碱受体抗体浓度＞100nmol/L，术中失血＞1000ml)容易发生肌无力危象，并注意与胆碱能危象鉴别(表 9－2)。

表 9－2　肌无力危象和胆碱能危象的鉴别

	肌无力危象	胆碱能危象
抗胆碱酯酶药	有效	症状加剧
分泌物	不多	多
出汗	正常	大汗
肌肉跳动	无	明显
肠蠕动	正常	增强(肠鸣音亢进)

3. 畸胎类瘤和囊肿　常见于儿童和年轻患者，可为实质性或皮样囊肿。由于其组成结构复杂，其中任何一种组织都可能发生恶变，故诊断后常选择手术治疗。畸胎瘤还可穿破入肺组织或支气管，从而招致感染，甚至痰液中可排出肿瘤的内容物如毛发等。麻醉的处理取决于肿瘤对周围脏器的是否有压迫及是否存在肺部感染、湿肺等，重点是对呼吸道的控制。

4. 淋巴瘤　常发生在前纵隔和中纵隔。由于淋巴瘤的治疗有赖于病理诊断，故对于不能取得外周浅表淋巴结（如锁骨上、腋下淋巴结）活检的患者，获取纵隔内病理组织成为手术的适应证。但此类患者的麻醉必须权衡利弊，在风险可控的情况下实施麻醉，如果风险达到威胁患者生命的程度则应考虑CT引导下穿刺或先行放疗，使得肿瘤缩小后再实施麻醉。如手术仅为活检，因手术后局部水肿，气道受压情况可能会加重，应注意防范。

5. 胸骨后甲状腺　胸骨后甲状腺可为迷走甲状腺腺瘤，较常见者为甲状腺叶下极腺瘤移入胸内，其特点为肿瘤与气管关系甚为密切。由于主动脉弓及其大分支的走向关系，不论是甲状腺左叶或右叶下极的腺瘤，移入胸内时，常顺主动脉的斜坡偏向纵隔右侧。巨大胸骨后甲状腺可压迫气管，导致呼吸道阻塞，麻醉管理的重点是气道处理，包括手术结束后拔管前必须确认无气管软化才能拔管。

二、前纵隔巨大肿瘤患者麻醉处理的特殊性

由于前纵隔巨大肿瘤在麻醉诱导时可发生威胁生命甚至致死性呼吸道梗阻或循环虚脱，故对其麻醉处理的某些问题再作强调。

术前注意症状和体征，如仰卧位即呼吸困难或咳嗽提示呼吸道并发症的发生率增加；晕厥或心外流出道梗阻症状则反映心血管并发症的危险性增加。颈、胸部CT片可显示肿块的位置、范围、气道受累情况；心脏超声检查则用于评估心脏、体血管和肺血管的受压情况。

麻醉风险评估中重要的是考虑患者的诊治方案是为了诊断还是治疗。如果为了诊断性操作，呼吸系统CT扫描、肺功能流速一容量环以及超声心动图检查评估肿瘤的解剖位置，如果三种检查结果之一阳性，即使无呼吸困难的症状，采用全身麻醉在儿童或成人均属于高危，建议尽可能采用局部麻醉、清醒、CT引导下的穿刺活检术，其诊断的精确性可＞90%。

一旦明确诊断，如果需要手术治疗则需进一步确定安全的麻醉方案。全身麻醉诱导必须在心电图、脉搏血氧饱和度、呼气末二氧化碳和有创动脉血压监测下进行，保留自主呼吸直至呼吸道得到控制，值得注意的是即便保留了自主呼吸也有可能是不安全的。如果在诱导前CT显示无终末气管受压可以顺利插入气管导管，清醒气管插管是可能的。如果需要肌肉松弛，第一步必须确认手控正压通气有效，然后应用短效肌肉松弛药。如果发生气道或血管进一步受压，则必须立刻手术显露，故麻醉诱导前外科医师应洗手准备随时手术。术中威胁生命的气道受压可用下列方法应对：重新翻动患者体位（回到诱导前或患者较少出现症状的体位）或应用硬质气管镜经过远端阻塞部位通气。麻醉诱导插管后，由于肌松药、重力及体位等的影响，部分患者可出现巨大肿瘤压迫肺叶致肺不张、低氧血症、气道压增高等，需要调节体位达到最佳状态，必要时须让手术医师配合，立刻进胸托起肿瘤，以解除对肺叶及气道的压迫。对于麻醉诱导后威胁生命的心脏、血管受压情况减浅麻醉的是无效的，只有立刻正中胸骨劈开，术者提升肿瘤，使肿瘤离开大血管方可缓解。对术前评估后认为不能保证诱导后呼吸、循环功能者，可在体外循环下进行手术。麻醉恢复期则排除气管软化后才能拔管，注意术中对受压部位的直视观察，并在拔管前先放气囊后观察，拔管时可在气管导管内先置入较细

的交换导管，一旦拔除气管导管后有问题，可以顺着交换导管再次插管；另外也可在拔管时经气管导管置入纤维支气管镜明视观察，如无气管软化则拔出气管导管。巨大纵隔肿瘤如果术中循环波动明显，则可能术后仍需要循环支持。

三、上腔静脉综合征患者麻醉的注意事项

上腔静脉综合征是有上腔静脉的机械阻塞所引起。上腔静脉综合征的发生原因包括：支气管肺癌（87%），恶性淋巴瘤（10%），良性病变（3%）如中心静脉高营养、起搏器导线产生的上腔静脉血栓、特发性纵隔纤维化、纵隔肉芽肿以及多结节性甲状腺肿。上腔静脉综合征的典型特征包括：上半身表浅静脉怒张；面颈部、上肢浮肿；胸壁有侧支循环静脉和发绀。静脉怒张在平卧时最明显，但大多数病例在直立时静脉也不会像正常人一样塌陷。颜面部水肿明显，眼眶周围组织肿胀以至于患者不能睁开眼睛，严重的水肿可掩盖静脉扩张症状。大部分患者呼吸道静脉淤血和黏膜水肿可引起呼吸道梗阻症状（呼吸急促、咳嗽、端坐呼吸）；此外，还可因脑静脉回流障碍引起脑水肿致意识、精神、行为改变。由于上腔静脉综合征患者有时病因不明，有时需要行纵隔镜或小切口下取组织活检明确诊断；有时则可能拟行上腔静脉解压术而需要实施麻醉。

麻醉处理的关键仍是呼吸和循环的管理。呼吸系统主要是气道问题，面颈部的水肿同样可以出现在口腔、口咽部和喉咽部，此外，呼吸道还可能存在外部的压迫和纤维化，正常运动受限，或存在喉返神经损害。如果疑有气道受压，按照巨大前纵隔肿瘤的麻醉处理。为减轻气道水肿，患者常以头高位被护送到手术室。在麻醉诱导前，所有患者均行桡动脉穿刺置管。根据患者情况术前可从股静脉置入中心静脉导管作为补液通道，颈内静脉置管则用于监测及必要时可作为引流以减轻脑水肿。如果诱导前患者必须保持坐位才能维持呼吸，那么应选择使用纤维支气管镜或喉镜清醒插管。

由于中心静脉压过高，加之术野组织的解剖变形，术中出血是主要的问题之一，应做好充分备血。

术后特别是纵隔镜、支气管镜检查后上腔静脉的压迫并没有解除，则可能发生急性呼吸衰竭而需气管插管和机械通气。这种急性呼吸衰竭的机制尚不清楚，但最有可能的是上腔静脉综合征可引起急性喉痉挛和支气管痉挛，呼吸功能受损、肿瘤增大可加重气道的阻塞。因此，这些患者应常规监护。

（王森）

第六节　食管手术麻醉

食管起自颈部环状软骨水平，终止于第11或12胸椎，直径约2cm，长25cm。在颈部位于气管后，进胸后微向左侧移位，在主动脉弓水平又回到正中，在弓下再次向左移位并通过膈肌。行程中有三个狭窄，分别位于颈部环状软骨水平、邻近左侧支气管水平与穿过膈肌水平。食管外科将食管人为地分为三段。即环状软骨水平至进胸水平（$C_6 \sim T_1$）为颈段食管，胸廓内部分（$T_{1\sim10}$）为胸段食管，膈肌水平以下为腹段食管。

食管手术（esophageal surgery）的麻醉管理应考虑患者的病理生理、并存疾患和手术性质，以降低影响食管手术患者预后的两大主要并发症——呼吸系统并发症和吻合口瘘的发生

率。食管疾病本身影响进食可造成患者营养不良，大部分食管手术操作复杂，对机体的创伤大。食管疾病常伴吞咽困难与胃食管反流，手术操作过程中有可能引起肺部的机械性损伤，因此容易造成术后肺部并发症，故气道保护和肺保护是食管手术麻醉考虑的重点。预防误吸的措施包括：避免气管插管时的咽喉部损伤、半卧位插管。食管手术的死亡率已降低至5%以下，但高龄、肿瘤分期不良、肺功能、糖尿病、心血管功能不全、全身情况差及肝功能减退与术后发病率及死亡率增加相关。微创食管手术后患者早期获益明显，康复快，但远期效果还有待观察。食管手术吻合口瘘的原因多与手术相关，少数为胃肠缺血，因此，对麻醉医师而言，重要的是维持术中良好的循环功能，保证有效的胃肠血液灌注。

胃肠道接受迷走神经和胸交感神经的调节，胸部硬膜外阻滞一方面可阻滞交感神经使血管扩张、胃肠血流增加，另一方面如果血管扩张引起低血压则可使胃肠血流降低。因此，如果采用硬膜外阻滞必须在血管扩张的同时补充容量、维持血流动力学的稳定，以保证胃肠血供，促进吻合口生长。

一、麻醉前评估

食管手术术前访视中应注意的问题主要有以下三方面：营养状况、食管反流误吸和肺功能。

食管疾病患者常伴有吞咽困难、摄入减少，加上恶性疾病的消耗，可造成长期的营养不良。营养不良对术后恢复不利，因此术前应改善患者的营养状况。长期摄入减少的患者可能有低血容量。食管癌和食管远端损伤甚至与酗酒有关，患者可有肝功能异常、门脉高压、贫血、心肌病和出血倾向。术前已行化疗的患者一般情况可能更差。食管功能障碍易引起反流，长期的反流易导致慢性误吸。由于大多数食管手术患者都有误吸的危险，对这类患者的麻醉前评估中要注意是否存在反流的症状。反流的主要症状有烧心、胸骨后疼痛或不适。对有误吸可能的患者还应进行肺功能评估并进行合理治疗。食管疾病引起反流误吸的患者多存在肺功能障碍。恶性食管疾病的患者可能还有长期吸烟史。对这些患者应行胸部X线检查、肺功能检查与血气分析了解肺功能状况。术前胸部理疗、抗生素治疗、支气管扩张药治疗，必要时可使用激素改善肺功能。

二、术前用药

食管手术患者反流误吸的发生率增加，这类患者术前镇静药的用量应酌情减量。气管插管（特别是双腔支气管插管）和手术刺激可造成分泌物的增加，可考虑使用抗胆碱能药（阿托品0.4mg或胃肠宁0.2mg肌内注射）。对误吸高危患者还应使用抗酸药（西咪替丁或雷尼替丁）与胃动力药。

三、食管手术的麻醉方法

食管手术的麻醉方法选择与手术因素、患者因素、麻醉医师对各种麻醉方法的熟练程度以及所处医院的环境等有关。食管手术采用的手术路径较多，腹段食管手术仅通过腹部正中切口，麻醉原则与腹部手术麻醉相同。大部分食管手术为胸段食管手术，需要开胸，部分手术还需要颈、胸、腹部联合切口（如Ivor Lewis手术）。常用的麻醉方法为全身麻醉或全身麻醉联合硬膜外阻滞。麻醉诱导应充分考虑误吸的可能，做好预防措施。对反流的患者麻醉时应进行气道保护,快速诱导时应采用环状软骨压迫的手法,或采用清醒插管。对合并严重心血管疾病的患者可在有创动脉压监测下行麻醉诱导。由于该类患者术前可存在长期的摄入减少引起血容量不足,加上手术前的禁食、禁饮可导致血容量的严重不足,麻醉诱导过程中应重视容量的补充和监测。为创造理想的手术野,减轻手术操作对肺的钝性损伤,宜采用肺隔离和单肺通气技术。常用的肺隔离技术可用双腔支气管导管,也可采用阻塞导管行单肺通气。术中要注意手术操作可使双腔支气管或支气管阻塞导管移位而对通气产生不良影响。对于纵隔的牵拉与压迫可以引起食管术中剧烈的血流动力学变化,麻醉中应注意防治长时间低血压。由于手术创伤大,术中需要足够的镇痛,以抑制手术创伤所致的应激反应。

四、食管手术的监测

监测项目的选择主要根据患者病情、手术范围、手术方式以及手术中发生意外可能性的大小来确定。常规监测应包括心电图、血压(含有创动脉压)、脉搏血氧饱和度、呼吸末二氧化碳、体温和中心静脉压。

有创动脉压监测是基于以下考虑:①开胸术式游离食管时对后纵隔的刺激与压迫可引起循环功能的剧烈波动。②牵拉或刺激胸内植物神经潜在心搏骤停的风险,通过有创动脉压波形的变化可在心电图受电刀干扰时迅速发现心搏骤停以便及时抢救。③便于术中、术后血气分析采样。

中心静脉置管宜采用双腔导管,一腔持续监测中心静脉压,维持液体平衡,另一腔作为输注药物通道,紧急情况时药物能迅速进入心脏。

食管手术创伤大,手术时间长,术中常常发生低体温,常规监测体温并积极进行保温处理有利于患者恢复,有条件应常规采用加热毯覆盖下部躯体。

麻醉医师手术中应了解外科医师的操作步骤和可能带来的影响,并随时与外科医师保持密切交流,术中遇到手术操作严重干扰呼吸、循环时,及时提醒外科医师,双方协作尽快解决问题。

手术近结束时应将留置胃管准确到位,胃管通过食管吻合口时应轻柔,位置确定后应妥善固定,避免移动造成吻合口创伤。留置胃管的目的不仅在于胃肠减压,保护吻合口,促进吻合口愈合,同时对预防术后反流、误吸致呼吸系统并发症也甚为重要。

五、麻醉恢复期的处理

由于存在误吸的可能,术后应保留气管导管直至吞咽、咳嗽反射恢复,完全清醒、可配合时。

拔管时机的选择应考虑患者病情与手术范围。多数患者可在术毕 1 小时内拔管。为促进呼吸功能恢复,拔管前应有良好的术后镇痛。对于不能短时间内拔管的患者应考虑将双腔管换为单腔管。如长时间手术、术中液体出入量大,咽喉部组织容易发生水肿,使得气道变窄,再次插管可能存在困难,故换管前要进行气道评估并要求一定的麻醉深度和肌松。采用交换导管的方法较简便,但也潜在交换失败的风险,可借助可视喉镜作换管前评估与换管。另需术中注意游离食管还可能造成气管撕裂,拔管后如出现呼吸困难、皮下气肿应立刻重新插管,并检查确诊,按照气道损伤处理。

六、术后并发症

食管手术后并发症主要来自三方面，术前疾病影响导致的并发症、麻醉相关并发症与手术相关并发症。

术前因反流误吸造成肺部感染、继发性哮喘使肺功能降低的患者术后常拔管困难。营养不良的患者肌力恢复慢易造成术后脱机困难。

麻醉相关的并发症主要为麻醉诱导与拔管后的误吸，重在预防。可通过严格的拔管指征、拔管时患者的充分清醒、能排出分泌物，拔管时采用半坐位利于引流，以减少误吸的发生。

术后疼痛可使呼吸道分泌物的排出受限而造成局部肺不张、肺炎，可能需要再次插管进行呼吸支持。术后应保持患者充分的镇痛。术后硬膜外镇痛的优势是镇痛效果确切可靠，弊端是增加硬膜外操作的并发症及术中、术后液体管理的难度；静脉镇痛对患者的静息疼痛具有良好的镇痛效果，但对咳嗽和活动时的疼痛仍存在抑制不够完全的弊端。随着多模式、持续镇痛技术的开展，静脉镇痛联合椎旁阻滞、多种不同作用机制镇痛药不同时段、联合用药等逐渐采用，取得了较好的镇痛效果。术后肺功能不全由于目前采用单肺通气技术和肺的肺保护性通气策略，其发生率已明显降低。

手术相关的并发症与手术方式有关。包括术后吻合口瘘、吻合口瘢痕形成引起的食管狭窄等。吻合口瘘常合并肺部并发症，重在预防，吻合技术是第一位的，麻醉中保持血液动力学的平稳，避免胃肠血供灌注不足对术后吻合口愈合也有一定的作用。术后吻合口瘢痕形成可导致食管狭窄，可采用扩张治疗。胃镜检查可能导致食管穿孔，食管穿孔引起纵隔炎可危及患者生命，应禁食禁水并静脉注射抗生素治疗，必要时行食管部分切除。

七、内镜食管手术的麻醉

大部分食管手术术前需要接受胃镜检查明确病变的位置与范围。在食管狭窄的病例，胃镜检查还能起到扩张性治疗的作用。

电子胃镜诊断性检查的麻醉并不复杂，大多数病例仅在表面麻醉下即可接受胃镜检查，对于需要“无痛胃镜”检查的患者，可采用监测下的镇痛管理技术（MAC），应用丙泊酚静脉麻醉。由于患者存在一定程度的吞咽困难，胃镜检查中镇静药的使用应谨慎。使用镇静药一定要保留患者的气道保护性反射。

对胃镜或食管镜下复杂操作的患者，如多次食管异物取出失败再次尝试、严重食管狭窄拟行食管支架植入术建议全身麻醉。选择单腔气管导管固定于一侧口角一般不妨碍胃镜检查。根据气管插管的难易程度可选择清醒插管或静脉快速诱导插管。麻醉维持可采用吸入麻醉、静脉麻醉或静脉吸入复合麻醉，为保证患者制动，可采用中短效肌肉松弛药。手术结束后拮抗肌肉松弛药，待患者完全清醒后拔管。

（王森）

第十章　腹部手术麻醉

第一节　腹部手术的特点和要求

1. 腹部外科主要为腹腔内脏器质性疾病的手术，腹腔内脏器官的主要生理功能是消化、吸收、代谢；清除有毒物质和致病微生物；参与机体免疫功能；分泌多种激素调节消化系统和全身生理机能。因此，消化器官疾病必然导致相应的生理功能紊乱及全身营养状态恶化。为保证手术麻醉的安全性，减少术后并发症，麻醉前应根据患者病理生理改变以及伴随疾病的不同，积极调整治疗，以改善全身状况，提高对手术和麻醉的耐受性。

2. 胃肠道每日分泌大量含有相当数量电解质的消化液，一旦发生肠道蠕动异常或肠梗阻，消化液将在胃肠道内贮留；或因呕吐、腹泻等，必然导致大量体液丢失，细胞内、外液的水和电解质锐减，酸碱平衡紊乱及肾功能损害。纠正上述紊乱是消化道手术麻醉前准备的重要内容之一。

3. 消化道肿瘤、溃疡或食管胃底静脉曲张，可继发大出血，除表现呕血、便血外，胃肠道可贮留大量血液，失血量难以估计。麻醉前应根据血红蛋白、血细胞比积、尿量、尿比重、血压、脉率、脉压、中心静脉压等指标补充血容量和细胞外液量，并做好大量输血的准备。

4. 胆管疾病多伴有感染，阻塞性黄疸和肝损害。麻醉时应注意肝肾功能的维护，出凝血异常及自主神经功能紊乱的防治。

5. 腹部外科以急腹症为多见，如胃肠道穿孔，腹膜炎，急性胆囊炎，化脓性阻塞性肝胆管炎，胆汁性腹膜炎及肝、脾、肠破裂等，病情危重，需急诊手术。麻醉前往往无充裕时间进行综合性治疗。急腹症手术麻醉的危险性、意外以及并发症的发生率，均比择期手术为高。因此，麻醉医师应尽可能在术前短时间内对病情作出全面估计和准备，选择适合于患者的麻醉方法和麻醉前用药，以保证患者生命安全和手术顺利进行，这是急腹症麻醉的关键所在。

6. 肥胖，严重腹胀，大量腹水，巨大腹内肿瘤患者，当术中排出大量腹水，搬动和摘除巨大肿瘤时，腹内压容易骤然下降而发生血流动力学及呼吸的明显变化。因此，麻醉医师应依据病情做好防治，并避免发生缺氧、二氧化碳蓄积和休克。

7. 腹内手术中牵拉内脏容易发生腹肌紧张、鼓肠、恶心、呕吐和膈肌抽动，不仅影响手术操作，且易导致血流动力学剧变和患者痛苦。因此，良好的肌肉松弛是腹部手术麻醉不可忽视的问题。

8. 呕吐误吸或反流误吸是腹部手术麻醉常见的死亡原因。胃液、血液、胆汁、肠内容物都有被误吸的可能。一旦发生，可导致急性呼吸道梗阻、吸入性肺炎或肺不张等严重后果，麻醉时应采取有效的预防措施。

9. 腹腔内脏器官受交感神经和副交感神经双重支配，内脏牵拉反应与此类神经有密切关系。

(1)交感神经的低级中枢位于脊髓颈$_8$～腰$_3$节段的灰质侧角，节前神经纤维起自侧角细胞。其周围部分包括椎旁节、椎前节及由神经节发出的分支和神经丛。交感神经干位于脊椎两侧，由神经节和节间支相互连接组成。交感神经节总数为22～25个。神经节内为多极细胞，节后纤维起自该细胞。

(2)内脏大神经起自脊髓胸$_{4\sim10}$节段，终止于腹腔动脉根部的腹腔节，有一小部分纤维终止于主动脉肾节和肾上腺髓质。内脏小神经起自脊髓胸$_{10\sim12}$节段，有节前纤维穿过膈角终止于主动脉肾节。内脏最小神经起自胸$_{12}$节段，与交感神经干一并进入腹腔，终止于主动脉肾节。由腹腔神经节，主动脉肾节等发出的节后纤维分布至肝、胆、胰、脾、肾等实质器官及结肠左曲以上的肠管。腰交感干由4～5对腰节组成，左右交感干之间以横的交通支相连。节上的分支有腰内脏神经，起自腰段侧角的节前纤维，穿过腰节后终止于腹主动脉丛及肠系膜丛等处，其节后纤维分布于结肠左曲以下的肠管和盆腔脏器，部分纤维随血管分布至下肢。盆腔神经丛来自骶$_{2\sim3}$骶节和尾节所发出的节后纤维。

(3)副交感神经的低级中枢位于脑干的副交感神经核及骶部$_{2\sim4}$节段灰质副交感核。节前纤维起自延髓迷走神经背核和骶部副交感神经核。迷走神经后干的腹腔支参与肝丛、胃丛、脾丛、胰丛、肾丛及肠系膜上下丛的组成，各丛分别沿同名血管分支达相应脏器。结肠左曲以下肠管和盆腔脏器受骶$_{2\sim4}$副交感节前纤维分支组成的直肠丛、膀胱丛、前列腺丛、子宫阴道丛等支配。

(4)重要腹腔内脏的神经支配详见表10－1。

表10－1 重要腹腔内脏的神经支配

器官	神经	沿内脏神经的传入径路	节前纤维
胃、小肠、结肠左曲以上	交感	腹腔丛→内脏大、小神经→胸$_6$～腰$_1$，脊髓后角	胸$_6$～腰$_1$，脊髓侧角迷走神经背核
	副交感	迷走神经→延髓束核	
降结肠、直肠	交感	腰内脏神经和交感干骶部分支，到达腰$_{1\sim3}$脊髓后角	胸$_{12}$～腰$_3$ 脊髓侧角$_{2\sim4}$骶副交感核
	副交感	肠系膜下丛、盆丛→盆内脏神经→骶$_{2\sim4}$脊髓后角	
肝、胆、胰	交感	腹腔丛→内脏大小神经→胸$_{1\sim10}$脊髓后角	胸$_{1\sim10}$脊髓侧角
	副交感	迷走神经－延髓束核	迷走神经背核

左曲以上肠管和肝、胆、胰、脾等脏器手术时，椎管内麻醉要阻滞内脏神经交感神经支时，阻滞平面应达胸$_4$～腰$_1$，但迷走神经支不可能被阻滞。而结肠左曲以下肠管和盆腔脏器的手术，阻滞平面达胸$_8$～骶$_4$时，交感神经和副交感神经可同时被阻滞。为消除牵拉结肠左曲以上肠胃等内脏的反应，可辅用内脏神经局麻药封闭或应用镇痛镇静药。

（焦向阳）

第二节 腹部手术常用麻醉方法

腹部手术患者具有年龄范围广，病情轻重不一及并存疾病不同等特点，故对麻醉方法与麻醉药物的选择，需根据患者全身状况，重要脏器损害程度，手术部位和时间长短，麻醉设备条件以及麻醉医师技术的熟练程度作综合考虑。

一、局部麻醉

适用于短小手术及严重休克患者。可用的局麻方法有局部浸润麻醉，区域阻滞麻醉和肋间神经阻滞麻醉。腹腔内手术中还应常规施行肠系膜根部和腹腔神经丛封闭。本法安全，对机体生理影响小，但阻滞不易完善，肌松不满意，术野显露差，故使用上有局限性。

二、脊麻

适用于下腹部及肛门会阴部手术。脊麻后头痛及尿潴留发生率较高，且禁忌证较多，故基本已被硬膜外阻滞所取代。

三、连续硬膜外阻滞

为腹部手术常用的麻醉方法之一。该法痛觉阻滞完善；腹肌松弛满意；对呼吸、循环、肝、肾功能影响小；因交感神经被部分阻滞，肠管收缩，手术野显露较好；麻醉作用不受手术时间限制，并可用于术后止痛，故是较理想的麻醉方法，但内脏牵拉反应较重，为其不足。

四、全身麻醉

随着麻醉设备条件的改善，全身麻醉在腹部手术的选用日异增加，特别是某些上腹部手术，如全胃切除，选择性迷走神经切断术，右半肝切除术，胸腹联合切口手术以及休克患者手术，均适于选用全身麻醉。由于患者情况不同，重要器官损害程度及代偿能力的差异，麻醉药物选择与组合应因人而异。目前常用方法有：静吸复合全麻；神经安定镇痛复合麻醉；硬膜外阻滞与全麻复合；普鲁卡因静脉复合麻醉等。麻醉诱导方式需根据患者有无饱胃及气管插管难易程度而定。急症饱胃者（如进食、上消化道出血、肠梗阻等），为防止胃内容误吸，可选用清醒表麻插管。有肝损害者或三个月内曾用过氟烷麻醉者，应禁用氟烷。胆管疾患术前慎用吗啡类镇痛药。

（焦向阳）

第三节　常见腹部手术的麻醉

一、胃肠道手术的麻醉

（一）麻醉前准备

1. 胃肠道疾病，特别是恶性肿瘤患者，术前多有营养不良、贫血、低蛋白血症、浮肿、电解质异常和肾功能损害。麻醉前应尽力予以调整，以提高患者对手术、麻醉的耐受性，减少术后并发症。

2. 消化道溃疡和肿瘤出血患者多并存贫血，如为择期手术，血红蛋白应纠正到100g/L以上，血浆总蛋白到60g/L以上，必要时应予小量多次输血或补以白蛋白。

3. 消化道疾病发生呕吐、腹泻或肠内容物潴留，最易发生水、电解质及酸碱平衡紊乱，出现脱水、血液浓缩、低钾血症，上消化道疾病易出现低氯血症及代谢性碱中毒；下消化道疾病可并发低钾血症及代谢性酸中毒等。长期呕吐伴有手足抽搐者，术前术中应适当补钙和镁。

4. 为避免麻醉中呕吐、误吸及有利于术后肠功能恢复，对幽门梗阻的患者术前应常规洗胃；胃肠道手术宜常规行胃肠减压。

5. 麻醉前用药需根据麻醉方式和病情而定。对饱胃及可能呕吐者，应避免用药量过大，以保持患者的意识和反射。

（二）麻醉处理

1. 胃、十二指肠手术　硬膜外阻滞可经胸$_{8\sim9}$或胸$_{10}$间隙穿刺，向头侧置管，阻滞平面以胸$_4$～腰$_1$为宜。为清除内脏牵拉反应，进腹前可适量给予氟芬或杜氟合剂，或哌替啶及东莨菪碱。上腹部手术的阻滞平面不宜超过胸$_3$，否则胸式呼吸被抑制，膈肌代偿性活动增强，可影响手术操作。此时，如再使用较大量镇痛镇静药，可显著影响呼吸功能而发生缺氧和二氧化碳蓄积，甚至发生意外。因此，麻醉中除应严格控制阻滞平面外，应加强呼吸监测和管理。腹部手术选用全麻时，宜选择麻醉诱导快，肌松良好，清醒快的麻醉药物。肌松药的选择及用药时间应合理掌握，需保证进腹探查，深部操作，冲洗腹腔及缝合腹膜时有足够的肌肉松弛，注意药物间的相互协同作用，加强呼吸、循环、尿量、体液等变化和维护水、电解质，酸碱平衡的管理。

2. 结肠手术　右半结肠切除术选用连续硬膜外阻滞时，可选胸$_{11\sim12}$间隙穿刺，向头侧置管，阻滞平面控制在胸$_6$～腰$_2$。左半结肠切除术可选胸$_{12}$～腰$_1$间隙穿刺，向头侧置管，阻滞平面需达胸$_6$～骶$_4$。进腹探查前宜先给予适量辅助药，以控制内脏牵拉反应。选择全麻使用肌松药时，应注意与链霉素、新霉素、卡那霉素或多黏菌素等的协同不良反应（如呼吸延迟恢复）。结肠手术前常需多次清洁洗肠，故应注意血容量和血钾的变化。严重低钾血症可导致心律失常，术前数小时应复查血钾，麻醉中需有心电图监测。

3. 直肠癌根治术的麻醉　手术需取截石位，经腹会阴联合切口，选用连续硬膜外阻滞时宜用双管法。一点取胸$_{12}$～腰$_1$间隙穿刺，向头置管；另一点经腰$_{3\sim4}$间隙穿刺，向尾置管。先经低位管给药以阻滞骶神经，再经高位管给药，使阻滞平面达胸$_6$～骶$_4$，麻醉中适量应用辅助药即可满足手术要求。麻醉中应注意体位改变对呼吸、循环的影响，游离乙状结肠时多需采用头低位，以利于显露盆腔，此时应注意呼吸通气情况，并常规面罩吸氧。术中出血可能较多，要随时计算出血量，并给予及时补偿。

（三）麻醉后注意事项

1. 腹部手术结束，需待患者各项生命体征稳定后方可送回术后恢复室或病房；麻醉医师须亲自检查呼吸、血压、脉搏、四肢末梢温度颜色及苏醒程度，向主管手术医师和值班护士交代清楚后，方可离开患者。

2. 患者尚未完全清醒或循环、呼吸功能尚未稳定时，应加强对呼吸、血压、中心静脉压、脉搏、尿量、体温、意识、皮肤颜色温度等监测，并给予相应处理。术后应常规给予氧治疗，以预防术后低氧血症。

3. 麻醉手术后应立即进行血常规、血细胞比积、电解质、血气分析等检查，并依检查结果给予相应处理。

4. 持续静脉补液，手术当天的输液量（包括术中量），成人为3500～4000mL，如术中有额外出血和体液丢失，应依出量予以补充调整。热量供应于成人大手术后为209.2kJ/(kg·d)[50 kcal/(kg·d)]；小手术后为167.4kJ/(kg·d)[40 kcal/(kg·d)]。术前营养差的患者，术后应给予肠道外高营养治疗。

5. 术后可能发生出血、呕吐、呃逆、尿潴留和肺部并发症，须予以重视和防治。

二、胆囊、胆管疾病手术的麻醉

(一)麻醉前准备

1. 重点应检查心、肺、肝、肾功能。对并存疾病特别是高血压病、冠心病、肺部感染、肝功能损害、糖尿病等应给予全面的内科治疗。

2. 胆囊、胆管疾病多伴有感染；胆管梗阻多有阻塞性黄疸及肝功能损害，麻醉前都要给予消炎、利胆和保肝治疗。阻塞性黄疸可导致胆盐、胆固醇代谢异常，维生素 K 吸收障碍，致使 VitK 参与合成的凝血因子减少，发生出凝血异常，凝血酶原时间延长。麻醉前应给维生素 K 治疗，使凝血酶原时间恢复正常。

3. 黄疸指数高达 100U 以上者，术后肝肾综合征的发生率较高，术前宜先行经皮胆囊穿刺引流，使黄疸指数降至 50U 以下再行手术。

4. 阻塞性黄疸的患者，自主神经功能失调，表现为迷走神经张力增高，心动过缓。麻醉手术时更易发生心律失常和低血压，麻醉前应常规给予阿托品。

5. 胆囊、胆管疾病患者常有水、电解质，酸碱平衡紊乱，营养不良，贫血，低蛋白血症等继发性病理生理改变，麻醉前均应做全面纠正。

(二)麻醉选择及处理

胆囊、胆管手术，可选择全身麻醉、硬膜外阻滞或全麻加硬膜外阻滞下进行。硬膜外阻滞可经胸$_{8\sim9}$或胸$_{9\sim10}$间隙穿刺，向头侧置管，阻滞平面控制在胸$_{4\sim12}$，胆囊、胆管部位迷走神经分布密集，且有膈神经分支参与，在游离胆囊床、胆囊颈和探查胆总管时，可发生胆一心反射和迷走一迷走反射。患者不仅出现牵拉痛，而且可引起反射性冠状动脉痉挛，心肌缺血导致心律失常，血压下降。应采取预防措施，如局部神经封闭，应用哌替啶及阿托品或氟芬合剂等。吗啡、芬太尼可引起胆总管括约肌和十二指肠乳头部痉挛，而促使胆管内压上升达 2.94 kPa ($300mmH_2O$)或更高，持续 15～30min，且不能被阿托品解除，故麻醉前应禁用。阿托品可使胆囊、胆总管括约肌松弛，麻醉前可使用。胆管手术可促使纤维蛋白溶酶活性增强，纤维蛋白溶解而发生异常出血。术中应观察出凝血变化，遇有异常渗血，应及时检查纤维蛋白原、血小板，并给予抗纤溶药物或纤维蛋白原处理。

阻塞性黄疸常作肝损害，应禁用对肝肾有损害的药物，如氟烷、甲氧氟烷、大剂量吗啡等。安氟醚、异氟醚、七氟醚或脱氟醚亦有一过性肝损害的报道。麻醉手术中因凝血因子合成障碍，毛细血管脆性增加，也促使术中渗血增多。但据临床观察，不同麻醉方法对肝功能正常组与异常组的凝血因子，未见有异常变化。

胆管外科患者，病情与体质差异极大，伴肥胖体型者逐年增多，麻醉选择与处理的难度也各异。国内曾报道胆管手术麻醉中，心搏骤停的发生率为 1∶162，而非胆管手术麻醉为 1∶497，二者差 3.07 倍，且前者的复苏率较低，应引起高度重视和警惕。

(三)麻醉后注意事项

1. 术后应密切监测血压、脉搏、呼吸、尿量、尿比重，持续鼻管吸氧，直至病情稳定。按时检查血红蛋白，血细胞比积及电解质，动脉血气分析，根据检查结果给予调整治疗。

2. 术后继续保肝、保肾治疗，预防肝肾综合征。

3. 对老年人、肥胖患者及并存气管、肺部疾病者，尤应防治肺部并发症。

4. 胆总管引流的患者，应计算每日胆汁引流量，注意水、电解质补充及酸碱平衡。

5. 危重患者和感染中毒性休克未脱离危险期者，麻醉后应送术后恢复室或ICU进行严密监护治疗，直至脱离危险期。

三、脾脏手术的麻醉

（一）麻醉前准备

1. 脾脏是人体血液储存和调节器官，有清除和调节血细胞的功能，及产生自身免疫的抗体。原发性或继发性脾功能亢进需行手术者，多有脾肿大，红细胞、白细胞、血小板减少和骨髓造血细胞增生。麻醉医师应在麻醉前全面了解病史、体检及各种检查结果，估计可能出现的问题，做好相应准备。

2. 严重贫血，尤其是溶血性贫血者，应输新鲜血。有肝损害、低蛋白血症者，应给予保肝及多种氨基酸治疗。有血小板减少、出凝血时间及凝血酶原时间延长者，应小量多次输新鲜血或浓缩血小板，并辅以维生素K治疗。待贫血基本纠正、肝功能改善、出血时间及凝血酶原时间恢复正常后再行手术。

3. 原发性脾功能亢进者除有严重出血倾向外，大都已长期服用肾上腺皮质激素和ACTH。麻醉前除应继续服用外，尚需检查肾上腺皮质功能代偿情况。

4. 有粒细胞缺乏症者常有反复感染史，术前应积极防治。

5. 外伤性脾破裂除应积极治疗出血性休克外，应注意有无肋骨骨折、胸部挫伤、左肾破裂及颅脑损伤等并存损伤，以防因漏诊而发生意外。

（二）麻醉选择与处理

1. 无明显出血倾向及出凝血时间、凝血酶原时间已恢复正常者，可选用连续硬膜外阻滞。麻醉操作应轻柔，避免硬膜外间隙出血。凡有明显出血者，应弃用硬膜外阻滞。选择全麻时需根据有无肝损害而定，可用静脉复合或吸入麻醉。气管插管操作要轻巧，防止因咽喉及气管黏膜损伤而导致血肿或出血。

2. 麻醉手术处理的难度主要取决于脾周围粘连的严重程度。游离脾脏、搬动脾脏、结扎脾蒂等操作，手术刺激较大，有发生意外大出血的可能，麻醉医师应提前防治内脏牵拉反应并做好大量输血准备。巨大脾脏内储血较多，有时可达全身血容量的20%，故麻醉中禁忌脾内注射肾上腺素，以免发生回心血量骤增而导致心力衰竭危险。应用氟烷麻醉中使用肾上腺素，可导致心肌应激性增高而有发生室性心律失常的危险。乙醚可使脾脏收缩，但在使用电器设备的场合下禁用。

3. 麻醉处理中要密切注意出血、渗血情况，维持有效循环血量。渗血较多时，应输新鲜血及使用止血药。

4. 麻醉前曾服用激素的患者，围术期应继续给维持量，以防肾上腺皮质功能急性不全。

（三）麻醉后注意事项

1. 麻醉后当天应严密监测血压、脉搏、呼吸和血红蛋白、血细胞比积的变化，严防内出血和大量渗血，注意观察膈下引流管出血量，继续补充血容量。

2. 加强抗感染治疗。已服用激素者，应继续给维持量。

四、门脉高压症手术的麻醉

(一)门脉高压症主要病理生理特点

门静脉系统是腹腔脏器与肝脏毛细血管网之间的静脉系统。当门静脉的压力因各种病因而高于 2.45 kPa(25 cmH_2O)时,可表现一系列临床症状,统称门脉高压症。其主要病理生理改变为:①肝硬化及肝损害。②高动力型血流动力学改变:容量负荷及心脏负荷增加,动静脉血氧分压差降低,肺内动静脉短路和门、肺静脉间分流。③出凝血机能改变:有出血倾向和凝血障碍。原因为纤维蛋白原缺乏、血小板减少、凝血酶原时间延长、第 V 因子缺乏、血浆溶纤维蛋白活性增强。④低蛋白血症:腹水、电解质紊乱、钠和水潴留、低钾血症。⑤脾功能亢进。⑥氮质血症、少尿、稀释性低钠、代谢性酸中毒和肝肾综合征。

(二)手术适应证的选择

门脉高压症手术麻醉的适应证,主要取决于肝损害程度、腹水程度、食管静脉曲张及有无出血或出血倾向。为做好手术前准备和估计,降低死亡率,可将门脉高压症的肝功能情况归纳为三级,见表 10-2。Ⅲ级肝功能者不适于手术麻醉应力求纠正到Ⅰ或Ⅱ级。Ⅰ、Ⅱ级术后死亡率约为 5%,Ⅲ级者死亡率极高。

表 10-2　门脉高压症肝功能分级

肝功能分级	Ⅰ级	Ⅱ级	Ⅲ级
胆红素(μmol/L)	<20.5	20.5~34.2	>34.2
血清白蛋白(g/L)	≥35	26~34	≤25
凝血酶原时间(分钟)	1~3	4~6	>6
转氨酶	<100	100~200	>200
金氏法(u)			
赖氏法(u)	<40	40~80	>80
腹水	(-)	少量,易控制	大量,不易控制
肝性脑病	(-)	(-)	(+)

高桥成辅指出,门脉高压症麻醉危险性增加的界限为:黄疸指数大于 40U;血清胆红素大于 20.5 μmol/L;血浆总蛋白量小于 50g/L;白蛋白小于 25g/L;A/G 小于 0.8;GPT、GOT 大于 100U;溴磺酞钠(BSP)潴留试验大于 15%;吲哚氰绿(ICG)消失率小于 0.08。为探讨肝细胞功能的储备能力,糖耐量曲线试验有一定价值,90~120min 值如高于 60min 值者,提示肝细胞储备力明显低下,麻醉手术死亡率极高。

近年来,多以综合性检查结果来判断门脉高压症的预后,详见表 10-3。这种分类为麻醉临床提供科学依据。

表 10-3　门脉高压症的预后判断分类

预后分类	Ⅰ	Ⅱ	Ⅲ	Ⅳ
有效肝血流置(mL/min)	>600	600~400	400~300	<300
肝内短路率(%)	<15	30~40	30~40	>40
肝静脉血氨法(μg/dL)	<65	65~80	80~100	>100
BSP 潴留率(%)	<10	10~30	30~35	>35
ICG 消失率	>0.10	0.1~0.08	0.08~0.04	<0.04
术后生存率(%)	91.5	79.4	51	14.3

（三）麻醉前准备

门脉高压症多有不同程度的肝损害。肝脏为三大代谢和多种药物代谢、解毒的器官，麻醉前应重点针对其主要病理生理改变，做好改善肝功能、出血倾向及全身状态的准备。

1. 增加肝糖原，修复肝功能，减少蛋白分解代谢：给高糖、高热量、适量蛋白质及低脂肪饮食，总热量应为 125.5～146.4 kJ（30～35kcal/kg）。必要时可静脉滴注葡萄糖胰岛素溶液。对无肝性脑病者可静脉滴注相当于 0.18g/（kg·d）蛋白的合成氨基酸。脂肪应限量在 50g/d 以内。为改善肝细胞功能，还需用多种维生素，如每日复合维生素 B 6～12 片口服或 4mg 肌肉注射；维生素 B_6 50～100mg；维生素 B_{12} 50～100μg；维生素 C 3g 肌肉注射。

2. 有出血倾向者可给予维生素 K 等止血药，以纠正出凝血时间和凝血酶原时间。如系肝细胞合成第 V 因子功能低下所致，麻醉前应输新鲜血或血浆。

3. 腹水直接反映肝损害的严重程度，大量腹水还直接影响呼吸、循环和肾功能，应在纠正低蛋白血症的基础上，采用利尿、补钾措施，并限制入水量。有大量腹水的患者，麻醉前应多次小量放出腹水，并输用新鲜血或血浆，但禁忌一次大量放腹水，以防发生休克及低盐综合征或肝昏迷。

4. 凡伴有水、电解质、酸碱平衡紊乱者，麻醉前应逐步纠正。

（四）麻醉选择与处理

肝脏是多种麻醉药代谢的主要场所，而多数麻醉药都可使肝血流量减少。麻醉选择与处理的主要原则是选用其最小有效剂量，使血压维持在 10.7 kPa（80mmHg）以上，否则肝脏将丧失自动调节能力，并可加重肝细胞损害。

1. 麻醉前用药　大量应用阿托品或东莨菪碱可使肝血流量减少，一般剂量时则无影响。镇静镇痛药均在肝内代谢，门脉高压症时分解代谢延迟，可导致药效增强、作用时间延长，故应减量或避用。

2. 麻醉药　氧化亚氮在无缺氧的情况下，对肝脏无直接影响。氟烷使肝血流量下降约 30%，部分患者术后可有 GPT 与 BSP 一过性升高，因此，原有肝损害或疑有肝炎者宜禁用。安氟醚是否存在肝损害，尚未定论，但用药后一周内 GPT 可上升至 100U 以上，故最好避用。异氟醚在体内降解少，对肝功能影响轻微，可考虑选用。

肝损害时血浆蛋白量减少，应用巴比妥类药时，因分解代谢减缓，使血内游离成分增加，药效增强，但睡眠量巴比妥类对肝脏尚无影响。氟哌啶、芬太尼虽在肝内代谢，但麻醉通用量也不致发生肝损害，可用于门脉高压症手术的麻醉，但对严重肝损害者应酌情减量。氯胺酮、地西泮、哌替啶、镇痛新则均可选用。

3. 肝硬化患者的胆碱酯酶活性减弱，使用琥珀胆碱时，其作用可增强，易发生呼吸延迟恢复；使用筒箭毒碱时，其作用则减弱；应用本可松时可无影响。正常人筒箭毒碱可经肾和胆汁排泄，门脉高压症患者经胆汁排出减少，故禁忌大量使用箭毒类药。

4. 酯类局麻药由血浆胆碱酯酶分解，酰胺类局麻药都在肝内代谢。由于血浆内胆碱酯酶均来自肝脏，肝硬化患者应用局麻药可因其分解延缓，容易蓄积，故禁忌大量使用。

综合上述特点，门脉高压症分流手术的麻醉可选用下列方法之一：①硬膜外阻滞辅以氯芬合剂。②氟芬合剂、氧化亚氮、氧、肌松药复合麻醉。③氯胺酮、地西泮、氧化亚氮、氧、肌松药复合麻醉。④安氟醚（或异氟醚）、芬太尼、氧化亚氮、氧、肌松药复合麻醉。

（五）麻醉处理要点

1. 维持有效循环血量　通过血压、脉搏、中心静脉压、尿量等监测，维持出入量平衡，避免血容量不足或过多，预防低血压和右心功能不全，维护肾功能。输液时不可大量使用乳酸钠林格氏溶液或生理盐水，否则钠负荷增加可导致间质性肺水肿；伴肾功能损害者尤需避免。此外，麻醉中还宜通过血气分析和电解质检查，及时纠正水、电解质和酸碱失衡；如有可能，宜测定血浆及尿渗透浓度，有指导价值。

2. 保持血浆蛋白量　低蛋白血症患者麻醉时应将白蛋白提高到 25g/L 以上，不足时应补充白蛋白，以维持血浆胶体渗透压和预防间质水肿。

3. 维护血液氧输送能力　须保持血容量、每搏量、血细胞比积、血红蛋白及氧离解曲线的正常。心功能正常者，为保持有效循环血量，宜使血细胞比积保持在 30％左右，以降低血液黏滞度，保证最佳组织灌流。为确保氧的输送能力，对贫血者可输浓缩红细胞。

4. 补充凝血因子　麻醉前有出血倾向者，应输用新鲜血或血小板。缺乏由维生素 K 合成的凝血因子者，可输给新鲜血浆。麻醉中一旦发生异常出血，应即查各项凝血功能，做针对性处理。

5. 处理大量出血　门脉高压分流术中，出血量在 2000mL 以上者，并非少见，以输全血最佳，适量给予血浆代用品。输血、输液时应注意补充细胞外液、纠正代谢性酸中毒、充分供氧及适量补钙。

6. 保证镇痛完善，避免应激反应。

五、急腹症患者的麻醉

急症手术中以急腹症最常见。据北京友谊医院统计，急诊麻醉中急腹症约占 82.6％。其特点是发病急、病情重、饱胃患者比例大，继发感染或出血性休克者多，麻醉前准备时间紧，难以做到全面检查和充分准备。麻醉危险性、意外发生率及麻醉手术后并发症均较高。

（一）麻醉前准备

1. 麻醉医师必须抓紧时间进行术前访视，重点掌握全身状况、神智、体温、循环、呼吸、肝及肾功能；追问既往病史，麻醉手术史、药物过敏史、进食或禁饮时间。根据检查，选定麻醉方法和药物，做好意外防治措施。

2. 对并存血容量不足、脱水、血液浓缩、电解质及酸碱失衡或伴严重合并疾病以及继发病理生理改变者，根据血常规、血细胞比积、出凝血时间、血型、心电图，X 线片、血气分析、血清电解质、尿常规、尿糖、尿酮体等检查结果，进行重点处理或纠正。

3. 对休克患者必须施行综合治疗，待休克改善后再麻醉，但有时由于病情发展迅速，应考虑在治疗休克的同时进行紧急麻醉和手术。治疗休克应重点针对脱水、血浓缩或血容量不足进行纠正，以改善微循环和维持血压。术前要备足全血，以便于麻醉中进一步补足血容量，纠正电解质与酸碱失衡。维持血压 10.6 kPa(80mmHg)以上，血细胞比积在 30％以上，重要脏器的血流灌注和肾功能尚可维持。对大量出血患者，应尽快手术以免延误手术时机。

4. 胃、肠梗阻、消化道穿孔、出血或弥漫性腹膜炎患者，麻醉前必须进行有效的胃肠减压。

5. 剧烈疼痛、恐惧和躁动不安必然促使儿茶酚胺大量释放，加重微循环障碍，促进休克发展，故麻醉前应给一定的术前药，但剂量应以不影响呼吸、循环，保持意识存在为准。

（二）麻醉选择及处理

1. 胃、十二指肠溃疡穿孔　除应激性溃疡穿孔外，多有长期溃疡病史及营养不良等的变化。腹膜炎患者常伴剧烈腹痛和脱水，部分患者可继发中毒性休克。在综合治疗休克取得初步纠正的基础上，可慎用硬膜外阻滞，但需小量分次用药，严格控制阻滞平面。麻醉中继续纠正脱水、血浓缩和代谢性酸中毒，防治内脏牵拉反应。对严重营养不良、低蛋白血症或贫血者，术前宜适量补全血或血浆。麻醉后重点预防肺并发症。

2. 上消化道大出血　食管静脉曲张破裂、胃肠肿瘤或溃疡及出血性胃炎，经内科治疗 48h 仍难以控制出血者，常需紧急手术。麻醉前多有程度不同的出血性休克，严重贫血，低蛋白血症，肝功能不全及代谢性酸中毒等。术前均需抗休克综合治疗，待休克初步纠正后可选用连续硬膜外阻滞。麻醉中应密切根据血压、脉搏、脉压、尿量、中心静脉压、血气分析、心电图等监测情况，维护有效循环血量，保持血压在 12 kPa（90mmHg）以上，维持呼吸交换，避免缺氧和二氧化碳蓄积，纠正酸碱失衡，使尿量在 30mL/h 以上。

对出血性休克或继续严重出血的患者，宜选用气管内插管浅全麻。为预防误吸，应施行清醒气管内插管。维持麻醉可用对心肌和循环抑制轻的 γ－羟丁酸钠、氯胺酮、地西泮、芬太尼、氧化亚氮及肌松药。有肝、肾损害者注意维护肝、肾功能。

3. 急性肠梗阻或肠坏死　无继发中毒性休克的患者，可选用连续硬膜外阻滞。有严重脱水、电解质、酸碱失衡、腹胀、呼吸急促、血压下降、心率增快的休克患者，以选择气管内插管全麻较安全。麻醉诱导及维持过程中应强调预防呕吐物反流误吸，继续进行抗休克综合治疗，维护心、肺、肾功能，预防呼吸困难综合征、心力衰竭和肾衰竭。输血输液时，应掌握剂量与速度，胶体与晶体比例，以维持合理的血红蛋白与血细胞比积。麻醉后需待患者完全清醒，呼吸交换正常、循环稳定、血气分析正常，才停止呼吸治疗。

4. 急性坏死性胰腺炎　循环呼吸功能稳定者，可选用连续硬膜外阻滞。已发生休克经综合治疗无效者，应选用对心血管系统和肝肾功能无损害的全身麻醉。麻醉中应针对病理生理特点进行处理：

（1）因呕吐、肠麻痹、出血、体液外渗往往并存严重血容量不足，水、电解质紊乱，应加以纠正。

（2）胰腺酶可将脂肪分解成脂肪酸，与血中钙离子起皂化作用，因此，患者可发生低钙血症，需加以治疗。

（3）胰腺在缺血、缺氧情况下可分泌心肌抑制因子（如低分子肽类物质），因此抑制心肌收缩力，甚至循环衰竭，应注意预防。

（4）胰腺炎继发腹膜炎，致有大量蛋白液渗入腹腔，不仅影响膈肌活动，且使血浆渗透压降低，容易诱发肺间质水肿，呼吸功能减退，甚至发生急性呼吸困难综合征（ARDS）。麻醉中应在血流动力学指标监测下，输入血浆代用品、血浆和全血以恢复有效循环血量，纠正电解质紊乱及低钙血症，同时给予激素和抗生素治疗。此外，应注意呼吸管理、维护肝功能，防治 ARDS 和肾功能不全。

（侯东男）

第四节　类癌综合征的麻醉

一、类癌综合征主要病理生理特点

1. 见于胃肠道、胆、胰、甲状腺、肺、支气管、前纵隔、卵巢、睾丸等部位，发生率占类癌患者的18%。

2. 其病理生理改变　主要由于色胺酸代谢紊乱，分泌5－羟色胺、缓激肽、组胺等血管活性物质所造成。类癌综合征患者在麻醉中易促使神经节阻滞药的作用增强，致血压下降，支气管痉挛，高血糖，肠蠕动亢进。5－羟色胺可通过血脑屏障对中枢产生抑制作用，使麻醉苏醒延迟。缓激肽可引起严重血管扩张、毛细血管通透性增加和血压下降。

3. 临床表现　主要有皮肤潮红、毛细血管扩张，以面，颈和胸部明显，多次发作后肤色呈紫绀状；结膜有毛细血管扩张和水肿；血压下降，极度乏力；腹泻呈水样及脂肪样，每日多达20～30次，可导致营养不良，水、电解质失衡；心内膜、心包膜、胸膜、腹膜纤维组织增生，出现三尖瓣、肺动脉瓣狭窄或关闭不全，最终发生心力衰竭；严重支气管痉挛可导致窒息。

二、麻醉前准备

1. 对疑有类癌综合征的患者要全面检查。对原发病灶部位、肝损害及其程度和心功能代偿情况等尤应重点检查和全面估价。

2. 手术前应对综合征发作的患者试用5－羟色胺拮抗剂如Nozinam，缓激肽拮抗剂如抑肽酶(Trasylol)，以及皮质类固醇等进行试探性治疗，找出有效药物和剂量，以供麻醉处理的参考。

3. 改善全身状况和营养不良，纠正水、电解质失衡。手术前禁用含有大量色胺酸的饮料和食物(如茶、酒、脂肪及某些蔬菜)；禁忌挤压肿瘤以防诱发综合征发作。

4. 保持患者镇静，避免交感－肾上腺系统兴奋，麻醉前用药宜适当增量。

三、麻醉选择和处理

1. 吗啡、氟烷、硫喷妥钠、右旋糖酐、多黏菌素E等，可增加肠色素颗粒细胞膜的通透性或泵作用发生改变而促使5－羟色胺增加，故应禁用。

2. 琥珀胆碱的去极化作用，可增高膜内压；筒箭毒碱的神经节阻滞和组胺释放作用，可诱发血压严重波动和支气管痉挛，故应慎用。

3. 因类癌的活性物质直接作用于神经末梢与靶细胞的交接处，由此引起类癌综合征发作，各种麻醉包括局麻、神经阻滞、脊麻或硬膜外阻滞中都会同样发作。因此要提高警惕，在麻醉管理中，要尽量避免导致血压下降和呼吸抑制的各种因素。

4. 神经安定药、抗组胺药可降低肠色素颗粒细胞膜的通透性，并阻滞5－羟色胺、组胺的作用，故类癌综合征手术可选用神经安定镇痛麻醉或静脉复合麻醉，肌松药中可选用潘库溴铵。

5. 麻醉力求平稳，诱导期避免各种应激反应和儿茶酚胺释放因素，控制适当的麻醉深度。手术挤压肿瘤、变动体位、缺氧、二氧化碳蓄积、低血压等因素都会促使类癌的活性物质(5－

羟色胺及缓激肽)分泌增加,应严密监护。选用气管内插管,有利于供氧和维持呼吸道通畅,一旦出现支气管痉挛,可立即施行正压辅助呼吸,故适用于类癌患者。

6.麻醉中一旦发生缓激肽危象而导致严重低血压时,应禁用儿茶酚胺类药,后者可增加缓激肽合成,低血压可更严重。必要时应选用甲氧胺、间羟胺或高血压素。最好选用5-羟色胺、缓激肽和组胺的拮抗药及激素;有效循环血量应加补足;水、电解质及酸碱失衡要进行纠正。对并存心肌、心瓣膜损害的类癌患者,应注意防止增加右心负荷的因素,正确掌握输血、输液速度与总量,注意尿量,预防心力衰竭。

(王森)

第十一章　泌尿外科手术麻醉

第一节　概述

一、泌尿外科手术麻醉的特点

1. 泌尿外科手术常需特殊体位，肾脏、上段输尿管手术常需侧卧位，膀胱、前列腺手术需用截石位，这给循环、呼吸和麻醉带来一些不利影响。

2. 全膀胱切除行回肠代膀胱成形术、肾巨大肿瘤手术、前列腺手术等可造成术中大出血，应及时补充血容量，防止休克发生。

3. 肾脏手术可造成胸膜损伤而致气胸，一旦发生应及时修补，修补时应做正压人工呼吸使肺重新吹张。

4. 经尿道前列腺电切术中易发生电解质紊乱和肺水肿、脑水肿。

二、泌尿外科手术麻醉的处理

肾脏肿瘤、肾结核、多囊肾、多发性肾结石等多需做肾切除术。术前多有肾功能障碍，需处理好再行手术。

（一）麻醉选择

除肾脏巨大肿瘤或肾结核粘连严重，术中除切除肋骨或有隔肌损伤可能的患者考虑气管内全麻外，一般可采用硬膜外麻醉，常选用 $T_{9\sim10}$ 或间隙穿刺，麻醉平面控制在 $T_{4\sim12}$，手术可选用侧卧位，但要注意呼吸循环方面管理。

（二）围手术期麻醉处理

1. 手术体位给患者带来不适，加上手术牵扯痛。患者一般很难在单纯硬膜外麻醉下完成手术，多需辅助镇静、镇痛术。

2. 麻醉期间因体位因素可致患者呼吸、循环方面的管理难度增加，也给麻醉平面控制增加一定难度。因此，麻醉应十分重视 ECG 和 SpO_2 及血压监测，一旦发现意外或病情变化应及时处理。

3. 手术中可能发生因巨大肿瘤组织粘连严重，或下腔静脉撕裂导致大量渗血或出血，应做好输血输液准备，并行 CVP 监测以指导大量输血、输液，救治出血性休克。

4. 术中损伤膈肌造成气胸，患者清醒时常感呼吸困难，全麻患者没有行气管插管者，主要靠 SpO_2 和呼吸通气量监测等及时发现。另外皮肤、黏膜发绀及异常呼吸等也是气胸患者常见的临床表现。

5. 麻醉期间患者突发性呼吸困难、严重低血压，应用升压药和人工呼吸，疗效不佳时应考虑，系肾癌手术发生癌栓脱落造成肺梗死，严重者可致心脏停搏，一旦发生应立即行呼吸和循环支持直至平稳为止。

三、术前准备及麻醉方法的选择

（一）术前肾功能准备

1. 尿检验反映肾功能　尿量及尿的质量反映肾功能情况。

（1）尿量：1000～2000mL/d，<450mL/d 为少量；<20mL/d 为无尿；>2500mL/d，为多尿性肾功能衰竭。

（2）尿比重：肾功能正常时为 1.015～1.020，肾功能不全为 1.010～1.012。

（3）尿渗透压：正常肾功能时为 600～1000mmol/L。尿渗透压与血浆渗透压（280～310mmol/L）之比<1.7，为轻度至中度肾功能受损；其比值<1.1，为重度受损。

（4）尿有形成分：尿蛋白、管型尿出现时为肾有病变。

2. 血液检验反映肾受损程度　常用的血液检验，有以下项目均可反映肾功能情况。

（1）血尿素氮（BUN）：参考值为 3.2～7.14mmol/L。7.14<BUN<10.7mmol/L，轻度受损；10.7～35.7mmol/L，中度受损；>100，重度受损。

（2）血肌肝（Cr）：参考值为 61.88～132.6μmol/L，176.8～265.2μmol/L，轻度受损；265.2～707.2μmol/L，中度受损；>707.2μmol/L，重度受损。

（3）血钾（K^+）：参考值为 4.1～5.6mmol/L。5.6～6.0mmol/L，轻度受损；6.0～6.5mmol/L，中度受损；>6.5mmol/L，重度受损。

（4）碱剩余（BE）：负值减少，为代谢性酸中毒，说明肾受损。正常值为±4mmol/L。>－8mmol/L，轻度受损；－15mmol/L～－8mmol/L，中度受损；>－15mmol/L，重度受损。

（5）内生肌酐清除率（Ccr）：代表肾小球滤过率，可做肾损害的定量检测。正常值为 80～125mL/min，50～80mL/min 轻度受损；10～50mL/min，中度受损；<10mL/min，重度受损。

（6）酚红试验（PSP）：正常值为 15min。25～40mL/min，15～25mL/min，轻度损害；10～15mL/min，中度受损；<10mL/min，肾重度受损。

3. 症状和意义　肾功能严重受损时的全身症状和临床表现如下。

（1）高血压：体内水分潴留不能排出。持续高血压可导致充血性心力衰竭、肺水肿及冠心病。

（2）贫血：红细胞减少，寿命缩短。携氧能力降低。

（3）出血倾向：部分患者伴有血小板轻度至中度减少或血小板功能低下，易出血。

（4）感染：免疫力降低，易感染、形成败血症。

（5）电解质失衡：电解质失衡主要表现有 3 点。①低钠血症，因体内潴水，将钠稀释，严重时水中毒。②高钾血症，肾排钾减少，代谢性酸中毒致组织释放钾，出现心律失常。③低钙血症，肠吸收钙有障碍，维生素 D 的活性化障碍，出现继发性甲状旁腺功能亢进症。

（6）代谢性酸中毒：由于酸性代谢产物不能由肾排出，肾小管再吸收 HCO_3^- 功能障碍，可表现为呼吸深大。

（二）麻醉方法的选择

1. 腰麻　膀胱、外生殖器的手术，用中、低位腰麻较为适宜，麻醉效果满意。但需控制好血压，术后注意头痛等并发症。

2. 硬膜外麻醉　硬膜外麻醉是泌尿外科手术常用的麻醉方法。用于全部泌尿系手术，国内基层医院应用广泛。

(1)肾:穿刺点用 $T_{9\sim10}$间隙,麻醉范围为 $T_6\sim L_2$。用药特点是量足、浓度要高以保持良好的肌松效果,如 2%利多卡因,或 0.25%~0.3%丁卡因,向头侧置管。

(2)广泛肾及肾周围与输尿管等手术:采用 $T_{8\sim9}$,向头侧置管;$L_{2\sim3}$间隙向足侧置管的两管法。麻醉范围在 $T_4\sim L_2$,以上管为主,药量要足,浓度要高;以下管为辅,作调节。

(3)输尿管上段手术:选 $T_{8\sim9}$ 或 $T_{9\sim10}$ 间隙,内头侧置管,麻醉范围要在 $T_6\sim L_2$。下段手术 $T_{10}\sim S_4$ 的麻醉范围,选间隙穿刺,向头侧置管。用药特点是量足、高浓度。

(4)膀胱手术:选 $L_{1\sim2}$ 间隙,向头侧置管。麻醉范围要达到 $T_{10}\sim S_4$。用药特点为一般用量。

(5)结肠代膀胱手术:穿刺点为 $T_{11\sim12}$,向头侧置管。麻醉范围 $T_{10}\sim S_1$,用药量要足,浓度较高。

(6)前列腺手术:常用 $L_{2\sim3}$间隙,向头侧置管。麻醉范围达 $T_{10}\sim S_4$。老年人需小量分次注药。

(7)外生殖器手术:选 $L_{4\sim5}$ 间隙穿刺,麻醉范围达 $T_{12}\sim S_4$。一般用药量即可。

3.脊麻与硬膜外联合麻醉(CSEA)　该方法适用于肾移植术、前列腺摘除等,注意控制麻醉平面,以防循环波动过大。

4.骶麻或鞍麻　骶麻或鞍麻适用于做外生殖器手术或膀胱镜检查。

5.局麻及神经阻滞　局麻做肾切除,耻骨上膀胱造瘘引流术、睾丸、精索和阴囊手术的麻醉,分层浸润。必要时辅助强化,可完成手术。阴茎和包皮手术用阴茎阻滞法。

6.全麻　全麻适用于硬膜外麻醉禁忌者,或手术范围,患者不合作,或并发其他严重疾病的患者。方法同一般全麻。

(车润平)

第二节　常见泌尿外科手术的麻醉

一、肾上腺手术的麻醉

肾上腺可分为功能上和组织学上都完全不同的髓质和皮质两部分。肾上腺髓质中的嗜铬细胞是儿茶酚胺的生成、储备和释放细胞。胎儿时期肾上脾髓质内只含去甲肾上腺素,出生后则肾上腺素的含量即迅速上升。成年时肾上脾髓质中主要含肾上腺素,约占 80%,其余 18%为去甲肾上腺素,20%为多巴胺。嗜铬细胞增生及嗜铬细胞瘤都使儿茶酚胺的生成增加,严重地影响到周身生理功能。需行外科手术治疗。肾上腺皮质则无论其功能或组织学的结构都远较髓质为复杂。肾上腺皮质的最外层亦称小球区,其分泌的激素对机体电解质的代谢有着极显著的影响,主要是醛固酮。醛固酮的过分增多可引起高血压、低血钾和肌无力,称为原发性醛固酮增多症,需行外科手术治疗。肾上腺皮质最内层称为网状区,它在促肾上腺皮质激素的作用下产生性激素。在内、外两层中间的一层称为束状区,产生糖激素,其中最主要者为氢化可的松。糖激素的过多则形成所谓“柯兴氏综合征”或皮质醇增多症,需行手术治疗;糖激素过多则形成所谓“阿迪孙氏病”,此类患者对麻醉或手术的反应皆极为不良,构成麻醉处理的困难。

(一)皮质醇增多症

如前所述,糖激素增多时可使血糖增高,高血糖则促使胰岛素分泌增多,胰岛亢奋使脂肪的生成加速。与此同时，蛋白质代谢衰退，患者虽表现肥胖但却衰弱，肌无力，水肿。糖激素并可使脂肪的分布异常，临床表现为向心性肥胖、肢体细弱、满月脸型。由于肾上腺皮质各种激素的相互影响，此类病例并有脱发、性功能减退、电解质紊乱等症状，皮质醇增多症可由于肾上腺肿瘤所引起，但也常由于脑下垂体前叶中的嗜碱细胞增生所致。前者施行肾上腺肿瘤切除后可以治疗，后者则需行双侧肾上腺大部切除术。此类有肾上腺病变的病例经手术切除肾上腺以后，其肥胖、高血压、高血糖、糖尿及性功能减退或丧失等症状，皆可获得恢复。然而以前由于对此种病例的术前后处理的认识不足以及条件不够，所以手术死亡率较高，近来由于各方面皆有了长足的改善，手术死亡率有显著下降，如果处理得当，死亡率实不应高于一般大手术者。

皮质醇增多症患者的术前准备应以蛋白质代谢、电解质平衡以及皮质激素的补充为重点。此类病例除手术前应给以高蛋白饮食外，必要时可同时给以适量的丙种睾丸酮或其他合成代谢激素，尤以病情严重的患者为然。此类病例中水和钠的潴留以及低血钾症不仅常见，而且有时程度还相当严重。术前较大剂量的氧化钾的摄入以及适当地予以一般利尿剂可使病情轻的病例得到改善。然而对于病情较重的病例则必须使用螺旋内酯才使摄入的钾保留体内。此种情况时是否有醛固酮的作用参与其中则尚不得而知，然而临床效果确颇予人以较深的印象。皮质醇增多症患者的心血管功能极其脆弱，如果术前未能将其电解质的情况改善，麻醉时心血管的代偿能力将更为削弱。肾上腺肿瘤的患者，其"健侧"肾上腺常呈萎缩及功能低弱状态，需行双侧肾上腺切除的患者则术中及术后肾上腺皮质激素的分泌皆未必能满足当时所需。因此于此类患者术前 3～4d 即应给以肾上腺皮质激素的补充。然而临床所见各病例对肾上腺皮质激素的反应可有不同，多数病例给药后可无任何不适。但亦有少数病例于给药后呈现血压剧增、水肿加重等症状，此时宜调整剂量或停药。

此类病例对所有麻醉药的耐力皆低弱。麻醉前给药只宜使用最小量，否则呼吸极易遭受抑制。患者对所有的全身麻醉药的耐量皆减弱，且其减弱的程度则与其病情成比例，病情重者耐量愈弱。脊椎麻醉或硬脊膜外阻滞则对血压影响明显，不宜采用。虽然临床经验中亦有病情较轻的患者，经行脊椎麻醉后，反应仍属良好，然此属个别情况，并非良好的选择。此类患者由于体型极度肥胖且肌张力变弱，麻醉诱导期中呼吸的抑制亦属难免，呼吸道的梗阻(舌下坠)亦经常发生，由于下颌部脂肪厚叠满胀。托起下颌的操作颇难，往往需使用口咽导气管以保持呼吸道的通畅，于浅麻醉时亦然；由于颜面脂肪增生变形，使用口罩加压给氧时亦可遭遇困难；胸腹部脂肪对胸廓的重力作用复加肌张力差，麻醉过程中难保持呼吸交换的满意。由于以上这些情况，目前一般多采用静脉硫喷妥钠一肌肉松弛药诱导，气管内插管，继以氧化液氮一肌肉松弛药维持。使用硫喷妥钠时，剂量亦应适当减少，诱导过程中更宜密切观察血压的变化，许多病例虽于较小量的硫喷妥钠注入后，血压即可有较明显的下降，此时虽然其他深麻醉的体征尚未出现，但已不宜再使用大量药物，麻醉诱导目的实际已经满足。此类病例对所有的肌肉松弛药的耐量均有减弱，并不因肌肉松弛药的类别(去极化及非去极化)不同而有所差异，颇值得注意。琥珀胆碱于此类病例常无肌肉麻痹的前趋震颤表现，所以不宜以肌肉震颤作为其发生作用的指征。此类病例虽然外形肥胖，然而肌肉张力却极弱，麻醉时肌肉的松弛一般并不构成问题，虽不使用肌肉松弛药，肌肉松弛亦无困难，如需使用肌肉松弛药，所需剂量亦极小。过深的麻醉或过大剂量的肌肉松弛药，都是使循环功能抑制的常见原因。

皮质醇增多症的病例麻醉时的危险性存在于切除肾上腺的时候。一般于探查肾上腺时虽亦可见血压的波动，但此时除维持麻醉的平稳以外，并无需其他控制血压的特殊处理。但当肾上腺切除时，则血压可能急剧下降，其下降的程度决定于患者原病情的程度、术前激素治疗是否适当以及肾上腺切除的情况等因素。患者原病情虽较严重，但如术前准备适当，血压下降过剧的事故亦发生较少；一侧肾上腺（大部或全部）切除但另一侧的肾上腺仍保留者，亦少发生此类意外，即使发生，其程度亦较缓和。双侧肾上腺切除无论分期或一次施行，当后一肾上腺切除时，血压的波动较易发生，其程度亦较剧烈，应事先警惕。此种手术发生血压急剧下降时，纠正血压的措施应以去甲肾上腺素及皮质激素为重点，适当输血、输液，虽亦常属必要，但必须考虑到类患者的心肌功能未必如其他外科患者，必要时需及早使用洋地黄类药物配合。应用去甲肾上腺激素可发生较迅速的升压作用，但对于术后血压的平稳则主要依靠肾上腺皮质激素的作用，故术后宜以肾上腺皮质激素的治疗为更根本的措施，否则一味追加去甲肾上腺素的剂量及延长滴入时间，反可能因去甲肾上腺素的不良反应而使问题更复杂。患者如对肾上腺激素反应不良时，除应除外易于导致休克的一般因素如失血及手术创伤等之外，更应考虑是否有电解质（低钠、低钾或高钾）等因素存在。如果麻醉的处理始终平顺而少枝节，即使切除双侧肾上腺亦很少发生严重休克，术中的激素处理常属有备无用；但如麻醉过程中常失主动以致意外丛生，虽仅单侧肾上腺切除，亦有发生血压急剧下降的可能。更由于此时血压下降的原因已属多种因素的综合，其处理更为困难。

双侧肾上腺切除的病例，术后必须给予长期的肾上腺皮质激素治疗。肾上腺大部切除的病例，术后数日除给予肾上腺皮质激素之外，同时宜给予促肾上腺皮质激素，以促进所余留的肾上腺皮质组织的功能。肾上腺肿瘤切除的病例，虽然对侧肾上腺仍保存，但为了预防术后肾上腺皮质功能不全起见，术后数日仍宜给予适量的肾上腺皮质激素治疗。此类病例的抗感染能力极弱，因此术后预防性的抗生素给药亦属必须。

（二）原发性醛固酮增多症

原发性醛固酮增多症的病例所构成的麻醉上的困难主要来源于高血压及低血钾。此类病例往往皆以接受过相当长期的高血压治疗之后方被确诊为原发性醛固酮增多症。长期的高血压使心肌不胜负担，低血钾则使心血管组织的营养发生障碍，代偿能力削弱，心肌对洋地黄类强心药的反应不良。也有的病例在未曾获得手术治疗的机会之前即可因心力衰竭或脑血管意外而丧失生命。低血钾对麻醉的意义尤其重要，低血钾合并有代谢性碱中毒的存在，表现为 pH 的偏高。低血钾并使肾小管细胞的再吸收功能发生紊乱，使水的代谢无法维持平衡。如果患者确诊前服用利尿药，则低血钾的程度当更为严重。因此术前至少一周即应停服克尿噻类利尿药，并给以大量（6～8g/d）的钾口服。螺旋内脂是抗醛固酮利尿药，对原发性醛固酮增多症患者的术前准备有着很重要的作用。在同时使用螺旋内酯时，低血钾的情况较易纠正，否则有时虽每日摄入钾的剂量已达 10g 之多，但低血钾仍无好转或甚少改善。如果低血钾（及碱中毒）的情况获得改善，此类病例并不致构成麻醉处理上的困难。安氟醚可使醛固酮的分泌增加，理论上不宜用于此类患者。由于患者已有低血钾及碱中毒存在，机械通气时应防止通气过度。虽然此类病例血压常甚高，但麻醉过程中并无降压的必要，术后则可能出现高血钾症及低血钠症，宜及时进行调整。

（三）嗜铬细胞瘤

嗜铬细胞瘤是由嗜铬细胞所形成的肿瘤，故主要见于肾上腺髓质，然而交感神经节中也有嗜铬细胞，故脊柱两旁即腹或胸主动脉两旁亦可有生长。肾上腺以外的嗜铬细胞瘤则以肠系膜下静脉处好发，也往往易被误诊为腹主动脉瘤或腹膜后肿瘤，膀胱内也可有嗜铬细胞瘤的生长。嗜铬细胞瘤分泌大量的去甲肾上腺素及肾上腺素，但二者的比例却可因不同的患者而各异。由于肾上腺髓质分泌旺盛，所以临床可见阵发性高血压、多汗、头痛、阵发性苍白及高血糖、基础代谢亢进等症状。手术切除肿瘤后，患者即可完全治愈，否则患者不仅可因之丧失其劳动能力，而且终因其高血压而致的心力衰竭、肺水肿或脑出血而死亡，亦可因儿茶酚胺所致的心律不齐或心室纤颤而严重威胁其生命。因此，嗜铬细胞瘤虽然解剖上属良性，但功能上则属恶性（少数病例的嗜铬细胞瘤也可以癌变），应争取一切可能，以求手术根治。麻醉或麻醉后突然死亡的病例中，其中亦有一部分属潜在有嗜铬细胞瘤的患者，所以麻醉者对此疾患的认识，其目的不仅在于保证手术摘除肿瘤的成功，亦可因此而避免或挽救某些致命的意外事故。

虽然外科手术可使嗜铬细胞瘤的患者获得根治机会，然而此种病例施行手术或麻醉又存在着相当大的危险性，根据二十世纪中叶以前的文献记载，此种手术的死亡率竟高达20%以上，所以其危险性实不低于如今的心内直视手术。更值得注意的是，患有嗜铬细胞瘤但术前未被察觉而行其他部位的手术时，其死亡率却较直接切除肿瘤者高1倍以上。此异常现象的解释很可能是，在施行嗜铬细胞瘤切除手术时，不仅已知有此肿瘤存在，而且对于该病例已形成及可能于术中形成的生理扰乱及其程度皆做了周详的分析与估计，且对其术中所可能发生的意外均已有了拟就的对策，所以严重事故较易避免；至于施行其他手术的患者则事先既未知有嗜铬细胞瘤的存在，术中发生意外时，亦未能针对此种肿瘤的特性采取针对性的措施，所以术前心中无数，术中或术后的措施更未尽到适宜处理，死亡率的增加即不难理解。据此可推论，麻醉或手术的死亡率并非完全取决于患者病理生理上所构成的困难，却在很大程度上取决于术前的准备是否充分及麻醉过程中的处理是否恰当。此情况不仅符合于嗜铬细胞瘤的患者，同样也符合于任何需行其他手术及麻醉的病例。

嗜铬细胞瘤的患者一方面受高浓度去甲肾上腺素及肾上腺素的威胁，另一方面其机体亦已较习惯于较高浓度的去甲肾上腺素及肾上腺素。此种病理生理情况即为手术及麻醉危险性之所以形成的最基本原因。此类患者的去甲肾上腺素及肾上腺素释放量不仅并非恒定，而且波动极其显著。凡精神紧张、肿物受压、缺氧、CO_2 蓄积、体力劳动等因素，皆可使去甲肾上腺素及肾上腺素的分泌显著增加，所以患者于麻醉及手术尚未开始时血压即可能发生波动，麻醉期中血压的波动更属必然，探查及剥离肿瘤时，血压的波动（上升）即达最高潮。然而一旦肾上腺的主要血管被钳闭后，血内去甲肾上腺素及肾上腺素的浓度骤然下降，血压亦即随之剧降，此时常需输入适量的去甲肾上腺素和（或）肾上腺素以提升并维持血压，且由于患者尚未能立即适应正常浓度的去甲肾上腺素及肾上腺素，故去甲肾上腺素的输入常需数小时乃至数日，直待患者已能适应为止。

针对上述情况，可知此类病例的处理关键在于预防及控制切除肾上腺以前的高血压危象以及避免或处理切除嗜铬细胞瘤以后所可能发生的反循环虚脱。迄今对于术前降压药物的应用，文献中已不乏过分强调的报道，实际临床工作中亦不难遇到过分依靠降压药的现象，然而值得注意的是，嗜铬细胞瘤患者手术死亡的原因，主要还是由于肿瘤切除后血压不能恢复并维持的结果，很少是由于高血压的不利影响。术前及术中的大量降压药的作用，其术后的效果如何，不能不予重视。我们的体会是，处理此类病例的原则仍以术中维持相对较高的血压水平为宜，术后也无必要过分依靠血管加压药的长期使用。

一般而言，嗜铬细胞瘤的功能常与其大小互成比例，肿瘤愈大则功能愈亢进。但其中也不无例外。肿瘤囊性变则可使其功能减退。囊性变可发生于肿瘤内的某一或某些局部，引起部分的功能减退，囊性变于极少数病例也可以遍及整个肿瘤，使原来症状极其显著的病例逐渐好转，终至症状完全消失。也有的患者虽有嗜铬细胞瘤但始终并无明显的临床症状，称为“无功能的嗜铬细胞瘤”。此类无功能的嗜铬细胞瘤只分泌多巴胺，多巴胺是去甲肾上腺素的前身，经羟化后成为去甲肾上腺素。此类肿瘤细胞可能缺乏羟化能力，无法生成去甲肾上腺素或肾上腺素，而多巴胺的肾上腺素效应甚微，因此临床症状可不明显。多数的嗜铬细胞瘤则仍以分泌去甲肾上腺素为主，对此病例降压则以 α 受体阻滞药较易收效，升压则以去甲肾上腺素的效果较好。也有一部分病例则以分泌肾上腺素为主，对此类病例则以 β 受体阻滞药较易获得降压和减缓心率的作用，升压则以肾上腺素的效果较好。临床可根据尿中去甲肾上腺素和肾上腺素的比例推测出该具体病例的肿瘤究竟以分泌何种为主。

嗜铬细胞瘤患者的血压虽以阵发性高血压为主，但成年病例病程较长久时，也可呈现持续性的高血压，在此持续性高血压的基础上再发生阵发性的更高的血压波动。小儿虽病程不长，但易出现持续性的高血压。长时期持续性高血压，成人易继发心肌损伤、冠状血管供血不全、心血管系统代偿能力减退、肾功能减退、视网膜炎（视力障碍）及糖尿病。这些病理改变都可使手术危险性增加。有的患者于阵发性高血压之后可继发低血压。有的病例高血压的持续时间非常短暂，以致待测定血压的准备工作就绪时，血压已恢复正常，症状亦已消失。也有的病例的症状系以低血压和虚脱状态为主，或以心动过速及心律不齐为主。推论这些临床症状的表现，可能由于肌肉及内脏血管扩张合并心肌抑制所致，也有可能由于心律不齐而致心输出量减少的结果。嗜铬细胞瘤的患者合并心律不齐时，纠正心律不齐常可使血压回升。肾上腺素使磷氧基酶的活性加强，结果使肝糖原释放而致血糖增高，与此同时，肝细胞亦释出大量钾离子，形成中央循环血液中的高血钾症（外周血钾仍可正常）。此种高血钾症可能系心律不齐的原因之一。严重时可达到心肌抑制甚至心室纤颤的程度。嗜铬细胞瘤的患者亦可表现为基础代谢亢进、体重减轻、心动过速等甲状腺功能亢进的症状。临床将嗜铬细胞瘤误诊为甲状腺功能亢进者亦有发生。由于儿茶酚胺的长期作用，血浆容量的抽缩极有可能，实际测定亦已证实。近来的研究指出，不仅血浆容量可以减少，而且血红细胞的容积也可下降。此种慢性低血容量症可能是造成术后血压难以恢复的重要原因之一。

近来对于儿茶酚胺代谢的理论阐明、儿茶酚胺受体学说的发展以及受体阻滞药的多样化，都给嗜铬细胞瘤患者的麻醉处理提供了可靠的理论基础，增进了麻醉处理的效果。在 α 受体阻滞药中，麦角碱由于有中枢兴奋作用，不宜使用。双苯胺可谓最早使用于嗜铬细胞瘤的 α 受体阻滞药，但由于其作用发挥缓慢但持续时间过久（数日），很难符合今日治疗的要求。苯氧苄胺亦称芬苄明，其作用较双苯胺强 6～10 倍，作用时间约 24h，主要用于未行手术而拟较长时期控制高血压阵发的病例，可连续使用数月而无抗药性。也有的作者建议用做术中控制血压，但未获普遍的赞同。苄胺唑啉则作用发挥迅速（注入后即时），持续时间短暂（20～30min），现已成为最普遍采用的术中（或术前）用药。其他的 α 受体阻滞药则皆由于不良反应过多，已不复使用。苄胺唑啉于人体既引起体循环及肺循环的阻力血管的舒张，同时也使容量血管舒张，其作用远较其 α 受体阻滞所能发生的作用为强，因此推论其亦可能具有直接使平滑肌肉松弛的作用。苄胺唑啉使体循环的血管较肺循环者更易舒张，从而可使肺循环内的血液向体循环转移，有利于缓解肺高压症。β 受体阻滞药中最早试用于临床者为阿德宁，但由于它有致癌的可能而未再供应临床。其后则以心得安的使用较广。心得安的作用在于使心率减缓，并具有抗心律不齐的作用。用于抗心律不齐时，并无使β受体充分阻滞的必要，因此仅用极少剂量（1～2mg）即可。心得安的缺点在于对心肌的抑制作用过强，使用后心输出量常有较明显的下降，尤以全麻时为然，因此心得安不宜用于心力衰竭的患者。患者如有显著的酸中毒时，心得安对心输出量的削弱更为明显。心得安使气管支的β受体阻滞后，可引起支气管痉挛，因此不宜用于支气管喘息的患者。近来新的β阻滞药相继出现。这些阻滞药均因对心肌和气管支的影响较少为其优点。虽然β受体阻滞药于日常治疗工作中也用于高血压的治疗，但用于嗜铬细胞瘤手术时，β阻滞药只宜用以改善心律不齐或缓解（由于α阻滞后出现的）心率过速，不宜期望β阻滞药于此时产生降压作用。因为此时的高血压系外周阻力过高的结果。β阻滞药如使血压下降，主要是使心肌抑制以致心输出量下降的结果。不难想象，在心脏后负荷（外周血管阻力）甚重的情况下复加以心肌的过分抑制，有效循环将难以维持。临床报道中虽也有使用β阻滞药于嗜铬细胞瘤手术并获得良好效果的文献，但也不乏使用后血压未能下降、血压下降过剧、血压下降后未能恢复正常、严重心律失常甚或心室纤颤的经验。

大多数的嗜铬细胞瘤以分泌去甲肾上腺素为主。对于此类病例，β阻滞药很少有适应的机会，只当α阻滞药充分发挥作用以后，β受体可能相对地处于兴奋状态，表现为心动过速或（和）心律失常，此时只需给以极小剂量的β阻滞药（例如心得安1～2mg）即使情况改善。少数病例的肿瘤以分泌肾上腺素为主，术前检验肾上腺素浓度（比例上）较去甲肾上腺素水平的增高更为突出，临床症状亦以心率过速和（或）心律不齐为其特点，术前如给以小剂量的β阻滞药治疗，不仅对术前及术中的心律有益，而且术中降压也较易满意。

嗜铬细胞瘤分泌儿茶酚胺的量可有显著的不同，不同时间或不同条件时的分泌量的差异则更大，因此使用α阻滞药降压时，有时剂量的掌握会有困难。有时虽应用较大剂量仍未能获得预期的效果。但亦有时虽仅使用“常规”的最小剂量亦可引起致命的低血压，亦有实验认为，大量苄胺唑啉的作用可使心肌释出大量的儿茶酚胺（主要是肾上腺素），以致引起严重的心律不齐，甚至招致心室纤颤。为了克服剂量掌握的困难，近来多主张将苄胺唑啉的给药方式改为静脉连续点滴，以求其控制灵活。一般以50mg苄胺唑啉溶于500mL等渗葡萄糖溶液中待用，当血压升高时即以一定速率滴入，待血压降达一定水平时即停止给药。

利用肾上腺素受体阻滞药以控制因嗜铬细胞瘤而致的高血压的方式，可谓纯粹由药理学的理论指导下的方式，或可称为药理学方式。然而由临床麻醉观点而言，嗜铬细胞瘤手术时麻醉者所面临的问题实际是在此特殊情况下如何进行控制性降压的问题，因此其处理方式即可不仅限于药理学方式，用于控制性降压的各种药物、措施和理论都曾用于嗜铬细胞瘤的麻醉处理。

如上所述，嗜铬细胞瘤患者的临床表现可有很大出入，肿瘤功能也可有很大差别，肿瘤分泌的儿茶酚胺的成分比例也不一致，患者周身体格情况以及继发于肿瘤的病理生理改变则可因人而异，因此对于此类病例的术前准备、术中麻醉处理以及术后护理都应针对各个病例的具体情况，做相应的考虑。然而对于多数患者而言，其共性仍然相同，因此处理的原则亦相似。但由于此类疾患终属少见，任何作者皆不可能有很多的临床经验，各种处理方法亦不可能进行确切的对照比较，因此文献中有关此类病例的麻醉处理，无论其具体操作或理论依据，已形成众说纷纭、互相矛盾的局面。本章中仅拟根据我们自己的一些临床体会，结合文献中的一些观点和理论探讨，提出以下的临床麻醉处理原则的建议，供作参考。

由于高血压是嗜铬细胞瘤的突出症状，因此一切术前准备、术中处理甚至术后治疗都无不以此为重点。对此不能有何非议，只是不宜认为术前必须将血压降达正常水平，术中必须使用最强效的降压药物或措施。实际此类病例术中或术后死于高血压者并不多，死于低血压者却不少。因此，术前及术中仍以保持相当的交感活性为宜。除无临床症状的嗜铬细胞瘤患者外，可根据临床及检验结果分做三类进行考虑。①第一类为只有阵发性高血压，但阵发时间持续较短，血压峰值亦未能引起显著的不适者。此类轻症除于阵发时需给予（α受体阻滞的）降压药物之外，不必给以诸如芬苄明之类的强效长作用的降压药物治疗。术中则根据血压的变化采取短效灵活的降压措施即可。②第二类患者则病情较重、肿瘤功能旺盛，临床表现为持续性合并极显著的阵发性高血压，不仅阵发时交感过激的症状（情绪紧张、头晕头疼、周身冷厥、手足震颤、怕热烦躁等）极其显著，即便于非阵发时，这些交感过激的症状也有不同程度的存在。此类病例如手术前未能使其交感过激的症状以及阵发时过高的血压妥善控制，麻醉及手术时将更易失控，因此此类病例应术前芬苄明的治疗，待其病情稳定后方宜进行手术。③第三类患者则是肿瘤功能极其旺盛病史及其长久的患者，此类病例不仅高血压和交感过激的症状经常存在，而且由于长期交感过度兴奋、代谢亢进（负氮平衡）的结果，患者表现消瘦、衰弱甚至卧床不起，心率快速，脉搏细弱，严重者尚可呈现水肿。其中少数病例（多系儿童）由于心血管（消耗）症状突出，易被误诊为“心力衰竭”而投以洋地黄和β阻滞药，但并不能使病情改善，反可使病情进一步恶化。对于此类病例，术前除应予以较长时间（数周）的芬苄明以控制其过激的交感反应之外，更重要的还在于改善患者的营养，使其氮代谢恢复正常以后，不仅一般情况可以显著改观，所谓的“心力衰竭”亦即“不治自愈”。此时进行手术，其风险未必较其他病例更大。

麻醉的选择并不起任何决定作用，麻醉管理是否妥善则很重要。平顺的麻醉和恰当的降压是取得良好效果的关键所在。复习文献可知，几乎所有的麻醉药都曾用于嗜铬细胞瘤的手术麻醉，而且也曾被认为取得满意的效果。尤其对新麻药的期望值往往过高。例如于氟烷应用于临床麻醉的初期，也曾有过不少采用氟烷而取得优良效果的报道，至于氟烷不宜与肾上腺素配伍的禁忌似乎已不足信，直到临床确已发生氟烷麻醉时严重心律失常甚或心室纤颤的事故之后，氟烷的推崇宣告结束。现今比较一致的意见则是，除不宜与儿茶酚胺配伍的全麻药（包括氯胺酮）之外，任何足以维持平顺的浅全身麻醉皆适于嗜铬细胞瘤的手术。

肌肉松弛药中，本可松的拟交感作用虽不致引起严重高血压危象的后果，但终非所宜。琥珀胆碱也有使血压增高的可能，但非禁忌。其他非去肌肉松弛药之间无优劣之别，虽然原则上以选用不释放或少释放组胺的肌肉松弛药为佳，但实际临床工作中则主要取决于临床习惯，采用自己最熟悉、最能掌握的药物往往可以取得最佳的临床效果。

蛛网膜下隙或连续硬膜外阻滞亦可应用于嗜铬细胞瘤的麻醉。这些神经阻滞的特点是既能提供手术麻醉又能发挥降压作用。蛛网膜下隙或硬膜外阻滞的特点是不仅收缩压的下降明显，而且舒张压也能满意下降。由于肾上腺神经被阻滞，手术刺激所致的肾上腺分泌可有一定程度的减少。国内应用硬膜外阻滞而取得较佳效果的经验已经不少。然而单纯应用硬膜外（或蛛网膜下）阻滞的不足在于手术牵引痛难以处理（虽然并非不可能）；血压的控制也欠灵活，有时可构成肿瘤切除后的升压困难；万一手术损伤横膈，呼吸的管理亦较不便。针对此种情况，如果将浅全麻复合以连续硬膜外阻滞，可能是更佳的处理。患者可于全麻诱导后置入硬膜外导管。在较广泛的硬膜外神经阻滞的基础之上，虽只给以氧化亚氮并复合以小剂量的镇静或镇痛药即能维持平顺的浅全身麻醉。硬膜外阻滞能提供降压的基础，除根据注入剂量(阻滞平面)对血压可有一定的调整之外，在此基础之上，其他降压药的药效也较易发挥。如有必要，肿瘤血液循环钳断前即可终止硬膜外注药，升压困难的问题亦即可以避免。

虽然各种降压药都曾用于嗜铬细胞瘤手术的降压，但现今较一致的意见认为，硝普钠和苄胺唑啉是较适用和较佳的选择，主要取其短效、灵活的特点。硝普钠作用于血管平滑肌而产生降压作用，苄胺唑啉则是通过肾上腺素受体阻滞而降压，由于降压机制不同，因此临床工作中也有其中某一药物降压效果不够时，改用另一药即能使降压效果改善的情况。术中降压的程度不宜以正常血压水平为准，只需保持血压不超过该病例阵发时的水平即可(保持适当的交感活性)，因此于肿瘤切除后可免除血压回升的困难。肿瘤切除后可能需以肾上腺受体兴奋药使血压恢复并维持，之所以如此，虽然主要由于患者长期适应高浓度儿茶酚胺的缘故，但并非每一病例都是如此。术中血压波动过于剧烈、频繁，术中降压过度等也都可以构成术后必须使用肾上腺能受体兴奋药的原因。长时期高浓度儿茶酚胺作用的结果，嗜铬细胞瘤患者皆有不同程度的低血容量，术中不宜因有高血压的存在而不予扩容，否则不仅术中的血压不易维持平稳，术后血压将更难维持。

心律失常是术中易发的并发症，因此术中心电图的监测是必须的，国外文献中术中发生严重心律失常或术后因心律失常而致死的报道较多，国内的经验则未必，原因不明。动脉压的监测宜采用直接测压，因为有时血管痉挛的程度可使间接测压无法生效。中心静脉压可作为扩容的参考，但不宜完全依靠中心静脉压，因为血内儿茶酚胺的浓度可以对中心静脉压产生很多干扰。如能置入漂浮导管，对病情的掌握可更有利，尤其对于重症患者。

嗜铬细胞瘤一般粘连不多，术中不致过多失血，但也不无例外。肿瘤巨大或恶性病变者，一般皆有较多的粘连。更由于肿瘤靠近下腔静脉，术中下腔静脉的意外损伤也较易发生。因此术前仍需有充分的血液准备，术中输血务必及时。下腔静脉损伤而必须钳闭修补时，下肢输入的血液不易即时生效，应改做上肢输入。

肿瘤切除(或血管钳闭)后血压应有明显的下降。如果肿瘤切除后血压毫无改变，应提请术者考虑是否有多发肿瘤的问题存在。因为嗜铬细胞瘤患者中约有10%的患者属于双侧或多发者，儿童则多发者更多。多发性肿瘤仍以一次手术切除为宜，以免术后残留肿瘤导致高血压危象，可以危及患者的安全。

肾上腺皮质激素的应用各家意见不一，一般认为术前并无应用肾上腺皮质激素的必要，术后则视切除情况及患者的反应而定。双侧肾上腺切除者术后应予肾上腺皮质激素的补充，单侧切除者除非血压难以维持，否则不宜给予皮质激素。如果术后仍有肿瘤残留，皮质激素反可诱发高血压危象。

血糖增高为嗜铬细胞瘤患者所固有的症状之一，不宜因此而认为患者合并有糖尿病。即使已诊断为合并糖尿病的患者，麻醉前及麻醉过程中胰岛素的应用必须慎重，以免术后发生低血糖而使情况更混淆。由于此时血糖的增高，一部分(往往大部分)是由于肿瘤的作用，如果胰岛素的剂量系根据血糖水平而做“常规”计算，则肿瘤摘除后很难不发生低血糖。所以糖尿病如未能确诊，胰岛素即可省略。糖尿病如已确诊，麻醉时的胰岛素以不超过常规剂量一半为宜，且术后即时或病情有所疑虑时应立做血糖快速测定，以便确定处理方针。患者出现低血糖时，临床可见多汗、外周循环迟滞及低血压等症状，其低血压对常用的升压处理皆无反应或反应微弱，但经静脉注入高张葡萄糖液后，所有的症状立见改善。术中及术后虽不断滴入等渗(5%)葡萄糖液，并不能避免此种低血糖症的发生，不宜因此而除外低血糖的可能。

嗜铬细胞瘤虽是一种较少见的疾病，但其对麻醉的影响却极其重大。其所以少见的原因之一，是在诊断上尚存在一定困难，以致有的病例未能及时发现。根据统计，70%的嗜铬细胞瘤只于尸检中发现。这些临床未能及时发现的患者，如经手术、麻醉及分娩时，其死亡率极其惊人(50%)。亦有报道指出，嗜铬细胞瘤亦为患者于手术时突然死亡的主要原因之一。所以由临床麻醉观点而言，对此问题不可忽视，此种隐蔽的嗜铬细胞瘤所引起的手术死亡，绝大多数发生于术后，且其死前出现的症状亦能显示一定规律，或亦可称之为症状群。此症状群包括：①体温骤升，一般可达40℃以上。②室上性心动过速。③原因“不明”的高血压。④周身多汗但皮肤冰凉、发紫。⑤死前低血压。这些症状出现的先后一般尚符合上述程序，其发展之缓急自可有显著的差异。体温上升虽可较早出现，但一般发觉可能较晚，甚至完全被忽视。如果在高血压阶段即能将病情控制，尤其已考虑嗜铬细胞瘤的可能，并针对此病理机制而进行处理，病情仍应易于截止，不至恶化。如果病情已达皮肤冰凉及发绀阶段，说明病情已达外周循环衰竭阶段，抢救困难，但并非无希望。但如病情已达低血压阶段，说明已施行的处理未获效果，未能截断病情恶化，故首先必须检查已行的处理中有何缺点或不足，否则更不可能挽回残局；但即使此时一切措施已调整适宜，然而往往因休克程度及时间可能已逾极限，抢救极难成功。

嗜铬细胞瘤患者麻醉时血压波动之剧烈，常非其他病情所能解释。因此对此稍有经验体会之后，对于术前未确诊的隐蔽的嗜铬细胞瘤亦能据其血压曲线做出诊断，并可据此按嗜铬细胞瘤患者的麻醉原则处理，保证患者的安全。在我们所处理的20余例嗜铬细胞的患者中，其中3例未于术前确诊(术前诊断1例腹主动脉瘤，1例腹膜后肿物，另1例肾性高血压)。此3例于麻醉后均出现较典型的血压变化曲线，按嗜铬细胞瘤患者的麻醉原则处理后，患者术中及术后情况平稳，未发生危象。术后病理切片证实系嗜铬细胞瘤。

嗜铬细胞瘤的症状可能潜伏至妊娠期中比较明显。据统计，嗜铬细胞瘤的女性患者中几乎有30%的患者系于妊娠期中发现此病情。对于此类病例，绝不应与妊娠毒血症相混淆，否则即可能贻误患者的治疗机会。如果嗜铬细胞瘤的诊断已属可靠，必须早期切除肿瘤后方能任其分娩，否则分娩时母体的死亡率仍可高达50%，因此分娩前切除肿瘤确具有保护母体生命的重大意义，不可忽视。

(四)嗜铬细胞增生

此类患者的临床症状极类似嗜铬细胞瘤者，但不典型。手术所见则并无肾上腺肿瘤，但肾上腺(单侧或双侧)可较正常者为大，手术切除异常的肾上腺后，患者也可治愈。此类患者的麻醉处理原则基本上与嗜铬细胞瘤者相同，但患者术中血液动力的紊乱一般均不如嗜铬细胞瘤的患者显著，以致降压措施常属备而不用。根据体会，此类病例较适应于肾上腺皮质激素的应用，术中肾上腺皮质激素的应用(虽无血管加压剂)亦可见血压的上升。单侧肾上腺切除后亦有可能于术后出现肾上腺皮质功能不全，故亦以给予适量的激素治疗为宜。术后发生肾上腺皮质功能不全时，其临床表现为低血压、脉压狭窄、心动过速、心律不齐、高烧、外周循环迟滞等，此时处理的原则应以肾上腺皮质激素的补充为主，并辅以小量的β受体阻滞药以改善心律，小量的肾上腺能受体兴奋药以改善血压，并宜做血液电解质的实验室检查，及时纠正。如果发现及时并处理得当，仍可不致影响患者的安全。

二、回肠膀胱成型术

回肠膀胱成型术是泌尿科中相当大且复杂的手术，故对麻醉的要求亦有一定的特殊性。多为恶性肿瘤需做膀胱全切除或结核性膀胱挛缩的患者，一般病情差异较大。遇有一般情况极差的患者，可采取分期手术（第一期做膀胱全切除及输尿管外置，第二期做膀胱成型），每次手术时间可较短，这样手术创伤较少。因而麻醉的处理即较简易，一般采用硬膜外阻滞即可得到满意的效果。如果膀胱全切除术及回肠膀胱成型术需于一次完成，则麻醉的处理即较复杂。由于手术时间较长（可长达 7～8h），麻醉时间必须符合手术要求。膀胱手术时要求盆腔内神经得到充分的阻滞，然而回肠手术时内脏的翻转又非较高平面不易保证患者的舒适；长时间维持麻醉范围如此广泛的阻滞，技术处理不无困难。使用全身麻醉且长时间保持肌肉松弛，术后恢复亦不无顾虑。由于手术范围较广，失血难免较多，内脏显露时间过久，液体蒸发亦复不少，皆为促成休克发展的因素。术中对输血、输液的重视及掌握恰当。对术中休克的预防颇有意义，根据我们的体会，此种手术以两点穿刺的连续硬膜外阻滞较为满意。一般可在 T_{12} 至 L_1 向头置管及 $L_{4\sim5}$ 或 $L_{3\sim4}$ 向骶置管。当手术限于盆腔内时，主要经下管注药，当手术涉及腹腔时，可经上管注药，使麻醉的控制灵活有效，对患者的影响亦可较少。至于不适于神经麻醉的病例，手术亦只能于全身麻醉下施行，则应尽可能避免吸入麻醉的不良影响，肌肉松弛药、辅助或控制呼吸等即常属必须，但亦应掌握得当。

三、前列腺切除术

前列腺肥大或前列腺肿瘤的患者多为老年患者，一般多在 60 岁以上，70～90 岁者亦非罕见。这些患者除年老外，往往合并有不同程度的高血压及血管硬化，冠状循环供血不足者也常遇到。这些特征对于麻醉的选择及处理自然有一定的困难，再加手术中常有较大量的失血，因此对于此类病例的处理，实际是处理老年、病情复杂且手术失血的问题。

为了衡量这类患者的情况及选择麻醉的方法，首先应了解患者的心脏情况，如冠状血管有病变存在时，应按麻醉心脏疾患患者的原则处理。对于老年及病情复杂的患者，麻醉的考虑不仅应顾及术中的安全，而且术后的并发症亦应预防。显然，全身麻醉在掌握上较多进退余地，对术中安全较为有利；神经阻滞则除术中血液循环功能较有影响之外，术后恢复较少顾虑，故采用全身麻醉时应多为术后着想，采用神经阻滞时则应多为术中安全策划。对于一般情况过差、尤以心血管功能极为不良的病例，有选用全身麻醉的必要。但此类患者终属少数，多数患者虽具有一定的并发症，但仍能耐受低位的蛛网膜下隙阻滞或硬膜外阻滞，此类阻滞麻醉的优点不仅在于术后并发症少。而且由于骶部副交感神经亦被阻滞。前列腺部血管收缩，失血得以减少。但于此类患者施行蛛网膜下隙阻滞时，麻醉平面应严格控制于 $T_{8\sim10}$ 以下，再则血液动力难免遭受严重紊乱。为了便于控制，连续硬脊膜外阻滞即属较符合要求的方法，使用连续硬脊膜外阻滞时，仍以双管法较易取得较好的效果。导管可于 $T_{12}\sim L_1$ 及 $T_{3\sim4}$ 分别向头及向骶置入，使阻滞范围包括 $T_{8\sim10}$ 及骶神经即可满足手术要求。单管法虽亦能达到同样阻滞范围，但一般常需注入较大容积的局部麻醉药，因此不如双管法较易控制。

失血是的前列腺切除的特点之一。术中失血主要发生于前列腺剥出时，由于失血较为集中，可对病情有不同程度的影响。所采用手术方式的不同，失血量也可有明显的差别，例如采用缝合前列腺被膜的术式时，失血量常可较不缝合者显著减少。术后创面的渗血亦系必然，但其程度可有显著的不同。创面血管即便已有血栓形成，但由于尿内激酶有使溶纤维蛋白系统激活的能力，从而使已形成的凝血块重新溶解，以致形成术后大量的渗血。6－氨基己酸具有抗溶纤作用，因此可以避免尿激酶的不利影响。6－氨基己酸于前列腺手术时的应用曾经引起重视，有的报道称术中使用6－氨基己酸后曾使前列腺手术的平均失血量减少4/5（平均失血量自494mL减至91mL）。然而继此之后有关前列腺手术使用6－氨基己酸后发生栓塞性并发症（包括脑血管栓塞及心肌梗死）者逐渐有所报道。因此近来已不再强调6－氨基己酸的应用。实际则防止术中或术后出血，关键仍在于术中认真止血。药物止血的理论很有吸引力，只是实际掌握常难理想。

四、肾切除术

肾切除主要施用于肾结核的病例，其他如多囊肾、肾盂积水、肾肿瘤。多发性肾结石也是肾切除之对象。结核粘连不多者及肾肿瘤，肾盂积水不太大者，手术时间不至过长，手术时对膈肌亦不至过分牵扯刺激，对于此类患者，麻醉的选择以蛛网膜下隙阻滞为简单、方便，效果亦佳，其中尤以轻比重溶液蛛网膜下隙阻滞为恰当，轻比重溶液蛛网膜下隙阻滞所需体位与手术完全一致，可免去两次更换体位之烦，但当探查或显露肾脏时，患者仍可能发生若干牵引痛，牵引痛的程度则依患者类型的不同而各有差异，必要时可由静脉注射辅助药使患者安定。精神过分紧张的患者则仍应行全身麻醉，或于蛛网膜下隙阻滞时加用辅助药，使患者在手术过程中入睡。然于高位蛛网膜下隙阻滞时使用强效辅助药，血压之急剧下降不无顾虑。肾积水、肿瘤或肾结核粘连过多或巨大者，术前应有充分估计，往往术中需要切除肋骨一两根，多数病例需施行气管内麻醉。一方面手术时间较长，另一方面则气管内麻醉可使手术必要时施行经胸腔切口，万一分离粘连时遭遇膈肌破裂，患者亦不至于因手术气胸而受任何威胁。手术困难时膈肌破裂并非不可能发生的事故，对此类手术，不论手术者或麻醉者皆应了解其可能性而加以注意。麻醉过程或手术后患者如有继增的呼吸紧迫感时，应检查是否有张力性人工气胸存在。在蛛网膜下隙阻滞下，虽有气胸亦不至表现呼吸困难，但麻醉作用消失后呼吸困难即可出现。肾结核及输尿管结核需做肾切除及输尿管全长切除的病例，单次蛛网膜下隙阻滞未必能满足手术所需的时间，可考虑采用全身麻醉、连续蛛网膜下隙阻滞或连续硬膜外阻滞，一般适于采用蛛网膜下隙阻滞之病例，亦皆适应于硬膜外阻滞，且往往效果更为满意。硬膜外阻滞施用于肾脏手术时，一般以。或间隙穿刺为宜，阻滞平面需达胸，否则牵引痛将使麻醉的管理陷于被动。于分离肾上极以前约10～15min如给以辅助药物静脉滴入，显然可以减除探查、分离的不适感觉。肾切除术一般失血不至过多，但亦视病变的复杂程度而差别显著。粘连不多、手术顺利的病例，适当输液即可，不需输血；粘连过多、肾脏巨大的病例，失血大量，有时由于手术困难，下腔静脉意外撕裂者亦有可能，故术中输血、输液的工作即颇重要，对于估计有下腔静脉损伤可能的病例，应采用上肢血管进行输液。意外发生下腔静脉损伤同时只有下肢静脉开放者。亦应迅速更换为由上肢输入，否则经下肢输入的血液不能及时供应上半身重要器官的灌注。

五、半肾切除术

此种手术必须经切断肾实质，因此失血较多，术中必须重视输血的工作。由于手术较复杂，手术时间也较长，往往并非单次蛛网膜下隙阻滞所能满足手术要求。一般采用连续硬膜外阻滞或气管内全身麻醉，半肾切除后肾脏创面止血较为困难，术后如恶心、呕吐较频繁，有术后再出血的可能。据此考虑，神经阻滞的效果可较全身麻醉者为佳。全身麻醉药的选择亦以不易引起恶心、呕吐者为佳。

六、肾移植术

肾移植术主要施行于肾衰竭的患者。此类患者体格情况往往极其脆弱，多数患者都已有相当时期依靠间断透析维持。慢性肾衰竭的患者不仅存在肾功能损害，并且往往合并有高血压、心力衰竭、贫血、尿毒症、水电解质紊乱及酸碱平衡的失调，故术前应加强透析治疗，用以纠正尿毒症，改善电解质紊乱，使患者在较好的情况下接受麻醉及手术。

慢性肾衰竭的患者往往接受着多种药物的治疗，其中最普通者为强心药、降压药及利尿药。麻醉时这些药物与麻醉药及肌肉松弛药之间相互影响，应予适当处理。洋地黄使心肌的应激性增加，并使心室的乏兴奋期缩短。吸入麻醉药中如氟烷等也可以增加心肌之应激性，尤以有低血钾症存在时为然。相对过量的洋地黄也有可能在吸入麻醉过程中诱发严重的心率失常。心力衰竭合并肺水肿时常应用利尿药治疗，大量钾的丢失不可避免，如果补充不当或透析调整不够理想，严重的低血钾症即不可避免。低血钾患者对非去极化松弛药的敏感性增强，麻醉时应予减量。降压药物则可通过各种途径使肾上腺能活性降低，从而使血流动力难以稳定。各种降压药的作用机制各不相同。利血平类药物使儿茶酚胺耗竭而产生降压作用。溴苄胺等药物是阻滞交感神经元释放介质而产生降压作用，亦即神经节阻滞作用。有左心衰竭倾向的慢性肾衰竭的患者，停用降压药后左心衰竭的程度可能加重。然而麻醉过程中这些药物的作用有可能被除加强，或是麻醉药与降压药有协同作用而可使血压有明显的下降。麻醉前虽无停用降压和(或)强心药的必要，但对其计量是否恰当宜予以考虑。全麻的尝试应掌握恰当，避免深麻醉或过高浓度麻醉药吸入与降压药的作用相协同而致血液动力严重抑制。遇有低血压而需经以促肾上腺能药进行纠正时，应以直接作用的促肾上腺能药(如新福林、加氧胺等)为宜，间接作用者(例如麻黄碱)可能无效或效果欠佳。

对于肾衰竭的患者，所有经肾排出的药物或是虽不经肾脏排出，但对肾功能有不利影响的药物都不宜使用。在应用任何麻醉药时都要尽量避免血压下降太低。麻醉过程中缺氧及CO_2蓄积能加重肾衰竭患者酸中毒。虽然各种麻醉药都曾用于肾移植手术，但现今仍以异氟醚和氧化亚氮的应用较为普遍应用。神经安定镇痛术也能取得较好的效果。有认为对于高血压的患者，硫喷妥钠作为诱导较安定、甲己炔巴比妥、普尔安为安全者。但已有认为硫喷妥钠于肾移植病例易引起术后躁动的反应，故主张肾移植时仍以吸入麻醉药(例如异氟醚)直接诱导较好。考虑到术后躁动更常与术中麻醉过浅有关，因此麻醉深度的恰当掌握，似亦不宜忽视。原则上肾衰竭时，镇静药及麻醉药应尽量少用。诱导所需用的硫喷妥钠或其他麻醉药应限制到最小量。肌肉松弛药中大部分皆经肾排泄，其中尤以弗莱克锡德及十甲铵的排出对肾脏依赖较多。虽然临床也有使用弗莱克锡德于肾衰竭的患者而无不良后果者，但至少理论上不妥，因此未获普遍赞同。现今可供选用的肌肉松弛药甚多，更无采用经两种肌肉松弛药于肾移植手术的必要。右旋筒箭毒碱于肾功能不全时可多依靠经胆汁排出，故不属禁忌。人工透析有可能使胆碱酯酶丢失，对琥珀胆碱的使用是不利条件，对琥珀酰胆碱即便于正常患者，也可引起一定程度的血钾升高，不宜用于血钾已明显升高的患者。潘可罗宁、万可罗宁并无上述缺点，可供选用。

神经阻滞可无全身麻醉的缺点。由于患者多系高血压且循环代偿功能差，蛛网膜下隙阻滞所致的血液动力的急剧改变，很可能难以控制。连续蛛网膜下隙阻滞可较有控制余地，但尚缺乏临床经验的证实。连续硬膜外阻滞可在很大程度上克服蛛网膜下隙阻滞的缺点，尤以操作过程中能分次小量给药并精心调节血流动力时为然。然而患者凝血机制原已不良，手术还要求肝素化，因此硬膜外阻滞有发生硬膜外血肿的可能，甚至亦有认为硬膜外阻滞应属禁忌者，但迄今国内外已有相当数量的肾移植病例系于连续硬膜外阻滞下完成，未见发生硬膜外血肿的报道。当然，硬膜外阻滞时必须重视防止由于技术欠熟练或穿刺针和导管质量不佳所致的损伤。

虽然一般慢性肾衰竭的病例易有体液潴留，然而经过透析治疗后亦不难出现体液的负平衡。但无论如何此类病例对输液的承受力均极有限，必须用心调理，宜以宁少勿多为原则。输血对此类病例可诱发免疫反应而加重排异反应，库血含游离钾过多，可诱发或加重高血钾症。必须输血时以输入去白细胞的血液较好。输入小量(20mL)的清蛋白可以增加血管内的胶体渗透压，从而可以产生自身扩充血容量的作用，还可减轻间质水肿。麻醉过程中应以心电图持续观察，除能观察心律变化之外，还有利于高血钾的发现。任何原因所致的通气不足以加重高血钾的升高。全身麻醉时勤做辅助呼吸或控制呼吸是属必要的。神经阻滞时亦应避免发生呼吸抑制，必要时也可(用口罩)进行辅助呼吸。

供肾者的麻醉主要强调安全舒适。由于供肾者的体格皆较好且较年轻，故麻醉的处理一般并无困难。肾脏摘下前常需给供。肾者注入适量(1mg/kg)肝素，以利摘下肾脏的进一步处理。肾脏摘下后即应以等量的鱼精蛋白进行中和。

七、肾血管成型术

采用血管成型术治疗肾性高血压时，因需较长时间阻断患肾血流，肾缺血时间过久则易引起术后如肾衰竭、肾血管栓塞等并发症。肾循环间断需达20～30min以上者，必须采取保护肾功能的措施。虽然全身或局部降温都可达此目的，但肾脏局部降温可以避免全身降温的缺点，较实用的肾局部降温的方法可用塑料薄膜包裹肾脏，然后在膜外以冰水降温。此法较符合临床的要求，又可避免肾表面组织的冻伤。也有一些特制的肾脏降温的专用设计，但较烦琐，使用并不广泛，肾脏局部降温时，以能使肾组织温度降达5℃～10℃为合适。

八、经腹腔镜肾囊肿切除术及精索静脉结扎术

经腹腔镜手术时，需要在患者腹腔内注入 CO_2 以造成1.6～2kPa(12～15mmHg)的(正压)气腹，以利腹腔镜的观察，便于手术操作。CO_2 弥散入血液后可引起 $PaCO_2$ 的升高。手术时间短、创面小者可无明显症状；创面大、时间长者 $PaCO_2$ 的升高可极急剧，术中除应适当加强通气之外，必须反复监测 $ETCO_2$ 及 $PaCO_2$。气腹不仅使腹内压升高，同时也使胸内压随之升高。胸(腹)内压的升高使肺膨胀受限，严重者可致通气不足。原有慢性阻塞性肺疾患者甚至可因此而致肺不张及通气、灌流比例失调，分流量增加。胸内压过高则回心血量减少，心输出量随之下降，表现为动脉均压降低。于气腹影响以致患者难以代偿时，必须暂停手术，放气减压以保证患者的安全。必要时可更换为开腹手术。原有心、肺疾患者更应慎重，为降低 $PaCO_2$ 而进行过度通气时，只应增加呼吸频率而不应增加潮气量，否则胸(肺)内压的不利影响反可加剧。为了便于呼吸的管理经腹腔镜手术通常选用气管内全麻。无论术中或术后，当

CO_2 气腹的压力过大，超过 2.67kPa(20mmHg)时，腹腔内的气体可自食管裂孔进入纵隔并扩散至胸腔，导致纵隔气肿和张力气胸。继之则不难发展为颈部皮下气肿。出现此并发症时，患者呈现血压下降、发绀、听诊呼吸音微弱等症状。胸腔穿刺排气后病情即可好转。此时如取胸腔气样进行分析，胸腔气样 CO_2 高于正常(可高达 20%)者，证明气体是源自腹腔。也有认为皮下气肿是由于气腹针穿刺的位置不当而引致者。但无论如何，经腹腔镜手术时发现通气困难并有皮下气肿出现时，应考虑到张力气胸存在的可能，应及时检查处理，不应延误。

经腹腔镜精索静脉曲张结扎术所需时间较短、创面较小、多为年轻患者，故较能代偿 CO_2 气腹对呼吸、循环的影响。虽然 CO_2 气腹造所致的 $PaCO_2$ 的升高并不可避免，但即便于蛛网膜下隙或硬膜外阻滞下借面罩进行过度通气亦可免除 $PaCO_2$ 的过分升高，术毕减压后 $PaCO_2$ 更易恢复正常。术毕减压不够则术后患者坐起或直立时肩部可感不适甚或胀痛，需待 CO_2 吸收后症状方才消失。为预防起见，术毕减压务必充分。

（车润平）

第十二章 骨科手术麻醉

与其他专科麻醉相比，骨科麻醉所需的麻醉技术和设备最为繁多。区域麻醉既能满足术中麻醉，又可提供术后镇痛。麻醉医师要熟悉术中有损伤神经可能的特殊体位；了解骨水泥、止血带的风险；正确估计术中大量失血的可能性，通过控制性降压、血液稀释、血液回收等技术减少大量出血对机体的影响。骨科患者脂肪栓塞综合征、静脉血栓的风险明显增加，麻醉医师必须同时考虑抗凝药、抗血小板药对麻醉方法，尤其是对椎管内麻醉的影响。

第一节 骨科手术术前评估的特殊问题

本节仅将骨科手术常见的两种合并症提出讨论，以提高认识。

一、类风湿性关节炎

类风湿性关节炎（rheumatoid arthritis，RA）是一种病因未明、免疫介导的关节滑膜渐进性炎症，可累及多个关节，多对称累及手、腕和膝关节。关节外的病变可累及心、肾、肺和血液系统（表 12—1）。

表 12—1 类风湿关节炎的全身表现

心血管	心包增厚与积液、心肌炎、冠状动脉炎，传导阻滞，心脏瓣膜纤维化
肺	胸腔积液，肺结节，间质性肺炎甚至肺纤维化
血液	贫血，嗜酸细胞增多，血小板功能障碍（服用阿司匹林），血小板减少
内分泌	肾上腺皮质功能不全（糖皮质激素治疗），免疫功能障碍
皮肤	疾病本身及免疫抑制剂使皮肤变薄、萎缩

RA 患者多进行关节置换术、颈椎或胸椎手术、关节融合术等。麻醉过程中需特别关注气道管理和颈椎稳定性。术前检查颈椎活动度和颈椎舒适伸展弯曲的限度。青少年 RA 患者可能由于颈椎强直和下颌发育不全而造成气管插管困难。在成人患者，RA 侵及 C_2 齿状突外的滑膜囊时可累及韧带，导致寰枢椎半脱位。因此在麻醉处理上必须避免颈部弯曲，并保持颈部稳定，可选用表面麻醉，适当应用镇静剂，保持患者清醒的情况下作纤维支气管镜插管。有声音嘶哑病史或新近声音改变者应高度怀疑 RA 累及环杓关节，需要备用较小号的气管导管。RA 很少累及腰椎，椎管内麻醉一般不受影响。

二、强直性脊柱炎

强直性脊柱炎（ankylosing spondylitis，AS）是一种慢性炎性疾病，主要病理改变为骨连接处韧带骨化，累及骶髂关节、脊柱骨突、脊柱旁软组织及外周关节，可伴发关节外表现。临床主要表现为腰、背、颈、臀、髋部疼痛以及关节肿痛，严重者可发生脊柱畸形和关节强直。AS 也可能累及关节外的多个器官（表 12—2）。

表 12－2　强直性脊柱炎的关节外表现

全身症状	发热、消瘦、乏力、食欲下降
肌腱病变	跖底筋膜炎、跟腱炎和其他部位的肌腱末端病
眼部症状	结膜炎、虹膜炎或葡萄膜炎，极少数可致失明
心脏表现	主动脉瓣关闭不全、束支传导阻滞、心包炎、心肌炎
肺部表现	肺上叶纤维化、咳嗽、咯血、气短
神经系统表现	压迫性脊神经炎、坐骨神经痛、椎骨骨折或不全脱位、马尾综合征、癫痫、基底动脉供血不足
肾脏表现	IgA 肾病和淀粉样变性

颈椎损害的表现多种多样，一旦出现，会对气道管理产生显著影响。畸形的程度从最轻微的受累至强直，重者颈椎和胸椎均呈严重的后凸畸形，患者下颏与胸部相贴。颈椎的极度前屈和下颏强直致使张口受限，Mallampati 分级常为Ⅲ～Ⅳ级。进展期颈椎骨折的风险增加，且通常发生于轻微损伤后。因此有必要对气道进行全面检查评估。如出现颈椎活动范围忽然增加，不论是否伴有疼痛，都应高度怀疑颈椎骨折，需拍摄颈椎屈、伸位侧位片明确颈椎损伤情况。颞下颌关节和环杓关节也可受累。如患者出现声嘶或发声改变，应请耳鼻喉医生会诊评估。胸廓僵化会对肺功能产生不同程度的影响。如膈肌活动正常，则肺活量降低不明显。如合并主动脉瓣病变和严重的传导阻滞，应先行主动脉瓣置换术和安装人工心脏起搏器。颈部不能活动的患者，椎骨往往已融合，施行椎管内麻醉很困难，甚至不可能，应选用全身麻醉。注意在清醒状态下安置患者体位，防止术中颈部过屈和其他体位不当或关节牵拉造成的损伤。

（车润平）

第二节　骨科手术麻醉管理中的常见问题

本节就骨科手术中特有的、可能对麻醉管理产生影响的常见问题进行探讨。

一、体位

对于骨科手术来说，合适的体位非常重要。麻醉医师需要对各种体位的相关解剖及病理生理学影响有深入了解，并了解手术目的、手术持续时间等。许多骨科手术的患者是老年人，或由于关节炎、创伤、先天异常、手术史、外固定装置等原因致关节活动的柔韧性下降、活动范围受限。这些因素也可能对麻醉方式的选择产生影响。当麻醉医师计划实施麻醉时，在考虑其他众多因素的同时，也应该考虑患者将要被安置的体位。术前访视和检查时，应对患者该手术最可能采取的体位耐受程度进行评估，并对该体位所涉及的关节和肢体活动度进行评估。

为患者摆放体位时，需要有足够的有经验的医护人员，避免摆放体位对患者造成医源性损伤。手术室内须具备各种辅助用软垫。

1999 年，美国麻醉医师协会围术期外周神经损伤预防委员会为预防术中外周神经损伤通过了一项“实践指导意见”（表 12－3）。

表 12－3　美国麻醉医师学会围术期神经损伤预防委员会指导意见

术前评估
完善的术前评估有助于确认患者是否可安全耐受手术体位
上肢
仰卧位上肢外展不超过 90°，俯卧位时患者可很好耐受上肢外展超过 90°
上肢摆放应注意避免压迫肱骨髁后神经沟（如尺神经沟）
上肢内收置于身体两侧或外展应用托手板时，前臂应处于自然位 避免长时间压迫桡神经 肘关节过伸可牵拉正中神经
下肢
截石位可因体位不当牵拉腘旁肌群导致坐骨神经损伤 避免长时间压迫腘窝以免造成腓总神经损伤 髋关节伸展或屈曲运动不增加股神经损伤的危险
护垫
带有护垫的托手板可降低神经损伤的危险 侧卧位时下侧胸壁近腋窝处放置枕垫可降低上肢神经损伤的危险
肘部或腋窝应用软垫可降低上肢或下肢神经损伤的危险
设备
上臂合理使用无创血压袖带对上肢神经损伤发生无影响
头低仰卧位应用肩托可增加臂丛神经损伤的危险术后神经功能评估
术后神经功能评估可早期发现外周神经功能受损
文件资料
记录患者的特殊体位可帮助有关人员有重点地观察、监护与体位相关的并发症，为进一步的护理、治疗工作提供信息，做到有的放矢

骨科手术常用的一些特殊体位有以下几种。

（一）侧卧位

侧卧位最常用于全髋关节置换术、前路椎体融合术等，偶尔也用于其他下肢手术如植皮、清创术和肿瘤切除术等。悬垂的上肢妥善固定并保持中立位，不过伸、过度外展或旋转。胸部下面应该放置胸垫，减少肩部承重程度和肱骨头对血管神经束的潜在影响。检查靠床侧上肢，确保静脉回流和动脉搏动。头和颈椎与胸椎保持在一条直线上，头部过于侧屈及颈交感神经过伸可能导致术后出现霍纳综合征（Horner syndrome）。不能压迫耳朵和眼睛。耻骨联合处放置的固定架应避免影响股静脉回流。静脉闭塞可导致术后筋膜室综合征，造成肢体肿胀、神经麻痹、肌酸磷酸激酶水平升高和血红蛋白尿等一系列问题。如手术部位不包括下肢，应在两腿间放置枕头，避免上侧肢体的骨隆起对靠床侧肢体的压迫损伤。患者翻身、摆放体位、衬垫完毕后，确定两肺呼吸音相同、气管导管在搬动过程中没有移位；检查上肢动脉搏动；每次变动体位后都应检查眼睛是否受压。由于重力作用和与心脏水平相关的流体静力学的作用，两上肢测得的血压相差约 36mmHg。

（二）俯卧位

俯卧位主要用于脊柱手术，也用于肿瘤切除术、骨盆手术、清创术和其他多种手术，极易造成各种损伤（表 12－4）。

表 12—4　俯卧位麻醉的特殊问题

俯卧位麻醉的特殊问题
呼吸道
气管导管扭曲或移位
长时间手术后上呼吸道水肿引起术后呼吸受阻
血管
上肢动静脉闭塞(手指脉搏氧饱和度监测)
髋关节极度屈曲引起股静脉扭曲，可致术后深静脉血栓形成
腰椎板切除术中，腹压增加可升高硬膜外静脉压，易致术中出血
神经
臂丛牵拉或受压 鹰嘴内侧受压造成尺神经压迫 腓骨头受压造总神经压迫 髂嵴受压造成股外侧皮神经受损
头颈部
颈屈曲过度或伸展过度 眼部受压可引起视网膜受损 眼部干燥或缺乏遮盖可引起角膜擦伤 头垫可引起眶上神经的压迫性损伤 颈过度旋转致臂丛受损和椎动脉扭折
腰椎
过度脊椎前凸可导致神经受损
其他
男性生殖器扭转或压迫损伤 乳房撕裂或压迫损伤
空气栓塞

俯卧位患者的麻醉管理需要严格注意细节。一旦患者变为俯卧位，气道和静脉通路就会受影响，因此注意保护气道和静脉通路。

由于普通手术床没有胸部支撑，俯卧位会使腹腔内容物受压、膈肌向头端移动，使通气更加困难。升高的腹内压会传递到静脉循环，硬膜外静脉丛内的容量和压力随之上升。为了避免上述病理生理改变，应使腹部悬空不承重。安置好患者的体位后，应避免男性生殖器扭转或压迫损伤。乳房放置在中立位，避免撕裂或压迫损伤。

患者颈椎活动度允许，头可以转向侧面，在前额和下颌下进行支撑，理想的做法是一侧上肢收拢在体侧，另一侧上肢在头旁。这样可以更好地管理静脉通路、评估动脉搏动、毛细血管充盈程度和进行其他监测。在肩关节过度外展时也可能会发生肱骨头对腋动脉的压迫。

应妥善固定气管导管及呼吸回路，避免压迫面部和损伤舌和口腔内的神经。

(三)沙滩椅体位

沙滩椅体位(beach chair position)或肩关节体位主要为肩关节提供手术入路。摆放沙滩椅体位首先要求手术床在髋关节水平屈曲，膝关节水平屈曲，降低下肢后面肌肉和坐骨神经张力。然后将床背板固定在相对垂直位置。整个手术床放置于大约 10°～20°的 Trendelenburg 体位。这种体位增加了髋关节的屈曲程度，使患者的躯干更为垂直，下肢更接近心脏水平。既满足手术入路的需要，又可使外周静脉充盈减少。在上肢手术操作期间要确保气道安全。

(四)骨折手术牵引床体位

髋和股骨骨折的手术常需要使用骨折手术牵引床对骨折肢体保持牵引，以利于骨折部位的闭合复位和内固定术。移动患肢会引起患者剧烈疼痛，因此通常在将患者由转运床移动至手术床之前进行麻醉诱导。尽管许多麻醉医生倾向于使用全身麻醉，但牵引床并不是椎管内麻醉的禁忌，但需要脊麻麻醉平面完全固定才开始摆放体位。

二、骨水泥

骨水泥即聚甲基丙烯酸甲酯，可粘接修复骨组织，通常在临床上用于人工关节固位、骨折固定和骨缺损修复等方面。在人工关节置换术(尤其是全膝关节置换术和全髋、半髋置换术)中，骨水泥植入综合征(bone cements implantation syndrome，BCIS)时有发生，严重威胁患者生命安全。在使用骨水泥的手术中，骨水泥或假体置入、假体复位、止血带排气等时常发生急性低血压、低氧血症、心律失常、肺动脉高压、弥漫性肺微血管栓塞、出血、哮喘发作、休克甚至心搏骤停、死亡，此为 BCIS 的特征性改变。影响 BCIS 的危险因素较多，包括：髋部骨折、高龄、术前合并心血管疾病、骨恶性肿瘤、应用加长柄假体、骨质疏松等。Harper 依据低血压、低血氧的程度将 BCIS 分为三级(表 12－5)。

表 12－5　BCIS 病情分级

1 级	中度低血氧(SpO_2＜94％)或低血压(降低＞收缩压 20％)
2 级	重度低血氧(SpO_2＜88％)或低血压(降低＞收缩压 40％)或突然的意识丧失
3 级	心血管虚脱需要心肺复苏

预防 BCIS 的办法是提倡现代骨水泥技术，降低髓内压，减少髓腔内物质残留和渗漏，包括脉冲冲洗、髓腔排气、采用骨水泥塞、骨水泥枪逆行注入骨水泥，真空搅拌等。同时，术中应常规给氧提高氧分压。在准备植入骨水泥时，手术医生一定要向麻醉医生说明骨水泥的植入时间，让麻醉医生能有充分准备的时间。可以提前补充适量的胶体液，以提高患者的血容量，或预防性给予小剂量升压药，以防骨水泥植入造成患者严重低血压的发生。

三、充放止血带

止血带(tourniquet)使用部位一般选择在上臂或大腿上 1/3 肢体周长最大处，因为此处肌肉组织最丰富，能够更好地避免神经受损伤。止血带气囊长度应能缠绕肢体 1 周以上。尽可能选用宽的止血带，较低的压力就能阻断血流，达到止血效果，且对止血带边缘的神经所造成的压力较小，减少对神经和软组织的损伤。

目前，对止血带的压力和充气时间还没有明确的指南。止血带连续充气时间上肢＞1.5 小时、下肢＞2 小时或止血带压力上肢＞250mmHg、下肢＞350mmHg 都增加压迫性神经功能障碍的风险。止血带充气通常采用固定的压力(上肢 250mmHg，下肢 300mmHg)或根据收缩压确定压力(上肢：收缩压＋100mmHg，下肢：收缩压＋100～150mmHg)。但前者没有考虑患者的血压，且两者都没有考虑患者的年龄。如手术较复杂，需要时间较长，可在到达上述时限后放尽气囊内气体，至少 10 分钟后再充气至原有压力，开始第 2 次止血带时限。

止血带充/放气过程带来的全身影响，表现在心血管、呼吸、血液学、体温、代谢等方面的改变，局部影响表现在对神经、肌肉、血管和皮肤的损伤(表 12－6)。因此，麻醉医生和手术医生作为止血带的使用者，应了解其相关的生理改变，以最大程度减少其负面影响。

表 12－6　止血带引起的生理功能改变

止血带充气期间对全身的影响
肢体驱血、止血带充气致循环血容量与周围血管阻力增加，动脉压和中心静脉压升高，止血带疼痛导致血压升高、心率加快
止血带放气后对全身的影响
动脉压和中心静脉压短暂下降，心率加快 $P_{ET}CO_2$ 短暂升高 血乳酸水平升高 氧耗增加
短暂代谢性酸中毒 血清 K^+ 浓度升高 中心体温短暂降低 自主呼吸患者的分钟通气量增加
对神经的影响
使用 30 分钟引起体感诱发电位及神经传导消失 使用超过 2 小时可引起术后神经功能受损 止血带边缘下方出现神经损伤
肌肉改变
使用 8 分钟逐渐出现细胞内低氧 细胞内肌酸水平降低 进行性细胞内酸中毒
长时间缺血后再灌注极易造成骨骼肌损伤，出现一过性肌肉功能障碍甚至横纹肌溶解
血管改变
使用 2 小时后出现毛细血管内皮渗漏 下肢缺血可致深静脉血栓形成
皮肤改变
止血带压迫处皮肤出现水疱甚至坏死

四、脊髓损伤患者的麻醉

脊髓损伤常导致部分或完全截瘫，临床症状决定于脊髓横断的水平。C_3～C_5 以上损伤的患者需要机械通气维持生命。横断平面在 T_1 以上会导致四肢瘫痪，而横断平面在 L_4 以上会导致下肢瘫痪。脊髓损伤的术式有切开复位固定、椎板切除术、脊髓前方减压术等，以期通过骨性结构的固定，解除对脊髓的压迫。麻醉医师在术前必须根据具体情况，制订详细的麻醉计划，包括术前用药、麻醉器具、麻醉用药、体位影响和监测手段。

在脊髓损伤的早期，重点是防止由于患者移动造成二次脊髓损伤。未经影像学检查证实，所有严重创伤或有头外伤的患者都应假定有不稳定颈椎骨折。急性颈脊髓损伤气道管理非常重要，此类患者最常见的死亡原因就是呼吸衰竭。急性颈髓损伤的患者在自然头位下保留自主呼吸、使用纤支镜引导气管插管最为理想。全身麻醉诱导应在确认上、下肢有无自主运动后方可实施。由于琥珀胆碱引起高血钾和肌肉痉挛，应使用非去极化肌松药诱导和维持。患者术前常有循环功能的紊乱，麻醉药物可使血管舒缩功能进一步受到影响；加上体位改变使体内静脉系统血流重新分布而影响回心血量。另外，心脏交感神经功能丧失导致心动过缓，出血时代偿性心动过速机制可能丧失，对麻醉药的血管抑制作用也异常敏感，故诱导或加深麻醉时易致低血压。诱导前先开放较大静脉，预输 500～1000ml 晶体液，以防诱导后出现严重的低血压。在术中应严密监测动脉压、中心静脉压和尿量。损伤平面高于 T_5 时，慢性期由于手术操作可诱发自主神经反射亢进。应积极治疗严重高血压，排除伤害性刺激、适当加深麻醉、根据情况适量使用血管舒张药。采取保温措施，包括升高环境温度、加热静脉输注液体和吸入气体、使用加热床垫等。麻醉管理的一个重要问题就是保持脊髓血运。神经生理监测（体感诱发电位或运动诱发电位）和（或）唤醒试验可早期发现神经缺血，使其不致发展为不可逆状态。

五、腹主动脉球囊阻断技术用于骨盆或骶骨肿瘤切除术

骶部和骨盆肿瘤症状隐匿，明确诊断时往往瘤体较大，造成骨破坏范围较大。治疗方案首选手术切除。骨盆和腰骶部局部解剖结构复杂，血供丰富，同时手术区域周围的器官组织也易受到损伤，因此在骨盆、盆腔及骶尾部较大型手术中，大出血是主要并发症之一。近年来，低位腹主动脉球囊阻断技术（abdominal aortic balloon occlusion technique）在骨盆或骶骨肿瘤切除术中的应用日益广泛。经股动脉穿刺放置腹主动脉球囊导管，球囊放置于肾动脉下，位于髂总动脉分叉处近端 2～3cm。采用造影、超声或脉搏波形指示法进行球囊定位，以生理盐水充盈球囊实施阻断实验，确认球囊位于腹主动脉末端，腹主动脉被阻断，还需要确保双侧肾动脉未被阻断（图 12－1）。术中间歇扩张球囊，直接阻断骨盆及骶尾部主要血供，有效控制术中出血，继以减少输血或不输血。

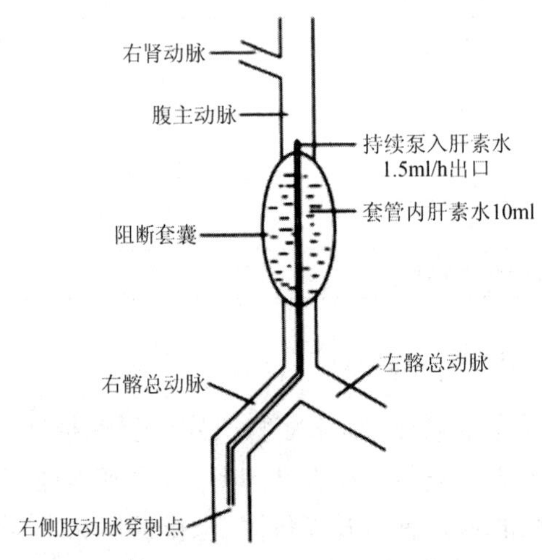

图 12－1　腹主动脉球囊阻断技术示意图

该技术应用过程应注意以下几点：

1. 球囊必须放置在双侧肾动脉水平以下、腹主动脉分叉以上水平，并妥善固定。

2. 球囊单次阻断时间应控制在 45～60 分钟内，以免造成缺血远端组织坏死及重要脏器缺血性损伤。

3. 术中给药与补液应考虑到腹主动脉阻断后有效循环血量减少，勿超量快速滴注，以免增加心肺负担。解除阻断时缓慢分次抽出球囊内生理盐水，避免血流迅速充盈下半身导致循环血量锐减，同时酸性代谢产物回流而影响循环的稳定，此时可快速补液以代偿有效循环量

的减少。由于阻断位置较低，在球囊阻断时或解除阻断时循环稳定，但对于合并心，血管系统疾病和老年患者影响可能更大，要密切观察及时处理。

4. 术中部分肝素化，维持 ACT 200 秒左右，以防血栓形成。

5. 术后球囊导管拔出后压迫穿刺部位 15～30 分钟，防止局部血肿及假性动脉瘤形成。

6. 严重动脉粥样硬化或合并斑块脱落患者肿瘤已侵犯患侧或双侧股动脉，穿刺部位感染等列为禁忌。

六、脂肪栓塞综合征

脂肪栓塞综合征（fat embolism syndrome，FES）是指脂肪颗粒阻塞血管腔引起的一系列病理生理改变的临床综合征，其典型表现为呼吸困难、烦躁、瘀斑三联症。

FES 主要条件包括：①肺部症状：以呼吸急促、呼吸困难、发绀为特征，伴有动脉血氧分压降低（小于 60mmHg），肺水肿。②无头部外伤的神经症状：烦躁、意识模糊、嗜睡、抽搐、昏迷。③腋窝、结膜或上胸部等皮肤黏膜出血点。

九个次要条件：①发热大于 38.5℃。②心动过速大于 110 次/分。③视网膜改变：瘀斑或脂肪聚集。④黄疸。⑤肾功能异常：尿中脂肪小滴或少尿。⑥血红蛋白降低大于 20%。⑦血小板减少大于 50%。⑧血沉加快大于 71mm/h。⑨巨球蛋白血症。具备至少 2 项主要条件，或 1 项主要条件、4 项次要条件，可以诊断 FES。全麻下 FES 的临床征象包括 $ETCO_2$ 和动脉氧饱和度下降及肺动脉压升高。心电图可能出现缺血性 ST 段改变及右心负荷过重。通过 CT 或 MRI 的典型影响可进一步确诊。

脂肪栓塞的治疗包括预防和支持治疗两方面。早期手术处理骨折以及减少髓腔损伤可以降低脂肪栓塞的发生率。支持治疗包括氧疗，大剂量皮质激素和合理的液体管理。

七、静脉血栓栓塞症

静脉血栓栓塞症（venous thromboembolism，VTE）指血液在静脉内不正常地凝结，使血管完全或不完全阻塞，属静脉回流障碍性疾病。包括两种类型：深静脉血栓形成（deep vein thrombosis，DVT）和肺动脉血栓栓塞症（pulmonary thromboembolism，PTE），即静脉血栓栓塞症在不同部位和不同阶段的两种临床表现形式。VTE 是脊髓损伤、骨盆和下肢骨科手术的常见并发症和致死的主要原因。任何引起静脉损伤、静脉血流停滞及血液高凝状态的原因都是静脉血栓栓塞症的危险因素，其中骨科大手术（全髋关节置换术、全膝关节置换术及髋部骨折手术）是静脉血栓栓塞症的极高危险因素之一。其他常见的继发性危险因素包括老龄、创伤、既往静脉血栓栓塞症病史、肥胖、瘫痪、制动、术中应用止血带、全身麻醉、恶性肿瘤、中心静脉插管、慢性静脉瓣功能不全等。少见的原发性危险因素有抗凝血酶缺乏症等。危险因素越多，发生静脉血栓栓塞症的风险就越大，当骨科大手术伴有其他危险因素时，危险性更大。

美国胸科医师协会制定了骨科手术后并发肺栓塞和深静脉血栓形成的最优预防策略，包括药物治疗和器械方法。对于将行骨科大手术的患者，推荐采用一项以下措施至少 10～14 天：低分子肝素（LMWH），达比加群、阿哌沙班、利伐沙班（用于全髋关节置换术或全膝关节置换术，但不包括髋部骨折手术），低剂量普通肝素（LDUH），调整剂量维生素 K 拮抗剂（VKA），阿司匹林或间歇充气加压装置（IPCD），优于不用抗栓预防治疗。对于所推荐的预防性抗栓药物，使用 LMWH 优于其他替代药物。对于出血风险较高的患者，使用间歇充气加压装置预防或不做预防。对于单纯性小腿创伤而需要腿部制动的患者，以及将行膝关节镜手术且没有 VTE 病史的患者，可不予血栓预防治疗。对于脊柱手术患者，优先采用 IPCD，而不是不预防或用 LDUH 或 LMWH。对于有 VTE 高风险的脊柱手术患者（包括恶性疾病或采用前后路联合手术），一旦情况稳定，出血风险降低时，在机械性预防之外再增加药物预防。颅脑损伤、急性脊髓损伤或创伤性脊柱损伤等严重创伤患者可使用 LDUH、LMWH 或机械性预防。指南中不建议常规预防性置入下腔静脉滤器预防 PE。

八、围术期抗凝治疗的影响

随着心血管疾病的发病率上升以及医务人员对防治围术期 VTE 重要性认识，越来越多的患者在接受外科手术时，同时使用各种类型的抗凝和（或）抗血小板药物，如阿司匹林、氯吡格雷、华法林、肝素等。药物导致的凝血功能障碍是手术安全的主要威胁之一，使临床麻醉管理更加复杂化，同时也对椎管内麻醉和疼痛治疗的施行提出了新挑战。抗凝治疗患者椎管内穿刺时可能导致蛛网膜下隙和硬膜外腔内血肿形成，并产生严重后果。麻醉医师和手术医师有责任通过合理安排围术期抗凝药使用时间和椎管内穿刺和拔出时机来保证抗凝患者椎管内麻醉的安全。

美国胸内科医师学会在 2012 年制定了第 9 版《抗栓治疗及预防血栓形成指南》（ACCP－9）。此版指南对抗栓治疗患者的围术期管理进行了全面细致的推荐。美国区域麻醉与疼痛医学协会（ASRA）于 2010 年制定了第 3 版《接受抗栓或溶栓治疗患者的区域麻醉指南》（ASRA－3），为临床麻醉和疼痛治疗提供参考。中华医学会麻醉学分会 2008 年制定的《椎管内阻滞并发症防治专家共识》中也有具体的围术期抗凝药物治疗患者椎管内血肿的预防原则。抗栓治疗患者的围术期管理见表 12－7。对接受深部神经丛或周围神经阻滞的患者，椎管内阻滞的建议同样适用。

表 12－7　抗栓治疗患者的围术期管理

药物	ACCP－9	ASRA－3	椎管内阻滞并发症防治专家共识（2008）
普通肝素（UTH）	（1）静脉 UFH 抗凝患者：术前 4h 停药； （2）较大手术或高出血风险的手术/操作患者：止血恢复正常后，推迟至术后 48～72h 用 UFH 或术后完全不用药	（1）每日 2 次 5000U UFH 皮下注射不是椎管内麻醉的禁忌证。阻滞后推迟 1～2h 使用肝素可减少椎管内出血的风险； （2）每日 UFH 剂量超过 10000U 或超过每日 2 次注射的患者接受椎管内阻滞是否安全尚未确定； （3）UFH 治疗超过 4d 穿刺前检测血小板计数； （4）血管手术围术期应用 UFH 者行椎管内穿刺：①凝血障碍禁行椎管内穿刺。②穿刺 1h 后才开始 UFH 治疗。③下次用药前 1h 或末次用药后的 2～4h 拔出导管。④术后监测运动阻滞程度，尽早发现椎管内血肿。⑤穿刺困难或穿刺时出血没必要暂停手术。如果继续椎管内麻醉，应与外科医生沟通并术后严密监护。⑥心脏手术患者使用全量抗凝时不一定增加椎管内血肿的风险。术后监测神经系统功能，并选择对感觉和应用运动功能阻滞程度最小的药物	（1）静脉 UFH：至少停药 4h、凝血指标恢复正常后方可行椎管内穿刺、置管或拔管；椎管内穿刺、置管或拔管 1h 后方可静脉应用 UFH；与其他的抗凝剂和溶栓剂联合应用，会增加椎管内血肿的风险； （2）小剂量（<10000U/d）皮下注射 UFH 无禁忌（体弱患者应慎重）；每日大于 10000U 处理同静脉应用 UFH；皮下应用肝素 5d 以上穿刺或拔管前监测血小板计数

（续表）

药物	ACCP－9	ASRA－3	椎管内阻滞并发症防治专家共识(2008)
低分子肝素(LMWH)	(1)皮下应用LMWH患者，术前24h最后一次半量给药； (2)LMWH抗凝并进行较小手术或其他侵入性操作的患者：手术或操作后24h止血功能恢复正常后开始抗凝。较大手术或高出血风险的手术/操作的患者，止血基本恢复正常后，至术后48～72h应用治疗量的LMWH或小剂量LMWH，或不用LMWH； (3)不常规监测抗Ⅹa水平评价抗凝效应	(1)Ⅹa抗体水平不能预测出血风险，不要常规监测Ⅹa抗体； (2)与抗血小板药或口服抗凝药物联用会增加椎管内血肿的风险； (3)穿刺或置管过程中出血并无必要推迟手术：术后LMWH开始使用时间应在与外科医师商榷后推迟24h； (4)术前应用LMWH存在凝血功能改变者：①给予LMWH后10～12h穿刺。②接受较大剂量LMWH患者，用药24h后凝血功能正常时方可行穿刺。③术前2h使用LMWH的患者(普外科手术)不要施行椎管内穿刺； (5)术后应用LMWH者施行单次阻滞或置管连续阻滞都是安全的	(1)与抗血小板药物或口服抗凝剂联合应用增加椎管内血肿的风险； (2)术前应用LMWH者施行单次脊麻是安全的。血栓预防剂量LMWH给药后12h或治疗剂量LMWH给药后24h方可施行椎管内阻滞。术前2h应用LMWH者避免施行椎管内阻滞； (3)椎管内穿刺24h后且导管拔除2h以上方可开始应用LMWH
抗血小板药物	(1)术前7～10d停药，术后恢复止血功能后24h继续应用； (2)阿司匹林治疗伴有血栓栓塞中危或高危非心脏手术者不停药；用氯吡格雷者术前5～10d停药。CABG患者阿司匹林至术后；CABG术前5～10d停用氯吡格雷。经皮冠状动脉介入治疗用阿司匹林至手术或术后； (3)置冠脉裸金属支架6周后再行手术，置冠脉药物涂层支架6个月后再行手术，术前停用抗血小板药物者冠脉支架置入术后常规过渡抗凝	(1)NSAIDs不显著增加椎管内血肿的风险； (2)同时使用其他影响凝血机制的药时不要施行椎管内阻滞； (3)服用噻氯匹定、氯吡格雷以及血小板糖蛋白(GP)Ⅱb/Ⅲa受体拮抗剂 发生椎管内血肿的风险未知。椎管内阻滞前停药时间如下：噻氯匹定14d、氯吡格雷7d、阿昔单抗24～48d、依替巴肽或替罗非班4～8h。血小板糖蛋白(GP)Ⅱb/Ⅲa受体拮抗剂术后4周内禁用，否则应监测神经系统功能	(1)单用阿司匹林或NSAIDs不增加椎管内阻滞血肿的风险，但与其他抗凝药物(如UFH、LMWH、口服抗凝剂)联合应用则增加出血的风险； (2)施行椎管内阻滞前推荐的停药时间如下：噻氯匹定为14d、氯吡格雷为7d、血小板糖蛋白Ⅱb/Ⅲa受体拮抗剂依替非巴肽和替罗非班为8h、阿昔单抗为48h

（续表）

药物	ACCP－9	ASRA－3	椎管内阻滞并发症防治专家共识(2008)
华法林(VKA)	椎管内阻滞前 5d 停用 VKA；术后 12～24h 止血功能正常后开始 VKA 治疗。术前需停药且 INR≥1.5 的患者给予小剂量(如 1～2mg)口服维生素 K 使 INR 达正常。心脏机械瓣置换术后、房颤或深静脉血栓患者：若伴有血栓栓塞高危因素，VKA 治疗中断期间过渡抗凝治疗。若伴有血栓栓塞低危因素不予过渡抗凝治疗	(1)椎管内阻滞前停用 VKA 时间为 4～5d(监测 INR)； (2)同时使用其他影响凝血机制的药增加出血风险，却不影响 INR； (3)首次服用超过 24h 和(或)第 2 次 VKA 已服用穿刺前检测 INR； (4)硬膜外镇痛期间接受低剂量 VKA 治疗的患者：使用对感觉和运动功能阻滞程度最小的局麻药，监测 INR 及感觉及运动功能； (5)拔管时机为 INR<1.5(24h 监测神经系统功能)； (6)INR 1.5～3 慎重拔管，拔管前神经系统功能评估持续到 INR<1.5； (7)留置硬膜外导管 INR>3VKA 剂量不变或减量	(1)椎管内阻滞前停用口服抗凝剂，确认 PT、INR 正常； (2)术前口服 VKA 超过 36h 每日监测 PT 和 INR。长期口服 VKA；停药后 3～5d，PT 和 INR 恢复正常； (3)术前 36h 内开始 VKA 治疗不影响凝血状态； (4)拔除椎管内留置导管时机为 INR<1.5
纤溶或溶栓药物		(1)避免在不可压迫血管部位进行穿刺后的 10 天内使用溶栓药； (2)应用纤溶或溶栓药物的患者禁行椎管内麻醉； (3)正在或近期溶栓和抗栓治疗者行椎管内麻醉持续神经功能监测(间隔<2h)。椎管内阻滞的同时行纤溶或溶栓治疗经硬膜外导管持续输注对感觉和运动影响小的药物； (4)硬膜外导管输注又需用纤溶或溶栓药物者拔管时机尚无确切建议	应用溶栓药和纤溶药者、溶栓治疗 10 日内者避免椎管内阻滞。椎管内阻滞后 10 日内避免应用该类药物。已行椎管内阻滞者每隔 2h 评估神经功能；连续硬膜外阻滞使用对感觉和运动影响小的药物；拔管时机参考纤维蛋白原的测定结果
中草药		服用中草药不增加椎管内血肿的风险。不强制服用中草药的患者停药或禁行区域麻醉	服用中草药不增加椎管内血肿的风险，但与其他抗凝血药物联合应用会增加此风险

九、脊柱手术后失明

脊柱手术后失明(perioperative visual loss，POVL)现表为完全性失明、高度视野缺损和出现盲点，预后很差。引起 POVL 的原因包括脑皮质梗死、脑垂体卒中、眼球和视束的直接损伤、视神经或视网膜的缺血性损伤。其中最常见的原因是视束的缺血性损伤。长时间俯卧位和大量失血是最主要的危险因素。俯卧位会使患者眼内压增加，这可能与俯卧位时腹内压增高有关。使用马蹄形头垫时，患者头部与头垫位置发生相对移动，就可能造成眼部受压，视网膜灌注压将进一步降低。同时，由于大量失血导致平均动脉压降低，大量的液体复苏，使中心静脉压增高，静脉回流受阻，从而降低了视神经乳头的灌注压，导致缺血性视神经病变。在 2012 年，ASA 发表了对脊柱手术患者 POVL 的指导意见(表 12－8)。

表 12—8　ASA 对脊柱手术患者 POVL 的指导意见

术前患者的评估和准备
患者术前身体状况，如贫血、血管因素（高血压、糖尿病、外周血管疾病、冠心病）、肥胖、吸烟可能与 POVL 有关，但目前并不能作为明确的易发因素 眼科或神经眼科评估对鉴别患者是否具有发生 POVL 的风险并无帮助 长时间手术和（或）术中大失血患者：提前告知发生 POVL 的风险 短时脊柱手术患者：视具体情况决定是否告知发生 POVL 的风险
术中管理 血压管理：
高危患者：连续血压监测。没有数据显示此类手术控制性降压与 POVL 的发生有关，是否应用控制性降压要视情况而定
液体管理：高危患者行中心静脉压监测。对大量失血患者，应联用胶体和晶体
贫血的管理：
大量失血的高危患者：定期监测血红蛋白或血细胞压积。没有证据显示与 POVL 的发生相关的明确的血红蛋白浓度下限，因此现在还不能确定能够消除贫血相关 POVL 风险的需输血阈值
缩血管药物的使用：
没有足够的资料对高危患者 α 受体激动剂的使用问题制定一个指导意见，因此是否应用 α 受体激动剂要视患者具体而定
患者体位：
没有面部水肿会引起围术期 ION 的病理生理学机制
尽管没有证据表明眼内压升高会引起单独的前部 ION 或后部 ION，仍应避免对眼部的直接压迫以防止 CRAO 高危患者的头部应在心脏水平或更高 高危患者的头部应该保持中立位，颈部没有明显的屈曲、后仰、侧屈或旋转
分次手术：
尽管对高危患者行分次手术：增加住院费和其他的风险（如感染、血栓或神经损伤），亦有可能降低这些风险和 POVL 的风险，因此应考虑对高危患者行分次手术
术后管理：
围术期高危视力改变的患者：视力评估
怀疑有 POVL 的患者：眼科医师紧急会诊
其他措施：改善贫血、血流动力学状况和增加氧供
疑似 POVL 患者：行 MRI 检查以排除颅内原因所致的失明
抗血小板药物、类固醇或降低眼内压药物在 ION 的治疗中无效

十、神经阻滞在骨科手术中的应用

神经阻滞最初采用体表定位盲探法。80 年代神经刺激器及神经阻滞针广泛用于外周神经阻滞和神经丛阻滞，大大促进了神经刺激器引导下神经阻滞技术的推广。近年来超声显像技术开始应用于神经阻滞，涉及手术麻醉、术后镇痛、神经周围置管等诸多方面。超声可实时地观察目标神经的局部结构、穿刺针的行进路线、局麻药的扩散，实现了神经阻滞的直观化。为克服神经阻滞单次注药维持时间短的缺点，连续置管神经阻滞技术不断发展，置管技术与神经刺激器、超声、放射显影技术、PCA 等结合应用，大大提高了术后镇痛的成功率和效果。不同部位神经阻滞主要入路及其适应证与操作方法可见相关麻醉学教材，本书作为研究生的参考书不再赘述，此处单就神经阻滞在骨科手术中的应用进行概述。

(一)神经阻滞在上肢手术中的应用

上肢手术可采用臂丛神经阻滞，具体神经阻滞方法的选择需根据手术部位和是否需要止血带而定。熟知臂丛神经解剖对于实施上肢神经阻滞十分重要，包括从椎间孔发出到行走至外周末端，解剖学知识可能帮助麻醉医生根据手术要求合理选择阻滞方式。上肢神经阻滞的并发症包括：气胸、误入硬膜外腔或蛛网膜下隙、误入椎动脉、同侧膈神经阻滞致膈肌麻痹、喉返神经阻滞、星状神经节阻滞致霍纳综合征、神经损伤。

(二)神经阻滞在下肢手术中的应用

下肢神经不像臂丛那样具有丛状解剖结构，使之不易在相对表浅部位注射局麻药而被阻滞，因此下肢神经阻滞技术要求更高，需要更多的培训和实际操作才能熟练掌握。然而，下肢神经阻滞也有其优势：一侧肢体阻滞而不阻滞交感神经，血流动力学更为平稳，大大提高了神经阻滞的安全性，且能提供良好的术后镇痛。下肢的神经支配包括腰丛和骶丛，主要来自 L_2～L_4 的腰丛形成的 3 个支配下肢的主要神经：股外侧皮神经、股神经和闭孔神经。骶丛来源于 L_4～S_3 的神经根，主要形成坐骨神经，其适应证和操作方法见相关麻醉学教材。下肢神经阻滞并发症包括：误入硬膜外腔、蛛网膜外腔或血管、神经损伤、椎旁入路可能出现交感神经阻滞。

(王丙琼)

第三节　常见骨科手术的麻醉

一、髋关节手术

成人常见的髋关节手术包括全髋关节置换术和髋关节骨折修复术。

(一)全髋关节置换术

全髓关节置换术(total hip arthroplasty，THA)麻醉处理必须根据外科手术的复杂性、手术可能的合并症、患者的状态、外科医师的技术水平和医院的常规情况等进行调整。复杂手术如髋臼移植术、长干假体股骨植入术、髋关节翻修术等均可增加麻醉管理的难度。哪种麻醉方式更适合 THA 目前尚无定论，有证据显示，与全身麻醉相比，椎管内麻醉可降低围术期深静脉血栓、肺栓塞、失血、呼吸系统并发症。与全麻相比，椎管内麻醉的死亡率下降了三分之一。除下列禁忌外首选椎管内麻醉：凝血功能异常、主动脉瓣狭窄、有症状的特发性肥厚性主动脉瓣下狭窄、强直性脊柱炎以及曾行脊柱融合术。但老年人在椎管内麻醉过程中同样容易造成血流动力学的较大波动，围术期抗凝治疗也增加了术后硬膜外血肿的风险。此外，老年退行性病变造成硬膜外穿刺困难也是不得不考虑的问题。因此在髋关节手术中应用外周神经阻滞逐渐引起了人们的关注，尤其对年老、合并心血管疾患、低血容量、凝血机制障碍或使用抗凝治疗的患者选择外周神经阻滞更具优势。

多数全髋关节置换术采用侧卧位，可能发生通气/血流失调并导致低氧血症，极易出现于术前存在潜在肺部疾病的患者。摆放体位过程中应密切监测患者血流动力学改变，适当补液和平缓移动以尽量减少血压下降的程度。股骨扩髓腔、置入含骨水泥的材料以及髋关节复位时均可能产生栓子，大栓子在右室流出道处形成阻塞，可引起右心衰竭、低血压和心搏骤停。小栓子通过右心到达肺动脉，形成肺栓塞。治疗急性低血压最有效的方法是静脉给予肾上腺素 4～50μg，其剂量根据低血压程度进行调整。

THA 尤其是髋关节翻修术术中出血可能很多。控制性降压可减少出血。椎管内麻醉可以造成麻醉平面以下的动、静脉性低血压，这种相对的低血压可以减少术中失血和输血量。髋关节翻修术时需综合运用多种血液保护措施如术前采集自体血、术前使用红细胞生成素、控制性降压、血液稀释、血液回收和保温等以减少异体血输入。

（二）髋关节骨折

老年髋部骨折以每年 1%～3%的速度递增。老年患者免疫功能下降，常合并其他内科疾病，髋部骨折后死亡率很高。研究表明髋部骨折后 1 年内死亡率高达 30%。由于隐性失血，血液浓缩，患者术前的血细胞比容可能正常或处于正常低限如选择脊麻或脊麻－硬膜外联合麻醉，轻比重局麻药可避免侧卧位时压迫患肢，便于摆放体位，无需再改换体位。髋和股骨骨折的手术通常需要使用骨折手术牵引床对骨折肢体保持牵引，以利于骨折部位的闭合复位和内固定术。

二、膝关节手术

成人常见的膝关节手术包括膝关节内镜术和全膝关节置换术。

（一）膝关节内镜术

膝关节镜手术麻醉选择可为全身麻醉喉罩通气、脊麻或硬膜外麻醉、腰丛加坐骨神经阻滞或“三合一”股神经阻滞加坐骨神经阻滞。手术可在充气止血带下进行，无血视野极大地便于膝关节内镜术的操作。膝关节镜手术后患者早期活动、康复锻炼可减少并发症的发生，因此对术后镇痛提出了很高的要求。术后镇痛方法可以选择口服 NSAIDs 药物、硬膜外镇痛、单次或连续“三合一”股神经阻滞、关节腔内注射药物。关节内注射常用的药物有 0.25%～0.5%布比卡因或罗哌卡因 15～30ml、吗啡和（或）皮质激素。

（二）全膝关节置换术

人工全膝关节置换术（total knee arthroplasty，TKA）需要截去股骨远端及胫骨近端部分骨质以选取匹配的假体置换，对畸形严重的关节疾病需要广泛的软组织松解，故出血量较大，同期双侧 TKA 的失血量更大。通常贫血的发生率是出现临床症状的 4～6 倍。在 TKA 术中和术后，有大量的隐性失血不参与体循环，造成血红蛋白水平进一步下降，原因和机理可能为：①术中截骨面较多，渗血残留在关节腔及组织间隙中。②术中骨髓脂肪、骨水泥及骨碎屑进入血液循环以及止血带造成的再灌注损伤引起毛细血管床异常开放，致大量红细胞进入组织间隙。③未经洗涤回输的红细胞在过滤的过程中会发生溶血。④膝关节解剖上的特殊性。合理应用自体输血及围术期血液回输技术可使 TKA 的围术期管理更为优化。

TKA 术后疼痛比髋关节手术剧烈，直接影响功能锻炼，是影响功能恢复的关键因素。TKA 围术期传统的多模式镇痛的手段有口服或静注阿片药物、自控镇痛、单次或连续股神经阻滞、术中关节周围浸润注射等。近年来新的多模式镇痛方法及给药途径不断涌现，包括 PCEA 联合 CFNB 镇痛、智能注射泵系统以及芬太尼透皮给药及经鼻给药等。

三、脊柱手术

本节主要讨论脊柱侧弯及退行性脊柱疾病的麻醉相关问题。

(一)脊柱侧弯

先天性脊柱侧弯患者多存在限制性肺疾患,还需排除心、肺、神经源性的先天性异常。后天获得性脊柱畸形多为特发性或神经肌源性,同样可能存在限制性肺疾患。部分神经肌肉疾病的患者可伴有肌营养不良、自主神经异常、脑性麻痹以及神经皮肤综合征,如神经纤维瘤病。如果肺活量低于预计值40%,术后必须机械通气。长期低氧血症、高碳酸血症和肺血管收缩可导致右心室肥大和不可逆的肺动脉高压。运动耐力、肺活量测定和血气分析可评估呼吸储备能力。

后路手术在俯卧位下进行。前路手术采用侧卧位,使用双腔气管导管。前一后联合入路可加快愈合,改善矫正效果,但提高了并发症的发病率。脊柱侧弯手术的麻醉管理具体见表12—9。

表12—9 脊柱侧弯患者的麻醉管理

脊柱侧弯患者的麻醉管理
控制性降压(血压正常的患者,平均动脉压降至65mmHg)
估计失血、失液量(进行适当的血流动力学监测,开放充足通畅的静脉通路)
处理低温(升高环境温度、加热静脉输注液体和吸入气体、使用加热床垫)
监测脊髓功能完整性(体感诱发电位、运动诱发电位和唤醒试验)
静脉气栓的危险性
上肢体位管理(最大限度地减轻臂丛神经牵拉)
确保眼部不受压迫,避免手术后失明
放松腹部,减少静脉充血

(二)退行性脊柱疾病

接受颈椎椎板切除患者术前应评估颈椎活动度和曲颈、伸颈、转头时有无神经症状。颈椎不稳或类风湿性关节炎造成颈部畸形等所致的困难气道最好在清醒状态下应用纤支镜辅助气管插管。钢丝加强型气管导管能防止牵引器或术中体位移动造成的导管扭转。气管插管时损伤、液体超负荷以及长时间俯卧位均可造成上呼吸道水肿而引起呼吸困难。前路手术常采用仰卧位,方便麻醉管理,但是术中有可能损伤颈动脉、颈静脉、食管、气管喉返神经和交感神经链等重要结构。有进行性神经障碍时应避用琥珀胆碱。

椎板切除术无论采用何种体位,均可出现静脉空气栓塞,手术部位应高于心脏。出现不可解释的低血压和 $P_{ET}CO_2$ 下降应怀疑空气栓塞的发生。术中行唤醒、颈椎牵引或调整手术台位置都要警惕体位变动的影响。术中血液丢失较多,尤其是前后路联合脊柱手术,可综合利用自体血预存、控制性降压、术中血液回收、急性等容血液稀释、低浓度肾上腺素行伤口浸润等血液保护措施减少术中出血和失血。截瘫是脊柱手术的一种严重并发症,术中有必要监测脊髓功能,尽早发现脊髓功能损伤,目前常用的方法为“唤醒试验”和神经生理监测。多数患者在术后可拔除气管导管,但出现严重面部水肿的患者拔除气管导管应慎重。

四、骨盆或骶骨切除及骨折手术

骶骨肿瘤、骨盆和盆腔部位肿瘤由于部位较深,四周关系复杂,手术切除时往往出血量巨大，加之手术需要切除部分骶神经，使用内固定和骨水泥重建腰骶关节和骨盆稳定性，术中可出现剧烈的血流动力学波动，可能需大量输血输液，麻醉前心肺功能的评价至关重要。要注意纠正贫血，改善凝血功能，准备充足的血红细胞和血浆、血小板等凝血物质。术中开放有效的外周静脉，监测有创动脉压和中心静脉压，注意血液保护和维持体温。术中由于切除肿瘤时可能会触及神经根，引起一过性交感神经反射，血压升高、心率加快，此时可不处理或适当加深麻醉，一般不推荐使用降压药物，如需分离骨盆大血管或神经根，还可考虑采用下肢脉搏氧饱和度监测有助于了解肢端循环情况；$L_4 \sim L_5$ 至 S_2 神经根的 SSEPy 监测有助于减少骶骨全切或骨盆骨折修复时可能引起的神经损伤。重建腰骶关节使用骨水泥可出现严重反应，应提前预见并略提升血压，避免出现血流动力学严重波动。术中因大量输血输液，加上巨大的手术创伤，可导致全身炎症反应的发生，大量消耗凝血因子和纤维蛋白原，部分患者手术后期会出现凝血功能障碍，此时可以酌情输注冷沉淀和血小板改善凝血功能。低位腹主动脉球囊阻断技术在骨盆或骶骨肿瘤切除术中的应用日益广泛。

（车润平）

第十三章　妇产科手术麻醉

第一节　妇科腹腔镜手术麻醉

一、麻醉前准备

（一）麻醉前访视

麻醉医师应该在麻醉前1～2天访视患者，全面了解患者一般状态、既往史、现病史及疾病治疗过程，与妇科医师充分沟通，了解手术具体方案，评估麻醉中可能出现的问题，制定合适的麻醉方案。

1. 详细了解病史、认真实施体格检查　询问患者既往是否有心脏病史、高血压病史、血液系统病史、呼吸系统病史、外伤史、手术史、长期用药史以及药物过敏史等；进行全面的体格检查，重点检查与麻醉相关的事项，如心肺功能、气道解剖和生理状况等。

2. 查阅实验室检查及辅助检查结果　血、尿、便常规，胸透或胸片、心电图；血清生化、肝功能检查；年龄大于60岁者或有慢性心肺疾病者应常规作动脉血气分析、肺功能检查、屏气时间等。查阅相关专科检查结果，了解患者病情。

3. 与患者和术者充分沟通　使患者了解手术目的、手术操作基本过程、手术难度及手术所需要的时间等情况，根据患者病情向术者提出术前准备的建议，例如是否需要进一步实施特殊检查，是否需要采取措施对患者血压、血糖及电解质等基础状态进行调整等。

4. 对患者作出评价　在全面了解患者病情的基础上评价患者ASA分级、评估心功能分级和气道Mallampati分级，制定合适的麻醉方案，向患者交待麻醉相关事项，让患者签署麻醉知情同意书。

（二）患者准备

1. 患者心理准备　通过向患者介绍麻醉方法、效果和术后镇痛等情况，尽量消除患者对手术造成痛苦的恐惧、焦虑心理，充分了解患者的要求与意见，取得患者的充分信任，使患者得到充分的放松和休息，减少紧张导致的应激反应。

2. 胃肠道准备　术前访视患者应告知患者术前禁食水时间，以防患者因不知情而影响麻醉。一般情况下，妇科医师会给患者使用缓泻剂以清理胃肠道、防止手术中胀大的肠管影响术野清晰，妨碍手术操作。

（三）麻醉器械、物品准备

1. 麻醉机　麻醉前常规检测麻醉机是否可以正常工作，包括检查呼吸环路是否漏气，气源是否接装正确，气体流量表是否灵活准确，是否需要更换CO_2吸收剂等。

2. 监护仪　检查监护仪是否可以正常工作，通常要监测血压、心电图、脉搏氧饱和度、呼气末CO_2浓度、体温等。

3. 麻醉器具　检查负压吸引设备是否工作正常，检查急救器械和药品是否齐备。在麻醉诱导前准备好麻醉喉镜、气管导管、气管导管衔接管、牙垫、导管管芯、吸痰管、注射器、口咽通气道、吸引器、喉罩等器械物品，并检查所有器械物品工作正常。

二、妇科腹腔镜手术麻醉选择

麻醉医师应当在选择麻醉方式的一般原则的基础上，根据腹腔镜手术的特点、患者体质的基本状态、麻醉设备情况、麻醉医生的技术和临床经验来决定实施麻醉的方案。

（一）人工气腹腹腔镜手术麻醉方法选择

1. 全身麻醉　虽然腹腔镜手术对局部的损伤小，但是如前所述人工气腹腹腔镜手术过程中对患者的呼吸循环功能影响较大，因此应该选择全身麻醉实施手术。这样就利于术中患者气道管理，调节合适的麻醉深度，控制不良刺激引起的有害反射，有利于保证适当的麻醉深度和维持有效的通气，又可避免膈肌运动，利于手术操作，在监测 $P_{ET}CO_2$ 下可随时保持通气量在正常范围。全身麻醉期间宜应用喉罩或者气管插管进行气道管理，时间短小、术中体位变化不大、采用低压人工气腹技术时，可以在应用喉罩通气道的情况下安全实施手术；而由于气管插管全身麻醉是最确切、安全的气道管理技术，因此目前临床上大多数人工气腹腹腔镜手术都是采用这种气道管理方式，尤其是手术时间长，术中体位变动大的情况更是应该实施气管插管。

2. 椎管内麻醉　椎管内麻醉镇痛确切、肌松效果良好，可以基本满足腹腔镜手术的麻醉镇痛需要，但是 CO_2 人工气腹升高的IAP、手术操作牵拉腹膜、CO_2 刺激等均可导致迷走神经反射性增强；CO_2 人工气腹期间导致的高碳酸血症也使心肌迷走神经反射增强；椎管内麻醉阻滞部分交感神经，导致副交感神经相对亢进；椎管内麻醉不能满足手术过程中所有的需要，患者舒适度差，可以辅助静脉镇静－镇痛剂，使用不当则会影响到呼吸、循环系统的稳定；上述这些因素都是导致患者术中出现腰背、肩部不适，甚至虚脱、恶心呕吐等症状，使手术无法继续进行，而且这些因素也是麻醉过程中发生不良事件的潜在风险，麻醉管理起来相当困难，因此目前已基本不选择椎管内麻醉实施人工气腹腹腔镜手术。诊断性检查，或短小手术，可考虑选择椎管内麻醉。

（二）免气腹腹腔镜手术麻醉方法选择

1. 局麻　如前所述，时间短小的免气腹腹腔镜检查术是采用局麻的适应证。

2. 椎管内麻醉　由于免气腹腹腔镜手术没有人工气腹操作导致一系列的生理学改变，但是要求腹肌松弛度良好，以便腹壁得到充分悬吊，为手术创造良好视野；椎管内麻醉镇痛确切、肌松效果好，术后恢复快，术后恶心呕吐发生率低，因此椎管内麻醉尤其是腰硬联合麻醉是妇科免气腹腹腔镜手术的理想麻醉选择。

3. 全身麻醉　虽然椎管内麻醉可以满足妇科免气腹腹腔镜手术的麻醉要求且有前述的很多优点，但是由于妇科患者大多数存在恐惧、焦虑等情况，很多患者自己选择全身麻醉实施手术，这些患者就是实施全身麻醉的适应证。

三、妇科腹腔镜手术麻醉监测与管理

（一）妇科腹腔镜手术麻醉监测

妇科腹腔镜手术麻醉过程中在选择了合适麻醉方法的基础上必须进行合理的监测来及时发现异常情况和减少麻醉并发症。妇科腹腔镜手术麻醉时通常需要常规监测心电图、无创动脉血压、脉搏血氧饱和度、体温、气道压、$P_{ET}CO_2$、肌松监测、尿量等项目。对于肥胖患者、血流动力学不稳定患者以及心肺功能较差患者，术中需要实施动脉穿刺置管严密监测血压变化、定时监测血气分析。

1. $P_{ET}CO_2$ 监测是妇科腹腔镜手术麻醉期间最常用的无创监测项目，用以代替 $PaCO_2$ 来评价人工气腹期间肺通气状况。然而应该特别注意的是人工气腹时由于通气/血流不相匹配致使 $P_{ET}CO_2$ 与 $PaCO_2$ 之间浓度梯度差异可能增加，此时两者的浓度梯度差已不是普通手术全身麻醉时的两者之间相差 3～5mmHg，而是因患者心肺功能状态、人工气腹 IAP 大小等因素而异。因此，我们无法通过 $P_{ET}CO_2$ 来预测心肺功能不全患者的 $PaCO_2$，故在这种情况下就需要进行动脉血气分析来评价 $PaCO_2$ 以及时发现高碳酸血症。对于肥胖患者、术中高气道压、低氧血症或 $P_{ET}CO_2$ 不明原因增高患者，也需要监测动脉血气分析。

2. 妇科腹腔镜手术机械通气时术中监测气道压的变化有利于及时发现 IAP 过高。当 IAP 升高时，由于膈肌抬高，胸肺顺应性降低，导致气道压升高，故当术中发现气道压较高时，排除气道梗阻、支气管痉挛等情况后，应当提醒术者注意 IAP 是否太高。

3. 妇科腹腔镜手术期间应当监测患者肌松状态，术中肌肉松弛，以使腹壁可以有足够的伸展度，令腹腔镜有足够的操作空间，且有清楚的视野，同时可以降低 IAP；另一方面，足够的肌松状态也可以确保患者术中不会突然运动，导致意外损伤腹腔内组织器官。

（二）妇科腹腔镜手术麻醉管理要点

妇科腹腔镜手术的特点决定了麻醉的特点，除遵循常规的麻醉原则外，尚需针对妇科腹腔镜手术的特点注意相应的特殊问题。一般地，腹腔镜手术麻醉过程中首先要维持手术时适宜的麻醉深度，合适的肌肉松弛状态，以防术中患者突然运动造成腹腔内组织器官损伤。其次，CO_2 人工气腹腹腔镜手术时，要适当过度通气，以维持体内酸碱平衡状态。第三，妇科腹腔镜手术时体位改变也可能对患者造成一定的影响，应当注意防止体位改变引起的损伤。这里主要叙述 CO_2 人工气腹腹腔镜手术时全身麻醉的管理要点。

1. 麻醉维持　提供适当的麻醉深度，保障循环和呼吸平稳，适当的肌松状态并控制膈肌抽动，慎重选择麻醉前用药和辅助药，保证术后尽快苏醒，早期活动和早期出院。妇科腹腔镜手术时间一般较短，因此要求麻醉诱导快、苏醒快、并发症少。适合于此类手术麻醉维持的药物及方式有：①丙泊酚、芬太尼、罗库溴铵静脉诱导，吸入异氟烷、七氟烷维持麻醉，术中适量追加肌松剂。②丙泊酚、芬太尼、罗库溴铵静脉诱导，静脉靶控输注丙泊酚、瑞芬太尼或者可调恒速输注丙泊酚、瑞芬太尼维持麻醉，术中适量追加肌松剂。③吸入七氟烷麻醉诱导，吸入或者静脉麻醉维持。

2. 妇科腹腔镜手术麻醉循环管理　腹腔镜手术人工气腹 IAP 在 $20cmH_2O$ 以下时，中心性血容量再分布引起 CVP 升高，心排血量增加。当 IAP 超过 $20cmH_2O$ 时，则压力压迫腹腔内血管影响右心充盈而使 CVP 及心排血量降低，麻醉过程中应当考虑这些因素对循环的影响，采取相应的措施。当人工气腹头低位时，要注意由于头低位可能引起回心血量增加，前负荷增加，引起血压升高，并非是麻醉深度不足的表现，不要一味加深麻醉而致麻醉药过量。腹腔镜手术过程中可能由于人工气腹压力升高、手术操作牵拉腹膜等因素，引起迷走神经反射，导致心动过缓，应当及时发现，对症处理。术中根据手术出血量情况适当输血补液，维持患者血容量正常。

3. 妇科腹腔镜手术麻醉呼吸管理　目前腹腔镜手术多数是在 CO_2 人工气腹下实施的，腹内压升高可致膈肌上抬而引起胸肺顺应性下降，潮气量下降，呼吸死腔量增大，FRC 减少，$P_{ET}CO_2$ 或 $PaCO_2$ 明显升高，BE 及 pH 降低，$P_{A-a}CO_2$ 增加，加之气腹时腹腔内 CO_2 的吸收，造成高碳酸血症，上述变化在头低位时可更显著。人工气腹后，腹式呼吸潮气量降低，胸式呼吸潮气量与总潮气量比值增加，均说明腹部呼吸运动受限，因此要求人工机械通气实施过度通气。常规实施 $P_{ET}CO_2$ 监测，及时调节呼吸参数，使 $P_{ET}CO_2$ 维持在 35～45mmHg 之间。

4. 苏醒期管理 妇科腹腔镜手术结束后早期，即使是已经停止了 CO_2 人工气腹，由于手术过程中人工气腹的作用，患者仍然有可能存在高碳酸血症，这种状态一方面可以刺激患者呼吸中枢，使患者呼吸频率增快，通气量增加，另一方面也导致患者 $P_{ET}CO_2$ 升高。如果在此期间由于麻醉药物残留患者呼吸功能尚未完全恢复，通气量不足，更加容易加重高碳酸血症状态，导致严重后果，此时就需要延长机械通气时间，等待患者通气功能完全恢复后方可停止机械通气。术前患有呼吸系统疾患的患者可能无法排出多余的 CO_2 导致高碳酸血症甚至呼吸衰竭。患有心脏疾病的人可能由于腹腔镜人工气腹导致的高碳酸血症而引起血流动力学状态不稳定。麻醉医师必须关注这些腹腔镜手术结束时特有的情况，并且予以及时处理。

5. 术后镇痛 虽然与开腹手术相比，腹腔镜手术后患者的疼痛程度相对轻，持续时间也没有开腹手术疼痛时间长，但是腹腔镜手术后也是相当痛的，因此也需要预防和处理。通常可以使用局麻药、非甾类抗炎药和阿片类镇痛剂来进行处理，可以手术开始前非甾类抗炎药等实施超前镇痛，使用也可以这几种药物联合应用。

（三）妇科腹腔镜手术麻醉常见问题及处理

1. 妇科腹腔镜手术过程中可能会出现低血压、心动过缓、心动过速等心律失常、CO_2 蓄积综合征和 CO_2 排出综合征等并发症。气腹后 CVP 升高，肺内分流量增大，下腔静脉受压回流减少，心排血量下降，可致血压下降，CO_2 吸收入血可致总外周阻力增加，通气/血流比例失调，因而可增加心肺负荷。人工气腹吹胀膈肌、手术操作牵拉腹膜，都可能引起迷走神经反射，高碳酸血症心肌对迷走神经的反应性增强，引起心动过缓。气腹压和术中头低位所致的血流动力影响，对心功能正常者尚能代偿，但心血管系统已有损害者将难以耐受。患者存在高碳酸血症可能引起 CO_2 蓄积综合征，使患者颜面潮红、血压升高、心率增快。在 CO_2 快速排出后容易导致 CO_2 排出综合征，使患者血压急剧下降，甚至可能导致心搏骤停。另外，手术期间由于呼吸性酸中毒、缺氧、反应性交感神经刺激都可能导致心律失常。如果术中发生低血压，首先要分辨低血压原因，如果是由于 IAP 过高导致静脉回流减少所致，应提醒妇科医师调整 IAP，如果是由于麻醉深度过深导致低血压则需降低麻醉药用量，在没有查清原因前，可以对症处理。对于心动过缓者，给予阿托品静脉注射对症处理。术中监测 $P_{ET}CO_2$，调整呼吸参数，防止 CO_2 蓄积，一旦出现 CO_2 蓄积，在处理时要逐步降低 $P_{ET}CO_2$，以防出现 CO_2 排出综合征。

2. 气管导管移位进入支气管 由于人工气腹期间腹腔内压力增加，膈肌上升，肺底部肺段受压，头低位时引起腹腔内脏器因重力而向头端移位，使胸腔长径缩短，气管也被迫向头端移位，从而使绝对位置固定的气管导管与气管的相对位置发生改变，原本位于气管内的导管滑入了支气管内，导致单肺通气，患者表现为低氧血症、高碳酸血症、气道压上升，故当人工气腹建立后、体位改变后都要重新确认气管导管位置，以及时发现气管导管进入支气管。相反地，当头低位时，也可能由于重力的原因导致气管导管滑脱，这种情况相对少见。

3. 胃液反流 人工气腹后，因胃内压升高可能致胃液反流，清醒患者常有胃肠不适的感觉，全麻患者则有吸入性肺炎之虑。因此，要求术前常规禁食至少 6 小时，禁水 4 小时，术中经胃管持续胃肠减压。术前应用抗酸药和 H_2 受体阻滞药可提高胃液 pH，以减轻误吸的严重后果。气管插管选用带气囊导管、气腹过程中常规将气囊充足。

4.术后恶心呕吐　由于女性患者容易发生恶心呕吐、腹腔镜手术人工气腹牵拉膈肌、术中以及术后使用阿片类药物等因素，所以妇科腹腔镜手术后恶心呕吐发生率较高。所以妇科腹腔镜手术以后可以预防性使用止呕药，尤其是术后使用阿片类药物镇痛者更应该使用。甲氧氯普安、氟哌利多以及5－HT受体阻滞剂昂丹司琼、阿扎司琼、托烷司琼等均可以降低术后恶心呕吐的发生率。

（常猛）

第二节　宫腔镜手术麻醉

一、宫腔镜手术的特点

宫腔镜检查是采用膨宫介质扩张宫腔，通过纤维导光束和透镜将冷光源经宫腔镜导入宫腔内，直视下观察宫颈管、宫颈内口、宫内膜及输卵管开口，以便针对病变组织直观准确取材并送病理检查，同时也可在直视下行宫腔内的手术治疗。目前比较广泛应用的宫腔镜为电视宫腔镜，经摄像装置把宫腔内图像直接显示在电视屏幕上观看，使宫腔镜检查更方便。检查适应证：①异常子宫出血的诊断。②宫腔粘连的诊断。③节育环的定位及取出。④评估超声检查的异常宫腔回声及占位性病变。⑤评估异常的HSG宫腔内病变。⑥检查原因不明不孕的宫内因素。治疗适应证：①子宫内膜息肉。②子宫黏膜下肌瘤。③宫腔粘连分离。④子宫纵隔切除。⑤子宫内异物的取出。

1.宫腔镜有两种基本操作技术　接触镜和广角镜，分别取决于镜头的焦距。接触镜通常不需扩张宫颈和宫腔，供诊断用，检查简便但视野有限，亦不需麻醉和监测，可在门诊实施。广角宫腔镜应用复杂精细的设备，通过被扩张的宫颈并需使用膨胀宫腔的膨宫介质，视野满意，便于镜检诊断及手术治疗，因扩张宫颈及宫腔以及手术治疗，都需麻醉和监测。

2.宫腔镜有直的硬镜和纤维光学可弯软镜，前者有镜鞘带有小孔供膨胀宫腔的膨宫介质或灌流液流通，硬镜主要管道可容手术器械通过，如剪刀、活检钳、手术镜以及滚动式电切刀等。纤维光镜外径细，适用于诊断及活组织检查，尤适用于非住院患者的诊断应用。

二、宫腔镜麻醉处理

宫腔镜手术刺激仅限于宫颈扩张及宫内操作。感觉神经支配前者属$S_{2\sim4}$，后者属$T_{10}\sim L_2$。

麻醉选择取决于：

1.诊断镜或手术治疗镜用光学纤维镜或是硬镜；

2.是否为住院患者；

3.患者的精神心理状态能否合作，患者的麻醉要求；

4.手术医师的要求和熟练程度。

麻醉可分别选择全身麻醉，区域麻醉（脊髓麻醉、硬膜外麻醉或由手术医师行宫颈旁阻滞）。区域麻醉最大的优点是一旦发生TURP综合征和穿孔时便于患者提供主述症状并监测其特有的体征，尤其是稀释性低钠血症时可能发生的意识改变，硬膜外麻醉和宫颈旁阻滞适用于非住院患者，对中老年患者可选择脊髓麻醉，脊髓麻醉后头痛发生率低于青年女性，脊髓麻醉阻滞效果完善，阻滞速度优于硬膜外麻醉。

宫腔镜麻醉和监测一如常规，但更重要的是基于麻醉医师应知晓宫腔镜手术可能发生的不良反应（如TURP综合征）和手术操作的并发症，通过分析监测生理参数及其变化，为尽早诊治提供依据，并为手术医师对并发症的进一步手术处理（如腹腔镜手术诊治内出血，必要的剖腹探查等）提供更好的麻醉支持和生理保障。

术中应监测与评估体液平衡情况，有主张在膨宫液中加入乙醇，监测呼出气中乙醇浓度可提示膨宫液吸收程度。对泌尿科应用5%葡萄糖为冲洗液或进行妇科宫腔镜检查时用膨宫液的患者，术中输液仅用平衡液，定时快速测定血糖浓度（one touch 血糖测定仪），遇血糖升高提示冲洗液或膨宫液吸收，继而测定床边快速生化（I—stat 生化测定仪），测定血液电解质，可早期检出稀释性低钠血症，为防治急性水中毒提供可靠诊断依据。

宫腔镜手术一般耗时不长，被认为是普通手术，而忽视正确安放手术体位一截石位。长时间截石位时膝关节小腿固定不妥可致腓骨小头受压使腓总神经麻痹，术后并发足下垂，妥善的体位安置避免组织受压亦应作为麻醉全面监测项目之一。

新型的宫腔镜已采用高亮度纤维冷光源，通过微型摄像头将宫腔图像借电视屏幕显示。手术关键是为了宫腔镜能窥视宫腔，常需扩张宫颈，同时应用气体（CO_2）或液体作膨宫介质扩张宫腔。随之在术中可能引发有关不良反应和严重并发症。麻醉人员对此应有所认识，除麻醉处理外应进行相应的监测，以行应急治疗。

三、宫腔镜的并发症

（一）损伤

1.过度牵拉和扩张宫颈可致宫颈损伤或出血。

2.子宫穿孔　诊断性宫腔镜手术子宫穿孔率为4%，美国妇科腹腔镜医师协会近期报道，宫腔镜手术子宫穿孔率为13%。严重的子宫粘连、瘢痕子宫、子宫过度前倾或后屈、宫颈手术后、萎缩子宫、哺乳期子宫均易发生子宫穿孔。有时子宫穿孔未能察觉，继续手术操作，可能导致严重的肠管损伤。穿孔都发生在子宫底部。同时应用腹腔镜监测可减少穿孔的发生。一旦发生穿孔，应停止操作，退出器械，估计穿孔的情况，仔细观察腹痛及阴道出血。5mm的检查镜穿孔无明显的后遗症，而宫腔镜手术时穿孔，则需考虑开腹或腹腔镜检查。近年来使用的电凝器或激光器所致的穿孔，更应特别小心。宫腔电切手术时，通过热能传导可能损伤附着于子宫表面的肠管，或者电凝器穿孔进入腹腔，灼伤肠管、输尿管和膀胱。宫腔镜电切手术时，同时用腹腔镜监测，可协助排开肠管，确认膀胱空虚，减少并发症的发生。宫腔镜下输卵管插管可能损伤子宫角部，CO_2 气体膨宫可致输卵管积水破裂，气体进入阔韧带形成气肿。

（二）出血

宫腔镜检术后一般有少量阴道出血，多在一周内消失。宫腔镜手术可因切割过深、宫缩不良或术中止血不彻底导致出血多，可用电凝器止血，也可用Foly导管压迫6～8h止血。

（三）感染

感染发生率低。掌握好适应证和禁忌证，术前和术后适当应用抗生素，严格消毒器械，可以避免感染的发生。

1.膨宫引起的并发症　膨宫液过度吸收是膨宫常见的并发症，多发生于宫腔镜手术，与膨宫压力过高、子宫内膜损伤面积较大有关。膨宫时的压力维持在 100mmHg 即可，过高的压力无益于视野清晰，反而促使液体经静脉或经输卵管流入腹腔被大量吸收。手术时间长，也容易导致过度吸收，导致血容量过多及低钠血症，引起全身一系列症状，严重者可致死亡。用 CO_2 做膨宫介质，若充气速度过快，可引起静脉气体栓塞，可能导致严重的并发症甚至死亡。目前采用专用的充气装置，充气速度控制在 100ml/min，避免了并发症的发生。CO_2 膨宫引起术后肩痛，系 CO_2 刺激膈肌所致。

2. 过敏反应　个别患者对右旋糖酐过敏，引起哮喘、皮疹等症状。

（车润平）

第三节　妇科肿瘤手术麻醉

妇科肿瘤根据病理性质分为良性肿瘤和恶性肿瘤，根据肿瘤的发生部位又可分为外阴肿瘤、阴道肿瘤、子宫肿瘤、卵巢肿瘤、输卵管肿瘤、滋养细胞肿瘤等。子宫肌瘤是最常见的妇科良性肿瘤，宫颈癌、子宫内膜癌和卵巢癌则是常见的妇科恶性肿瘤。一般良性肿瘤如外阴乳头状瘤、卵巢囊肿、子宫肌瘤等，手术涉及范围较小，但恶性肿瘤如宫颈癌等根治性手术，手术范围除切除子宫及附件外，还可涉及到盆腹腔的其他器官，如直肠、膀胱、输尿管、尿道、大网膜、淋巴结等盆腹腔内的器官组织，这类手术时间长、范围广、创伤大、出血多，对机体内环境干扰大，加之恶性肿瘤患者术前存在严重贫血、营养不良，晚期出现恶病质，某些恶性肿瘤患者术前还可能进行化疗、放疗，患者全身状况差，因此，增加了麻醉的难度和风险。本节主要介绍几种常见妇科肿瘤的病理解剖学特点、手术主要步骤及麻醉特点。

一、子宫肌瘤

子宫肌瘤(hysteromyoma)是女性生殖器中最常见的良性肿瘤，也是人体最常见的良性肿瘤之一。多见于 30～50 岁妇女，以 40 岁～50 岁女性发病率最高。子宫肌瘤主要由子宫平滑肌组织增生而成，其间有少量纤维结缔组织，故又称为“子宫纤维肌瘤”、“子宫纤维瘤”或“平滑肌瘤”。

(一)子宫肌瘤的分类及其病理解剖学特点

子宫肌瘤按其生长位置与子宫壁各层的关系可分为壁间肌瘤、浆膜下肌瘤、黏膜下肌瘤三种类型。

1. 子宫肌壁间肌瘤　最为常见，约占总数的 60%～70%，肌瘤位于子宫肌层内，周围被肌层所包围。壁间肌瘤常使子宫增大，宫腔弯曲变形，子宫内膜面积增加。

2. 浆膜下肌瘤　约占总数的 20%，肌瘤向子宫体浆膜面生长，突起于子宫表面。瘤体继续向浆膜面生长时，可仅有一蒂与子宫肌壁相连，成为“有蒂肌瘤”，营养由蒂部血管供应。当血供不足时可变性、坏死。或蒂部扭转、断裂，肌瘤脱落至腹腔或盆腔，可两次获得血液供应而形成游离性或寄生性肌瘤。肌瘤还可贴靠邻近的组织器官如大网膜、肠系膜等。有时，可使在大网膜随行部分扭转或阻塞而发生组织液漏出，形成腹水，子宫肌瘤的症状因肌瘤生长的部位、大小、生长速度、有无继发变性及合并症等而异，浆膜下子宫肌瘤多以腹部包块为主要症状，极少出现子宫出血、不孕症等。当肌瘤发展增大到一定程度时，可产生邻近脏器压迫症状。

3. 黏膜下肌瘤　约占总数的10%～15%，肌瘤向子宫黏膜方向生长、突出于宫腔。常为单个，易使宫腔变形增大，多不影响子宫外形。极易形成蒂，在宫腔内犹如异物，可以刺激子宫收缩，将肌瘤推出子宫口或阴道口。

子宫肌瘤常为多发性，并且以上不同类型肌瘤可同时发生在同一子宫上，称为多发性子宫肌瘤。

（二）子宫肌瘤的手术方式及其特点

手术治疗是有症状的子宫肌瘤患者的最佳治疗方法。经腹全子宫切除术、次全子宫切除术及子宫肌瘤剔除术是传统的子宫肌瘤手术方式。随着微创外科的发展，近几年国内腔镜手术治疗子宫肌瘤也得到迅速发展，成为治疗子宫肌瘤的手术方式之一。可根据肿瘤的大小、数目、生长部位及对生育的要求，采取相应的手术方式。

1. 全子宫切除术适应证

（1）子宫出血较多，经药物治疗无效且造成贫血。

（2）子宫达妊娠三个月大小，或有明显的压迫症状，如大小便困难、尿频尿急、下肢水肿、腰腿酸痛等症状日趋严重。

（3）子宫肌瘤可疑肉瘤变性。

（4）附件触诊不满意。

2. 子宫切除的方式

（1）经腹全子宫切除术：经腹全子宫切除术（total abdominal hysterectomy，TAH）是传统的手术方式，适用于肌瘤较大数目较多的患者，可选用下腹部横切口或纵切口。

TAH操作简单直接，容易掌握，技术及理论成熟且肉眼判断肌瘤恶变可立即扩大手术，减少转移，但TAH容易出现一些术后并发症，在处理子宫血管、主韧带、骶骨韧带时，有可能直接损伤膀胱、输尿管、直肠等盆腔脏器。此外，交感和副交感神经经骨盆神经丛到达膀胱，穿过主韧带到Fran Kenhauser神经丛，子宫全切术在宫颈旁分离时易损伤这些神经，术后膀胱和肠发生感觉神经整合性改变。

（2）经腹次全子宫切除术：次全子宫切除术又称宫颈上子宫切除术，是将子宫体部切除保留子宫颈的手术，手术适应证大体上同全子宫切除术。做全切或次全切除有时要在开腹探查或手术进行中才能作最后决定，如探查发现子宫颈周围组织有严重粘连，向下剥离时可能损伤直肠、膀胱及输尿管，或引起出血者可行次全子宫切除术。根据病情需要，在不影响切除子宫病灶的情况下，对年轻妇女也可做高位子宫部分切除，能保留部分子宫的生理功能。次全子宫切除术易于操作，出血较少，能保持阴道的解剖学关系，对术后性生活影响较少。

（3）经腹筋膜内全子宫切除术：筋膜内全子宫切除术与全子宫切除术的主要差别在于前者保留包绕和固定子宫颈的韧带、血管、筋膜组织。该术式的优点是：①不需要充分分离膀胱，避免了膀胱损伤。②不切断子宫骶、主韧带及宫旁和阴道组织，维护了盆底支持结构，缩短了手术时间。③保持了阴道完整供血系统，对性功能影响小。手术成败的关键是正确分离宫颈筋膜。

（4）经阴道子宫切除术：经阴道子宫切除术（trans－vaginal hysterectomy，TVH）即从阴道切除子宫，关闭阴道断端。经阴道子宫切除术的优点：①TVH使用特制的专用器械，对手术步骤进行如下简化及改进：一是在分离子宫间隙时采用组织剪尖端紧贴宫颈筋膜向上推进、撑开；二是处理子宫骶主韧带及子宫血管时采用一次钳夹处理；三是处理圆韧带和输卵管、卵巢固有韧带时将过去的分次钳夹改为用固有韧带钩形钳一并钩出，在直视下一次钳夹处理，加上阴式手术无需开、关腹，明显缩短手术时间。②经阴道子宫切除术具有创伤小、手术时间快、术后疼痛轻、肠功能恢复早、术后并发症发生率低、住院时间短及腹壁无切口瘢痕等优点。

(5)子宫肌瘤的内镜手术：近十年来，妇科手术已从经典的剖腹术转向最小损伤的内镜手术。包括宫腔镜黏膜下肌瘤切除、子宫内膜切除和腹腔镜子宫切除等。

1)宫腔镜下黏膜下肌瘤切除术：宫腔镜下子宫肌瘤挖除术适用于有症状的黏膜下肌瘤、内突壁间肌瘤和宫颈肌瘤。肌瘤的大小、瘤蒂的有无、肌瘤的位置、宫腔的深度都会影响镜下手术的时间，在临床上综合以上因素恰当选择病例和手术方式。宫腔镜手术的优点是：①不开腹，缩短了术后恢复时间。②子宫无切口对未生育者，大大减少了以后剖宫产率。③对出血严重又不要求再生育的妇女，可同时行子宫内膜切除术。缺点是：①手术技术要求高，目前尚不能在基层普及。②对于无蒂肌瘤，手术需分期进行，一次难以切除干净。对于壁间肌瘤、浆膜下肌瘤不适用。③手术有一定的并发症，可导致子宫穿孔及引起肠管、膀胱的损伤。④术中应用膨宫液，液体吸收导致体液超负荷，可能引起肺水肿和电解质紊乱等并发症。

2)腹腔镜下子宫切除术：随着腹腔镜器械的更新及手术操作技巧的提高，应用腹腔镜行子宫切除有普及的趋势，一些适于阴式子宫切除的病例可借助腹腔镜完成手术。手术类型包括腹腔镜全子宫切除术、腹腔镜阴道上子宫切除术及腹腔镜筋膜内子宫切除术。腹腔镜手术的优点是：避免了腹部大切口，并发症少，住院时间短，恢复快。缺点是：对手术者技术要求高，手术时间长、费用高；如在术中发现严重盆腔粘连、出血、视野显露困难、恶性病变、膀胱损伤等则需中转开腹，以及术后出现气腹、感染等副反应。

(6)子宫肌瘤剔除术：子宫肌瘤剔除术的适应证为：①单个或多个子宫肌瘤，影响生育。②子宫肌瘤引起月经失调、痛经。③宫颈肌瘤需保留生育功能。此术式的优点：①保留生育功能。②黏膜下肌瘤或突向阴道的宫颈肌瘤可经宫腔镜或经阴道摘除。③对生理影响小。此术式缺点：①术后复发率高。②子宫肌瘤剔除术后妊娠，发生子宫破裂的风险增加。

(三)子宫肌瘤手术的麻醉

1.术前评估与准备　子宫肌瘤是最常见的妇科疾病，子宫切除术也是妇科最常采用的手术方式。麻醉医师麻醉前访视应重点了解患者有无贫血及其程度，是否合并内科疾病，如瓣膜性心脏病、高血压、冠心病、糖尿病。对于重度贫血的患者，术前应将血红蛋白升至70g/L以上。对伴有风湿性瓣膜疾病、冠心病、高血压等患者，应详细了解心血管系统情况，必要时请专科医师会诊，指导术前治疗，改善心脏功能。对糖尿病患者，应详细了解血糖水平、有无酮症酸中毒、水电解质失衡以及有无心、肾功能受损，还应了解采用的治疗方案，尤其要了解胰岛素的使用情况。肥胖患者应充分评估气道和呼吸功能，对于评估为困难气道者，无论是采用全身麻醉或椎管内麻醉，均应按困难气道患者处理，作好困难气管插管的各种准备。

2.常用的麻醉方法及管理要点

(1)局部麻醉和区域阻滞麻醉：可用于浆膜下小型肌瘤的切除术。经腹或腹腔镜子宫肌瘤手术宜选用椎管内麻醉或全身麻醉。

(2)蛛网膜下腔阻滞(腰麻)：单次腰麻(0.5%～0.75%布比卡因)持续时间为2～3h，可用于子宫肌瘤剔除术、估计手术难度不大、手术时间2h内可完成的子宫全切除术，但为了保证足够的麻醉时间及术后镇痛之需要，目前大多数以腰麻联合硬膜外麻醉取代单次腰麻。伴有高血压、冠心病及心功能差的患者慎用腰麻。

(3)硬膜外阻滞：硬膜外阻滞是子宫切除术传统的麻醉方法，一点法($L_{2\sim3}$向头端置管)或两点法($T_{12}\sim L_1$ 向头端置管加 $L_{2\sim3}$ 或 $L_{3\sim4}$ 向尾端置管)连续硬膜外阻滞均可满足手术要求，但麻醉阻滞不全发生率较高，可达 10%，需辅助应用镇静镇痛药。两点法硬膜外阻滞要注意避免局麻药过量所引起的局麻药中毒。

(4)腰麻联合硬膜外阻滞：腰麻联合硬膜外阻滞(CSEA)作为一点穿刺达到两种麻醉效果的技术，操作简便、对患者损伤小、起效迅速、麻醉确切且可行术后镇痛等优点，尤其术中仅需给予少量镇静药，易于保持呼吸通畅。但 CSEA 的应用应注意以下两点：①当硬膜外腔常规注入试验量时，因患者已出现腰麻平面，给硬膜外导管是否误入蛛网膜下腔的判断带来一定的障碍，故置入硬膜外导管后必须回抽有无脑脊液，同时仔细观察麻醉平面的扩散及患者的生命体征。CSEA 针内针技术一个潜在不利因素是硬膜外导管可能通过腰穿针孔进入蛛网膜下腔。②采用 CSEA 时腰麻宜选择低浓度小剂量的局麻药，选择 0.375%～0.5%布比卡因 7～10mg，既保留了腰麻起效快、麻醉效果确切、骶神经阻滞完善的优点，又尽量避免了腰麻的各种不良反应如低血压、恶心、呕吐及术后头痛等。随后辅以亚剂量的硬膜外腔局麻药，加强延续了麻醉效果，并可通过硬膜外进行术后镇痛。

(5)全身麻醉：适用于严重高血压、心肺功能较差、凝血功能障碍或椎管有病变的患者。腹腔镜下子宫切除术应首选全身麻醉，以确保麻醉效果和安全。但对患有糖尿病的患者尽可能不采用全麻，因为与椎管内麻醉相比，全麻对患者的血糖及术后恢复的不利影响较大。全麻可采用静吸复合麻醉或者全凭静脉麻醉。对伴有高血压、冠心病等心脏病的患者，尽量避免应用对心肌抑制明显的药物，力求麻醉诱导平稳，避免血液动力学剧烈波动。肥胖患者或其他原因而存在困难气道的患者，无论采用何种麻醉方式，均必须严格按照困难气道的处理原则实施麻醉。

二、宫颈癌

宫颈癌(carcinoma cervicis)是全球妇女中仅次于乳腺癌的第二个最常见的恶性肿瘤，在发展中国家的妇女中尤为常见。在 1990 年至 1992 年我国部分地区女性常见肿瘤死因构成中占 4.6%，发病率为 3.25/10 万，仍居女性生殖系统恶性肿瘤第一位。

(一)宫颈癌的病理分类及临床分期

宫颈癌的组织类型主要有鳞状细胞癌及腺癌两种。

宫颈癌随着浸润的出现，可表现为四种类型：

1.糜烂型　环绕宫颈外口有较粗糙的颗粒状糜烂区，或有不规则的溃破面，触之易出血。

2.外生型　癌一般来自宫颈外口，向外生长成息肉、乳头或菜花状肿物。肿瘤体积大，但浸润宫颈组织表浅。可侵犯阴道，较少侵犯宫颈旁组织，预后相对较好。

3.内生型　多来自颈管或从外口长出后向颈管内生长。浸润宫颈深部组织，使宫颈增大成桶状或浸透宫颈达宫颈旁组织，预后较差。

4.溃疡型　内生或外生型进一步发展，合并感染坏死后可形成溃疡。尤其是内生型，溃疡可很深，有时整个宫颈及阴道穹隆部组织可溃烂、完全消失。

根据国际妇产科联合会(FIGO)2006 年的标准，将宫颈癌临床分期如下(表 13－1)：

表 13－1　宫颈癌分期

FIGO 分期		TMN 分类
	原发肿瘤无法评估	T_x
	没有原发肿瘤的证据	T_0
0 期	原位癌(浸润前癌)	T_{is}
Ⅰ期	宫颈癌局限在子宫(扩展至宫体将被忽略)	T_1
$Ⅰ_a$	镜下浸润癌。所有肉眼可见的病灶,包括表浅浸润,均为 $Ⅰ_b$	T_{1a}
$Ⅰ_{a1}$	间质浸润深度＜3mm,水平扩散≤7mm	T_{1a1}
$Ⅰ_{a2}$	间质浸润深度 3～5mm,水平扩散≤7mm[a]	T_{1a2}
$Ⅰ_b$	肉眼可见癌灶局限于宫颈,或者镜下病灶＞$Ⅰ_{a2}$	T_{1b}
$Ⅰ_{b1}$	肉眼可见癌灶最大径线≤4cm	T_{1b1}
$Ⅰ_{b2}$	肉眼可见癌灶最大径线＞4cm	T_{1b2}
Ⅱ期	肿瘤超越子宫,但未达骨盆壁或未达阴道下 1/3	T_2
$Ⅱ_a$	无宫旁浸润	T_{2a}
$Ⅱ_b$	有宫旁浸润	T_{2b}
Ⅲ期	肿瘤扩展到骨盆壁和(或)累及阴道下 1/3 和(或)引起肾盂积水或肾无功能	T_3
$Ⅲ_a$	肿瘤累及阴道下 1/3,没有扩展到骨盆壁	T_{3a}
$Ⅲ_b$	肿瘤扩展到骨盆壁和(或)引起肾盂积水或肾无功能	T_{3b}
$Ⅳ_a$	肿瘤侵犯膀胱黏膜或直肠黏膜和(或)超出真骨盆[b]	T_4
$Ⅳ_b$	远处转移	M_1

注 a. 无论从腺上皮或者表面上皮起源的病变,从上皮的基底膜量起浸润深度不超过 5mm。肿瘤浸润深度的测量要从上皮－间质联接处最表层的乳突量起到浸润的最深处来确定。无论是静脉或淋巴等脉管区域的浸润,均不影响分期;b. 泡状水肿不能分为 T_4 期

(二)宫颈癌的治疗

1. 微小浸润癌　只有在宫颈锥切活检边缘阴性,或子宫颈切除或全宫切除后才能做出宫颈癌 $Ⅰ_{a1}$ 或 $Ⅰ_{a2}$ 期的诊断。如果是宫颈上皮瘤样病变(CIN)Ⅲ级宫颈锥切边缘阳性或浸润癌,需要再做一次宫颈锥切或者按 $Ⅰ_{b1}$ 期处理。

在确定治疗前应该做阴道镜检查排除相关的阴道上皮内瘤变(VAIN)。

$Ⅰ_{a1}$ 期　推荐经腹或经阴道全子宫切除术。如果同时存在阴道上皮内瘤变,应该切除相应的阴道段。如患者有生育要求,可行宫颈锥切,术后 4 个月、10 个月随访追踪宫颈细胞学抹片。如两次宫颈细胞学抹片均阴性,以后每年进行一次宫颈抹片检查。

$Ⅰ_{a2}$ 期　$Ⅰ_{a2}$ 期宫颈癌明确有淋巴结转移可能,治疗方案应该包括盆腔淋巴结切除术。

推荐的治疗是改良广泛子宫切除术(Ⅱ型子宫切除术)加盆腔淋巴结切除术。如果没有淋巴血管区域浸润,可以考虑行筋膜外子宫切除术和盆腔淋巴结切除术。

要求保留生育功能者,可选择:①大范围的宫颈锥切活检,加腹膜外或腹腔镜下淋巴结切除术。②广泛宫颈切除术,加腹膜外或腹腔镜下淋巴结切除术。

2. 浸润癌　$Ⅰ_{b1}$ 和 $Ⅱ_a$ 期(肿瘤直径＜4cm)

早期宫颈癌($Ⅰ_{b1}$、$Ⅱ_a$＜4cm)采用手术或放疗的预后均良好。

手术和放疗联合应用并发症将增加。为了减少并发症的发生,初始治疗方案时应该避免

联合应用广泛手术和放射治疗。

手术治疗：$Ⅰ_{b1}$和$Ⅱ_a$期（肿瘤直径＜4cm）宫颈癌的标准手术治疗方法是改良广泛子宫切除术或广泛子宫切除术和盆腔淋巴结切除术。年轻患者可以保留卵巢，如果术后需要放疗，应将卵巢悬吊于盆腔之外。对于特殊病例，可以行经阴道广泛子宫切除术和腹腔镜下盆腔淋巴结切除术，加放射治疗或术后辅助治疗。

$Ⅰ_{b2}$和$Ⅱ_a$期（肿瘤直径＞4cm），初始治疗措施包括：①放化疗。②广泛子宫切除术和双侧盆腔淋巴结切除术，术后通常需要加辅助放疗。③新辅助化疗（以铂类为基础的快速输注的三疗程化疗），随后进行广泛子宫切除术和盆腔淋巴结切除术加或不加术后辅助放疗或放化疗，手术加辅助放疗。新辅助化疗后广泛子宫切除术加盆腔淋巴结切除术。

3.晚期宫颈癌（包括$Ⅱ_b$、Ⅲ、$Ⅳ_a$期）　标准的初始治疗是放疗，包括盆腔外照射和腔内近距离放疗联合同期化疗。

（三）宫颈癌各种手术及麻醉特点

1.宫颈锥形切除术　宫颈锥形切除术是由外向内呈圆锥形的形状切下一部分宫颈组织。此手术适用于：①原位癌排除浸润。②宫颈重度非典型增生，进一步明确有无原位癌或浸润癌同时存在。③宫颈刮片持续阳性，多次活检未能确定诊断者。此手术尤其适用于要求保留生育能力的年轻患者。全身情况差、不能耐受大手术、病变局限者，也可采用宫颈锥形切除术。

宫颈锥形切除术可选用腰麻、硬膜外麻醉。理论上，完全阻滞骶神经丛即可满足手术要求，但如果为了减轻或消除手术牵拉子宫引起的牵拉反射，阻滞平面应达到T_6或适当使麻醉性镇痛药以消除牵拉痛。

2.次广泛性全子宫切除术和广泛性全子宫切除术加盆腔淋巴结清除术　次广泛性全子宫切除术适用于宫颈癌$Ⅰ_a$期，子宫内膜癌Ⅰ期以及恶性滋养细胞肿瘤，经保守治疗无效者。有严重心、肝、肾等重要器官疾病不能耐受手术者禁施行此手术。

手术范围：切缘距病灶大于2cm，必须游离输尿管、打开输尿管隧道，向侧方分离，切除宫旁组织、韧带及阴道壁2cm～3cm。

广泛性全子宫切除术主要适用于宫颈癌$Ⅰ_b$～$Ⅱ_a$期，$Ⅰ_a$期中有脉管浸润及融合性浸润者，子宫内膜癌Ⅱ期。此手术禁忌证有：①年龄65岁以上，又有其他伴发不良因素。②体质虚弱或伴有心、肝、肾等脏器疾病不能耐受手术者。③盆腔有炎症或伴有子宫内膜异位症，且有广泛粘连者。④宫颈旁有明显浸润，或膀胱、直肠已有转移的$Ⅱ_a$期以上患者。⑤过分肥胖者。

3.子宫颈癌次广泛性全子宫切除和广泛性子宫切除术加盆腔淋巴结清除术的麻醉　手术切口在脐上3～5cm到耻骨联合，腹腔探查范围广及全腹、盆腔，涉及到中胸、腰、骶段脊神经支配区，因此，根据患者情况、手术要求、患者的意愿、麻醉条件及麻醉者的技术水平，可选用全身麻醉、硬膜外阻滞或腰硬联合麻醉。腹腔镜下施行的广泛性全子宫切除术、高龄患者或合并严重心血管疾病的患者，采用全身麻醉较椎管内麻醉更易于维持血流动力学的稳定及充分的氧供。目前尚无足够的临床证据说明全身麻醉与椎管内麻醉对术后患者康复的影响存在差异。椎管内麻醉完全无痛平面要求上至$T_{5\sim6}$，下达$S_{3\sim4}$。硬膜外阻滞采用两点法（T_{12}～L_1向头端置管加$L_{2\sim3}$或$L_{3\sim4}$向尾端置管）更能确保麻醉平面满足手术要求。麻醉平面小于此范围切皮可以完全无痛，然而腹腔内脏牵拉反应往往较严重，除恶心、呕吐、低血压及心动过缓外，甚至腹肌紧张、鼓肠、牵拉痛，影响术野暴露。遇腹壁厚、骨盆深患者更增加手术困难。测试麻醉平面时如果耻骨联合区皮肤有痛感，常提示骶神经阻滞不完善，牵拉子宫尤其涉及宫颈旁组织时有大、小便感及酸胀不适，致使患者不能安静。盆腔淋巴结清除术野达闭孔，此处神经支配来自 $L_{1\sim2}$ 脊神经，因此，只要子宫提拉时无反应，手术解剖此区时麻醉效果也应满意。

盆腔血管由盆侧壁向正中集中，除子宫动脉外在腹膜外与盆腔之间有丰富的静脉丛，其特点是管腔大、壁薄，因此易发生渗血。麻醉者应注意吸引血量及血染纱布数，粗略估计出血量，及时输血输液，维持有效循环血量。对于高龄、全身情况差的患者，既要维持足够的血容量，但又要避免容量过多而损害心肺功能，此类患者应行中心静脉压监测，以指导液体治疗。

三、子宫内膜癌

子宫内膜癌(endometrial carcinoma)又称子宫体癌(carcinoma of uterine corpus)是指发生于子宫内膜腺上皮的癌，包括腺癌、棘腺癌、腺鳞癌及透明细胞癌等类型，是女性生殖道常见的恶性肿瘤之一。约占女性总癌症的 7%，占女性生殖道恶性肿瘤的 20%～30%，近年发病率有上升趋势，多见于老年妇女。

(一)子宫内膜癌的大体病理解剖与病理分级

1. 子宫内膜癌的大体病理解剖　按腺癌的生长方式，病变主要表现局限型和弥漫型。局限型病变局限于一个区域，多位于宫底或宫角处，后壁比前壁多见。肿瘤形成局部的斑块、息肉或结节、菜花，向肌层侵犯较深，有时病灶较小而浅，可于刮宫时被刮去，手术切除子宫标本检查，注意多在宫角处取材。弥漫型肿瘤累及宫腔内膜大部或全部，病灶呈息肉状、乳头状瘤组织，脆灰白，表面可有溃疡坏死，肿瘤可侵及肌层或向下蔓延累及宫颈甚至突出于宫颈外口处。

2. 病理分级　根据细胞分化程度，子宫内膜癌又可分为三级。

Ⅰ级(G_1)：高分化腺癌

Ⅱ级(G_2)：中等分化腺癌

Ⅲ级(G_3)：低分化腺癌

子宫内膜癌发展缓慢，局限在子宫内膜的时间较长，可通过直接蔓延、淋巴道或血行侵犯邻近器官或转移远处器官。

(二)子宫内膜癌的临床分期

1989 年 FIGO 新的分期法(表 13－2)，根据手术中探查和病理镜下癌组织浸润情况分期。

表 13－2　子宫内膜癌的 FIGO 分期

Ⅰ期	Ⅲ期
$Ⅰ_a$ 病变局限子宫内膜	$Ⅲ_a$ 病变侵犯子宫浆膜和(或)附件和(或)腹腔细胞学阳性
$Ⅰ_b$ 病变浸润小于 1/2 肌层	$Ⅲ_b$ 阴道转移
$Ⅰ_c$ 病变浸润大于 1/2 肌层	$Ⅲ_c$ 转移至盆腔和(或)腹主动脉旁淋巴结
Ⅱ期	Ⅳ期
$Ⅱ_a$ 病变只浸润到宫颈腺体	$Ⅳ_a$ 病变累及膀胱和(或)肠黏膜
$Ⅱ_b$ 病变侵及宫颈间质	$Ⅳ_b$ 远处转移包括腹腔外和(或)腹股沟淋巴结

（三）子宫内膜癌的治疗及手术的麻醉特点

1. 治疗原则　子宫内膜以手术治疗为主，以放射治疗、孕激素治疗及化疗为辅。手术是Ⅰ、Ⅱ期子宫内膜癌的主要治疗手段，选择性地辅加放疗。对晚期患者，多数学者倾向于尽量切除病灶，缩小瘤体，再辅加放疗或孕激素治疗。复发性癌可行综合治疗。

2. 子宫内膜癌的手术治疗　手术方式：有常规的全子宫切除术常规切除双附件、次广泛性全子宫切除术、广泛性全子宫切除术及盆腔淋巴结清扫术三种。目前，人们对子宫内膜癌术式的选择有不同意见。应用最广的是次广泛性全子宫切除术，切除子宫同时，切除一部分宫旁组织和约 2cm 长阴道穹隆部分。如病变很早，且年龄较大，或合并其他脏器病变，手术耐受性差，可以选择子宫全切加双附件切除术，缩短手术时间。对早期年轻患者，可保留一侧卵巢，但须作楔形切除活检，以排除癌瘤侵犯的可能性。第三种手术方式一般用于细胞分化不好，肌层浸润较深或癌瘤已侵及子宫外的病例，因这些情况下，淋巴转移率较高。病变属于临床早期，且仅有浅肌层浸润者，一般不考虑第三种手术，但手术中须探查淋巴结。

3. 子宫内膜癌手术的麻醉特点　子宫内膜癌多见老年妇女，因此，对于子宫内膜癌的老年患者，麻醉医师应在麻醉前了解患者的全身情况，尤其要注意患者有无合并重要的心、肺、肝、肾等重要系统疾病。此类患者可能因全身情况差，对手术和麻醉耐受的能力差，因此，选择麻醉时应作出全面的评估。对于情况良好的患者可选用椎管内麻醉，情况差或合并有严重系统疾病患者，采用全身麻醉则更容易维持稳定的血流动力学和充分的氧供。

四、卵巢良性肿瘤

卵巢肿瘤（ovarian tumor）是妇科常见病。占女性生殖道肿瘤的 32%，可以发生于任何年龄，但多见于生育期妇女。实性肿瘤较少见，囊性肿瘤多为良性。目前无法预防卵巢肿瘤的发生，但早期发现及时处理，对防止其增长、恶变、发生并发症及保留卵巢功能有重要意义。

（一）卵巢良性肿瘤常见类型

良性卵巢肿瘤占卵巢肿瘤的 75%，多数呈囊性，表面光滑，境界清楚，可活动。常见类型有：

1. 浆液性囊腺瘤　约占卵巢良性肿瘤的 25%，常见于 30～40 岁患者，以单侧为多。外观呈灰白色，表面光滑，多为单房性，囊壁较薄，囊内含淡黄色清亮透明的液体，有部分病例可见内壁有乳头状突起，群簇成团或弥漫散在，称乳头状浆液性囊腺瘤。乳头可突出囊壁，在囊肿表面蔓延生长，甚至侵及邻近器官，如伴有腹水者，则多已发生恶变。

2. 黏液性囊腺瘤　约占卵巢肿瘤的 15%～25%，最常见于 30～50 岁。多为单侧。肿瘤表面光滑，为蓝白色，呈多房性，囊内含藕粉样黏液，偶见囊壁内有乳头状突起，称乳头状黏液性囊腺瘤，若囊壁破裂，瘤细胞可种植于腹膜及内脏表面，产生大量黏液，称腹膜黏液瘤。

3. 成熟畸胎瘤　又称囊性畸胎瘤或皮样囊肿。占卵巢肿瘤约 10%～20%，占畸胎瘤的 97%，大多发生在生育年龄。肿瘤多为成人拳头大小，直径多小于 10cm，单侧居多，约 25%为双侧，外观为圆形或椭圆形，呈黄白色，表面光滑，囊壁较厚，切面多为单房，囊内常含皮脂及毛发，亦可见牙齿、骨、软骨及神经组织，偶见甲状腺组织。

（二）卵巢良性肿瘤的手术治疗

卵巢肿瘤不论大小，一经确诊，原则上一律行手术治疗。年轻或要求保留生育功能且肿瘤不大者，可行肿瘤剔除（剥出）术，较大肿瘤行患侧附件切除术，术前须排除卵泡囊肿、黄体囊肿、黄素囊肿、巧克力囊肿(即卵巢的子宫内膜异位囊肿)、输卵管伞端积液及输卵管卵巢囊肿(炎症性)等卵巢的瘤样病变。

卵巢良性肿瘤合并蒂扭转、囊内出血、感染、盆腔嵌顿或囊壁破裂者,一经确诊,应立即手术。

大型卵巢囊肿手术时,应尽可能将囊肿完整取出。如有粘连,应仔细分离,避免撕破囊壁。如延长切口仍不能取出时,可穿刺放出部分液体,但必须注意保护,勿使囊液流入腹腔,以防瘤细胞在其他组织上种植或引起化学性腹膜炎。

卵巢良性肿瘤常用术式:

1.卵巢良性肿瘤剔除术　卵巢良性肿瘤剔除术是指将肿瘤从卵巢中剔除,保留正常卵巢组织,保留其功能的手术。缝合卵巢包膜重建卵巢组织,剔除肿瘤时切忌挤压,以防肿瘤破裂引起瘤细胞种植。

2.患侧附件切除术　患侧附件切除术适用于单侧卵巢良性肿瘤,对侧卵巢经查正常,或患者年龄较大(45 岁以上),如浆液性乳头状囊腺瘤可行患侧附件切除术。

3.全子宫及附件切除术　发生于围绝经期或绝经期妇女患一侧或双侧卵巢肿瘤,则行全子宫及附件切除术。

4.双侧附件切除术　绝经期前后的妇女患一侧或双侧卵巢肿瘤而患者全身情况不能耐受手术或子宫周围严重炎症患者,可行此手术。

(三)卵巢囊肿蒂扭转

卵巢囊肿蒂扭转是卵巢囊肿的一种常见并发症。多数患者过去在下腹部有中等大小、能活动的肿块,扭转后,突然下腹一侧剧烈疼痛(多为持续性或发作性绞痛),或恶心、呕吐,疼痛有时可恢复。不能恢复的瘤蒂扭转,时间过长,瘤蒂内静脉闭塞,肿瘤充血,继而发生间质出血,且流入囊肿腔内,使囊肿呈紫茄色,还可继发感染或破裂,故一经确诊,应立即手术。

手术特点:主要是蒂的处理与卵巢囊肿有区别。在切除前,应先用弯止血钳夹住扭转蒂的根部正常组织,再行转回扭转的瘤蒂。因为卵巢囊肿扭转后、蒂内静脉淤血,可形成血栓,如不先夹住就复位,有可能造成血栓脱落,引起栓塞危及生命。也可先钳夹根部,不用复位,直接切除。手术步骤按输卵管卵巢切除处理。

(四)巨大卵巢囊肿手术

卵巢囊肿过大(如近足月妊娠大小)者,完整切除肿瘤要做很大的切口,从大切口突然托出巨大肿物,可因腹内压骤减而使血压下降,甚至休克。经探查无恶性征象时,可先做穿刺放液,然后再手术。用盐水棉垫隔开肠管,在囊壁较厚处先作一个荷包缝合,勿穿透囊壁,在其中心用刀或穿刺器刺入囊腔,连接吸管,吸出囊内液。待瘤体缩小后,将荷包缝合线抽紧结扎,防止液体继续外溢。如无吸引设备,也可用 100ml 空针连续抽取囊内液,以缩小囊肿体积。抽液后以中弯止血钳夹住穿刺部位的囊壁,将囊肿托出切口外,进行切除。这样可避免延长腹壁切口,防止腹压骤降所引起的休克。巨大卵巢囊肿可能会压迫腹腔血管,引起仰卧位低血压综合征,这为实施麻醉增加了一系列需要处理的问题。在麻醉手术过程中,应当保证上肢静脉通路通畅。囊肿切除步骤同输卵管、卵巢切除术。

(五)卵巢良性肿瘤手术的麻醉特点

1.术前评估与准备　卵巢囊肿可发生于任何年龄,其囊肿的大小亦相去甚远,巨大的卵巢囊肿由于腹内压升高而出现相应的脏器受压症状,对心肺功能均构成一定威胁,术前访视应加以重视。卵巢囊肿发生蒂扭转,起病急骤需施行紧急手术,此时患者全身情况及术前准备难以达到通常的要求,所以麻醉医师术前访视应根据患者的特点,给予适当的调整,做好麻醉前的准备。

(1)一般卵巢囊肿的手术:对比较小的囊肿,患者往往因其他疾病就诊时被发现,或在妇科普查时才被发现,此类患者以年轻人居多,无明显的症状。中等大小的囊肿,患者因腰围增粗而被发现,患者多无压迫症状,全身情况较好。此类患者的手术,按麻醉常规准备即可。

(2)巨大卵巢囊肿的手术:巨大卵巢囊肿病程较长,全身状况较差,心肺功能受累较严重,巨大的囊肿充盈整个腹腔内,压力增高致膈肌上升胸腔内容积缩小,潮气量减少,故术前应进行肺功能检查和血气分析。下腔静脉受压,回心血容量减少,下腔静脉回流受阻,导致腹水和下肢水肿。术前应了解心脏功能,常规检查心电图,超声心动图。全身情况较差的如贫血、低蛋白血症,术前应积极纠正。

(3)卵巢囊肿蒂扭转:发生蒂扭转的囊肿一般为中等大小,可以是急性扭转,也可以是慢性扭转。发生急性扭转的患者,起病急骤,腹痛的同时伴恶心呕吐。卵巢囊肿在妊娠及产褥期由于子宫位置的改变也易发生蒂扭转。此类患者饱胃的比例较大,麻醉医师对此类患者应及时进行访视,重点了解患者循环、呼吸、神志及肝肾功能,是否进食,进食时间,做好饱胃患者麻醉的防治措施。

2.麻醉前用药与麻醉选择　麻醉前用药:对于巨大卵巢囊肿患者,术前避免使用阿片类镇痛药,以免加重呼吸抑制。对蒂扭转的急症患者,镇痛、镇静药要避免药量过大,以保持患者的意识和反射,对呕吐严重的给予抗吐药。

麻醉方式应根据患者的情况及手术要求进行选择。

(1)局部麻醉:适用于腹腔镜的检查,或在腹腔镜的检查中进行治疗,如腹腔镜下卵巢囊肿的穿刺,或剔除术。

(2)腰麻:适用于囊肿比较小而又年轻的患者,其手术范围不大,手术需时较短如卵巢囊肿除术,或一侧的输卵管、卵巢切除术。

(3)硬膜外阻滞或腰硬联合麻醉:对切口在脐以下的中等大小囊肿,可采用连续硬膜外麻醉或腰硬联合麻醉。对囊肿较大的患者,因囊肿长期压迫腔静脉,可使硬膜外腔血管扩张,在硬膜外穿刺及置管时易损伤血管,应予以注意,同时硬膜外的局麻药用量应减少。

(4)全身麻醉:对巨大卵巢囊肿,麻醉处理比较困难,采用全身麻醉比较稳妥。全麻药物的选择可根据患者心肺情况来决定。

3.术中管理　对于非巨大卵巢肿瘤情况良好的患者,麻醉则按常规管理即可。对蒂扭转的饱胃患者,术中慎用辅助用药,积极防止呕吐误吸。较大的囊肿,麻醉管理的难易与囊肿的大小直接相关。要注意患者平卧时可出现仰卧位低血压综合征,一旦发生立即手术床向左侧倾斜 15°～30°,必要时静脉注射适量麻黄碱。巨大卵巢囊肿,由于腹压升高,胃受压,麻醉诱导易导致反流误吸。麻醉前应置入胃管进行胃肠减压。全身麻醉诱导宜采用表面麻醉下清醒插管或慢诱导气管插管,如采用快速麻醉诱导插管,麻醉前应高流量 8L/min,吸氧 3～5min,然后采用快速序贯法进行麻醉诱导插管,避免大潮气量辅助呼吸,以防气体进入胃内,增加反流误吸的风险。

术中探查及吸除囊内液时,要注意心率、血压、中心静脉压的变化。防止由于减压过快致腹压骤减,回心血量突然增加而发生肺水肿,故吸放囊液要分次,缓慢减压。当囊肿搬出腹腔时要立即给予腹部加压，可以将囊肿暂放在腹腔或用沙袋给腹部加压，患者采取头低位，以防腹内压骤然消失，腹主动脉的压迫突然解除造成血压骤降。注意术中输液的调整，囊肿减压前后应适当加快输液速度，补充血容量，同时根据中心静脉压随时调整输液速度，适当增加胶体的输入。

因巨大囊肿难以平卧的患者，如诊断明确，可以考虑术前B超引导下行囊肿穿刺，缓慢放液减压后再施行麻醉。

五、卵巢恶性肿瘤

恶性卵巢肿瘤是妇科多见的肿瘤之一，其发病率占女性全身恶性肿瘤的5%(仅次于乳腺癌、皮肤癌、胃肠癌、宫颈癌和肺癌)，居第六位。在妇科恶性肿瘤中，发病率仅次于宫颈癌和恶性滋养细胞肿瘤，占第三位。由于卵巢位于盆腔深处，故对恶性卵巢肿瘤缺乏早期特异性诊断方法，又无特殊症状，所以当出现症状就诊时多数已达晚期，故其死亡率超过宫颈癌和子宫内膜癌死亡率的总和，居妇科恶性肿瘤死亡率之首。

恶性卵巢肿瘤常见转移部位主要在盆腔器官，其次是腹膜、大网膜及肠壁，远处转移的器官有肝、胆囊、胰、胃肠道、肺、膈肌等。淋巴转移主要在腹主动脉旁及盆腔淋巴结等处。

(一)卵巢肿瘤的临床分期

在妇科癌瘤中，宫颈癌及宫体癌首先是局部浸润，继而远处扩散，而卵巢癌的转移，很早就出现盆腔或腹腔内扩散种植，或淋巴结转移。这些部位的转移，在早期无症状和体征，单凭临床检查不易发现。其转移部位及累及的范围也不易确定。因而卵巢癌的准确全面分期需要依靠手术所见和手术时详细探查的结果，而且还要配合病理组织学及细胞学的检查。国际妇产科联盟(FIGO)为取得一个卵巢癌完善的分期标准，曾对不同分期的定义多次反复修改。1985年FIGO修订的卵巢恶性肿瘤分期法(表13－3)如下：

表13－3　卵巢恶性肿瘤的FIGO分期

Ⅰ期	病变局限于卵巢
$Ⅰ_a$	病变局限于一侧卵巢，包膜完整，表面无肿瘤，无腹水
$Ⅰ_b$	病变局限于双侧卵巢，包膜完整，表面无肿瘤，无腹水
$Ⅰ_c$	$Ⅰ_a$或$Ⅰ_b$期病变已穿出卵巢表面，或包膜破裂，或腹水或腹腔冲洗液中找到恶性细胞
Ⅱ期	病变累及一或双侧卵巢，伴盆腔转移
$Ⅱ_a$	病变扩展或转移至子宫或输卵管
$Ⅱ_b$	病变扩展至其他盆腔组织
$Ⅱ_c$	$Ⅱ_a$期或$Ⅱ_b$期病变已穿出卵巢表面，或包膜破裂，或腹水或腹腔冲洗液中找到恶性细胞
Ⅲ期	病变累及一或双侧卵巢，伴盆腔以外种植或腹膜后淋巴结或腹股沟淋巴结转移，肝表浅转移属于Ⅲ期
$Ⅲ_a$	病变大体所见局限于盆腔，淋巴结阴性，但腹腔腹膜面有镜下种植
$Ⅲ_b$	腹腔腹膜种植瘤直径<2cm，淋巴结阴性
$Ⅲ_c$	腹腔腹膜种植瘤直径>2cm或伴有腹膜后或腹股沟淋巴结转移
Ⅳ期	远处转移，胸水存在时需找到恶性细胞，肝转移需累及肝实质

* $Ⅰ_c$及$Ⅱ_c$，如细胞学阳性，应注明确是腹水还是腹腔冲洗液，如包膜破裂，应注明是自然破裂或手术操作时破裂

(二)卵巢恶性肿瘤的手术治疗

目前对恶性卵巢肿瘤多数仍处于确诊晚、治疗效果差的状况，手术治疗仍是恶性卵巢肿

瘤首选的方法，无论肿瘤属于早期或晚期都应行手术探查。原则上应尽量将癌瘤切除，强调首次手术的彻底性，但不宜进行不必要的扩大手术范围，术后辅以化疗或放疗。太晚期的患者以姑息性手术为妥。

1. 手术适应证　几乎不受限制，初次接受治疗者，都应给予1次手术切除的机会。但对有大量胸腹水、不能耐受1次手术者，应于胸腹水基本控制后再手术；经探查，腹腔广泛种植，原发灶很小或大部分肠管包裹在肿瘤之中、肠系膜缩成一团已分不清，则不宜立即行手术切除。

2. 各期卵巢恶性肿瘤的手术范围　一般根据手术分期、患者全身情况、年龄等来决定手术范围。

(1)对Ⅰ、$Ⅱ_a$期癌原则上行全子宫、双侧附件、阑尾、大网膜切除。

(2)对Ⅱ期以上的中晚期患者，初治病例应行肿瘤缩减术或细胞灭减术。

肿瘤细胞灭减术是将肉眼所见的肿瘤，包括全子宫和双侧附件、大网膜、阑尾、肠段、腹膜等转移病灶全部切除，还包括腹膜后淋巴结切除。

(三)卵巢恶性肿瘤手术的麻醉特点

卵巢恶性肿瘤患者年龄及全身情况个体差异悬殊。30%患者腹部肿块巨大或有大量腹水，近半数患者有化疗、激素或手术治疗史。近半数患者可出现心电图异常，其中心律不齐最为常见。一般病例全身情况尚好，肿瘤亦不太大，手术单纯行全子宫及附件切除或包括部分大网膜切除者，硬膜外麻醉或腰硬联合麻醉基本满足手术的要求。对于需清除腹主动脉旁淋巴结者，如果清除范围只达髂总动脉分叉处，椎管内麻醉平面亦无特殊。但如果若清除范围达肾门区，麻醉平面需相应提高达$T_{4\sim5}$水平，此时可考虑采用两点穿置管($T_{10\sim11}$，$L_{1\sim2}$)，推荐采用全身麻醉。

晚期患者全身情况很差，常出现营养不良、贫血、低蛋白血症、腹部膨隆，腹腔内脏受压，肠曲被推向横膈，膈面抬高，膈肌活动受限，肺下叶受压发生盘状肺不张，肺容量减少，顺应性降低。呼吸浅速甚至呼吸困难，不能平卧。心脏被推移，活动受限，可能影响每搏量和心排出量。下腔静脉受压迫致腹壁静脉怒张，甚至波及胸壁静脉，回心血量减少，脉搏细速。反复放腹水可加重低蛋白血症和水电解质的紊乱。有的患者可伴有发热、低血容量。这些状态都给实施麻醉提出了挑战，麻醉前必须充分了解患者病情、准确评估麻醉风险，麻醉过程中必须处理好这些变化与麻醉的关系，尽可能保障麻醉安全。

对于腹腔肿块巨大，伴有大量腹水或呼吸困难不能平卧的患者，麻醉方式宜选用全身麻醉，以确保血流动力学的稳定和充分的氧供，防止低氧血症和高碳酸血症的发生。对曾用化疗药者，要了解用药及剂量，注意化疗药物对心肺等脏器功能的影响以及麻醉药与化疗药的协同作用。术前曾用皮质激素治疗者，麻醉前及术中、术后均需补充用药，以免引起肾上腺皮质功能低下，导致严重低血压。肿块巨大或伴有大量腹水的患者，在手术吸除腹水或搬出瘤体时，注意维持循环稳定，避免输液过多或过少。输入液体过多过快或麻黄碱多次反复使用，可导致心脏前负荷增加而诱发肺水肿。

六、外阴癌

外阴癌是最常见的外阴恶性肿瘤，占外阴恶性肿瘤的95%，平均发病年龄60岁，但40岁以前也可发病。

（一）外阴癌的病理解剖

外阴是特殊的皮肤区域，可发生性质不同的肿瘤，最常见的是鳞状细胞癌，其次是恶性黑色素瘤、基底细胞癌及腺癌。发生部位以皮肤较黏膜多见，外阴前部较后半部多见。外阴受侵部位以大阴唇最常见，其次是小阴唇及阴蒂。癌瘤可多灶性或在两侧大阴唇对称性生长，称“对称癌”，这不是直接接种，而是属于多灶癌或经淋巴转移。根据镜下结构分类如下：

1. 外阴原位癌　有时与宫颈原位癌同时存在，属多灶癌。基底完整，无间质浸润。镜下表皮增厚过度角化，棘细胞层排列紊乱，失去极性。外阴原位癌包括三类特殊原位癌：外阴鲍文病、外阴帕哲特(paget)病及增生性红斑。

2. 外阴镜下浸润癌　上皮内少数细胞侵入间质，侵入深度不超过 5mm，局部基底膜断裂或消失，周围有淋巴细胞浸润。容易继发感染，流脓发臭，触及出血。镜下绝大多数为分化好的棘细胞癌，可见癌巢向间质浸润。分化差的鳞癌生长快，转移早且远。分化良好者生长慢易治愈。

3. 外阴浸润癌　可继发于白斑、外阴原位癌或没有先驱病变。肉眼见溃疡、结节或菜花型。早期外阴鳞癌小结节状，表面有光滑的皮肤或黏膜。以后皮肤水肿与癌块粘连，继续发展表面破溃坏死脱落形成溃疡，表现为外凸或内陷。

4. 基底细胞癌　早期为表面光滑圆形斑块，表皮菲薄，也可有边缘隆起的侵蚀性溃疡。除个别病例外，一般不发生转移。镜下特征性改变为细胞核大而呈卵圆形或长形，胞浆较少，各细胞浆界线清，胞核无细胞间桥，无间变，大小不一，无异常核分裂象。

5. 外阴腺癌　一般起源于前庭大腺。

（二）转移方式

局部蔓延与淋巴转移为主，极少血行转移。

1. 局部蔓延　外阴部逐渐增大，可沿黏膜向内侵及阴道和尿道，并可累及肛提肌、直肠与膀胱。

2. 淋巴转移　外阴有丰富的、密集的毛细淋巴网，错综复杂、互相吻合。大阴唇的淋巴管均沿大阴唇本身向前经阴阜外下转向腹股沟淋巴结。会阴部的淋巴管沿大阴唇外侧斜横向流经大腿部到达腹股沟淋巴结，且一侧癌肿可经双侧淋巴管转移。经腹股沟浅淋巴结转向腹股沟下方的股管淋巴结(Cloquet 淋巴结)，并经此进入盆腔淋巴结。阴蒂部癌可直接至 Cloquet 淋巴结，而外阴后部及阴道下段癌可绕开直接转移到盆腔淋巴结，所以该处癌应清扫盆腔淋巴结。淋巴系统的转移主要是癌栓的转移，而不是渗透作用。外阴癌即使到晚期也很少血行远处转移，少数病例可以转移到远处器官脏器。

（三）外阴癌的临床分期(表 13－4)

表 13－4　外阴癌的临床分期

Ⅰ期	肿瘤局限于外阴或/和会阴，直径≤2cm，无淋巴结转移
$Ⅰ_a$	期肿瘤局限于外阴或/和会阴，直径≤2cm，间质浸润不超过 1.0mm(从邻近上皮间质交界处最表面的真皮乳头到浸润的最深点)，无淋巴结转移
$Ⅰ_b$期	肿瘤局限于外阴或/和会阴，直径≤2cm，间质浸润＞1.0mm，无淋巴结转移
Ⅱ期	肿瘤局限于外阴或/和会阴，直径＞2cm，无淋巴结转移
Ⅲ期	肿瘤无论其大小，累及下段尿道或/和阴道、肛门或/和单侧腹股沟淋巴结转移
Ⅳ期	肿瘤不论其大小，侵犯膀胱或/和直肠、尿道上段黏膜，或侵犯骨骼，或双侧腹股沟有淋巴结转移，或盆腔淋巴结转移，或远处转移

（四）外阴癌的手术治疗

1. 癌前病变一白斑　外阴白斑剧烈瘙痒，经常搔破，治疗效果不佳者，应预防性切除。

2. 原位癌　由于原位癌多灶性或隐性浸润，应行外阴广泛切除术，术后若浸润，应加双腹股沟淋巴结清扫。

3. 镜下浸润癌的治疗　当肿块小于2cm，间质浸润<5mm，无脉管浸润者，可以行外阴广泛切除术。否则应行外阴广泛切除加双腹股沟淋巴结清扫。

4. 浸润癌　应行外阴广泛切除加双腹股沟淋巴结清扫术。当腹股沟管淋巴结（cloquet淋巴结）转移时，应加盆腔淋巴结清扫术。对侵犯尿道直肠患者，可行部分尿道、直肠切除术。

（五）外阴癌手术的麻醉特点

根据患者情况及手术要求，外阴手术的麻醉方式可选用椎管内麻醉或全身麻醉。椎管内麻醉应根据手术范围选择相应的穿刺点。如作外阴广泛切除术加双腹股沟淋巴结清扫术，硬膜阻滞平面上达T_{10}，下达S_5即可。若需行腹膜外盆腔淋巴结清扫术则阻滞平面需达$T_{8\sim9}$，方可阻滞腹膜刺激反应。全膀胱切除回肠代膀胱、直肠切除、人工肛门等需同时开腹者，麻醉平面要求与子宫内膜癌相同。如手术广泛、时间冗长，患者难以配合者，可考虑采用全身麻醉，且必须加强呼吸循环的管理。

（宋保华）

第四节　辅助生殖手术麻醉

辅助生殖手术主要有输卵管造口术、输卵管粘连松解术、输卵管吻合术、输卵管宫腔移植术和体外受精胚胎移植术，现将五种手术分述如下。

一、输卵管造口术

输卵管造口术适合于输卵管伞端梗阻（亦称输卵管积水）的患者。

（一）经腹输卵管造口术的操作要点

于耻骨联合上正中切口，长8cm左右，逐层切开腹壁。开腹后先仔细探查了解盆腔脏器情况，如子宫大小、有无畸形、有无肌瘤、与周围有无粘连等。了解双侧输卵管伞端是否可见，或已形成盲端，或有积水，周围有无粘连，输卵管粗细是否正常，弹性如何，有无局部增生、屈曲或结节等。了解卵巢的大小、硬度、与输卵管有无粘连等。如输卵管周围有粘连，先分离粘连，使输卵管和卵巢恢复正常位置。分离粘连时以锐性分离较好，可减少损伤。在输卵管伞闭锁端的扩大部最菲薄处用纤维细电刀或显微解剖刀作"十"字形或"米"字形切开。然后用6号平头针或细硅胶管自切口处插入，缓缓注入生理盐水，再进一步检查明确输卵管全段通畅情况，注入方法同输卵管吻合术。将切开之黏膜瓣外翻，用7－0尼龙线将外翻之伞端缝呈"花瓣状"。由于管腔较大，一般不需保留支架，术后宜早期通液。对粘连较重者，使用支架可预防新的粘连形成。

输卵管壶腹部造口术，由于伞端破坏严重或伞端被完全切除，近端输卵管正常，不能作伞部造口时，可切除病变部分，在壶腹部造口，但成功率很低。根据壶腹部病损的程度采取不同的手术方法，壶腹部长度超过3cm者，于盲端处将输卵管的浆膜层作一环形切开，用小剪刀将远端作环形或斜至露出正常黏膜为止，插入导管通液检查，近侧段输卵管将膜作间断缝合，形成新口。如伞部及壶腹部外侧段全部闭锁，则切除瘢痕，在壶腹部接近卵巢侧作一斜切口，黏膜外翻缝合，将开口固定于卵巢上。造口完毕再作一次输卵管通液同时注入预防粘连的药物，生理盐水冲洗腹腔，腹腔内放置液体同输卵管吻合术，缝合腹壁各层，手术结束。

（二）腹腔镜下输卵管造口术的操作要点

（1）切口：脐皱褶下缘，腹壁最薄，容易穿刺，术后不留瘢痕，一般在脐缘下 1cm 处作一小切口；病情复杂或需要运用腹腔镜附件协助操作手术时，可于耻骨联合上 3～5cm 避开膀胱，或于左下腹部或右下腹部切第二、第三个小口，达筋膜。

（2）进入腹腔后的操作：如有粘连，应首先分离之。经宫颈加压注入美蓝液，使输卵管远端膨胀。分离出盲端，仔细辨认伞端的细小开口痕迹，有时可见少许美蓝液流出，有时伞端消失仅见膨胀的壶腹部积水。用尖头电凝器在伞端开口痕迹处作 1～2cm 长的凝固区带。然后用钩形剪或微形剪顺输卵管纵轴方向，剪开输卵管壁，可见美蓝流出。以无损伤抓钳插入壶腹部，反复开张闭合，使输卵管壁在切口处向外翻卷。用内缝针将向外翻卷的输卵管黏膜近 1/3 处间断缝合在浆膜层上。最后将透明质酸钠于缝针及开口处涂抹一薄层，以防粘连，手术结束。

二、输卵管粘连松解术

（一）经腹输卵管粘连松解术的操作要点

手术切口同输卵管造口术。手术时将输卵管周围特别是伞端的粘连分离，使输卵管保持伸直游离的状态，以免过分弯曲形成输卵管妊娠或不孕。手术时可用剪刀或手术刀行锐性分离，分离后创面必须用浆膜层包好，操作须细致，以免再次形成粘连。

（二）腹腔镜下输卵管粘连松解术的操作要点

切口同腹腔镜下输卵管造口术。先将粘连两端的器官分开或用分离棒将粘连带挑起选择无血管区用电凝剪剪断或用单极电凝器分离。如粘连带较厚或内有小血管时，可用鳄鱼嘴钳夹持，施行内凝后剪断，也可用鳄鱼嘴钳行双极电凝后剪断之。仔细检查断端无出血即可结束手术。

三、输卵管吻合术

（一）经腹输卵管吻合术手术的操作要点

切口同输卵管造口术。进入腹腔后进行下列操作：

1.检查其周围有无粘连，影响范围，伞端外观是否正常。如有粘连应用剪刀实行锐性分离。

2.检查闭锁近端、远端情况，切除闭锁处，用两手指夹着子宫下部宫颈处，经宫底刺入 7 号针头，注入稀释美蓝液，可清楚见到输卵管近侧阻塞部位，在其近侧约 2～3cm 处垂直切断管腔；在瘢痕远端稍外处垂直切断，将两者之间瘢痕组织充分切除。向远端口注入生理盐水，证实输卵管远端通畅。并在镜下检查新切口创面有无瘢痕或纤维组织；肌层、黏膜是否正常、止血。这种经宫底注射美蓝液法较经宫颈插造影器方便且可保持无菌。

3.吻合输卵管。

4.亚甲蓝通液检查输卵管通畅程度。

（二）腹腔镜下输卵管吻合术的操作要点

1.患者取膀胱截石位，下腹壁行四点穿刺：第 1 穿刺点在脐部置入腹腔镜，在直视下于耻骨上部置入3个5mm腹腔镜穿刺套管，其一位于正中线，分别在其两侧5cm处各置一腹腔镜穿刺套管。经宫颈置入能进行亚甲蓝通液的举宫器。

2. 检查输卵管走向，辨认绝育处输卵管断端，分离粘连。

3. 在原结扎部位下方输卵管系膜处注射血管收缩剂以减少术中出血。可用1U垂体加压素加入10ml生理盐水或乳酸林格液中，分别浸润输卵管近侧或远端附着的输卵管系膜。

4. 切除阻塞的输卵管。

5. 检查输卵管是否通畅。

6. 吻合输卵管。

7. 亚甲蓝通液检查输卵管通畅程度。通过子宫腔注入亚甲蓝液，如吻合成功，可见亚甲蓝液自输卵管伞端流出。

四、输卵管宫腔移植术

输卵管宫腔移植术适用于输卵管腐蚀粘堵术需复通者。

输卵管宫腔移植术的操作步骤：

1. 切除输卵管峡部阻塞部分。

2. 试通剩余输卵管检查是否通畅。在近端管口两侧边（3点、9点处）剪开约5mm长度，将前、后壁各缝肠线，用17mm圆孔铰刀在近子宫角子宫后壁上钻通肌壁，然后将已缝好的肠线4个线头自孔的上、下壁穿出，穿出部位距孔缘3～5mm各自打结，移植的输卵管引入并固定在子宫腔顶部两侧。用肠线将输卵管浆膜层固定于子宫浆膜层。子宫上部两侧后壁打洞的优点是使输卵管伞部与卵巢间距接近。

3. 不论哪种部位吻合，完成吻合术后，应再次向宫腔内注入美蓝液，注液时手指捏紧子宫颈上部，检查吻合口有无渗漏，美蓝液有无经伞端流出。如一切正常，注入32%低分子右旋糖酐（70）20ml及异丙嗪25mg，以防粘连和过敏。

五、体外受精－胚胎移植术

体外受精－胚胎移植术（In vitro fertilization and embryo transfer，IVF－ET）是指从女性体内吸取卵子，于体外培养后，加入经处理过的精子，待卵子受精后，发育成2～8细胞周期，再植入子宫内，发育成胎儿，分娩。因为这项技术的最早阶段是在培养皿中进行，故俗称试管婴儿。宫腔内人工受精（intrauterine insemination，IUI）是最简单的人工助孕技术，是指在女性排卵期，将处理过的精子直接注入女性子宫腔内，达到受孕目的。体外受精胚胎移植术主要步骤为取卵、体外授精和胚胎移植，其中部分患者在取卵或胚胎移植时，由于不能忍受操作疼痛，需要在麻醉下进行。现就取卵及胚胎移植两大步骤简述如下。

（一）取卵

在注射hCG后34～36h之间进行取卵，若继续推迟有可能在取卵时已自然排卵或者在手术操作过程中容易造成一些卵泡自行破裂。

（二）取卵方式

1. 超声引导下经阴道取卵　在阴道超声探头引导下，经阴道穿刺抽吸卵泡取卵。目前阴道超声取卵已取代腹腔镜成为最常用的取卵方式。取卵时患者采取截石体位，用生理盐水冲洗阴道或先用含碘液冲洗，然后用生理盐水冲洗。阴道超声探头外套无菌无毒乳胶套，配穿刺架与专用穿刺针，在超声穿刺线引导下从穹隆部进针，尽量不经宫颈、膀胱与子宫，依次穿刺抽吸两侧卵巢的卵泡，抽吸负压为15kPa，待一个卵泡抽吸干净后再进入第二个卵泡，每次进针可穿刺多个卵泡，但要注意不要伤及周围脏器与血管。

2.在阴道超声取卵术出现之前，腹腔镜下卵泡穿刺抽吸术曾经是最主要的取卵手段，腹腔镜取卵术成功与否与盆腔状态有关，至少50%的卵巢表面可以由腹腔镜暴露直视才能保证顺利抽吸卵泡。因此，对于那些可疑盆腔粘连的患者，体外受精及胚胎移植之前要先进行一次腹腔镜检查，明确盆腔情况和估计腹腔镜取卵的可行性。目前腹腔镜取卵主要用在输卵管内配子移植术和受精卵输卵管内转移等助孕治疗中，另外，当卵巢被粘连固定在较高位置经阴道穿刺无法达到时仍可借助腹腔镜取卵。

3.开腹取卵　目前很少使用，仅在有其他指征需要开腹时可同时取卵。

(三)胚胎移植的方法

胚胎宫腔内移植指将受精卵或胚胎转移至于宫腔内，经子宫颈宫腔内移植是最常用的胚胎移植方法。

移植前嘱患者排空大小便，移植时一般采取膀胱截石位，前位子宫患者采用膝胸卧位移植，暴露宫颈后用蘸有培养液的棉球清洁宫颈，并用长棉签拭去宫颈管内的黏液，必要时先用一根试验移植管探清宫腔方向。目前多选用带外套管的有弹性的无创伤软移植管，确保抽吸胚胎后顺利移入宫腔。

六、辅助生殖手术的麻醉特点

妇女不育手术均为育龄妇女，全身状况一般良好，术前按常规作好麻醉前准备即可。麻醉方式可选择连续硬膜外阻滞或腰硬联合麻醉，对精神过于紧张的患者或腹腔镜下手术的患者可选用全身麻醉。施行椎管内麻醉的患者，如手术时间过长，患者无法耐受手术体位时，可考虑适当镇静，以确保患者的安静，以免影响手术操作。

体外受精胚胎移植术最关键的步骤之一是取卵。超声引导下经阴道取卵虽然部分患者可在局麻下完成，但局麻有时难以保证患者完全无痛，所以目前已有不少生殖中心为了完全消除患者取卵时的疼痛，采用全身麻醉或硬膜外阻滞下取卵。其中以丙泊酚复合芬太尼最为简便有效，上述两种麻醉方法均不影响总取卵数、受精、卵裂、移植胚胎分级、种植率、流产率等，但与硬膜外阻滞相比，丙泊酚复合芬太尼麻醉具有操作简单和耗时短的优点，可作为取卵的常规麻醉方法。哌替啶和氧化亚氮也可用于减轻患者取卵时的痛苦。胚胎移植一般不需全身麻醉。

（常猛）

第五节　门诊患者麻醉

一、妇科门诊手术的麻醉特点

随着妇科和麻醉技术的发展，妇科门诊手术日益增多，由既往最多见的人工流产术、诊断性刮宫扩大至宫颈锥形切除术、宫腔镜或腹腔镜检查与手术、子宫息肉切除、输卵管结扎术和阴式子宫切除术等。人工流产术是我国目前妇科门诊手术最多的一种。门诊手术患者麻醉前与麻醉医师接触少，难以了解病情，术前检查不如住院患者完善。门诊手术麻醉要求方法简单、省时、起效快，苏醒迅速，恢复完全，不影响定向力。在我国，妇科门诊手术尤其是人工流产术已在大多数各级医院开展，但是由于多数单位尤其是基层单位门诊手术的设备和条件简陋，在设备、人员和技术上不够重视，在一些基层单位医院甚至市级医院发生麻醉导致妇科门诊患者(以人工流产术患者多见)死亡的事件，应引起高度重视。事实上妇科门诊手术麻醉的难度并不比住院手术低。因此，实施妇科门诊手术麻醉应由经验丰富的麻醉医师参加，配备必要的麻醉设备、监护仪和复苏设备，要求手术医师操作熟练，并有处理意外事件的能力。

(一)妇科门诊手术患者的选择与术前评估

1.妇科门诊手术患者的选择

(1)预计手术操作时间在 90min 以内，术后无剧烈疼痛，无明显出血危险的手术。

(2)年龄适中，ASAⅠ～Ⅱ级。虽然有人认为 ASAⅢ级和年龄>70 岁的患者不是门诊手术的绝对禁忌证，但应根据患者的情况及本单位的条件慎重选择。如果 ASAⅢ级和老年患者接受门诊手术麻醉，对麻醉和手术医生的技术要求必然大大提高。对于此类患者，麻醉医师于麻醉前必须与外科医师共同会诊商定是否可行手术麻醉，并且详细了解有无手术麻醉史、药物过敏史，是否合并重要系统疾病，如高血压、冠心病、糖尿病、支气管哮喘、凝血功能障碍等，结合患者的实验室检查和影像学检查，作出综合评估。

(3)患者自愿并有家属或委托代理人陪同就诊。

2.妇科门诊手术禁忌证　有如下情况者应列为门诊手术禁忌：

(1)可能威胁生命的严重疾病，并未得到最适宜的处理(如一过性糖尿病，不稳定型心绞痛、症状性哮喘)。

(2)合并症状性心血管(如心绞痛)或呼吸(如哮喘)疾病的病态肥胖。

(3)多种慢性中枢兴奋性药物治疗(如单胺氧化酶)的患者。

(4)需复杂的全面监测和术后处理的 ASAⅢ～Ⅳ级患者。

(5)需要进行复杂的疼痛治疗的患者。

(6)最近患上呼吸道感染，有明显的发热、喘息、鼻充血和咳嗽等症状的患者。

3.麻醉前评估　在我国，由于大部分医院没有设立麻醉门诊，对门诊手术患者不能在术前充分与患者接触，详细了解病情，大部分门诊患者都是在手术当天才与麻醉医师接触，麻醉医师需在麻醉前几分钟了解病情，进行体格检查，由于时间仓促，有时对病情的了解不够全面，造成麻醉前评估错误，导致麻醉不良事件的发生。麻醉前评估主要通过询问病史、体格检查和必要的实验室检查进行评定。妇科门诊手术患者麻醉前评估应注意如下几方面：

(1)在询问病史时，除了解有无重要系统疾病(如高血压、冠心病、糖尿病、哮喘病)外，还应注意询问相关妇科疾病，如有无因月经紊乱引起的严重贫血。

(2)由于不少麻醉药具有引起过敏反应的副作用，因此，应注意询问患者有无麻醉史、药物和食物过敏史。

(3)女性(尤其是易晕车的妇女)是术后恶心呕吐发生的危险因素，故也应注意询问患者有无容易晕车的个人史，以便做好术后恶心呕吐的防治措施。

(4)进行必要的(如心脏与肺部)体格检查，以免遗漏重要阳性体征。

(5)四十岁以上(尤其有月经紊乱病史)的妇女，应常规作红细胞压积检查，五十岁以上的妇女应增加心电图检查，六十五岁以上的妇女增加血清尿素氮和血糖检查，七十五岁以上妇女还应增加胸透。

(6)麻醉前再次全面复查所有相关医疗记录,包括麻醉同意书、病史及体检、实验室检查结果,以免因评估不全造成不可预料的延误。

4.麻醉前准备

(1)消除患者焦虑情绪:接受麻醉的手术患者常担心的问题是术中知晓、术后能否醒过来、术后疼痛等。因此,有条件者最好在患者未进入手术室前进行麻醉前访视,以消除患者紧张情绪。

(2)麻醉前用药:麻醉前30min口服咪达唑仑5～10mg,或静脉注射1～2mg可减轻或消除患者术前焦虑。

(二)妇产门诊手术常用的麻醉技术及管理要点

理想的门诊麻醉用药应起效快而平稳,可产生顺行性遗忘和镇痛,可提供良好的手术条件,术后恢复迅速而完全。

1.全身麻醉　由于现代全身麻醉药(如丙泊酚、依托咪酯、七氟烷、瑞芬太尼等)的广泛应用,全身麻醉更具有起效迅速、可控性好、苏醒快而完全等优点,因此全身麻醉包括监护麻醉是妇科门诊手术最常用的麻醉方法。

常用于妇科门诊手术全身麻醉的药物:

(1)丙泊酚:丙泊酚是目前门诊手术全麻患者最常用的静脉麻醉药,具有起效快、苏醒迅速,恢复完全以及抗呕吐的优点。对于短小、刺激轻的手术可单独应用,但对于手术刺激大,引起明显疼痛反应的妇科手术(如人工流产术),可复合使用阿片类镇痛药如芬太尼或瑞芬太尼。诱导剂量为1.5～2.5mg/kg,维持4～12mg/kg,与芬太尼或瑞芬太尼复合应用时,可适当减少用量,并注意防治其对呼吸和循环功能的抑制。可引起过敏反应,必须做好过敏反应的防治措施。

(2)依托咪酯:依托咪酯亦可用于妇科门诊短小手术麻醉的诱导与维持,麻醉后恢复较快,最突出的优点是短时间使用对循环功能抑制轻,尤其适用于有心脏疾病(如冠心病)或脑血管疾病的患者,其缺点是注射痛、肌阵挛、肾上腺皮质功能抑制和术后恶心呕吐发生率较高。依托咪酯麻醉诱导量为0.15～0.3mg/kg,维持量为0.12mg/(kg·h)。必要时与阿片类药复合使用。

(3)吸入麻醉药:新型吸入麻醉药地氟烷和七氟烷可用于门诊手术的麻醉维持,七氟烷还可用于麻醉诱导。这两种吸入麻醉药均具有可控性强、苏醒迅速之优点,但术后躁动和恶心呕吐的发生率高于丙泊酚静脉麻醉。

(4)阿片类镇痛剂:在麻醉诱导前给予小剂量的阿片类药物(如芬太尼1～2μg/kg,阿芬太尼15～30μg/kg,舒芬太尼0.15～0.3μg/kg,瑞芬太尼0.5～1μg/kg)可以减轻气管插管和疼痛引起的应激反应,降低依托咪酯所致的不自主活动的发生率,降低镇静催眠药和吸入麻醉药的用量。与芬太尼比较,阿芬太尼苏醒更快,术后恶心呕吐发生率较少。瑞芬太尼是超短效阿片类镇痛药,作用强度与芬太尼相同,起效迅速,对插管反应和疼痛反应的抑制作用优于芬太尼,但术后疼痛反应较明显。

(5)肌松剂:妇科腹腔镜手术采用全身麻醉时应用肌松剂便于气管插管或喉罩的置入。门诊手术使用的肌松剂应具有起效快,持续时间短的特点。去极化肌松剂琥珀胆碱和非去极化肌松剂米库氯铵(维美松)作用时间短,适用于妇科门诊腹腔镜手术。维美松气管插管诱导用量为 0.15～0.2mg/kg，维持量为 6～8μg/(kg·min)。

2. 区域麻醉　腰麻和硬膜外麻醉是常简单、最可靠的麻醉技术，但由于椎管内麻醉操作相对全麻复杂、费时，硬膜外麻醉误入血管或误入蛛网膜下腔的可能，感觉阻滞不完全的几率也大。椎管内麻醉容易导致体位性低血压，这也是影响患者离院的重要因素。椎管内麻醉更令人困扰的并发症是感觉和交感神系统的残留阻断效应，可导致行走迟缓、眩晕、尿潴留和平衡受损。椎管内麻醉后背痛的发生率也较全麻高，这是患者术后常见的主诉。妇科门诊手术经下腹切口操作也可选用硬膜外麻醉或腰硬联合麻醉，经阴道手术可选用骶管阻滞或腰麻，经阴道短小手术可在宫颈旁阻滞和阴部神经阻滞下进行。短小手术（如输卵管绝育术）也可应用局部浸润麻醉，或联合应用短效镇静或镇痛药，也就是监测下麻醉。在局部麻醉的基础上施行监护麻醉，与全身麻醉一样，也同样需要备好麻醉设备、抢救设备和药品，同样进行标准监护。

3. 气道管理　充分有效的气道管理是确保妇科门诊手术麻醉安全的极其重要因素。呼吸抑制是妇科门诊手术麻醉最常见呼吸系统并发症。人工流产术全身麻醉呼吸抑制（SpO_2＜90％）发生率可高达 10％～30％，多发生在给药后 1～2min 内，但也有少数患者呼吸抑制发生在手术结束后，甚至在唤醒之后再度进入睡眠发生呼吸抑制，甚至呼吸停止。还可发生喉痉挛和呼吸道梗阻。因此，必须备好人工辅助呼吸及困难气道处理措施。

妇科门诊腹腔镜手术传统的呼吸道管理是气管插管。气管插管具有确保气道通畅之优点，但其缺点是麻醉诱导插管时需要较深的麻醉深度，患者苏醒后对气管的耐受性差，苏醒后舒适度低。因此，近几年有学者在妇科门诊腹腔镜手术麻醉采用喉罩替代气管插管，结果表明喉罩可维持正常的通气，并未增加反流误吸的风险，可减少麻醉诱导所需的麻醉药量，患者苏醒后对喉罩的耐受性明显优于气管插管。

4. 血流动力学的维护　妇科门诊手术麻醉与住院手术麻醉一样需要标准的循环功能监测，即无创血压、心电图、脉搏血氧饱和度。针对不同的手术采取相应的措施来维持血流动力学的稳定。如人工流产术容易发生人工流产综合征，导致严重的心动过缓和低血压，麻醉前应予阿托品，一旦发生及时应用阿托品和麻黄碱治疗。妇科腹腔镜手术需严密监测循环和呼吸功能，及时发现和处理人工气腹所引起的气栓并发症。使用宫腔镜时注意冲洗液进入体循环，导致容量负荷过多，发生肺水肿。对于某些手术，麻醉深度已达到，但患者仍出现明显的高血压和心动过速，此时，可应用血管扩张剂如尼卡地平和 β－受体阻滞剂，以防止血压和心率过高，避免不必要的深麻醉。有研究证实，术中使用上述两种药可使患者苏醒时间缩短，阿片类药物用量减少，留院观察时间缩短。

5. 术后麻醉并发症的防治　恶心呕吐是妇科门诊手术最常见的全身麻醉后并发症。如何有效防治全麻后恶心呕吐是麻醉领域里令人关注的焦点问题。由于女性是全麻后发生恶心呕吐的重要相关因素，因此，妇科门诊手术麻醉更应重视全麻后恶心呕吐的防治。主要措施有：

(1)麻醉药的选择：选择具有抗恶心呕吐的麻醉药物。

(2)术中或手术结束时使用抗吐药。最为经济有效的抗吐药为氟哌利多，较小剂量（＜10μg/kg）即可有效预防术后恶心呕吐，与甲氧氯普胺联合使用更为有效。静脉注射地塞米松 5～10mg 亦可以高效地预防术后恶心呕吐。对于术后已发生的恶心呕吐可静脉注射 5－羟色胺拮抗剂如恩丹司琼治疗。

二、人工流产术及其麻醉特点

妊娠早期，用手术器械把胚胎组织和胎儿吸引或钳刮出来，使之妊娠终止，叫人工流产，人工流产是节育手段之一。目前，常用的人工流产手术方法有两类，一类是吸宫术（有专用的电吸引机吸引和负压瓶吸引术等），另一类是钳刮术。

（一）吸宫术

1. 适应证

（1）10 周以内妊娠，要求终止而无禁忌者。

（2）因某种疾病不宜继续妊娠者。

2. 禁忌证

（1）各种疾病急性期。

（2）生殖器官炎症。

（3）全身状况不良，不能耐受手术者。

（4）手术当日两次体温达 37.5℃以上者。

3. 手术操作步骤　患者取膀胱截石位，常规消毒外阴，指诊复查子宫位置、大小及附件情况。用窥阴器扩张阴道、宫颈及颈管消毒后用宫颈钳轻夹宫颈前唇，下拉牵引，以探针依子宫方向探测宫腔深度，用宫颈扩张器逐号扩张宫颈内口至比所用吸管大 0.5～1 号。然后根据妊娠周数及操作情况随时调节负压；行宫腔吸引前应首先测试负压装置的负压情况；先将吸管送至宫底，然后按逆时针方向上下移动吸管吸引整个宫腔，幅度不可过大，胎囊剥离后，可感到吸管有轻微振动，同时子宫收缩，子宫壁变粗糙，此时折叠吸管取出，降低负压后，再吸引 1～2 次，可用小刮匙搔刮宫腔 1 周，检查是否有残留，特别注意两侧宫角。取出吸管，测量宫腔深度，了解子宫收缩情况。去宫颈钳，检查颈口有否损伤出血，取出窥阴器，结束手术。检查吸出组织有无绒毛及蜕膜组织，必要时送病理检查，若无妊娠组织吸出，应进一步检查、随访。

（二）钳刮术

1. 适应证

（1）妊娠 10～14 周要求终止妊娠而无禁忌证者。

（2）因疾病或其他原因不宜妊娠者。

2. 禁忌证　同吸宫术。

3. 手术步骤　常规外阴阴道消毒后，取出宫颈扩张棒或导尿管；探测宫腔深度，必要时扩张宫颈；用弯头有齿卵圆钳沿子宫后壁进入宫腔，探测羊膜囊，撕破羊膜囊，使羊水流尽；然后卵圆钳在宫腔内探测胎盘附着部位，当触及胎盘时有柔软感，钳夹住胎盘，轻轻转动，使胎盘逐渐剥离，并轻轻牵拉出子宫；当钳取胎儿时，应尽量先夹碎胎头或胎体骨骼，然后夹出，当胎儿肢体或脊柱通过宫颈管时，要保持纵位，以免 6 号吸管吸刮宫腔胎儿骨骼损伤宫颈；胎盘、胎儿取出后，用 6 号吸管吸刮宫腔 1 周。手术结束后仔细检查取出的胎儿、胎盘是否完整以及是否与妊娠月份相符合。

（三）人工流产对患者生理的影响

支配子宫的内脏神经主要来自 $T_{10\sim12}$，$L_{1\sim2}$ 交感神经支及 $S_{2\sim4}$ 副交感神经组成的盆神经丛。交感神经主要分布在子宫底、体，副交感神经主要分布在子宫颈，并在子宫颈旁内口处形成宫颈旁神经丛。在交感与副交感神经的传出纤维中也伴有传入的感觉神经纤维，感觉神经末梢在宫颈内口尤其丰富，术中扩张宫颈口和吸刮子宫壁时均产生较强烈的疼痛，同时可因占优势的副交感神经（迷走神经）兴奋，释放大量的乙酰胆碱，引起一系列迷走神兴奋症状，又称“心脑综合征”，对心血管系统产生一系列影响：

1. 冠状动脉痉挛，减少心肌血液供应，引起心悸、胸闷。

2. 抑制窦房结兴奋性，导致心动过缓、心律不齐、异位心律甚至心搏骤停。

3. 心肌收缩力减弱，心排出量减少，周围血管扩张，有效循环血量不足，导致组织灌注不足，组织缺氧，发生一过性休克症状。脑供血不足可产生头晕、抽搐甚至昏厥。

因此，在无麻醉的情况下进行人工流产刮宫术，常有不同程度的腰酸、腹胀、下腹疼痛等反应，多数孕妇能忍受。但有部分孕妇在手术过程中或手术结束时出现一系列症状，如心动过缓、心律不齐、血压下降、面色苍白、头昏、胸闷、恶心、呕吐、大汗淋淋等症状，严重者可发生昏厥甚至抽搐。由于反应轻重不一，其恢复过程也不一致。反应轻的，术后几分钟内逐渐恢复，但如迅速起立，可使症状再行加重，亦有在手术后起立时症状才出现；恢复慢的，可持续 1h 左右。患者原来心肺功能较差，术前未发现，如各类心脏病、严重贫血、哮喘、慢性肾炎等，因缺血或缺氧往往加剧上述反应的严重性，甚至出现心搏骤停。也有些患者只出现心动过缓或心律不齐，血压有不同程度的下降，以后出现呕吐。心电图检查可发现窦性心律不齐、窦性心动过缓、房室交界性逸搏、房室脱节、室性早搏，部分呈二联律、三联律，心电图改变随着症状消失而恢复正常。以单纯窦性心动过缓最为常见。

（四）人工流产术的镇痛方法

虽然人工流产术操作时间只有 3min～5min，但由于上述的原因，患者可出现疼痛和不适，甚至可引起兴奋神经反射亢进，引发人工流产综合征，因此，如何让患者安全、无痛、舒适状态下接受人工流产术，已受到普遍的关注，镇痛方法也日臻完善。

1. 局部麻醉

（1）宫颈旁神经阻滞：用 1%～2%利多卡因，于宫颈 4 点、8 点距宫颈口外缘 0.5cm 处进针，两侧分别各注药 0.5～1.5ml，可有效消除扩宫痛苦，减少“人工流产综合征”的发生。缺点是注药时局部疼痛和不能有效消除宫体宫底之神经反射。

（2）宫颈管及宫腔表面麻醉：以浸润 1%地卡因或 2%利多卡因的纱布条置入宫颈管进行宫颈管表面麻醉。以 1%利多卡因 10ml 注入宫腔也有一定的镇痛作用，但仍有镇痛不全和不能完全消除人工流产不良反应的缺点。

（3）椎管内麻醉：虽然能获得满意的麻醉效果，但因操作技术要求高、并发症严重，而且麻醉恢复时间长，不适用于门诊人工流产手术，一般仅适用于住院条件下的特殊病例。

2. 全身麻醉　根据手术的特点及要求，人工流产术采用全身麻醉最能达到无痛效果，和其他门诊手术一样，要求全麻起效快、苏醒迅速而完全，留院观察时间尽可能短。

人工流产的麻醉方法很多，主要以静脉麻醉为主。静脉麻醉药的选择有主要有丙泊酚、咪达唑仑、氯胺酮、依托咪酯，其中丙泊酚是目前在人工流产麻醉中应用最广的首选药物，它具有起效快、恢复快，诱导和恢复期平稳，醒后无残余作用的特点。但对循环和呼吸功能呈剂量依赖性抑制，推注速度过快和（或）用量过多，可发生低血压和呼吸抑制，如联合应用阿片类药，其抑制作用增强。据国内文献报道，采用复合芬太尼麻醉的人工流产术患者其呼吸抑制（SpO_2＜90%）的发生率可高达 10%～30%，多发生在给药后 1～2min 内，但也有少数患者呼吸抑制发生在手术结束后，甚至在唤醒之后再度进入睡眠发生呼吸抑制，甚至呼吸停止，已有患者于手术结束后因呼吸抑制未能及时发现而导致死亡的教训。芬太尼、丙泊酚均有呼吸抑制作用，其发生程度与剂量、推药速度呈正相关。单独应用丙泊酚要达到满意的镇痛效果有20%以上的受术者发生呼吸抑制。因此，在进行无痛人工流产时，静脉推注麻醉药（如丙泊酚、芬太尼）的速度不宜过快，同时必须严密观察呼吸情况，尤其是应常规监测 SpO_2。必须备好人工呼吸设备及氧源，麻醉者必须熟练掌握呼吸复苏技术。

丙泊酚静注后约10%～20%患者出现血压下降，心率减慢，部分患者可能由于药物诱导入睡后原精神紧张导致的心血管应激反应消失，术前增高的血压、心率趋于平稳，另外也与其引起外周血管扩张和对心脏的直接抑制作用有关。丙泊酚复合瑞芬太尼也取得令人满意的麻醉效果，但应注意两者复合应用时，对呼吸的抑制更为明显，应做好辅助呼吸的准备。

在我国，人工流产术全身麻醉是目前妇科门诊手术最广泛开展的麻醉技术，受到早孕者的欢迎，但毋庸置疑，全麻的各种危险仍然存在，有关医疗单位和麻醉者切不可轻视人工流产术麻醉的规范化管理，要求麻醉医师必须保证患者术前有足够禁食时间，避免术中呕吐误吸。麻醉医师必须具有高度的责任心和娴熟的麻醉技术，做好辅助呼吸和循环复苏用具和药物的准备，以确保麻醉安全。

（侯东男）

第六节　剖宫产麻醉

近年来，国内剖宫产率显著增高（25%～50%），剖宫产麻醉是产科麻醉的主要组成部分。麻醉医师既要保证母婴安全，又要满足手术要求、减少手术刺激引起的有害反应和术后并发症，这是剖宫产手术麻醉的基本原则。剖宫产麻醉的特点：其手术与其他专科手术比较相对简单、时间短小，如果不出现并发症则恢复较顺利，但由于麻醉医师面对的是产妇特殊的病理生理改变以及孕妇、胎儿的双重安危，不恰当的麻醉处理可导致严重的甚至致死性的后果，因此，剖宫产手术对麻醉的要求很高，我们对围麻醉期的每一个环节都必须予以高度的重视，如采用的技术方法和药物在使用前应反复权衡，避免或减少使用可能透过胎盘屏障的药物，麻醉方法的选择应力求做到个体化。

剖宫产麻醉要点：①麻醉医师应有足够的经验和预防、处理并发症的能力与条件，以最大限度保证母婴安全。②在妊娠期间孕妇的病理生理发生了一系列明显的变化，必须针对这些变化考虑麻醉处理，做好紧急处理失血、栓塞、呼吸循环骤停等严重并发症的应对措施。③一些妊娠并发症如先兆子痫、子痫、产前与产后出血等增加了麻醉风险，麻醉医师应拓宽知识面，能事先考虑到并有效处理围产期的各种问题。因此，作好剖宫产麻醉的关键是必须通晓产妇的病理生理改变，掌握各种麻醉技术，了解麻醉药物对胎儿的影响，合理选择麻醉方法，并注重围术期麻醉医师、产科医师、及相关人员及时有效的沟通与协作，这样才能最大限度地保证母婴安全。

一、择期剖宫产麻醉

（一）麻醉特点

目前，造成择期剖宫产率升高的原因是多方面的：1）选择性剖宫产（caesarean delivery on

maternal request)比率的上升是使剖宫产率增高的原因之一。国外把以社会因素为指征的剖宫产称为选择性剖宫产，即指母体无合并症，缺乏明显的医学指征而患者积极要求的剖宫产。2)母婴有异常者，为了确保母婴安全，临床工作中常常放宽了剖宫产的指征，如：①头位难产，包括：骨盆狭窄、畸形、头盆不称、巨大胎儿、胎头位置异常等。②瘢痕子宫。③胎位异常，包括：臀位、横位等。④中重度妊娠高血压综合征。⑤前置胎盘。⑥妊娠合并症。3)剖宫产手术技术和麻醉安全性的提高，使剖宫产率有了不断上升的趋势。其麻醉特点为：①麻醉医生、产科医生、患者三方都有充足的准备时间，利于术前准备，包括满意的禁食水，良好的术前评估、合理的麻醉选择等。②没有发动宫缩的产妇剖宫产后易出现宫缩乏力，应备好促进子宫收缩的药物及做好补液、输血的准备。

（二）麻醉前准备及注意事项

麻醉医生必须深刻地认识到产科麻醉的风险，高度的警惕性与合理的防范措施可确保产科麻醉的安全。

1.术前评估　麻醉医师应全面了解孕产妇有关病史，包括既往史、药物过敏史、实验室检查结果，同时在麻醉前产科医师应监测胎心，预测手术的紧迫程度及胎儿的风险，并同麻醉医师积极沟通母胎的情况，产妇是否合并有严重并发症，如妊娠高血压综合征、先兆子痫、心肝肾功能不良等，并了解术前多科会诊结果、术前用药的效果以指导术中用药，对凝血功能障碍或估计有大出血的产妇应做好补充血容量和纠正凝血障碍的各种准备。麻醉前必须评估凝血功能状态，对凝血功能的评估以及麻醉方法的选择可能是年轻麻醉医师的难点。许多行剖宫产的产妇往往合并凝血功能异常，如妊娠期高血压疾病、子痫、HELLP综合征(妊娠高血压综合征患者并发溶血、肝酶升高和血小板减少，称为HELLP综合征)、预防性抗凝治疗等。评估凝血功能的方法包括实验室检查及临床观察是否有出血倾向的表现，其中实验室检查方法主要有：出血时间(BT)、凝血酶原时间(PT)、部分凝血酶原激活时间(APTT)、血小板计数(PC)、国际标准化比率(PT－INR)、血栓弹性图描记法等。只有通过对多种检查结果的综合分析，才能全面评估产妇的凝血功能情况。产妇的血小板由于高凝状态的耗损往往较低，美国麻醉学会(ASA)曾建议血小板$<100\times10^9/L$的产妇尽量避免椎管内麻醉而选择全身麻醉。但国内学者认为血小板$<50\times10^9/L$或出血时间>12min应禁忌椎管内麻醉。血小板在$50\sim100\times10^9/L$之间且出血时间接近正常者应属相对禁忌，预计全麻插管困难者可谨慎选用椎管内麻醉，但需注意操作轻柔。另外，如果各项凝血功能的实验室检查结果都正常而且临床上无任何易出血倾向表现者，只要血小板$>50\times10^9/L$，也可谨慎选用椎管内麻醉。当然，麻醉方法的选择还与麻醉医师的熟练程度密切相关。

2.术前禁食禁饮　由于产妇胃排空延迟、不完全，对于择期剖宫产产妇必须禁食固体食物6～8h，对于无并发症的产妇在麻醉前2h可以进清液体。由于产妇糖耐量下降，考虑到胎儿的糖供应，术前可补充适量的5%葡萄糖液。

3.术前用药　目前，剖宫产术前镇静药的应用并不常见，但对于某些具有合并症的产妇，如：先兆子痫或其他原因引起的癫痫样发作、抽搐等，必须给予镇静剂加以控制。对于合并精神亢奋、焦虑过度的产妇在耐心劝解效果不良时可以在严密监测母胎情况下静注咪达唑仑1.0～2.5mg。

对于可以选择椎管内麻醉的产妇，不常规给予抗酸剂，选择全麻的产妇为了降低胃内容物的酸度，可在麻醉前给予抗酸剂，临床常用H_2受体拮抗剂，如西咪替丁(cimetidine)、雷米替丁(ranitidine)以减少胃酸的分泌,需要注意的是 H_2 受体拮抗剂不能影响胃内容物本来的酸度,需在麻醉前 2h 前应用才有效。或者术前 30min 内口服枸橼酸钠(sodium citrate)液 30ml,效果更佳。

对于易恶心、呕吐的产妇可以麻醉前静注 5－HT 受体拮抗剂如格拉司琼、恩丹西酮等,以预防术中各种原因导致的恶心、呕吐,减少反流、误吸的发生率。

4.麻醉方法的选择及准备　择期剖宫产术的麻醉选择主要取决于产妇的情况,大多数可以选择椎管内麻醉,包括硬膜外麻醉,蛛网膜下腔麻醉或腰麻一硬膜外联合麻醉。对于椎管内麻醉有禁忌证或合并精神病不能合作的患者,可选择全身麻醉。

麻醉前,麻醉医师必须亲自检查麻醉机、氧气、吸引器、产妇及新生儿的急救设备、药物,以便随时取用。根据术前的评估状况,向巡台护士口头医嘱患者所需的套管针型号及穿刺部位,以便输血、补液。备好各项监测手段,包括血压、心电图、脉搏氧饱和度。对于心肺功能障碍、凝血功能障碍等高危产妇应进行有创监测,动态观察动脉压及中心静脉压,以指导术中容量补充,并可以及时进行血气分析,合理调节产妇的内环境稳态。

5.术前知情同意　麻醉医师经过认真的术前评估后,拟定麻醉方案,向产妇简述麻醉过程,以征得其信任与配合,并客观地向患者及其家属交待麻醉风险,以获得理解与同意并签写麻醉同意书。对于选择性剖宫产者,要特别注意意外情况的告知,如麻醉的严重并发症,围产期大出血等。

6.关于预防性扩容　剖宫产麻醉大多数选择椎管内麻醉,椎管内麻醉后,由于交感神经阻滞,血管扩张,相对血容量不足而引起低血压;加之产妇仰卧位时下腔静脉受压,使回心血量下降而发生仰卧位低血压综合征。产妇低血压又会导致子宫血流量下降,引起胎儿缺氧,所以为了减少椎管内麻醉所致低血压的发生,在实施椎管内麻醉前进行预防性扩容治疗是十分必要的。

(1)晶体液的选择:生理盐水虽为等张液,但除含钠离子和氯离子外不含其他电解质,且氯离子含量高于血浆,大量输入可造成高钠血症和高氯血症,现已被乳酸钠林格液取代。

1)乳酸钠林格液:林格液是在生理盐水的基础上增加了 Ca^{2+}、K^+ 等电解质,属等张溶液。乳酸钠林格液在此基础上又增加了乳酸钠 28mmol/L,更接近于细胞外液的组成,但为低 Na^+、低渗液。乳酸钠林格液又称为平衡盐溶液,主要用于补充细胞外液容量。输入后在血管内存留时间很短,且还有稀释血液,对红细胞的解聚作用,妊娠末期,产妇自身血容量增多,常合并有稀释性血细胞降低,因此,椎管内麻醉引起的低血压不能完全通过乳酸钠林格液来纠正,相反,大量输注可以降低携氧能力,使剖宫产后肺水肿与外周水肿的危险性增加。

2)葡萄糖液:葡萄糖液是临床上常用的不含电解质的晶体液,然而,麻醉与手术期间由于应激反应会使血糖增高,若术中输入葡萄糖液,产妇和胎儿都可能发生高血糖,并且出现相关的副作用,可降低脐动静脉血的 pH 和胎儿的血氧饱和度,出现新生儿反应性低血糖和大脑缺血引起的神经系统功能损伤。因此,剖宫产术中基本不用葡萄糖液扩容。

(2)胶体液的应用:剖宫产麻醉前应用胶体液主要是预防低血压,在 Ueyama 的研究中用晶体液(乳酸林格液)与胶体液(中分子羟乙基淀粉)做了扩容效应的比较:当快速输注 1500ml 晶体液后 30min,仅 28%的输注量留在血管内,只增加血容量 8%,而心排出量无显著变化。当输注胶体液(贺斯,HES)后,100%留在血管腔内,输入 500ml 和 1000ml 胶体液可分别增加心排出量 15%和 43%,同时降低腰麻引起的低血压发生率达到 17%和 58%。这一研究结果表明若想有效降低低血压的发生率，预防性扩容必须足量到使心排出量增加，选择胶体液可以达到事半功倍的效果。

在剖宫产术中目前常用的胶体液有羟乙基淀粉（贺斯和万汶）、琥珀酰明胶（佳乐施）。临床一般选择晶体液与胶体液的容量比为 2∶1 至 3∶1 之间，既可有效减少低血压的发生，对产妇和新生儿又不会带来任何不良影响，但研究显示明胶的类过敏反应发生率较羟乙基淀粉明显增高。

7. 围术期的用药

（1）术前应用地塞米松：择期剖宫产，尤其是选择性剖宫产，多数是在产程未发动、无宫缩情况下进行，容易引起新生儿湿肺等并发症，应用地塞米松预防可减少并发症的发生。地塞米松为糖皮质激素类药物，能刺激肺表面活性物质基因的转录，上调肺表面活性物质 mRNA（SPmRNA）的表达，并维持其稳定性，从而增加肺表面活性物质产生。此外应用地塞米松可以增加 SPmRNA 的水平，提高肺泡Ⅱ型细胞对表面活性物质激动剂如 ATP 的敏感性，且随地塞米松浓度升高敏感性升高。另外它还可通过多种途径促进肺成熟，如通过增加肺组织抗氧化酶活性，增加肺组织抗氧化损伤的能力，上调肺内皮型一氧化氮合成酶表达，增加上皮细胞钠离子通道活性等。而且静注地塞米松有预防恶心、呕吐的作用，研究显示，此作用的最低有效剂量为 5mg。

（2）预防性应用葡萄糖酸钙：妊娠时子宫肌组织尤其是子宫体胎盘附着部的肌细胞变肥大，胞浆内充满具有收缩活性的肌动蛋白和肌球蛋白，进入肌内的钙离子与肌动蛋白、肌球蛋白的结合，引起子宫收缩与缩复，对宫壁上的血管起压迫结扎止血作用，同时由于肌肉缩复使血管迂回曲折、血流阻滞，有利血栓形成血窦关闭。另外钙离子是凝血因子Ⅳ，在多个凝血环节上起促凝血作用。尤其对于术前没发动宫缩但要行选择性剖宫产的患者，由于术后部分患者子宫平滑肌细胞不能及时收缩致产后出血量增多。有研究报道，妊娠晚期选择性剖宫产术前静滴葡萄糖酸钙能有效预防产后出血、降低产后出血发生率。

（3）预防性应用抗生素：关于预防性应用抗生素问题一直有争议，提倡应用者认为：正常孕妇阴道和宫颈内存在着大量细菌，各种菌群保持着相对稳定性，当剖宫产时子宫切口的创伤，手术干扰和出血等可使机体免疫抵抗力下降，为阴道内细菌上行入侵和繁殖创造了机会。细菌一旦入侵后即大量繁殖，其倍增时间为 15～20min。因此选择性剖宫产术后感染实为阴道内潜在病原菌的内源性感染。鉴于选择性剖宫产术前患者并无感染存在，抗生素的使用完全是预防手术创伤而引起的感染，故抗生素应在细菌污染或入侵组织前后很短时间内达到局部组织。术前 30min 应用抗生素能把大量的细菌消灭在手术前，当手术时药效在血液中已达到高峰。但麻醉医师须了解抗生素与麻醉药物的关系，避免围术期药物的相互作用对母婴安全造成影响。

总之，应高度重视剖宫产麻醉的术前评估与准备工作，产科医师、接产护士、麻醉医师必须训练有素，各负其责并能积极配合，从而避免人为因素、设备因素等造成严重并发症。

（三）麻醉方法的选择

择期剖宫产最常用的麻醉方法为椎管内麻醉（腰麻、连续硬膜外麻醉、腰麻－硬膜外联合麻醉）和全身麻醉，只有在极特殊的情况下，选用局部浸润麻醉，每种麻醉方法都有其优缺点，麻醉方法的选择应根据产妇的身体状况、预计剖宫产手术时间、麻醉医师对麻醉技术的熟练程度等来决定。尽可能做到因人施麻，在保证母婴安全的前提下个体化地选择麻醉方法、麻醉药物的种类和剂量。

1. 椎管内麻醉　因具有镇痛完善、肌松满意、便于术后镇痛、对胎儿影响小等特点，适用于大多数择期剖宫产手术患者。

(1)连续硬膜外阻滞(continuous epidural anesthesia，CEA)

1)连续硬膜外阻滞的特点：①硬膜外阻滞在剖宫产术中镇痛效果可靠，麻醉平面易于控制，一般不超过 T_6。②局麻药起效缓慢，血压下降缓慢易于调节，仰卧位低血压综合征的发生率明显低于蛛网膜下腔阻滞。③并发症少，便于术后镇痛。④对母婴不良影响小，由于阻滞区的血管扩张，动静脉阻力下降，可减轻心脏前后负荷，对心功能不全的产妇有利；区域阻滞后可增加脐血流而不增加其血管阻力，对胎儿有利。⑤与全麻相比降低了静脉血栓的发生率。

2)连续硬膜外阻滞的方法：硬膜外隙穿刺采取左侧卧位(或右侧)，常用的 CEA 有两种：①一点法：$L_{1\sim2}$ 或 $L_{2\sim3}$ 穿刺置管的连续硬膜外麻醉，麻醉平面上界控制在 $T_{6\sim8}$。优点：减少多点穿刺所造成的穿刺损伤；不足之处在于麻醉诱导潜伏期较长，延长了胎儿娩出时间，对急需娩出胎儿者不利。②两点法：$T_{12}\sim L_1$，$L_{2\sim3}$ 或 $L_{3\sim4}$ 穿刺分别向头尾侧置管进行双管持续硬膜外麻醉。优点在于用药量小，阻滞作用出现快于一点法，但 $L_{2\sim3}$ 或 $L_{3\sim4}$ 易置管困难，可在备好急救药品、静脉通路的前提下行 $T_{12}\sim L_1$ 穿刺向头侧置管，$L_{2\sim3}$ 或 $L_{3\sim4}$ 不置管，单次推入适量局麻药，平卧后了解麻醉平面情况后于 $T_{12}\sim L_1$，再注入适量局麻药。其优点是用药量小，麻醉阻滞作用出现快，无置管困难发生。通过我们大样本的临床研究显示：硬膜外导管置入的顺畅程度、注入试验量以后导管内是否有回流均与硬膜外麻醉效果有显著的相关性。

3)常用局麻药的选择：由于酰胺类局麻药渗透性强，作用时间较长，不良反应较少，普遍用于产科麻醉。我国目前最常用的局麻药为：利多卡因、布比卡因、罗哌卡因。①利多卡因(lidocaine)：为酰胺类中效局麻药。剖宫产硬膜外阻滞常用 1.5%～2.0%溶液，起效时间平均 5～7min，达到完善的节段扩散需 15～20min，时效可维持 30～40min，试验量后应分次注药，总量因身高、肥胖程度不同而应有所差异。可与布比卡因或罗哌卡因合用，增强麻醉效果、延长麻醉时间。1.73%碳酸利多卡因制剂，渗透性强，起效快于盐酸利多卡因，适于产科硬膜外麻醉，但其维持时间亦短于盐酸利多卡因。②布比卡因(bupivacaine)：为酰胺类长效局麻药。0.5%以上浓度腹部肌松尚可，起效时间约 18min，镇痛作用时间比利多卡因长 2～3 倍，由于其与母体血浆蛋白的结合度高于利多卡因等因素，相比之下布比卡因不易透过胎盘屏障，对新生儿无明显的抑制作用，但布比卡因的心脏毒性较强，一旦入血会出现循环虚脱，若出现严重的室性心率失常或心搏骤停，复苏非常困难。因此剖宫产硬膜外麻醉时很少单独使用布比卡因，可与利多卡因合用，增强麻醉效果，减少毒性反应。③罗哌卡因(ropivacaine)：是一种新型的长效酰胺类局麻药，神经阻滞效能大于利多卡因，小于布比卡因。起效时间 5～15min，作用时间与布比卡因相似，感觉阻滞时间可达 4～6h，与布比卡因相当浓度、相同容量对比，罗哌卡因起效快、麻醉平面扩散广、运动阻滞作用消退快、感觉阻滞消退慢、肌松效果略弱，但神经毒性、心脏毒性均小于布比卡因。在剖宫产硬膜外麻醉中其常用浓度为 0.50%～0.75%的溶液，总量不超过 150mg，可与盐酸利多卡因合用，但不可以与碳酸利多卡因合用(避免结晶物的产生)。

4)常见并发症及处理

①低血压：硬膜外阻滞后引起交感神经阻滞，其所支配的外周静脉扩张，导致血容量相对

不足，易发生低血压；如平面高达 $T_{1\sim5}$ 时则阻滞心交感神经，迷走神经相对亢进，出现心动过缓，分钟心排出量下降，进一步引起血压下降；有 90％临产妇在仰卧位时下腔静脉被子宫压迫，使回心血量减少，即出现仰卧位低血压综合征，表现为血压降低、心动过速或过缓、并伴恶心、呕吐、大汗。如不及时处理，重者会虚脱和晕厥，甚至意识消失。持续低血压将影响产妇肾与子宫胎盘的灌注，对母胎都会带来不良影响，应高度重视，积极防治。

预防性的扩容会减低硬膜外麻醉下低血压的发生率；由于子宫压迫下腔静脉，其回流受限，下肢静脉血通过椎管内和椎旁丛及奇静脉等回流至上腔静脉，使椎管内静脉扩张，硬膜外间隙相对变窄，因此临产妇硬膜外腔局麻药的容量应少于非产妇，且应根据身高、体重做到个体化，少量分次注入直到满意的阻滞平面可降低低血压的发生率；产妇在硬膜外穿刺后向左倾斜 30°体位可避免仰卧位低血压综合征的发生。在扩容的基础上如血压下降大于基础值的 20％，可使用血管活性药物，目前常用静注麻黄碱 5～10mg，但研究显示，麻黄碱在维持血流动力学稳定的同时却减少了子宫胎盘的血流。2007ASA 产科麻醉的指南中指出对于不存在心动过缓的患者可以优先使用苯肾上腺素（0.1mg/次），因为它可以改善胎儿的基础酸状态。如出现心动过缓，可静注阿托品 0.3～0.5mg。麻醉中除连续监测心率血压外，产妇应持续面罩吸氧。

②恶心呕吐：硬膜外麻醉下剖宫产时的恶心、呕吐主要源于血压骤降，脑供氧减少，兴奋呕吐中枢；其次，迷走神经功能亢进，胃肠蠕动增加也增加了此并发症的风险。

处理上应首先测定麻醉平面和确定是否有血压降低，并采取相应措施；其次，暂停手术，以减少迷走神经刺激，一般多能收到良好效果。若不能控制呕吐，可考虑使用止吐药氟哌啶，甲氧氯普胺（胃复安）或 $5-HT_3$ 受体拮抗剂恩丹西酮、格拉司琼、阿扎司琼、托烷司琼等。

③呼吸抑制：硬膜外麻醉下剖宫产时的呼吸抑制多数是由于局麻药误入蛛网膜下隙，或局麻药相对容量过大，使药物扩散广泛引起，由此导致麻醉平面过高，胸段脊神经阻滞，引起肋间神经麻痹、呼吸抑制，表现为胸式呼吸减弱，腹式呼吸增强，严重时产妇潮气量不足，咳嗽无力，不能发声，甚至发绀。

因此，再次强调注入局麻药时应少量多次给予到满意平面，严密观察心率、血压变化及麻醉平面的扩散范围，能及时避免此并发症的发生。一旦出现呼吸困难处理原则同全脊麻，应迅速面罩辅助或控制通气，直至肋间肌张力恢复为止，必要时行气管内插管机械通气。同时静注血管活性药来维持循环的稳定。

④寒战：与其他手术相比，剖宫产产妇的寒战发生率较高，可高达 62％。其机制可能为：a. 妊娠晚期基础代谢率增高，循环加快，阻滞区血管扩张散热增加。b. 在胎儿娩出后，因腹内压骤降，使内脏血管扩张而散热增多。c. 羊水和出血带走了大量的热量。d. 注射催产素后，血管扩张等因素而使寒战更为易发。寒战使产妇耗氧量增加，引起产妇不适，重者可导致胎儿宫内窘迫。目前，尚未发现决定寒战反应的特定解剖学结构或生理药理作用部位，可能是神经内分泌及运动等系统共同调节寒战的发生、发展过程。

建议椎管内麻醉下剖宫产产妇应采取保温措施，维持适当的室温，尽可能使用温液体输注，最大程度地减少产妇寒战的发生。寒战发生后，应当常规面罩吸氧，避免因产妇缺氧而导致胎儿宫内窒息的发生，并且及时采取有效的治疗措施。有研究表明，μ 受体激动剂对术后寒战有一定的治疗效应，其中镇痛剂量的哌替啶具有独特的抗寒战效应；有研究证实硬膜外麻醉前静脉注射 1mg/kg 曲马多可防治剖宫产产妇的寒战，而曲马多的镇静作用较弱且极少透过胎盘，对新生儿基本上无影响，现已有静脉注射曲马多施行分娩镇痛的报道。

⑤硬膜外阻滞不充分：剖宫产麻醉在置管时发生异常感觉及阻滞效果不全的发生率显著高于一般人及同龄女性，当硬膜外麻醉后，阻滞范围达不到手术要求，产妇有痛感，肌松不良，牵拉反应明显，其原因有：硬膜外导管位置不良：包括进入椎间孔、偏于一侧、弯曲等；产妇进行过多次硬膜外阻滞致间隙出现粘连，使局麻药扩散受阻；局麻药的浓度与容量不足。

对于局麻药的浓度与容量不足，可追加局麻药量，静脉使用阿片类药最好在胎儿娩出后给予。Milon 等发现，硬膜外使用 1μg/kg 或 0.1mg 芬太尼，可以使产妇疼痛有所改善，芬太尼剂量＜100μg 时对母婴未见不良影响。如经以上处理后产妇仍感觉疼痛时可视母胎状况改换间隙重新穿刺或改成蛛网膜下腔阻滞或全麻完成手术。

⑥局麻药中毒：临产产妇由于下腔静脉受压、回流受限，硬膜外间隙内静脉血管怒张，穿刺针与导管易误入血管，一旦局麻药注入血管后会引发全身毒性反应。早期神经系统表现为头晕、耳鸣、舌麻、多语；心血管系统表现为心率加快、血压增高；呼吸系统表现为深或快速呼吸。血浆内局麻药浓度达到一定水平会出现面肌颤动、抽搐、意识丧失、深昏迷；心血管毒性反应：血压下降、心率减慢、心律失常、甚至心脏停搏。

硬膜外穿刺置管后、给药前应常规回抽注射器，看有无血液回流；给局麻药开始就密切观察产妇以早期发现中毒反应。一旦可疑毒性反应立即停止给药，面罩吸氧的同时注意观察产妇或试验性的再次给予并观察产妇的反应，如确定为全身毒性反应，应拔管重新穿刺。若没有及时发现，出现抽搐与惊厥应立即面罩加压给氧，静脉注入硫喷妥钠、咪达唑仑或地西泮中止抽搐与惊厥。同时边准备心肺复苏边继续行剖宫产术立刻中止妊娠，并做好新生儿复苏准备。

⑦全脊麻：全脊麻是硬膜外麻醉中最严重的并发症，若大量局麻药误入蛛网膜下腔，可迅速麻痹全部脊神经与脑神经，使循环与呼吸中枢迅速衰竭，若处理不及时则为产妇致死的主要原因。临床表现为注药后，出现迅速广泛的感觉与运动神经阻滞，意识丧失、呼吸衰竭、循环衰竭。

预防措施：麻醉医师熟练操作技巧，按常规细心操作，以免刺破硬膜，一旦穿破可向上改换间隙，但需注意注入局麻药用量减少，必要时改全麻完成手术。同时要求规范的操作程序，如试验剂量 3～5ml 后的细心观察，置管、给药前的常规回抽，以及少量间断注药。

处理原则：一旦发现全脊髓麻醉，应当立即按照心肺脑复苏（CPCR）程序实施抢救处理，维持产妇呼吸及循环功能的稳定，若能维持稳定对产妇及胎儿没有明显不利影响。争取同时实施剖宫产术，尽快终止妊娠娩出胎儿。如果心搏骤停发生，施救者最多有 4～5min 来决定是否可以通过基本生命支持和进一步心脏生命支持干预使心脏复跳。娩出胎儿可能通过缓解对主动脉、腔静脉的压迫来改善心肺复苏产妇的效果。

（2）腰麻（SA）

1）腰麻的特点：①起效快，肌松良好，效果确切。②与硬膜外阻滞相比，用药量小，对母胎的药物毒性作用小。

2）腰麻的方法：左侧（或右侧）卧位，选择 $L_{3\sim4}$ 为穿刺部位。

3）常用局麻药及浓度的选择：①轻比重液，0.125％布比卡因 7.5～10mg（6～8ml），0.125％罗哌卡因 7.5～10mg（6～8ml）。②等比重液，5％布比卡因≤10mg，0.5％罗哌卡因≤10mg。③重比重液，0.75％布比卡因 2ml（15mg）＋10％葡萄糖 1ml＝3ml，注药 1.0～

1.5ml(5～7.5mg),0.75%罗哌卡因2ml(15mg)+10%葡萄糖1ml=3ml,注药2～2.5ml(10～12.5mg),临床中轻比重与重比重液常用。

4)常见并发症及处理

①头痛:是腰麻常见的并发症,由于脑脊液通过硬脊膜穿刺孔不断丢失,使脑脊液压力降低、脑血管扩张所致。腰麻后头痛与很多因素有关:穿刺针的直径、穿刺方法以及局麻药中加入辅助剂的种类均会影响到头痛的发生率,如加入葡萄糖可使头痛发生率增高,而加入芬太尼(10μg)头痛发生率则降低。典型的症状为直立位头痛,而平卧后则好转。疼痛多为枕部、顶部,偶尔也伴有耳鸣、畏光。

预防措施:尽可能采用细穿刺针(25G、26G或27G)以减轻此并发症;新型笔尖式穿刺针较斜面式穿刺针占有优势;直入法引起的脑脊液漏出多于旁入法,所以直入法引起的头痛发生率也高于旁入法。

治疗方法主要有:去枕平卧;充分扩容,避免应用高渗液体,使脑脊液生成量多于漏出量,其压力可逐渐恢复正常;静脉或口服咖啡因可以收缩脑血管,从而用于治疗腰麻后头痛;硬膜外持续输注生理盐水(15～25ml/h)也可用于治疗腰麻后头痛;硬膜外充填血(blood patch)法,经上述保守治疗后仍无效,可使用硬膜外充填血疗法。80%～85%脊麻后头痛患者,5天内可自愈。

②低血压:单纯腰麻后并发低血压的发生率高于硬膜外阻滞,其机制与处理原则同前所述,麻醉前进行预扩容,麻醉后调整患者的体位可能改善静脉回流,从而增加心排血量,防止低血压。进行扩容和调整体位后血压仍不升,应使用血管加压药,麻黄碱是最常用的药物,它兼有α及β受体兴奋作用,可收缩动脉血管以升高血压,也能加快心率,一次常用量为5～10mg。

③平面过广:腰麻中任何患者都可能出现平面过广,通常出现于脊麻诱导后不久。平面过广的症状和体征包括:恐惧、忧虑、恶心、呕吐、低血压、呼吸困难、甚至呼吸暂停、意识不清,治疗包括给氧、辅助呼吸及维持循环稳定。

④穿刺损伤:比较少见。在同一部位多次腰穿容易损伤,尤其当进针方向偏外侧时,可刺伤脊神经根。脊神经被刺伤后表现为1根或2根脊神经根炎的症状。

⑤化学或细菌性污染:局麻药被细菌、清洁剂或其他化学物质污染可引起神经损伤。用清洁剂或消毒液清洗脊麻针头,可导致无菌性脑膜炎。使用一次性脊麻用具既可避免无菌性脑膜炎,也可避免细菌性脑膜炎。而且局麻药的抽取、配制应注意无菌原则。

⑥马尾综合征:通常用于腰麻的局麻药无神经损伤作用,但是目前临床有腰麻后截瘫的报道。表现为脊麻后下肢感觉及运动功能长时间不恢复,神经系统检查发现鞍骶神经受累、大便失禁及尿道括约肌麻痹,恢复异常缓慢。

由于腰麻的并发症多且严重,近年来单独腰麻应用得较少。

(3)连续腰麻:随着微导管技术的出现,使得连续腰麻成为可能。连续腰麻的优点主要是使传统的腰麻时间任意延长;但是连续腰麻不仅操作不方便,而且导管置入蛛网膜下腔较费时、腰麻后头痛的发生率也随之增加,目前在临床上还很少应用。

(4)腰麻一硬膜外联合麻醉(CSEA)

1)腰麻一硬膜外联合麻醉的特点:CSEA是近年来逐渐受欢迎的一种新型麻醉技术,其优点:①起效快、肌松满意、阻滞效果好、镇痛作用完善。②麻醉药用量小,降低了药物对母体和胎儿的不良影响。③可控性好，灵活性强，可任意延长麻醉时间，并可提供术后镇痛。④笔尖式穿刺针对组织损伤小，脑脊液外漏少，头痛发生率低。

2）腰麻—硬膜外联合麻醉的方法：常用的 CSEA 有两种：①单点法（针内针法）：左侧（或右侧）卧位，选择进行穿刺，穿刺针进入硬膜外隙后，将腰麻针经硬膜外针内腔向前推进直到出现穿破硬脊膜的落空感，拔出腰麻针芯，见脑脊液流出，将局麻药注入蛛网膜下腔，然后拔出腰麻针，再经硬膜外针置入导管。其不足之处是当发生置管困难时，可能在置管时其麻醉固定于一侧或放弃置管则会出现麻醉平面不够。②双点法：常用 T_{12}～L_1 间隙行硬膜外穿刺置管，$L_{3\sim4}$ 间隙进行腰麻。优点在于麻醉平面易控性好，硬膜外穿刺和腰穿不在同一椎间隙，减少硬膜外注入的局麻药进入蛛网膜下腔的量及导管进入蛛网膜下腔的机会。

3）常用局麻药及浓度选择：常用局麻药的比重、浓度与药量同腰麻所述。

4）腰麻—硬膜外联合麻醉在临床应用中的地位及注意事项：①由于其阻滞快速、肌松完善等特点，使 CSEA 优于 CEA，尤其在紧急剖宫产时。②由于其头痛发生率、局麻药的用量、低血压发生率均低于 SA，使 CSEA 的临床应用多于 SA。③CSEA 在临床中应用的比例越来越高，但应注意硬膜外导管可经腰麻针穿破的硬脊膜孔误入蛛网膜下腔，硬膜外给药进行补充阻滞范围或进行术后镇痛时均应先注入试验量。④鉴于 CSEA 的患者有截瘫等神经损伤的发生率，建议选择 $L_{3\sim4}$ 间隙实施腰穿。

2. 全麻

（1）全麻的特点：剖宫产全身麻醉最大的优点是诱导迅速，低血压发生率低，能保持良好的通气，便于产妇气道和循环的管理。其次，全身麻醉效果确切、能完全消除产妇的紧张恐惧感、产生理想的肌松等都是区域麻醉无法比拟的，尤其适用于精神高度紧张与椎管内麻醉有禁忌的产妇。其不足在于母体容易呕吐或反流而致误吸，甚至死亡，此外，全麻的操作管理较为复杂，要求麻醉者有较全面的技术水平和设备条件，麻醉用药不当或维持过深有造成新生儿呼吸循环抑制的危险。

在我国，全麻在产科剖宫产术中应用不多，但近几年随着重症产妇的增多，为确保产妇与胎儿的安全，在全麻比例上升的同时，全麻的质量也逐渐在提高。

择期剖宫产采用全身麻醉的适应证：①凝血功能障碍者。②某些特殊心脏病患者，因心脏疾患不能耐受急性交感神经阻滞，如肥厚型心肌病，法洛四联症，单心室，Eisen－menger 综合征，二尖瓣狭窄，扩张型心肌病等。③严重脊柱畸形者。④背部皮肤炎症等不宜行椎管内麻醉者。⑤拒绝区域麻醉者。

全身麻醉对胎儿的影响主要通过 3 条途径：

1）全麻药物对胎儿的直接作用：目前所用的全麻药物几乎都会对胎儿产生不同程度的抑制作用，其中镇静、镇痛药的作用最明显。决定全麻药物对胎儿影响程度的关键因素除了用药种类和剂量外，主要是麻醉诱导至胎儿娩出时间（I－D Intervals）的长度。Datta 等认为，全麻下 I－D 时间＞8min 时就极有可能发生低 Apgar 评分，因此，应尽量缩短麻醉诱导至胎儿娩出时间，提高手术者的操作水平以缩短切皮至胎儿娩出时间，使全麻对胎儿的影响降到最低点。

2）全麻引起的血流动力学变化特别是子宫胎盘血流的改变对胎儿氧供的影响：在全麻时，尽管低血压发生率较低，但我们也应该意识到 90％的临产产妇平卧时子宫都会对腹主动脉、下腔静脉造成压迫，我们在手术前应考虑到体位的问题，避免仰卧位低血压综合征的发生，减少血管活性药物的使用，因为这些药物虽然可以维持血流动力学的稳定但是他们却减少了子宫胎盘的血流。

3）全麻过程中通气、换气情况的改变所致的酸碱变化及心排出量的变化对胎儿的影响：因产妇的氧耗量增加，功能残气量减少，氧储备量下降，在麻醉诱导前先用面罩吸纯氧或深吸气 5min，以避免产妇及胎儿低氧血症的发生。而且在全麻中应维持动脉二氧化碳分压在 4.27～4.53kPa（32～34mmHg），在胎儿娩出前避免过分过度通气，因由此产生的碱血症会使胎盘和脐带的血流变迟缓，并使母体的氧离曲线左移，减少氧的释放，影响母体向胎儿的氧转运。

（2）麻醉方法：产妇进入手术室后，采取左侧卧位或垫高右侧臀部 30°，使之稍向左侧倾斜。连续监测血压、心电图、脉搏血氧饱和度，开放静脉通路，准备吸引器，选择偏细的气管导管（ID 6.5～7.0mm）、软导丝、粗吸痰管及合适的喉镜，作好困难插管的准备。同时手术医师进行消毒、铺巾等工作准备，开始诱导前，充分吸氧去氮 3～5min。静脉快速诱导，硫喷妥钠（4～6mg/kg）或异丙酸（1.0～2.0mg/kg）、氯琥珀胆碱（1.0～1.5mg/kg）静脉注射，待产妇意识消失后由助手进行环状软骨压迫（用拇指和中指固定环状软骨，示指进行压迫），待咽喉肌松弛后放置喉镜行气管内插管。证实导管位置正确并使气管导管套囊充气后才可松开环状软骨压迫，此法可有效减少呕吐的发生。麻醉维持在胎儿娩出前后有所不同，胎儿娩出前需要浅麻醉，为满足产妇与胎儿的氧供可以吸入 1∶1 的氧气和氧化亚氮，并辅以适量吸入麻醉药（安氟烷、异氟烷、七氟烷），以不超过 1%为佳，肌松剂选用非去极化类（罗库溴胺、维库溴胺、顺阿曲库胺），这些药通过胎盘量少。阿片类药对胎儿异常敏感，宜取出胎儿，断脐后应用以及时加深麻醉。娩出胎儿后静注芬太尼（100μg）或舒芬太尼（10μg），同时氧化亚氮浓度可增至 70%。手术结束前 5～10min 停用吸入药，用高流量氧“冲洗”肺泡以加速苏醒。待产妇吞咽反射，呛咳反射和神志完全恢复后才可以拔除气管内导管。

总之，剖宫产全麻应注意的环节有：①仔细选择全麻药物及剂量。②有效防治仰卧位低血压综合征。③断脐前避免过度通气，以防止子宫动脉收缩后继发胎盘血流降低，对胎儿造成不利影响。④认真选择全麻诱导时机（待消毒，铺巾等手术准备就绪后再诱导），以尽力缩短 I—D 时间。通过注意各环节，全麻对胎儿的抑制是有可以避免的。

（3）全身麻醉的并发症及处理

1）插管困难（difficult intubation）：由于足月妊娠后产妇毛细血管充血，体内水分潴留，致舌、口底及咽喉等部位水肿；另一方面脂肪堆积于乳房及面部。这些产妇特有的病生理特点使困难气管插管的发生率大为提高。产妇困难插管的发生率约为 0.8%，较一般人群高 10 倍，Mallampati 气道评分Ⅳ级和上颌前突被认为是产妇困难气道的最大危险因素。产妇死亡病例中有 10%没有进行适当的气道评估，随着椎管内麻醉比例的增加，产妇总的死亡率有所下降，但全麻死亡率几乎没有改变。1979—1990 年的一项麻醉相关的产妇死亡的研究显示，因气道问题死亡占全麻死亡的 73%。问题在于：没有足够时间评估气道；意料外的气道水肿；急诊手术；操作者水平所限；对插管后位置确认不够重视等。对策：根据实际情况尽可能全面的评估气道；除常规备齐各型导管、吸引器械等设施外，可能尚需备气道食管联合导管、喉罩等气道应急设施，并作好困难插管的人员等准备，当气管插管失败后，使用面罩正压通气，或能使口咽通畅的仪器保证通气，如果仍不能通气或不能使患者清醒，那么就应该实施紧急气管切开了。

2)反流误吸(aspiration and regurgitation):反流误吸也是全麻产妇死亡的主要原因之一,急诊手术和困难插管时更容易出现。不作预防处理时,误吸综合征的发生率为0.064%。在美国,大多数医院碱化胃液已作为术前常规。尽管没有一个药物能杜绝反流,但30ml的非颗粒抗酸剂可显著降低反流后的风险。H_2受体阻滞剂(如雷尼替丁)虽能碱化胃液但不能立即起效,需提前2h服用,其余对策包括:术前严格禁食水;麻醉前肌注阿托品0.5mg;快速诱导插管时先给小剂量非去极化型肌松药如维库溴铵1mg以消除琥珀胆碱引起的肌颤,避免胃内压的显著升高;诱导期避免过度正压通气,并施行环状软骨压迫闭锁食管;给予5－HT受体拮抗剂如格拉司琼预防呕吐。

3)术中知晓(maternal awareness):术中知晓是产科全身麻醉关注的另一个问题,部分全麻剖宫产者主诉术中做梦或能回忆起术中的声音,但全麻剖宫产术中知晓的确切发生率目前尚无统计。术中知晓并不一定导致显性记忆,但即便是在没有显性记忆的情况下,隐性记忆也可产生不良影响,甚至是创伤后应激反应综合征(PTSD)。有研究发现,单纯50%的氧化亚氮(笑气)并不能提供足够的麻醉深度,术中知晓的发生率可高达26%。有学者对3000例孕妇辅以低浓度的强效挥发性麻醉药(如0.5%的氟烷、0.75%的异氟烷或1%的安氟烷或七氟烷),可使知晓发生率降至0.9%,同时不增加新生儿抑制。娩出后适当增加笑气和挥发性麻醉药的浓度,给予阿片类或苯二氮䓬类药物以维持足够的麻醉深度也可降低知晓的发生率。

4)新生儿抑制(newborn depression):除某些产前急症外,很多原因都可导致新生儿抑制,已证实,臀位和I－D时间延长是导致全麻下剖宫产新生儿抑制和窒息的重要因素。有研究显示,全麻和椎管内麻醉下行择期剖宫产时,新生儿酸碱状态、Apgar评分、血浆P－内啡肽水平、术后24小时和7天行为学均无明显差异,但全麻下I－D时间与1分钟Apgar评分存在显著相关。I－D时间<8分钟,对新生儿的抑制作用有限;I－D时间延长,可减少Apgar评分,但只要防止产妇低氧和过度通气、主动脉压迫和低血压或是控制I－D时间<3分钟,新生儿的酸碱状态可不受影响。

5)宫缩乏力(uterine atony):挥发性吸入麻醉药呈浓度相关性抑制宫缩,这在娩出前是有益的,但术后可能导致出血。有人分别用0.5MAC的异氟烷和8mg/(kg·d)异丙酚持续输注维持麻醉(两组都合用67%N_2O和33%O_2,),结果异氟烷组产妇宫缩不良比例较高。如果能将挥发性吸入麻醉药浓度控制在0.8～1.0MAC以下,子宫仍能对催产素有良好的反应。氧化亚氮对子宫张力无直接影响。氯胺酮对宫缩的影响各家报道不一。

6)产妇死亡(maternal mortality)和胎儿死亡(fetal mortality):尽管全麻下剖宫产的相对危险度较高,但考虑到全麻在高危剖宫产术中的地位,全麻剖宫产母婴死亡率高居不下也不足为奇。美国麻醉护士协会(AANA)对1990—1996年有关产科麻醉的内部资料进行回顾:新生儿死亡和产妇死亡是最常见的严重并发症,分别占27%和22%,产妇死亡病例中有89%是在全麻下实施剖宫产的,不能及时有效控制气道是导致产妇死亡最主要原因。

二、紧急剖宫产麻醉

紧急剖宫产是指分娩过程中母体或胎儿出现异常紧急情况需快速结束分娩而进行的手术,是产科抢救母胎生命的有效措施之一。常见原因为胎儿宫内窘迫、前置胎盘、胎盘早剥、脐带脱垂、忽略性横位、肩难产、子宫先兆破裂、产时子痫等,以急性胎儿宫内窘迫因素手术者为多见。由于手术是非常时刻临时决定的，以最快的速度结束产程、减少手术并发症、降低新生儿窒息率、保证母婴安全，高质量地完成手术是最终目的。故急诊剖宫产麻醉的选择非常重要。

紧急剖宫产时通常选择全麻，或静脉麻醉辅助下的局麻，也可通过原先行分娩镇痛的硬膜外导管施行硬膜外麻醉。美国妇产科学会（ACOG）指出，对于因胎心出现不确定节律变化而行剖宫产者，不必要将椎管内麻醉作为禁忌，腰麻一硬膜外联合麻醉使麻醉诱导时间缩短，镇痛及肌松作用完全，内脏牵拉反应少，避免了应用镇静镇痛药对胎儿造成的不良影响，减少新生儿窒息和手术后并发症，提高了剖宫产抢救胎儿的成功率，对减少手术后并发症起到很大的作用，是多数胎儿宫内窘迫可选择的麻醉方式。而且如果事先已置入硬膜外导管，通过给予速效的局麻药足以应付大多数紧急情况。如遇到子宫破裂、脐带脱垂伴显著心动过缓和产前大出血致休克等情况仍需实施全麻。

注意要点：①对急诊或子痫昏迷患者需行全麻时，宜按饱胃处理，留置胃管抽吸，尽可能排空胃内容物。术前给予 H_2 受体阻滞药，如甲氰咪胍以减少胃液分泌量和提高胃液的 pH 值，给予 5－HT 受体拮抗剂如格拉司琼预防呕吐。②快速诱导插管时先给小剂量非去极化型肌松药以消除琥珀胆碱引起的肌颤，避免胃内压的显著升高，插管时施行环状软骨压迫闭锁食管，以防反流误吸。③常规备好应对困难气道的器具如：小号气管导管、管芯、喉罩、纤支镜等。④由于氯胺酮的全身麻醉效应及其固有的交感神经兴奋作用，故对妊娠高血压综合征、有精神病史或饱胃产妇禁用，以免发生脑血管意外、呕吐误吸等严重后果。

三、特殊剖宫产麻醉

（一）多胎妊娠

一次妊娠有两个或两个以上的胎儿，称为多胎妊娠。多胎妊娠属高危妊娠，与单胎妊娠相比较，具有妊娠并发症发生率高，病情严重等特点，并易导致胎儿生长受限，低体重儿发生率高，其围产儿死亡率是单胎妊娠的 3～7 倍，随着辅助生育技术的提高和广泛开展，多胎妊娠发生率近年来有上升趋势，故如何做好多胎妊娠的分娩期处理十分重要。而多胎妊娠的分娩方式选择又与新生儿窒息密切相关，所以选择正确的分娩方式尤为重要。分娩方式对新生儿的影响：研究表明，第一胎儿出生后新生儿评分在剖宫产与阴道分娩两组间并无差异，而第二、三胎经阴道分娩组新生儿窒息率显著高于剖宫产组。因此对于手术前已明确胎位不正、胎儿较大、产道狭窄或阴道顺产可能性不大的多胎妊娠以及前置胎盘、妊娠高血压综合征、瘢痕子宫及有母体并发症的产妇等应以剖宫产为宜。

1. 多胎妊娠，妊娠期和分娩期的病理生理变化

（1）心肺功能易受损：多胎患者，宫底高，可引起腹腔和胸腔脏器受压，心肺功能受到影响，血流异常分布。胎儿取出后腹压骤减，受压的腹部脏器静脉扩张，双下肢血流增加，循环血容量不足引起血压下降；或胎儿取出后腹压骤减使下肢淤血回流，血压上升加重心衰。因此在取胎儿时严密观察血压、心率、呼吸的变化，进行补液和使用缩血管药或扩血管药维持循环稳定。

（2）易并发妊娠高血压综合征：由于子宫腔过大，子宫胎盘循环受阻造成胎盘缺氧，如合并羊水过多，使胎盘缺血更甚，更易发生妊娠高血压综合征，比单胎妊娠明显增多，发生时间更早，而且严重并发症如胎盘早剥、肺水肿、心衰多见。

(3)易并发贫血:多胎妊娠孕妇为供给多个胎儿生长发育,从母体中摄取的铁、叶酸等营养物质的量就更多,容易引起缺铁性贫血和巨幼红细胞性贫血;另外,多胎妊娠孕妇的血容量平均增加50%~60%,较单胎妊娠血容量增加10%,致使血浆稀释,血红蛋白和血细胞比容低、贫血发生程度严重,使胎儿发育受限。贫血不及时纠正,母体易发贫血性心脏病。

(4)易并发早产:多胎妊娠子宫过度膨胀,宫腔内压力增高,易发生胎膜早破,常不能维持到足月,早产儿及低体重儿是围产儿死亡的最主要因素,也是多胎妊娠最常见的并发症之一。

(5)易并发产后出血:多胎妊娠由于子宫腔容积增大,压力增高,子宫平滑肌纤维持续过度伸展导致其失去正常收缩功能,且多胎妊娠有较多的产前并发症。妊娠高血压综合征者因子宫肌层水肿,及长期使用硫酸镁解痉易引起宫缩乏力导致产后出血。此外,多胎妊娠子宫肌纤维缺血缺氧、贫血和凝血功能的变化、胎盘附着面大,使其更容易发生产后出血。准备好常用的缩宫剂:如缩宫素、卡孕栓等,以及母婴急救物品、药品;术中建立两条静脉通道,作好输血、输液的准备。

2.多胎妊娠的麻醉处理要点

(1)重视术前准备:合并心衰者一般需经内科强心、利尿、扩血管、营养心肌等综合治疗以改善心功能。妊娠高血压综合征轻、中度者一般不予处理,重度者给硫酸镁等解痉控制血压,以提高麻醉和手术耐受性。

(2)椎管内麻醉是首选方法:因其止痛效果可靠,麻醉平面和血压较易控制。宫缩痛可获解除,对胎儿呼吸循环几乎无抑制。

(3)充分给氧:妊娠晚期由于多胎子宫过度膨胀,膈肌上抬可出现呼吸困难等压迫症状。贫血发生率达40%,还有严重并发症如心衰。氧疗能提高动脉血氧分压,对孕妇和胎儿均有利,故应常规面罩吸氧。

(4)合适体位:仰卧位时手术床应左倾20°~30°,以防仰卧位低血压综合征的发生。有报道90%产妇于临产期取平卧位时出现仰卧位低血压综合征。多胎妊娠发生率更高。

(5)加强术中监护:常规监测心电图、血压、脉搏血氧饱和度、尿量,维持术中生命体征平稳。血压过低、心率过缓者,给麻黄碱、阿托品等心血管活性药。心衰、妊娠高血压综合征者,随着硬膜外麻醉起效,血管扩张,血压一般会有所下降,只有少数患者才需降压处理。注意补液输血速度,特别是重度妊娠高血压综合征者,往往已使用大量镇静解痉药及降压利尿药,注意预防术中、术后循环衰竭的发生。

(6)促进子宫收缩减少产时出血:多胎妊娠剖宫产中最常见并发症是产后出血,主要原因是子宫收缩力差。子宫肌层注射缩宫素10U,静脉滴注缩宫素20U,多能获得理想的宫缩力量,促进子宫收缩减少产后出血。

(7)重视新生儿急救处理:由于双胎妊娠子宫过度膨胀,发生早产可能性明显增加,平均孕期260d,有一半胎儿体重<2500g。多胎妊娠的新生儿中低体重儿,早产儿比例多,应做好新生儿抢救保暖准备,尽快清除呼吸道异物。重度窒息者尽早气管插管,及时建立有效通气。心率过缓者同时胸外心脏按摩,并注射血管活性药物和纠酸药品等。

(8)术后镇痛:适当的术后镇痛可缓解高血压,心衰,有利于产妇康复。

(二)畸形子宫

畸形子宫类型有双子宫、纵隔子宫、双角子宫、单角子宫、弓形子宫等。畸形子宫合并妊娠后,在分娩时可发生产程延长,胎儿猝死以及胎盘滞留等。为挽救胎儿,畸形子宫妊娠的分娩方式多采用剖宫产。但就麻醉而言，无特殊处理，一般采用椎管内麻醉均可满足手术。

（三）宫内死胎

指与孕期无关，胎儿在完全排出或取出前死亡。尽管围产期死亡率下降，宫内死胎的发生率一直持续在0.32%，宫内死胎稽留可引起严重的并发症——“死胎综合征”，这会引起潜在的、渐进的凝血障碍，纤维蛋白原浓度下降<120mg/dl，血小板减少<100000/μl，aPTT延长大多在纤维蛋白原浓度下降<100mg/dl时才出现。凝血障碍发生率（平均10%～20%）首先取决于死胎稽留的时间：在宫内胎儿死亡最初10天内这种并发症很少出现，时间若超过5周，25%～40%的病例预计发生凝血障碍病。因为从胎儿死亡到开始治疗的时间大多不明，确诊死胎后，为排除凝血障碍的诊断必须立即进行全套凝血检查：纤维蛋白原浓度、抗凝血酶Ⅲ浓度、血小板计数、aPTT、凝血活酶值以及D－二聚体。对血管内凝血因子消耗有诊断意义的是纤维蛋白原浓度下降至120mg/dl以下，抗凝血酶Ⅲ的明显下降，血小板减少至100000/μl以下，aPTT延长以及D－2聚体浓度升高。治疗应在止血能力降低时（如纤维蛋白原<100/dl），及时给予新鲜冰冻血浆，给予浓缩血小板的绝对适应证是血小板降至20000/μl以下。凝血障碍严重者均采用全麻完成手术。

（四）产妇脊柱畸形

产妇脊柱畸形，伴随不同程度的胸腔容量减小，加上妊娠中晚期膈肌上抬，严重者可出现肺纤维化、肺不张、肺血管闭塞或弯曲等，引起肺活量降低和肺循环阻力增加，导致肺动脉高压和肺源性心脏病。如发生肺部感染，更增加通气困难，易致心肺功能不全。此外，妊娠期血容量比非孕时血容量增加约35%，至孕32～34周达高峰，每次心排血量亦增加20%～30%，心脏负荷明显加重。因此脊柱畸形合并妊娠常引起呼吸循环衰竭，严重者威胁母儿生命。脊柱畸形孕妇对自然分娩的耐受力极低，一旦胎儿成熟，应择期行剖宫产终止妊娠，以孕36～37周为宜。临床麻醉医师应依据脊柱畸形部位、严重程度以及自身的麻醉技术水平来选择麻醉方式。

（宋保华）

第七节　产科重症麻醉

此章节重点讨论因怀孕或分娩导致的母胎危险性增加的病理产科，如：先兆子痫、早产、围产期的出血所导致的母体心血管功能障碍、子宫胎盘血流不良等。

一、先兆子痫－子痫

先兆子痫是在世界范围内引起母亲严重并发症甚至死亡和胎儿死亡的主要原因，在第三世界国家尤其突出。引起孕产妇死亡的原因包括：脑血管意外、肺水肿和肝脏坏死。

先兆子痫最重要的特征是在妊娠20周后初次发生的高血压和蛋白尿，可进一步分为轻度、中度和重度。轻度先兆子痫的定义是既往血压正常的女性其舒张压超过90mmHg，蛋白尿小于0.3g/24h。重度先兆子痫是指满足如下条件中至少一项者：①间隔6h以上的两次测压，收缩压大于160mmHg或舒张压大于110mmHg。②迅速升高的蛋白尿（>3g/24h）。③24h尿量少于400ml。④脑激惹或视觉障碍症状。⑤肺水肿或发绀。此外，不论高血压的程度如何，只要有惊厥发生就应诊断为子痫。

（一）病因学

先兆子一子痫的潜在机制目前仍未作出定论。一个主要理论是母体对胎儿组织出现了免疫排斥，最终引起子宫胎盘缺血。

（二）病理生理学

许多研究已表明，先兆子痫中缺血胎盘释放的子宫肾素、血管紧张素能广泛地影响全身小动脉，这将导致其闭塞性痉挛，特别是直径 200μm 以下的小动脉更易发生痉挛，从而引起高血压、组织缺氧、内皮受损。同时血管内物质如血小板，纤维蛋白等通过损伤的血管内皮而沉积，进一步使小动脉管腔狭小，外周血管阻力增加，使血液浓缩，血容量不足，全血及血浆黏度增高及高脂血症，可明显影响微循环灌流，促使血管内凝血的发生。血管紧张素介导的醛固酮分泌增加可增加钠的重吸收与水肿。这些病理变化必将导致重要脏器相应变化和凝血活性的改变。涉及的系统包括：

中枢神经系统：中枢神经系统激惹可表现为头痛、视觉障碍、反射亢进甚至惊厥。其病因学更倾向于建立在血管痉挛和缺氧的基础上，而非原先认为的大脑水肿。与高血压脑病不同的是，惊厥并非与血压的升高直接相关。

心血管系统：尽管先兆子痫常伴有水钠潴留，但液体与蛋白从血管内转移至血管外可导致血容量不足。先兆子痫产妇平均血容量较正常产妇血容量低 9%，在重度病例中可低至 30%～40%。外周血管收缩导致的体循环阻力增高和左室每搏功指数升高，易导致左室劳损，由此可能出现与中心静脉压和肺毛细血管楔压无甚关联的左室舒张功能障碍。因此容量治疗时应在 MAP、CVP 的监测下、在合理应用扩血管的药物下小心进行。

凝血系统：血小板附着于内皮损伤处导致消耗性凝血病，使多达三分之一的患者罹患血小板减少症，某些严重病例其血小板计数可急剧下降。此外还可能存在血小板功能的异常。严重病例可能进展为先兆子痫的特殊类型－HELLP 综合征，即：溶血（hemolysis），肝酶升高（elevated liver enzymes），血小板数降低（low platelets），而高血压和蛋白尿反而是轻微的。

呼吸系统：可表现为肺水肿和上呼吸道（特别是喉）水肿，它可造成呼吸窘迫和气管插管困难，临床中应特别注意，但在病程末期以前很少出现肺的受累。肺水肿最常见于分娩之后，多是由于循环负荷过重、心力衰竭或惊厥时吸入胃内容物造成。

肝脏：肝功能实验室检查显示肝酶水平升高而活性降低，在 HELLP 综合征中尤为突出，这可能是由肝血流降低导致不同程度和范围的缺血或坏死引起。肝破裂是一项罕见但常可致死的并发症。

肾脏：在肾脏肾小球内皮细胞水肿和纤维素沉积，造成毛细血管收缩，肾血流和肾小球滤过率降低，出现少尿和蛋白尿的特征性症状。在伴有低血压和 HELLP 综合征时，疾病常常进展到急性肾衰竭，不过，肾脏的预后通常良好。

胎儿胎盘单位：胎盘灌注减少普遍会导致胎儿宫内发育迟缓，胎盘早剥和早产也有很高的发生率。通常需要提早分娩，从而导致胎儿不成熟。

（三）围术期处理

先兆子痫的处理包括手术和非手术两方面。因为重症监护技术特别是心血管监控以及疼痛管理领域的专门技术均会起到重要的作用，所以严重先兆子痫病例的两方面处理都应有麻醉医师的参与。

减少母体和胎儿并发症的目标：处理高血压、预防与控制惊厥、提高组织灌注、液体疗法与少尿的处理、决定何时分娩、凝血功能异常的处理。在严重病例治疗应持续至分娩后 24～48h。

1. 高血压的控制　先兆子痫患者在降低血压的同时维持甚至提高组织灌注很重要，因此把高血压降至正常水平低限并不恰当，将平均动脉压控制在 100～140mmHg（130/90～170/110mmHg）较合适。轻度先兆子痫可能只需要卧床休息，以避免主动脉和腔静脉受压。扩血管应在扩容之后进行，以避免血压下降。

（1）肼苯哒嗪：静脉注射，每次给药 5mg，随后以 5～20mg/h 的速度持续静滴以控制血压。该药物是直接生效的血管扩张药，是用于控制先兆子痫性高血压的最常用药物，它可增加子宫胎盘和肾血流。双肼苯哒嗪起效缓慢（约 15min），重复给药应该间隔 20min。如果间隔时间不够可能会发生严重的低血压。低血压和心动过速通常对补液有良好的反应。

（2）甲基多巴：通常是有一定慢性因素的高血压患者的用药。标准剂量也可引起嗜睡、抑郁和体位性低血压。长期用药经验表明，孕妇分次用药，日剂量 1～3g 是安全的。

（3）硝苯地平：硝苯地平虽然是个合理的选择，但对于在先兆子痫患者中的应用尚未得到广泛研究。它的主要用途是对超高血压的紧急处理，常用剂量为 10mg 口服。短效硝苯地平的剂型为嚼服胶囊的形式，这种服药方法和广泛应用的舌下含服相比要有效和可靠得多。

（4）β受体阻滞剂：由于β受体阻滞剂对妊娠中晚期胎儿有毒性作用，出于担心β受体阻滞剂对胎儿的影响，在妊娠危重患者使用这类药物是不明智的。然而有人报道拉贝洛尔已在小部分患者中成功使用。

（5）硝普钠/硝酸甘油（持续泵入）：硝酸甘油主要作用于静脉容量血管，在扩容之后疗效会降低。硝普钠，一种强效的阻力和容量血管扩张剂，具有起效快和持续时间短的特点，看似理想的降压药，然而出于其代谢产物一氰化物对胎儿毒性的担心，限制了该药的临床应用。

（6）静脉液体疗法：有作者报道扩充血浆容量可从本质上促使血管扩张，降低血压，改善局部血流，优化血管扩张药物的效果。然而在严重的特别是产后发生的先兆子痫中，血浆胶体渗透压降低伴有左室功能障碍，可导致肺水肿和脑水肿的高发率。因此如果对严重病例进行扩容，就必须监测肺毛细血管楔压。中心静脉压的绝对值对预测肺水肿的风险并无价值，但是通过观察 CVP 的反应谨慎地静滴补液，也是判断心室处理新增容量能力的有用手段。

2. 惊厥管理　目前硫酸镁已被确立为预防反复的子痫惊厥的特效药。在先兆子痫患者惊厥的预防中，静注镁剂的地位也是明确的。尚无文献明确表明什么是终止子痫惊厥的最佳药物。

（1）硫酸镁：既是有效的脑血管扩张药，又是强有力的儿茶酚胺受体拮抗剂。治疗血药浓度位于 2～4mmol/L 之间。有两种普遍应用的给药方法：

肌肉加静脉注射法，指的是静注 4g 硫酸镁，静注时间要超过 20min；加上一次肌注 10g，随后每 4h 在每侧臀部各肌肉注射 5g。

静脉注射法则给予 4g 的负荷剂量，然后每小时 1 至 3g 持续静脉泵入以维持治疗血药浓度水平。

镁剂注射的主要不良反应是神经肌肉阻滞，它和血浆镁浓度成线性关系。通过每隔一小时检查膝反射的方法进行神经肌肉监测是判断早期毒性的标准手段。如果发生反射减退，应停止输液直至反射恢复。因为镁通过降低运动神经末梢乙酰胆碱释放，降低终板对乙酰胆碱敏感性和抑制骨骼肌膜兴奋性而增强去极化和非去极化肌松药作用时间和作用强度，在全麻应用肌松剂时最好有神经肌肉监测。肾脏是镁剂的唯一排泄途径，因此肾功能受损是使用镁离子的相对禁忌证。

(2)地西泮：仍是广泛用于终止惊厥发作的一线药物，每次给药 5～10mg，重复给药直至起效。可预防性使用地西泮 10mg/h 持续泵入，但可能导致过度镇静从而给气道带来危险。对胎儿特别是早产儿产生抑制是导致该药应用减少的主要原因之一。目前更倾向于使用硫酸镁。

(3)苯妥英：虽然该药在过去广泛用于子痫惊厥的预防和控制，但最近的证据并不支持这一用法。

惊厥的预防应该从出现头痛、视觉障碍、上腹痛或反射增强等大脑激惹征象时开始。单独的高血压并不一定是抗惊厥治疗的指征，惊厥也有可能在血压中度升高时发作，因此仅血压一项并非为预测惊厥发作可能性的可靠指标。

决定分娩：产科医师通常在母亲的疾病极其严重时采取择期剖宫产。这往往取决于母亲疾病和胎儿存活力之间的平衡。

(四)麻醉与镇痛

1. 术前准备

(1)详细了解治疗用药：包括药物种类和剂量，最后一次应用镇痛药和降压药的时间，以掌握药物对母胎的作用和不良反应，便于麻醉方法的选择和对可能发生不良反应的处理。

(2)临床观察：应常规观察硫酸镁用药后的尿量，有无呼吸抑制，检查膝反射、心率和心电图，有无房室传导阻滞，如有异常应查血镁离子浓度。一旦有中毒表现应给予钙剂拮抗治疗。

(3)术前停用降压药：应用 α、β 受体拮抗药；血管紧张素转换酶抑制剂，应在麻醉前 24～48h 停药。该类药与麻醉药多有协同作用，易导致术中低血压。

总之，麻醉医师必须确保血容量、肾功能以及高血压的控制和抗惊厥治疗是否已达到最佳状态。

2. 分娩镇痛　可以允许轻到中度先兆子痫患者继续正常分娩。如果凝血功能正常，及早进行硬膜外阻滞不仅有助于控制血压和扩张血管，还能减轻由疼痛引起的应激反应和儿茶酚胺释放，往往对患者的管理有所裨益。

3. 麻醉选择　先兆子痫剖腹产手术时怎样选择麻醉技术？是全身麻醉还是区域阻滞？母亲和胎儿的利益以及麻醉医师的相关技能都应被考虑在内。

全身麻醉是用于意识程度降低患者的唯一推荐方法，比如子痫、刚刚有惊厥发作或存在以下问题之一的患者：濒临子痫、严重凝血障碍、妨碍区域阻滞进针的解剖学问题、拟行区域阻滞的穿刺部位有感染。

全麻与区域麻醉用于先兆子痫的相对优劣势总结如表 13－5。

表 13－5　全麻与区域麻醉用于先兆子痫的相对优劣

	区域麻醉		全身麻醉	
	优势	劣势	优势	劣势
气道	无气管插管反应，无插管失败的风险	不能控制气道	可控制气道	过度的插管反应，插管失败的风险
惊厥	无	不能积极控制惊厥的危险	可以控制	
药物和技术	无须镇静药	惊厥的危险，高位阻滞的危险		母亲知晓，胎儿抑制
起效速度	腰麻快，5～10min	硬膜外麻醉较慢，20～30min	快，少于 5min	
血压控制	儿茶酚胺水平较低，不稳定性较小	低血压的危险	低血压较少见	儿茶酚胺水平增高，插管导致 BP、PAWP 和 CVP 的增高
凝血系统	未使用气道器械	血肿的危险	避免了脊髓血肿	气道出血的危险

（1）全身麻醉的实施

1）气道评估：气道水肿并非总是可预见的，但是喘鸣或面部水肿的存在可作为线索。Mallampati 评分可能在分娩中产生显著变化，所以应在立刻要实施全麻之前进行评分。惊厥发作后期、舌或黏膜破裂口也可作为困难插管的警示征象，这类病例可能需要在清醒时行经鼻气管插管。然而，由于这些患者困难气道的不可预见性，麻醉医师应针对不同病例准备相应的器具（比如管芯，喉罩，手术开放气道等）以及有经验的麻醉医师慎重对待困难或失败的插管。

2）诱导：预充氧气至少三分钟后予快速诱导剂；硫喷妥钠 4～5mg/kg 或异丙酚 2mg/kg 或依托咪酯 0.2mg/kg（不用氯胺酮），加琥珀酰胆碱（1.0～1.5mg/kg）。

不过在这段时间必须用一定的方法减轻喉镜和插管带来的血流动力学反应。有些方法已证实对胎儿健康有害，比如利多卡因、β 受体阻滞剂和长效阿片类药物等。有人使用血管扩张药（硝酸甘油和硝普钠），但是对胎儿氰化物中毒和母亲颅内压变化的担心限制了其应用。在使用琥珀酰胆碱前给予阿芬太尼 10μg/kg 能缓解升压反应，而且由于其作用时间短，只引起最小限度的胎儿抑制。

硫酸镁既有血管扩张作用，又有抗儿茶酚胺的作用。诱导后予 40mg/kg 静脉推注既能缓和升压反应又不会导致随后的血压过低（在清醒时给药会导致疼痛）。$MgSO_4$ 和阿芬太尼可合并用于严重病例从而减少各自的剂量（30.0mg/kg＋7.5μg/kg）。但如果孕妇高危（MAP 达 180mmHg），也可使用更高的剂量（60mg/kg＋30μg/kg）。

不推荐使用肌松药，尤其是在使用硫酸镁之后，因为前者可能在诱导前导致严重的肌无力。需注意的问题是在给予硫酸镁之后，琥珀酰胆碱应带来的肌束颤动可能不出现，给予琥珀酰胆碱后应计时 60 秒再尝试插管。

考虑到异氟烷可能引起脑血管痉挛或脑水肿或两者兼有，最好用中低浓度（0.5～1MAC）维持麻醉，并且在断脐后使用适当的阿片剂。

3）拔管：拔管引起的过度心血管反应常常被忽视，但它可能和插管时的心血管反应一样严重且具灾难性。此时使用 $MgSO_4$ 和阿芬太尼是不合理的，可以使用血管扩张药物（β 受体阻滞剂，特别是艾司洛尔），或者也可使用利多卡因。

(2)区域麻醉的实施：长期有人坚持认为除了最轻微的高血压以外，脊髓麻醉并不适合用于先兆子痫患者，因为可能会导致急剧的低血压。然而最近有作者研究脊髓麻醉在严重妊娠高血压综合征的应用后得到了乐观的结论：虽然在考虑到保守补液时低血压仍然是个问题，但是已经发现子宫胎盘血流并未减少甚至有可能增加，推测其可能的原因是小动脉扩张。

而实践告诉我们，正在使用血管扩张药(甲基多巴，硝苯地平，肼苯哒嗪等)治疗的稳定高血压患者是采用脊髓麻醉的合适候选病例，且术前药物管理得越好(液体加上血管扩张药)，低血压的问题就越少，与未经治疗的患者相比较越不容易发生血压降低。对于血压未控制、新近诊断或严重的高血压病例，如果没有快速分娩的必要(胎盘早剥，严重胎儿心动过缓)，硬膜外阻滞因具有起效慢、可控性好而成为先兆子痫患者的最理想选择。

(3)硬膜外麻醉和蛛网膜下腔阻滞的实施应符合操作常规

1)蛛网膜下腔阻滞：建议使用26G或更细的笔尖式穿刺针，根据患者的身高和腹围用1.0～1.6ml的重比重(加上葡萄糖)0.5%布比卡因进行麻醉。较高的患者需用较大的剂量，而体重较重的患者因其有较高的蛛网膜下腔压力，故而需要的量较少。阻滞平面高度的理想目标是T_6。

2)硬膜外麻醉：选择$L_{1\sim2}$或$L_{2\sim3}$的间隙实施硬膜外腔穿刺置管，使用标准试验剂量。负荷剂量应分次给予而非一次大量注入，从而使阻滞平面的高度缓慢上升，目标也是达到T_6的感觉平面。

我们在实施蛛网膜下腔阻滞时给予芬太尼的主剂量是10μg，硬膜外麻醉则是50～100μg，这会使感觉阻滞更加彻底。

不能仅仅应用扩容疗法简单处理低血压。更为理想的做法是使用合成胶体液(500ml琥珀酰明胶溶液或羟乙基淀粉溶液)和晶体液(1000ml乳酸钠林格液)扩容的同时，必要时分次静脉给予5mg麻黄碱，因为后者不会对子宫血流产生不利影响，维持血流动力学平稳。

(五)术后监护

先兆子痫中70%的惊厥和肺部并发症在术后发生。喉水肿可能在术中恶化，拔管后也可能发生气道窘迫，严重时需要再次插管。只要有临床指征，抗高血压治疗就应继续；只要患者有症状，抗惊厥药物也应维持。如果在术中使用了有创监测，术后就应在重症监护环境下继续使用。良好的术后镇痛可使这类病例的管理变得容易些。在少尿的情况下必须不断地密切关注液体平衡并加以纠正。

二、早产

早产(premature delivery)是指妊娠满28周至不满37足周间分娩者。在围产期死亡中约有75%与早产有关。

(一)病因学

与早产发生相关的因素有：①最常见的是下生殖道、泌尿道感染。②胎膜早破、绒毛膜羊膜炎，30%～40%早产与此有关。③子宫膨胀过度及胎盘因素：如羊水过多、多胎妊娠、前置胎盘及胎盘早剥等。④妊娠合并症与并发症：如先兆子痫、妊娠期肝内胆汁淤积症(intrahepatic cholestasis of pregnancy，ICP)、妊娠合并严重贫血、心脏病、慢性肾炎等。⑤子宫畸形：如纵隔子宫、双角子宫等。⑥宫颈内口松弛。⑦吸烟、酗酒。

（二）病理生理学

早产儿死亡的原因多为缺氧、颅内出血、呼吸窘迫综合征等。病理基础有：①早产儿的呼吸中枢和肺发育不全，毛细血管通透性高，易出现肺透明膜病等导致呼吸窘迫综合征。②早产儿的颅骨钙化不全，硬脑膜脆弱，脑血流调节功能不完善，因此容易出现产时窒息、脑出血等，尤其是在缺氧情况下，早产儿颅内压升高，易加重肺出血，硬肿症及颅内出血，最终导致死亡。因此选择合适的分娩方式或积极采取围产期的处理措施，力求产程平顺可降低围产期早产儿的死亡率。大量研究证实：在阴道分娩过程中恰当的镇痛与麻醉可降低围产期新生儿的死亡率；剖宫产由于缩短了取胎时间，并避免早产儿在产道下降时的颅骨变形而可能出现的脑静脉窦破裂及大血管撕裂也降低了早产儿的死亡率。

（三）围产期处理

1. 抑制宫缩药物的使用

（1）β_2—肾上腺素受体激动剂：能激动子宫平滑肌中的 β_2 受体，抑制子宫平滑肌收缩，减少子宫的活动。目前常用药物有：利托君和沙丁胺醇。

（2）硫酸镁：镁离子直接作用于子宫平滑肌细胞，拮抗钙离子对子宫收缩的活性，抑制子宫收缩。

（3）钙拮抗剂：是一类能选择性地减少慢通道的 Ca^{2+} 内流，从而干扰细胞内 Ca^{2+} 浓度而影响细胞功能的药物，能抑制子宫收缩。

（4）前列腺素合成酶抑制剂：前列腺素有刺激子宫收缩及软化宫颈的作用。前列腺素合成酶抑制剂可抑制前列腺素合成酶的合成或前列腺素的释放以抑制宫缩。

2. 预防新生儿呼吸窘迫综合征　对妊娠 35 周前的早产，应用肾上腺糖皮质激素 24h 后至 7d 内，能促进胎儿肺成熟，明显降低新生儿呼吸窘迫综合征的发生率。

（四）麻醉与镇痛要点

未成熟胎儿较到期新生儿更容易受产科镇痛与麻醉药物的影响。增强早产儿对药物敏感性的相关因素有：更少的药物结合蛋白；更高水平的胆红素，可以和药物竞争与蛋白的结合；由于血—脑脊液屏障发育不完善更多的药物进入中枢神经系统；体水多而脂肪含量低；代谢和清除药物能力低。

尽管早产儿有如上的这些缺陷，但事实上并不像我们想象的那么严重，在选择麻醉药物和技术时，考虑药物对新生儿的作用远没有预防窒息对胎儿的损伤重要。对于经阴道分娩者，硬膜外阻滞能消除产妇的下推感，松弛产道和会阴部；对于剖宫产分娩者应根据病情的紧急程度、母儿的状况、母亲的意愿等选择麻醉方式。

术中管理麻醉医师应该注意：产科医师为阻止早产经常术前应用多种药物抑制子宫活动，已报道了许多由此引发的母体并发症：低血压、低血钾、高血糖、心肌缺血、肺水肿和死亡。因此，术前应用了 β_2—肾上腺素受体激动剂者硬膜外阻滞时应减少一次用药量以防止产妇血压大幅度下降；术前存在心动过速、低血压和低血钾时全身麻醉会增加低血压发生的危险性；紧急扩容需小心以防发生肺水肿；避免应用氟烷（心律失常）、泮库溴胺（心动过速）；在非急诊条件下，从安胎停止到麻醉至少应延迟 3h 以便 β—交感作用消退；尽管血清钾降低，但是细胞内钾浓度常是正常的，因此一般不需补钾。

（五）对早产的患者，做好新生儿复苏的准备

Apgar 评分在 5 分以下者即为复苏的适应证，在 3 分以下为新生儿重度窒息，新生儿的

复苏以保持呼吸道通畅和使肺膨胀为首要，吸痰一定要充分，同时要注意保暖，因为温暖的环境(32～34℃)对新生儿的复苏最为有利。抗酸治疗常采用脐静脉给予5%$NaHCO_3$ 10ml。人工呼吸，在徒手复苏无效时，应立即喉镜直视下清理呼吸道，并气管插管，动作要轻柔，以纯氧控制呼吸，频率为30～40次/min，同时行心外按压。复苏时纳洛酮的应用：有研究发现1mm Apgar评分与脑脊液β—内啡肽呈高度负相关，窒息新生儿脐血β—内啡肽浓度升高，可引起新生儿肺功能障碍，由于纳洛酮与非特异性吗啡受体结合，成为竞争性吗啡抑制剂，使吗啡样物质β—内啡肽失活而起到治疗作用，可消除因β—内啡肽升高所致的一系列生物效应。再者纳洛酮还可拮抗因麻醉性镇痛药引起的呼吸抑制。复苏时建议采用心前区皮下注射纳洛酮0.4mg。

三、围产期出血

(一)产前出血

产前出血(antepartum haemorrhage，APH)，是妊娠期严重并发症，处理不当能危及母儿生命。最常见的产科原因为前置胎盘、胎盘早剥。

1.前置胎盘(placenta praevia)　孕28周后胎盘部分或全部附着于子宫下段，甚至胎盘下缘达到或覆盖宫颈内口，其位置低于胎先露部，称前置胎盘。分为完全型、部分型、边缘型。前置胎盘由于胎盘种植于子宫下段，部分并发胎盘植入，该部位肌层菲薄且已被动牵引伸长，缺乏足够有力的平滑肌层收缩止血，因此易发生产前出血休克与产后出血。

(1)病因

1)子宫内膜病变与损伤：如产褥感染、多产、人工流产、剖宫产等。

2)胎盘发育异常：如多胎妊娠、糖尿病、母儿血型不合、副胎盘、膜状胎盘等。

3)精卵滋养层发育迟缓。

4)其他：孕妇年龄大、经产妇、吸烟、可卡因成瘾等。

(2)诊断：当患者出现无痛淡红色阴道出血，尤其是怀孕第7个月以后应怀疑前置胎盘。超声可帮助确定诊断。

(3)围产期处理

1)期待治疗：适用于妊娠小于36周，胎儿存活，阴道流血不多，一般情况良好无需紧急分娩者。应绝对卧床休息，左侧卧位，吸氧；纠正贫血；适当用镇静剂；注意阴道流血情况，给予宫缩抑制剂，常用的有硫酸镁、沙丁胺醇，并应用地塞米松促胎儿肺成熟。

2)终止妊娠

①剖宫产术：剖宫产是目前处理完全性及部分性前置胎盘的主要手段。切口应尽量避开胎盘附着处，胎儿娩出后给予宫缩剂，迅速徒手剥离胎盘，大纱垫压迫止血；也可在明胶海绵上放凝血酶置出血部位再加纱垫压迫；或缝合子宫下段开放的血窦；或结扎子宫动脉或髂内动脉；或纱布条填塞宫腔；上述措施无效时，行子宫切除术。

②经阴道分娩：适用于边缘性前置胎盘、枕先露、出血量不多、短时间可经阴道分娩者。首先行人工破膜，使胎先露压迫胎盘止血，并可促进子宫收缩加速分娩，如出血量大或产程进展不顺利，立即改行剖宫产。

2.胎盘早剥(placental abruption)　妊娠20周后或分娩期，正常位置的胎盘在胎儿娩出前部分或全部从子宫壁剥离称为胎盘早剥。胎盘早剥起病急、进展快，易发生凝血功能障碍，引起 DIC，休克及 DIC 使肾脏的血液灌注量减少，导致急性肾功衰竭，也可引起垂体前叶缺血坏死（席汉综合征，Sheehan syndrome）。产妇的死亡率很高（1.8%～11.0%），而新生儿的死亡率更高，超过 50%。

（1）病因

1）子宫血管病变：慢性高血压、慢性肾脏疾病、重度先兆子痫等。

2）机械性因素：腹部外伤或孕期性交，外倒转胎位术、脐带过短等。

3）宫腔内压力突然降低。

4）子宫静脉压突然升高。

5）其他：前次胎盘早剥、孕妇吸烟、子宫平滑肌瘤、经产妇等。

（2）诊断：子宫触痛、张力过高和暗黑色、凝固的阴道出血是其特有的症状。但阴道失血量常会误导低估母体的实际失血量，胎盘后方可达 3000ml 以上的隐性失血而并无明显的外出血。然而，母亲血压和脉搏的改变会提示血容量不足。

（3）围产期处理

1）开放静脉，补充血容量，纠正休克。

2）终止妊娠

①剖宫产术：适用于胎儿窘迫，重型胎盘早剥尤其是初产妇，或孕妇病情恶化，不能在短时间内分娩者，而不论胎儿是否存活。取出胎儿后应马上给予宫缩剂，并按摩子宫。若发现子宫胎盘卒中，通过注射宫缩剂、热盐水湿敷，若不奏效可行子宫动脉上行支或髂内动脉结扎，或用可吸收线大 8 字缝合卒中部位的浆肌层，多能止血而保留子宫。若属不能控制的出血，应行子宫切除。

②阴道分娩：适用于孕妇一般情况较好，短时间内能结束分娩者。应立即人工破膜，宫口开全后，助产缩短第二产程。胎儿娩出后，立即手取胎盘，给予宫缩剂。应密切观察血压、脉搏、宫高，监测胎心率变化。必要时改行剖宫产。

（二）产后出血

产后出血（post partum hemorrhage，PPH）系指胎儿娩出后 24h 内阴道出血量超过或达到 500ml，是分娩期严重并发症，是产妇死亡的重要原因之一。最新的研究报道在欧美发达国家产后出血居孕产妇死亡原因的第 2 位，占 21.3%，仅次于先兆子痫（28%），而在我国居产妇死亡原因的首位。

1. 病因

（1）子宫收缩乏力是最常见的原因，约占产后出血总数的 70%～90%。

（2）胎盘因素：胎盘粘连、植入及畸形等。

（3）软产道裂伤。

（4）凝血功能障碍、羊水栓塞、重型胎盘早剥、重度先兆子痫等。

2. 诊断　胎儿娩出后 24h 内阴道出血量超过或达到 500ml 即可诊断。

3. 围产期处理

（1）补足血容量、面罩高浓度吸氧、子宫按摩以及使用促子宫收缩药物（表 13－6）。缩宫素是一种合成的九肽激素，是预防和治疗宫缩乏力性产后出血的常规药物，应引起注意的是使用缩宫素时无需使用大剂量。因为缩宫素是通过缩宫素受体起作用的，而体内缩宫素受体数量有限，大剂量的缩宫素对缩宫素受体起下调作用，从而影响疗效，同时缩宫素是一种血管扩张剂，可加剧低血压，继而引起循环衰竭。另一常用药物甲麦角新碱常规不能静脉注射，因为可能引起高血压，发生脑血管意外，只有抢救时可考虑静脉使用。应该在监测血压的情况下缓慢注射，一般不少于60秒。

(2)立即采取措施，暂时阻断子宫血运。宫腔填塞纱条将子宫提出腹腔，止血带绕经双侧骨盆漏斗韧带、子宫动脉于子宫下段后方扎紧，可达到预期效果。

(3)经短期内积极治疗无效者，应行子宫切除。

表13－6 常用促子宫收缩药物

药物	缩宫素	麦角新碱	卡前列素
分类	垂体神经激素	麦角生物碱	前列腺素
用法	静脉注射	肌肉注射	肌肉注射 子宫肌内注射
剂量	最高可达40IU/L	0.4mg肌注，重复一次高血压	0.25mg肌注，重复总量不超过1.0mg
副作用	快速推注时引起低血压	作用持久	高血压、肺动脉高压、支气管痉挛 不能静脉注射
说明	首选用药		

(三)产前、产后出血麻醉与镇痛要点

有产前、产后出血的产妇均有休克、重要脏器灌注不足的危险，因此麻醉医师除了提供麻醉以外更主要的是作好产妇复苏的准备。

1.麻醉前准备　该类患者麻醉前应注意评估循环功能状态和贫血程度。除检查血、尿常规、生物化学检查外，应重视血小板计数、纤维蛋白原定量、凝血酶原时间和凝血酶原激活时间检查，并做DIC筛查试验。警惕DIC和急性肾衰竭的发生，并予以防治。胎盘早剥是妊娠期发生凝血障碍最常见的原因，尤其是胎死宫内后，很可能发生DIC与凝血功能障碍。DIC可在发病后几小时内，甚至几分钟内发生，应密切注意监测。

2.作好抗休克治疗的准备　必须开放两条静脉或行深静脉穿刺置入单腔或双腔静脉导管，监测中心静脉压，为快速补血、补液，及时纠正凝血异常作好准备。术中除备好充足的血源还需做好成分输血的准备，如新鲜冷冻血浆、冷沉淀和浓缩血小板，在出血快速的情况下应使用加压输血器，大量输血易并发低体温，应及早使用液体加温的办法，在血源不足等特殊情况下可用O型血救急。

3.麻醉选择　产前出血多属急诊麻醉，麻醉选择应依病情轻重，胎心情况等综合考虑。凡母体有活动性出血，低血容量休克，有明确的凝血功能异常或DIC或要求在5～10min内进行剖宫产中止妊娠者，全身麻醉是唯一安全的选择。

4.作好人员及器械准备警惕困难气道。

5.全麻期间应避免母体过度通气。过度通气可使胸内压升高，心排血量减少，引起子宫与脐血流量减少，同时呼吸性碱中毒可导致子宫血管收缩，可能导致胎儿低氧血症、胎儿代谢性酸中毒、降低1分钟Apgar评分以及延迟胎儿开始自主呼吸的时间。

6.胎儿娩出后，立即使用宫缩剂子宫肌内及静脉注入，同时手法止血，若出血量太大，经短期内积极治疗无效者，应行子宫切除。

7.预防急性能衰竭　记录尿量，如每小时少于30ml，应补充血容量，如少于17ml/h应考虑有肾衰的可能。除给予呋塞米外，应即时检查尿素氮和肌酐，以便于相应处理。

8. 防止 DIC　胎盘早剥时剥离处的坏死组织、胎盘绒毛和蜕膜组织可大量释放组织凝血活酶进入母体循环，激活凝血系统导致 DIC。麻醉前、中、后应严密监测，积极预防处理。

四、产科和麻醉紧急情况的处理

如前所述，当前述各种危重产妇病情进一步发展均会导致紧急情况出现，例如出血紧急事件、气道紧急事件以及心搏骤停等。

针对出血紧急事件发生的可能性，应当根据 ASA 产科麻醉指南在产房配备处理出血紧急事件的设备（表 13－7）。紧急情况下可以使用特殊血型血液或者 O 型 Rh 阴性血，在难治性出血而没有库血可用的情况或者产妇拒绝库血时，有条件的可以考虑自体血液回收输血。应该根据患者治疗史和心血管风险因素等临床适应证来决定是否实施有创血流动力学监测，并且应因个体需要而实施。

表 13－7　处理产科出血紧急事件配备设备

・大口径静脉留置导管
・液体加温器
・充气式体温保暖器
・有库血资源配备
・快速输血输液设备，包括但不限于：可手挤式液体袋、手动充气加压袋和自动输液装置

美国心脏学会声明，如果心搏骤停发生，施救者最多有 4～5min 来决定是否可以通过基本生命支持和进一步心脏生命支持干预使心脏复跳。娩出胎儿可能通过缓解对主动脉腔静脉的压迫来改善心肺复苏产妇的效果，美国心脏学会进一步指出“妊娠期＞24～25 周的胎儿在母体心脏停跳后不超过 5min 内娩出者存活率最高”，这就表明医师必须在产妇心跳骤停后约 4min 开始子宫切开。因此，在产房应当配备基本和进一步生命支持设备以降低母、胎、婴并发症。如果产程中和分娩时或者麻醉手术过程中发生心搏骤停，应当开始标准复苏操作，此外，应该维持子宫偏移（通常向左偏移），如果 4min 内母体循环没有恢复，产科医师应该立即实施剖宫产术。

（侯东男）

第八节　分娩镇痛

分娩疼痛是人类最常见的疼痛，亦是大部分妇女一生中所遭遇的最剧烈的疼痛。有统计资料表明约 80％的初产妇认为分娩时宫缩痛难以忍受，同时因疼痛而烦躁、大声喊叫、影响休息可增加体力消耗，并影响子宫收缩，易造成产妇衰竭、难产，此外部分产妇因担心剧烈疼痛而选择剖宫产，从而使剖宫产率增加。从 1847 年英国医师 John Snow 用氯仿为 Victoria 女王实施第 1 例分娩镇痛以来，临床上进行了各种方法和药物的研究，如全身给予镇静或镇痛药物、全身麻醉法、局部神经阻滞法和椎管内间断推注镇痛法等。但由于镇痛效果不确定、方法较繁琐，易产生产妇低血压和对胎儿呼吸抑制等副作用，因此未能在临床推广应用。随着患者自控镇痛和新药罗哌卡因的临床应用，大大减少了分娩镇痛对产妇、胎儿及分娩过程的不良影响，提高了分娩镇痛的有效性和安全性，使分娩疼痛治疗进入了一个新时代。分娩镇痛越来越受到产科医师、麻醉医师及患者的高度重视，成为临床重要的疼痛治疗手段。

选择分娩的镇痛方式应以患者状态、产程以及设备条件为依据，椎管内麻醉是较为理想的一种方法，其目的是在分娩时提供充分的镇痛，而尽可能减少运动阻滞。使用低浓度局麻药物可达到这一目的，复合阿片类药物时局麻药物浓度可进一步降低而仍能提供完善镇痛。

一、常用方法

（一）孕妇准备

1. 镇痛前评估及检查

（1）产妇的病史和体检：重点应放在详细了解和麻醉有关的产科病史和仔细检查气道。如果选择区域性麻醉镇痛，应进行必要的背部和脊柱检查。为保障产妇和新生儿的安全以及产妇生产的顺利，麻醉医师应与产科和儿科医师，针对每个患者的具体情况进行讨论。此外，注意了解有无高血压、糖尿病等妊娠合并症。

（2）禁食情况：在待产期间，适当饮用液体饮料可使患者减少口渴、提神、补充能量以及增加舒适感，但不是所有的饮料都可以饮用，我们这里指的是无渣的液体饮料（clear liquid），也就是国内所说的清流食，譬如：清水、无渣的水果汁、汽水、清茶和不加牛奶的咖啡等。产妇饮用的液体种类比饮用的液体容量更有临床意义。饮用液体应因人而异，如产妇有下列情况应适当限制液体的饮用：胃肠动力失调（如肥胖症、糖尿病、胃食管反流等情况）、困难气道、有需手术分娩的可能性（如胎儿健康情况不明、产程进展缓慢等情况）。

（3）增加凝血功能检查：是否应对每个产妇做血小板检查，曾经有过争议。现认为对健康的产妇不需要常规做血小板的检查，但对患有能改变血小板浓度疾病（譬如妊娠高血压）的患者应做血小板检查。因此，临床决策应根据每个患者的具体情况而定。

2. 术前用药

（1）不建议常规术前用药（如阿托品，心率的增加可增加产妇的耗氧）。

（2）妊高症患者降压药持续至术前。

3. 术前准备　麻醉机和复苏用品，包括新生儿复苏用品及抢救药品。胎儿娩出时应有新生儿医生协助治疗。监测方面，除了常规监测以外，关于胎儿心率的监测，在美国，对妊娠超过 20 周的产妇实施区域阻滞麻醉前后，都应由专业人员监测胎儿的心率。

（二）常用方法及优缺点

许多局部麻醉技术用于分娩时既提供理想的镇痛效果，同时对母亲和胎儿的不良影响又很小。与静脉和吸入麻醉技术相比，局部麻醉可控性更强，更有效，抑制效应更少。最常用的局部麻醉技术是椎管内麻醉镇痛，尤其是硬膜外镇痛。较少用的有腰交感神经阻滞。有时产科医生也使用宫颈旁麻醉、阴部麻醉、局部会阴浸润麻醉技术。每一种技术都有其优点和缺点，须根据设备条件、患者情况及麻醉医生的经验等选择采用。

1. 椎管内麻醉

（1）蛛网膜下腔阻滞：穿刺点以 $L_{3\sim4}$ 为宜，可以采用坐位或侧卧位下实施。对于肥胖的产妇，坐位是蛛网膜下腔穿刺的最佳体位。蛛网膜下腔注入小剂量阿片类药物，可以迅速达到镇痛效果。例如 10～20μg 芬太尼或 3～6μg 舒芬太尼，可以立即缓解产妇产程中疼痛。蛛网膜下腔阻滞的优点是起效快，阻滞效果完善，缺点是镇痛时间不易控制，不能任意延长镇痛时间，而且术后头痛的发生率较高，因此目前在临床上应用较少。

(2)硬膜外阻滞:硬膜外阻滞是最为常用的分娩镇痛方法,其优点为镇痛效果好,麻醉平面和血压较容易控制,对母婴安全可靠。其缺点为起效缓慢。

有一点穿刺和两点穿刺置管两种。一点穿刺置管法:穿刺 $L_{3\sim4}$ 或 $L_{4\sim5}$ 间隙,向头置管 3cm。两点穿刺法一般选用:$L_{1\sim2}$ 穿刺,向头置管 3cm,和 $L_{4\sim5}$ 穿刺,向尾置管 3cm,上管阻滞 T_{10}～L_2 脊神经,下管阻滞 $S_{2\sim4}$ 脊神经,常用 1%利多卡因或 0.25%罗哌卡因,在胎儿监测仪和宫内压测定仪的监护下,产妇进入第一产程先经上管注药,一次 4ml,以解除宫缩痛。于第一产程后半期置管注药,一次 3～4ml(含 1∶20 万肾上腺素),根据产痛情况与阻滞平面可重复用药。只要用药得当,麻醉平面不超过 T_{10},对宫缩可无影响。两点穿刺法对初产妇和子宫强直收缩、疼痛剧烈的产妇尤为适用,用于先兆子痫产妇还兼有降血压和防抽搐功效,但局麻药中禁加肾上腺素。分娩镇痛禁用于原发和继发宫缩无力,产程进展缓慢,以及存在仰卧位低血压综合征的产妇。两点穿刺法用于第二产程时,因腹直肌和提肛肌松弛,产妇往往屏气无力,由此可引起第二产程延长,或需产钳助产。因此,在镇痛过程中应严格控制麻醉平面不超过 T_{10},密切观察产程进展、宫缩强度、产妇血压和胎心等,以便掌握给药时间、用药剂量和必要的相应处理。

硬膜外分娩镇痛常用的局麻药物为罗哌卡因和布比卡因,常复合应用阿片类药如芬太尼、舒芬太尼等。常用的药物浓度为 0.075%～0.125%罗哌卡因(布比卡因)+1～2μg/ml 芬太尼。常用的硬膜外分娩镇痛方法有连续硬膜外镇痛(CIEA)和孕妇自控硬膜外镇痛(PCEA),其中 PCEA 是目前最为常用的硬膜外镇痛方法。具体方法为:穿刺点选择 $L_{3\sim4}$ 或 $L_{2\sim3}$,穿刺成功后给 1.0%利多卡因 3～5ml 作为试验量,观察 5 分钟无异常接电脑泵,首剂量为 8～10ml,每小时量设定量 6～8ml,PCA 量设定为 3～5ml,锁定时间为 10～15min。PCA 可由孕妇或助产士给药,胎儿娩出后可给予 2%利多卡因以消除会阴缝合的疼痛。其优点为镇痛效果满意,对运动神经影响轻,而且减轻了麻醉医生的工作量,又可个体化用药。其缺点为镇痛作用起效较慢。

PCEA 让患者自己用药来控制镇痛程度,而很少需要麻醉医师干涉,运动阻滞也轻,泵控可获得更广泛的药物扩散范围,较浅的麻醉也减少了产妇低血压的发生率。PCEA 使用局麻药的总量减少,提供更符合产妇需要的药物剂量,与标准硬膜外镇痛技术相比产妇的满意度增加。PCEA 是目前最有效的分娩镇痛方法,如果配合适当的产科处理,硬膜外镇痛技术可以达到令人满意的低钳助产率和剖腹产率,让患者享受到无痛分娩的经历。

(3)蛛网膜下腔－硬膜外联合阻滞(CSE):1984 年首次报道 CSE 用于剖宫产,现在已经迅速推广。近十几年来,CSE 在产科的应用越来越多。CSE 结合了腰麻和硬膜外的特点,起效快并且肌肉松弛良好,和腰麻相比可较好地控制麻醉平面并可任意延长麻醉时间;由于可以随时追加药物,因而可以使用小剂量局麻药,这样可以减少蛛网膜下腔阻滞平面过高和低血压的发生;还可提供术后镇痛。此外,现在 CSE 的穿刺器械有了很大的改进。例如普遍使用管内针技术,从而使针芯更细,减弱了硬膜的损伤程度,同时避免了和皮肤的直接接触,减少了感染的机会;笔尖式针芯、针孔侧置使针芯不似传统的斜面式腰麻针那样切开硬脊膜,而是分开硬脊膜,对硬脊膜的损伤更小、且更容易愈合,明显减少了脑脊液的外漏等。正是由于这些方法和技术上的改进,使 CSE 的并发症发生率大大降低。

具体方法为:硬膜外穿刺成功后,用特制细针芯刺穿硬膜,见有脑脊液流出,推入小剂量镇痛药(15～20μg 芬太尼或 3～6μg 舒芬太尼＋1.5～2.5mg 罗哌卡因或布比卡因),然后从硬膜外置管保留，至孕妇自感疼痛时再从硬膜外给低浓度局麻药(0.075%～0.125%罗哌卡因+1～2μg/ml 芬太尼或 0.1μg/ml 舒芬太尼)。用 CSE 行分娩镇痛结合了腰麻和硬膜外的优点，先从蛛网膜下腔少量给药以快速起效，需要时再从硬膜外持续给药，可任意延长镇痛时间。该方法镇痛效果迅速、确切，对运动神经影响小，由于蛛网膜下腔给药量极少(1.5～2.5mg罗哌卡因或布比卡因)，因此对呼吸循环的影响小。其缺点为有一定的副作用，如芬太尼注入蛛网膜下腔可导致一定程度的瘙痒，存在一定的感染风险，其头痛发生率是否增高还存在争论，有研究认为由于穿刺器械的改进，头痛以及感染的发生率极低，和硬膜外相比并没有明显差别。

(4)可行走式分娩镇痛(AEA)：可行走式分娩镇痛是根据孕妇的运动能力来定义的。它是指在给孕妇提供满意的镇痛的同时充分保留孕妇的运动能力，在分娩的第一产程，孕妇可自如的行走，并可适量进食，充分休息，对孕妇非常方便。AEA 对运动神经的影响轻微，最大限度地保留了辅助肌肉在分娩中的作用，减轻硬膜外阻滞对分娩的影响。而且孕妇在行走时，胎儿的重力作用可能会加速分娩，曾有研究报道可行走式分娩镇痛可以缩短产程。因此目前应用越来越广泛，AEA 包括两种方法，原理基本相似。①患者自控硬膜外镇痛：是目前最为流行的方法，一般采用 0.075%～0.1%罗哌卡因+1～2μg/ml 芬太尼，镇痛效果确切，对母亲胎儿影响小。研究证明，罗哌卡因的量大于 0.1%则有可能影响孕妇运动能力，小于 0.075%则有可能镇痛效果不满意，一般以 0.1%罗哌卡因+1～2μg/ml 芬太尼为佳(PCEA)。②腰麻－硬膜外联合阻滞(CSE)：方法已如上述。其特点为蛛网膜下腔局麻药药量极少(1.5～2mg 罗哌卡因或布比卡因)，芬太尼药量 15～20μg，硬膜外用量同上。

5.骶管阻滞　主要用于第二产程以消除会阴痛。缺点为用药量大；穿刺置管易损伤血管或误入蛛网膜下腔，发生局麻药中毒者较多；麻醉平面过高可能影响宫缩频率和强度。此外，因盆底肌肉麻痹而无排便感，不能及时使用腹压，延长第二产程。故一直未能广泛应用。

2.全身麻醉　在分娩过程中，可使用亚麻醉浓度的吸入或静脉麻醉药来缓解产程中疼痛。这种疼痛缓解技术不能与临床普遍使用的全麻相混淆，后者可以产生意识模糊和保护性喉反射丧失。这种技术可以作为椎管内麻醉的辅助用药或者用于无法应用局部麻醉的产妇；可以间断性(在子宫收缩过程)或者连续性的给药。产妇可以自行给药，但是必须同时有一名医护人员在场来保证足够的意识水平和正确的使用仪器。

(1)静脉给药分娩镇痛：麻醉性镇痛药(如吗啡、哌替啶、芬太尼等)及镇静药(如地西泮、氯丙嗪、异丙嗪等)在产科的应用时间较长，使用也较为普遍。须注意，二者都极易透过胎盘，且对胎儿产生一定的抑制。静脉全麻药应用较多的是氯胺酮。作为一种 NMDA 受体拮抗剂，氯胺酮可引起分离麻醉，早在 1968 年就已用于产科，具有催产、消除阵痛增强子宫肌张力和收缩力的作用，对新生儿无抑制，偶可引起新生儿肌张力增强和激动不安。

根据 Fick 定律，目前常用于产科的全麻药经胎盘转运至胎儿体内均是时间依赖性与剂量依赖性的，提示在全麻下用药剂量越大，母/脐静脉血药浓度越高，分娩时间越长，母/脐静脉血药浓度越接近而对胎儿影响越大。因此应强调低浓度、短时间使用。值得注意的是，研究表明不少临产妇禁食 8～24h 后胃内仍有不少固体内容物，因此所有产科患者围麻醉期均应按饱胃处理，尤其是对于准备使用亚麻醉剂量的全麻药物的产妇，采用积极措施防治反流和误吸。

①间断给药法：是指根据患者的需要，每隔一段较长的时间(60～90min)将大剂量阿片类

镇痛药从静脉给予，这种方法容易使母体、胎儿血药浓度急剧升高，造成呼吸抑制等不良反应的发生。②静脉自控镇痛（PCIA）其基本方法和硬膜外自控镇痛（PCEA）相似，先给一定量首剂，再静脉持续给予维持量，同时设置患者自控给予 bolus 量和锁定时间，这些都由电脑泵控制。可根据患者的需要自己给药，提高了镇痛的满意率，同时使母体和胎儿的血药浓度平稳，并减少了药物的需要量，采用 PCA 给药也体现了个体化给药的原则。PCIA 所用的药物仍以阿片类为主，一般为度冷丁或者芬太尼，由于新出现的药物雷米芬太尼代谢快，蓄积量少，对胎儿的影响可能较小，其应用正在受到重视。

尽管静脉镇痛分娩的方法有了较大的改进，但所用传统的阿片类药仍存在较大不足：一是镇痛不完善，一般只有 2/3 左右的孕妇表示满意；二是阿片类药量偏大，对母婴的影响较大，无论是哌替啶还是芬太尼都可能引起胎儿呼吸的抑制、Apgar 评分、NACS 评分的改变，增加纳洛酮的使用率。有研究显示，新药瑞芬太尼用于 PCIA 有较为满意的镇痛效果，同时对胎儿无明显的副作用，但也有研究者对此持谨慎态度。但对于孕妇有硬膜外阻滞禁忌证时，PCIA 也有应用的价值。

（2）吸入给药分娩镇痛：氧化亚氮和氟类吸入麻醉药已被成功的应用于分娩的麻醉。氟类吸入麻醉药麻醉效果与氧化亚氮相当或更佳，但其应用由于可致困倦，气味难闻以及费用较高而受到限制。使用这类药物的最大风险就是意外的剂量过大导致的意识不清和保护性反射消失。此外，因多数采用半紧闭法给药，若产房没有换气系统，可能导致相关医护人员长期暴露在一个过高水平的吸入麻醉药的环境中。

1）氧化亚氮：氧化亚氮吸入体内后显效快，30～60s 即产生作用，停止吸入后数分钟作用消失。同时，氧化亚氮镇痛作用强而麻醉作用弱，质量分数为 30～50，亚麻醉质量分数＞80 才有麻醉作用。这些药理学特点使氧化亚氮成为较理想的分娩镇痛药。氧化亚氮吸入分娩镇痛具有下列优点：①镇痛效果好，能缩短产程。②不影响分娩方式，不抑制胎儿呼吸和循环功能，不增加产后出血量，安全，无明显副反应。③产妇始终保持清醒，能主动配合完成分娩。④显效快，作用消失也快，无蓄积作用。⑤有甜味，无呼吸道刺激性，产妇乐于接受，且使用方便。

氧化亚氮的镇痛效果与其间断吸入的时机和量有着重要的关系。由于氧化亚氮吸入后需 30～60s 方起效，而子宫收缩又先于产痛出现，故间断吸入镇痛至少要在子宫收缩前 50s 时使用，这样才能使镇痛作用发生与产痛的出现在时相上同步。若在疼痛时才开始吸入，不但起不到镇痛效果，反而易于在间歇期进入嗜睡状态，并伴有不同程度的头晕、恶心。一般应在每次子宫收缩前 30～45s 时，嘱产妇吸入较适宜，宫缩间歇期停止吸入，这样既能有效镇痛，又不至吸入过量，同时严密监测产程进展及胎心变化情况，观察产妇的意识是否清醒，发现有头晕、恶心现象，可暂停吸入氧化亚氮即可很快恢复正常。

使用时应注意产妇对氧化亚氮的敏感性和耐受力有个体差异，麻醉医师须随时了解镇痛效果和不良反应，如出现头晕、乏力、嗜睡或不合作情况，说明已过量，应及时减少吸入次数和深度，以确保安全有效。其次，因氧化亚氮的弥散性缺氧作用，对于缺血缺氧的心肌可能有害，加之长时间（＞50h）吸入氧化亚氮对骨髓增生可能有不良反应，因此对心肺功能不全、血液病及妊娠子痫等产科并发症患者须慎用。

2）氟烷类吸入麻醉药：氟烷类吸入麻醉药都易于通过胎盘，可引起与剂量相关的子宫收缩抑制，浅麻醉时对子宫抑制不明显，对胎儿也无明显影响；深麻醉对子宫有较强的抑制，容易引起子宫出血。多作为氧化亚氮的辅助药物，有比氧化亚氮更强的镇痛效果，于第二产程开始时间断吸入。0.2%～0.25%恩氟烷、异氟烷及地氟烷也被成功的应用于分娩的麻醉，效果似乎与氧化亚氮相当。

3.其他技术　局部麻醉包括宫颈旁阻滞、阴部神经阻滞、椎旁腰交感神经阻滞、外阴及会阴部局部浸润麻醉等，只要掌握合理的局麻药用量，避免误注入血管，局部麻醉不影响宫缩和产程，不抑制胎儿，对母子都可较为安全，更适于合并心、肺、肾功能不全的产妇。但这些方法都存在镇痛效果不确切，患者满意度不高的问题。虽然产科医生仍旧将这类技术用于非产科手术，但是它在产科的应用因为引起胎心减慢、局麻药中毒、神经损伤和感染而受到限制。这种胎心减慢的病因学可能与子宫血流降低以及胎儿血中局麻药水平较高有关。常用药物为0.5%利多卡因。

(1)宫颈旁阻滞：宫颈旁阻滞是一种用于不想或不能接受神经根阻滞的孕妇的替代技术，是一种操作相对简单的阻滞，为第一产程提供镇痛，并且不会影响分娩的进程。其方法是通过子宫和子宫颈结合的侧后部，将局麻药注入子宫颈阴道侧穹隆黏膜下以阻滞穿过子宫颈中心的神经。因为这种阻滞不影响会阴部的躯体感觉纤维，所以不能缓解第二产程的疼痛，仅适于第一产程镇痛，可加快宫口扩张，缩短第一产程减轻疼痛。

(2)阴部神经阻滞麻醉：会阴神经来源于较低位骶部神经根($S_{2\sim4}$)，支配阴道下段、阴道外口和会阴部的感觉及会阴部肌肉的运动。经阴道途径容易阻滞该神经，在两侧骶棘韧带后注入局麻药。适于第二产程，在宫口开全后开始阻滞，可缩短第 2 产程。此法可为阴道分娩和低位产钳分娩提供满意的镇痛，但是在中位产钳分娩、阴道口损伤和宫腔探察时镇痛不足，而且阻滞的失败率较高。

(3)其他：椎旁腰交感神经阻滞可用于阻止第一产程中由子宫产生的疼痛的传导。虽然这项阻滞技术实施困难，但与子宫颈旁阻滞相比，相关的并发症似乎要少的多。

二、注意事项

分娩结局受多方面因素的影响，包括镇痛药物种类及浓度的选择、镇痛实施的时机、分娩镇痛疗效的观察、分娩镇痛不良反应的防治、产妇对疼痛理解和对镇痛的要求、缩宫素的使用、产程中的积极管理以及产科医师对分娩过程的指导等。良好的分娩结局有赖于麻醉医生、产科医护人员以及产妇的密切配合。

(一)积极预防和处理分娩镇痛对产程的影响

1.积极地使用催产素　催产素是一种强烈的子宫收缩剂，早已在临床上常规使用。硬膜外分娩镇痛虽然可造成子宫收缩的一过性减弱，但完全可以用催产素来纠正。

2.降低局麻药的浓度　复合一定量的阿片类药物如芬太尼，可使局麻药物浓度大幅度降低，目前所用的局麻药浓度一般为0.075%～0.100%罗哌卡因或布比卡因，镇痛效果满意，患者可以自如行走，对运动神经影响轻微，对患者各种辅助肌肉几乎没有影响。

3.积极的产程管理　其管理措施包括：积极的宫颈检查，早期破膜，催产素的使用以及对难产严格的诊断标准。通过积极的产程管理可明显降低分娩镇痛对产程的影响。研究证明，通过这些方法的采用，硬膜外镇痛对分娩的影响是可以消除的，实验组和对照组的产程和分娩方式没有明显差别。

(二)积极预防和处理分娩镇痛的相关并发症

1.硬脊膜穿刺后的头痛　硬脊膜穿刺后头痛的病理生理主要有两个方面：颅内压降低与

代偿性脑血管扩张。硬脊膜穿刺后头痛的临床过程并非都表现为自限性，亦并非都表现为良性，患者常主诉体位性头痛，有的可出现外展神经麻痹、听觉障碍和硬脊膜下出血。目前治疗多采用硬膜外填充和保守治疗。研究证据支持延迟填充，即在硬脊膜穿刺24h后进行。

2.麻醉期间低血压　椎管内麻醉，尤其是蛛网膜下腔阻滞，对孕妇循环系统影响较大，诸多学者应用多种液体（胶体液、晶体液）、不同液体量（10～30ml/L）和各种血管加压药物试图解决这一问题，但是并不能完全消除低血压的发生。麻醉之前一定要开放静脉通道，如果时间允许，尽可能在麻醉前迅速预防性扩容，同时准备好常用的升压药品。产妇最好采用左侧倾斜30°体位。液体预扩容能防止产科手术中低血压，不管使用何种液体预扩容，均必须有足够的量（最好是1000～1500ml晶体液进行中度水化），才能显著增加心排出量，以有效地防止椎管内麻醉时的低血压。液体预扩容可达到增加血容量，降低低血压发生率的目的，早期、积极地应用药物处理低血压，麻黄碱有防治产科低血压的效果，研究认为单次5～10mg剂量麻黄碱对于液体预扩容的剖宫产者小剂量蛛网膜下腔麻醉时可起到预防低血压的作用。如果持续低血压，应立即手术分娩。

3.产后腰背痛　产后腰背痛较常见发生率为15％～30％，主要原因为产妇负荷减轻、产妇体重增加和分娩后骨盆韧带及腹部肌肉还处于松弛状态。椎管内麻醉是否引起产后腰背痛目前还没有定论，但穿刺点局部不适在椎管内麻醉中常见。

4.神经损伤　近年来发现，由于神经损伤并发症引起的医疗纠纷较多，分析其原因有以下几种：

（1）操作损伤，以感觉障碍为主，大多数患者数周内缓解，神经根损伤，有典型根痛症状，很少有运动障碍；与穿刺点棘突的平面一致，而脊髓损伤为剧痛，偶伴意识障碍。

（2）脊髓前动脉栓塞，前侧角受损（缺血坏死）表现，以运动功能障碍为主的神经症状，因可能有严重低血压，局麻药中肾上腺素浓度过高，血管变（糖尿病）。

（3）粘连性蛛网膜炎，注药错误或消毒液、滑石粉等误入蛛网膜下腔造成。

（4）血肿压迫。凝血功能障碍，产妇的血管丰富易穿破出血造成血肿。

5.反流及误吸　产科麻醉中，产妇反流及误吸的发生率相当高。

产妇发生误吸性肺炎的主要危险因素有四个：①胃内充满酸性内容物，尤其是在急诊产科手术患者。②腹内压或胃内压增加。③食道下端括约肌（LES）的屏障压下降。④食管上端括约肌的保护机制丧失或实施环状软骨压迫操作延迟。产妇胃肠运动减弱和胃排空延长，因此术前禁食禁饮应相应延长。

降低产妇酸误吸危险性的主要措施包括：①降低产妇的胃液量和酸度，除进行胃内容物抽吸外，尚可采取药理学措施。②尽量避免产科患者使用全身麻醉，采用可维持母体意识清醒的其他麻醉方法。③对母体的呼吸道进行合理的评估，即使是急诊手术亦应如此。④提高紧急和择期气管插管（或通气）失败处理的水平。⑤气管插管操作中采用压迫环状软骨操作。

6.仰卧位低血压综合征　孕妇仰卧位时，子宫压迫下腔静脉及腹主动脉，静脉回心血量显著减少，心排出量降低，血压明显降低。这时应将子宫移向左侧，或将手术台往左侧倾斜。注意在硬膜外注药后血压急剧降低，用麻黄碱效果不理想或血压回升后又很快下降应考虑仰卧位低血压综合征。将子宫移向左侧是防治仰卧位综合征最有效的办法。

（车润平）

第十四章　老年麻醉

第一节　老年患者的麻醉方案

一、麻醉方案的选择对老年患者的重要性

老年患者较年轻患者相比有较高的术后并发症发病率和死亡率。虽然多数风险增加并非仅仅被麻醉的选择所影响，但避免哪怕是极小的并发症都可能改善预后。老年患者的术后并发症后果可能较为严重。退伍军人管理局的一项研究数据显示，术后并发症的发生使年龄超过 80 岁的患者的 30 天死亡率提高了 25%。老年人中的高龄患者是外科手术期间的最弱势的群体，在麻醉实施的过程中应一丝不苟地关注细节。

拟行手术的老年患者有着复杂的内科病史和受限的生理储备，即使是行择期或非急诊手术，其对麻醉药和镇痛药的反应都不能预测。一般而言，有潜在慢性疾病的老年体弱患者对短时的血流动力学不稳定耐受性较差，如低血压或手术过程中不可预防的低氧饱和度。虽然这些事件，以及其他的轻微的生理干扰可能对年轻患者没有意义，但对于体弱的老年患者，这些事件可能会导致严重的后果，如心肌缺血和心律失常。

由于医疗保健费用持续增加，对于所有医务人员来说在一个有效和健全的财政制度下工作是越来越重要。在麻醉期间及术后即刻避免并发症是麻醉医生为建立一个更加可行的医疗体系做出贡献的一种方法。术前，麻醉医师可致力于建议术前检测指南和减少不必要的、重复的术前实验室检查。

二、麻醉方案的选择

麻醉方案的选择首先由外科医生或操作人员口头提出。应考虑以下几项重要因素，包括患者的内科和心理状况、手术类型和手术持续时间，以及手术本身的需求。然而，即使选择了一种麻醉方案，如全身麻醉，麻醉医师做出的多种决定均有可能影响患者对手术的反应。例如，一名老年患者因肠穿孔需要行剖腹探查术，这就要求全身麻醉和气管插管。在这个例子中，麻醉方法并无可行的替代选择，但仍需做出决策，要求了解并理解年龄相关的基本生理性改变。麻醉诱导药物的选择很重要。因此，为了避免老年患者因输注丙泊酚而导致的过低血压，依托咪酯比丙泊酚更为合适。当出现血压不稳定的问题时，需决定进一步采用动脉传感器监测有创血压。在腹部大切口的手术中止痛可能颇具挑战，但在此情况下，止痛可以降低肺部并发症的风险。

1. 老年患者的一般注意事项　死亡率和与手术相关的不良事件的风险随年龄的增长而增加。这与很多因素有关，包括年龄相关的生理储备下降、合并疾病的增加，以及手术本身的大小和类型。复杂的急诊老年患者的死亡率最高，比一般患者高 3 倍。老年患者急诊手术心血管并发症的发生率增加了 3～5 倍，行急诊大手术后气管内插管及机械通气的机会比年轻患者大 5 倍。手术的级别及类型是非常重要的因素。超过 70 岁的患者行开胸术的死亡率高达 17%，超过 80 岁的患者行急诊腹部手术的术后死亡率为 10%～25%。

如上所述,对于老年患者任何并发症都是影响预后的主要因素。多数研究表明,行非心脏手术的患者,出现并发症后,其 30 天死亡率明显增高。另外,发生心脏或非心脏并发症的患者其住院时间延长了 3 倍。因而,避免并发症(即使很小),以及麻醉前认真回顾患者体格和医疗状况,应成为所有麻醉医师对老年患者的首要关注点。

老年患者死亡率的增加很大程度上反映了该年龄群体所面对的疾病负担。一项观察术前老年患者健康状态的研究,发现 544 名患者中超过 84%的患者至少患有一种并存疾病,其中 30%的患者患有三个及以上,27%的患有两个以及 28%的患有一种并存疾病。常见的疾病包括高血压、糖尿病、心律失常、肺部疾病、神经系统疾病、关节炎、缺血性心脏病,包括充血性心力衰竭。尽管所列出的疾病众多,功能状态和充血性心力衰竭的临床证据是两个最重要的术后不良事件预测指标。功能状态尤为重要,然而对于年龄超过 80 岁的老年人,74%残疾,35%日常活动需要辅助。

2. 非典型和延迟表现 常见疾病在老年患者身上的表现可能会有所不同,多数老年患者的症状通常较轻,可能会导致漏诊误诊或诊断延迟,这可能会导致严重的后果。一项老年患者尸体解剖结果与生前的直接诊断相对比的研究发现,超过 1/3 的尸体解剖结果与诊断不相符。明显的漏诊包括未发现的主动脉瘤破裂、肺栓塞的存在以及气管堵塞。在另外一个组,心肌梗死的老年男性患者未被诊断出,因其所表现的临床症状不典型,包括恶心、咳嗽、疲劳和晕厥。同样地,老年患者患有肺栓塞也会表现出不典型的临床症状。这些不典型的表现可能导致低估术前所患疾病以及导致术后潜在灾难性事件的可能性。对老年患者的术前评估应该考虑严重心脏或肺部事件的异常表现的可能性。

老年患者早期的外科状况亦可能不同。超过 50%的老年患者接受阑尾手术时发现阑尾已经破裂。这些病例中耽误治疗意味着老年患者可能需要更复杂和广泛的外科手术,血流动力学受到影响。这与 20 岁的大学生表现出局部腹痛的典型症状,并且在发病后几小时就进入手术室接受腹腔镜下阑尾切除术形成了鲜明的对比。结肠癌患者接受结肠手术时同样也会延迟表现。年纪越大的患者表现得越晚,并发症越多,急诊手术更常见。这些患者的最终存活率较低则不足为奇。症状表现延迟伴疾病晚期,以及复杂的内科病史可能是老年患者的死亡率和发病率增加的部分原因。

三、麻醉的选择

1. 误吸 由于生理改变和常见病的影响,老年患者发生误吸的风险很大。经证实,老年患者咽喉部的敏感性下降以及一些并发症,如既往脑血管意外、吞咽障碍,以及帕金森病等疾病都有可能导致误吸的可能性增加。对于功能性储备下降的老年患者,若发生吸入性肺炎则可能会是致命的打击。因此,不管何种麻醉方案,气道保护最为重要,对于气道未予保护的老年患者,应当谨慎实施镇静。

(1)全身麻醉:在肌松状态下经气管插管实施全身麻醉可以为腹部手术提供最大的暴露条件,也是腹部手术和腹腔镜手术所必须的麻醉方式。在患者禁食、无明显肥胖且误吸风险较低,手术部位和体位适当的情况下,当患者不需要肌肉松弛时,喉罩通气(LMA)麻醉已很大程度代替了传统的面罩通气麻醉方式。对于一些短小的手术,面罩通气麻醉方法仍然能够满足需要。与喉罩通气相比,气管插管的优点包括保护气道以防误吸,通过正压容量通气加或不加用呼气末正压,可能降低术中肺不张发生的风险。使用喉罩通气或气管内插管会导致纤毛功能失调，尤以气管内插管更为严重。

痴呆症的发病率随着年龄的增加而升高，并且取决于其配合能力，这些患者可能需要全身麻醉或比手术本身所需的正常程度更深的镇静。例如做脑部 MRI 时患者必须静躺或者简单的乳腺活检术。患者的安全必须放在第一位，有时即使简单的手术，全身麻醉亦可提供最小的创伤性体验。

(2)区域麻醉：区域麻醉包括椎管内麻醉如腰麻、硬膜外麻醉以及外周神经阻滞。区域麻醉可以作为主要的麻醉方式或者作为术中或术后缓解疼痛的辅助方式。当用于术后镇痛时，硬膜外镇痛法和外周神经阻滞的方法能够缓解疼痛，以及促进功能恢复，且显示其可缩短一定患者人群的住院天数。单纯区域麻醉的优点包括减少镇静的需求，保留自主呼吸，不需要气道设备，可能降低术后血栓形成的发病率，以及减少矫形手术术后的失血。

(3)监护麻醉管理(MAC)：监护麻醉管理是麻醉管理中最常见的类型。它包括从最低程度的抗焦虑到深度镇静。老年患者中推荐对所有患者持续给氧。即使是在给予镇静药之前，与老龄化相关的生理性改变会导致患者在室内空气下动脉血氧分压降低。经常接受监护麻醉的患者至少需要部分配合才能静躺而无明显疼痛。对于躁动、痴呆、无法控制的震颤、慢性咳嗽或慢性疼痛的老年患者，可能比较困难，推荐为其实施全身麻醉的门槛应放低。

(4)药物：老年患者平均每人服用三种药，关于手术当日应该停用哪种药物或继续服用哪种药物，这些患者都应该接受明确的指导。一般情况下，大多数药物都应该继续服用至手术当日早晨，特别是心脏药物和抗高血压药物。血管紧张素转化酶抑制剂(ACEIs)和血管紧张素受体拮抗剂(ARBs)与麻醉诱导后的持续低血压有关，在不用于治疗充血性心力衰竭的情况下，术前应停用此两类药物。同样，当患者存在明显体液过多时可继续服用利尿剂，但多数情况下，为了方便患者，噻嗪类利尿剂可以停用。

2.特殊注意事项

(1)心血管不良事件和风险降低：一般来说，非心脏手术的心脏事件发生率为1%～2%，老龄(>65岁)可以使严重不良事件的风险增高至少2.5倍。Kheterpal 等在一项对超过8000名接受普通外科、泌尿外科，以及血管外科手术的患者进行前瞻性观察的研究中，确定了心脏不良事件的9项风险预测指标。这些预测指标为：年龄>65岁、BMI>30、急诊手术、既往有过心脏介入治疗或手术、活动性充血性心力衰竭、脑血管疾病、高血压、手术时间>3.8h以及术中输入浓缩红细胞。他们还发现存在低血压或心动过速的高风险患者发生心脏不良事件的可能性更高。

(2)β受体阻滞剂：围术期β受体阻滞剂应用的早期研究使其在低至中度风险，甚至高度风险的患者的围术期管理中得到了广泛应用。近期的更多随机对照试验，包括超过8000名患者的数据显示，与安慰剂组相比较，美托洛尔组术后30天心肌梗死、冠状动脉重建术，以及心房纤颤的发生率减少。然而，他们也发现死亡、卒中、低血压和心动过缓的发生率明显增加。这些数据和其他的数据导致对使用β受体阻滞剂的推荐进行重新评价。最近的指南推荐(1类证据)对于围术期正在接受β受体阻滞剂治疗的患者应该持续使用β受体阻滞剂。

2a类证据建议β受体阻滞剂应该用于在高风险血管手术前检查存在诱导性缺血的患者。亦有一些证据推荐将β受体阻滞剂应用于高风险患者，即指超过一个临床风险因素，拟行血管或中等手术的患者，通过使用该药来谨慎调整心率和血压。与早期的指南不同的是，β受体阻滞剂不推荐使用于行低风险手术的患者。这些推荐对老年患者并无特异性，但是明显会影响较大比例的血管手术患者。

（3）他汀类药物：他汀类药物能够降低血脂水平、减轻血管炎症以及稳定动脉粥样硬化斑块。数项研究已证明他汀类药物对冠心病患者有益处，表现在其可减少心肌梗死、卒中和死亡。围术期应用他汀类药物的推荐基于有限的随机研究的观察性数据。目前的指南推荐血管手术患者在术前应用他汀类药物，最好应提前30天。突然中断服用他汀类药物将增加心肌梗死和死亡的风险，因此推荐围术期持续服用他汀类药物。他汀类药物尚无静脉制剂，但缓释制剂（如氟伐他汀）可在手术期间禁食水的状态下直接使用。

3. 术中过程

（1）监测：美国麻醉医师协会（ASA）建立了对于所有患者，包括老年患者在内，实施麻醉时的基本监测标准。第一条标准要求手术室里要始终有资质的麻醉医师在场。第二条标准要求持续评估患者氧合、通气、循环和体温。虽然这些标准对老年患者并无区别，但是老年患者可能会存在一些影响监测选择的合并疾病。

氧合的下降实际上可能是通气不足的晚期指标，通气应该使用呼吸末二氧化碳来监测以提供通气不足和可能的高碳酸血症的早期鉴别手段。是否进一步使用有创血压监测取决于患者和手术。对于老年患者，血压通常不稳定，因此应放低持续动脉血压监测的门槛。动脉管路不仅能够帮助精确滴定药物治疗，而且便于在手术过程中采取血样。

老化心脏的变化使得老年患者在液体输入过多或容量变化较大的情况下更易发生充血性心力衰竭。监测中心静脉压或漂浮导管能够对术中液体管理有指导作用。对中心静脉压的解读需要仔细考虑高龄患者潜在的生理状况。比如，一名老年高血压患者的中心静脉压正常，实际上可能存在中度的低血容量。总之，较高的前负荷对老年患者有益，而且老年患者在心脏舒张期时对心房收缩的依赖较大。

（2）手术：腹腔镜手术为老年患者带来明显的优点，包括恢复更快、术后较轻疼痛以及对液体的需求降低。与开腹胆囊切除术相比，腹腔镜胆囊切除术能够改善患者术后肺功能，这可能对肺功能储备较差的老年体弱患者有益。控制呼吸的全身麻醉更适合足够的气腹以满足手术要求。在手术过程中，二氧化碳的吸收可导致高碳酸血症和酸中毒。腹内压的升高及气腹可导致静脉回心血量降低，以及外周血管阻力和胸膜腔内压升高，最终导致心排血量的减少和低血压。对于心功能降低的老年体弱患者，这些心血管的影响可能会很严重，因此要求加强监测，并调节麻醉用药以使心功能维持在最佳水平。

（3）药物：术中肌肉松弛对于暴露和患者制动很重要，通常采用非去极化药物能够达到效果，比如维库溴铵和顺阿曲库铵。这些药物是烟碱受体上的乙酰胆碱的竞争性拮抗剂，作用于神经肌肉接头的突触后膜。对于老年患者麻醉关注的最重要的问题是术后这些药物的完全逆转恢复。一项随机对照试验结果发现，26%的使用潘库溴铵的患者以及5%的使用阿曲库铵或维库溴铵的患者有存在残余肌松作用（$P<0.001$）。在有残余肌松作用的患者中，使用潘库溴铵的患者肺部并发症的发生率较高，约17%，而对照组仅5%（$P<0.02$）。虽然这项研究在设计时并未强调年龄风险因素本身，这个对照试验设计时没有考虑年龄的风险因素，但其是总结与在很多方面与老年患者的多个原因高度的相关性较高相关。随着年龄的增长，胸壁顺应性并发症逐渐降低减少，呼吸肌的力量也逐渐减弱，因此任何程度的肌力减弱都可能导致通气不足以及术后肺部并发症。另外，老年患者对缺氧和高碳酸血症的反应较迟钝，因此，呼吸动力亦受到影响。总之，可以合理地认为并有证据支持长效神经肌肉阻滞剂如潘库

溴铵应避免用于老年患者。

(4)门诊手术:高龄并非门诊手术的禁忌。事实上,一些研究提示老年患者能够很快地恢复并出院,这可能是因为与年轻健康患者相比,老年患者用药量降低以及镇静程度较低。一般来说,有关老年患者预后的研究数据较少,但有研究提示,与年轻患者相比,老年患者术中心律失常和高血压更为常见,而且术后恶心的发生率随年龄增加而降低。术后尿潴留可导致明显的发病率,如疝修补术后的老年男性患者。一般来说,尿潴留与阿片类药物的使用、区域阻滞麻醉(腰麻或硬膜外麻醉)、男性性别、高龄,以及抗胆碱药物的应用有关。

(5)体位:老年患者特殊的体质使得他们在看似无害的体位中容易受到意外的伤害。易感特点是年龄相关的皮下及肌肉内脂肪减少使骨性结构明显突出。弹性组织如皮肤的萎缩使皮肤更纤薄,加之老年患者愈合较慢,因此皮肤更易受损。长骨脱钙以及骨质疏松导致骨头易脆,在相对较小的事故或摔倒时即易发生骨折。椎基底动脉供血不足可能会使血管病变的患者在颈部过伸的状态下出现意外脑缺血。体位可导致心肺功能受损,如老年患者不易耐受俯卧体位。营养不良在极高龄患者中尤为常见,数量众多的老年患者白蛋白水平降低就是证据。这将导致伤口愈合较差,且通常术前低白蛋白与死亡率增加有关。

(6)温度控制:一般来说,非麻醉状态下的患者暴露于如手术室温度的环境下将导致外周和中枢的受体激活引起血管收缩以及产热和基础代谢率增加。通常情况下,由于血管强直性收缩,中心温度要比外周温度高几度。然而,正常老年人外周和中枢体温调节能力衰退,导致低体温的风险增加。这些年龄相关的生理改变使得血管收缩和产热比年轻人迟钝,寒战效果不佳,导致体温降低。而且与年轻患者相比,老年患者,体重较轻,基础代谢率较低,热量丢失更快。

麻醉状态下老年患者的体温调节问题更为严重。在所有麻醉药物的作用下,机体对低温的耐受力被抑制。不管是全麻还是区域阻滞麻醉都可观察到体温异常。老年患者低体温带来的风险较大,包括心肌缺血、术后感染、凝血障碍、出血、药物代谢缓慢及苏醒延迟。

老年患者可能不会对中心温度下降做出适当的反应,因此麻醉计划应包括主动让老年患者在手术室或室外保暖的能力。在患者完全覆盖被单之前,通过表面预热以及保持较高的室内温度可减小术中热量的丢失。鼓风式保温毯可更好地维持体温。

(7)质量措施:尽管质量措施在医疗行业越来越普及,但是得到承认的直接针对老年手术患者的质控措施却很少。手术标准质量评价性能措施(心肌梗死、手术切口感染以及深静脉血栓)并不对老年患者具有特异性。虽然老年患者心脏并发症的发生率的确较高,但是深静脉血栓和切口感染也是如此。很明显,需要开发针对老年手术患者,尤其是术后有肺部及泌尿系统并发症的老年患者更有意义的质量改进方法和标记。

与质量措施不同,过程措施评估治疗有多个方面,如人际交流、诊断性和治疗性策略。这些更加全面的标准可为复杂老年患者提供更有价值的评价治疗质量的方法。到目前为止,老年手术患者的八大方面的96个围术期质量候选指标已被确定。已确定的八大方面包括合并疾病的评价、药物的使用、患者经管医护人员的讨论、术后管理、出院计划和门诊手术。每一方面均确定了多种质量指标。在许多情况下,这些均对老年患者极具特异性,比如,对老年患者的决策能力的评估以及对所期望功能性预后的具体讨论。这种方法为探讨更多的老年特异性专题提供了机会。然而,对如此众多既有主观性又具客观性的指标实施随访可能存在明显困难。尽管挑战重重,但既然这一增长的人群发病率和死亡率不断增加,对治疗质量的评价尤显重要。

(8)老年患者的治疗指南:如上所述,老年患者的治疗颇具挑战,因为该年龄人群具有极大的不均一性。然而,在治疗老年患者时出现的一些共同问题可有助于指导老年患者的治疗。

①疾病的临床表现通常不典型,导致诊断延误及误诊。这可能导致在手术室的病程表现更加延迟,疾病进程更晚以及病情更加不稳定。

②年龄大于 65 岁的患者平均患有 3 种或 4 种内科疾病,常常限制功能,提高发病率。

③多种药物治疗是该群体一个主要的问题,许多老年患者正进行多种药物治疗,这可能会影响麻醉管理。

④衰退的器官功能储备不易预测,甚至在明显功能受限的情况下,仅在应激事件时症状才会明显。

⑤外在的因素(吸烟、环境和社会经济)对生理性年龄的影响很难量化。

⑥老年群体存在显著的个体间差异和异质性,仅根据年龄,很难对其反应做出预测。

⑦术前准备不充足可导致围术期风险不成比例的增加,并且在紧急情况下进行手术,更易频繁发生不良事件。

⑧一丝不苟地注重细节可有助于避免微小并发症,因其在老年患者中能够迅速地发展为严重不良事件。

四、小结

总之,为老年患者“选择最好的麻醉”要求一丝不苟地关注细节,掌握老龄化过程中预期的生理变化知识,并理解多发于老年患者人群的常见并发症。老年体弱患者的麻醉和手术风险增加,因此所选麻醉方案应能避免不良反应,并消除哪怕是极小的并发症的发生。

五、要点

1. 老年患者是体质不均一的一组患者人群。
2. 功能性能力是影响老年患者预后最重要的标志之一。
3. 不典型的疾病临床表现易致患者发生漏诊,在手术时疾病的进程更晚。
4. 老年患者误吸的风险增加。
5. 即使是很小的并发症都能导致发病率和死亡率增加。
6. 老年患者的体位可能更为复杂。
7. 风险降低策略,如通过服用β受体阻滞剂、避免使用长效肌肉松弛剂,可改善特定人群患者的预后。
8. 老年患者易于发生低体温,因此麻醉管理时应尽可能积极保温。

(王福朝)

第二节　老年患者的术前评估

一、引言

老龄化是组织和器官系统结构和功能发生变化不可避免的过程:“老年人”通常是指年龄65岁和大于65岁的人群。此定义包括以生理和心智能力较大范围的不同分组。相反,“年龄相关疾病”是指在老年个体中发病频率增加的病情,但其并非不可避免或与实际年龄呈比例。麻醉医师所面临的一个主要问题是在术前区别年龄对患者的影响和疾病进程对器官功能的影响。这种挑战包括对患者器官系统功能储备的准确评估,提供与手术相关的确切的风险评估并在优化患者病情方面做出合理的建议。

1.麻醉和手术相关的罹病率和死亡率　年龄65岁和大于65岁需行外科手术的老年人口稳步增长,其中增长最快的年龄段为85岁和大于85岁的老年人。据估计,美国约50%年龄大于65岁的患者在死亡之前将接受外科手术,因此对于临床麻醉医师来说,对老年人生理知识的掌握十分必要。

在老年患者中围术期严重并发症和院内死亡率较高。根据美国心脏协会2007年指南的声明,年龄是术后并发症的独立危险因素。年龄每增加10岁,围术期发病率的比率随之增加(年龄≤59岁或小于59岁其术后发病率为4.3%,60～69岁其发病率为5.7%,70～79岁其发病率为9.6%,年龄≥80岁其发病率为12.5%)。年龄≥80岁患者的院内死亡率明显高于年龄小于80岁患者(分别为2.6%和0.7%)。在老年患者中重大或急诊手术往往发病率和死亡率最高。例如,年龄大于80岁的老年患者急诊行腹部手术时其死亡率为9.7%,年龄大于70岁者行开胸术时其死亡率为17%。

与年轻患者相比,老年患者腹部疾病手术干预所带来术后并发症和死亡的风险更高。最常见的并发症是术后第1天内低血压和呼吸抑制,术后1～3天呼吸衰竭、肺水肿、心肌梗死和充血性心力衰竭的发病率最高。在术后4～7天最易出现肺炎。肾衰竭的发生在老年患者术后早期的第1～3天和术后后期的第8～30天呈双峰分布。术前评估的目标之一就是识别高风险患者,并提出可减少发病率和死亡率的治疗措施(表14－1)。

表14－1　术前评估目标

术前评估目标
获得全面详尽的病史及体格检查
提供风险评估
识别高风险患者
制定减少风险策略
选择性实施实验室和心脏检查
改善和控制术前相关疾病
规划讨论麻醉方案
获得知情同意
制定术后镇痛方案
通过教育方式减少焦虑情绪

2. 老年患者的风险评估 围术期风险评估包括基础体格状态、器官功能储备、合并疾病状况(严重性及调整情况),以及与手术所特有的风险。在进行手术之前,综合的风险评估分析应能让参与该患者治疗的所有医师和相关家属所了解。

ASA体格状态分级是术前患者普遍采用的分级方法。ASA分级对患者术前的系统并存疾病及其对日常功能的影响加以考虑(表14－2),但其分级也存在一些明显的局限性。在进行老年患者的风险评估时,ASA分级未将患者的年龄及潜在的功能和生理储备状况,以及所进行外科手术的内在风险因素考虑在内。ASA分级为多学科的医疗从业人员提供了一种有效的方式,以对个体或群组患者的疾病严重程度进行交流。

表14－2 ASA体格状态分级

ASA体格状态分级
Class1. 患者健康(生理、体格检查及心理无异常)
Class2. 患者患有轻微的系统疾病,日常活动不受限
Class3. 患者患有严重系统疾病,日常活动受限,活动能力未丧失
Class4. 患者并存病严重,丧失日常活动能力,经常面临生命威胁
Class5. 无论手术与否,患者生命难以维持24h的濒死患者
Class6. 确证为脑死亡,其器官拟用于器官移植手术

加"E"表示急诊手术

3. POSSUM评分 POSSUM是指计数死亡率和发病率的生理学和手术严重程度评分。它作为一种风险评估方法,将手术对生理学的影响考虑在内,在英国应用较普遍。例如,该评分考虑了手术是否为急诊或择期,预计失血量和手术时间长短。年龄也作为一个独立因素纳入其中。虽然POSSUM评分曾被报道过高评估较健康患者人群的发病率风险,但此评分标准能准确和综合性评估病情较重的老年患者。个别外科医师或医务人员团体常将POSSUM作为评估手术结局的常用比较工具。麻醉医师术前通常并不应用此评分标准。

二、器官特异性风险评估

1. 心血管系统 心血管系统的并发症代表了围术期老年患者中主要的心血管并发症。术前即已存在的心脏病情(如冠心病、高血压、左心室功能异常)增加了患者术后心脏不良事件的风险。通过识别高风险患者和实施降低风险策略能将不良结局降低至最低水平。

由于老年患者冠心病、高血压以及糖尿病的发生率增高,导致其心血管并发症的发生率同样升高。这种风险与年龄相关的心血管系统的各种变化限制了老年患者对疾病和手术应激的代偿能力。

判断患者是否需要进一步心脏评估的决定比较复杂,包括对患者并发症以及对拟行手术风险等级的考虑。美国心脏病学院及美国心脏协会(ACC/AHA)出版了关于非心脏手术患者术前评估和风险评价指南。该指南依据患者术前心血管事件病史和风险因素,列举了围术期心脏事件的综合危险因素。根据手术大小和疾病进程的严重程度形成了推荐。基于手术相关的术后发病率和死亡率的可能性,手术被分为重大、中等和较小风险3种(表14－3)。

表 14－3　非心脏手术的心脏风险

非心脏手术的心脏风险
高风险＞5％
・急诊手术
・大动脉和大血管手术
・外周血管
・大出血或大量液体交换的长时间手术
中等风险＜5％
・颈动脉内膜切除术
・头颈部手术
・腹膜内和胸腔手术
・矫形手术
・前列腺手术
低风险＜1％
・内镜手术
・浅表手术
・白内障手术
・乳腺手术

(1)主要风险因素：活动性心脏病增加非心脏手术后主要并发症的风险，包括急性心肌梗死、不稳定性心绞痛、失代偿性心脏衰竭、严重心律失常以及严重瓣膜疾病(表 14－4)。由于存在围术期心脏不良事件甚至死亡的极度风险，上述风险因素存在时可以建议取消非急诊或非致命性手术。在进行手术之前应对这些病情予以进一步的内科或外科治疗。但若手术确实紧急，需慎重权衡利弊病，并和手术医师、患者及其家属进行商讨。

表 14－4　ACC/AHA2007 年指南中定义的活动性心脏病

ACC/AHA2007 年指南中定义的活动性心脏病
不稳定性冠状动脉综合征
不稳定性或严重心绞痛
可包括平时运动量少的稳定性心绞痛
近期心肌梗死(30 天以内)
失代偿性心力衰竭；加重或新发的心力衰竭
严重心律失常
莫氏Ⅱ型房室传导阻滞
三度房室传导阻滞
症状性室性心律失常
室上性心律失常(未予控制心室率)
症状性心动过缓
严重瓣膜疾病
主动脉重度狭窄(平均压差＞40mmHg，主动脉瓣口面积＜$1.0cm^2$，或有症状)
症状性二尖瓣狭窄

(2)心脏风险因素：校正心脏风险指数已取代了以往指南中的中级风险因素，它们包括缺血性心脏病、充血性心力衰竭、脑血管疾病、胰岛素依赖性糖尿病以及血清肌酐＞176.8umol/

L。术后心脏并发生症的发生率为 0.4%～11%，其取决于风险预测因子的个数(1 个、2 个或超过 3 个)。

(3)次要风险因素：次要风险预测因素为一些公认的心血管疾病标志物，但其尚未被证实可独立增加围术期风险，例如高龄(>70 岁)、异常心电图(左心室肥厚，左束支传导阻滞，ST－T 改变)、非窦性异位心率、未控制性高血压。存在多个次要风险预测因素时可高度怀疑存在冠状动脉疾病，但并未纳入治疗推荐中。

对非心脏手术患者术前评估的逐步推演总结于流程图中。

(4)运动耐量：功能状态是预测围术期和远期心脏并发症的可靠预测因子。对于无活动性或较大的心脏疾患的患者，测试其功能状态是测试过程中极其重要的步骤。功能性能力可用代谢当量(METs)来表示。代谢当量表示静息或基础氧耗(VO_2)；一个代谢当量(1MET)相当于 3.5mL/(kg・min)的氧耗。一般活动和运动的代谢当量可见表 14－5。依据这些指南，若患者功能状态好(>4METS)，则无须进一步有创测试即可实施高风险手术。

表 14－5　功能评估量表

功能评估量表	
1MET	可以照顾自己吗？
↓	能独立吃、穿及使用厕所吗？
	能在室内绕房间散步吗？
	能以每小时3.2~4.8km的速度在地面行走一两个街区吗？
	能胜任轻微体力劳动吗？
4METS	能够爬一段楼梯，携拿食物吗？
↓	以每小时6.4km的速度在地面行走吗？
	能短距离跑步吗？
	能胜任较重的家务劳动吗？
	能做中等量运动——高尔夫球、跳舞、网球对打吗？
10METS	能参加竞技体育、单人排球、网球单打吗？

有显著临床风险因素的冠状动脉疾病患者，以及拟行高风险手术的患者，若不可能获得其功能性能力，则需行无创性心脏功能测试。进一步评估的理由亦应根据检查结果对此类特殊手术治疗计划的影响来决定。例如依据测试结果可能会导致不同的治疗方法。

生理性能力(PC)是评估功能性储备的精确评估指标。PC 指通过测量心肺运动试验(CPET)中的气体交换获得的个体的代谢反应。气体交换测量反应氧利用的效率和氧传输系统的集成效率。CPET 是一项个体化的、无创的、独立评估的控制性代谢应激测试。从 CPET 获得的结果可反应决定机体适应围术期应激能力的生理性储备，但 CPET 并不作为术前评估的常规测试项目。

2. 呼吸系统　肺功能储备随着年龄增加而下降，通常难以区分年龄相关的变化还是继发于疾病或环境因素导致的变化。区分吸烟史、环境暴露史与老龄化的因素对肺功能的影响尤为困难。

年龄相关的主要变化可大致归因于以下因素：中心神经系统反射迟钝、胸壁顺应性降低、肺泡气体交换面积减小、胸壁肌肉广泛失调。这些可功能性地转变为呼吸做功增加低氧血症的可能性增加。总体上患者的最大通气量减少。

有慢性阻塞性肺疾病病史和吸烟史及继发于呼吸困难的功能性能力受限可预测术后肺部并发症的发生。患者功能性能力的详细描述，以及 6min 步行测试可有助于判断其肺功能基础值。建议吸烟患者在术前至少停止吸烟 6 周，并建议其在术前进行呼吸功能锻炼。

有明确 COPD 病史及呼吸疾病活动性症状的患者，建议其进行胸部 X 线、肺功能测试和动脉血气检查。

在术前评估中需掌握患者气道的病史。在 ICU 曾有气管插管史或病程可能会导致残余气道损伤，如气管狭窄。有气管插管困难病史者需要设法积极获取其既往医疗记录。

3. 神经系统　神经系统疾病如帕金森病、脑血管疾病、早晚期痴呆在老年患者中较为普遍，且均可能影响麻醉实施。术前评估提供了详细了解和记录患者诊断、目前服药情况、当前症状状态的机会。痴呆在老年患者中日益常见。在这些患者中，及早获得患者家属或监护人的知情同意，并共同制定围术期处理方案至关重要。简短精神状态检查(MMSE)可有助于了解患者的基础功能障碍以预测术后并发症。既往有神经系统疾患的患者更易出现术后谵妄和精神错乱。

4. 肾功能　多达 30% 的老年患者术前即已存在肾功能减退，使得此类患者在大手术和创伤后易发生急性肾小管坏死。在老年患者中，急性肾衰竭占老年患者术后死亡的 1/5。慢性肾衰竭是复杂的系统疾病，可由许多常见老年疾病所致，其中糖尿病、高血压、肾小球性肾炎是最常见的病因。容量状态和电解质平衡对于透析患者十分重要。术前评估应了解透析次数、透析模式及围术期透析时机。一般透析应在术前 1 天进行，在手术当日应测定血钾水平。容量控制对于透析患者十分重要，老年患者自主调节血压能力失调，调节能力障碍是常见的问题。即便术前无明显肾衰竭，重大手术前老年患者同样需要进行肾功能的评估。虽然血肌酐在老年患者中可能会产生误导和低估肾功能不全患者，但血尿素氮和肌酐仍可作为老年患者及肾功能评价的基础值。最近许多实验室检查报道，依据患者的年龄和实验室检查计算所得 GFR，可增加对慢性肾功能不全的检测率。

5. 麻醉史　随着麻醉电子记录的逐渐普及，以往麻醉数记录查找和比较变得更为容易。麻醉史是术前评估的一个关键部分。对于老年患者来说，应关注一些特征，如麻醉诱导和维持时的心血管反应、术中对缩血管药需求、容量的耐受性，以及血压的全部调节能力。从患者及家属处获取信息也同样重要，如患者麻醉后是否出现极度虚弱无力或昏睡？或精神错乱或独立性差？此类评估能就预期血压、疼痛控制及药物剂量提供有意义的指导意见。

6. 药物治疗　复合用药治疗是老年患者治疗的主要问题。所有患者均需指导其提供详细的用药清单，包括处方和非处方药。一般来说，多数药物可持续使用至术前当晚；但利尿药物以及非必须药物及补充剂建议在手术当日早晨停用。血管转化酶抑制剂可导致诱导后显著的血管扩张和低血压，此类药物建议在手术当日停用。

7. 实验室评估　虽然老年患者常合并多种并发症，术前实验室检查需根据拟施手术的类型及患者当前病情指导实施。常规的实验室筛查可能导致过度消费，以及对假阳性结果的进一步检查所致潜在发病率的增加。

(1)血红蛋白和血细胞比容：对于合并多种疾病及营养不良接受外科手术可能出现大量失血的老年患者来说，血红蛋白和血细胞比容是最常用的指标。即便患者拟行中等程度风险的手术，但对合并复杂系统疾病或进行性贫血的患者来说，血红蛋白基础值可能具一定的价值。老年患者血红蛋白的极度升高较少见，若升高则提示因缺水所致血液浓缩或潜在血液疾病。

(2)凝血功能检查：抗凝治疗患者如服华法林时应进行凝血检查，若为了获得正常的凝血指标停用华法林时应在手术当日早晨重复此项检测。其他适应证还包括严重肝脏疾病或已确诊的凝血性疾病。

(3)电解质和血生化:门诊老年患者有轻至中等程度的系统性疾病,如高血压则不需常规检测电解质。患者合并慢性肾衰竭需在任何手术前抽血行电解质、尿素氮和肌酐检查。肾脏透析患者应在术前即刻抽血查血钾水平。老年患者肾功能不全较为常见,若术中需要液体治疗或预计失血,则有指征检查电解质基础值。已证实白蛋白可作为老年患者预后不良的指标,但即便术前患者白蛋白较低,也不大可能导致围术期治疗的变化。

(4)心电图:有心血管风险因素或心脏疾病病史的患者在接受中等或较大外科手术时需行心电图检查。隐匿性心脏病在老年患者中极为常见。对于拟行手术的健康老年患者,许多机构目前已不再使用基于年龄的 EKG 筛查标准。手术前的 3～6 个月内的 ECG,加上无进行性心脏症状或心脏状态的改变则通常可以接受。

(5)胸部 X 线:仅在患者有病史或经检查提示潜在异常病情如肺炎或胸腔积液时患者建议行胸部 X 线检查。数项研究证实,普通常规的行胸部 X 线检查常可导致发病率显著增加,但极少有可改变治疗方案的意外发现。

(6)血型鉴定和筛查:有潜在大量出血危险的患者术前需抽血进行血型鉴定和筛查。抗体的存在寻找相匹配的结果变得困难且费时。

作为所有的术前检查,实验室检查或进一步检查应以病史和体格检查包括功能性评估作为指导。除了病史和体格检查的进一步检查往往视其与手术相关风险和患者并发症而定。例如,一位合并有严重心脏病的患者接受低风险白内障手术时,则不需要进一步行心脏评估。而当患者心脏危险因素较小拟行高风险手术时则需要全面评价其心脏功能。

三、对老年患者的特殊考虑

对于原有痴呆和记忆缺失的患者,对这些具复杂内情病情的患者进行术前评估非常困难,应尽一切可能获取以往的医疗记录,并联系患者的初级保健医师。术前抑郁和酒精滥用患者相对较为普遍,且不被患者和家属主动承认,但却增加术后发生谵妄的风险。

除了并发症的高发生率外,高龄患者的整体健康状况亦可显著影响麻醉方法的选择。例如慢性疼痛、躁动、痴呆可使患者在手术中不能静躺,即使对于小手术,亦很难制定深镇静计划仍很难实施,如白内障手术。

术前访视有助于了解患者医疗或社会经济条件,可导致手术当日延迟或取消手术的可能。早期判断患者是否需进一步检查或社会性问题可有助于提前计划和安排手术室。例如,当患者的社会和家庭支持较小时应在小手术后再予以收治入院。

在术前评估的过程中,由于各种原因患者可能不能提供手术知情同意书。这种情况需联系患者指定的保健代理人。

对于福利机构内的患者进行术前评估尤具挑战性。要求其来医院或科室进行术前访视不易实现或不切实际。对此类患者可进行远程术前访视和筛选。若可能科室医师需提供患者简单的病史和体能的评估,以及近期一些实验室检查结果。这些可交给麻醉团队进行回顾以决定患者是否需行更多的检查。术前检查可在手术当日完成。应提前安排获得法定监护人或家庭成员的知情同意书,以免推迟手术。

四、总结

老年人群是指年龄在 65 岁以上的一组群体,在体能和器官功能储备上存在很大差异。

年龄相关疾病和与疾病本身的进展两者对器官功能的影响不易区别，使得围术期环境颇具挑战。对于此群体的术前访视至关重要，通过术前访视可以了解患者术前基本健康状况，判断术前并发症的优化调整水平，对手术提供切实的风险评估。并根据了解的信息，为老年患者提出最佳高效的治疗方案，最大程度减小风险的发病率和病死率。

五、要点

1. 年龄在65岁以上的患者平均合并3～4种内科疾病者，其生理功能往往受限且病死率增加。

2. 多种药物治疗是老年患者人群的主要问题，手术前应让患者提供一份较详细的服用药物清单。

3. 术前风险评估必须实施，且必须将患者因素和手术风险均考虑在内。

4. 功能性能力(funrtional capaticy)是术前评估的一个重要因素。

5. 若患者术前未经充分调整至最佳状态，围术期风险则会不均衡地增加，在急诊情况实施手术不良事件的发生率则会更高。

6. 仅当患者病史、体格检查及拟行手术有指征时，术前才需对患者实施实验室检查。

（王福朝）

第三节　镇痛药和镇静药

一、引言

对于临床麻醉医师来说，最为重要的就是要认识到不能把老年患者当作简单的普通患者对待。衰老可影响常规使用麻醉药物的药代动力学和药效动力学，阿片类和苯二氮䓬类药物也不例外。本章将对镇静药和镇痛药在老年群体中的独特药理学差异作一描述，并依据循证实践策略以减少不良反应，并增加患者的安全性。

二、阿片类镇痛药

急性疼痛是手术患者所体验到的最为惧怕的症状之一，其一直以来得不到充分的评估，且经常未得到治疗。在21世纪，麻醉的概念就和疼痛控制或止痛交织在一起。麻醉性镇痛药本身或联合使用镇静药/抗焦虑药能为手术患者提供相对舒适的体验，减少麻醉诱导和术中麻醉药物的用量，并能提高患者整体满意度。

对老年患者疼痛管理需要考虑影响治疗安全性和有效性的与年龄相关的多种因素。

1. 一般注意事项　美国的斯奈德和同事以及瑞典的泰富纽斯及其同事于1973年同时证实了特异性阿片受体的存在。此后，特异性阿片受体经鉴定并分为三大类：μ、δ和κ受体。复杂的药理学和近期在基因敲除鼠中的基因研究证实激活此类受体后可导致镇痛作用。但在临床实践中应用的吗啡类药物多数选择性作用于μ受体药物。

μ受体和亚型：μ受体进一步分为μ_1、μ_2、μ_3三种亚型受体。μ_1受体位于导水管周围灰质、中缝大核，蓝斑核被认为存在脊髓上镇痛特性。μ_1受体具备几乎所有阿片类镇痛特性，某种程度上也包括其不良反应。μ_2受体对阿片类药物的亲和性弱于μ_1受体，其与阿片类意外不良反应有关，包括呼吸抑制、胃肠道运动延迟（恶心、呕吐和便秘）、尿潴留、心动过缓、瞳孔缩小、欣快感和依赖性。μ_3 受体位于血管内皮，可释放一氧化氮，可能部分与阿片类药物的缩血管作用有关。

在细胞水平上，阿片类药物和受体的相互作用极其复杂，仅少部分得以阐明。所有的阿片类受体均为G蛋白偶联体，与第二信使功能相互协调，包括腺苷酸环化酶、磷脂酶C、多种离子通道。阿片类受体激活可减少钙离子内流，抑制突触前神经递质释放，包括脊髓背角的P物质和降钙素基因相关肽（CGRP）。K^+ 离子外流增加导致突触后神经元超极化，并抑制脑干的GABA能传输，这些均可导致抑制疼痛传输功能的下行回路的激活。

痛阈的研究数据表明对长期持续和剧烈疼痛的耐受性下降，相反对轻微或短期疼痛的刺激的疼痛阈值增加。同样的研究显示无论外周还是中枢性敏化，均较大程度地参与了增加疼痛反应和组织损伤后痛觉过敏的形成机制。

然而，尚不清楚观察到的改变是由于高龄本身所致还是与该年龄组患者并发症的高发生率相关。年龄的增长与有髓和无髓纤维密度的进行性减少相关，并导致外周神经传导速率减慢。这些生理的变化可能与疼痛感觉的年龄相关差异有关。此类变化同样减少了神经递质的含量和更新，特别是影响谷氨酸、5－羟色胺、GABA受体等与伤害感受性相关的重要介质。

另外，功能磁共振成像（fMRI）研究发现，负责处理疼痛的大脑区域的容量呈进行性缩小。此发现验证老年大鼠大脑内阿片类受体数量的减少。

因此，实验数据似提示虽然衰老与伤害感受和疼痛感知相关，但衰老似乎并不与疼痛刺激反应曲线上实质性功能改变相关。简言之，老年人感知疼痛，对疼痛应答，尤其易受未予治疗疼痛的负面影响。

2. 阿片类药物的药代动力学特性和药效学作用　老年患者对药物的临床反应往往过激从而影响中枢神经系统。对阿片类药物来说，最明显的临床变化是，大脑的敏感性约为阿片类药物在预定组织内水平的两倍。阿片类药物的药代学在年轻人和老年人中也存在明显的差异。

一直以来，吗啡被认为是 μ 受体激动剂的原型，用以和所有其他相关的激动剂做比较。与所有常用于麻醉中的阿片类药物一样，在单次剂量静脉注射后，吗啡快速分布于全身。但和芬太尼比较，吗啡的起效和清除较慢，其持续作用长归因于吗啡的低亲脂性，从而减慢其进出大脑的时间。脑内和脑脊液内吗啡浓度远低于其在血浆内浓度。在成人，吗啡的平均半衰期为3h，但在年龄大于65岁的老年患者，吗啡的半衰期时间达到4h。

吗啡的代谢（＞90％）主要依赖肝脏，大部分转换为吗啡－3－葡萄糖苷酸（M3G），少部分转换为吗啡－6－葡萄糖苷酸（M6G）和去甲吗啡，三种代谢物均具有活性。M6G被认为参与吗啡的镇痛效果，而M3G则具有神经刺激的特性。

葡萄糖醛酸苷通过肾脏分泌进行消除，因此良好的肾功能对于避免此类代谢物的蓄积至关重要。曾有关于呼吸抑制和过度镇静情况的报道，并将此类情况归因于M6G的毒性，其不仅在肾功能障碍患者中出现，在健康志愿者和接受慢性吗啡治疗患者中同样存在。

为掌握肾功能不全患者的准确剂量，应测定肌酐清除率而非测定肌酐。在肾小球滤过率（GFR）20～50mL/min时药物使用剂量需要减少至75％，在GFR10～20mL/min时药物使用剂量需减少至50％，在GFR＜10mL/min时药物使用剂量要减少至25％。M6G在老龄患者中会发生蓄积，是由于年龄相关的肾脏清除力的减退以及加重药物对临床的影响所致。

常识和临床研究显示，缓慢滴定至生效和调整给药剂量可以避免不必要的不良反应。当用于术后疼痛治疗时，老年患者较少的吗啡用量（老年人每 5min 单次给药 2mg，年轻人则需 3mg）即能达到合适的镇痛水平。有趣的是，两组达到足够镇痛单次注射的次数相同，提不虽然老年患者对吗啡致中枢神经系统的影响更为敏感，但他们对疼痛的体验和年轻患者相当。

双氢吗啡酮是一种半合成阿片类药物，通过和 μ 阿片受体结合调节伤害性刺激的进程。和吗啡相比较，双氢吗啡酮起效和清除更快，且其作用时间较短。在口服时，双氢吗啡酮的药物强度约为吗啡的 5 倍，而在静脉应用时，双氢吗啡酮的药物强度为吗啡的 7～8 倍。

与吗啡不同，双氢吗啡酮并无活性 6－葡萄糖苷酸代谢产物，不会在肾衰竭的患者体内蓄积。双氢吗啡酮在慢性透析患者中使用的安全性最近也得到证实：在此类患者中亦未观察到阿片类药物中毒的迹象。理论上来说，此项研究和其他类似的报道结果可以外推到阿片类药物在老年患者中的应用中。但仍缺少年龄特异性研究，建议在老年患者急性疼痛管理中减少药物剂量和减缓给药速度。

芬太尼和阿芬太尼在老年患者中的药理学特性得到的广泛的研究。最初的研究可追溯至 1980 年，本特利等报道了老年患者应用芬太尼，其体内清除减慢继而出现延迟性效应：斯科特和史坦斯基首次发布了关于芬太尼和阿芬太尼的药代学和药效学，他们通过使用光谱分析 EEG 的变化以评估持续输注芬太尼和阿芬太尼对老年患者大脑的影响，研究发现年龄从 20～89 岁，对芬太尼和阿芬太尼的需要剂量减少 50％。但奇怪的是，年龄却未影响到其药代动力学的参数。其他研究同样证实了这一发现。这些结果提示随着年龄增长，大脑对阿片类药物变得敏感，在老年患者中应减少阿片类药物的剂量至 50％。需要注意的是，年龄仅影响芬太尼和阿芬太尼的药效学而并非药代动力学参数。从逻辑上考虑，在给定的剂量下，老年患者阿片类药物体内代谢速度并不比年轻患者快。

斯科特和史坦斯基研究得到的药代动力学参数被后续试验得到验证。试验设计为阿芬太尼靶控注给药，实验分为年轻女性和老年男性两组。在实验模型中阿芬太尼血浆靶浓度均精确达到，从而证实阿芬太尼的药代动力学与年龄无关。

舒芬太尼的药效强度是芬太尼的 10 倍且代谢更快。其时相相关半衰期（是指在注射完毕后，其血浆中的药物浓度减少 50％所需的时间）是芬太尼的 1/7，导致舒芬太尼在长时间输注后其苏醒时间亦不可能延长。舒芬太尼在老年患者中应用时的药理学特性的数据有限。汇总仅有的研究数据，明显舒芬太尼的药代动力学受年龄的影响最小。近期一项研究对舒芬太尼药代动力学进行线性分析得出总结，舒芬太尼的分布和清除均不受剂量的影响，且年龄不会影响舒芬太尼的药代动力学。但马泰奥等在行神经外科手术的老年患者中观察到了舒芬太尼的延迟影响。6/7 的老年患者在术毕时需要给予纳洛酮以拮抗舒芬太尼的呼吸抑制作用，但仅有 1 例年轻患者需要对抗呼吸抑制的不良反应。他们推测，老年患者对一定浓度的舒芬太尼的表现，与应用芬太尼和阿芬太尼观察到的结果相同。

瑞芬太尼是第一个超短效 μ 受体激动剂，在 1996 年应用于临床。虽然瑞芬太尼与其他的阿片类药物的药效学类似，但瑞芬太尼具有特殊的化学结构和独特的药代动力学特性。由于其甲酯侧链，瑞芬太尼很快被血浆和组织中非特异性胆碱酯酶水解为无活性的复合物，最终被肾脏排泄。其直接结果就是，瑞芬太尼不会在外周室内累积，在 9～10min 内快速清除并快速恢复。和其他阿片类药物相比，其输注即时半衰期较恒定且不依赖输注时间的长短，而芬太尼和阿芬太尼在连续输注 3h 后，其输注即时半衰期分别为 180min 和 47min。

尽管瑞芬太尼药效学极其多变，但年龄增长对其药效学及药代动力学有重要的影响。明托等证实，患者年龄从 20～85 岁，其中央室分布容积减少约 25%，其清除约减少 33%(图 14—1)。

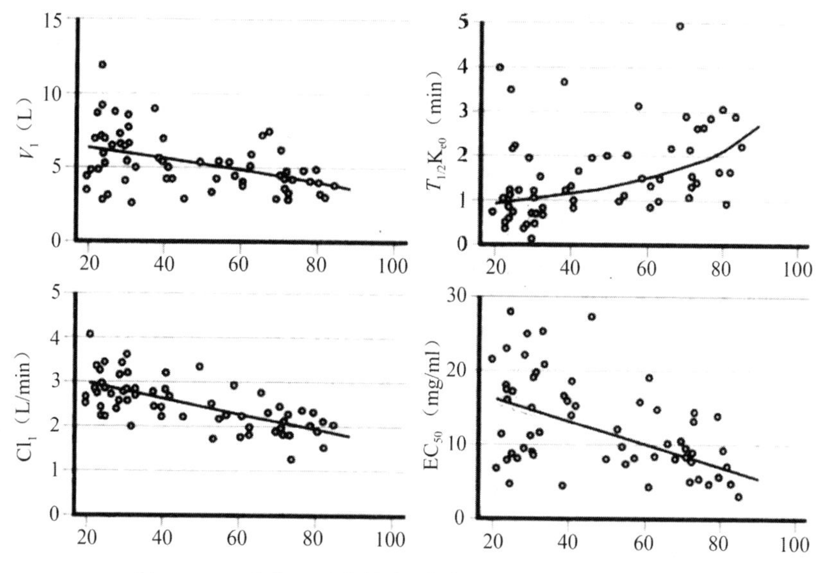

图 14—1 瑞芬太尼药效学、药代动力学与年龄的相关性

另外，年龄影响瑞芬太尼的药效动力学反应。采用脑电图抑制程度作为替代标准来测定瑞芬太尼的阿片类效能，发现其效应室浓度(EC50)在老年患者中下降 50%，提示老年人对瑞芬太尼的敏感度是年轻患者的 2 倍。另外，临床作用的起效时间也延迟近 2 倍，可能是由于血脑平衡减慢所致，其证据是 $t_{1/2}k_{eo}$ 延长，血浆效应室平衡速率常数为几分钟。考虑到这些变化，瑞芬太尼的首次剂量应减少 50%，同时达到临床作用时间也延长。由于清除减慢，输注的速率约仅为年轻成人的 34%。停止输注时，血浆药物浓度下降所需时间也稍微延长，但是由于瑞芬太尼的代谢迅速，这种变化并无明显临床意义(图 14—2)。

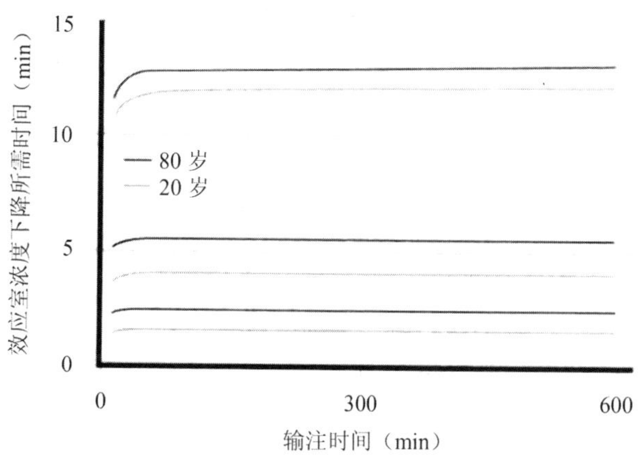

图 14—2 瑞芬太尼的输注不同时间后效应室浓度下降 20%、50%以及 80%所需的时间

已通过模拟来阐明了在较轻体重 55kg 的 20 岁或 80 岁的人中输注瑞芬太尼不同时间后效应室浓度下降 20%、50%，以及 80%所需的时间。老年人血药浓度降至目标值所需时间比年轻人多 1～2min(图 14—2)。该模拟模型还提示了单次注射瑞芬太尼对效应室浓度的影

响。在单次注射瑞芬太尼后，效应室浓度峰值受年龄的影响甚小；但 80 岁老年个体的血药浓度达到峰值所需时间要较年轻人晚 1min 左右。

哌替啶可能是不适用于老年人镇痛的阿片类药物。哌替啶是一种苯基哌啶衍生物，效能比吗啡弱 8～10 倍。哌替啶再分布的半衰期为 4～15min，清除半衰期 3～5min。同样其在肝脏中代谢形成活性化合物，经肾脏清除。去甲哌替啶是主要代谢产物，半衰期明显长于哌替啶(14～24h)；剂量过大或反复给药时容易蓄积并导致神经兴奋(如谵妄和烦躁不安)和惊厥。老年人、脱水患者以及肾功能受损的患者，更容易出现上述不良反应。由于代谢产物的毒性呈剂量依赖性者应用哌替啶治疗老年患者术后寒战时，应减少用量(12.5～25mg)。

与其他阿片类药物相比，美沙酮有几个独特的特性：它没有活性代谢产物，其清除不受肝肾功能障碍影响。除了具有较强的 μ 受激动作用以外，还具有 NMDA 阻断作用，从而在减少阿片类耐受性以及减轻术后痛觉过敏发挥明显作用。静脉内单次给药 10～20mg 后，其起效和作用时间和吗啡接近多。但多次给药后，血浆药物浓度趋于升高，镇痛效果可延长超过 20h。另外，美沙酮的半衰期较长且很难预测，为 8～87h，多次给药可能因蓄积导致不可预测的毒性。尽管目前仍缺少老年患者应用美沙酮的临床研究，但只要了解其独特的性质、掌握滴定给药的经验以及密切监测患者，即可在一定的环境下安全地用于围术期的老年患者。

年龄对阿片类药物药效学和药代动力学的影响总结如表 14－6 所示。

表 14－6　年龄对静脉注射阿片类药物的药理学影响

药物	随年龄变化的药代学	随年龄变化的药效学	老年患者使用阿片类药物推荐剂量
芬太尼，舒芬太尼	变化最小	大脑敏感性增加 2 倍	剂量减少 50％
阿芬太尼	终末半衰期中等程度减小	大脑敏感性增加致其效能增加	剂量减少 50％
瑞芬太尼	起效和失效减慢 年龄自 20～80 岁其清除率中等程度减慢(60％～70％)	大脑敏感性增加 2 倍	单次给药剂量减少 50％，输注速率减少 60％～70％
吗啡	起效减慢，峰效应延迟(单次注射后 90min) 清除率减少约 35％	大脑敏感性增加	单次给药剂量减少 50％，急性肾脏受损患者避免使用 活性代谢产物的积累
双氧吗啡酮	缺乏老年患者研究 和吗啡相比起效快且不产生活性代谢物	大脑敏感性可能增加	
美沙酮	缺少老年患者研究 半衰期极长	大脑敏感性可能增加	慎重减少 50％使用剂量
哌替啶	增加清除率 可能会蓄积毒性代谢产物	大脑敏感性可能增加，负性变力和正性变时影响	无相关推荐 仅用于术后寒战

三、非阿片类镇痛药

现代围术期多模式疼痛治疗中，非甾体抗炎药(NSAIDS)代表着独特的一类药物。其特征性作用机制是抑制环氧化酶(COX)活性，从而减少前列腺素的合成。因为前列腺素可增强伤害感受和调节外周性、脊髓和 CNS 的疼痛感觉，前列腺素合成的抑制可产生镇痛效果。

与阿片类药物联合用于治疗急性疼痛时，NSAIDs 类药物的益处尤其值得关注。通过减少阿片类药物的用量，阿片类药物相关不良反应减少，包括镇静、呼吸抑制、恶心呕吐等。然而，因为可以引起严重的不良反应，在对老年人使用 NSAIDs 时应谨慎，尤其是具有肾功能不全的、出血倾向、消化道溃疡性疾病的和长期抗血小板治疗的患者。

围术期应用 COX－2 选择性抑制剂优于 COX－1 抑制剂，是因为其不会导致肾脏受损或增加出血风险。然而，鉴于其增加心血管发病率和死亡率的相关调查，罗非昔布和伐地昔布被撤出美国市场，仅塞来昔布可以使用。在塞来昔布的辅助治疗与安慰剂相比的随机对照实验中，首 24h 自控疼痛的吗啡用量减少(15.1mg∶19.7mg，塞来昔布∶安慰剂)。另外，塞来昔布组疼痛视觉模拟疼痛评分低于安慰剂组，使用塞来昔布可增加术后前 3d 的膝关节活动范围。另一项在腹部腹腔镜手术患者中研究表明，术后前 3d 使用塞来昔布 400mg/d，可改善胃肠道功能，促进身体活动恢复，并可提高患者满意度。

酮洛酸可有静脉剂型，其被认为是最强的 NSAIDs 药物，可用于缓解既往需阿片类药物的急性疼痛。酮洛酸应避免用于有胃肠疾病史、血小板功能异常或血小板减少或肾功能受损害，以及低血容量的患者，应谨慎用于老年患者，负荷剂量 15mg 静脉注射，继以 15mg/6h 短期维持，可为轻至中度疼痛提供有效的镇痛效果，或亦可作为辅助用药与阿片类药物或其他镇痛方法联合使用以治疗中度至重度疼痛。

四、苯二氮䓬类药物

在围术期，最常用的四种苯二氮䓬类药物有激动剂咪达唑仑、劳拉西泮和地西泮，以及拮抗剂氟马西尼。这些药物的临床疗效范围十分广泛，包括镇静、遗忘、抗焦虑、催眠、中枢性肌松作用和抗惊厥作用。

苯二氮䓬类药物中除了咪达唑仑以外都是低分子量的晶体化合物，且不溶于水。商用咪达唑仑药物溶于酸性媒质中(pH<4)，使其易溶于水，其与溶于丙二醇的地西泮相比较可以减少疼痛和静脉刺激。在生理性 pH 下，咪达唑仑变得高度亲脂性，因而其可快速达到可预测的作用效果(表 14－7)。

表 14－7　常用苯二氮䓬类药物的理化特性

	咪达唑仑	地西泮	劳拉西泮
pKa	6.2	3.2	11.5
水溶性	pH<4，好	不溶	不溶
脂溶性	pH>4，好	好	中等
静脉刺激和注射痛	无	有	有

苯二氮䓬类药效可能是通过激活中枢神经系统内的 GABAA 受体，从而增强 GABAA 受体中 GABA 对在氯离子通道中的作用。氯离子的增加使细胞超极化，以及减弱神经细胞启动动作电位的能力。因为受体的占有率具有剂量依赖性，因而小剂量可引起抗焦虑和镇静作用，而高剂量达到催眠状态。

苯二氮䓬类药物在肝脏代谢。有两个生物转化途径：肝脏微粒体氧化和/或者葡萄糖醛酸苷结合作用。劳拉西泮依赖葡萄糖醛酸苷结合作用，而咪达唑仑和地西泮是经由细胞色素 P450 酶系的氧化作用进行代谢。氧化过程可能被某些因素改变，如高龄、合并疾病(如肝硬化、充血性心力衰竭)，以及调节 CYP 系统的药物应用如钙通道阻滞剂、抗心律失常药物、西咪替丁。

咪达唑仑和地西泮产生形成药物活性代谢产物。通常情况下，这些代谢物迅速被剪切为非活性成分并通过肾脏排泄消除。然而，这些代谢物在重症患者持续静脉应用维持镇静期间而蓄积，在老年患者、有肝肾功能异常，以及白蛋白水平下降的患者中较为常见。

苯二氮䓬类药物的药代动力学特性差异很大，包括脂溶性、分布、代谢和清除（表 14－8）。咪达唑仑具有高度脂溶性，静脉给药后能够快速达到中央室，在 1min 内快速起效。单次给药之后起效的持续时间主要依赖于从中枢神经系统到外周组织的再分布速度（肌肉、脂肪）。

表 14－8　成人苯二氮䓬类静脉用药的药代动力学数据

药物	VSD(L/kg)	$T_{1/2}\alpha$(min)	$T_{1/2}\beta$(h)	清除率[mL/(kg・min)]	蛋白结合率(%)
咪达唑仑	1.1～1.7	7～15	2～3	6～11	96
地西泮	0.7～1.7	10～15	20～50	0.2～0.5	98
劳拉西泮	0.8～1.3	3～10	11～22	0.8～1.8	90

VSD：稳态分布容积；$t_{1/2}\alpha$：分布半衰期；$t_{1/2}\beta$：消除半衰期

由于肝脏清除率下降，老年人咪达唑仑的消除半衰期高于青年人（5.6h vs 2.1h）。咪达唑仑量的分布容积受到年龄的影响极小，但对于肥胖和慢性肝病引起的消除延迟中则会增加。

和咪达唑仑一样，地西泮亦具有高度脂溶性，单次给药（5～10mg 静注）的起效时间在 1min 内，且持续作用 1～6h。尽管老年患者的肝脏清除能力似仍存在，但是地西泮的消除半衰期大大延长，这主要是由于把西泮分布容积的增加所致。

苯二氮䓬类药物对中枢神经系统的影响呈剂量依赖性。随着剂量的增加首先出现抗焦虑和抗惊厥作用，继而为镇静和肌张力减退，最后达催眠状态。应记住遗忘作用优于镇静作用且持续时间更长，这一点很重要，尽管患者表现为完全清醒，但是明显的遗忘仍可持续数小时。

苯二氮䓬类药物可降低脑代谢率与脑血流量（CBF），虽然程度低于巴比妥类药物和丙泊酚。影响这些的参数的封顶效应已被观察到，这可能代表特异性受体结合位点的饱和。与动物研究不同，在人体研究中尚无明确证据表明苯二氮䓬类具有神经保护特性。

数项临床研究表明比如镇静时间延长、认知和精神运动障碍等临床表现的加重，这主要是由于年龄相关性敏感增加（药效学），而不是因为药代动力学的变化。导致敏感性增强的可能的变化包括，苯二氮䓬受体结合增加，血脑屏障通透性改变引起 CNS 内苯二氮䓬类药物浓度升高，以及整体器官功能下降。

苯二氮䓬类药物可产生剂量相关的中枢呼吸抑制。其机制与低氧性驱动的减少有关，慢性阻塞性肺疾病（COPD）和阻塞性睡眠呼吸暂停患者可增加低氧性驱动。与应用阿片类应用时观察到的一样，其对 CO_2 的通气反应曲线变平整，但无右移现象（图 14－3）。咪达唑仑 0.15～0.2mg/kg 单次注射 3min 后出现呼吸抑制的作用高峰，且持续 60～120min。同时使用阿片类药物或其他镇静药物则会加剧潮气量和分钟通气量的降低。此外，类似于丙泊酚、苯二氮䓬类药物可降低上呼吸道肌张力，可能会导致镇静和麻醉诱导期间气道梗阻。

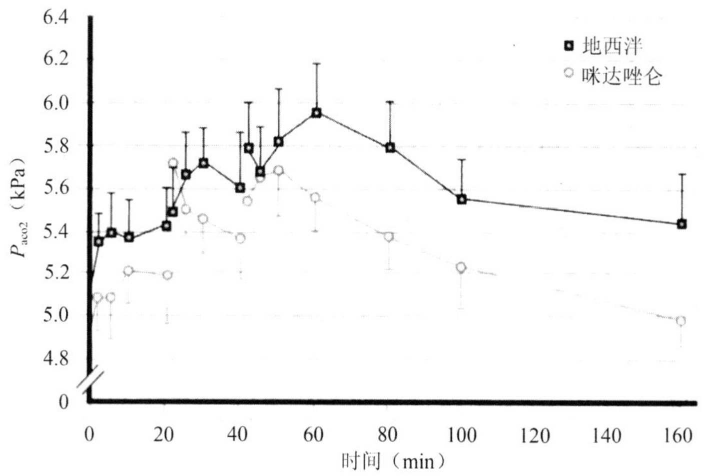

图 14－3　推注地西泮和咪达唑仑后呼吸抑制的时间过程

静脉注射苯二氮䓬类药物可导致轻度全身性血管扩张和中度血压和心排血量降低。而且，此类血流动力学的改变在低血容量或心脏储备差的患者中会更加剧烈，尤其是在大剂量使用或联合阿片类药物使用时。

苯二氮䓬类药物常用作术前用药、局部麻醉或区域麻醉中的术中镇静、手术室之外的操作镇静，ICU 中的术后镇静以及较小程度的用于全麻诱导和维持。当用于镇静时，药物对不同患者的影响存在明显的差异，考虑到这一点非常重要。推荐严密监测并缓慢滴定至预期效果，可预防过度镇静，避免呼吸抑制。

1. 咪达唑仑　成年患者静脉应用咪达唑仑镇静的初始剂量通常为 1～2mg，静注时间超过 30s，继而根据需要大约每隔 2min 静注 0.5～1mg。单次注射后在 30～60s 内即可起效，3～5min 后达到峰值，镇静消退时间范围为 15～80min。用药后起效时间受给药剂量、其他镇静药/镇痛药的联合应用、年龄以及合并疾病的影响。

临床研究和日常经验有力地证明，老年人应用咪达唑仑实施镇静时安全且耐受性良好。然而，如一些研究者所指出，老年患者对咪达唑仑的镇静/催眠作用的敏感性明显增加。例如，雅各布斯等用逻辑回归模型证实稳态血药浓度，咪达唑仑的 Cp50（等同于吸入麻醉期间的 MAC 值）能够消除 80 岁患者对于口头命令的反应，比 40 岁患者降低 25％。贝尔等人发现，在上消化道内镜检查过程中患者年龄和镇静所需咪达唑仑剂量之间存在较强的相关性。在此项研究中，年龄超过 70 岁的患者中 90％耐受检查所需咪达唑仑用量＜5mg。另一项研究探讨了小剂量咪达唑仑在 80～90 岁老年人群中应用的安全性。他们发现内镜检查术后低饱和度（SpO_2＜92％）发生频繁，并认为对于老年人严密监测可降低镇静所带来的风险（图 14－4）。

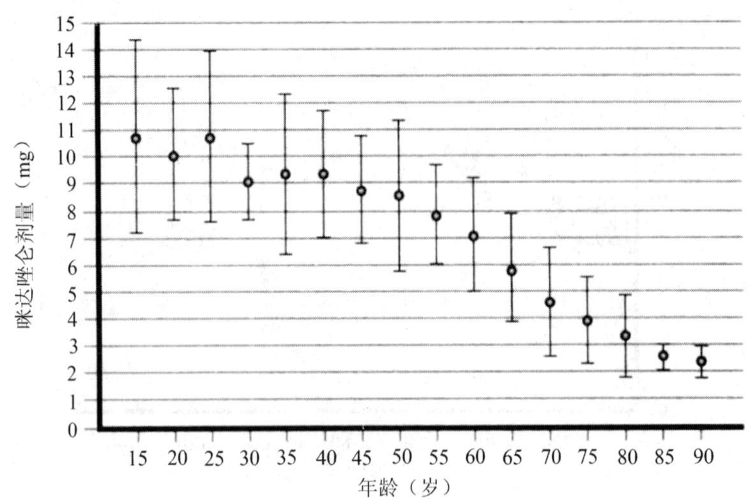

图 14－4　患者的年龄和咪达唑仑静脉应用于上消化道内镜检查前达到足够镇静水平平均剂量的关系

老年患者可能应用咪达唑仑进行全麻诱导；但需大幅减少剂量以维持血流循环稳定，预防长时间认知功能障碍。患者年龄超过 55 岁和 ASA 体格状态分级≥Ⅲ级时，推荐诱导剂量减少 20％～25％(表 14－9)。

表 14－9　静脉输注苯二氮草类药物剂量指南

适应证	咪达唑仑		地西泮		劳拉西泮	
	健康成人	老年人	健康成人	老年人	健康成人	老年人
[a]镇静	1～2mg	0.5～1mg	2～5mg	1～2.5mg	0.5～1mg	0.25mg
全麻诱导	0.2～0.3mg/kg	0.05～0.15mg/kg	0.3～0.5mg/kg	[b]无推荐	0.1mg/kg	[b]无推荐
输注维持	0.5～1μg/kg/min	N/A	0.03～0.1mg/kg,间隔 6h	N/A	0.01～0.02mg/kg	N/A

N/A：无可用数据；剂量可能需减少 25％～50％，谨慎滴注至预期药效。a：始终缓慢滴定至预期镇静水平；b：延迟效应

近期的一篇文章中，Shafer 回顾和总结了以往研究的结果，并认为根据药效学数据，咪达唑仑在老年患者的诱导剂量应减少 75％。基于此，老年患者的诱导剂量为 0.1～0.15mg/kg，如果联合使用其他药物如阿片类药物，其诱导剂量进一步减少至＜0.1mg/kg。

对于年轻健康志愿者，与使用硫喷妥钠诱导相比，应用咪达唑仑诱导时其苏醒时间延长 2～2.5 倍；但恢复时间并无明显差异。老年群组缺乏研究数据，我们可以推定，由于 CNS 对苯二氮草类药物的敏感性增强、代谢半衰期的延长，其苏醒时间和恢复时间延长。此外，当咪达唑仑用于全身麻醉的维持时，与 20 岁患者相比，80 岁患者的咪达唑仑的时量相关半衰期(维持某恒定血药浓度一段时间停止输注后，血药浓度下降一半所需时间)可延长 1 倍。另外，药物应用时间越长，年轻个体和老年个体恢复时间的差异就越大。

2. 地西泮　多年来地西泮被认为是术前用药和抗焦虑的金标准。目前，地西泮用于无痛小手术的镇静。为此，静脉给药推荐剂量为 0.1～0.2mg/kg。单次给药镇静起效时间在 1min 内，镇静持续时间为 1～6h(表 14－9)。

虽然地西泮的效能比咪达唑仑弱 2～3 倍，但其对老年人的 CNS 具有明显抑制作用。建议减少剂量和缓慢滴定至预期效果可避免过度镇静和苏醒延迟，尤其是老年患者存在其他并发症(如肝硬化)，或联合用药时。由于地西泮的时量相关半衰期延长，所以其并不适用于麻

醉的诱导和维持或者镇静。

3.劳拉西泮　劳拉西泮是目前为止比咪达唑仑和地西泮更有效的药物。然而，与咪达唑仑不同，劳拉西泮的起效时间推迟，在静脉给药 20～30min 才出现峰值效应，其作用时间亦延长，可持续 8～10h 以上(表 14－9)。正因如此，劳拉西泮是麻醉诱导或维持或者滴注至中度镇静的非优选择。劳拉西泮在术前抗焦虑的常用剂量为至少术前 2h 口服 2～4mg。或者在手术前静脉注射 0.5～2mg 劳拉西泮。但必须意识到，即使小剂量的劳拉西泮也可能会出现苏醒明显延迟，术后遗忘延长。这在药物作用增强的老年患者中尤为重要。基于药理学研究结果表明，在 ICU 镇静、气管插管并行机械通气的老年患者中，60 岁以上每增加 10 岁，劳拉西泮的药效即增加 18%。因此，其镇静剂量就要相应减少(图 14－5)。

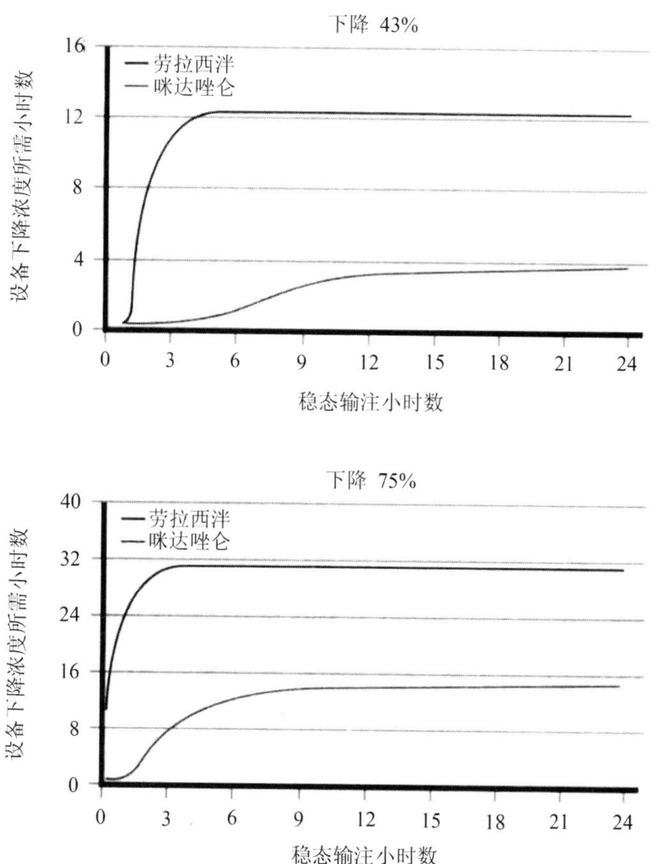

图 14－5　劳拉西泮和咪达唑仑血药浓度分别下降 43%和 75%时所需的时间

4.氟马西尼　氟马西尼是一种高度特异性的苯二氮䓬类受体的竞争性拮抗剂，可用以拮抗过量的苯二氮䓬类药物的不必要的不良反应。在中枢神经系统中，氟马西尼竞争抑制苯二氮䓬类药物的结合位点，并以剂量依赖性的方式取代激动剂。但由于结合为竞争性，其比苯二氮䓬类药物的作用时间短，受体可能会重新被激动剂所占领，从而导致患者再次镇静。

拮抗所需的初始计量以每分钟 0.2～0.3mg 的增量滴注，总剂量不超过 3mg。氟马西尼起效时间很快(1～2min)，2～10min 后达到最大效用，持续时间 45～90min。

氟马西尼能迅速拮抗苯二氮䓬类药物过度镇静相关的对 CNS 和心肺系统的表现。有证据显示，在老年患者中，应用氟马西尼可有效拮抗苯二氮䓬类相关的疑似躁动。

氟马西尼禁用于三环类抗抑郁药过量的患者和应用苯二氮类药物控制癫痫的患者。由于可能会出现急性戒断综合征，对苯二氮䓬类药物依赖的患者最好应避免使用氟马西尼。

五、要点

1. 老年人比年轻成人对阿片类药物和苯二氮䓬类药物敏感性更高。

2. 这种敏感性增加主要是由于药效学而非药代动力学的改变：老年大脑对这些药物更为敏感。

3. 一般而言，老年患者阿片类药物剂量应减少 50%，并严密监测其不良反应。

4. 老年患者咪达唑仑的使用剂量应减少 25%～50%(极高龄患者中甚至更少)，并仔细滴注，尤其是同时应用阿片类药物或其他镇静药的患者。

5. 非甾体类药物是老年患者多模式镇痛的重要组成部分。但此类药物应慎用于有肾功能不全史、消化性溃疡病史或抗凝相关治疗的老年患者。

(王福朝)

第四节　全身麻醉：静脉麻醉药、吸入麻醉药和肌松药

一、静脉诱导药物

静脉麻醉是近几十年来全身麻醉时最常用的方法，其优点是起效快，患者不适感少，并且可根据个体来选择麻醉药物及用量。由于没有哪一种静脉麻醉药是绝对理想的，所以我们必须了解每种药物的优点和缺点，以便做出最合理的选择，尤其对于患有某些系统疾病的老年患者，对麻醉药物较年轻患者更加敏感。

没有哪种因素比年龄对静脉麻醉药的药代动力学和药效学影响更大。年龄对药代动力学的影响包括初始血药浓度、组织分布和药物代谢与排出，而对药效学的主要影响在于大脑对药物的敏感性。熟悉年龄对生理功能的常见影响，有助于我们对老年患者麻醉药物的作用差异有个预判。

二、药代动力学

1. 分布变化　从 30 岁开始人体内总水量(TBW)将开始减少，肌肉含量开始降低，而脂肪含量却增加。这种变化，每年大约为 1%，到 65 岁时，25%～30%的肌肉将被脂肪替代。这个年龄的含水量也将以相同程度地减少。机体的这些变化可能影响某些药物的容量分布。

水含量的减少，将导致水溶性药物初始剂量的分布容积(V_d)减少，结果老年患者血药浓度增高，大脑浓度亦增高，从而使作用效果更明显。

体内的脂肪含量增加，延长了脂溶性药物的半衰期随着组织含脂量增加，药物更容易蓄积，因此增加了药物的分布。较大的分布容积，可减少血中的药物分布，从而延长药物的代谢半衰期(半衰期＝分布容积/清除率，清除率是指血中药物按照一定时间单位消除)。这种代谢尤其适用于亲脂类药物如苯二氮䓬类和许多阿片类如芬太尼家族药物(除瑞芬太尼)。图 14－6 反映了脂溶性药物的分布容积随年龄的变化关系。奇怪的是，当年龄非常大且患者较虚弱时，身体脂肪总含量会明显减少，因此脂溶性药物的分布容积可能减少。理论上，药物代

谢的半衰期将减短，但是年龄对清除率的影响必须除外。

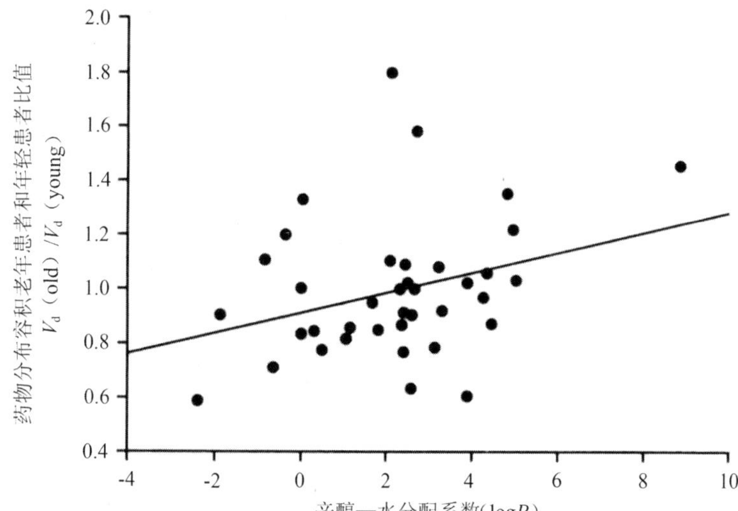

图 14—6 辛醇—水分配系数 Log 值(logP)与药物分布容积老年和年轻患者比值[V_d(old)/V_d(young)]的关系

如果排除某些药物(阿米卡星)，这种相关性接近于有统计学意义(P＝0.053)。

2.代谢变化 正如所想，药物的清除随着年龄增加而减慢。即使在健康的老年人中，肝脏代谢和肾脏排除药物的能力都会降低。年龄较大患者的肝脏容量可减少 20％～40％，肝脏血供可减少 35％。50 岁以后，肾小球的数量将每 10 年减少 10％，同时伴随着肾实质的减少。肾功能的降低并不体现于肌酐水平，因为肌肉总量和合成均减少。因此，清除率降低和容量分布增加共同作用使老年患者代谢药物速度减慢。清除率的降低对代谢的影响是巨大的，例如地西泮的半衰期(h)基本等于患者的年龄，也就是说一个 72 岁的患者半衰期时间约 72h(3d)。

3.蛋白结合率的变化 年龄对血浆蛋白的影响及临床意义尚未完全阐明。健康老年人中约有 10％以上白蛋白水平降低，而体质较差和营养不良的人降低更明显。然而不是所有患者蛋白随年龄增加都降低，潜在的炎症反应反而会使 α_1 一酸性蛋白增加。但总的来说，老年人的蛋白结合率是降低的。由于血中与蛋白结合的药物减少，血中游离药物的含量增加，从而使所需药物的剂量降低。通过肝脏代谢的高蛋白结合率药物更加明显，如利多卡因、芬太尼和咪达唑仑。

三、药效动力学

药效动力学研究药物对机体的作用并描述靶器官对药物敏感性的变化。由于研究方法复杂，药效动力学的研究和理解程度远差于药代动力学。

静脉麻醉的作用于中枢神经系统，老年人的中枢神经系统改变包括神经元的解剖数量减少与功能减弱，使药物结合受体的数量和亲和力均降低，信号传递和稳态发生改变。

1.神经元丢失 尽管正常的衰老过程中凋亡与神经元死亡引起的神经元数量下降并不明显，但是神经退行性疾病如阿尔茨海默病、帕金森病或卒中等会引起神经元显著丢失。健康老年人也可能会经历年龄相关的认知功能下降，如记忆障碍，这不能单纯以神经元的绝对减少来解释，还包含突触水平上解剖和功能的变化。这些变化可能代表活跃的突触数量降低，或失去一些现有突触的功能。

2.受体的变化　老年人神经系统的受体活性和表达会产生多种变化。这些变化很复杂，并且不同区域的脑组织变化各不相同。这些不平衡的神经变化可能会影响老年人对麻醉药的反应。

年龄增加可伴有 μ—阿片类受体和 κ—阿片受体，这种变化主要与健康老年人的记忆损害相关。多巴胺能系统和多巴胺 D_2 受体数量也减少。GABAA 受体不仅数量会减少，并且可由突触前 GABA 释放减弱导致功能变化。这可能是老年人对苯二氮䓬类药物敏感性增加的原因。其他发生数量或功能变化的中枢神经受体还包括胆碱能受体和 NMDA 受体。中枢神经系统以外受体，如肾上腺素能受体。中枢神经系统以外的受体变化还包括 β 肾上腺素受体下调和介导心脏保护作用的腺苷 A1 受体反应减弱。虽然受体相关改变的临床意义并不完全清楚，但他们或许可以解释为什么老年人产生预期终末器官效应的麻醉药剂量需求减小。

四、信号转导和稳态机制

随着年龄的增长，细胞增殖的减少可能与信号传递变化有关，其中一个关键的信号传递部件是 CREB(CAMP 反应元件结合蛋白)。CREB 是介导神经可塑性的重要因素，其表达不足可导致短期记忆障碍。阿尔茨海默病患者大脑 CREB 磷酸化程度下降，尽管目前还不清楚正常老年人中磷酸化 CREB 下降是否导致了认知功能障碍。

稳态机制功能的逐步下降是衰老的标志。当认知储备耗尽，老年患者将对麻醉药物更加敏感，在应用麻醉药后恢复正常需要更多的时间。

还有其他老化现象也可能是有害的。中枢神经系统的稳态变化包括胞质内 Ca^{2+} 信号时间延长。细胞内 Ca^{2+} 增加具有细胞毒性，对神经元和突触可能产生不利影响。随着老化增加还会出现胰岛素抵抗现象，它与血管内皮功能障碍、炎症和动脉粥样硬化的进展有关。

五、老龄化的其他影响

麻醉医师还应了解静脉镇静药和催眠药对血流动力学产生的预期影响。组织弹性的下降可导致血管和心肌组织僵化。80 岁老年人的血管容量扩张性与 20 岁的年轻人相比下降了 90%。自主神经系统也会发生功能下降，老年人基础迷走神经紧张性降低而交感神经张力升高。低血压通过压力感受器影响心率的反应性会降低。心血管系统顺应性减弱，像一个老化的管道系统，不能有效地缓冲急剧的压力或容量变化。

此外，老年人易患高血压、冠状动脉疾病和瓣膜异常。并发症可导致对心血管不稳定的耐受性降低，不良事件发生率增加，例如充血性心力衰竭或心肌缺血。

患有并发症的患者可能完全没有接受常规药物治疗，或者正服用着大量的常规药物。这两种情况都需格外注意。需行急诊手术而没有时间服用药物进行调整时，未经治疗的疾病如高血压可能造成血流动力学不稳定。

相反，平时服用的药物可能与麻醉药有着不利的相互作用。在全身麻醉中 ACEI 类药物可引起顽固性低血压，利尿剂可导致低钾性心律失常，β受体阻滞剂可能加重心动过缓并掩盖潜在的血容量不足。

从上述分析可以看出，年龄引起的药代动力学变化可使患者对药效和不良反应的敏感性均增加。因此，老年人所需要的诱导剂量比年轻人更小。此外，起效时间可能更慢(机制不清)，而苏醒时间可能会延长。

不幸的是，对于麻醉医师来说，没有单一的预测因素可准确衡量年龄引起的药代动力学改变，为达到预期效果，每位患者药物剂量均需个体化制订。

六、静脉麻醉药物

1. 丙泊酚　丙泊酚(2，6－disopropylphenol)是一种烷基酚。它的作用主要是激活GABAA受体，其次为抑制NMDA受体。丙泊酚还被证明可通过减缓平滑肌钙通道抑制钙离子转运而舒张气道平滑肌。由于其起效和消退快、量效关系明确和抗呕吐的特点，丙泊酚已快速成为最常用的诱导药物。它还有一定的遗忘作用，尽管该作用微弱且不可靠，但是对于苯二氮䓬类可能增加术后认知功能障碍的老年人而言，这种遗忘效果还是有用的。丙泊酚虽无直接镇痛作用，但可减少镇痛剂的使用量。

除了心血管系统不良反应和静脉注射痛外，丙泊酚是一种近乎理想的诱导药物。它可抑制交感神经缩血管作用，导致全身血管阻力的急剧下降。同时还可抑制老年患者本身已经减弱的反射性心动过速。这些过程可能会导致心输出量减少和血管阻力下降，最终出现明显低血压，在容量耗竭的患者中尤甚。

丙泊酚是一种强效的亲脂性药物，蛋白结合率高。如前所述，年龄可导致分布容积和蛋白结合率发生显著改变。因此，老年人丙泊酚药代动力学发生显著变化，同时由于大脑敏感性增加可伴有一定量的药效增强。为避免不良反应，在老年患者中使用丙泊酚诱导，其剂量应减少20%，单次注射剂量减少到1.5～1.8mg/kg，维持剂量至少减少30%(图14－7)。未正确调整丙泊酚的剂量可能导致诱导后顽固低血压和长时间输注后的苏醒延迟。

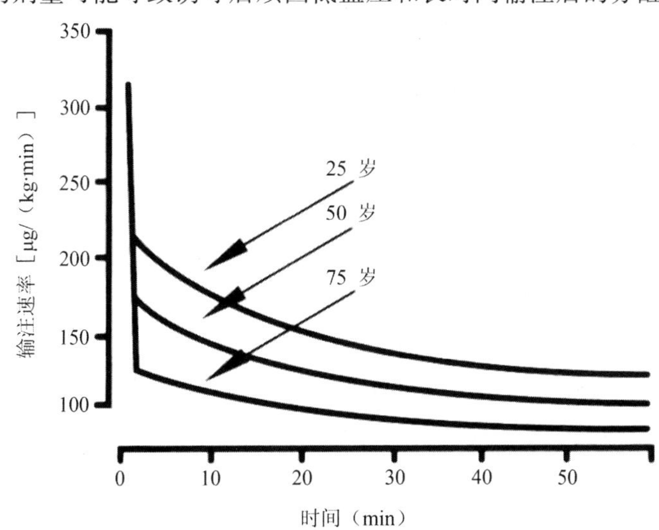

图14－7　根据年龄调整的维持足够麻醉深度的丙泊酚用药方案

与年轻患者相比，在维持相同麻醉深度的前提下，老年患者丙泊酚用量需减少30%～50%

2.硫喷妥钠　硫喷妥钠通过激活GABAA受体起到催眠作用。硫喷妥钠降低心肌收缩力，降低全身血管阻力，在诱导时给予大剂量会造成血压下降。它对压力反射的抑制作用要小于丙泊酚，因此较易容易引起心动过速。血压下降和心率增快证明其不适用于老年冠状动脉疾病患者，而冠状动脉疾病在老年患者中并不少见。

在20世纪的最后10年中，硫喷妥钠痛觉过敏的特性曾被广泛讨论，但之后便很少再讨论。与丙泊酚相比，硫喷妥钠提供的插管条件并不尽如人意，并且它确实能降低啮齿类动物痛阈，目前的问题在于其是否产生有临床意义的痛觉过敏仍不清楚。

硫喷妥钠等巴比妥类药物可引起急性肝卟啉症发作。其静脉注射不会引起不适，但外渗或注入动脉内，将可能发生严重的动脉痉挛和组织坏死。

硫喷妥钠药效学并不随年龄变化而改变，老年人大脑对硫喷妥钠的敏感性也无特殊。然而，其药代动力学会随着年龄的变化而改变，主要是由于其初始分布容积发生变化。与20岁年轻人相比，高龄老人(80～90岁)的硫喷妥钠诱导剂量需减少15%～20%。只要根据年龄适当调整剂量，无论分次注射还是持续输注，恢复时间均与所有年龄组相似。

3.美索比妥　美索比妥常用于短小手术，如电休克治疗。不像硫喷妥钠，其注射时会有一定不适感。美索比妥的清除率比硫喷妥钠高，更依赖于肝血流量，消除半衰期较短(美索比妥3～6h，硫喷妥钠12h)。然而，随着年龄的增长肝血流量下降，这使美索比妥的苏醒比年轻人更慢。

早在丙泊酚应用之前，本杰明与Recant D. D. S在1960年就报道了美索比妥在日间牙科门诊手术中的应用，他描述为："美索比妥最令人满意的地方在于可使老年患者快速苏醒，避免了间断使用硫巴比妥引发的苏醒问题。使用美索比妥的患者能很快苏醒，其早期思维反应能力恢复明显改善。"在不复合使用阿片类药物时，老年患者使用美索比妥的剂量范围为0.9～1.2mg/kg。

4.依托咪酯　依托咪酯在麻醉诱导时保持了心血管稳定性：尤其在低血容量和心血管系统不稳定的老年患者中应用效果满意。依托咪酯不抑制心肌收缩力，除非剂量较大(0.45mg/kg)。心率、收缩压、射血时间和心肌收缩速率是心脏代谢需求的主要影响因素。依托咪酯对上述参数的影响较小，相比于丙泊酚提供了更好的心肌氧供氧需比。

依托咪酯对皮质醇产生抑制作用需要引起关注。依托咪酯抑制胆固醇转化为皮质醇。皮质醇水平在依托咪酯单一诱导剂量1h后减少，并持续15h。这种不良反应在连续输注而不是单一剂量应用后才有临床意义，但是仍被视为一个严重的不良反应。依托咪酯无抗惊厥作用，但它已被成功地用于老年患者癫痫持续状态电休克治疗中。

依托咪酯的药效不随着年龄的变化而改变，但药代动力学可发生改变。80岁的患者达到同样脑电图深度时所需要依托咪酯的剂量仅为22岁患者的一半。

5.咪达唑仑　虽然咪达唑仑是一种有效的短效镇静剂，但是在老年患者中它可能与术后认知受损或谵妄有关，因此咪达唑仑的选用应谨慎而不应作为常规药物。咪达唑仑引起老年人中枢神经系统障碍的原因可能在于一些未被认识的年龄相关药效学改变。咪达唑仑为高度脂溶性药物，经肝脏代谢。因为全身脂肪含量随年龄增长而增加，咪达唑仑的分布溶剂略有增加，同时由于肝灌注减少，这两个效应共同作用降低了咪达唑仑的清除率，其净作用表现为55岁以上的患者中咪达唑仑诱导剂量减少20%，随着年龄的进一步增长该剂量还需降低更多。

6.氯胺酮　氯胺酮是一种水溶性的化合物，在结构上与苯环己哌啶有关。氯胺酮阻断谷氨酸神经递质兴奋性是通过阻断 NMDA 受体来实现的，通过干扰对疼痛信号的接收，产生所谓的“分离麻醉”。氯胺酮有拟交感作用，因此能刺激心血管系统并引起支气管扩张。由于其对中枢神经系统的作用并不理想，因此在老年人中氯胺酮的应用受到限制。但只要考虑到不良反应的可能性，仍有以小剂量氯氨酮(10mg 递增量)作为镇静辅助药使用。

7.右美托咪定　右美托咪定为 α_2 肾上腺素能受体受体激动剂，在镇静处理方面日渐流行，可应用于重症监护病房和手术室。它产生真正有意识的镇静、镇痛、抗焦虑作用，且无呼吸抑制。α_2 肾上腺素能受体突触前膜的激活抑制去甲肾上腺素的释放，从而阻止疼痛信号的传播，抑制突触后活动中枢神经系统交感紧张度。不良反应包括轻微的心血管抑制，包括心率和血压力轻微下降。右美托咪定对 α_2 肾上腺素能受体选择性存在剂量依赖性，它对 α_2 肾上腺素能受体的选择性比可乐定强 8 倍。负荷剂量的右美托咪定可能导致血压短暂升高，由外周 α_{2B} 肾上腺素能受体刺激血管平滑肌所致。可以通过减药物输注速度来减少这种反应。它是一种应用前景很好的药物，尤其适用于腹部动脉瘤血管内修复等快速发展的外科技术，尽管其在老年患者中的药代动力学和药效动力学并没有得到充分的研究。

七、老年患者吸入麻醉

使用吸入麻醉剂实施麻醉维持在部分患者中进行诱导仍然是受欢迎和最简单的麻醉方式，尽管在老年患者中全凭静脉麻醉在苏醒方面具有一定优势。从过去 10 年的市场情况来看七氟烷、地氟烷、异氟烷和笑气与其他药物如氟烷和恩氟烷等相比更受偏爱。因此，氟烷、恩氟烷等将不在本节中讨论。

年龄的增长使每一器官系统在结构和生理功能方面均发生重大变化，从而影响所有药物的药代动力学和药效动力学变化，包括吸入麻醉药。然而迄今为止没有可靠的证据证明与年龄相关的肺泡表面气体交换、血流灌注失调及容量失衡减少会影响挥发性麻醉剂的吸收过程。影响挥发性麻醉药物动力学的因素包括体脂百分比增加 50%～70%，肌肉减少和全身水分的减少。这些变化导致高脂溶性吸入药物在体内的积聚，从而导致挥发性麻醉剂在体内蓄积增多，麻醉苏醒延迟。与氟烷和异氟烷相比，脂溶性较低的地氟烷、七氟烷在老年患者中苏醒更快。

MAC(最低肺泡有效浓度)作为定义为挥发性麻醉药物效价的指标，可指导麻醉药物用量的制订。在 31～65 岁健康、年轻的成年人中异氟烷 MAC 是 1.15%，七氟烷 MAC 是 1.85%，地氟烷 MAC 是 6%。在中枢神经系统储备功能降低的基础上，患者年龄每增加 10 岁 MAC 数值可降低 6%，但这种关系是非线性的，40～50 岁以后 MAC 减小的速度明显增加。MAC 和年龄变化关系的列线图见图 14－8。

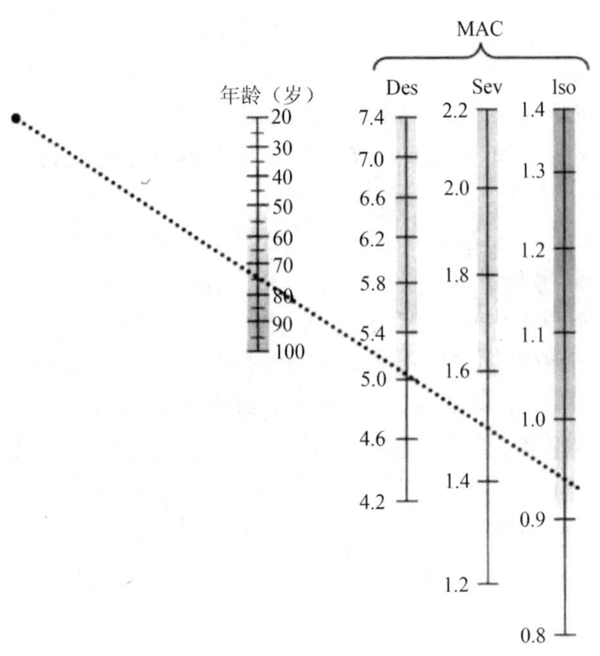

图 14－8 异氟烷、七氟烷和地氟烷的 MAC 与年龄的关系的列线

临床实践中常依据血流动力学反应和 BIS 值监测来指导吸入麻醉剂的使用，并非全由呼吸末气体浓度决定。当合并使用阿片类药物和/或氧化亚氮时，总麻醉剂量超过 1 个 MAC 可能已过量，已经明确年龄大于 65 岁的患者，吸入 60％氧气时地氟烷 MAC 已经减少为 5.17％，合用 60％氧化亚氮时其 MAC 为 1.67％。有报道年龄 95 岁的患者，合并吸入 67％的氧化亚氮时，其异氟烷呼吸末浓度仅需达到 0.25％即可满足麻醉效果。

其他基础状况和药理学交互作用也会影响 MAC，高龄是其中之一。在增加 MAC 的因素中，慢性酒精滥用、安非他命和可卡因的使用，以及药物如左旋多巴、MAO 抑制剂、麻黄素等是最为人熟知的因素。减少 MAC 的因素也较多，阿片类药物、可乐定、锂、巴比妥酸盐、苯二氮䓬类、氯丙嗪、维拉帕米，以及缺氧、低血压和代谢性酸中毒均可降低 MAC。

吸入麻醉药在许多方面可能影响老年人心血管系统。所有吸入麻醉剂对心肌均有不同程度的直接抑制作用。确保血流动力学稳定是一种令人满意的吸入麻醉剂的重要特质，氟烷和恩氟烷之后的多种现代吸入麻醉剂的最大优势在于对心肌的影响小，特别是对心肌收缩和舒张期的扩张，因此老年患者对这些药物具有更好的耐受性。此外，地氟烷和七氟烷已被证实对缺血性心肌有保护作用，异氟烷也有一定程度的保护效应。在老年心脏病患者中，与以丙泊酚作为镇静药的全凭静脉麻醉相比，吸入麻醉剂对心肌抑制作用较轻。使用以上吸入药物能够明显减少术后心脏事件发病率和死亡率。

对于低血压或明显的高血压，地氟烷已被证实是具有维持和保护心肌功能的作用。在低新鲜气体流量下（约 1L/min），地氟烷麻醉比异氟烷提供了更加稳定的条件。在浓度突然增加到 1.5MAC 时，可能造成短暂窦性心动过速和高血压，原因可能是因为与七氟烷相比，吸入地氟烷诱导后基础儿茶酚胺水平维持至少 5min。另外，一个原因可能与地氟烷对上呼吸道的刺激有关。地氟烷浓度为 2MAC 时可延长 QT 间期。对于服用其他药物的患者来说，更易于诱发节律紊乱。七氟烷比地氟烷引发心房纤颤和室上性心律失常的发生率更多。

相比于氟烷和恩氟烷，七氟烷、地氟烷、异氟烷降低血压主要通过降低外周血管阻力，通过减少心输出量(通过心肌抑制)的方式降低血压的作用较小。七氟烷诱导后能快速地降低系统血管阻力,而地氟烷在诱导后 7min 左右即有明显的 SVR 变化。尤其是老年人对于血压的变化及其引发的冠脉和脑血流量波动更为敏感。

尽管异氟烷降低全身血管阻力(为低血压的主要机制),但同时也会抑制心肌和降低心排血量(吸入浓度>1MAC)时,这些变化在大于 60 岁的患者中已被证实。与所有其他挥发性麻醉剂相比,异氟烷最大限度地影响了左心室舒张早期的功能,这实际上明显影响心室舒张功能并减少舒张末期体积。在年轻患者中,异氟烷通常加快心率,但实际上在老年患者中可能导致心动过缓,从而削弱了老年患者对抗低血压的能力。

即使麻醉时间较长,氟化物浓度增加,七氟烷和异氟烷并不会引起严重的肾功能毒性,只有少数七氟烷、地氟烷和异氟烷肝毒性的病例报道。七氟烷可与二氧化碳吸收剂在麻醉机中产生相互作用生成化合物 A(三氟甲基乙烯基醚),其肾脏毒性已在实验动物中被证实,但是否引起人类肾毒性还没有被证实。

氧化亚氮(笑气)在麻醉历史中享有超长的寿命,目前仍被广泛使用。氧化亚氮的 MAC 值能降低其他吸入麻醉剂的 MAC。60%氧化亚氮混合吸入其他麻醉剂,对心肌具有直接拟交感作用,能减少心脏指数 10%～15%,并减少左右心室每搏量指数。与异氟烷混合吸入时,开始吸入氧化亚氮往往引起心动过速并能维持一定血压,随后会出现窦性心动过缓和低血压。在一个风险相对较高(血管手术)的老年患者,吸入氧化亚氮会增加术后心肌缺血发病率。因此,在老年患者中应该考虑完全避免使用氧化亚氮。

各种麻醉药物的起效和麻醉后恢复速度是不同的。与七氟烷、地氟烷,或静脉用药丙泊酚相比,异氟烷麻醉后恢复时间最长,表现为吸入异氟烷后患者自发睁眼、拔管、对语言的反应刺激和定向力恢复等均减慢。地氟烷复苏明显比七氟烷快,如拔管时间、指令性睁眼、时间和地点的定向力均比七氟烷早 2～4min,并且在复苏室停留时间减少 10～25min。在拔管后 1h 采用简易精神状态评分测量患者术后认知功能的下降,发现地氟烷和七氟烷之间无明显差异,拔管后 6h 对患者进行更为复杂的认知功能测试同样也未发现明显差异。

八、肌松药及其拮抗剂在老年患者中的应用

尽管最初使用肌松药的目的是为了气管插管,但是术中维持肌肉松弛主要是为了满足外科肌松的要求。如果使用了肌肉松弛剂维持麻醉,而又计划快速拔管,此时肌肉松弛剂的残留作用带来的风险将导致严重后果。其实在很多外科手术中,使用吸入麻醉剂和阿片类药物即可达到足够的肌肉松弛度。

年龄相关的多种因素可能会影响肌松剂的作用,包括解剖和生理变化、从神经肌肉接头到皮层结构的自发运动、身体结构的变化、心血管功能、药物清除以及多种疾病的影响。

随着年龄的增长,神经肌肉接头出现退行性改变。轴突前膜和运动终板(突触间隙)的距离扩大,从而增加乙酰胆碱分子的扩散和与受体结合的时间(图 14－9)。受体的数量在 60 岁以后似乎没有什么改变,但其组成是不同的。神经肌肉受体往往是成组分布,随着年龄的增长,组的数量可能增加,但每组的受体数量减少。同时,终板处的皱褶也会延伸变平。末梢轴突数目增加,导致多个轴突连接到一个运动终板。尽管有以上这些变化,但没有证据表明在高龄患者中神经肌肉传递速度和完整性受到任何功能损害。

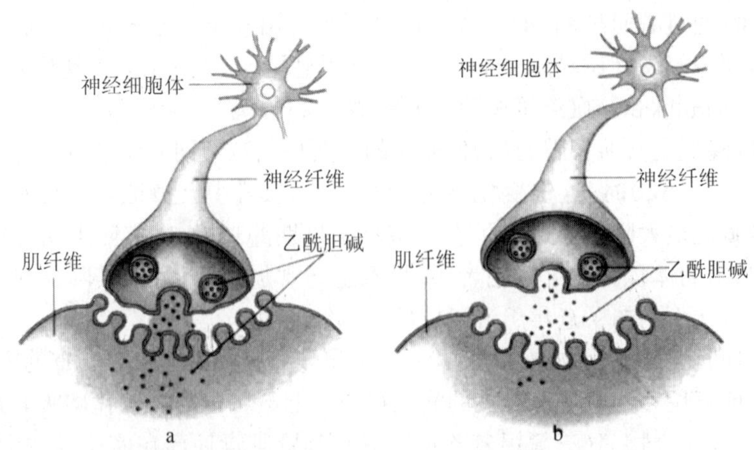

图 14—9　年轻人正常神经肌肉接头(a)与老年个体(b)的比较：突触间隙扩大，运动终板小凹扁平，乙酰胆碱向受体聚集减少(经肌肉萎缩症协会授权)

老年人肌肉会出现一定程度的去神经化和接头外乙酰胆碱受体增多，类似于失用性萎缩的表现。脊髓和腹侧神经根纤维运动神经元的数量也在减少。然而这些变化并未对肌肉松弛剂的耐受性和敏感性造成影响，尤其是对于琥珀酰胆碱来说，在老年患者中的应用并未发现特殊的改变。

尽管老年患者水含量和净体重减少、脂肪含量增加及初始容积分布减少，但是琥珀胆碱的 ED95 并未随着年龄发生改变。药物起效时间和作用时间的延迟在老年患者中较为常见。一般认为琥珀胆碱在老年患者中发生肌颤的严重性较低，但实际临床中并未发现这种现象。

大多数中效和长效非去极化肌肉松弛剂都会随着年龄增长起效时间减慢(表 14—10)。以罗库溴铵和顺阿曲库铵为例，起效时间分别延迟 36～60s 和 45～60s。此类药物起效延迟往往会导致医师错误认为药物剂量偏少，从而加大用药量，也由此导致药物对肌肉的阻滞时间要比预期时间长很多。

表 14—10　老年患者和年轻患者插管剂量、维持剂量、起效时间、维持时间的比较

	年轻患者(年龄 18～65 岁)				年长患者(年龄 65～90 岁)			
神经肌肉阻滞剂	插管剂量(mg/kg)	起效时间(min)	维持时间(min)	维持剂量(mg/kg)	插管剂量(mg/kg)	起效时间(min)	维持时间(min)	维持剂量(mg/kg)
琥珀胆碱	0.5～1	0.3～1.1	4～6	01～0.07	0.5～1	1～1.5	4～6	0.01～0.07
罗库溴铵	0.1～0.6	1～2(0.4～6)	31(15～85)	0.1～02	0.05～0.4	3(1.3～11)	35～46	0.08～0.1
维库溴铵	0.02～0.06	2.5～3	25～40	0.01～0.015	0.01～0.04	4～5.5	35～137	0.01～0.008
潘库溴铵	0.02～0.1	2～3	60～180	0.01～0.02	0.01～0.05	4～5	180～220	0.005～0.008
顺阿曲库铵	0.05～0.2	2～3	40～60	0.03～0.04	0.05～0.2	2.5～3.5	45～55	0.03～0.04
阿曲库铵	0.2～0.5	2.5～3	20～45	0.08～0.1	0.2～0.5	2.5～3.5	40～50	0.08～0.1
多沙库铵	0.01～0.03	5～6	100～160	0.005～0.01	0.005～0.03	6～8	120～180	0.005～0.1
米库氯铵	0.15	2.5～4.5	14～25	0.04～0.05	0.1	3～7	17～37	0.025～0.035

持续时间定义为 T_1 肌颤搐幅度自然恢复至 25%。

年龄对非去极化肌肉松弛剂的时效和恢复时间有影响，但其影响程度和方式有所不同。米库氯铵是一种很少用却是唯一的短效非去极化肌肉松弛剂，其作用时间短暂归因于其经血

浆胆碱酯酶代谢。老年患者其代谢与恢复时间延长约30%。因此,推荐将老年患者米库氯铵诱导剂量减少到100μg/kg,其达到插管条件的时间为3～7min(比接受大剂量的年轻患者延迟1.5min)。年长患者血浆胆碱酯酶的活性降低,导致米库氯铵作用时间延长15%～20%(正常为14～28min)。有25%～75%老年患者药物清除时间比非老年患者平均延长5min。推荐维持剂量为25～35μg/kg,并根据四个成串刺激指导重复给药。

维库溴铵主要依靠胆汁排泄清除,仅25%～35%自尿液排泄。维库溴铵在患有心脏疾患(包括充血性心力衰竭)的患者中应用,能很好地维持血流动力学的稳定。建议使用剂量为0.08～0.1mg/kg,在2.5～3min即可达到插管条件,但在老年患者中其达到插管时间约延迟1.5min。其作用时间和药物清除时间同样延迟。有文献报道,在使用0.1mg/kg剂量时,与年轻患者35min的维持时间相比,老年患者维持时间约延长50%。更有个案病例发现,老年患者维持时间较年轻患者延长约3倍。建议维持剂量减少到0.01～0.008mg/kg(减少30%～40%)。重复给药时间需根据老年患者个体差异把握,所以临床上最好依据肌松监测仪来指导用药。

罗库溴铵是另一个使用较为广泛的中效肌松剂。主要依靠肝脏代谢,但肾脏功能衰竭的患者中其清除率下降,作用时间延长。和维库溴铵相似,老年患者罗库溴铵起效时间可延长35～60s,药物清除率可下降约27%,因此其作用时间和药物清除时间延长3～4min。但其药物效能在老年和年轻患者中无显著差异。在老年患者中,最初给药剂量0.6mg/kg时达到插管条件的时间为1.3～11min(而年轻患者仅为60～75s),其平均作用时间为46min(年轻患者为22～35min)。

阿曲库铵及其异构体顺阿曲库铵很大程度上以温度依赖性霍夫曼消除快速代谢。因此其大部分代谢不受年龄的影响,其清除半衰期仅有15%的延长。除了部分老年患者起效时间延迟外(顺阿曲库铵45～60s)外,其作用时间和恢复时间与年轻患者基本无差异,在使用剂量上和年轻患者也无差异。建议顺阿曲库铵初始剂量为0.15mg/kg,阿曲库铵剂量为0.4～0.5mg/kg,在120～180s内能达到较为理想的插管条件。顺阿曲库铵和阿曲库铵的维持剂量分别为0.03mg/kg和0.08～0.1mg/kg,其作用维持时间为45～55min。两者均能维持较为平稳的血流动力学状态,在心功能较差的老年患者中也有同样效果。

所有长效肌肉松弛剂的清除都主要依靠肾脏:85%的潘库溴铵和90%～98%的哌库溴铵、多沙溴铵、筒箭毒碱。因为年龄相关的肾功能减退,长效肌肉松弛剂的药效学受到明显的影响(表14－10)。老年患者中所有长效肌肉松弛剂的起效时间都延迟,作用时间延长(对于哌库溴铵来说,延长40%～50%,180～220min),药物清除时间延长(哌库溴铵延长60%)。使用长效肌肉松弛剂增加术后机械通气的时间,增加肺部并发症的发生率和气管切开率。因此应尽可能避免在老年患者中使用长效肌肉松弛剂。

抗胆碱酯酶药物和非去极化肌肉松弛剂具有相似的药理学年龄相关的变化。但是,老年患者对抗胆碱酯酶药物(拮抗非去极化肌松剂)的需要量比年轻患者大。如用以拮抗维库溴铵阻滞作用的新斯的明剂量为例,老年患者比年轻患者剂量大39%(老年患者需要60～70μg/kg,年轻患者40～50μg/kg),新斯的明在老年患者中的作用时间和清除时间延长,这个特点对老年患者来说是有利的,因为肌肉松弛剂在老年患者的作用时间也是延长的。Sugammadex是一种新型选择性肌松剂结合药物,单次剂量2mg/kg即能安全有效地拮抗罗库溴铵的肌松作用,在年龄大于65岁患者中其药物清除时间减慢的效应非常轻微。

九、要点

1. 由于药代动力学和药效动力学改变，老年患者中大多数静脉诱导麻醉药应减少剂量。

2. 在全身麻醉中，老年人容易发生血流动力学波动，慢而谨慎地滴定药物调整剂量有利于预防血流动力学不稳定。

3. 咪达唑仑可能导致老年认知障碍，应该谨慎使用。

4. 除了以小剂量用作镇静镇痛，氯胺酮不推荐在老年患者中使用。

5. 异氟烷、七氟烷、地氟烷的最小肺泡有效浓度随着年龄的增长而下降，在约 50 岁后进一步加速降低，MAC 可根据文中图标仅以预估计。

6. 无论使用何种麻醉剂，老年患者都更可能出现血流动力学不稳定，包括吸入麻醉剂。

7. 与七氟烷和地氟烷相比，异氟烷不利于血流动力学稳定，且代谢时间最长。

8. 异氟烷和地氟烷具有相似的血流动力学的稳定性。然而，如果浓度增加速度过快，地氟烷可能导致心动过速和短暂性高血压。

9. 地氟烷的代谢时间最短，但与七氟烷相比没有改善术后认知障碍的作用。

10. 异氟烷、七氟烷和地氟烷被证明没有明显的肾毒性。

11. 使用氧化亚氮可能产生明显的心肌抑制，与围术期的心脏并发症发病率和死亡率有关。因此应该考虑避免在老年患者中使用氧化亚氮。

12. 琥珀酰胆碱药理学不受年龄影响，不需要调整剂量。

13. 在老年患者中，中效维库溴铵和罗库溴铵起效时间延迟、作用时间延长、恢复时间延迟。两种化合物剂量应该减少，需滴定至药效产生。

14. 阿曲库铵和顺阿曲库铵维持和恢复时间与年轻人相比几乎相同。除了个体差异外，在使用剂量上无须做剂量调整。

15. 长效肌松药在老年患者最好避免使用。

16. 至少对维库溴铵产生的神经肌肉阻滞作用需增加新斯的明剂量。

（王福朝）

第五节　老年心血管系统与麻醉

心血管系统随着年龄的增加必定会出现一些变化，正如心血管疾病是老年患者常见病是一个道理。因此，为了能有效地治疗老年患者，麻醉医师应全面掌握机体老化及疾病给老年患者带来的负面影响，同时还要熟悉麻醉将会对老年人心血管系统的稳态产生影响。

一、活动量与耐受能力

老年患者生理储备量减少造成对血流动力学不稳定的代偿性反应的能力下降。随着年龄的增长，心脏对交感神经的刺激敏感性降低，但对副交感神经的刺激反应保持不变。副交感神经的活性降低，即使是该神经的反应完全消失也不会对机体产生太大的影响。然而这种调节所带来的负效应则是心率和心肌收缩能力的下降，是机体的最大心率的耐受能力降低，这种调节方式对机体的影响是不可逆的。老年患者为保证足够的心输出量，左室舒张末期容积(LVEDV)代偿性的增加。

随着年龄的增加，最大心率、耗氧量及有氧代谢的能力呈下降趋势。纵向研究结果与早先的横向研究结果有所不同，纵向研究认为老龄化可以作为主要研究原因。必须肯定的是耐力训练的确能降低老化对最大耗氧量，心脏舒张能力以及动脉硬化的负面影响。

二、与年龄相关的生理变化

1. 细胞的变化　老化在基因转录和表达水平上已经发生变化。与这一理论相关的机制包括氧化损伤，非酶糖基化，细胞凋亡和炎症。在哺乳动物中，活性氧（ROS）的产量增加和细胞对 ROS 的敏感性增强，导致细胞损伤的增加和线粒体功能的降低。在细胞水平上与年龄的变化，例如肌质网中减少一个 ATP 酶的翻译将能导致肌细胞的长期松弛。

2. 心脏结构变化　肌细胞属于终末分化的细胞不能再生。随着年龄的增长细胞凋亡（程序性细胞死亡）和细胞坏死导致心肌细胞数量减少，与男性相比这一现象在女性患者中较为明显。机体的正常老化过程中为了弥补细胞数量的较少细胞体积相应性的增大（肥大）。心肌细胞数量减少，但是成纤维细胞活跃并产生胶原，最终结果导致心脏出现与年龄不相符的大量纤维。

随着年龄的增长窦房结（SA）的功能和传导系统可能会受损。老化导致心脏纤维化和脂肪沉积，以及窦房结细胞数量下降，这可能是导致心律失常（心动过速或过缓，病态窦房结综合征）的一个原因，除此之外，随着年龄的增加淀粉样蛋白沉积物通常积聚在老年患者的心脏上，这些沉积物有可能干扰心肌传导通路提高心房纤颤的风险。需要引起我们注意的是淀粉样蛋白在心脏功能方面及心肌生化方面发生原发性淀粉样变性将有可能导致限制性心肌病。随着年龄的增长纤维化会影响心脏的所有细胞，加重传导阻滞，造成心脏进一步肥大最终导致房颤的发生。

钙化和老化造成通道成环状扩张。在 80 岁老年患者尸检报告中发现有 47％的主动脉瓣和 39％二尖瓣瓣膜发生瓣膜钙化。主动脉瓣膜随着年龄的增长常常表现为进行性瓣狭窄。老年患者钙化的二尖瓣常局限成环状，若进展到瓣叶就有可能导致二尖瓣狭窄。

3. 心肌功能　代偿机制（下）允许静息心输出和静息收缩功能确保老年人的正常生活需求。动物研究表明，乳头肌收缩功能也保存（表 14－11）。

表 14－11　老年心血管系统的功能性改变

安静状态下的左室射血分数	
与年龄正相关	与年龄负相关
左室舒张压	β受体的作用效率
心肌舒张时间	动脉的顺应性
心肌张力	最大活动量的耐受力
收缩压	压力感受器的敏感性
心肌缺血	心脏最大频率
心房收缩对舒张期心室充盈的影响	舒张松弛的力度
舒张功能障碍	早期被动舒张

舒张松弛度的降低部分原因是肌浆网钙 ATP 酶衰老的影响。心室舒张需要能量，某种状态下可以进一步改变或增加对能量的需求，如缺氧或缺血性发作的状态。LVEDP 受到长时间的松弛度及左心室硬化度增加的影响。年轻人心室充盈多发生在心室舒张早期，少部分

充盈来自舒张晚期,晚期充盈是由心房收缩形成的,但这个充盈量常会收到各方面影响,如心室率过高或房颤等使两个运动不协调的情况下发生。这些现象的最终结果可能导致突发性的心力衰竭,并可以解释老年人舒张功能不全心脏衰竭发病率高(30%～40%)的原因。

老年人心室和血管的顺应性降低是导致心室压力增加的主要原因,心肌肥厚作为代偿状态出现,输液,盐分的摄入量及位置的变化均能增加老年人的心脏负荷。另外,老年人的舒张末容积也是增加的。

4.血管结构及顺应性(表14－12)

表14－12　与年龄相关的血管结构的变化和影响

与年龄相关的血管结构变化与影响
增加血管内膜的厚度
增加动脉粥样硬化的发生率
增加血管壁的厚度
增加胶原交联和弹性蛋白酶活性
收缩期高血压
左室壁增厚肥大
增加脑血管意外的风险
增加动脉粥样硬化
血管张力的变化
降低一氧化氮产生和效果
增加血管硬化和高血压
早期的关节硬化
体力活动耐受力下降
活动受限
功能失调
对高血压的负效应进一步发展到心脏衰竭

随着年龄的增长,血管构建中的脂质和胶原蛋白的量较前增加,另外矿物质大量沉积在血管床这些原因均成为影响外周动脉松弛的主要原因。有传导功能的肌肉层增厚、弹性蛋白减少,胶原蛋白增加的程度、形状、方向,以及内皮细胞的数量均有可变性。上述变化增加了湍流的流动、导致血管沉积脂质或中断/夹层。老年人的慢性感染可以使炎症和动脉粥样硬化的危险性增加。随着年龄增长内皮功能有降低的倾向,这一变化可能是由于疾病状态如高胆固醇血症和高血压的原因,其可以降低内皮细胞生产一氧化氮(NO)的量,后者可以对血管舒张功能有促进作用。

大动脉扩张,内膜增厚、中央血管壁硬化均是发生收缩期高血压的易感因素,不仅加快脉搏的传导速度同时拉大了脉压差,而且这大大增加了老年人患心血管疾病的风险。随着时间的推移,动脉的顺应性下降,弹性降低,韧性增强,这些变化造成的结果是血管扩张性的降低及更高的脉速,当上述现象传递给心脏时则会造成心脏后负荷的增加,进一步发展会导致左心室肥厚,临床上称为收缩期高血压。与男性相比女性保持主动脉顺应性较强并维持到绝经后,一旦绝经动脉的顺应性迅速下降,除非接受雌激素的补充否则不可逆转。

一般情况下，动脉老化是心血管疾病恶化和影响预后的危险因素。随着年龄的变化又与并发症形成恶性循环，如糖尿病、高血压和终末期肾脏疾病。

5. 冠状动脉血流量　冠脉血流的减少是由于脉搏反射回心脏时间的变化引起的。青壮年的脉搏波与舒张期中重合，能够增加冠脉血流的填充量，但是在老年人，其在收缩期后负荷增加时出现。

6. 自主神经的变化与直立性低血压　老年人乐力感受的敏感性和β受体的功能是降低的，造成其心脏对交感神经和副交感神经的刺激反应不同，这样就降低了 Ca^{2+} 的转运进一步减少心脏收缩强度。副交感神经的张力降低，迷走神经传导作用也下降，然而交感神经系统活动几乎保持仍然不变。去甲肾上腺素水平与年龄的增长成正比，这样体内儿茶酚胺的水平升高，但老年人的心脏对去甲肾上腺素的反应却降低了，该现象可以用β受体脱敏进行解释。可见β受体反应的下降在老年人的最大耐受心率下降的原因中起着至关重要的作用。

与年龄相关的主神经功能的紊乱其特点是在压力感受器功能下降和对β受体的反应性降低，诱发老年患者体位性血压不稳。在超过 75 岁的老年人中有 30%的患者出现体位性低血压。体位性低血压的定义认为凡是收缩压下降 20mmHg（或舒张压下降＞10mmHg）以上。当然此分析排除了高血压患者。

三、老年患者潜在的心血管疾病

由于心血管疾病的影响显然增加了老年患者麻醉和手术管理的风险。以下对常见的心血管并发症进行一个简短的总结。高血压是老年人的常见病单纯的收缩期高血压定义为收缩压超过 160mmHg、舒张压＜90mmHg，及有限的脉压差等因素均涉及围术期心脏发病的危险性。高血压是冠状动脉疾病，最终可以成为其他终末器官损害的因素，如脑血管疾病和肾功能不全。如果高血压控制不佳，患者在麻醉状态下更易出现血流动力学不稳定。慢性高血压患者生活状态下需要高于常人的平均动脉压来维持自身的组织灌注。由于麻醉药物常常会降低血压，术中有可能降压过度出现低灌注和器官功能障碍。一般来讲，如果收缩压低于 180mmHg、舒张压低于 110mmHg，并且不合并器官功能障碍的患者，我们不主张给予麻醉诱导前的降压措施。压力高于这个限制并且无视觉变化或精神状态改变等临床症状我们可以给予药物控制血压，不需要推迟手术；但是实施手术的同时也应考虑到的围术期高血压的后果，若药物降压不理想可以考虑推迟手术。术后高血压在慢性病患者高血压患者中常见，术后我们应尽量排除可能加重高血压的因素，如疼痛、高碳酸血症和尿潴留等。排除影响因素后血压仍未恢复到基线值的 20%以内，这时可以考虑给予静脉降压药物进行治疗。

充血性心力衰竭是 65 岁以上的住院患者死亡的常见原因。老年人中，收缩性心力衰竭较常见，而舒张性心力衰竭占所有心力衰竭的 1/3。舒张性功能障碍主要是排除性诊断，但是也可以使用超声心动图诊断。利用超声心动图，使用二尖瓣血液流入模式，组织多普勒，肺血液流入模式，以及血流速度可以用来表明舒张性功能障碍损伤的迹象。无论是收缩性心力衰竭还是舒张性心力衰竭，有症状的心力衰竭是老年人术后不良的危险因素，包括死亡。

心律失常在老年心血管疾病中占有很大比例。60 岁以上的健康成年人房颤发生率是年轻人群的 10 倍。弗莱明汉科研小组发现，70 岁或以上的老年人中 16%男性及 7%女性有单纯性房颤（无其他潜在心脏疾病），他们的卒中风险是其余人的 4 倍。房颤的治疗包括控制心室率和抗凝治疗。老年人除非有临床症状，采取经药物或者电复律，经皮或者手术切除恢复窦性心律，否则一般不予以治疗。老年人中其余常见的心律失常包括病窦综合征和阵发性房型心动过速。心脏起搏器在老年人中较常见，在手术中常常要求重新设置起搏器或使用磁铁。合适的紧急起搏设备用于起搏器依赖的患者。

虽然不完全是老年人的一种疾病，但是心肌缺血明显随着年龄的增加患病率增高。与不稳定型心绞痛患者相反，控制良好的心绞痛在围术期发生并发症的风险较低。不稳定型心绞痛患者应根据 ACC/AHA 指南进行诊治，必要时需要紧急心脏科医师会诊。患者近期有心肌梗死(MI)的历史发生再次梗死的风险将增加；急性心肌梗死应考虑到推迟择期手术 3 个月。最近实施过经皮血管重建术的患者应基于支架放置的类型考虑是否需要再次手术和延迟手术的时间。裸金属支架放置需要 4～6 周抗凝时间，药物洗脱支架放置至少需要 6～12 个月，手术通常推迟的时间一般大于这个时间段，否者抗血小板治疗将会持续整个围术期。2010 年通过回顾性分析往年近 2000 例患者的情况表明无论是裸机或药物洗脱支架延迟手术 6 周以上能明显降低手术并发症的风险。这个研究的结果并不是说明大于 6 周后的时间段是安全的，因为这个仅仅是一个评价手段，使用的是手术后 4 周内的统计结果。当然也有部分患者使用支架是解决心肌缺血而不是慢性失血，这部分患者围术期的结果往往不能令人满意。

心脏瓣膜病的中老年人在围术期的发病率和死亡率显著增加。主动脉瓣狭窄的发生与年龄的关系越来越密切，有研究表明瓣膜钙化与年龄具有相关性。主动脉瓣狭窄将会渐进性地导致左心室肥厚，直至发展到左心室扩张。主动脉狭窄的患者换瓣的指征是指如果瓣膜面积＜1m^2 或心室功能明显下降，出现晕厥，心绞痛，或呼吸困难的症状。这些患者需要进行择期手术瓣膜置换。对于接受手术的中度主动脉瓣狭窄的患者，我们需要控制心室率，增加心肌收缩力并控制 BP。并存有其他瓣膜病变的老年患者，我们需要注意是否合并舒张功能障碍。老年患者常表现为血容量减少的状态，这是因为随年龄的增加机体渗透压降低的原因。血容量不足常在空腹进行手术的时期加剧。在围术期血容量不足具有挑战性，尤其是患者共存舒张功能障碍和承受容积负荷的能力有限的基础上。

四、麻醉影响

以下部分将突出讲解的老年患者术前相关的心血管问题。

对于老年患者来讲术前心血管系统的评估是麻醉前评估的一个关键要素。心功能是术前评估的重要对象，因为可以根据心功能的评估结果来预测术后心脏病发病率和死亡率。有人质疑认为对患者日常活动代谢当量(METS)的评估不能代替传统的有规律的运动形式，因为后者才是评判运动耐量的有效方法。美国心脏病协会(ACC/AHA)指出在欧洲的一些国家将心功能与其他的预测方法相结合，并建立了心血管风险的基线，同时还划分了手术风险低(＜1%)，中(＜5%)，和高(＞5%)。老龄化对预测的结果影响较小，真正影响心血管风险的主要预测指标是充血性心脏衰竭和心脏瓣膜病。心脏衰竭的症状是关键点，这是于围术期未纠正失代偿的充血性心力衰竭的结果。中老年人体格检查有可能发现一些可能影响心血管结局的并发症。体格检查中如果发现水肿，颈静脉怒张，肝颈静脉回流，心脏奔马律，肺部啰音及黏膜检查异常等情况应该评估机体容量状态。在心脏体格检查中如果发现杂音和节律紊乱时，应该寻找心脏肥大的证据，如心尖移位或者心前区隆起等证据。颈动脉听诊应注意是否存在杂音作为颈动脉狭窄的证据。

实验室检查和影像学检查可以帮助评估老年患者的心血管系统的现状。贫血和电解质紊乱会引起中老年人的心血管疾病发生率增高，根据术前实验室检查如血细胞计数和血生化均可以从中选择对我们有帮助的术前评估。进行抗凝治疗的患者，围术期对凝血状态的术前评估尤为重要。在老年患者中，脑钠肽(BNP)水平特别是筛选卧床患者的心血管疾病具有一定的作用，但这个评估还需要进一步的研究。超声心动图可以提供给我们心脏功能的变化，同时观察患者是否合并心脏的并发症，如心肌梗死病史(MI)，充血性心力衰竭，或心脏瓣膜病。虽然通过 X 射线和心电图是往往能完善术前患者评估，但是不能直接预测上述患者的结果。

五、对于术前常见心血管疾病治疗的建议

66%的老年人服用四种或以上的处方药，以心血管药物最为常见。围术期合理使用β受体阻滞剂是很重要的。正在服用β受体阻滞剂的患者应在术前继续服用，避免停用后产生戒断综合征及减少术中发病率。具有心肌缺血风险或者正处于心血管风险的患者，如果要进行高风险手术，那么应该考虑围术期使用β受体阻滞剂。平衡实验证明，在中、低危非心脏手术的围术期，如果给予轻微心血管疾病迹象的患者开始服用β受体阻滞剂，那么患者的卒中及死亡率风险均会增加。这项研究有一些方法上的问题，包括收缩压降至 100mmHg，相应的药物剂量，缺乏生理的调定点比如血压和心率，因此，它的实用性值得怀疑。然而，目前大量研究并不支持高龄患者在高风险手术围术期使用β受体阻滞剂，如血管搭桥术。同样，也没有临床证据显示低、中危心血管手术是否应使用β受体阻滞剂。

血管紧张素转移酶抑制剂和血管紧张素受体阻滞剂长期使用可以改善心室功能，并且对高血压和充血性心力衰竭的管理是有益的。然而，它们在麻醉诱导过程中可以提供显著的降低血压。大多数手术，这类低血压可以使用升压药恢复，如肾上腺素，但是顽固性低血压未见报道。一般来说，术前使用这些药物是合理的。

围术期利尿药的使用值得认真思考。鉴于麻醉期间，循环血量对维持血流动力学稳定的重要性，手术当日不应使用利尿剂维持机体动态平衡的，但是考虑到长期使用利尿剂的患者的尿量可能有利尿剂依赖性。如果停止使用利尿剂，可乐定和其他受体激动剂的使用会产生反弹性高血压的风险。与麻醉药物协同会导致低血压和心动过缓，还可以影响麻醉程度。

长期使用硝酸盐药物治疗心绞痛的患者增加围术期心脏并发症及死亡的危险。这些药物的混合作用是否降低术中心肌缺血时间，答案并不明确。

正在进行抗凝治疗的患者，术前评估凝血状态，例如为搭桥手术从服用华法林长效抗凝药物到短效抗凝药物(肝素或依诺肝素)，这些在围术期应当准备。继续使用血小板抑制剂阿司匹林或氯吡格雷应当依据手术种类个体化治疗。

六、术中监测与管理

预测并积极管理中老年人血压的不稳定因素。合理的策略包括保持血压浮动在 20%基线范围内或者平均动脉压至少维持在 50～150mmHg。对于已知或者怀疑冠状动脉疾病的患者，建议平均动脉压＞60mmHg 以维持冠状动脉的灌注。老年患者血压的改变常常因为外周血管阻力的变化，因此使用α受体激动剂如去氧肾上腺素即可纠正。相反，因为外周血管阻力升高导致老年高血压，所以增加麻醉深度常常是管理围术期高血压最有效及首选方法。

老年人的心率变化可接受的范围通常较窄。鉴于心肌肥厚高发病率(可有效代偿卒中时血流量),心动过缓可显著降低心输出量。相反,冠状动脉疾病的高发病率也可导致心动过速。因此,这类人群的心率维持在60～80次/min是比较理想的。

鉴于静脉和心肌的硬化,这个年纪的心血管系统储存过剩血容量就有些困难。因此,这些血容量就被分流到其他组织,如心脏、肺,最终导致心脏衰竭和/或肺水肿。尽管如此,仍然需要高的充盈压来代偿舒张期的低顺应性。因此,低血容量是不可取的。血容量的管理常常效果不佳,因肾功能减退、尿量减少、利尿剂依赖性导致尿量不是一个可靠的血容量指标等因素。鉴于容量管理的难度,使用液体管理来纠正低血压仅用于潜在低血容量或者急性失血情况下。

心血管疾病风险的非心脏手术,评估血容量和心功能的传统方法包括中心静脉压(CVP)和肺动脉导管检测(PAC)。PAC的放置是侵入性的并且耗时的。没有随机对照试验结果数据支持PAC,因此不提倡常规的使用。而CVP仍然作为血管通路和监测血流量而常规使用,并且已经被证实限制性的并且与后者的方法不同。经食管超声心动图已经成为围术期评估血容量及心室功能的工具,但是需要专业操作者决策。超声心动图的舒张末期容积与血容量相关,但是持续性的监测有些费力。

动脉插管允许监测压力,采集血样,分析波形,这成为高风险老年患者较好的监测选择。在大多数进行机械通气窦性心律的患者,脉压变化,收缩压在较小程度变化,低血压事件已被证实可以用来预测血容量反应性。提供动脉波形的设备,用来评估心输出量同时可用于商业及作为监测心功能的一种趋势。

其他非侵入性监测心脏功能和血容量的设备也存在,比如脉冲体积描计得出变异指数,呼吸二氧化碳重复吸入得出心输出量等市面上都有出售,有希望作为非侵入技术监测心脏功能及血容量。

七、药物的选择

老年人药物选择的原则目标包括维持内环境稳定及避免并发症。常见的解决方案包括药物剂量和含量的减少,改变用药次数。以下评论所关注的是心血管和血流动力学的稳定。

从精神状态的角度来看,术前用咪达唑仑可能有缺陷,它不是一个实质性的心脏镇静剂,当小剂量使用时只有轻度血管扩张作用。因此,从心血管的角度来看,如果是需要改善术前焦虑尽管已经详细咨询和安慰过患者,给予滴注的小剂量(0.05～0.15mg/kg)在老年人中可能是有用的。对于心血管系统脆弱的患者,注入更高的剂量的麻醉剂是心脏麻醉管理的主要方法,但一定要保持平衡特别是脆弱的受试者。

如果某种滴注法适当的话,大多数诱导药物可以使用。由于诱导药物具有长效血管扩张的效果,丙泊酚应该给予起始标准诱导剂量的50%或更少。而研究表明,80%的标准剂量(1.5～1.8mg/kg)表明可能有效,缓慢诱导使用低剂量(0.8～1.2mg/kg)通常可能产生低血压致昏迷。诱导期间可能产生心动过缓,尤其是口服β受体阻滞剂的患者。在预测SVR降低的期间,采用血管收缩剂合理的预处理患有重大心血管并发症的患者,如在诱导期间,使用去氧肾上腺素维持血管紧张度。依托咪酯在诱导药物中对心血管的影响最小,这使得它是患有心室功能差,血容量减少,或明显依赖预加压(如严重主动脉瓣狭窄)患者的一个最好选择。在诱导剂用量方面,氯胺酮可产生心动过速和心肌抑制。因此,它是心血管疾病患者的较差选择。小剂量(0.02～0.04mg/kg)，用作常规镇静作用的一部分，可能不会产生明显的一定程度的心血管不良反应，可适度减少丙泊酚和苯二氮䓬类的使用，但在这方面需要进行进一步的研究。硫喷妥钠导致心肌抑制，心率增加，血管舒张。而这些影响可以通过减毒(基于重量的80%)和缓慢的剂量来减少，这种不利的血流动力学现状使得它在患有显著心血管疾病的患者中不受欢迎。

吸入麻醉药在健康老年人中有较好的耐受性。然而，那些患有心血管疾病需要谨慎使用。所有挥发性麻醉剂产生心肌抑制，增加心肌对儿茶酚胺的敏感性，显著舒张血管。年轻患者通过增加心率来弥补低血压，这种情况一般不会发生在老年患者。异氟烷和地氟醚可能与短暂的心动过速、低血压有关，如果迅速增长高于 1 个最低肺泡浓度(MAC)，缓慢、渐进的、增加不挥发物的浓度可以防止这种反应。挥发性药物 MAC 显著降低的老年人(每 10 年下降了 6%)剂量应相应减少。

阿片类药物相对老年人心脏具有稳定性和良好的耐受性。吗啡的作用迟缓，但芬太尼和阿芬太尼的动力学保持相对不变。85 岁的患者，麻醉剂量需要降低至 50%，主要是由于老年患者大脑对药物的敏感度增加。

肌肉松弛剂几乎没有心血管不良反应。潘库溴铵可以诱导迷走神经松解，导致心动过速，并且这种机制也可能促进心律失常，所以从心血管的角度来看，潘库溴铵不适宜使用。阿曲库铵可引起低血压，由于组胺的快速释放。顺式阿曲库胺、罗库溴铵、维库溴铵、美维溴铵没有显著临床意义上的心血管不良反应。琥珀酰胆碱能产生心率和节律的改变，最常见的心动过缓，根本原因是窦房结乙酰胆碱受体的激活。

抗胆碱酯酶逆转剂可能导致心律失常。迷走神经阻滞剂如格隆溴铵可能导致不良的心动过速，所以，患有心肌缺血的患者应该考虑减少剂量。不过，格隆溴铵优于阿托品，只有四个氨基，格隆溴铵不能进入中枢神经系统而导致谵妄的风险。麻醉药的临床试验表明，它没有明显的心血管不良反应，也可以不再需要抗胆碱能制剂的使用。

八、要点

1. 虽然许多老年患者保持良好的心血管卫生，在衰老伴随的生理变化导致并发症的高发病率，使得麻醉师在外科手术过程中义不容辞的对患者的心血管状态进行调整。

2. 心功能是非心脏手术后的结果最重要的预测因子之一。

3. 老年人群的心血管储备较低，因此，血流动力学不稳定应该预期并积极进行调控，使患者血压和心率接近基础值。

4. 与年轻患者相比，麻醉期间，老年患者的全身血管阻力往往表现出大幅度的下降，老年患者经常受益于早期药物干预支持 SVR，例如去甲肾上腺素。

5. 大多数麻醉剂没有明显的心血管不良反应，提供的计量向下调整以反映老年人药效学的改变。

(王福朝)

第十五章　小儿麻醉

第一节　小儿生理特点及麻醉

小儿(尤其新生儿及婴儿)身体尚未发育完善,在解剖学和生理学方面,甚至较年长儿童也有明显不同。因此,从事小儿麻醉者必须熟悉各年龄段与麻醉相关的解剖及生理特点,结合不同疾病的病理生理及全身状况做出稳妥而正确的麻醉选择与处理。

一、解剖学特点

临床上小儿呼吸系统解剖与麻醉关系非常密切。

(一)头颈

与成人相比,婴儿头颅及舌体相对大,颈部短且柔软。在正中仰卧位时,故颈部容易屈曲。头颅容易歪向一侧,术中容易引起上呼吸道梗阻,或被分泌物及咽腔水肿组织阻塞。此外,喉镜显露声门较成人有一定难度。

(二)鼻腔

新生儿、婴儿鼻道狭窄,鼻黏膜菲薄柔嫩,血管丰富,如果分泌物过多或黏膜水肿,极易造成阻塞,引起鼻腔通气受限,甚至呼吸困难。

(三)咽腔

分为鼻咽、口咽及喉咽。幼儿及儿童扁桃体、腺样体时常肥大,前者阻塞口咽,后者则阻塞鼻咽,从而导致大部分咽腔狭窄,尤其应用镇静药与麻醉药后,更容易引起上呼吸道严重梗阻。

(四)喉部

婴儿喉部呈漏斗型,会厌常为倒“U”字形,且位置较高,约与 $C_3 \sim C_4$ 平齐,喉镜抬起会厌则挡住声门视线,妨碍气管内插管,遇此情况常使用直喉镜片将会厌直接挑起而显露声门。由于婴儿上呼吸道最狭窄处位于环状软骨平面,呈圆形,所以 6 岁以下小儿气管内插管后可不需将导管套囊充气。另外,喉部黏膜组织容易水肿,若气管内插管不当或暴力操作,易引起喉黏膜组织水肿,造成喉部通气不良而出现呼吸困难。

(五)气管

新生儿气管短而细,长度约为 3.8～4.5cm,而管径约 3.5～4.0mm,气管内插管稍深易使管尖进入一侧支气管,且气管导管选择稍粗不易越过环状软骨,故应细致操作。

(六)肺脏

肺脏是气体交换的器官。新生儿潮气量(TV)约 6～7mL/kg,以体重计算新生儿潮气量及肺容量与成人大致相同。但新生儿、婴儿的肺泡表面积仅为成人的 1/3,而其代谢率约为成人的两倍,因而新生儿氧储备有限。

(七)胸廓

新生儿、婴儿膈肌位置高,肋骨呈水平位,呼吸时胸廓运动幅度小,主要靠腹式呼吸。由于腹部较膨隆,且呼吸肌薄弱,故容易引起呼吸抑制。

二、生理学特点

（一）胎儿及新生儿期的呼吸功能

1.足月期胎儿　血液中的气体交换全部由胎盘承担，O_2 和 CO_2 可自由通过胎盘，此时胎儿的肺脏则无生理功能。如果出生前因母体胎盘或脐带因素而供血不足，胎儿则会迅速发生低氧血症和酸中毒。

2.新生儿　呼吸无效腔与潮气量之比、肺顺应性与功能残气量（FRO）之比同成人大致相似，但呼吸道阻力则是成人的10倍。无效腔量按体重计算，新生儿与成人相等，但新生儿呼吸道容量少，所以麻醉期间器械无效腔也应该减小。新生儿、婴儿代谢率高，氧耗量是成人的2倍，主要以增加呼吸频率来满足机体高代谢的需要，因此，麻醉期间辅助呼吸的频率也应较快，以满足正常的肺内血氧交换，同时说明新生儿的氧储备缺乏，一旦供氧停止，将迅速出现缺氧或低氧血症。

（二）胎儿及新生儿期的循环功能

1.足月胎儿　脐静脉将富含营养物质和高氧合的血液由胎盘经脐输至胎儿。在胎儿体内，脐静脉于肝脏下分成大小两支：大支（Arantius 静脉导管）直接汇入下腔静脉；小支则汇入门静脉，门静脉血通过肝上静脉亦注入下腔静脉。因此，肝以上的下腔静脉血中，一部分是来自胎盘的氧合血液，一部分为来自胎儿下半身乏氧血。此氧合程度相对较高的混合血液，大部分（约60%）通过卵圆孔直接进入左心房，再经左心室泵入主动脉，在动脉导管开口处上游段直接供给心脏和脑，使这两个器官得到氧合最好的血液。下腔静脉中其余约40%的血液注入右心房，与来自上腔静脉的低氧血混合后，经右心室泵入肺动脉。由于肺血管阻力很高，右心室泵出的血流只有一小部分（5%～10%）灌注肺组织；其余90%均由动脉导管进入降主动脉。因此，主动脉在动脉导管开口处下游血液的含氧量，低于供给心脑的血液。由于胎盘血管阻力较小，故胎心排量的60%经由发自主动脉的两条脐动脉流入胎盘，在此进行物质交换和再氧合。脐静脉血的氧分压为32～35mmHg，与母体混合静脉血相同，但相应的血氧饱和度却高于母体血液（80%对65%）。原因是胎儿血红蛋白与2,3－二磷酸甘油酯（2,3－DPG）的亲和力大于成人。因此，与成人相比，胎儿的血氧解离曲线左移，P_{50} 减小。出生后第1周，氧解离曲线逐渐右移，使血液更容易向组织释放氧。

2.围生期胎儿　胎儿出生时，由于外界冷空气刺激以及氧合作用，此时脐动脉血流首先自行停止，而脐静脉血流则在脐带钳夹时中断。延迟钳夹脐带，可使胎儿血容量增加25%左右。钳夹脐带，一方面使脐静脉血流中断，回入胎心的血量突然减少而致右心内压力下降，另一方面由于脐动脉阻断，动脉系阻力增大，致使左心和主动脉内压力升高。此外，胎儿啼哭，肺脏充盈张大，使肺血管阻力降低而令其血液灌流量增加。因此，一方面降低了肺动脉和右心内压力，另一方面肺静脉回心血量增多而使左心压力上升。由于上述改变，使围生期胎儿循环系统的压力分布情况反转，左心压力超过右心。这在左右心房之间停止了卵圆孔的右向左分流；而在主动脉水平也由于血压高低的反转，逐渐减少了经动脉导管的右向左分流。其后由于局部 PaO_2 升高和血中前列腺素降低的共同作用，产生动脉导管的功能性关闭。出生后数周内，上述分流短路关闭并不是永久牢固的，一切能增加肺动脉压的刺激（低氧血、酸中毒、低体温、低血容量），都可以使短路重开而恢复胎儿型循环，导致血氧下降。

3. 新生儿

(1)心肌收缩力:新生儿和早产儿的心肌收缩力均较成人为低,这主要是由于其心脏体积较小、心肌顺应性较低所致。顺应性较低也使得舒张终期的容积和心排血量减少。这说明新生儿的心排血量主要取决于心搏频率。一切心动过缓均将导致心排血量降低。顺应性不佳和左心室收缩力较弱,也说明新生儿对血容过高的耐受力低下。这种心肌收缩能力不足,对早产儿的影响尤为突出。足月产儿实际上更易于大幅度加强左室功能,以适应机体生理功能的需要。由于新生儿交感神经系统尚未成熟,在静息时几乎处于极限兴奋状态,故心肌的应激能力很差。在出生后 3 周内,左心室心肌体积迅速发育,可增加至原来的 3 倍,从而使其最初较弱的适应能力明显改善。

(2)血容量:新生儿出生时的血容量,个体间有很大的差异。例如延迟钳夹脐带可使之增加 25%。与此相反,子宫内胎儿缺氧,将导致血管收缩,故窒息的新生儿多合并血容量不足。出生时交感神经系统发育尚未成熟,使新生儿血容量对其动脉血压的影响非常突出,故在临床上,新生儿的血压是反映其血容量的很好指标。不同年龄小儿的心率和动脉压正常值见表 15－1 和表 15－2。

表 15－1　不同年龄小儿的正常心率(次/min)

年龄		均值	范围
新生儿		120	100～170
1～11 个月		120	80～160
2 岁		110	80～130
4 岁		100	80～120
6 岁		100	75～115
8 岁		90	70～110
10 岁		90	70～110
14 岁	男	80	60～100
	女	85	60～105
16 岁	男	75	55～96
	女	80	60～100

表 15－2　不同年龄小儿的血压正常值(mmHg)

年龄	收缩压	舒张压	平均动脉压
早产儿(750g)	44	24	33
(1000g)	49	26	34.5
足月产儿	60	35	45
3～10d	70～50	—	—
6 个月	95	—	—
4 岁	98	57	—
6 岁	110	60	—
8 岁	112	60	—
12 岁	115	65	—
16 岁	120	65	—

(3)低氧血:与成人或较大儿童比较,新生儿的低氧血具有一些特殊性质,实际上氧在新生儿体内储备甚少而消耗极多,很快即被用尽。低氧血可迅速达到严重程度,并继发有酸中毒、心动过缓和心排血量降低。此外,在出生时,低氧血可使肺动脉系阻力增加,有令动脉导管和卵圆孔重新开放至右向左短路分流、恢复胎儿型循环的危险,这将使动脉血的低氧程度更加严重。因此,对新生儿的低氧血必须引起足够重视,否则低氧血症可迅速导致循环骤停的危险。

(4)脑循环:早产和足月产的新生儿,在有胎儿急性窘迫时,其脑部供血的自动调整功能将受到损害,此时脑供血量随动脉血压而变化。早产儿在动脉压有剧烈变化时,常导致脑室内或脑室周围出血。

(三)肾脏功能

1.肾血流量(RBF)　胎儿期间,由于肾血管阻力较高,其血流量也相对较少。出生时心排血量增多,并在其后的6周内随着体循环血压迅速提高,肾血管阻力持续性逐渐降低,因而导致肾脏血流动力学发生适应性改变,故肾血流量增加。肾内血液灌流自髓质向周围的皮质部分重新分布,这对增加肾小球渗滤和肾小管泌尿等肾功能的建立,起着根本性作用。

2.新生儿肾功能的不成熟情况

(1)肾小球滤过率(CFB)低:按体表面积,新生儿肾小球清除率较低,约为成人的30%,肾浓缩功能差而稀释功能较好。

(2)肾小管对钠的再吸收差:由于吸收钠的能力低下,且易失钠,如输液中不含钠,有可能出现低钠血症。

(3)肾小管对葡萄糖的再吸收差:新生儿近端小管一般可完全重吸收肾小球毛细血管滤过的葡萄糖,但其肾小管葡萄糖重吸收量约为成人的1/5,因此,新生儿在摄入过多糖时也可出现糖尿,糖尿可起渗透性利尿作用,导致水钠丢失。

(4)肾的解酸能力低:肾排泄碳酸氢盐的阈值较小,对酸负荷的反应减弱,提示需给予碳酸氢钠,以纠正早产儿常见的代谢性酸中毒。

上述说明,新生儿对液体过量或脱水的耐受性均较差,输液与补充电解质时应尽量精确调节。

(四)中枢神经系统

脑电图(EEK)记录到的新生儿大脑皮质电生理活动,在睡眠状态下接受外界刺激时可出现各种变化,说明新生儿中枢神经系统对外界反应非常敏感。新生儿对疼痛刺激则有生理、生化方面的应激反应。因此,新生儿与成人相同,手术期间需采取完善的麻醉镇痛措施。

(五)体温调节

新生儿体温调节机制发育不全,皮下脂肪少,体表面积相对较大,既产热量少,又容易散热,故体温易受周围环境温度而改变。因此,麻醉期间更容易发生体温下降或过低,易导致麻醉加深、呼吸与循环抑制,且术后苏醒延迟,还易发生硬肿病。所以,新生儿麻醉期间应注意保温。

(杨毅)

第二节　小儿患者的麻醉方法

所谓小儿麻醉虽系指新生儿至12岁年龄段，从解剖生理特点与成人比较，以3岁以下小儿相距较远，因而临床麻醉难度与风险并存，本节主要阐述小儿临床麻醉特点。

一、新生儿麻醉的基本原则

（一）术前准备

新生儿麻醉多为急症手术。麻醉前首先要详细了解病情，并在相对短的时间内纠正相关并发症，使新生儿在适宜的状态下接受手术治疗，以减少术中和术后并发症的发生。

1.放置胃管、开放静脉进行补液。

2.纠正水、电解质紊乱，纠正酸碱失衡和（或）低血容量。目的是使血流动力学状况尽可能接近正常，使 PaO_2 及 $PaCO_2$ 维持在正常范围。血容量补充常采用20%清蛋白10～20mL/kg或用生理盐水稀释一倍的新鲜冷冻血浆，并备好足量的新鲜血浆和浓缩红细胞。

3.新生儿保温这一特殊要求，是防止在整个手术过程中的体温下降。主要方法包括：保温毯、提高室温于26～32℃、吸入加温气体及红外线辐射加温等；若带有红外辐射加温功能的特殊手术台最好。

4.物品准备

（1）检查麻醉用通气器械（250mL或500mL呼吸囊）。

（2）插管用具（喷雾器、直型喉镜、合适的面罩及气管导管）。

（3）微量泵、液体及血制品。

（4）监测设备（新生儿血压袖带、体温监测探头及合适的脉搏氧饱和度监测仪探头）。

（5）根据术前检验的特殊要求准备的药液（如含糖盐液）及其他用品。

（二）气管内插管及呼吸功能维持

由于新生儿特殊的生理功能及解剖特点，无论采用何种麻醉方法，都必须进行气管内插管。同时注意以下几点。

1.要了解新生儿呼吸、循环的生理解剖关系，插管前后始终要保持呼吸道通畅。

2.注意减少面罩和麻醉环路机械无效腔的增大。

3.注意面罩正压通气使胃内气体增加而影响膈肌运动。

4.原则上新生儿应采用控制呼吸，以保证维持足够的通气。

5.机械通气应采用有适合于小儿呼吸控制功能的麻醉机，如：能够输出很小的潮气量，提高呼吸频率并给予不同的呼气末正压通气（PEEP）。有空气一氧混合装置，吸入不同的氧浓度并配有小儿用环路和可调的报警装置。环路中配有加热、过滤、湿化装置等。

（三）麻醉诱导

如果新生儿呼吸、循环系统稳定且无插管困难，麻醉医师可根据自己的习惯采用常规气管内插管。

1.在基础麻醉下，通过面罩吸入氟烷或异氟烷，然后在肌松药的配合下进行气管内插管。

2.通过静脉用药。如硫喷妥钠（2～5mg/kg）、羟丁酸钠（80～100mg/kg）、氯胺酮（1～3mg/kg）或丙泊酚（1～3mg/kg）麻醉后，再给予肌松药配合气管内插管。肌松药用量为维库溴铵 60～80μg/kg 或阿曲库铵 0.25～0.35mg/kg。为保证循环稳定，在上述基础上考虑静脉注射小剂量芬太尼可有满意效果。

3. 如果新生儿全身状态不稳定、呼吸功能受累或可能有气管内插管困难的病例。可考虑清醒插管或慢诱导气管内插管。慢诱导插管可缓慢静脉注射羟丁酸钠（80～100mg/kg）和（或）阿托品（10～20μg/kg），在喉镜明视下，用喷雾器进行咽、喉及气管内表面麻醉（注意局麻药用量）后气管内插管。由于在插管时保留自主呼吸，此法较为安全。

4. 慢诱导方式还可以在上述表面麻醉下经鼻气管内插管，这样的气管导管固定牢靠，能避免移位。出生时气管长约 4cm，气管导管位置如稍有不当，甚至导管滑脱或插入过深，就会很快影响通气。

（四）麻醉维持

新生儿全麻要点：①意识消失。②镇痛完善。③足够的肌松。

为确保患儿安全及血流动力学稳定，除保证通气处于良好状态外，还要根据新生儿的生命体征、手术类型及方式、手术时间，以及考虑所选麻醉药对患儿的影响程度等而选择麻醉药。吸入麻醉药的 MAC 随小儿月龄的增加而增加。如异氟烷，早产儿的最低肺泡有效浓度是 1.3%，新生儿为 1.45%，而婴儿为 1.6%。如果吸入同样浓度的麻醉药，新生儿脑和心脏中的浓度要比大龄儿童和成人高，因而容易导致吸入麻醉药过量，引起严重低血压和心动过缓。羟丁酸钠作为静脉基础麻醉药，对呼吸及循环系统影响较轻、毒性小、安全性好，易于掌握，可引起较长时间的睡眠状态，但应注意分泌物增多、心动过缓及术中保温。近来，丙泊酚在新生儿诱导和微量泵持续静脉注射维持麻醉方面也取得了较好的效果。

（五）监测

由于新生儿体形娇小柔弱，临床提供的资料有限，而有创监测的难度、创伤及风险都比较大，使麻醉监测更显得重要，需要谨慎对待。实际上近几年来血氧监测仪、自动血压计、持续体温监测和心电图监测推广应用，给临床带来更多的方便和实用价值。当然心前区听诊仍然很重要。麻醉诱导前应安置好所有的监测，合适新生儿袖带的选择、持续体温探头的安置、胸前听诊器及血氧仪探头的牢靠固定等。值得提出的是，脉搏血氧饱和度监测仪的临床应用，是近年来小儿监测的一大进展，可及时监测患儿的血氧状况，为呼吸功能多变的儿科麻醉提供了安全保障。使用时应当注意选用适合新生儿的探头，并放置于手掌或脚掌固定牢靠。手指和耳垂放置探头困难且容易脱落或移位：外周血流动力学不稳定时监测的准确性下降。如果麻醉过程出现报警，则首先应该听诊呼吸音，判断通气和呼吸功能而不是反复检查探头位置。此外，还要注意血流动力学的稳定情况。

新生儿较大手术在补充血容量基础上，可试做桡动脉穿刺置管（22 号），以监测动脉压。有创动脉监测可提供连续的动脉压曲线，以提供血流动力学的基本情况，还便于随时抽取血标本。配置肝素液（浓度 1U/mL，滴速 1～2mL/h）输注，可防止导管阻塞。

二、新生儿急症手术麻醉

（一）先天性膈疝

1. 病理生理　这种畸形发生率约占 1/5000～1/4000，主要有胸骨旁疝、食管裂孔疝和胸腹裂孔疝。疝囊内可容有部分的腹腔脏器：小肠、结肠、肝脏及胃等。疝囊中的脏器通过膈肌缺损压迫肺组织，造成患侧胸腔内压力增加；纵隔向健侧移位而导致双侧肺均受压，影响气体交换而出现呼吸困难。同时肺及体循环静脉回流受阻，导致肺动脉高压，动脉导管持续开放，缺氧又使肺血管进一步收缩，阻力增加，最后导致循环衰竭。胎儿在发育早期若有膈疝形成，则会影响同侧及对侧肺脏的发育成熟，因而肺发育不良是膈疝导致新生儿早期死亡的主要原因。

2.麻醉要点　麻醉过程主要致力于避免低氧血症的发生以及引起的恶性循环。

(1)膈疝新生儿多有呼吸窘迫，应立即面罩吸入纯氧或辅助呼吸；但避免正压通气，以防胃内积气增加腹内压。并于插管后放置胃管。

(2)严重呼吸困难且有发绀者，立即应用维库溴铵和芬太尼进行气管内插管，并采用小潮气量，低压(15～20cmH_2O以内)高频率的机械通气，以避免对肺泡的压力性损伤。

(3)继续纯氧吸入并给予辅助呼吸的同时，安放好监测(心电图、体温、动脉压、$P_{ET}CO_2$、SpO_2)，建立2条静脉通道，放置胃管，核实气管导管位置。如果情况允许，可试做右侧桡动脉穿刺置管，但不要耽误时间。查动脉血气，如有代谢性酸中毒，特别是pH<7.15时，应给予碳酸氢钠(10min内给予1～2mmol/kg，必要时重复)。

(4)窘迫状态下多伴有低血容量，可输注血浆白蛋白加以纠正。

3.注意事项

(1)放置胃管，避免腹胀。

(2)高频率、小潮气量、高氧浓度控制呼吸，避免膨肺；大部分膈疝患儿肺发育不良，术后切忌膨肺，经几天的监护室呼吸治疗后肺才会完全膨起。

(3)过度通气使血液偏碱(呼吸性或代谢性均可)，必要时可给予碳酸氢钠，有助于增加肺血流量。

(4)术后持续胃肠减压，并常规辅助通气维持全麻数小时；辅助呼吸需在几天内逐渐停止。为尽可能避免低氧血症的因素，力争维持PaO_2>120～150mmHg，$PaCO_2$<25mmHg，pH>7.55。对于动脉导管所致的分流，应监测导管上下游的氧合情况，可通过放置2个皮肤电极监测：一个置于上胸部，另一个置于腹部。如果上述措施还不能维持满意的氧合，可用肺血管扩张药妥拉唑林1～2mg/(kg・h)。

(二)食管闭锁及气管食管瘘

1.病理生理　伴有或不伴有气管食管瘘的食管闭锁，在新生儿的发生率约为1/4500，最常见的为食管下部有气管食管瘘的Ⅲ型闭锁。新生儿如果唾液过多和继发呼吸衰竭时，应考虑此诊断。此病常同时伴有其他畸形，尤其是脊柱畸形和心脏畸形。食管闭锁可以是Water综合征的一个组成部分，该综合征包括脊柱畸形、肛门闭锁，食管闭锁伴气管食管瘘和肾脏畸形。

2.麻醉要点

(1)由于伴有气管食管瘘的食管闭锁伴有气管畸形，为避免胃液反流与误吸危险，通常对新生儿做清醒状态下保留自主呼吸的气管内插管。

(2)麻醉诱导前将一吸引管放在食管口并持续抽吸，以减少分泌物及误吸。

(3)为避免正压通气造成气流通过瘘管进入胃内造成胃扩张破裂，通常可采取以下措施。①呼吸窘迫需要正压通气的新生儿，通常在镇静局麻下先做胃造瘘术。②插管时，深入气管导管于右侧支气管，再缓慢退管，并通过听诊呼吸音，以使气管导管尖端位于气管隆突之上。且在瘘管之下时固定导管，并在术中密切监测气管导管的位置，以避免意外。③尽早结扎气管食管瘘口，延期纠正食管闭锁。

3. 麻醉注意事项 食管闭锁患儿气道发育差，呼吸道狭窄，分泌物潴留使气道阻力增加，肺顺应性差，肺血管阻力增加，血流减少，低氧血症发生率高。通常小儿侧卧开胸，由胸膜外进路接近纵隔。在结扎瘘口和重建食管阶段，肺脏被挤压，手术操作也有可能压迫气管或心脏。因此，需要密切关注患儿的氧合及心电图变化。如果出现血氧饱和度下降或心律失常，可要求外科医师暂停手术，正压呼吸膨胀被挤压的术侧肺脏，待氧饱和度上升、心脏电生理稳定后再继续手术。

（三）脐膨出及腹裂

1. 病理生理 脐膨出及腹裂的患儿都是腹壁缺损。脐膨出的内脏被膜囊覆盖，功能正常，但往往伴有其他的先天异常（20%有先天性心脏病）。腹裂外露的内脏（多为小肠）无膜囊覆盖，直接暴露在空气中，出现炎性水肿、肠道功能紊乱，一般不伴有其他器官异常。

2. 麻醉要点 麻醉诱导和气管内插管都不存在特殊困难，可按照一般原则实施。必要时可进行动静脉置管监测。合并巨舌可有插管困难。

3. 麻醉注意事项

（1）保持体温，低温是死亡的诱因。

（2）水、电解质的补充需要量取决于外露内脏的多少，在内脏未还纳时通常需给予 15～25mL/（kg·h），同时注意监测血气及血糖。

（3）由于患儿对外露器官还纳的耐受能力，在腹裂时内脏常易于复位，但巨大脐疝时内脏的复位可影响肺功能。因为腹部膨胀有时可显著减少胸廓的顺应性，并限制膈肌运动。因此，腹腔内脏还纳常伴有血流动力学改变，血管有可能受压，在有动脉置管时可通过动脉压波形很好显示。实际上，外科医师往往是以肺功能和术中血流动力学耐受程度来指导内脏还纳的操作。

（4）脐膨出患儿术后常需要长时间的辅助呼吸。此外，术后还要控制感染，肠道外营养及监测肾功能。

（四）先天性幽门狭窄

1. 病理生理 该病系幽门环形肌肥厚，导致幽门狭窄而发生不全梗阻，是新生儿时期常见病（发生率 3‰），男婴占 3/4，病因不明。外科治疗是幽门切开术，为小于 3 个月婴儿最常见的手术之一。手术时间短，约 30min，其存在的问题是饱胃。症状最初表现为反流，逐渐进展至喷射性呕吐。由于持续呕吐，引起脱水伴低钠血症、低氯血症和代谢性碱中毒。肾呈双相反应：首先通过肾排泄含有钠、钾的碱性尿来维持 pH；随着钠、钾减少，肾回收氯化钠，并排出酸性尿以维持细胞外容量。这种反常性酸性尿加重碱中毒，于是出现代偿性呼吸性酸中毒。有低血容量的严重病例，还可出现乳酸性酸中毒。

2. 麻醉要点

（1）一旦确诊，应即刻术前准备，包括纠正脱水、电解质紊乱，纠正贫血和营养不良。并通过胃管充分吸引胃容物。

（2）尽管术前患儿已经安放胃管进行减压，但诱导前还应该仔细地吸尽胃液。即使吸引后，对幽门狭窄的小儿仍应看作胃内饱满，因此，需要进行快诱导气管内插管以确保安全。术中应确保患儿安静，避免操作损伤。

3. 注意事项 幽门狭窄是内科急症，最早可在出生后 36h 确诊。但发病在出生后第 2～6

周。只有在水、电解质紊乱和血容量做必要的纠正和补充之后，手术才可安全实施。准备时间随临床表现及化验情况而不同。大多数病例，补液 12～24h 足够。包括纠正脱水，电解质紊乱，需要时可用 10%白蛋白扩容，用量 10～15mL/kg，滴注 30min。有凝血功能障碍者肌内注射维生素 K 12mg/kg 等。

术后患儿可出现呼吸恢复及苏醒延迟，可能与术前水、电解质紊乱有关：麻醉过度通气、麻醉药残留、低温等均可使苏醒延迟。应考虑以上因素加以处理。胃管可在手术结束后即拔除。

（五）新生儿巨结肠

1. 病理生理　由于结肠远端运动功能紊乱，粪便都滞留于近端结肠，以至肠管扩张肥厚，为远端结肠肠壁神经丛内的神经节细胞缺如所致的遗传性肠道疾病，无神经节细胞区的下界在直肠括约肌，上界不定，但最常见的是在直肠或直肠乙状结肠交界处。巨结肠表现为神经节细胞缺少区上方结肠对抗性肥大。由于病变部分的肠管经常处于痉挛状态，形成功能性梗阻，以致粪便排泄困难。新生儿期间常因病变段的肠管痉挛而出现全部结肠甚至小肠极度扩张，肠壁变薄，而无结肠典型肥厚变化。新生儿巨结肠有时并发肠炎，病变部位肠黏膜充血、水肿及多发的散在小溃疡。

2. 麻醉要点　手术治疗是将病变结肠连同乙状结肠、直肠、缺少神经节细胞的肠段切除，然后做结肠、直肠吻合术。对有合并症的患儿先造瘘，Ⅱ期再做根治术。麻醉方法根据手术需要而决定。经腹巨结肠根治术可选用气管内插管加硬膜外阻滞，亦可全麻。手术 2～3h 可能出血较多。麻醉应提供肌松和镇痛。硬膜外常选择 L_3～L_4 或 L_2～L_3，使镇痛平面达 T_6，以满足手术时游离结肠左曲（脾曲）的需要。连续硬膜外阻滞除利于手术外，也有利于术后镇痛和护理。

3. 注意事项　由于患儿多伴有消化不良，加之洗肠等术前准备，易出现水、电解质紊乱。术前应做电解质检查，及时纠正。合并肠炎的患儿给予抗菌药治疗。

（六）新生儿肠梗阻

1. 病理生理　肠梗阻是新生儿期常见病。主要有先天的完全性和不完全性肠道狭窄或闭锁（约占 1/3），以及其他原因（如肠扭转、环状胰腺、胎粪梗阻、肛门闭锁）导致的新生儿肠梗阻。高位梗阻时，主要临床表现为最初几小时呕吐胆汁。低位梗阻时则出现严重的腹部膨胀，最后导致由于膈肌运动受限和肺顺应性降低所致呼吸窘迫的危险。

（1）高位消化道梗阻：包括十二指肠和小肠闭锁以及不完全性梗阻。十二指肠梗阻的特点就是早期呕吐胆汁。梗阻可为外在性（Ladd 系带）或内在性（隔膜或闭锁），常合并唐氏综合征（又称 21－三体综合征）。手术较简单，行隔膜切除或消化道吻合术。常在手术后第 8d 之前即可经胃肠道进食，小肠闭锁的处理可做一期完成的消化道吻合和暂时性回肠造瘘术，这取决于闭锁段的长度、两段肠腔内径是否相同、诊断的早晚以及有无感染征象。术后需要长时间的肠道外营养。

（2）低位肠梗阻：常表现为腹部膨隆，有时很严重，伴有迟迟不见的胎粪排出，或胎粪成分异常。①先天性巨结肠（Hirschsprung 病）的特点是部分或全部结肠内神经丛缺乏。在局限性，病变部位上游肠管扩张；在完全性，整个结肠和小肠末端无功能，膨胀累及上游无病变的回肠。同时伴随粪便潴留和小肠梗阻，病情轻者则发生便秘。先天性巨结肠患儿出生即发病者占 10%～20%，症状有胎粪排出延迟，易激惹，生长迟缓和腹部膨隆，稍大儿童可表现为便秘和腹泻。最严重的早期并发症是溃疡性小肠结肠炎，其预后恶劣。先天性巨结肠可通过放射检查和直肠活检确诊，发病机制不明。②肛门闭锁：出生时对肛门闭锁容易做出诊断。肛门闭锁有许多种畸形，包括肛门狭窄、肛门膜状闭锁、肛门发育不全、直肠发育不全和直肠闭锁。低位闭锁可做一期根治性手术；高位闭锁常先做暂时性结肠造瘘术，几个月后对畸形做根治性手术。术前必须对病变的确切部位做出诊断，以便根据手术时间的长短确定麻醉方法。

2. 麻醉要点　麻醉诱导气管内插管和维持方法根据患者一般情况和手术要求而定。麻醉维持可选用静一吸复合方法。新生儿可根据情况做清醒气管内插管和静脉快速诱导气管内插管，麻醉应该有良好的镇痛和肌松，输液要注意量与质的控制和选择。

3. 注意事项　一旦诊断明确，应开始胃肠减压、补液和保温等治疗措施。延迟诊断可发生脱水及严重感染。胃肠减压前避免使用 N_2O。实验室检查（Hct、血气分析、电解质和血葡萄糖测定）可辅助评估患儿状态及指导液体治疗。有肠管血运障碍、腹膜炎者应尽早手术，否则发生肠坏死、出血、休克，甚至死亡。

（七）坏死性小肠结肠炎

1. 病理生理　坏死性小肠结肠炎病因复杂，见于危重患者，通常是早产儿。病变累及不同范围的结肠，有时累及小肠。其特点为肠黏膜坏死并可累及肠壁其他层次，直至穿孔。可伴有出血性或感染性病损及细菌侵害。临床表现为粪便带血、腹痛、发热、阻塞综合征、全身情况差。症状包括肠腔内空气积聚（小肠积气），腹腔内出现空气（气腹）和休克。

2. 麻醉要点

（1）需要手术切除坏死肠段和肠造口术的患儿，应充分评估心肺功能，进行血气分析，测定血糖和凝血时间。

（2）对早产儿常在转送前就已经处于控制呼吸，应力求 PaO_2 波动于 6.7～9.3kPa（50～70mmHg）。

（3）至少应维持两条可靠的静脉通路，给予充分的水及电解质溶液，术中一般需输入 50～150mL/(kg·h)。尽管有时手术简单，但还是很容易出血，这是由于病变严重和在此疾病阶段常有凝血功能障碍所致，宜输注浓缩红细胞和新鲜冰冻血浆，应维持 Hct 在 0.40～0.45。血小板严重减少（$<20\times10^9$/L）时，应输注血小板。

（4）小体重婴儿和肠道外露时，维持体温特别困难。麻醉中应注意手术室保温，腹腔冲洗液和胃肠管外液应加温使用。

（5）血管活性药如多巴胺 2.5～5μg/(kg·min) 可改善肠系膜和肾灌注，并可提供循环支持。

3. 注意事项　重症患儿术后应运送到新生儿重症监护治疗病房（NICU）持续重症监测和通气治疗。

三、小儿腹部外科手术的麻醉

（一）腹股沟管疾病

1. 病理生理

（1）腹股沟疝：从定义上讲是腹内脏器或组织从腹壁缺损向外突出称为疝。当疝不能减小或还纳至正常位置时，称为嵌顿。疝内容物血供损害时，称为绞窄。小儿腹股沟疝是由于腹膜鞘状突未闭造成，外科手术治疗时间短，约 15min。手术除对腹膜囊的短时牵拉外，手术刺激小。鞘膜积液、精索囊肿不论在外科手术或麻醉技术方面都与之相仿。

(2)隐睾症：当睾丸持续未能进入阴囊称为隐睾症。完全性隐睾多在腹腔内，不完全性则位于腹股沟高位或低位，最常见的是位于腹股沟下段。手术持续时间因睾丸位置而有所不同，大约 30min 左右。

2.麻醉要点　鞘膜积液及斜疝修补术属择期手术，手术时间较短，除 6 个月以下小儿，不一定必须气管内插管。喉罩可以替代插管或由有经验的医师实施面罩麻醉下自主或辅助呼吸，有通气障碍时再行气管内插管。全麻联合局部浸润、骶管阻滞或髂腹股沟/髂下腹神经阻滞可减少术中全麻药用量，且有利于患儿术后镇痛。类似手术采用骶管阻滞复合全身浅麻醉(非插管全麻)，除有禁忌证外，不失为一种替代气管内插管全麻的好办法，全麻药用量少，呼吸抑制轻，镇痛完全，平面理想，并且术后有良好的镇痛效果，这种技术主要适用于体重 25kg 以内的小儿。最大容量是加肾上腺素的 0.25%或 0.19%布比卡因，最大剂量不应超过 2mg/kg。也可配合其他局部区域阻滞的方法。

3.注意事项

(1)合并嵌顿疝和肠梗阻患儿应按饱胃处理，麻醉前应进行胃肠减压，治疗原则同肠梗阻。

(2)如果麻醉偏浅，隐睾手术牵拉精索时的疼痛反射可诱发喉痉挛和心动过缓。

(二)小儿腹腔内肿瘤

1.病理生理　小儿腹部肿瘤多为恶性，常位于腹膜后。尽管肿瘤的放疗及化疗已取得相当进展，然而手术乃是腹部肿瘤的主要治疗手段。神经母细胞瘤和肾胚胎瘤是最常见的实质性肿瘤，其次为畸胎瘤、肝脏肿瘤和横纹肌瘤。肿瘤的体积可对患儿消化道、呼吸动力学以及全身情况产生不利影响。为了缩小肿瘤体积和提高疗效，术前常给予化疗，而化疗可对全身情况、心及肾功能、生化尤其是血液学产生影响，应评估有无贫血及低血容量，对外科肠道准备非常重要。有些患者术前进行化疗，常会有不可逆的心肌病，应注意收集病史，根据体格检查、辅助心电图、胸片及超声心动图进行评估及是否有心脏储备功能的降低。手术期间出血危险大，故术前备足血液制品是必须的。

2.麻醉要点

(1)常规快诱导气管内插管，持续机械通气。维持以充分的镇痛、肌松和控制呼吸，可提供腹肌松弛满意的手术视野。开放肢体 2～3 条血管通路，进行中心静脉压和有创动脉压置管的基本监测，以便在血流动力学监测下有效补充血容量。还应放置导尿管及胃管，并进行体温、脉搏血氧饱和度(SpO_2)，以及呼气末 CO_2 分压($P_{ET}CO_2$)监测，必要时检测血生化和做血气分析。

(2)注意血流动力学稳定，特别是肿瘤压迫、包绕或浸润大血管产生的出血危险，年龄越小，安全性越差。应避免代偿不足的低血容量或输液过度的高血容量，因有持续的渗血、液体冲洗、隐蔽的损失，很难估计失血量，肝功能受损或大量输血可发生凝血功能障碍，所以要密切监测血压、脉率和中心静脉压。尿量的监测也利于评估患者血容量状态。

(3)动静脉通路之所以要开放在上肢，是因肿瘤或手术操作可能造成下腔静脉和腹主动脉的血流阻断。当翻动肝脏则可造成一定的下腔静脉压迫，从而下腔静脉回流受阻，动脉压骤降，以及突发的心动过缓，甚至心搏骤停。手术医师应随时准备暂停手术，实施压迫止血，以配合麻醉医师纠正血流动力学变化。

(4)手术时间冗长和大面积腹腔开放会使体温降低，必须保持足够的室温，放置电热毯，加温冲洗液和静脉液体。

3. 注意事项　患儿术后通常需要机械通气支持，辅助呼吸可能需要几天时间，因而需要准备重症监护。

(三)先天性胆管发育畸形

1. 病理生理　先天性胆管闭锁、先天性胆管发育不全、先天性胆总管囊肿，均可引起婴幼儿阻塞性黄疸。先天性胆管闭锁是肝内外胆管呈膜状或条索状闭锁。先天性胆管发育不全是肝内外胆管细小，胆汁引流不畅，而出现胆汁淤滞性肝肿大及黄疸，其病因学无统一结论。先天性胆总管囊肿患者常有腹痛、腹部肿块、黄疸三大典型症状，间歇性黄疸为其特点。大部分阻塞性黄疸患儿有肝脾大，个别患儿有发绀及杵状指，晚期可出现腹壁静脉怒张、腹水及严重的凝血功能障碍。为提高手术成功率，一经确诊应在积极术前准备的同时及时手术，重建胆管。

2. 麻醉要点

(1)手术多为较小婴儿，手术持续时间较长，约 3～4h。腹部行较大的横切口，可能出血较多，必须在上肢开放 2 条静脉，最好备新鲜浓缩红细胞及冷冻血浆。

(2)麻醉药选择应以不加重肝脏负担为原则，尽量减少静脉全麻药用量，以免加重肝损害和药物蓄积。诱导插管可选用静脉注射丙泊酚或 1%硫喷妥钠辅用肌松药(维库溴铵或潘库溴铵)，麻醉维持用麻醉性镇痛药复合异氟烷。

(3)探查肝门时必须翻动肝脏，可导致下腔静脉回流受阻，引起低血压。用 4%白蛋白 10mL/kg 扩容有较好的预防作用。对于黄疸患儿，副交感神经系统处于敏感状态，故插管或术中操作可引起心动过缓，术前、术中应备有阿托品。术中保持液路通畅，及时补充新鲜血液，手术时间较长者，患儿体液丢失较多，应充分补液并注意保暖。

3. 注意事项

(1)由于胆管功能障碍，维生素 K 合成减少，再加患儿多有不同程度的肝损害，引起凝血因子Ⅱ、Ⅶ、Ⅸ、Ⅹ生成障碍，有自然出血倾向。所以术前 3d 肌内注射维生素 K，补充葡萄糖及维生素 B、维生素 C、维生素 D。如果有贫血，及时输血，纠正水、电解质紊乱和酸碱失衡。

(2)术后防止感染，保持胆汁引流通畅，加强呼吸道管理，预防腹水，严密监测水、电解质平衡。

(四)择期脾脏切除术

1. 病理生理　小儿择期脾切除的主要指征是溶血性贫血，包括遗传性球形红细胞增多症以及血小板减少症。前者由于红细胞的膜结构改变，而致使红细胞在脾脏内破坏。因此，脾切除手术是此病真正的根治性措施。其他溶血性贫血中，如珠蛋白生成障碍性贫血(又称地中海贫血)(β或α球蛋白链合成降低)。镰状细胞贫血(β链结构异常引起的病态 S 血红蛋白)或葡萄糖－6－磷酸脱氢酶(G6PD)缺乏，只有当核素检查证明是溶血性贫血时，才是脾切除的指征。慢性血小板减少性紫癜病例，只有当皮质激素治疗无效时才考虑脾切除。

2. 麻醉要点

(1)患者大多为 6～10 岁儿童，可常规快诱导全麻气管内插管，维持以肌松静－吸复合麻醉。

(2)对血小板减少的病例,气管内插管和放置胃管时应轻柔操作,以避免黏膜损伤而导致出血。

(3)对镰状细胞贫血,应避免低氧血征、心血管抑制、静脉淤滞以及低温。应该注意脉搏血氧饱和度监测。

3.注意事项

(1)手术应在近期无任何感染情况下进行。

(2)溶血性贫血病例,必要时可于术前输入浓缩红细胞,以使血红蛋白在100g/L左右。

(3)血小板减少病例,术前输注血小板无效。注意避免术前肌内注射用药。

(4)如果较长时间应用皮质激素治疗的患儿,诱导前必须注射皮质激素。

(5)重症珠蛋白生成障碍性贫血,可发生输血后铁的超负荷,特别是对心脏负荷的影响,故术前应摄胸片、查心电图和超声心动图。

(五)急性阑尾炎和腹膜炎

1.病理生理　急性阑尾炎的病理生理变化是阑尾腔堵塞继发细菌过度繁殖,阑尾肿胀。延误治疗会使过度肿胀的阑尾坏疽、溃破而导致腹膜炎和脓肿形成。急性阑尾炎高发于10～19岁。穿孔发生率为30%～45%。阑尾炎发病一旦诊断明确,应立即手术。

2.麻醉要点

(1)评估患儿体液和电解质状态,注意补液和血容量的补充。高热应采用物理降温等手段控制体温。

(2)麻醉可根据小儿的年龄、体重和全身情况,采用快诱导气管内插管全麻,用吸入麻醉、麻醉性镇痛药和肌松药维持麻醉。

3.注意事项

(1)由于腹膜炎、不同程度的肠道梗阻以及发热等,造成血管间隙的消化道第三间隙积存了大量体液和电解质,这样形成的肠腔内水、电解质潴留,导致离子和血容量的失衡。因此,补充液体以及必要的扩容是急腹症患儿麻醉的先决条件。

(2)急腹症患儿因胃与食管压差的逆转,即使几小时未进饮食,也必须视为饱胃处理,术前置胃管是必须的。急腹症患儿手术麻醉的主要危险是反流与误吸,且被动性反流的危险最大。因此,麻醉医师要始终注意采取预防性措施,比如使用带套囊的气管导管清醒表麻下插管等。

(六)急性肠套叠

1.病理生理　急性肠套叠是任何一段肠管套入其下游的另一段肠管内。男性多于女性,多发生在2～12个月的婴儿。病因可能与病毒感染及其导致的淋巴结肿大有关。约90%肠套叠发生于回肠、结肠。其他为回肠回肠和结肠结肠型。主要症状为腹痛、便血及腹部包块。其他症状有腹泻、呕吐、发热及脱水等。也可出现神经系统体征如嗜睡等。新生儿则表现为急性坏死性小肠结肠炎的症状。

2.麻醉要点

(1)肠套叠儿童误吸发生率高,麻醉诱导注意反流。

(2)如果患儿血流动力学状态不稳定,麻醉药可选用氯胺酮、依托咪酯等对心血管无抑制的药物。

(3)钡灌肠或空气灌肠纠正肠套叠成功率为80%,但必须有麻醉医师在场。

3. 注意事项　同急性阑尾炎。

（七）腹股沟嵌顿疝

1. 病理生理　同腹股沟疝。当腹股沟疝囊不能还纳，并发生疝内容物缺血性损害时便发生嵌顿。最常见于 6 个月以内的婴儿。

2. 麻醉要点　患儿往往有早产史，通常呼吸暂停发生率高，故多采用气管内插管全身麻醉，术中保障呼吸道通畅，做好呼吸管理，关注呼吸功能变化。

3. 注意事项　密切注意呼吸道状况，防止围术期呼吸道梗阻，避免机体缺氧与二氧化碳蓄积。

（八）肝功能障碍患儿的麻醉

1. 病理生理　肝脏为机体的重要消化器官，具有胆红质代谢、蛋白质合成、凝血因子的生成、碳水化合物代谢和药物的生物转化等诸多生理功能。肝脏生理功能多且潜力巨大，难以用简单的功能实验准确判断肝脏的多种功能。除非病情严重或全肝病变方可有明显的肝功能实验异常。比较敏感的功能实验为血清胆红素、白蛋白含量以及凝血酶原时间。凝血酶原主要在肝脏合成，合成中需要维生素 K 参与，如果患儿无维生素 K 缺乏或经过维生素 K 治疗，而凝血酶原时间延长超过 6s 以上者，说明有明显肝损害。严重肝损害时，血清胆红素$>51.3\mu mol/L$、白蛋白$<30g/L$。患儿如营养状态极差，同时患有肝硬化、病毒性肝炎或梗阻性黄疸时，其肝功能亦可能明显受损。按患儿肝病种类、症状体征及化验检查进行综合分析，即可判断肝功能状态。

2. 麻醉相关问题

（1）肝脏耗氧量较大（占全身耗氧量的 1/3），任何麻醉技术和手术操作都会影响肝血流（LBF）。肝血流的减少可导致肝细胞缺氧，从而加重肝功能的损害，故术中应避免低氧、低血压、二氧化碳蓄积以及大剂量血管收缩药的应用。手术操作可引起内脏血管阻力增加，肝血流减少，上腹部比下腹部手术明显，肝胆手术较上腹部手术更甚。因此，肝病患儿有肝功能受损或在肝炎急性期，麻醉手术后并发症多，死亡率高，需充分准备后方可实施。

（2）麻醉应尽量选择对肝功能影响较小的局麻、神经阻滞或椎管内阻滞。在凝血功能正常的患者硬膜外阻滞后，每搏量增加，心率缓慢，平均动脉压和外周血管阻力减小，肝动脉总血流和肝总血流有增加趋势，肝血管阻力减小，使肝血流增加。但若阻滞平面过广，发生有效循环血容量不足时，肝血流会随血压呈比例地下降。部位麻醉可在基础麻醉下实施，术中可辅助用药以保持患儿安静。

（3）所有麻醉药都可引起肝血流减少。吸入麻醉药除氧化亚氮外，氟烷、恩氟烷和异氟烷都减少肝血流，其中异氟烷影响相对较小。静脉麻醉药中氟哌利多、氯胺酮、芬太尼、劳拉西泮对肝功能无明显影响，可以选用；硫喷妥钠、哌替啶、地西泮、咪达唑仑、丙泊酚及普鲁卡因静脉麻醉，均可使用，但须减少用量。维库溴铵主要经肝脏排泄，肝功能不良患者阻滞时间可明显延长，阿曲库铵不受肝、肾功能和循环功能变化的影响，仅分布容积增加。在肝硬化患者，这些药物需要用较大的首次剂量才能达到完善的肌松。肝功能障碍患者血浆胆碱酯酶含量和活性有不同程度下降，因而琥珀胆碱作用时间延长。麻醉性镇痛药哌替啶半衰期较正常人延长 1～1.5 倍，血浆清除率下降 50%，但分布容积和与蛋白结合基本不变。吗啡和芬太尼经肝代谢，用药后血浆游离成分增加，药效增强。芬太尼分布容积增大，肝硬化患者用芬太尼后半衰期延长 4～5 倍，应用时特别小心。尤其是新生儿和小婴儿肝病患者，对麻醉性镇痛药特别敏感，这类患者用药一定做气管和呼吸支持或尽量不用。

3. 麻醉要点

(1)术前准备主要是纠正凝血功能障碍、预防感染和防止术中低氧血和低血压。预防性抗生素应用：备新鲜血及血浆。梗阻性黄疸的凝血功能障碍主要是补充维生素 K。如果条件允许，肝病患儿麻醉前还应给予高蛋白、高糖和低脂肪饮食，增加血浆蛋白，增加肝糖原储备，有利于保护肝脏。

(2)麻醉最好选择部位麻醉或气管内麻醉加硬膜外阻滞。完善的硬膜外阻滞可减少或不用镇痛药和肌松药，减少镇静药的使用，利于患儿术后复苏。因患儿血浆胆碱酯酶含量及活性降低，应注意局麻药使用；有出血倾向的患者应避免使用硬膜外阻滞。

(3)入手术室即监测血压、脉搏、呼吸、血氧饱和度和心前听诊。诱导前充分供氧，术中出血患者开放 2 条静脉，最好是上肢。术中处理重点是维持患儿体温、充分供氧和防止低血压。5%葡萄糖溶液以 4mL/(kg·h)持续输入并反复监测血糖，第三间隙丢失用乳酸钠林格液补充，严格计算失血量，及时补充以维持血流动力学稳定。术后送 ICU，待患儿完全清醒后拔除气管导管。此间尤其注意血压和神志的监测，并注意是否尿少。

4. 注意事项

(1)术中严格避免低氧血和 CO_2 蓄积，避免低血压。

(2)出血患者给予新鲜血和新鲜血浆。

(3)注意减少麻醉药用量，注药速度应缓慢，以预防心肌抑制。

(4)避免插管应激反应。

(5)工作人员皮肤伤口接触 HBsAg 阳性物质，应于 7d 内注射乙肝免疫球蛋白(HGIg)。乙肝母亲的新生儿出生后 24h 内及生后 1、4、12 个月时各注射 1 次 HBIg，或乙肝疫苗与 HBIg 一起注射。

(6)手术结束后，应送 ICU 继续呼吸支持和维持血流动力学稳定，如果患儿未能及时清醒，应警惕肝昏迷的可能。

四、小儿泌尿外科手术的麻醉

(一)常见泌尿系手术概述

1. 小儿泌尿疾病特点

(1)儿科泌尿系疾病大多发生在胚胎或胎儿期，畸形发生越早病情越重。某些畸形不仅影响泌尿系统，也可能影响其他器官系统。如尿路梗阻导致肾发育障碍，肾功能不良，羊水生成减少而导致肺发育不良。如果合并其他器官疾病，可直接影响患儿手术和麻醉处理以及预后，术前评估要仔细。

(2)常见的小儿泌尿系肿瘤发病年龄小，50%左右在 2 岁以下，恶性程度高，病灶可较早向周围组织浸润，或转移至肺、肝、骨髓及脑等部位。并可伴有全身状况不良及贫血。

(3)小儿泌尿系疾病引起的高血压往往是在体检时发现。完善的硬膜外阻滞可不需要使用降压药，多数患儿术后可逐渐恢复正常。

(4)并发症严重或术前化疗的患儿，可有贫血和(或)骨髓抑制，全身情况差，对应激反应能力低下。如果肿瘤浸润周围大血管需大范围游离的手术患者，可发生大量出血，很容易超过其代偿能力。因此，术前贫血应适当补血，使 Hb>80g/L 以上并充分备血。

(5)术中注意保温。

2.麻醉要点　麻醉应根据患儿年龄、全身状况、手术部位和范围以及是否合并其他器官损害等问题综合考虑。隐睾、包皮环切、尿道下裂修补等，可施行适当浅麻醉状态下的骶管阻滞。若患儿较小，手术时间长，无论选择什么麻醉，都应气管内插管。硬膜外阻滞可满足大多数泌尿系手术需要的镇痛、肌松和反射抑制。3个月以内小婴儿可选用骶管阻滞。在硬膜外(骶管)阻滞的基础上气管内插管，使用让小儿能够耐受气管导管的麻醉用药即可，能减少吗啡类药物的应用，保留自主呼吸，使麻醉对循环和呼吸的抑制减少至最低。手术结束后，患儿苏醒快，拔管后有硬膜外良好的镇痛作用亦便于术后护理。根据患儿情况也可选用喉罩替代气管导管通气。

3.麻醉注意事项　全身麻醉下气管内插管配合硬膜外(骶管)阻滞时，保持自主呼吸的麻醉较浅，要注意全麻的麻醉深度，以避免呛咳。尤其是使用喉罩时更应该注意，因为使用喉罩时的呛咳会引发支气管及喉痉挛而可能造成严重后果。喉罩复合应用肌松药控制呼吸的麻醉状态，可以避免麻醉过浅所致的并发症。

(二)肾上腺皮质癌

1.病理生理　肾上腺皮质癌是发生在肾上腺皮质的恶性肿瘤，发病年龄小，主要在幼儿和儿童。肿瘤刺激皮质醇分泌增加，主要为糖皮质激素和雄激素。盐皮质激素醛固酮增加对钠的重吸收和排钾，高血钠致细胞外液增加、水钠潴留和血压升高。糖皮质激素促进肝糖原异生，增加肝糖原，升高血糖，抑制蛋白质合成，增高血浆胆固醇，四肢脂肪分解，脂肪重新分布，形成向心性肥胖。患儿颈短、肥胖、水牛背、满月脸、多毛、衰弱无力。雄激素促进男孩性早熟，阴茎增大，睾丸和前列腺发育正常。女孩则阴蒂肥大和肌肉过于发达。

2.麻醉要点

(1)此类患儿术前准备是降低血压，可口服降压药，补充氯化钾，以纠正血钾，补充皮质激素。

(2)因患儿年龄小，术中情况复杂，最好选用气管内插管全麻加硬膜外阻滞，以便于呼吸管理和抢救便利。术中严密监测 BP、HR、ECG、SpO_2 等。

(3)手术切除肿瘤时，皮质激素分泌突然减少，应持续静脉滴注氢化可的松 100～200mg，若不能维持血压，可增加用量以达到血压维持平衡为好。术后继续补充 1～2d，后改口服用药。为防止大出血，应充分备血。

3.麻醉注意事项　关注血流动力学监测与输血、补液，以及皮质激素的补充等。

(三)嗜铬细胞瘤

1.病理生理　嗜铬细胞瘤在小儿罕见，肿瘤常位于肾上腺髓质，大小不一，一般多为 4～6cm，被受压的肾上腺组织包绕，20%为双侧。这些细胞分泌多巴胺、肾上腺素和去甲肾上腺素。主要症状为持续性和突发性高血压。持续性高血压伴血管收缩使血管床容量缩小，血细胞比容升高。持续高血压可导致左心肥大、高血压心脏病及充血性心力衰竭。可能有高血糖和尿糖，糖耐量不正常，基础代谢高等。

2.麻醉要点

(1)术前数天应使用 α 受体阻滞药治疗，直到血压持续正常，血细胞比容降低。同时备足新鲜血液，准备好降压药、升压药、抗心律失常药等。

(2)麻醉处理的主要问题是高血压危象、严重低血压及室性心律失常，尤其在麻醉诱导、挤压肿瘤或阻断肿瘤静脉血管时发生。患儿应监测 HR、BP、ECG，最好能监测中心静脉压(CVP)，使之维持在 1.177～1.373kPa(12～14cmH_2O)。

(3)麻醉可采用气管内插管加硬膜外阻滞。儿童可选用咪达唑仑、芬太尼、丙泊酚、维库溴铵做慢诱导，诱导过程务必平稳，气管内插管后行硬膜外穿刺。硬膜外阻断交感神经反射，使手术操作过程减少血压波动。

(4)降压药可选用硝普钠静脉滴注。

3.麻醉注意事项

(1)肿瘤摘除前，逾量输血补液，补充血容量，防止肿瘤摘除后，血管床扩张导致血压下降。

(2)肿瘤切除时，由于儿茶酚胺水平迅速下降，需立即静脉注射去甲肾上腺素并加快静脉输液，扩张血容量维持血压。若术中出现室性心律失常，可用利多卡因或普萘洛尔处理。

(3)肿瘤切除后，因儿茶酚胺急剧减少及胰岛素分泌大大增加，可能发生低血糖，有人推荐手术开始至术后给含糖液体，并随时测量血糖。

(四)肾衰竭患儿的麻醉

1.病理生理　麻醉的危险有时来自于肾功能的状态，肾功能不全可由于血小板减少、血小板功能变化以及毛细血管脆性增加，导致凝血功能障碍，具有出血倾向，贫血使红细胞携氧及运输能力降低。水、电解质紊乱使术中和术后维持水、电解质平衡困难，水中毒则是晚期肾稀释功能丧失的结果。多数患儿有明显的心力衰竭或血钾升高及酸中毒症状，心血管功能紊乱，使血流动力学的平衡不易维持。抗感染能力差，对手术麻醉耐受力明显下降。因此，术前应根据患儿贫血情况，如血红蛋白近期无下降或无突然下降。血红蛋白在 50g/L 以上可接受手术。血钾应低于 5mmol/L，如果钾离子过高应延迟手术至血液透析后，纠正酸碱失衡，把对患儿的干扰降至最低限度。

2.麻醉要点

(1)重症小儿做短小手术，如果患儿能合作且情绪稳定，可采用局部麻醉，用 0.25%～0.5%利多卡因，不加肾上腺素，极量为 4mg/kg。

(2)一般患儿应采用气管内插管全麻。由于肾功能减退，又加上酶功能障碍和酸碱失衡，情况复杂，要警惕麻醉药超量的危险。例如硫喷妥钠虽然经肾排出极少，但肾功能不全时，与血浆蛋白结合减少，游离份额增加而使其作用增强，故低蛋白血症时硫喷妥钠应减量。药物的药动学改变，主要与排除功能降低有关，但也与药物分布或肝脏生物转化的改变有关。①镇痛药芬太尼应为首选，因为其基本上是在肝脏代谢，而且其代谢产物无活性。②肌松药在肾功能不全的情况下应选用阿曲库铵，因其通过 Hoffman 途径降解，故清除与肾功能无关。也可用维库溴铵，对肾功能不全者很少有累积作用。③琥珀胆碱对心血管系统有不良影响和产生高钾血症的作用，应避免应用。④氯胺酮主要在肝脏生物转化，因而在肾功能不全的病例中没有蓄积的危险。但对于未经有效控制的严重高血压患者应该慎用。⑤咪达唑仑与丙泊酚的清除，在肾功能不全的病例无改变。⑥最好不使用恩氟烷，异氟烷则无肾毒性。

(3)术中应监测血压、脉搏、心电图，禁止在动静脉分流或瘘的肢体测血压。

(4)如果手术时间不超过 1h，术中不用肌松药。小量失血以乳酸钠林格液补充，大量失血以洗涤红细胞及低盐白蛋白补充，及时测定血红蛋白及血细胞比容，后者保持在 0.30 以下，避免过量输血。

3. 麻醉注意事项　对肾衰竭的患儿，应了解与麻醉直接有关的一些问题。

(1)肾衰竭患者对慢性贫血一般耐受较好，只有在明显需要的情况下才输血，而且最好应用洗涤红细胞。但 Hb<50g/L 时不应接受任何麻醉。

(2)麻醉诱导前，即使是急症病例，血钾也应恢复到能接受的水平(5.5～5.6mmol/L)。可应用注射葡萄糖酸钙或氯化钙、碱性药、高渗葡萄糖溶液、离子交换树脂，甚至必要时进行透析。显然还需监测 ECG。

(3)其他离子失衡也应该纠正。HCO_3^- 低于 15mmol/L 者，应在手术前通过透析或注射碳酸氢钠纠正。术中过度通气应与术前过度通气同等对待。低钙血症、高磷血症、高镁血症，均应得到最好的纠正。

(4)术前不应停用抗高血压药。

(5)血液透析患者的最后一次透析，应在术前 12～24h 内进行。

(6)麻醉及其他每项操作均应严格遵守无菌技术。

五、小儿骨科手术的麻醉

骨科手术仅涉及脊柱、骨盆、四肢骨骼和神经、肌肉及血管，对全身重要脏器的直接影响小，麻醉处理也比较简单，在此不作赘述。在小儿骨科中具有特殊类型的手术是脊柱侧弯矫形术。

(一)脊柱侧弯矫形术的麻醉

1. 病理生理

(1)脊柱侧弯多发于小儿。小儿脊柱侧弯，先天性占 15%，特发性占 65%，继发于神经肌肉疾病占 20%。小儿脊柱侧弯矫形术多在 5～12 岁进行。

(2)脊柱侧弯是脊椎侧移与旋转相结合的一种复杂的脊柱畸形。这种畸形导致胸廓变形，引起限制性通气功能障碍，导致呼吸衰竭，这是该病在麻醉前必须引起重视的问题。事实上，特发性脊柱侧弯一般对呼吸及循环功能影响轻微，最有顾虑的则是脊柱侧弯伴发神经肌肉退行性疾病所特有的严重的呼吸功能障碍，肺功能常为限制性通气障碍，肺总量、肺活量及肺顺应性降低，肺血管床受限，致肺动脉高压，久之造成右心功能不全。因此，术前应常规检查心肺功能，估计对手术麻醉的耐受性。

(3)凡肺功能用力肺活量大于 70%预计值的患儿，能较好地耐受手术麻醉；小于 40%者术后可能需要用人工呼吸维持呼吸；小于 35%者术后常发生呼吸功能障碍。退行性肌病常累及心脏，心电图可以表现为 V_1 导联 R 波高大，P－R 间期缩短，心前区导联 Q 波加深，严重者可表现为传导阻滞或复极障碍。心功能Ⅰ～Ⅱ级的患儿，手术麻醉危险性不大。

2. 麻醉要点　本手术方式一般有三种：Harrigton 棒矫形术、Luque 棒矫形术及多根肋骨切断石膏矫形术。手术常需要俯卧位操作，切口大，广泛暴露脊柱，创面大，出血多，时间长，增加了手术麻醉的危险性，同时给麻醉操作及管理带来一定的困难。

(1)因手术操作要求俯卧位，插管全麻可保证患儿呼吸道通畅，便于呼吸管理。经腹特别经胸矫形操作，需应用肌松药控制呼吸，要求插管全麻。另外，多根肋骨切断矫形手术有时损伤胸膜发生气胸，气管内插管便于呼吸管理。行脊柱侧弯矫形手术的患儿，多有呼吸及循环功能受损，手术创伤大，时间长，插管全麻可辅助或控制呼吸，且能充分供氧，也便于术中及术后呼吸管理，可提高手术麻醉的安全性。

(2)该手术出血较多，一般出血可大于血液总量的20%～25%，因而术前应备足血源。最好开放2条通畅的静脉通路，根据出血，以及血压、脉搏和中心静脉压(CVP)情况输血或液体。亦可采用控制性降压技术，使平均动脉压维持于60～70mmHg，同时注意维持麻醉在充分镇痛的水平。

(3)术中加强监测及管理，最好采用动脉置管和深静脉置管，动态监测动脉压及中心静脉压变化，以指导输血补液，并能随时采取血样进行血气分析。加强对呼吸的管理，连续监测SpO_2，最好常规监测气道压和$P_{ET}CO_2$。还应监测体温，注意出血量的评估和尿量的监测。

3. 注意事项

(1)正确摆放体位。原则是有利于手术操作，保护呼吸功能，减少腹压和对下腔静脉的直接压迫，以减少出血。

(2)术中唤醒实验能明确脊髓功能状态，这就要求麻醉医师有足够的临床经验。有条件可增加诱发电位检查来监测脊髓功能。

(3)琥珀胆碱有诱发恶性高热和高血钾的危险，为相对禁忌。有关资料表明，对于合并肌肉疾病的患儿，严禁琥珀胆碱和氟烷。诱导可选用羟丁酸钠、丙泊酚和硫喷妥钠等，肌肉松弛可选用阿曲库铵和维库溴铵，术中维持可用异氟烷，适当应用芬太尼。

(4)呼吸功能损害的危险于术后比手术期更大，一旦手术结束，主要问题就是呼吸抑制，可以立即出现，也可是继发性的，都是肌肉受累所致，但也可由手术操作造成，通常引起阻塞型综合征。故术终不可匆忙拔除气管导管，可在恢复室内较长时间进行监测，根据测定患儿的呼吸功能，决定拔管或继续呼吸机辅助治疗。

(二)先天性髋关节脱位矫正术的麻醉

1. 病理生理　先天性髋关节脱位一般在出生时或出生后就会被发现，表现为髋关节于屈曲位时，股骨头后脱位。病因不明。女性多于男性6～8倍，约1/4患儿双侧受累。手术患儿多在3～7岁之间。常见的手术方法是切开复位，股骨旋转截骨，髋臼成形。手术时间较长，失血较多。

2. 麻醉要点

(1)大多数患儿的一般情况较好，心肺代偿功能良好。由于手术对麻醉平面要求不高，患儿可采用硬膜外阻滞。多数患儿需在基础麻醉下行穿刺操作。少数较大儿可在清醒状态下进行穿刺操作。药物常选用含有1∶200000U肾上腺素的1%利多卡因或利一布对半液(即2%利多卡因和0.75%布比卡因等容混合液)。穿刺间隙头向置管。一般用量为每节段1～1.2mL。

(2)全身麻醉可以作为硬膜外阻滞的辅助麻醉方法，一般不行气管内插管。配合硬膜外阻滞可以采用羟丁酸钠或丙泊酚3～6mg/(kg·h)维持浅麻醉状态。亦可采用全凭静脉麻醉，在上述用药的基础上间断氯胺酮静脉应用，但注意分泌物较多，舌后坠，心率快。若采用喉罩通气，其优点是术中便于呼吸道管理，术后苏醒快，但应该注意喉罩应用时的各种导致呼吸道并发症的易发因素，术中需严密观察呼吸情况。

3. 注意事项　出血量多在200～600mL，注意备血。

使用喉罩时，建议如下。①可在喉镜下辅助置入喉罩，以确保位置正确。②如果是配合部位麻醉时使用喉罩，麻醉状态能使患儿耐受喉罩即可，麻醉过浅可发生呼吸管理上的棘手问题。如果使用肌松药控制呼吸，在操作上比较安全。③喉罩替代气管内插管，除应注意喉罩所具有的优、缺点外，其他管理同气管内插管全麻。

（王丙琼）

第三节　小儿患者麻醉并发症及处理

小儿对麻醉的代偿能力有限，麻醉期间必须严密观察。小儿麻醉并发症的发生与下列因素有关。

①手术前准备不足，如对脱水、酸中毒等，未经充分准备即行麻醉和手术。

②麻醉器械准备不足或无适合小儿应用的麻醉器械。

③对小儿麻醉特点了解不够，对术中出现的一些表现不能做出正确判断。

④输血补液错误。

⑤误吸呕吐物。

一、呼吸系统并发症

1. 呼吸抑制　麻醉前用药或麻醉药过量均可引起呼吸抑制，术后全麻药或肌松药的残余作用是术后呼吸抑制的主要因素。应针对原因进行处理。

2. 呼吸道梗阻　舌后坠及分泌物过多是上呼吸道梗阻的常见原因；小儿即使施行气管内麻醉，也可因导管扭曲、导管腔被稠厚分泌物结痂阻塞而发生梗阻。胃内容物误吸。

3. 支气管痉挛　支气管痉挛是下呼吸道梗阻的常见原因，临床表现呼吸困难，有喘鸣音，呼吸道阻力增大，可试用氨茶碱、地塞米松静脉注射。

4. 喉痉挛　分泌物刺激、拔除气管导管时可出现喉痉挛，处理清除分泌物，给氧（但忌加压给氧），必要时静脉注射琥珀胆碱后重新气管插管。

二、循环系统并发症

1. 小儿麻醉时心率增快可因术前药阿托品或某些麻醉药如氯胺酮造成，一般情况下并无不良后果。

2. 心动过缓在小儿麻醉时提示有危险因素存在，可见于低氧血症、迷走神经刺激或心肌直接抑制引起，应针对原因及时治疗。术前应用足量阿托品，充足供氧，及时补充血容量等。

三、体温改变

1. 麻醉期间体温下降的原因

（1）患儿年龄：年龄越小，体温越易下降。新生儿基础代谢率低，汗腺调节机制不健全，体表面积与体重之比相对较大，每分钟通气量与体重之比较高，因此，麻醉期间体温易降低。

（2）手术室温度：室温越低，手术范围越广，越易引起体温下降。

（3）手术种类：胸腹腔手术热量丧失多，四肢小手术热量热量丧失小，前者体温易下降。

（4）麻醉：椎管内麻醉时麻醉支配区域内周围血管扩张，散热增加；肌松药使肌肉松弛，产热减少，同时又消除寒战反应；控制呼吸时呼吸肌做功减少，产热也少；吸入冷而干燥的麻醉气体，也增加热量丧失，使体温下降。预防方法包括手术时使用加温毯，输血、输液时先加温，吸入气加温、加湿。

(5)输注冷溶液可降低体温。

2.麻醉期间体温增高的原因

(1)环境温度过高。

(2)呼吸道梗阻时呼吸用力,产热增加。

(3)术前有脱水、发热、感染等均易引起体温升高

(4)输血反应。

(5)恶性高热。

治疗包括降低室温,体表物理降温,解除呼吸道梗阻(必要时控制呼吸),也可以冰盐水灌肠,或胃内冰盐水灌注,使体温下降,同时纠正代谢性酸中毒。

(王丙琼)

第十六章 内镜手术麻醉

第一节 支气管镜检查和手术麻醉

支气管镜操作分为两大类:以诊断为目的称为诊断性支气管镜;以治疗为目的称为治疗性支气管镜,有时可同时兼有两方面目的。诊断方面主要用于气管、支气管疾病的病因诊断,获取病理活检,或肺疾患需作肺泡灌洗检查者,或收集下呼吸道分泌物做细菌学检查者。治疗方面对有大量脓性分泌物而无力咳嗽或引起肺不张者,可作协助吸痰;支气管或肺内化脓性病变(如肺脓肿)需行局部冲洗及注药者;肺癌患者需行局部瘤体注药、激光照射、冷冻、加温等治疗者;清除支气管内异物;或对咯血患者需行局部止血治疗。

支气管镜有硬质金属支气管镜和软质纤维支气管镜两种。虽然目前金属支气管镜检查已多为纤维支气管镜所取代,但它仍然保留用做小儿气管内异物取出,插入气管扩张器以及气道内肿瘤切除等手术。

一、纤维支气管镜检查

纤维支气管镜可经鼻腔或经口腔插入气道,大部分患者可在镇静和表面麻醉下进行,全麻主要用于小儿以及在清醒状态下不能忍受操作的成人。镇静常合用苯二氮类和阿片类药,持续静脉滴注异丙酚也可安全用于镇静。经鼻作支气管镜检查时,鼻黏膜表面局麻药加血管收缩药,可减少黏膜损伤出血的危险,表面麻醉完成后,在插入纤维支气管镜前,可于鼻腔内滴入 3~5mL 液体石蜡,对减少黏膜出血和损伤有很大帮助,但液体石蜡应在表面麻醉后应用,一方面保证麻醉效果,同时能减少滴入液体石蜡引起的不适或恶心;气管黏膜表面麻醉也可有效地通过气道、环甲膜穿刺来完成。黏膜对局麻药的吸收较为迅速,要注意局麻药过量导致的全身毒性反应。

全麻的患者,纤维支气管镜可以通过气管导管专用转角接头的密封圈插入气管内,机械通气仍可照常进行,只是气管导管内存在支气管镜,使通气腔隙减小,增加了流经气管导管气流的阻力,因此,气管插管时应选用尽可能粗的气管导管,麻醉的维持也仍可用吸入麻醉。纤维支气管镜检查也常用肌松药和控制呼吸,以减少气管黏膜刺激引起的呛咳反射。

在清醒镇静和麻醉的患者,喉罩气道(LMA)也可用作纤维支气管镜插入的通路,虽然喉罩气道内腔比气管导管大,但当插入支气管镜后需控制呼吸时,仍需注意可能增加的气流阻力。

另一种纤维支气管镜检查的方法可用于自主呼吸的患者,即通过连接于麻醉面罩的转角接头或经过改良面罩上的另一开孔(Patrisyracuse 面罩)将支气管镜插入上呼吸道。这一方法可避免在气管导管或喉罩气道通气间隙减少的问题,但因为面罩的密闭性能较差,在控制呼吸的患者应用受到限制。

二、金属支气管镜检查

与纤维支气管镜不同,金属支气管镜可产生剧烈的黏膜刺激,压迫周围软组织,并需要颈椎尽量向后伸展,因此常需在全麻下进行,在小儿尤其如此。

患者能通过纤维支气管镜周围呼吸或可以通过其周围进行机械通气,而金属支气管镜,患者必须经支气管镜内腔呼吸或通过此腔进行机械通气。如果气管镜检查在全麻下进行,则需要麻醉医师与内镜操作医师共同负责保持患者气道的通畅。在检查过程中,必须维持足够的氧供及排出 CO_2。

麻醉方法:金属支气管镜检查一般在全身麻醉与保留自主呼吸的条件下进行,吸入纯氧、间歇静脉注射 γ 羟基丁酸钠、依托咪酯、硫喷妥钠或异丙酚等,并配合小剂量芬太尼均可达到目的。除短时间手术外,较为常用的方法是在单次注入异丙酚和芬太尼后,继而持续静脉滴注异丙酚,可提供支气管镜检查满意的麻醉,患者术中不会觉醒,循环维持相对较平稳,术后恢复也很快。自主呼吸患者进行金属支气管镜检查,因麻醉不充分引起的喉头痉挛或支气管痉挛较多,麻醉过深可引起通气不足等并发症,因此可采用静脉麻醉药、肌松药及间歇肺通气的麻醉方法,逐渐加深吸入麻醉药如七氟烷或逐渐加大静脉麻醉药如异丙酚维持麻醉。应用文氏效应通气的支气管镜最好在全凭静脉麻醉下进行,因为吸入麻醉药的利用率较低,麻醉维持较难稳定,且呼出气直接排入手术室,对手术室环境的污染严重。

在全麻下支气管镜检查前,先行气管内喷入局麻药,可以预防支气管镜拔出后的喉头痉挛。但也有报道支气管镜检查前用 4%利多卡因进行喉头表面麻醉未见有好处,而且抑制咳嗽反射也并非必需,尤其是于支气管镜检查术后易发生出血或过多分泌物更应保留有效的咳嗽反射。

金属支气管镜检查引起的血流动力学变化类似于直接喉镜及气管插管所引起的反应,只是程度上较强且持续时间较久。硫喷妥钠麻醉后,支气管镜检查会显著增加心率、收缩压和舒张压。加入小剂量阿片类药可部分控制其血流动力学反应。另有人用超短作用的 β—阻断药艾司洛尔(esmolol)来消除支气管镜检查与支气管内插管的反应,有较好的预防和治疗循环亢进的作用。

婴幼儿作金属支气管镜检查时,比较以七氟烷加 N_2O 及以氟烷加 N_2O 麻醉诱导和维持,发现七氟烷组诱导和恢复期均较短,并发症也较少,尤其是心律失常和喉痉挛少见。

用于金属支气管镜检查的肌松药有多种,其选择取决于预期操作时间的长短,短效非去极化肌松药美维库铵可以代替去极化肌松药琥珀胆碱在短时间操作选用。如预期支气管镜操作时间较长或决定继续进行剖胸手术时,可选用作用时间较长的非去极化肌松药。

麻醉与肌松的患者可用不同的方法维持气体交换:①持续吹氧,暂停呼吸时通过插入气道深部的导管持续快速吹入氧气,可维持患者短时间的氧合,但可逐渐发展成高二氧化碳血症及呼吸性酸中毒。②通过支气管镜通气,即通过支气管镜近端侧面的开口,与麻醉机或通气系统相连接,氧气和麻醉气体得以持续流入,也可以间断控制呼吸。支气管镜通气的主要缺点是操作过程中去除目镜,可致通气中断,时间过长难免逐渐导致呼吸性酸中毒。③通过支气管镜的文氏效应通气,即利用压缩氧连接在支气管镜近端,通过一根置于腔内并与其长轴平行的细管将氧气吹入,周围空气同时被卷吸,进入支气管镜内产生足以吹张肺的空氧混合气,这一装置不用关闭支气管镜的开口端,不会干扰肉眼观察或经支气管镜插入所需器械,且可维持给氧,但也会产生二氧化碳蓄积。其近端必须保持开放,以便卷入外周空气和排出呼出气体,否则,将导致严重肺气压伤。④应用高频通气,连接于支气管镜的侧孔,可进行持续通气,不但可保证足够的氧供,也不会发生二氧化碳蓄积。

三、术后处理

支气管镜检查术后除按照一般全麻后原则处理外，其特殊性在于气道内操作后发生术后气道梗阻的危险明显增加，气道内出血、分泌物潴留、气道黏膜损伤水肿均可导致梗阻。这些导致梗阻的因素在术后一段时间内可持续存在甚至逐步加重，所以必须继续监测和吸入纯氧，保证充足的氧供。必要时，直接喉镜下吸去上呼吸道分泌物和血液，除去支气管镜后，以面罩、咽喉通气道、喉罩或插入气管导管以保证通气满意。非去极化肌松药的残余作用应用抗胆碱酯酶药拮抗。活检后患者宜取病肺在下卧位，直至咳嗽反射完全恢复，以保护健侧肺不受污染。

支气管镜检查的并发症以金属硬质支气管镜后较为多见，其后果也较为严重。

1. 损伤　损伤牙齿或假牙和口腔软组织。对上、下气道的直接损伤可导致出血、水肿，危及气道通畅，黏膜穿破可致皮下气肿、纵隔气肿或张力性气胸，以上并发症尤多见于金属支气管镜检查或支气管镜活检，必要时，需紧急手术修补损伤组织。

出血多由于活检后局部撕裂，术后痰中少量带血一般不予处理，出血多者可用 1：2000 肾上腺素溶液 2～4mL 经支气管镜注入局部止血，仍不能止血者，可给予静脉滴注垂体后叶素，必要时考虑手术。

气胸主要由肺活检所引起，发生率在 1%～6%，少量气胸不需特殊处理，可自行吸收，量大压缩肺发生呼吸困难时可行抽气治疗，个别需闭式引流排气。

2. 心律失常　支气管检查过程中，心律失常很常见，插入支气管镜引起迷走神经反射可产生心动过缓，可能需要静脉注射抗胆碱药物，其他可由于手术刺激导致儿茶酚胺释放，可导致心动过速。缺氧与高碳酸血症也可能引起心律失常，在给予抗心律失常药之前，应加强通气予以纠正。

3. 喉、支气管痉挛　多发生在支气管镜插入声门时，因支气管哮喘患者的气道反应性增高，故喉、支气管痉挛的发生率高，声门及气管麻醉不良常为诱发的原因，故咽喉部充分麻醉，插入前先行环甲膜穿刺麻醉，可减少支气管痉挛的发生。出现支气管痉挛后应立即拔出支气管镜，停止检查，并充分清除呼吸道分泌物，用支气管扩张剂，如舒喘灵气雾剂或静脉滴注氨茶碱、糖皮质激素，吸氧，必要时气管插管及人工通气。

拔管后引起上呼吸道梗阻，最常见原因为喉痉挛或喉头水肿，也应分别予以处理。

4. 局麻药反应　可由于局麻药过量或体质因素而发生过敏反应或中毒，以地卡因多见，故目前多主张用利多卡因。出现局麻药反应后，应立即终止给药，并给予吸氧、保持呼吸道通畅、应用镇静安定类药物及其他对症处理。

（王丙琼）

第二节　胸腔镜手术的麻醉

内镜技术的进展也使胸腔镜得到广泛应用。胸腔镜检查和治疗可用于胸膜、肺及食管疾病的诊断及估计病变范围、活检获取病理学诊断，治疗上用于肺切除、激光肺大泡切除、食管手术、心包剥除、交感神经切除、纵隔内肿块切除以及一些脊髓手术，组织损伤比常规手术小。早期的胸腔镜操作时间相对较短，随着胸腔镜手术的不断发展，手术种类变的愈加复杂。用于治疗心包疾病或心包填塞的手术，还可以通过食管超声心动图帮助指导下完成。胸腔镜手术其创伤虽小，但手术时间较长，术中随时有可能转为剖胸手术。胸腔镜手术的麻醉和监测也与剖胸术相似。胸腔镜检查者，常为高危患者，心血管意外发生率较高。

一、麻醉前准备

麻醉前应明确患者的全身状况，尤其对改诊剖胸术可能性较大的患者，术前应按照不低于剖胸术患者的要求准备。注意患者有无冠心病及其严重程度，是否存在心律失常、左室功能障碍、低氧血症、糖尿病及肾功能不全等有关内科情况。肺功能不全，不能耐受强体力活动的患者，耐受单肺通气麻醉比想象的情况要好，血流动力学较为稳定，但与肺功能正常的患者仍有较大差别。

评估呼吸系统功能包括病史、体检、测试运动耐量、常规胸部 X 线摄片及肺功能试验。注意患者咳嗽是否有效，其用力肺活量（FVC）至少为潮气量的三倍。如果比预计值低 50%，则提示术后依赖呼吸机的可能性增加。产生术后肺不张及感染的可能性增加。用支气管扩张药治疗能改善呼气峰流速的患者，术前应给予支气管扩张药。

术前检查还包括血液生化、心电图、血气分析，有条件可进行 CT 或 MRI 检查。遇有下呼吸道有类似单向活瓣的病变，即吸气时气体易于进入，呼气时难以呼出，则全麻忌用氧化亚氮，以免增大含气腔的体积，导致呼吸和循环功能障碍。

术前用药一般可给予短效苯二氮类药，以解除术前焦虑，但要防止术毕苏醒延迟。给抗胆碱能药物以拮抗术中心动过缓和涎液分泌。此外，应继续患者心血管及呼吸系统的常规用药，注意控制术前支气管痉挛。对胰岛素依赖型患者静脉注射胰岛素－葡萄糖溶液。

二、麻醉方法选择

根据手术种类和范围、患者病情和精神状态所不同，胸腔镜手术可以选择局麻、区域神经阻滞或单肺通气全身麻醉。

（一）部位麻醉

局部浸润麻醉自胸壁到壁层胸膜进行逐层浸润，是提供镇痛最简单的方法，但不少患者阻滞不全而不适。肋间神经或胸部硬膜外阻滞则提供更为完全的镇痛。辅以同侧星状交感神经节阻滞，可抑制肺门操作刺激引起的咳嗽反射。局麻的患者清醒，维持自主呼吸，术后能及时咳嗽。即使有些患者术前心肺功能受损，多数仍能够耐受局麻和自主呼吸条件下的胸腔镜检查，较少发生心律失常、缺氧和二氧化碳蓄积，但仍应吸入高浓度氧气以减小气胸的影响。自主呼吸患者侧卧位开胸，由于反常呼吸和纵隔移位可影响气体交换，因此仍限用于时间短和较简单的手术。胸膜腔开放后空气进入，肺部分萎陷，可提供足够的视野和操作空间，人工注入气体造成正压以扩大空间并无必要，而且有一定危险。

（二）全身麻醉

大多数胸腔镜检查以全麻更为合适，间歇正压通气可减轻纵隔移位与防止反常呼吸，应选用双腔支气管插管以便术侧肺排气，也可在直视下扩张肺，以及便于观察有无漏气及胸膜粘连。可以硫喷妥钠、依托咪酯或异丙酚诱导，肌松药可根据手术时间长短给予。可以吸入麻醉或持续静脉滴注异丙酚维持麻醉。阿片类用以提供镇痛或辅助麻醉，区域阻滞合用全麻则可允许较浅麻醉和提供术后镇痛。术中要采用单肺通气以减少对术野的干扰，因而要了解单肺麻醉及有关并发症。

单肺通气多用左侧双腔支气管导管，因置入容易，安全性较大，即便根据临床征象认为双腔管位置是正确的，纤维支气管镜检查仍发现48%的患者放置错误。即使位置正确，术中还有25%的患者可发生下侧肺通气困难或难以完全隔离两肺。现认为用纤维支气管镜核实导管位置为宜，改为侧卧位后还要再次核实。气囊堵塞式的单腔单肺通气导管(univent)临床上用于胸腔镜检查更为方便，定位和调节均较简便。

在单肺通气过程中，流经非通气侧肺的血流实际是分流部分，通气侧肺能排出足够的二氧化碳以代偿非通气肺，因正常血氧已近饱和而不能摄入更多的氧，因而低氧血症常见，高二氧化碳血症较轻。在单肺通气过程中，到上侧非通气肺的血流降低，其原因包括重力、手术干扰、原先存在上侧肺的疾病以及缺氧性肺血管收缩，此外，萎陷性肺血管阻力增大，也使血流转向下侧通气肺。

单肺通气具有低氧血症的危险，因此呼吸管理很重要，一般认为要维持动脉血氧饱和度大于90%，吸入氧浓度应增加至50%以上，单肺通气的潮气量并不一定要减少，既往主张的低潮气量高频率通气，因通气效率差而较少应用，但应用正常潮气量通气时要严密监测气道压。如果通气有问题，应以纤维支气管镜检查双腔管位置是否正确。当低氧血症持续，应予双侧肺分别通气。重建双侧肺通气仍是改善氧合的最快速的方法。

缺氧是胸腔镜手术麻醉单肺通气过程中最常见并发症，原因除分流因素外，气管导管位置不当也是常见原因之一；其次在长时间手术过程中，下肺易发生肺间质水肿，从而进一步减少气体交换。手术损伤和出血并发症并不多见，一旦发生，出血量较大，因此术前宜有快速输血的准备。双腔支气管套囊过度充气致支气管破裂也可偶见。很多并发症需要剖胸处理，增加剖胸术危险性的因素有吸烟、高龄、冠心病、术前体重降低、肥胖、肺功能不良及麻醉的持续时间。

无论何种胸腔内镜检查，不论是在镇静及局麻或全麻下进行，基本监测是必要的，包括心电图、动脉血压和持续脉搏氧饱和度测定。在全麻过程中还应有二氧化碳监测，小儿应有体温监测。

三、术后处理

胸腔镜手术术后疼痛轻，呼吸功能障碍发生率低。然而仍需防止可能发生的并发症。术后鼓励患者深呼吸，头高位及早期活动。胸背叩击及体位引流以促进分泌物排出。

（王森）

第三节　腹腔镜手术的麻醉

一、概述

腹腔镜临床应用有近40年的历史，最初用于妇科疾病的诊断，腹腔镜下胆囊切除术的开展使其临床应用范围迅速增加，逐步扩展到胃肠、肝胆、脾、肾脏等手术。妇产科腹腔镜除用于诊断外，也可用于手术治疗，包括输卵管妊娠胚胎清除术、输卵管切除术、卵巢巧克力囊肿囊液抽吸、腹腔和盆腔粘连松解、输卵管伞端成形术、输卵管造口及吻合术、输卵管通液、卵巢肿瘤切除术、浆膜下子宫肌瘤剔除术和子宫切除术以及绝育术等。随着操作技术的进步，接受腹腔镜手术的患者群体也发生了变化，由原来一般情况较好的青年女性患者为主，逐渐发展到各种年龄层次、病情轻重不一的患者，包括小儿、老年人、孕妇和危重患者。

腹腔镜手术时麻醉所遇到的主要问题是人工气腹和特殊体位对患者的病理生理造成的干扰，常使麻醉处理复杂化，一般情况好的患者能够较好耐受人工气腹和特殊体位变动，而危重患者对于由此而引起的呼吸和循环干扰的适应力就较差。某些腹腔镜手术持续时间难以预计，有时内脏损伤未能及时发现，失血量较难估计等也增加麻醉处理的难度。

腹腔镜手术的禁忌证包括急性弥漫性腹膜炎，或合并肠梗阻、胃肠穿孔者，膈肌疝、腹壁疝、腹部巨大肿物，妊娠 3 个月以上者，结核性腹膜炎或有腹部手术史腹腔粘连，凝血机制障碍和血液病，休克状态，或身体过于衰弱者等，过度肥胖者腹腔穿刺和人工气腹的建立较难成功，腹腔容积的减小也影响手术的成功率。

二、人工气腹对生理功能的影响

（一）人工气腹对呼吸的影响

二氧化碳气腹是目前腹腔镜手术人工气腹的常规方法，其对呼吸的影响较大，包括呼吸动力学改变、肺循环功能影响、二氧化碳吸收导致的呼吸性酸中毒等。

1. 通气功能改变　人工气腹造成的腹内高压引起膈肌上移，胸肺顺应性可减小 30%～50%，为保证足够的肺泡通气量，必须相应提高通气压，但是人工气腹建立并稳定后，胸肺顺应性一般不会再受头低位和调节潮气量的影响，所以术中持续监测胸肺顺应性和呼吸压力－容量环的形态，仍可及时发现导致呼吸道压力增高的并发症，如支气管痉挛、气管导管滑入支气管、肌松程度改变和气胸等。人工气腹时膈肌抬高引起的功能残气量减少和气道压力上升引起的通气/血流分布异常也同时发生，但腹内压 14mmHg 伴头高或头低位 10°～20°不会明显影响生理死腔，对无心血管疾患的患者也不增加肺内血右向左的分流。

2. $PaCO_2$ 上升　人工气腹引起 $PaCO_2$ 升高，主要有两方面的原因，一是胸肺顺应性下降导致的肺泡通气量下降，但更重要的是二氧化碳通过腹膜的快速吸收。所吸收的二氧化碳约占机体二氧化碳总排出量的 20%～30%。二氧化碳排出量和 $PaCO_2$ 的增加是逐步的，这与体内可以储存大量的二氧化碳有关。二氧化碳吸收与其分压差、弥散性能、腹膜面积和腹膜血流灌注情况有关，腹内压力的增高仅仅引起二氧化碳分压的轻微上升，而压力升高对腹膜血流灌注影响更甚（包括心排血量下降和血管受压），所以腹压增高对二氧化碳的吸收起延缓作用，手术结束腹腔降压后，残留的二氧化碳吸收加快，能引起一过性二氧化碳呼出增加，加之组织内潴留的二氧化碳逐渐释放进入血液，所以术后短期内 $PaCO_2$ 仍会偏高，此时麻醉、肌松药的残留作用对呼吸仍有抑制，故应注意呼吸监测和支持。$PaCO_2$ 增高的其他原因包括腹压增高、体位影响、机械通气、心排血量减少等可导致肺泡通气/血流比例失调和生理死腔量增加，尤其在肥胖和危重患者。麻醉深度不足引起的高代谢、保留自主呼吸时的呼吸抑制也是原因之一。二氧化碳气肿、气胸或气栓等并发症则可导致 $PaCO_2$ 显著升高。

$PaCO_2$ 升高引起酸中毒，对器官功能有一定影响，但目前对 $PaCO_2$ 升高的容许范围已明显大于 20 年前的认识水平。人工气腹引起的 $PaCO_2$ 升高一般通过增加肺泡通气量 10%～25%即可消除。

部位麻醉下保持自主呼吸的患者，主要通过增加呼吸频率进行代偿，$PaCO_2$ 可以保持在正常范围；机械通气保持分钟通气量稳定，$PaCO_2$ 则渐进性升高，一般 15～30min 达到平衡，之后不再继续升高，升高的幅度与腹腔二氧化碳压力有关。如果患者 15～30min 之后，$PaCO_2$ 仍继续升高，则必须查找其他方面的原因，如是否发生二氧化碳皮下气肿等。全身麻醉下保留自主呼吸的患者，因为代偿机制受到一定抑制，包括中枢抑制和呼吸做功增加，因而 $PaCO_2$ 也逐步上升，一般也于 15～30min 达到高峰，所以保留自主呼吸的腹腔镜手术操作应尽量缩短时间，并保持较低的腹内压，否则应进行辅助通气或控制呼吸。

呼气末二氧化碳（$P_{ET}CO_2$）监测可间接反映 $PaCO_2$，正常情况下两者之间相差 3～6mmHg，即 $P_{ET}CO_2$ 小于 $PaCO_2$ 约 3～6mmHg，这主要是由于呼出气中除有肺泡气外，还有部分死腔气，在呼气末虽然主要是肺泡气，但仍混有小量的死腔气，尤其是肺泡死腔增大的患者，死腔气中不含二氧化碳，所以对呼出气的二氧化碳起到稀释作用，导致 $P_{ET}CO_2$ 小于 $PaCO_2$。肺泡弥散功能的障碍一般对肺泡气和动脉二氧化碳分压差影响较小。二氧化碳气腹后，虽然 $P_{ET}CO_2$ 和 $PaCO_2$ 之间的平均差值无显著变化，但不同患者个体间的差异增大，危重患者尤其是术前呼吸功能不全的患者，两者差值增大，例如 ASA 2～3 级患者，两者差值明显高于 ASA 1 级的患者，可达 10～15mmHg，所以有人认为用 $P_{ET}CO_2$ 代表 $PaCO_2$ 时应谨慎，怀疑二氧化碳蓄积时应查动脉血气。

（二）腹腔镜手术对循环功能的影响

腹腔镜手术对循环功能造成影响的主要原因有气腹的影响、患者体位、高二氧化碳血症、麻醉以及迷走神经张力增高和心律失常等造成的影响。气腹压力超过 10mmHg 者可影响循环功能，表现为心排血量下降、高血压、体循环和肺循环血管张力升高，其影响程度与压力高低有关。

1. 心排血量的变化　虽有心排血量不变或增加的报道，但多数情况下心排血量下降，下降程度大约 10%～30%，正常人均可耐受。心排血量是否充足较简单的监测方法是混合静脉血氧饱和度和血乳酸，若正常说明机体无缺氧现象发生，表明心排血量的大小能够满足机体氧供需平衡的需要。心排血量下降多发生在人工气腹建立时的充气期，心排血量下降程度与充气速度也有关。手术中由于应激等因素的影响，引起心血管系统兴奋，心排血量一般能恢复到正常水平。心排血量减少的原因很多，腔静脉受压导致下肢淤血，回心血量减少，心室舒张末期容积减小是主要原因之一。但由于胸腔内压增高，心室舒张末期压力并不低，右房压和肺动脉压也不低，所以这些平时能够反映心脏容量负荷的指标在人工气腹状态下意义有限，其数值有时不能正确反映当时真正的循环功能变化。扩容和头低位能帮助提高回心血量。

2. 外周血管阻力的变化　气腹时外周血管阻力增高，一方面是心排血量下降引起交感功能兴奋的结果，但可能还有其他原因的参与，如患者体位，头低位时外周阻力低于头高位。外周阻力升高可用具有扩血管作用的麻醉药如异氟烷或直接血管扩张药，α_2 一受体兴奋药可减轻血流动力学改变和减少麻醉药用量。外周阻力升高除机械性因素外，神经内分泌因素也参与其中，儿茶酚胺、肾素一血管紧张素、加压素等系统在人工气腹时均兴奋，但仅加压素升高与外周阻力升高在时间上是一致的。

3. 对局部血流的影响　下肢静脉血流淤滞并不能随时间延迟而改善，理论上增加了血栓形成的可能性，但研究报道血栓发生率未见升高。腹腔镜胆囊手术时肾血流、肾小球滤过率和尿量在二氧化碳气腹后均降低约 50%，也低于开腹胆囊手术。气腹放气后，尿量明显增加。

腹腔内脏血流由于二氧化碳的扩血管作用对抗了压力引起的血流下降，所以总的结果是影响不大。脑血流因二氧化碳的作用而增加，维持二氧化碳正常，气腹和头低位对脑血流的不良影响较小，但颅内压升高。眼内压变化不大。

4.高危心脏患者的循环变化　轻度心脏患者在腹腔镜手术中的循环功能变化与健康人差别不大，但术前心排血量低、中心静脉压低、平均动脉压高和外周阻力高的患者血流动力学变化大，所以主张适当扩容，硝酸甘油、尼卡地平和多巴酚丁胺有一定帮助，因外周阻力的不良影响占主要地位，尼卡地平的选择性扩张动脉的作用可降低外周阻力而较少影响回心血量。腹腔镜手术后的心血管功能恢复至少需要 1h，所以术后早期充血性心衰的发生仍有可能。在高危患者用较低的腹腔压力并减慢充气速度时最重要的。

5.心律失常　虽然高二氧化碳可引起心律失常，但腹腔镜手术中心律失常的发生与二氧化碳的关系尚难肯定。快速腹膜膨胀、胆道牵拉等刺激引起迷走神经亢进是心律失常原因之一，可导致心动过缓甚至停搏，服用β—阻断药的患者或麻醉过浅者更易发生迷走亢进。处理包括腹腔放气、给予阿托品、加深麻醉等。心律失常还可继发于血流动力学紊乱，少见原因还包括气栓等。

（三）特殊体位的影响

对呼吸的影响主要是头低位加重对膈肌的挤压，使肺容量减少，功能残气量进一步下降，气道压力上升，严重时可干扰到肺内气体交换。对循环功能的影响主要是头高位减少回心血量；头低位增加颅内压和眼内压等；截石位要防止腿部血流不畅和血栓形成。

（四）特殊腹腔镜手术技术

用惰性气体充气建立人工气腹可避免二氧化碳吸收引起的副作用如呼吸性酸中毒和心血管刺激作用等，但不能排除腹腔内压力高的影响，而且发生意外性气栓后后果严重。

非注气性腹腔镜手术是通过悬吊牵拉腹壁而暴露腹腔内手术部位，无腹内高压的副作用，但显露程度有限，结合腹壁悬吊和低压注气能明显改善显露程度。

三、常见并发症

了解术后并发症的发生和发展过程，可帮助及时发现和处理并发症。妇科腹腔镜手术的历史较长，积累的病例和经验也较多，手术后死亡率约为 1/10000 到 1/100000，严重并发症为 0.2%～1%，其中 30%～50%为腹腔脏器损伤，出血等血管方面的并发症占 30%～50%，烧伤占 10%～20%。腹腔镜胆囊切除术的死亡率是妇科腹腔镜手术的 10 倍左右，约 1%的腹腔镜胆囊手术患者需改行开腹手术。脏器穿孔发生率 0.2%，总胆管损伤 0.2%～0.6%，出血 0.2%～0.9%。腹腔镜胆囊手术较轻的手术并发症多于开腹手术，但全身并发症如术后肺部感染等低于后者。

1. CO_2 皮下气肿　人工气腹时发生 CO_2 皮下气肿是最常见的并发症。多数是由于建立人工气腹时穿刺针没有穿通腹膜进入腹腔，针尖仍停留在腹壁组织中，气体注入到腹壁各层之间的空隙，即形成气肿。检查可见腹部局限性隆起，腹部叩诊鼓音不明显，肝浊音界不消失。这类气肿一般不会引起严重的不良后果，亦无需特殊处理，这也是人工气腹常用二氧化碳的原因之一。但皮下气肿严重时，可导致建立人工气腹失败，影响手术的进行。CO_2 皮下气肿多为建立人工气腹过程中注气失误造成；也有些情况是难以避免的，如疝修补或盆腔淋巴结清扫，必须人为造成软组织间的人工空腔，则皮下气肿必然发生；膈肌裂孔修补术中气体可经过纵隔形成头颈部皮下气肿。发生皮下气肿后，二氧化碳的吸收很快，$PaCO_2$ 显著升高，导致二氧化碳呼出增多，这种情况下依靠调节潮气量往往不能有效的降低 $PaCO_2$，所以术中若出现 $P_{ET}CO_2$ 显著升高而增大潮气量仍不能很快使其恢复者，应怀疑 CO_2 皮下气肿的可能。二氧化碳吸收的速度也与压力有关，必要时可适当减低气腹压力，以减少二氧化碳吸收，若发生严重 $PaCO_2$ 升高，一般措施不能纠治时，应暂停手术，停止气腹后 $PaCO_2$ 升高可在短时间内消除。发生 CO_2 皮下气肿者，术终应等待 $PaCO_2$ 恢复正常后再拔除气管导管，但少量的皮下气肿并不是拔管的禁忌证。

2. 纵隔气肿、气胸、心包积气　脐带残存结构可能导致腹腔与胸腔、心包腔相通或其间结构薄弱，膈肌裂孔存在或手术撕裂等均可能导致腹腔二氧化碳进入胸腔、纵隔和心包；或腹膜外气肿延至纵隔。纵隔气肿范围大时后果严重，表现为呼吸气促，心传导障碍及自发气胸，甚至休克或心跳骤停。此时，应立即停止手术，穿刺排气。

气胸的原因除了腹腔气体经过胸腹腔之间的上述薄弱结构漏入胸腔外，手术中为保证通气量而增大通气压力造成的肺大泡破裂也是气胸原因之一。两种类型的气胸表现和处理有一定差别，二氧化碳漏入胸腔造成的气胸，二氧化碳吸收面积增大，吸收显著加快，$P_{ET}CO_2$ 升高明显；而肺大泡破裂的气胸，$P_{ET}CO_2$ 不增加，还有可能减低。这是因为从肺泡进入胸腔的气体是肺泡气，其二氧化碳含量较低，血液不会从胸腔气中吸收二氧化碳。

因胸膜吸收二氧化碳的速度很快，在停止充气后，漏入胸腔内的二氧化碳在 30～60min 内会全部自行吸收，不需行胸腔引流；而肺大泡破裂的气胸，胸腔内气体为呼吸的气体，不易被吸收，而且因为肺泡破裂口的存在，会有气体持续进入胸腔，所以应行胸腔闭式引流，单次胸腔抽气可能作用不大。

气胸量较小和压力较低时，对循环影响可能不大，低氧血症也不多见，张力性气胸时循环干扰明显。术中气胸诊断以听诊为主，术者经腹腔镜观察两侧膈肌位置和运动情况的差异也有助于诊断，气胸的确诊一般依靠 X 线检查。发现气胸后，应立即停止氧化亚氮麻醉，调整呼吸参数防止缺氧，并经常与术者保持联系，尽可能减低人工气腹压力。非肺大泡破裂引起的气胸可加 PEEP，肺大泡引起者禁用 PEEP。

3. 气管导管进入支气管　人工气腹导致膈肌上升，气管隆突同时上升，气管导管可进入支气管，在盆腔手术采用头低位时可发生，胆囊手术采用头高位时也有报道。主要表现为 SpO_2 下降和气道坪压升高，短时间内可能不会发生缺氧表现，仅仅坪压升高。需与气腹造成的坪压升高相鉴别，导管进入支气管因同时也存在人工气腹，所以坪压升高更明显。

4. 气栓　气体进入血管内则形成气栓。患者出现呛咳，呼吸循环障碍，大量气栓可致猝死。

气栓发生率低但后果严重，腹腔镜和宫腔镜同时进行时发生率增加。气栓一般发生在人工气腹建立时，多为注气针误入血管所致，可能为误入腹壁血管，也有误穿内脏的可能，尤其在有既往腹腔手术史的患者。也有报道气栓发生在手术后期。二氧化碳溶解和弥散性能好，且能被血红蛋白、血液碳酸氢盐结合，小的气栓能很快消失，这也是气腹常用二氧化碳的原因之一。二氧化碳注入血管的致死量约为空气的 5 倍。因多系气体大量注入血管，所以症状凶险，表现为气体存留于腔静脉和右房导致回心血量减少，循环衰竭。气体可能撑开卵圆孔进入左心，引起体循环栓塞。空气栓塞常见的支气管痉挛和肺顺应性变化在二氧化碳栓塞时少见。

气栓的诊断对及时处理是非常关键的，少量气栓（0.5mL/kg 空气）可引起心脏多普勒声音改变和肺动脉压力升高，大量气栓（2mL/kg）可发生心动过速、心律失常、低血压、中心静脉压升高、心脏听诊有磨坊样音、紫绀、右心扩大的心电图改变等，虽然经食管超声或胸前多普勒、肺动脉漂浮导管对诊断有主要价值，但在腹腔镜患者很少作为常规使用。SpO_2 可发现缺氧，$P_{ET}CO_2$ 可因肺动脉栓塞、心排血量减少和肺泡死腔增加而下降，但又可因为 CO_2 的吸收而表现为早期升高。经中心静脉导管抽出气体可诊断气栓，但其比例不高。

气栓的治疗包括：发现气栓后应立即停止充气，气腹放气；采取头低左侧卧位，使气体和泡沫远离右心室出口，减少气体进入肺动脉；停吸氧化亚氮改用纯氧，以提高氧合并防止气泡扩大；增加通气量以对抗肺泡死腔增加的影响；循环功能支持；必要时插右心导管或肺动脉导管抽气。已有体外循环用于治疗大量气栓成功的报道，可疑脑栓塞者建议高压氧舱治疗。

5.其他并发症　包括血管损伤、呕吐、反流误吸等，较为少见。气腹并不增加胃一食管压差，所以反流危险并不增加，且有减少的报道。血管损伤主要见于腹壁血管损伤、腹膜后大血管损伤和脏器血管损伤。如有较大血管损伤常来不及抢救而危及生命。一旦发生大量出血及血肿增大者应立即剖腹手术，少量出血及小血肿应严密观察。

四、麻醉处理

（一）术前评估

腹腔镜手术患者的术前评估主要应判断患者对人工气腹的耐受性。人工气腹的相对禁忌证包括颅内高压、低血容量、脑室腹腔分流术后等，也有钳夹分流导管后行腹腔镜手术的成功报道。心脏病患者应考虑腹内压增高和体位要求对血流动力学的影响，一般对缺血性心脏病的影响程度比对充血性或瓣膜性心脏病轻。虽然手术中的影响腹腔镜手术大于开腹手术，但术后影响以腹腔镜手术为轻，所以应综合考虑。腹内压增高对肾血流不利，肾功能不全的患者应加强血流动力学管理，并避免应用有肾毒性的麻醉药物。由于术后影响轻，呼吸功能不全的患者应用腹腔镜手术更具优势，但术中管理困难加大。术前用药应选择快速起效和恢复的药物以适应于腹腔镜手术术后恢复快的特点，术前应用非甾类抗炎药对减少术后疼痛和镇痛药的应用有好处，可乐定等能减轻术中应激反应。

（二）麻醉选择

腹腔镜用于诊断时，可采用局麻，腹腔镜下手术，多选用全身麻醉或硬膜外麻醉。

1.全身麻醉　腹腔镜手术选用气管内插管控制呼吸的全身麻醉最为常用和安全。麻醉的诱导和维持原则与一般手术的全身麻醉相同。对心血管功能较差的患者应避免应用直接抑制心肌的麻醉药，选择扩血管为主的麻醉药如异氟烷更为有利。氧化亚氮的应用虽有顾虑，但尚未发现氧化亚氮直接影响预后的证据。异丙酚的快速清醒特点和较少的术后副作用使其应用较多。良好的肌松有助于提供更大的手术空间，但尚无证据表明必须加大肌肉松弛药用量以提供比一般开腹手术更深度的肌松。腹膜牵张能增加迷走神经张力，术前应给予阿托品，术中也要做好随时应用阿托品的准备。

全麻保留自主呼吸的方法安全性较难保证，包括呼吸功能不全和呕吐、误吸，约 1/3 的死亡患者与这种麻醉方法有关。在短小手术，可用喉罩辅助通气，但腹内压增高后气道压一般也超过 20mmHg，喉罩有漏气的问题，所以喉罩也限于较瘦的健康患者。人工气腹期间通气量一般应增加 15%～25%，以保持呼气末 CO_2 在 35mmHg 以下。COPD、有自发性气胸病史等患者应以增加呼吸频率为主来加大通气量。

2. 部位麻醉　硬膜外麻醉用于输卵管结扎等妇产科腹腔镜手术有较多报道，但要求患者一般情况好、能合作、人工气腹的腹腔内压力要尽量低、手术技术要求也高，所以仍不能作为主要的麻醉方法。胆囊手术则因为牵拉膈肌，麻醉平面要达到 $T_{4\sim5}$，而且腹腔脏器受操作影响，往往患者有明显不适，要求镇静。高平面的硬膜外麻醉、人工气腹、镇静和特殊体位的综合影响，往往使上腹部腹腔镜手术中硬膜外麻醉应用受限。

（三）术中监测

由于人工气腹等因素对呼吸和循环有较大影响，术中和术后必须有相应的有效监测，以及时发现生理功能的紊乱。术中监测主要包括动脉压、心率、心电图、SpO_2、呼气末 CO_2，心血管功能不稳定的患者，需中心静脉压和肺动脉压监测，必要时监测血气，因有心脏或肺疾病的患者呼气末 CO_2 和动脉 CO_2 可能存在较大差异。

（四）术后处理

腹腔镜手术对循环的干扰可持续至术后，包括外周阻力升高和循环高动力状态，这些变化对心脏病有较大影响。呼吸的干扰也可持续到术后，包括高二氧化碳和低氧，所以要常规吸氧。术后另一常见问题是恶心、呕吐发生率较高，应加强预防和处理。

1. 术后疼痛　开腹手术患者主诉的疼痛主要为腹壁伤口疼痛，而腹腔镜手术后患者疼痛主要为内脏性疼痛，如胆囊切除术后有胆道痉挛性疼痛，输卵管手术后有盆腔痉挛性疼痛，肩部疼痛不适多有膈肌受牵扯有关，术后 24h 内 80%患者有颈肩部疼痛。二氧化碳气腹所引起的术后疼痛比氧化亚氮气腹重，腹腔残余二氧化碳加重术后疼痛，所以应尽量排气。疼痛治疗方法一般均有效，包括镇痛药、非甾类抗炎药、胸部硬膜外阻滞等。于右侧膈下腹腔内注射局麻药（0.5%利多卡因或 0.125%布比卡因 80mL，含肾上腺素）可防止腹腔镜下盆腔小手术术后的肩痛，但对腹腔镜胆囊切除术术后的肩部疼痛效果不理想。

胆囊切除术患者，腹腔镜手术的术后应激反应低于开腹手术，表现为 C 反应蛋白和白介素一6，这些反映组织损伤的介质水平较低，高血糖等代谢反应和免疫抑制也较轻。但是内分泌激素的反应方面两者无明显差别，如皮质醇和儿茶酚胺等。复合硬膜外麻醉方法并不能减轻全身麻醉下腹腔镜手术的应激反应，其原因可能为腹腔镜手术的应激反应有腹膜牵张、循环紊乱、呼吸改变等多种因素引起。术前应用 α_2 一受体兴奋药可减轻腹腔镜手术时的应激反应。

2. 术后呼吸功能　腹腔镜手术术后对呼吸功能的影响比开腹手术轻，包括术前 COPD、吸烟、肥胖、老年等患者，但这些患者呼吸功能所受的影响仍较正常人严重。腹腔镜妇产科手术的术后肺功能影响比胆囊切除术轻。术后硬膜外镇痛并不能改善腹腔镜胆囊切除患者的术后肺功能。

3. 恶心、呕吐　腹腔镜手术术后恶心、呕吐的发生率较高，达 40%～70%，术中应用阿片类增加其发生率，而异丙酚能减少其发生。

五、特殊患者的腹腔镜手术麻醉

（一）孕妇

孕妇腹腔镜手术常为阑尾切除和胆囊切除，主要考虑的问题有流产和早产、子宫损伤、对胎儿的影响等三方面。文献报道均显示在孕 4～32 周，腹腔镜手术不危及正常妊娠过程，但一般认为在孕 12～23 周流产和早产可能性最小，同时腹腔空间也较大，便于手术操作，大于 24 周的手术必要时可应用抑制子宫收缩的药物；通过调整气腹穿刺针、镜鞘等位置可以防止对增大的妊娠子宫损伤的危险；腹腔内压增加和二氧化碳对胎儿有一定影响，包括胎儿酸中毒、心率和血压增高，但程度较轻，且术后很快恢复，主要是二氧化碳的影响，而不是腹压高的作用。用氧化亚氮气腹胎儿的这些变化则消失。术中胎儿监测可用经阴道超声。孕妇术中机械通气可调节到动脉二氧化碳在正常值的低限。

（二）小儿

小儿腹膜面积相对于成人较大，二氧化碳吸收更快，但一般也是 15min 左右达高峰，其后维持在坪值水平。人工气腹对循环和呼吸功能的影响小儿与成人相近。研究报道小儿阑尾切除术用腹腔镜或开腹手术，术后恢复和疼痛等无差别。

（于晓雪）

第四节　其他内镜检查或手术的麻醉

一、纵隔镜

（一）术前准备

纵隔镜检查的目的主要是诊断纵隔内病变的范围和淋巴结活检，胸腺瘤切除也可应用纵隔镜。纵隔镜多是通过颈部插入胸骨柄后，沿气管前壁和侧壁钝性分离，进入主动脉弓后方，到达气管隆突。既往有纵隔镜检查病史者为绝对禁忌，其他相对禁忌证包括上腔静脉综合征、气管严重移位、脑血管病变、胸主动脉瘤等。由于 CT 和 MRI 诊断技术的发展，纵隔镜在诊断方面的使用已逐步减少。

纵隔病变的患者可有不同的临床表现，术前访视应全面了解。可能无症状，仅于常规胸部 X 线检查时发现纵隔内肿块；可能存在呼吸困难，近来有所加重，可出现平卧困难；上腔静脉阻塞，面部肿胀紫绀；干咳及喘鸣提示病变可能累及气管；肌无力提示可能合并胸腺瘤及肌无力综合征。

（二）麻醉注意事项

纵隔镜检查常压迫大血管，特别是从右颈部进入者为多见，可导致静脉回流障碍和动脉受压，颈总动脉及锁骨下动脉血流降低，其中以右侧头臂干受压最多见，采用右上肢测量血压和血氧饱和度可及时了解动脉受压情况，但此时右上肢的血压变化或脉搏波改变不能完全反映全身情况，所以主张左侧肢体同时测量血压，以监测全身情况。因有大量出血需紧急剖胸解除压迫及快速输血的可能，术前宜有 2 条大静脉通路。由于上腔静脉有受压可能，开放的静脉应有 1 条在下肢。

纵隔镜检查有引起气管压迫的可能，术中宜持续监测气道压力，及时了解气道是否受压，同时要以较低的压力达到氧合及正常二氧化碳排出，降低胸内压力有利于静脉回流。

纵隔镜检查可在镇静及局麻下进行，但一般都选用全身麻醉控制呼吸。全麻既能抑制喉与气管的反射，防止体动和呛咳，减少静脉损伤后气栓的可能性，并有利于及时处理严重并发症如大出血等。

无症状的患者，先给氧，继而静脉注射异丙酚诱导，气管内喷给利多卡因作表面麻醉或静脉利多卡因减轻应激反应，给予短效肌松药，气管内插入弹簧加固的气管导管，控制呼吸，也可应用短效阿片类药。

存在静脉充血者，宜将通气压降至最低限，以免进一步降低静脉回流。头高位有利于降低上腔静脉充盈，但气栓危险性增大。如存在呼吸道阻塞或肌无力综合征，首选局麻下清醒插管，必要时可在声门表面麻醉后，吸入麻醉诱导，在深麻醉下插入加固的气管导管。

麻醉维持一般用非去极化肌松药及氧化亚氮、挥发性麻醉药，进行间歇正压通气。在肌无力患者，非去极化肌松药剂量应减少，并监测肌松。七氟烷起效快，恢复快，可考虑选用。术后应拮抗肌松药残余作用，继续给纯氧吸入，适时拔去气管导管，继续常规监测。

纵隔镜术后出血的危险仍然存在，应持续监测生命体征，纵隔内血肿可压迫动静脉血管、气管乃至心脏，出现相应的表现，需及时处理。

（三）并发症

纵隔镜检查可能引起的并发症包括出血、气胸、喉返神经损伤、空气栓塞、压迫血管、主动脉受压反射性心动过速、压迫右颈总动脉引起偏瘫、右锁骨下动脉受压后桡动脉搏动消失、感染、肿瘤扩散等。术中一旦发现气道或血管受压，必须立即通知手术者，退出或改变纵隔镜的位置。

最严重并发症为穿破血管发生大出血，一般先在纵隔腔内以浸有肾上腺素的纱布填塞止血，出血继续则需剖胸手术止血，输血输液最好经下肢的大静脉输给，主动脉受压后易发生心动过缓，静脉给予阿托品治疗。应重视了解可能发生的气栓，一旦发生，患者应置头低左侧卧位，并根据情况加以处理。

二、胃镜

（一）术前准备

胃镜检查均使用纤维胃镜，刺激较轻，多数可在表面麻醉和适当镇静下进行，检查前的准备工作很重要，准备不充分可能导致检查失败。很多患者对胃镜检查心存疑虑，有恐惧感，故需耐心说明，主要包括以下内容：内镜可直接观察到病变，尤其能够发现早期病变，对可疑或不能肯定的病变可以通过内镜取材作病理切片检查以明确诊断；内镜检查一般造成损伤小，疼痛程度轻；检查和取活组织对健康无损害等。术前做好必要的解释工作，一般可取得患者的良好配合。

胃镜检查也有一定的生理影响，通常认为禁忌者有严重心脏病如严重心律紊乱、心肌梗死活动期及重度心力衰竭等；严重肺部疾病如哮喘、呼吸衰竭不能平卧者；食管、胃、十二指肠穿孔的急性期；急性重症咽喉部疾患内镜不能插入者；腐蚀性食管胃损伤的急性期。此外，明显的食管静脉曲张、高位食管癌、高度脊柱弯曲畸形者，有心脏、肺等重要脏器功能不全者，有出血倾向，高血压未被控制者应慎重考虑。

胃镜检查术前禁食至少 6h，在空腹时进行检查，否则胃内存有食物则影响观察。如患者有胃排空延迟或幽门梗阻，禁食时间应延长。

（二）麻醉处理

检查时患者左侧卧位于检查床上，以利于口腔分泌物引流和防止呕吐误吸。一般能够合作的患者，咽部表面麻醉即可，目的是减少咽部反应，使插镜顺利。咽部喷雾法或麻醉糊剂吞服法均比较简单，麻醉糊剂主要成分为丁卡因。检查前可使用镇静药以消除紧张，应用山莨菪碱或阿托品及解痉药减少胃肠蠕动。

胃镜检查经多年临床实践和应用，有较高的安全性，但也会发生一些并发症，严重者甚至死亡。严重并发症者0.01%～0.1%。包括心肺意外、严重出血及穿孔等，一般并发症有下颌关节脱位、喉头痉挛、咽喉部感染或咽后壁脓肿及全身感染等。

(三)并发症

1.心脏意外　胃镜检查发生心脏意外主要指心绞痛、心肌梗死、心律紊乱和心脏骤停。受检者心电监测，有33%～35%的患者出现房性早搏、室性早搏、心房颤动等心律失常。原有心肌缺血、慢性肺疾病及检查时患者紧张、焦虑、憋气、挣扎都有可能诱发心脏问题。因为绝大多数内镜检查是安全的，故一般不行心电监护，但在特殊情况下有必要作心电监护，一旦发生严重并发症，应立即停止检查并给予急救。

2.肺部并发症　胃镜检查时会出现低氧血症，一般多为轻度，原因为检查时内镜部分压迫呼吸道，引起通气障碍，或患者紧张屏气。必要时需应用利多卡因局麻或全身麻醉时使用肌肉松弛药。

3.穿孔　食管或胃穿孔是胃镜检查的严重并发症之一，其后果严重，甚至可致死。胃镜检查时食管出现穿孔，最主要的症状是剧烈的胸背部疼痛，纵隔气肿和颈部皮下气肿，以后出现胸膜渗液和纵隔炎，X线检查可以确诊。胃和十二指肠发生穿孔会出现腹痛、腹胀、发热等继发气腹和腹膜炎表现。一旦出现穿孔宜行手术治疗。

4.出血　胃镜检查活检，多数不会引起大量出血，下列情况有可能引起大出血：活检损伤黏膜内血管；原有食管胃底静脉曲张等病变；患者有出血性疾病；检查过程中患者出现剧烈呕吐动作。出血可经内镜给药，如去甲肾上腺素生理盐水、凝血酶等，亦可采用镜下激光、注射药物治疗。保守治疗无效需行手术止血。

三、食管镜

(一)术前准备

食管镜检查可用于诊断，尤其是癌肿的诊断，也可用于治疗，如去除异物或食管曲张静脉内注射硬化剂等。通常用纤维食管镜进行检查与治疗，但纤维食管镜不能用于异物去除，也不能用于小儿。

接受食管镜检查的患者多数为老年患者，常合并其他疾病，可因吞咽困难而脱水，需要补给液体。因为药物可能停留在食管病灶近端而引起干呕，因此应避免术前用药，口服抗酸药也很少应用，必要时可考虑静脉注射减少胃液分泌和增加胃排空的药物。

(二)麻醉注意事项

食管镜检查中的主要问题为梗阻病灶近端可能有液体、血液和固体食物的贮积，有可能产生反流误吸，麻醉处理时应足够重视。

成人食管镜检查绝大多数可在表面麻醉加适当镇静下完成，静脉注射镇静药咪达唑仑，气管及食管上端进行表面麻醉。

全麻可用快速诱导，压迫环状软骨防止反流，但需注意压迫环状软骨并不能有效控制内容物反流，且在浅麻醉时这一操作本身有可能引起内容物的反流。偶尔需要侧卧位，以减少插入气管导管前食管内液体或固体物质反流误吸。金属食管镜可压迫气管导管，气管内插管应选用弹簧钢丝加固的导管，并移向口腔左侧固定，以便食管镜的插入，术中给予短效非去极化肌松药，以防止咳嗽等动作引起并发症如食管穿孔。

麻醉维持通常以氧化亚氮和挥发性麻醉药维持，并应用间歇正压通气。可持续静脉注射异丙酚，也可选用静脉注射阿片类药。术中监测 ECG 可发现心律失常，气道压必须持续监测，以便及时发现压迫气管导管影响通气。

术后应拮抗肌松药的残余作用，给予纯氧，直至自主呼吸恢复，一般于头低左侧卧位拔去气管导管，防止反流误吸。术后 12h 内禁饮食，有的延迟至 24h 后，以静脉输液维持水电解质平衡。

四、结肠镜

结肠镜检查适应于原因不明的下消化道出血或长期大便潜血阳性而未能发现上消化道病变者；慢性腹泻或大便规律改变者；腹部发现包块 X 线、B 超、CT 等怀疑结肠肿瘤者或转移性腺癌寻找原发病灶；低位肠梗阻原因不明者。结肠镜能发现结肠癌、回盲部结核等病因。对肠套叠及乙状结肠扭转可进行内镜下复位；纤维结肠镜治疗如息肉电切等。

结肠镜检查多选用静脉麻醉，以异丙酚复合小剂量芬太尼最为常用，术后苏醒迅速。术中应持续吸氧，因检查时不会干扰到患者的呼吸道通畅，一般无需气管内插管。

五、纤维胆道镜

胆道镜检查术常用于术中肝内、外胆道的检查，术中可以直观地看到肝内胆管和胆道黏膜，并且可以取病理组织做检查。如为结石，可通过取石网将肝内、外胆道结石取出。也可于术后，经过“T”形管的窦道进入肝内外胆道以取残余结石，一般给予适当镇静即可。有报道术中胆道镜检查时心搏骤停，考虑为胆心反射所致，术前应用阿托品，术中持续检查心电图有助于预防和及时发现心血管的不良反应。

六、宫腔镜

宫腔镜是纤维内镜，将窥镜放入宫腔内，可直接观察子宫腔内部结构和病变，不仅能及时、准确地诊断，同时还可行手术治疗如宫内异常节育器取出、宫腔粘连分离、子宫纵隔切开术、黏膜下子宫肌瘤切除等。

禁忌做宫腔镜检查的情况有中等量以上的子宫出血；生殖道急性和亚急性炎症；近期有子宫穿孔或子宫修补史；妊娠；已确诊的宫颈癌或宫体癌等。

术前准备包括详细询问病史，注意有无心脏病及过敏史。宫腔镜检查一般不需麻醉，宫腔镜手术时根据手术难易选择椎管内麻醉或全麻。椎管内麻醉包括脊麻、硬膜外麻醉或骶管阻滞。一般时间较短的手术，全麻可采用静脉麻醉，小剂量咪达唑仑、异丙酚和芬太尼联合应用效果确切，术后苏醒迅速。较长时间的手术可行气管内插管全身麻醉，术中静脉或吸入麻醉维持，应用肌松药有助于防止患者体动造成子宫穿孔等并发症。

宫腔镜检查的常见并发症包括：

1. 机械性损伤　宫颈撕裂或子宫穿孔。一旦发生损伤，应立即停止操作。如出血少，可给宫缩剂和抗生素观察，对出血多者，疑有邻近脏器穿孔，应立即行腹腔镜检查或剖腹探查。

2. 出血　术后少量出血属正常情况，术后大出血常因宫颈管裂伤、子宫收缩不良、止血不彻底等引起，可通过宫缩剂、止血药、明胶海绵塞入宫腔或重新电凝、激光止血。

3.气栓或水中毒　应用二氧化碳气体作为膨宫介质,有发生气栓的危险。一旦出现气急、胸闷、呛咳等症状,应立即停止操作,并给吸氧气及对症处理,维持呼吸和循环功能稳定。宫腔镜应用大量灌流液时,液体被吸收入血液循环,可导致血容量过多及低钠血症,严重者表现为急性左心衰和肺水肿。为预防其发生,术中应采取有效低压灌流,控制手术时间。一旦发生水中毒,应立即停止手术,给予吸氧、利尿剂、纠正低钠等电解质失调。

七、鼻内镜

鼻窦内镜是用以直接观察鼻腔、鼻窦及鼻咽部的一种内镜,用于诊断与治疗鼻腔、鼻窦疾病。禁忌证包括急性鼻炎、鼻窦炎;妇女月经期、妊娠期;严重的心、肺、血管疾病或血液病。电视纤维鼻咽喉镜镜体细,可弯曲,可进行无痛检查及一些小手术,也可将喉镜的尖端部通过声门进入到气管与主支气管,主要检查有无炎症、异物、狭窄及新生物。

鼻室镜检查的麻醉多选用气管内插管全身麻醉,以保证气道通畅。出血是常见并发症,多次鼻息肉摘除术或鼻窦重复手术最易发生,其次为出血倾向的病变,较大量的出血对手术进程可造成困难,严重出血可直接危及患者生命。电灼与填充为最好的止血方法。对出血倾向病变,如出血性息肉尽快切除肿物出血即可停止。其他并发症包括脑脊液鼻漏、眶内损伤与视力障碍、鼻泪管损伤、眶周皮下气肿等。

八、关节镜

关节镜检查和手术目前主要用于膝关节腔疾病的诊断和治疗,其麻醉与一般下肢手术相同,脊麻和硬膜外阻滞均可成功应用,由于手术期间要求较好的肌松,全麻需应用肌肉松弛药。

(于晓雪)

第十七章　烧伤手术麻醉

烧伤(burn)一般系指热力所引起的组织伤害，主要是指皮肤和(或)黏膜的烧伤，严重者也可伤及皮下和(或)黏膜下组织如肌肉、骨、关节甚至内脏。大面积烧伤是一种严重的外伤，除局部组织遭受严重的破坏以外，身体受到强烈的刺激，内脏功能发生显著改变。大面积烧伤的患者，由于并发休克与感染，常伴有不同程度且持续时间较长的全身代谢障碍，生理功能紊乱和某些内脏并发症。因此麻醉医师必须较全面地熟悉烧伤患者，特别是严重烧伤患者的病理生理变化，熟悉烧伤患者的手术特点，才能比较正确地进行麻醉前准备、麻醉选择和麻醉处理，提高麻醉安全，减少麻醉意外发生。本章主要介绍烧伤患者的早期救治，并重点讨论相关外科手术的术前评估和准备以及围术期麻醉管理原则。

第一节　烧伤病情的判断

一、烧伤面积的估计

烧伤面积是指皮肤烧伤区域占全身体体表面积，决定着病情的严重程度和预后。目前，我国常用的估计方法有“中国九分法”和“手掌法”。

(一)成人中国新九分法

将身体表面积划分为若干个9%的等份来计算烧伤面积，具体为：成人头颈部占9%，双上肢为2×9%，躯干前后(各占13%)及会阴部(1%)占3×9%，双下肢及臀部为5×9%+1%。可根据以下口诀记忆：头面颈333，双上肢567，躯干会阴13131，臀部及双下肢713215，如表17—1所示：

小儿的躯干和双上肢体表面积所占百分比与成人相似。特点是头大下肢小，并随年龄的增长而又不同，可用下列简易公式计算：头面颈为9+(12—年龄)，臀部及双下肢为46—(12—年龄)。

表17—1　烧伤面积的估计：中国九分法

部位	体表面积(%)	分部位	体表面积(%)
头颈	9×1	头面	6
		颈部	3
上肢	9×2	手	5(2.5×2)
		前臂	6(3×2)
		上臂	7(3.5×2)
躯干	9×3	躯干前	13
		躯干后	13
		会阴	1
下肢	9×5+1	足	7(3.5×2)
		小腿	13(6.5×2)
		大腿	21(10.5×2)
		臀部	5(2.5×2)

（二）手掌法

无论成人或小孩，其五指并拢后的手掌面积大约等于体表面积的1%，如图17—1所示：

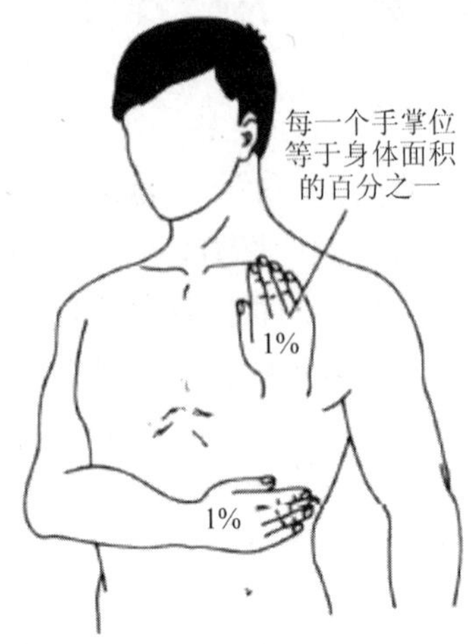

图17—1　烧伤面积的估计：手掌法

二、烧伤创面深度的判断

烧伤深度是根据所伤及的皮肤组织学深度划分的，取决于致热源温度及作用时间。我国目前普遍采用Ⅲ度四分法，即分为Ⅰ、浅Ⅱ、深Ⅱ、Ⅲ，（图17—2）。可根据以下口诀记忆：Ⅰ度红，Ⅱ度泡，Ⅲ度皮肤全死掉，浅Ⅱ是大泡，深Ⅱ是小泡。

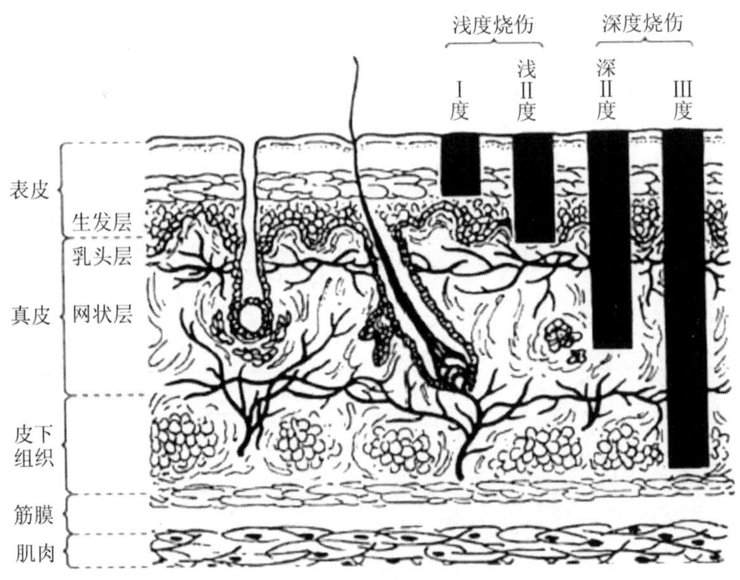

图17—2　烧伤创面的深度

三、烧伤严重程度的分类

烧伤的严重程度与烧伤面积、深度有密切关系。因此，正确的估计和认识烧伤面积与深度，对伤情的判断和治疗至关重要。现在国内对烧伤严重程度的分类通用的是1970年全国烧伤会议拟定的标准（表17—2）。

表 17－2　烧伤严重程度的分类

严重程度	成人		小儿	
	烧伤总面积(%)	Ⅲ度烧伤面积(%)	烧伤总面积(%)	Ⅲ度烧伤面积(%)
轻	<10	0	<5	0
中	11～30	<10	5～15	<5
重	31～50	11－20	16～25	<10
特重	>50	>20	>25	>10

四、烧伤临床分期

根据烧伤临床发展病理生理特点分为四期，各期相互交错，烧伤越重，关系越密切。

1. 体液渗出期(休克期)　伤后 48 小时内，此期以体液大量渗出为主，主要治疗抗休克。

2. 急性感染期　烧伤后易感染原因很多，主要有：皮肤、黏膜屏障受损，机体免疫力降低，抵抗力下降，易感性增加等。防治感染是此期关键。

3. 创面修复期　伤后不久即开始，无严重感染的浅Ⅱ度和一部分深Ⅱ度烧伤创面可自愈，但Ⅲ度创面和发生严重感染深Ⅱ度创面需植皮方可愈合。此期关键是加强营养，扶持机体修复能力和抵抗力，积极消灭创面和防止感染。

4. 康复期　深度创面愈合后可形成瘢痕，需要功能锻炼，患者心理适应也需调整，此期关键是减少预防瘢痕增生，减轻病废。

五、烧伤早期处理

(一)初步处理

立即脱离现场，如有大出血、窒息、开放性气胸等需迅速抢救，出现心跳呼吸骤停应立即复苏。初步估计伤情，注意有无吸入性损伤、复合伤及中毒。有呼吸困难者，可考虑气管切开或气管插管并吸氧，疑有一氧化碳中毒者应吸入高浓度氧。对于骨折患者要先固定，严重胸腹、颅脑外伤者优先处理。此外，以现场最清洁之敷料包扎，寒冷季节注意保暖。

(二)冷疗

用于中小面积特别是四肢烧伤，方法为将烧伤创面在自来水下淋洗或浸入干净水中(水温 15～20℃)0.5～1 小时，直至创面无剧痛为止。如果为化学性烧伤要求运用大量清洁水冲洗至少 20 分钟。

(三)镇静止痛

轻度烧伤，一般可用哌替啶肌注。严重烧伤可用哌替啶稀释后缓慢静推，多与异丙嗪合用，但老年人、婴幼儿有吸入性损伤或脑外伤者慎用哌替啶及吗啡。镇静止痛药物不要长期大量使用，以免抑制呼吸。

(四)补液治疗

现场立即静脉输液，若无条件则口服补液盐或含盐液体，切忌口服大量开水以免导致水中毒。烧伤后除损伤的一般反应外，迅速发生体液渗出，渗出速度伤后 6～12 小时内最快，持续 24～36 小时，严重者可延至 48 小时以上。如果不行补液治疗，可因为体液大量渗出，导致有效循环血量减少而发生休克。

国人烧伤面积在 15%以上或儿童烧伤面积在 10%以上均需进行液体复苏治疗。国内通用的成人烧伤补液公式为：伤后第 1 个 24 小时补液总量＝烧伤面积（%）×体重（kg）×1.5ml＋2000ml。公式中烧伤面积是指Ⅱ、Ⅲ度面积之和；1.5ml 为胶体液和晶体液之和，两者比例按 0.5∶1，重者按 1∶1；2000ml 为基础水分摄入量，包括经口摄入和 5%葡萄糖溶液静脉输入。若为儿童患者，公式中的 1.5ml 改为 2ml，基础水分摄入量则根据儿童年龄和体重计算。

静脉输液时应先快后慢，前 8 小时晶胶各一半，余一半在第 2、3 个 8 小时各给 1/4。生理需要量平均每 8 小时给 1/3，晶体胶体，糖水交替补给。

（孙小珊）

第二节　烧伤患者的麻醉

一、烧伤患者的病理生理变化

严重烧伤患者会经历休克期（体液渗出期）、急性感染期、创面修复期和功能康复期四个复杂的临床过程，在各临床分期也会发生相应的病理生理变化。

（一）血容量减少

烧伤患者发生血容量减少的根本原因是微血管的扩张、通透性及静水压的增加，使血浆样液体渗出增加，导致血容量减少。浅Ⅱ度烧伤，患者呈现等渗脱水，Ⅲ度烧伤主要为高渗脱水。等渗脱水主要丢失的是细胞外液，可依血细胞比容升高程度去评估体液丢失量，高渗脱水主要丢失的是细胞内液，可依血钠升高情况去评估体液丢失量，积极进行液体治疗是烧伤后体液渗出期治疗的主要内容。

（二）对红细胞的损害

热能可将血流的温度提高到足以使红细胞破裂产生严重溶血此外，由于血液 pH 及渗透压改变，红细胞能量代谢障碍，氧自由基及脂质过氧化物自由基的大量生成等影响，均可使红细胞膜变僵硬和损伤，从而发生溶血，溶血释放的大量血红蛋白将在肾小管沉积，造成肾功能损害。

（三）重要脏器功能变化

烧伤患者呼吸系统的主要病变是肺部病变，大面积烧伤后的急性呼吸窘迫综合征（ARDS）是以肺的微循环障碍为主要病理生理改变的急性肺功能衰竭综合征。严重烧伤后，免疫系统功能严重受损，使机体防御能力降低，同时由于它们的变化还可产生各种组织损伤，毛细血管病变及感染易感性增加。严重烧伤后，可因血容量减少，肾毒性物质生成（如血红蛋白、肌红蛋白）、弥散性血管内凝血及严重感染等造成急性肾衰竭。

（四）疼痛的影响

在浅Ⅱ度烧伤时，局部疼痛十分剧烈，患者情绪紧张不安，严重疼痛可使患者虚脱，神志消失，疼痛的心血管反应多为血压上升，心率增快，强烈的疼痛可使心率缓慢，血压下降，甚至休克。

（五）毒素及氧自由基的生成

严重烧伤时，机体在不同的时期产生大量氧自由基和脂质过氧化自由基，体内大量自由基的生成，不仅损害红细胞，细胞内溶酶体膜，使蛋白质变性，还使前列腺素生成减少致小动脉收缩、血小板聚集及微循环障碍，甚至发生弥散性血管内凝血。

二、烧伤患者的术前评估与准备

烧伤患者的术前访视与评估与一般患者既存在共性，又有特殊要求。对患者循环、呼吸及肝肾功能等做出正确评估并制订相应的个体化麻醉方案是确保患者接受麻醉和手术安全并有利于患者恢复的关键环节。

（一）烧伤面积、深度及严重程度

烧伤面积和烧伤深度是确定烧伤严重程度的两个最重要因素，麻醉处理的难易程度在很大程度上取决于烧伤面积的大小和烧伤深度。严重烧伤可刺激各种介质的释放如白介素、肿瘤坏死因子等，进入血液循环，导致免疫抑制、感染和脏器功能损害。一般烧伤手术的大小与病情严重性一致，烧伤面积烧伤面积越大，手术切痂、植皮范围越广，对患者创伤越大，出血多，同时伴随的循环和呼吸系统的病理生理改变也越剧烈。

（二）烧伤部位

不同部位烧伤对麻醉选择和处理产生不同的影响。腰背部、臀部、下肢后部等需要在俯卧位下进行手术，如同时伤及身体的前面部位术中还需翻身。肢体的烧伤可能会影响血压监测，胸部烧伤及焦痂形成影响呼吸。头面部及颈部烧伤，常伴有吸入性损伤，引起呼吸道梗阻、呼吸困难等。

（三）烧伤病程

患者处于烧伤的不同病程阶段，其烧伤局部、重要脏器功能及全身状态存在很大差异，手术方法及其对麻醉的要求也不同。烧伤患者局部和全身的防御能力下降，可能引起多个脏器的功能或器质性损害，如肺部感染、肝肾功能障碍等。康复期包括残余创面或残余肉芽创面的修复，后期创面愈合后产生不同程度的瘢痕增生、挛缩，使肢体及其他功能障碍。

（四）合并症评估

烧伤患者是否有并存疾病及并存疾病的种类和严重程度对患者麻醉的风险有很大影响，如哮喘、肝肾功能不全等。有些情况下并存疾病则成为烧伤患者麻醉的主要风险，如糖尿病可因烧伤引起酮症昏迷。因此，还必须询问有无并存疾病、病情严重程度、治疗及用药情况，并按相应的并存疾病进行术前准备。急症患者有时无法直接从患者获得有关信息，应向其直系亲属或护送人员了解情况，可能会获得一些有益的信息。

（五）循环功能评估

严重烧伤的体液渗出期，患者常处于低循环血流动力学状态，甚至休克。随着体液的复苏治疗及病程的病理生理变化，一般烧伤后 48 小时后，患者处于高代谢及高血流动力学状态：心脏指数增加，外周血管阻力降低，呈现高排低阻，肝、肾及其他内脏血流量增加。通过烧伤病情及是否有心血管系统并存疾病了解，结合临床症状及辅助检查，从而对患者的心血管功能进行全面评估。

（六）呼吸功能评估

烧伤患者术前呼吸功能评估是麻醉前评估的另一重要方面。首先应判断是否有吸入性损伤。严重烧伤，尤其头面部烧伤及昏迷患者，需判断是否有中枢性或外周性通气功能障碍。中枢性通气功能障碍主要反映在呼吸节律和频率的变化，麻醉中易发生呼吸暂停；外周性通气功能障碍包括限制性和阻塞性，限制性主要为胸部焦痂的形成限制胸廓运动，阻塞性主要为吸入性损伤和呼吸道并发症。同时迅速判断麻醉时建立气道的难易程度，准备相应插管工具及药品。对于有呼吸道烧伤或头、面、颌颈部烧伤而有气道水肿或梗塞，以及大面积严重烧伤等难以维持有效自主呼吸时，应及时气管切开，吸氧或辅助通气治疗。

（七）其他脏器功能评估

大面积烧伤患者，尤其并发严重感染，易引起多脏器功能障碍。术前要注意患者尿量、血浆肌酐水平的变化以了解肾功能变化。如合并有肝功能障碍可能会影响麻醉药物的代谢。烧伤患者容易出现水电解质酸碱平衡失调，术前要调至最佳状态。大面积烧伤患者早期由于创伤、低血容量等的影响可能存在精神障碍。

（八）术前准备

烧伤早期及时进行液体复苏，并纠正电解质及酸碱平衡紊乱。严重烧伤或电烧伤时，常伴有肌红蛋白和血红蛋白尿，导致急性肾功能不全，应注意碱化尿液。大面积烧伤病程长，能量消耗大，分解代谢加速，出现负氮平衡。患者常有低蛋白血症、贫血、营养不良及水电解质紊乱。术前均应积极纠正，提高患者耐受力。

术前用药种类及用量视麻醉方法及病情而定。一般患者可常规术前用药，患者若疼痛明显应加用镇痛药。对高热、心动过速者不宜用阿托品，可用东莨菪碱或新的抑制唾液分泌药物盐酸戊乙奎醚（长托宁）。吗啡可释放组胺导致支气管痉挛，有时产生呼吸抑制，在大面积烧伤及伴有吸入性损伤者不宜使用。病情严重及体质差者少用或不用术前药。

三、烧伤患者麻醉的药物选择

对机体各系统及器官功能无明显影响的小面积烧伤，麻醉药物的选择与一般手术麻醉的麻醉药选择类似。对于大面积严重烧伤，以及头面、颈、呼吸道等特殊部位烧伤，则需根据患者的病情及所具备的条件进行麻醉药物选择，与选择同样重要的是对于不同病情如何合理应用麻醉药。

（一）局麻药选择

局部浸润麻醉宜用1%普鲁卡因，如用量小也可用0.25%～0.5%利多卡因。对于神经阻滞宜选用罗哌卡因、丁卡因，椎管内麻醉宜利多卡因和丁卡因混合液、罗哌卡因、丁哌卡因，由于烧伤患者手术对肌肉松弛要求低，可用较低浓度局麻药。如大面积烧伤，病情严重，多器官功能衰竭，低蛋白血症，局麻药代谢消除率低，游离药物浓度升高，机体对局麻药耐受性降低，易出现局麻药毒性，应减少局麻药用量。

（二）静脉麻醉及镇痛药选择

1.氯胺酮　氯胺酮麻醉是静脉麻醉的一种形式，根据调查研究显示，在160例烧伤患者麻醉中，氯胺酮使用者129例，占总数80%，氯胺酮为烧伤患者较理想的麻醉药，其优点是体表镇痛好，不需肌松，吞咽咳嗽反射存在，呼吸功能好，可减少气管插管的应用，四肢肌力增强，有助回心血增多，血压增高，心率加快，心排量增加，中心静脉压增高，用于休克患者，静脉注射1～2mg/kg一直用于烧伤患者的麻醉诱导；其缺点在于苏醒质量不甚满意、分泌物增加明显，易诱发喉痉挛、其代谢中间产物仍具有镇痛和麻醉作用，大剂量和长时间应用会引起蓄积和苏醒延迟等。

2.咪达唑仑　主要用于全身麻醉诱导或作为监护麻醉用药，具有镇静或遗忘作用，可用于各种烧伤患者的麻醉，尤其与氯胺酮复合应用时可明显减轻氯胺酮的神经系统异常导致的幻梦现象。用量0.02～0.04mg/kg。

3. 依托咪酯　特点是起效快、维持时间短、镇静良好、无镇痛作用，显著优点是心血管系统功能稳定，无明显呼吸抑制作用。在肝脏和血浆内经酯酶水解而失去作用，无明显体内蓄积。用于烧伤休克及危重患者麻醉诱导易维持循环稳定，诱导剂量 0.2～0.6mg/kg。

4. 丙泊酚　特点是起效快、维持时间短，苏醒安静、舒适、迅速，循环、呼吸抑制作用强。用于麻醉诱导、维持，维持期间采用“静脉一吸入一静脉”式的复合麻醉，后期以及麻醉苏醒期可以用来过渡。如循环功能不稳定或处于休克状态，虽仍可用丙泊酚诱导，宜小量、分次、缓慢静脉注射，或分步 TCI，或与氯胺酮联合诱导，以减轻对循环抑制。3 岁以下患儿应避免长时间持续输注，以免影响脂肪代谢。

5. 芬太尼　特点是镇痛和呼吸抑制作用强、循环抑制轻，维持时间长，主要经肝脏的代谢，长时间用药有体内蓄积。用于麻醉诱导、维持或术后镇痛，由于烧伤高代谢期由于药代学和药效学变化，患者对芬太尼需要量增加。麻醉维持时，可间断静注或连续输注，随着时间延长，用量应逐渐减少，尤其在烧伤休克期或肝肾功能损害时更易发生蓄积，用量减少应更明显。

6. 瑞芬太尼　特点是镇痛强，镇痛有封顶效应。呼吸抑制作用强，有一定的循环抑制作用，维持时间短，易被血液和组织中的非特异性酯酶水解，以肝外代谢为主，如血浆胆碱酯酶受抑制或肝功能受损，其分解不受影响；排出不受肾功能影响，肾功能也不影响其消除。因此，无体内蓄积，长时间应用无需减少用量。可用于各种烧伤患者麻醉诱导和维持，维持时宜连续输注或 TCI 给药。

7. 舒芬太尼　镇痛作用是芬太尼的 7～10 倍，循环功能稳定。单次用药作用时间 1～3 小时，分布容积和清除率与芬太尼相似，时一量半衰期短，无体内蓄积作用。

8. 肌松药　烧伤患者对去极化类肌松药琥珀胆碱敏感性增强，需要量减少。由于当Ⅲ度烧伤面积达 10%以上，应用琥珀胆碱即可引起短暂高血钾，引起致命性心律失常，并且高血钾反应自烧伤后数日开始，可持续到烧伤后 2 年。因此，对于烧伤患者，即使烧伤痊愈后，也应避免使用琥珀酰胆碱。而烧伤患者对非去极化类肌松药敏感性降低，需要量增加约 1.5～3 倍。如能以肌松监测仪指导肌松药应用，则可达到个体化的合理用药量及理想的肌松效应。在烧伤患者选择非去极化类肌松药时需从手术时间长短、循环功能状态和肝肾功能状态三方面主要因素考虑。

（三）吸入麻醉药

吸入麻醉药因主要以原型经肺排出，很少经体代谢转化消除，烧伤引起的病理生理变化对其药代和药效学影响较小，麻醉可调控性好，是烧伤患者，尤其是大面积严重烧伤及长时间手术患者理想的麻醉药物。N_2O 镇痛作用强、麻醉作用弱，对循环影响小，与其他吸入麻醉药符合用于烧伤患者麻醉有一定优越性。但如有严重感染、肠麻痹，不宜用 N_2O，应避免或减少肠胀气。异氟烷苏醒快，肝肾毒性小，但对呼吸道有刺激，引起咳嗽、屏气甚至喉或支气管痉挛，不宜单独用于诱导，可用于维持，且血容量不足的患儿用异氟烷易导致血压下降。而七氟烷诱导和苏醒迅速，对呼吸道刺激小，可用于诱导和维持，对循环抑制较异氟烷小，但对肝肾功能不全、颅内高压、肥胖小儿等应慎用。

（四）其他药物

从 1∶1000 到 1∶500000 浓度的肾上腺素溶液表面或皮下浸润通常用来减少创面和供体部位的血液丢失。失去皮肤屏障保护的烧伤患者十分容易发生感染。预防性应用抗生素并无益处，而仅仅带来了耐药菌种类的增加。由于清除率的增加，氨基糖苷类、头孢菌素类以及β－内酰胺类抗生素的需要量有所改变，临床上应该监测血药浓度，以选择合适的药物剂量。

四、烧伤患者的麻醉方法选择

(一)氯胺酮静脉麻醉

这是国内应用最广泛的烧伤麻醉方法。通常首次静注氯胺酮1～2mg/kg，以后以0.1%～0.2%的氯胺酮液静脉滴注维持麻醉，用量为2～5mg/(kg·h)。低龄儿童也可肌内注射氯胺酮进行麻醉诱导，剂量通常为6～8mg/kg。氯胺酮单独应用尤其多次反复使用时不良反应较多，为克服其缺点，可与苯二氮䓬类、丙泊酚等符合应用以减少用量，但应严密监测，防止呼吸抑制。

(二)丙泊酚静脉麻醉

丙泊酚良好的苏醒特性使其成为全凭静脉麻醉中最受人关注的药物，但其用于烧伤麻醉却因为镇痛作用弱和循环抑制强而受到较大限制。丙泊酚复合阿片类镇痛药物或者小剂量氯胺酮是临床上两种常用的配伍。选取160例大面积烧伤患者麻醉病例进行研究分析，结果表明，丙泊酚－氯胺酮静脉复合与羟丁酸钠－氯胺酮静脉复合相比，能明显减少氯胺酮的用量，苏醒更快，术中呼吸更通畅，提高了麻醉的安全性。在没有可靠气道保障的情况下应避免单独应用丙泊酚行烧伤手术麻醉。

(三)静－吸复合麻醉

静吸复合麻醉是采用静脉麻醉药诱导插管，然后吸入恩氟烷、异氟烷、七氟烷或N_2O维持麻醉，这是目前最常用的方法，可用于各种烧伤患者，尤其适用于长时间手术，但应避免深麻醉。目前临床常用的静脉和吸入麻醉药均可应用。采用静脉麻醉药进行诱导插管或喉罩，吸入麻醉药、镇痛药和肌肉松弛药维持麻醉，麻醉结束前停用吸入麻醉药，改用静脉麻醉药维持麻醉，以排出吸入麻醉药，使麻醉平稳，清醒舒适、迅速。

(四)局部和区域麻醉

如果患者气道未受到威胁，血流动力学状态稳定，在满足手术需要的情况下，可选用局部麻醉和区域阻滞。前者适用于单一部位创面小而浅的手术。常用普鲁卡因和利多卡因加肾上腺素来完成。上、下肢小面积烧伤，如穿刺部位及其附近皮肤完好，可用区域、臂丛、神经或椎管内阻滞，尤其适用于这些部位烧伤晚期的整形手术，麻醉方法及管理与常规无明显差别。

五、烧伤患者的麻醉管理

小面积烧伤患者的麻醉管理并无特殊要求。严重烧伤患者因创面广泛，加之切痂取皮时手术野范围大，出血多及监测困难等，给麻醉管理带来很大的难度。

(一)建立有效输液通道

广泛性烧伤由于浅表静脉损伤，常给静脉穿刺带来困难，然而烧伤患者大面积切痂手术创面暴露大、渗血多、止血困难，尚需加压输液、输血，才能及时得到容量补充，术前应尽量开放足够数量和流量的静脉。深静脉穿刺置管常是建立静脉通路的有效方法，既可保证术中输液的需要，同时可用于监测容量负荷状态。

（二）呼吸管理

即使没有明显的气道损伤，麻醉医师也应该高度警惕任何可能发生的气道问题。如果有任何疑问，应该准备清醒或纤维支气管镜插管。已经插管的患者应确认气管导管位置并在手术开始前将其良好固定。喉罩目前已成功应用于手术中不需要变换体位的烧伤患者，严重呼吸道烧伤这必要时行气管造瘘术。

（三）循环管理

烧伤初期可发生心排血量和动脉压降低，与循环中抑制心肌收缩力的因子及低血容量有关；烧伤后期患者可有营养不良、毒素吸收甚至脓毒症或脓毒性休克。因此，术中输液需在有效循环功能监测（如血压、中心静脉压、尿量等）下进行，必要时用心血管活性药物。

（四）其他器官功能的管理

严重烧伤患者的病程长，在整个治疗过程中需要经受多次手术和麻醉，烧伤面积越大，手术次数可能越多。多次反复手术麻醉，患者对麻醉药物的耐受性、耐药性产生变化，还可能发生变态反应。大面积严重烧伤及多次手术使患者机体处于严重消耗状态，可能存在多个器官功能异常，代偿能力下降，对麻醉和手术的耐受力差，麻醉危险性明显上升。术前应积极纠正患者的病理生理改变，最大限度地改善患者的一般情况，提高对麻醉和手术的耐受力。术中加强监测，及时发现和处理病情变化。

（五）术中失血和输血的管理

烧伤切削痂或取皮等手术，出血多而迅速，1%体表面积的清创术就会造成200ml的快速血液丢失，而且烧伤手术常是两组以上医生同时多处进行，因此大面积烧伤患者血液丢失迅速，很容易造成低血容量。此外，烧伤手术中，失血常藏在纱布、铺巾等上，难以确切判断失血量，肾上腺素止血纱布的应用又使血压升高，掩盖了低血容量的情况。术中应根据多项检测及时发现和判断血容量情况，及时予以补充。

（六）术中体温的变化及处理

大面积烧伤患者由于皮肤功能的丧失，体温受环境温度的影响较明显。加之麻醉后血管扩张，手术暴露面积大，体温大量丧失，以及大量输液、输库存血均可使体温下降，小儿患者更加明显。体温过低容易导致心律失常，影响组织灌注，术中要注意保温，所输液体或血液均应加热。需要大量输液、输血时，最佳的方法就是应用快速加温输液器，如无条件也应将输液体和血液加温后再输入。

六、烧伤患者的麻醉监测

术中常规基本监测包括血压、脉搏氧饱和度、心电图、体温监测、尿量、CVP和呼气末二氧化碳分压。另外，还应根据病情、手术大小及时间选择其他监测，如血气及电解质等。心脏功能异常、持续低血压等危重患者，必要时可放置肺动脉导管监测心排量、血管阻力、肺动脉压力、肺小动脉楔压等。由于烧伤患者其创伤的特殊性，尤其是严重烧伤患者，很多通过体表获得信息的临床常规监测无法应用，因此，常通过多指标监测，根据实际情况进行综合分析来加以解决。

（孙小珊）

第三节　烧伤患者麻醉期间并发症

近年来，由于对烧伤所引起机体病理生理改变的认识提高，特别是有关基础理论和技术的进步，以及检测设备和手段的日益完善，烧伤ICU的设置，麻醉人员的素质提高是烧伤患者接受手术和麻醉安全性有了更好的保证。但是，术中还是不能完全避免和摆脱麻醉意外和严重并发症的发生，甚至引起患者的死亡。

一、持续性低血压

持续性低血压的原因有4个方面：即合并出血、张力性气胸、神经源性休克和心脏损伤。其中最常见的为出血，原因为合并颅脑或肢体血管的损伤或破裂，也可以由于胸腔、腹腔或盆腔损伤造成。处理包括早期诊断、控制出血和给予液体复苏。液体复苏可用快速输注系统并含有加温装置。

二、低体温

休克、环境温度低、液体复苏以及体温调节机制受损可使患者发生低体温，其死亡率也会随之增加。严重低体温的定义为：体温<32℃，有研究表明其死亡率为100%。

低体温可以使心排血量下降、心脏传导系统功能异常、脑和肾血流减少、使氧解离曲线左移、改变血小板的功能、导致钾离子和钙离子平衡异常。

对低体温患者应给予积极而迅速的治疗，将体温恢复至正常，这有助于减少血液的丢失、液体的需要量、器官功能衰竭的发生和死亡率。用加温输注液体的方法是最为有效的治疗低体温的方法，即将输注的液体加温至40℃以后再输用。

三、凝血机制异常

该类患者凝血机制的异常可因输血、输液引起稀释性血小板和凝血因子减少，创伤及其他因素也可造成凝血机制的异常，低体温和组织灌注减少可加重凝血功能异常。

围术期对凝血功能异常的诊断可以通过观察伤口及针刺部位的出血情况，加上实验室的检查而定。一旦发生凝血功能异常，应立即输注血小板。如果有手术野活动性出血，则应先控制手术出血，然后再用血小板。否则，造成血小板的浪费。在没有异常出血的情况下，预防性应用血小板、FFP和冷沉淀物属不必要，即使是实验室检查表明有血小板和凝血因子缺乏。然而，一旦开始输注浓缩红细胞或输液量超过机体的一个血容量，即使不存在低体温、休克的病理情况下，也可发生临床病理性凝血功能紊乱。因此，对烧伤患者接受1～2个血容量的输血后，应给予补充血小板和凝血因子。而对合并低体温的患者，保温和恢复体温要比补充血小板和凝血因子更为重要。

四、电解质和酸碱平衡紊乱

烧伤患者手术可出现高钾血症，其原因有三：一是由于有些不可逆性细胞膜破坏，导致细胞膜对钾离子的通透性改变，使细胞内大量钾离子外流，造成严重高血钾；第二，当血管修复后，组织发生缺血后再灌注，可造成血钾明显升高；第三，给合并酸中毒和低血容量的患者输血速度超过每 4 分钟 1U,可引起血钾明显增高。所以术中应监测血清钾浓度。

烧伤患者的组织低灌注可导致代谢性酸中毒,正常情况下,肝脏可以清除中等数量的乳酸盐。合并低血容量性休克时,测定 BE 有助于对其代谢功能异常作出评估。测定动脉血乳酸盐有助于直接对低灌注引起的代谢紊乱作出评估:正常时血乳酸盐含量为 0.5～1.5mmol/L,如乳酸盐含量增加,尤其是超过 5mmol/L,表示存在乳酸盐增多性酸中毒。乳酸的积聚是一个逐渐的过程。如果乳酸盐增多性酸中毒在 24～48 小时内难以纠正,提示死亡率较高。

代谢性酸中毒的治疗涉及纠正引起的原因,包括治疗低氧血症,恢复血容量和理想的心功能,治疗 CO 中毒等。

（孙小珊）

第十八章　急诊与创伤手术麻醉

急诊手术患者情况紧急、病情危重、术前准备不充分，因此急诊手术麻醉死亡率较择期手术约高 2～3 倍，对此要有足够的重视。

第一节　急诊与创伤患者的评估

了解急诊(emergency)手术患者的病理生理特点，准确评估病情，进行必要的术前准备，加强术中监测并积极做好各种抢救准备，对提高急诊手术患者麻醉的安全性、保证手术的顺利完成和改善患者的术后恢复具有重要的意义。

一、急诊与创伤患者的特点

1. 情况紧急　创伤发生后，早期、正确的处理最为关键，伤后开始至伤后一小时以内的时间被称为“黄金一小时”，它是以伤后在院前、院内抢救的连续性为基础，提高生存率的最佳时间。严重创伤患者的抢救强调快而不乱。初步检查后，对危及生命的急症需立即进行处理，待病情稳定后再作全面的检查。有时需手术中边了解病情，边处理。

2. 病情复杂、危重　严重创伤均伴有失血失液，常因急剧血容量丢失而造成失血性休克；烧伤、肠梗阻患者大量体液丢失也可造成低血容量性休克；腹膜炎、急性胰腺炎或其他严重外科感染可导致感染性休克。胸部创伤、颅脑创伤或复合创伤等病情发展迅速，可导致呼吸循环衰竭而死亡。

3. 疼痛剧烈　创伤、烧伤、急腹症尤其是骨关节损伤等多种急症患者均伴有严重疼痛，不仅增加患者痛苦，而且能加重创伤性休克，促使某些并发症的发生。

4. 饱胃　创伤患者多为非空腹。疼痛、恐惧、休克、药物的应用均可使胃排空延长。有人强调指出，急诊患者一律按饱胃处理。

二、急症与创伤后的病理生理改变

1. 失血和血容量减少　创伤后失血、严重外科感染、肠梗阻等造成的体液大量丢失，均引起有效循环血量急剧减少，引发组织低灌注，无氧代谢增加，乳酸性酸中毒，再灌注损伤，以及内毒素移位，细胞损伤，最终导致多器官功能衰竭。

2. 心功能改变　即使发病前心功能正常，患者仍可能出现心肌收缩力下降、心律失常、心衰，甚至心搏骤停。可能的影响因素包括：

(1)休克导致心肌缺血。

(2)创伤时心肌抑制因子的产生，可降低心肌收缩力。

(3)感染性休克时，大量毒素入血可抑制心肌。

(4)心脏直接受到损伤或挤压、移位

(5)酸碱失衡及离子紊乱。

3. 肾脏改变　休克早期就会引起肾血流减少，肾小球滤过率降低，尿量减少。创伤后并发急性肾衰竭的死亡率仍高达60%左右。

4. 高血糖　创伤后代谢反应中糖代谢紊乱是重要的变化，严重创伤失血后，常发现血糖增高和乳酸血症。抢救休克时因葡萄糖的利用已受限制，不宜应用大量葡萄糖液。

三、急诊创伤患者的病情评估

当伤者到达医院后，须依据高级创伤生命支持(advanced trauma life support，ATLS)指南对创伤患者气道(airway)、呼吸(breathing)、循环(circulation)和伤残/神经功能(disability)进行评估，并广泛暴露(explore)进行全身检查。确定威胁生命的损伤，并同时进行治疗。在未证实之前，应假定所有患者有颈椎损伤、饱胃和低血容量。

1. 气道评估　包括检查异物、面部和喉部骨折(可触及的骨折和皮下气肿)，以及扩张的颈部血肿。呼吸困难、咯血、发音困难、喘鸣和气体从颈部伤口逸出都是气道损伤的标志。必须去除分泌物、血液、呕吐物及各种异物(牙齿或义齿)。气道操作期间尽量减轻颈椎活动。如果必须暂时移除制动固定装置，助手必须手法保持患者头部中立位。

当怀疑患者不能保持气道的完整性时，则必须建立确实可靠的气道。对于颈部钝性或穿通伤患者，经口腔气管插管可能会加重喉部或支气管的损伤。由于创伤患者易发生呕吐和误吸，因此必须备有吸引设备。

(1)清醒患者：取决于患者的损伤程度、合作能力、心肺功能的稳定性，有几种处理方法供选择：最常采用快速气管插管；应用喉镜或纤支镜经鼻或经口清醒插管；经鼻盲探插管适于有自主呼吸的患者；个别病例需清醒环甲膜穿刺置管或气管造口。

(2)躁动的患者：若排除神经肌肉阻滞问题，经口快速诱导气管插管是最好的选择。对于躁动的患者务必除外低氧血症。

(3)无意识患者：经口插管通常是最安全最快速的方法。

2. 呼吸　快速评价肺、膈肌、胸壁的功能。对于所有的创伤患者必须通过面罩或气管导管供氧。

(1)通过评估胸壁起伏和双肺听诊确认气体交换是否充分。视诊和触诊能够快速发现损伤，例如气胸。

(2)张力性气胸、大量血胸和肺挫伤是迅速损伤肺通气功能的常见三种损伤，必须及时发现。正压通气会使张力性气胸进一步恶化，并迅速导致心血管衰竭。

(3)创伤患者在气管插管或正压通气建立后，必须再次评价呼吸和气体交换。

3. 循环

(1)通过触诊脉搏和血压测定进行血流动力学的初步评估。

(2)静脉通路：检查已经建立的静脉通路并确认其通畅。至少需要建立两条粗的静脉通路(最好14G)。对于腹部损伤(可能会发生大静脉损伤)的患者，静脉通路应建立在膈肌水平以上。在怀疑上腔静脉、无名静脉或锁骨下静脉梗阻或破裂，静脉通路建立在膈肌水平以下则有利。

4. 伤残/神经功能评估　简要的神经功能评估能为脑灌注或氧合功能提供有用的信息，而且是预测患者预后的简便快速的方法。

(1)AVPU方法描述意识水平：A=警觉，V=对声音指令反应，P=仅对疼痛刺激有反应，U=对所有刺激无反应。

(2)格拉斯哥昏迷评分(Glasgow coma scale,GCS):最为常用。最大得分15分,预后最好;最小得分3分,预后最差;8分或以上恢复机会大;3～5分潜在死亡危险,尤其是伴有瞳孔固定或缺乏眼前庭反射者。

5.全身检查　脱去患者全身衣服,查找受损部位。如果考虑有颈部或脊椎损伤,制动就显得尤为重要。

6.诊断性检查

(1)实验室检查包括血型、交叉配血试验、血细胞计数、血小板计数、凝血酶原时间、部分凝血活酶时间、电解质、血糖、血尿素氮、肌酐、尿常规,如有指征可进行毒理学筛查。

(2)影像学检查包括对所有钝伤患者侧位颈椎摄片、胸片(CXR)及骨盆前后位摄片。对于所有躯干穿通伤患者,胸片是最基本的要求。其他检查包括胸段、腰段、骶段的脊柱摄片以及胸部和腹部CT。

(3)所有重大创伤患者均需做12导心电图(ECG)检查,有助于判断有无心肌损伤(如挫伤、心包填塞、缺血和心律失常)。

(4)腹部超声检查着重检查肝脏周围、脾周、膀胱周围和心包积液(创伤患者的重点腹部超声),有助于排除腹部钝挫伤患者明显的腹腔内出血。

四、创伤评分

创伤评分(trauma score)是将患者的生理指标、解剖指标和诊断名称等作为参数并予以量化和权重处理,在经数学计算出分值以显示患者全面伤情严重程度的多种方案的总称。创伤评分通常分为院前评分和院内评分两大系统。院前评分指从受伤现场到医院确定诊断前这段时间内,医护人员根据伤员的各种数据(包括:解剖、生理、伤因、伤型和基本生命体征等)对患者进行伤情严重程度定量做出判断的方法。常用院前评分方法包括创伤指数(trauma index,TI)、创伤评分(trauma score,TS)、修正创伤评分(revised trauma score,RTS)、院前指数(pre－hospital index,PHI)和五功能评分(CRAMS)。院内评分是指患者到达医院后,根据损伤类型及其严重程度对伤情进行定量评估的方法,常用方法包括简明损伤定级(abbreviated injury scale,AIS)、损伤严重程度评分(injury severity score,ISS)和TRISS法(trauma score and injury severity score)。

(孙小珊)

第二节　急诊与创伤手术的麻醉前处理

一、血容量的估计和补充

血容量的丢失,包括血液中无形成分即血浆和有形成分(主要是红细胞)的丢失,血容量丢失过多(＞30％)、过快,机体不能及时有效适应和体液补充,就可发生低容量性休克。因此,失血量的准确评估(包括血液无形成分和有形成分的丢失)对科学、合理输血输液、及时恢复有效循环血容量具有极其重要的临床意义,不容忽视。

(一)院前失血量评估和处理

1.根据临床表现估计　可根据面色苍白、心率增快、低血压、血细胞比容或血红蛋白下降、患者烦躁、呼吸增快、发绀、低中心静脉压及尿量减少程度来进行评估。创伤出血分的分级及补液原则可参照美国外科学院的急性出血分级表(表 18－1)进行,但老人、贫血及衰竭患者即使出血较少,也可出现严重体征。

表 18－1　创伤出血的分级

项目	分级			
	Ⅰ	Ⅱ	Ⅲ	Ⅳ
失血量(ml)	750	750～1500	1500～2000	＞2000
百分比(%)	15	15～30	30～40	＞40
脉搏(次/分)	＞100	＞100	＞120	＞140
血压	正常	正常	降低	降低
脉压	正常或增高	减小	减小	减小
毛细血管再充盈试验	正常	延迟	延迟	不充盈
呼吸频率(次/分)	14～20	20～30	30～40	＞35
尿量(ml/h)	＞30	20～30	5～15	无
意识状况	轻度焦虑	中度焦虑	焦虑,精神错乱	精神错乱,昏迷
液体补充(晶体∶血＝3∶1)	晶体	晶体	晶体＋血	晶体＋血

2. 休克指数(shock index,SI)　SI＝心率/收缩压,正常值为 0.5～0.7,较单纯血压或心率更能反映患者的失血情况。

3. 根据骨折部位　闭合性骨折时,骨折断端出血量估计:前臂骨折,出血 400～800ml。肱骨骨折,出血 500～1000ml。胫骨骨折,失血 700～1200ml。股骨骨折失血 1500～2500ml。胸椎或腰椎骨折,失血 500～1000ml。骨盆骨折,失血 1500～2000ml。如合并有大面积软组织损伤,失血量必然更多。

(二)院内失血量的评估

1. 实际失血量的估算

$$估算失血量(ml)=\frac{术前\ Hct-实测\ Hct}{术前\ Hct}\times 体重(kg)\times 7\%\times 1000$$

2. 显性失血量的评估

(1)浸血纱布中出血量的计算,通常采用称重法,即:出血量(ml)＝[浸血纱布重量(g)－干纱布重量(g)]×1ml/g－所用生理盐水量(ml)

(2)吸引液中失血量的计算,常用容量测定法:此法估计的失血量可能显著大于实际失血量,这是由于随着血液的不断稀释,出血过程中有形成分的丢失也相应减少。

3. 影响临床工作中显性失血量评估的因素　创面出血或渗血流至敷料、治疗巾或地面上的显性失血;渗出血的质量即渗出血中 Hct 或 Hb 水平,后者受原有体内 Hct 或 Hb 水平、血液稀释情况的影响;冲洗或清洗创面、或胸腹腔的用水量。

4. 非显性失液的评估　主要是手术创面的水分或血浆成分的丢失,与手术部位、创面大小、手术时间长短密切相关。其他如经气道、皮肤丢失的水分。

(三)血容量的评估

容量的概念包括血容量和体液容量两个方面。血容量按体重 7%计算,体重 50kg 的成年人血容量为 3500ml。细胞外液(ECF)量为体重 20%,约 10000ml。这部分细胞外液电解质含量与血浆相等，但蛋白质含量低，因此胶体渗透压低于血浆。在出血性休克和治疗过程中，ECF 起着重要的作用。当血容量降低时，ECF 首先进入血管，补充血容量，使得 ECF 减少，所以在估计血容量时应同时注意 ECF 容量。

低血容量时以左房压最敏感，但测左房压技术上有困难，一般以肺毛细血管楔压(PAWP)间接反映左房压。临床上常测定中心静脉压(CVP)来评估血容量，CVP 只反映右房压，因此以 CVP 反映右心功能滞后于左房压，需动态观察。CVP 正常值为 5～12cmH_2O，CVP 偏低为血容量不足；而心功能正常，CVP 增高常是血容量过多或心功能不全。

(四)液体复苏(fluid resuscitation)

出血或体液丢失引起的低血压和低灌注会引起细胞缺氧，导致无氧代谢和乳酸堆积。对此类患者，应采取有效的止血措施，同时迅速纠正低血容量，促进循环功能的稳定。

1. 液体的种类与特点　晶体液主要包括生理盐水、乳酸钠林格液和醋酸钠林格液等。胶体分天然胶体和人工合成胶体，天然胶体主要包括白蛋白、血浆和各种血液制品，人工胶体主要包括明胶类、羟乙基淀粉类和右旋糖苷等。

晶体液的优点是费用低廉，使用方便，较少出现免疫变态反应，不干扰凝血系统，增加排尿及可以平衡电解质成分；缺点是维持血容量能力差、无携氧能力、无凝血作用且降低血浆胶体渗透压，有水肿的风险。

胶体液的优点是可以快速恢复心排血量和氧供、改善微循环灌注、致肺水肿和全身水肿的发生率很低；缺点是费用昂贵、易导致凝血功能障碍和变态反应发生及肾功能损害等。

2. 快速补液的选择　液体复苏的选择主要根据所丢失体液的类型来进行，确定应给予的液体量比选择液体的种类更重要。

在低血容量的早期首先应使用乳酸林格液或醋酸林格液，补充丢失的细胞外液恢复血容量。生理盐水和乳酸钠林格液可能会导致高氯血症和代谢性酸中毒。大量的晶体液输注还使血浆蛋白浓度下降和胶体渗透压下降，易发生组织和肺水肿。因此在后续液体复苏中，应该使用胶体液，以减轻重要脏器的水肿。对于严重失血患者，应给予输血治疗恢复其携氧功能。

3. 高张(渗)盐溶液(hypertonic saline solution，HS)复苏　此概念起源于 80 年代，一般情况下高张盐溶液的钠含量为 400～2400mmol/L。一般认为，HS 可使液体从组织间隙转移到血管内，从而扩充容量逆转由于休克或缺血引起的部分非失血性液体丢失。在出血情况下，应用 HS 可以改善心肌收缩力和扩张毛细血管前小动脉。对存在颅脑损伤的患者，由于可以很快升高平均动脉压而不加剧脑水肿。但是，目前尚缺乏大规模的循证医学证据。高张盐溶液主要的危险在于医源性高渗状态及高钠血症，甚至因此而引起神经脱髓鞘病变、蛛网膜下腔出血的风险。

4. 存在的争议

(1)关于液体复苏时应用胶体和晶体液的争议：这个问题已经争论了 30 余年。所有学者都赞同液体复苏的根本是纠正低血容量，但对使用哪种溶液仍存在分歧。

(2)液体复苏的时机：目前有关液体复苏开始的时间是液体复苏研究的热点和难点之一，特别是出血性休克，对于院前转运患者，液体复苏并不能改善预后。最好的策略是控制出血，尽快转运。

(3)液体复苏的终点：传统复苏的最终目标是心率、血压、尿量恢复正常。但在满足上述目标后，仍可发生低灌注，长时间的低灌注可导致多器官功能衰竭。目前很多研究在寻求判定复苏终点的最佳指标，包括心排血量和氧耗、Cl＞4.5ml/(min・m^2)、DO_2＞670mL/(min・m^2)、VO_2＞ml/(min・m^2)、酸碱平衡、血乳酸值和特殊器官的监测等。但都存在不足，并不能完全作为复苏的最终目标。

（五）输血问题

危重病患者的血液保护尤为重要，因为其贫血的发生率比一般患者高，诊断性失血也较多。对危重病患者的输血应持慎重态度，尽量采用限制性输血、输红细胞和去白细胞血。对危重病患者进行容量复苏时，要树立容量第一的观点，同时注意晶体液与胶体液的比例。对严重创伤，大量输血时，血液应加温至36℃，并输一定量的新鲜血或成分输血，以补充血小板及凝血因子，纠正凝血功能障碍。

二、反流误吸的预防和处理

急诊创伤患者在麻醉前都应视为"饱胃"而给予必要的处理。饱胃的危险在于胃内容物的呕吐及反流所致的误吸，造成呼吸道梗阻和吸入性肺炎，大量胃内容物误吸的死亡率可高达70%。

（一）增加误吸风险的因素

1.误吸高风险人群

(1)消化道梗阻患者无论禁食多长时间，均应视为饱胃患者。

(2)孕期超过20周及产后24小时内的妊娠妇女。

(3)食管裂孔疝或胃食管反流的患者。

(4)术前恶心呕吐的患者，如刚开始使用阿片类药物镇痛的患者。

2.误吸风险可能高的人群

(1)病理性肥胖的患者(体重指数＞35)。

(2)糖尿病患者(可能存在胃轻瘫)。

(3)使用阿片类药物治疗急性疼痛而未出现恶心呕吐的患者。

（二）麻醉前饱胃患者的处理

1.放置胃管　并不推荐急诊患者常规放置胃管，放置胃管可能引起颅内压和眼内压升高。如果有适应证，在应选择大口径双腔胃管。即使放置胃管，也不能完全避免误吸的发生。

2.应用促胃肠动力药　术前90分钟使用甲氧氯普胺，能减少胃内容物，但对胃酸度没有影响。ASA不推荐术前常规应用。

3.抑制胃酸药　对误吸高风险患者，应常规使用H_2受体阻断药(雷尼替丁50mg)或氢泵抑制药(如奥美拉唑40mg)，能显著提高患者胃液pH值和减少胃内容物量。应在手术前6～12小时静脉注入，并在麻醉诱导前30分钟重复给药。

4.应用抗酸药　仅在误吸高风险患者中使用。

5.应用止吐药　ASA不推荐使用止吐药降低反流误吸的风险。

6.应用抗胆碱药　ASA不推荐使用抗胆碱药来预防误吸。

（三）围麻醉期处理方法

1.阻塞食管　必要时应用带食管阻塞器的导管插管，可减少误吸的风险。

2.序贯快诱导插管　是无困难气道饱胃患者气道处理最常采用的方法。应准备吸引器及粗吸引管备用。给予患者预吸氧,依次静脉给予快起效静脉麻醉药、麻醉性镇痛药及肌肉松弛剂,不行控制呼吸,待药物起效后迅速行气管插管。从患者失去气道保护性反射开始到确认气管导管置入并将套囊充气整个操作期间,均应保持将环状软骨压向颈椎(Sellick 法)。Sellick 法可以预防插管前面罩通气期间,胃内进入太多的气体,并可闭合食管,降低胃内容物反流的风险。

3.清醒插管　目的在于保留患者的咳嗽反射,避免贲门括约肌松弛导致胃内容反流。清醒插管因肌肉不松弛,有时可能出现声门暴露或插管困难。对神志不清、小儿等不合作患者也不适用。此外,插管时间长,插管反应较大,对心脏病或循环功能不稳定的急症患者也有顾虑。

4.体位选择　早年有人用头低位的方法预防误吸,现在则认为其不仅不可靠,而且更易引起反流。目前,有人则主张采用头高位的方法预防反流。理论上胃内压通常为 18cmH_2O,成年人头高位 40°,咽部可高出贲门 19cm,故胃内容不易反流至咽部。但低血容量患者,头高位后可能出现循环功能不稳定,须同时将双下肢抬高以助静脉回流。

5.清醒后拔管　术毕待患者完全清醒后在拔除气管导管,以防拔管后反流。

(四)呕吐和误吸后的处理

全麻诱导过程中发生呕吐,应迅速使头偏向一侧,必要时采用头低位,以助呕吐物外流。发生误吸后,应立即行气管插管,先行气管内吸引,再辅助呼吸,并反复彻底吸引气道。必要时可行气管内灌洗。全身使用抗生素、激素。有缺氧表现时按急性呼吸窘迫综合征处理。误吸有固体物时,须行支气管镜将异物取出。

三、急诊患者麻醉前镇痛

急诊患者往往伴有严重疼痛。有效的疼痛管理,不仅能使患者感觉舒适,而且还有助于抑制应激反应、恢复器官功能和消除疼痛刺激所产生的继发性损害。

1.治疗创伤疼痛的原则　在以稳定患者重要器官功能的前提下,提供完善的镇痛措施,最大限度地减少患者的痛苦和改善重要器官功能。

2.院前处理　首要问题是维护患者重要器官的功能稳定,包括气道管理、止血和抗休克,其次是疼痛处理。

(1)镇痛方法包括:使用外周神经阻滞镇痛;静脉注射镇痛药物,如吗啡、氯胺酮或曲马多等。

(2)注意事项:实施疼痛管理前应对患者的诊断和伤情有一定的了解;对头部损伤患者一般不使用镇痛药,以免妨碍对意识和瞳孔征象的观察;尽量简化治疗措施;疼痛治疗不能明显抑制患者的呼吸、循环功能。

3.院内早期处理　目的在于使患者既能配合检查,又感受不到明显的疼痛,同时不能抑制呼吸、循环功能,不影响病情的观察。严重颅脑外伤患者,如果出现烦躁,应给予药物控制,以防颅内压进一步升高。

(孙小珊)

第三节　急诊和创伤患者麻醉管理要点

一、麻醉前用药

1. 在不影响呼吸、循环稳定性的情况下，适当应用镇痛药。对危重患者，可免用镇静、镇痛药。对休克患者，应以小量、分次静脉给药为原则。

2. 急诊饱胃患者术前应给予 H_2 受体阻断药或氢泵抑制药以降低胃酸度，减少胃内容物，预防 Mendelson 综合征（Mendelson syndrome）的发生。

二、麻醉选择

麻醉选择的原则是最大限度的不干扰呼吸、循环功能稳定，不影响复苏，又能满足手术操作基本要求。可使用局部麻醉、区域阻滞麻醉和全身麻醉（表 18－2）。

表 18－2　急诊患者区域阻滞麻醉和全身麻醉的优缺点

麻醉方式	优点	缺点
区域阻滞	允许继续评估意识状态	难以评估外周神经功能
	增加血流量	患者容易拒绝
	避免气管操作	需要镇静
	改善术后精神状态	麻醉起效时间较长
	减少失血	不适于多处创伤患者
	降低深静脉血栓发生率	麻醉维持时间受到一定限制
	缓解术后疼痛	
	肺部引流较好	
	早期活动	
全身麻醉	起效快	影响神经系统检查
	维持时间可按需延长	需行气管操作
	允许对多发创伤进行多部位操作	血流动力学管理复杂
	患者更容易接受便于施行正压通气	增加气压伤的可能

三、预充氧

为避免麻醉诱导期间氧饱和度下降，患者应尽可能预先氧合。院前使用合适的贮气面罩，并使用高流量吸氧，可以使患者吸入氧浓度接近 100％。如果患者血流动力学允许，可使用最高 $10cmH_2O$ 的持续正压通气、坐位或将胸部抬高 25°，以增加功能残气量。另外，使用适当的镇痛和镇静，可以减少患者的疼痛和恐惧，降低耗氧。如果患者能充分自主呼吸，可持续吸纯氧 3 分钟或进行至少 8 次深大呼吸。预充氧的目标是脉搏氧饱和度 99％以上，呼气末氧浓度＞80％。

四、麻醉管理

由于依托咪酯对肾上腺皮质功能的抑制作用，在危重患者特别是感染性休克的患者应权衡维持血流动力学稳定与肾上腺皮质功能的抑制的利弊选择使用。对血流动力学不稳定的患者，可选择氯胺酮。研究显示使用0.1mg/kg咪达唑仑或0.5mg/kg氯胺酮与丙泊酚联合诱导较单独使用丙泊酚，血流动力学更为稳定。麻醉诱导期的镇痛，血流动力学稳定的患者使用芬太尼或舒芬太尼，而氯胺酮用于循环状态不稳定的患者，可能更为适合。如果怀疑或已知患者存在颈椎损伤，在气管插管时一定避免头部的移动。

由于患者对麻醉药的耐受通常很差，以至不能抑制患者体动，因此须加用肌松剂。琥珀胆碱由于其明显的副作用其应用受到限制，罗库溴铵(1.2mg/kg)有可能成为急诊麻醉首选肌松剂。

麻醉维持期间，患者血流动力学的稳定依赖于手术止血和患者血容量的恢复。在麻醉和手术过程中，间隔一定时间需进行动脉血气分析、pH和血细胞比容、电解质、血糖及凝血因子进行反复测定，以便随时进行调整。

五、麻醉中常见问题的处理

1.手术时间长　长时间手术和伴随的长时间麻醉均会对患者的预后及机体恢复产生不利影响。严重创伤的救治过程中应遵循“损伤控制外科(damage control surgery,DCS)”救治原则，将早期手术治疗作为整个救治过程的一个基本环节，不宜追求一次手术完成所有确定性修复，尽可能缩短手术时间，避免对患者生理机制的过度干扰，从而遏制以代谢性酸中毒、低温和凝血功能障碍为主要特征的“致死三联症”的发生。

2.体温异常　创伤患者大量输库存冷血、广泛暴露创面等，均可引起体温下降，应注意体温保护，但也要防止高热的发生。

3.大量输血输液　严重创伤、长时间手术、创面大量渗血或出血的患者，通常需要补充大量液体。大量快速输血指在短时间内一次输血量3000ml以上，或者24小时内超过5000ml。对所输的液体要进行加温，必要时监测患者凝血功能，并根据监测结果补充适当的凝血因子。

4.血管活性药物的应用　急诊创伤患者发生大失血时必须首先补充有效循环血容量及止血，只有当输血、输液速度不能及时补充失血量时，为避免持久低血压的不良影响和防止心跳停止，才考虑短暂使用血管收缩药。血管收缩药的使用量应尽量小，时间应尽量短。同时应积极补充血容量，尽早减少升压药的使用。

5.未控制出血的失血性休克　目前大量的基础研究证明失血性休克未控制出血时早期积极复苏可引起稀释性凝血功能障碍；血压升高后，血管内已经形成的凝血块脱落，造成再出血；血液过度稀释，血红蛋白降低，组织氧供减少；增加并发症和病死率。因此，提出控制性液体复苏(延迟复苏)，即在活动性出血控制前应给予小容量液体复苏，在短期允许的低血压范围内维持重要脏器的灌注和氧供，避免早期积极复苏带来的副作用。

6.酸中毒的纠正　只要循环维持稳定，依靠机体自身的代偿调节，便足以纠正酸血症。只有在血液pH值过低，剩余碱过低时，才考虑使用碳酸氢钠。

7.麻醉恢复期的处理　在恢复室，创伤患者可能出现的问题包括苏醒时呕吐和误吸、苏醒延迟、苏醒后谵妄或躁动等。急诊术后患者气管拔管时间要相对延后，直到患者保护气道咳嗽反射的恢复。

(孙小珊)

第四节　特殊部位创伤的麻醉处理

一、颅脑创伤

创伤性颅脑损伤是指机械性外力(高能加速或减速力)作用对脑的损伤,可能导致暂时或永久性神经和认知功能损害,并伴有精神状态的改变。GCS 可对患者意识状态进行分级。低血压、高热、低氧和颅内压(ICP)升高都强烈提示患者预后不良。头颅外伤患者麻醉管理的关注要点包括:对颅内高压的识别和治疗、饱胃以及可能存在颈椎损伤。

1. 必须怀疑是否有颈髓损伤,同时颈部需固定到除外颈椎骨折。

2. 昏迷患者应立即行气管内插管以保护气道同时避免高碳酸血症及缺氧。而高碳酸血症及缺氧可加重 ICP 的升高,导致继发性脑损伤。

3. 气管内插管应快速完成,同时保持血压稳定并避免呛咳。常实施快速诱导,尤其是不能配合或 ICP 升高的患者。因为考虑到饱胃、气道操作过程中可能恶化颈部外伤以及因合并面部损伤的预期的困难气道,可以进行清醒插管(如经鼻盲插或纤维支气管镜插管)。

4. 鼻插管及鼻胃管放置在有颅底骨折表现时(如脑脊液鼻漏、耳漏或 LeFort Ⅲ颌面骨折)为相对禁忌。

5. 麻醉管理遵循控制脑灌注压并降低 ICP 和脑水肿的总原则。降低 ICP 的方法包括:头部抬高、使用渗透性利尿剂、高渗盐水或巴比妥类药物。为保护长时间意识丧失或咳嗽反射不足患者的气道,术后常常需要保留气管导管及机械通气支持。术前意识水平的改变有助于预测术后带管的必要性。

6. 甘露醇产生的利尿作用会引起急性低血容量和电解质异常(低钾血症、低钠血症),因而需要补充晶体液和胶体液行血管内液体替代治疗,提出根据尿量给予等量晶体液。一般不建议使用葡萄糖溶液,因为可能促使脑水肿进一步恶化。高渗盐水可以降低颅内压,改善脑血流。但是输注高渗盐水溶液和甘露醇治疗的患者,其预后无显著的差异。

7. 皮质类固醇激素的使用在头颅外伤的应用存在争议,可能增加发病率和致死率。

二、脊髓创伤

急性脊髓损伤的管理主要目标是避免已受伤的脊髓受到二次损伤。这可通过稳定脊柱并纠正循环及通气异常实现。颈髓损伤应考虑是否合并的头、面及气管外伤;胸腰段脊柱损伤常合并胸部或腹腔创伤。

1. 脊髓休克以血管扩张和低血压为特征。如果损害包括交感心脏加速神经(T_1～T_4),可出现心动过缓、缓慢性心律失常、房室传导阻滞及心搏骤停。脊髓休克可持续数日到数周。心动过缓可用阿托品治疗,低血压可通过补液、血管活性药物或二者同时使用得到纠正。高位脊髓损伤患者因为无法增加交感神经张力,而对麻醉的心血管抑制效应异常敏感。

2. 高于 C_3～C_4 的脊髓损伤因为其失去了对膈肌的神经支配(C_3～C_5)而需要气管插管及辅助机械通气。低于 C_5～C_6 的损伤亦可导致至多 70%的潮气量及用力肺活量的减少,可合并有通气和氧合的降低。

3. 胃肠道及膀胱张力下降分别需要置入鼻胃管及导尿管。因血管收缩能力丧失,这些患者有热量丢失倾向。

三、小儿创伤

1. 需清楚了解成人、小儿和婴儿在解剖学和生理学的显著差异，以及熟练掌握小儿对麻醉的特殊要求。

2. 小儿最常见的是钝挫伤，多由于高空坠落或车祸所致。复合性损伤多见，但是由于小儿不能提供准确的病史，常使诊断更加困难。

3. 虽然创伤的儿童经常有明显的失血，但初期生命体征变化较小。单纯依靠生命体征会严重低估损伤的严重程度。

4. 为控制气道首选颈椎保护下的经口气管插管。对于年龄小于 12 岁的小儿不主张经鼻气管插管术。

5. 经骨髓输液适合那些不能建立静脉通道的严重创伤小儿。

6. 小儿低温可能引起难治性休克。在初期评估和处理阶段需要用头部加热器或加热毯以维持体温。

四、孕妇创伤

1. 所有孕期超过 24 周的孕妇需要接受至少 4～6 小时的分娩心电图监测。

2. 胎儿的复苏依赖于母体的有效复苏。子宫在孕 12 周前仍属于盆腔内器官，而孕 20 周就上升达到脐水平。孕 20 周后，增大的子宫压迫下腔静脉，减少静脉回心血量，从而降低心排血量，加重休克。孕妇在转运和检查时都需将子宫向左侧倾斜。

3. 虽然诊断性放射对胎儿能构成威胁，但必须的影像学检查仍需进行。如需通过离子射线进行多重影像学诊断，应请放射科医师会诊评估胎儿接受的射线总剂量。

4. 如果羊水进入血管内，可能产生羊水栓塞，导致广泛的血管内凝血。

5. 如果孕妇情况平稳，胎儿状况和子宫损伤程度将决定下一步治疗方案。应请产科医生会诊。

6. 可能存活而无窒息征象的胎儿，应采用体外超声监测。这些孕妇易出现早产，如果发生早产，应给予安胎治疗。

7. 当可能存活的胎儿在复苏成功后出现宫内窘迫征象时，必须尽快实施剖宫产术。对于不能存活的胎儿需在宫内采取保守治疗，以维持母体氧合和循环。

（孙小珊）

第十九章　特殊患者麻醉

第一节　休克患者麻醉

一、麻醉前准备与用药

休克患者实施麻醉前，必须充分了解患者的全身情况，在短时间充分完善麻醉前准备，依照患者全身情况、休克类型和程度进行个体化处理。

1. 若为抢救性手术，尽快抢救患者，不应过分强调改善术前情况而贻误手术时机。

(1)麻醉医师应迅速了解患者基本病情、既往史、各系统的并发症和麻醉相关的其他情况。

(2)术前开放快速输血通路，充分扩容，严重休克患者应同时开放两条以上输液通路，行中心静脉穿刺置管，测定中心静脉压。

(3)严重危及生命的紧急情况，如颜面部创伤或上呼吸道烧伤导致的呼吸道梗阻，应立即局麻下行紧急气管切开术。

(4)上消化道大量出血时，应先安置三腔二囊管压迫止血。

(5)胸部创伤合并严重张力性气胸时，立即安放胸腔闭式引流。

(6)急性心脏压塞时，立即施行心包穿刺减压引流。

2. 非抢救性手术麻醉医师术前应详细了解患者病情及治疗经过和既往史，初步纠正患者休克状态，做好抢救准备后再开始麻醉。

(一)低血容量休克的准备

1. 补充血容量

(1)开放 2～3 条静脉通路，严重者行深静脉穿刺置管，积极抗休克。

(2)同时监测中心静脉压，术前查血型、交叉配血，急查血常规和凝血常规，充分了解红细胞、血红蛋白、白细胞计数和分类、血细胞比容及出凝血时间等，若有条件可行血气分析检查。

(3)估计出血量，备好充足抢救用血量。通过输血补液纠正血容量，使收缩压＞90mmHg，积极改善休克状态，争取尽早实施手术，解除休克原因。

(4)在纠正病因的同时必须进行液体复苏，可以选择晶体溶液(如生理盐水和等张平衡盐溶液)和胶体溶液(羟乙基淀粉)。为保证组织氧供，血红蛋白降至 70g/L 时应考虑输血。

(5)对于有活动性出血的患者、老年人以及有心肌梗死风险者，血红蛋白保持在较高水平更为合理，大量失血时应注意补充凝血因子。

(6)未控制出血的失血性休克是低血容量休克的一种特殊状态和类型。对出血未控制的失血性休克患者，应早期采用控制性复苏，收缩压维持在 80～90mmHg，以保证重要脏器的基本灌注，并尽快止血。出血控制后再进行积极容量复苏。但对于合并颅脑损伤的多发伤患者、老年患者及高血压患者应避免控制性复苏。

2. 血管活性药物的应用

(1)对低血容量休克的治疗原则为提升血压，首先采取扩容治疗，低血容量休克患者一般不常规使用血管活性药，血管活性药会进一步加重器官灌注不足和缺氧。

(2)临床上，通常仅对在足够的液体复苏后仍存在低血压或者尚未开始输液的严重低血压患者，才考虑应用血管活性药和正性肌力药。扩容已满意而血压仍不能有效回升时，可静脉滴注小剂量多巴胺2.5～10μg/(kg・min)以提升血压。

(3)若扩容后血压虽已恢复，但四肢仍冰凉、苍白、花斑、尿少及血乳酸增高，提示组织灌注仍然不足，休克尚未解除，可静滴小剂量多巴胺改善微循环和组织灌注。

(4)必须在严密监测心率、血压、中心静脉压、肺动脉楔压、心排量及尿量下应用血管活性药物，合理控制滴速，防止血压骤升骤降。

3.保护脏器功能

(1)开始治疗休克时就应重视保护脏器功能，保证呼吸道通畅，必要时人工呼吸或呼吸机治疗。

(2)留置导尿管，观察尿量，预防急性肾衰，以尽快纠正低血容量。

(3)切忌滥用缩血管药升压加重器官灌注不足和缺氧。

(4)在血容量未补足前，也禁忌使用利尿药，以防血容量进一步减少。

(5)保护心肺功能，用CVP或PCWP指导补液，防止输注过多、过快。

(6)一旦出现肺水肿或心衰，按心源性休克处理。

(7)纠正缺氧、电解质紊乱、酸碱失衡等预防心律失常。

(二)感染性休克的准备

1.维持循环稳定　补液治疗，注意纠正酸碱失衡；在血容量基本补足后可适量应用正性变力药和血管活性药。

2.控制感染　尽早应用广谱抗生素，必要时手术彻底清除感染病灶。

3.维护呼吸功能　保持呼吸道通畅，吸氧；有急性呼吸窘迫综合征倾向时，尽早开始机械通气施行IPPV及PEEP，以改善氧合。

4.激素治疗　对近期已用过激素，或抗休克综合治疗效果不理想者，可应用大剂量激素治疗，如泼尼松龙30mg/(kg・24h)，连用48h；或地塞米松3mg/kg，每4～6小时一次，连用48h。

5.凝血障碍处理　全身感染时易并发凝血酶原时间延长、部分凝血活酶时间延长及血小板减少等凝血功能异常。一般通过控制感染后可自动纠正，但为预防DIC，尽早输新鲜冷冻血浆及血小板，改善凝血功能。

(三)心源性休克的准备

心源性休克的发病突然、病情危急，应抓紧麻醉前2～3h的全面准备，力争初步纠正休克。

1.一般处理　绝对卧床休息，有效镇痛，因急性心肌梗死所致者给予吗啡3～5mg静脉注射。建立有效的静脉通道，必要时深静脉置管。监测尿量、心电、血压和血氧饱和度。持续吸氧，4～6L/min，必要时行气管插管或气管切开，人工呼吸机辅助通气。

2.补充血容量　首选低分子右旋糖酐250～500ml静滴或0.9%氯化钠液500ml静滴，尽量在血流动力学监测下补液，外周静脉充盈不良，口渴，尿量＜30ml/h，尿比重＞1.02或中心静脉压＜6mmHg，提示血容量不足。

3.血管活性药物的应用　首选多巴胺或与间羟胺合用，再根据血流动力学选择血管扩张剂。

(1)肺充血而心输出量正常，肺毛细血管嵌顿压>18mmHg时，应用静脉扩张剂如硝酸甘油，并适当利尿。

(2)心输出量低且周围灌注不足，但无肺充血，肺毛细血管嵌顿压<18mmHg，肢端湿冷时，应用动脉扩张剂如酚妥拉明。

(3)心输出量低且有肺充血及外周血管痉挛，肺毛细血管嵌顿压18mmHg而肢端湿冷时，应用硝普钠。应用血管扩张药必须严防血压过低，特别是并存脑血管硬化和冠状动脉硬化的患者。

4. 正性肌力药物的应用

(1)洋地黄制剂：在急性心肌梗死后的24h内尽可能避免应用洋地黄制剂，在休克治疗无明显改善的情况下可酌情静脉注射毛花苷丙0.2～0.4mg。

(2)拟交感胺类药物：可选用多巴胺、多巴酚丁胺及多培沙明等。

(3)双异吡啶类药物：米力农2～8mg或氨力农0.5～2mg/kg静滴。

5. 其他处理

(1)激素应用：休克4～6h内尽早使用糖皮质激素，如氢化可的松100～200mg或地塞米松10～20mg，必要时每4～6h重复1次直至病情改善。

(2)纠正酸中毒：应用5%碳酸氢钠。

(3)机械性辅助循环：经积极治疗后休克未改善者，可选用左室辅助泵、主动脉内气囊反搏、体外反搏等机械性辅助循环。

(4)心肌保护：磷酸肌酸2～4g/d，必要时使用血管紧张素转换酶抑制剂等。

对充血性心衰、心源性休克患者必须做好围手术期的各种监测准备。麻醉前用药的选择取决于休克程度，一般应酌减剂量。对并存休克者，避免用镇静药，仅用小剂量阿托品。外周循环已衰竭，宜常规静脉注射用药。

二、麻醉药与麻醉方法的选择

在满足手术要求的前提下，尽量选用对患者血流动力学影响小、对循环抑制轻的麻醉方式。麻醉过程保持呼吸道通畅，保证有效的通气量和氧供。注意休克患者对麻药耐受性较差，减少麻醉药的用量，避免加重休克。

(一)局部麻醉和神经阻滞

1. 适用于高危休克患者，对全身影响最小，但局麻药的耐受量亦相应减小，需严格控制单位时间用药量。

2. 休克患者多存在低蛋白血症，局麻药的耐受量相应减小，易于发生局麻药中毒，需严格控制用药量。

3. 上肢手术可选用臂丛神经阻滞，下肢手术可在腰丛和坐骨神经阻滞下完成手术。

(二)椎管内麻醉

1. 在休克未得到纠正前，绝对禁忌施行椎管内麻醉。无论硬膜外麻醉还是蛛网膜下腔麻醉均产生交感神经阻滞，引起血管扩张，回心血量减少，心排量下降，外周血管阻力减小。交感神经阻滞范围主要决定于注药部位和药量。处于代偿阶段的休克患者，其动脉血压在很大程度上依赖于血管收缩，椎管内麻醉使阻滞区域血管扩张可导致严重低血压。

2. 待血容量得到一定补充，病情转稳定后，方可考虑采用连续硬膜外麻醉，并需遵循下列处理原则：

(1)穿刺置管成功后暂不注药，改为平卧位开始静脉输液扩容后，分次小量试探性注射局麻药，密切观察血压和脉搏的变化。

(2)如血压明显下降，提示血容量仍然不足，停止注药，继续输血补液，情况紧急时先应用适量麻黄碱提升血压。

(3)严格控制麻醉平面在可满足手术需要的最低水平。待循环纠正后再小量分次追加，尽量控制最小而有效的阻滞范围，以确保安全。

(三)全身麻醉

1. 吸入麻醉药

(1)注意掌握麻醉深度，严禁任何阶段的深麻醉。几乎所有的吸入麻醉药可通过抑制心肌收缩力、改变外周血管张力和影响自主神经活动抑制循环，影响程度与吸入浓度有关。

(2)低氧血症加重吸入性麻醉药对休克患者的循环抑制。在吸入性麻醉药中氟烷和安氟醚心肌抑制明显，尤其氟烷降低心排量和心肌收缩力，同时抑制颈动脉窦压力感受器反射，易导致低血压。异氟烷、地氟烷和七氟烷主要是通过外周血管扩张使血压降低。

(3)氧化亚氮心肌抑制作用最轻，但麻醉作用弱，常与其他药物配伍应用。吸入麻醉药造成的低血压可通过降低吸入麻醉药的浓度，加快液体输注速度，正性肌力药物或血管收缩药快速纠正。

(4)休克患者对麻醉药耐受能力降低，低血容量时皮肤和胃肠道血管收缩，心脑肾等重要脏器血流量相对增加，少量的麻醉药即可使患者进入麻醉状态。

(5)由于多数吸入麻醉药有剂量依赖的循环抑制作用，休克患者麻醉时可小量联合应用，如氧化亚氮－氧－肌松药，辅以小量七氟烷或异氟烷，麻醉作用协同而循环抑制减轻。

2. 静脉麻醉药　麻醉诱导可用氯胺酮、羟丁酸钠、咪达唑仑、乙托咪酯等，但注意适当减量，缓慢分次注射，随时注意血压和脉搏的变化。

(1)硫喷妥钠极易导致血压剧降，应避免使用。

(2)氯胺酮应用后血压升高，心率加快，这一特点使氯胺酮在休克患者麻醉中占有重要地位。

(3)乙托咪酯对循环影响较小，对心肌收缩力和交感反应无明显抑制作用，适用于低血容量和循环状态不稳定的休克患者。

(4)苯二氮䓬类药物具有抗焦虑和遗忘作用，可与镇痛药联合应用于休克患者麻醉诱导和维持。浅麻醉时小量应用咪达唑仑可避免患者术中知晓。

(5)舒芬太尼和芬太尼对循环影响小，不抑制心肌功能，也无组胺释放作用。

3. 肌肉松弛药　休克患者全身低灌注状态差和肝肾功能不全使药物代谢速率降低，肌松药应适当减量。

(1)琥珀胆碱是目前起效最快的肌肉松弛药，1～2mg/kg 静脉注射，1 分钟即可提供满意肌松，是休克患者快速诱导插管的常用药物，但合并大范围软组织损伤、严重烧伤或截瘫患者可因高钾血症导致心搏骤停。

(2)罗库溴铵作用快，维持时间较短，适用于快速诱导插管。

(3)中短效药物维库溴铵循环稳定，无组胺释放作用。

(4)顺阿曲库铵不依赖肝肾代谢,无药物蓄积,几乎无组胺释放作用。

(5)哌库溴铵不阻断交感神经节,无组胺释放作用,均可用于休克患者。

三、休克患者麻醉监测

对休克患者实施监测的原则是:早期先观察患者意识、皮肤颜色、脉搏、呼吸、心电图和尿量等,同时开放静脉完善各项检验和补充血容量,尽早纠正休克。待紧急情况缓解,各项治疗措施开始后,要完善各项特殊监测,综合评估,制定正确处理方案。

(一)血流动力监测

1. 中心静脉压(CVP) 能反映静脉回心血量情况,结合动脉压及尿量,对血流动力、血容量及心脏泵功能的现状可做出初步判断。但用于心衰患者,往往不能反映瞬间的血流动力变化,CVP 难以及时反映左心功能情况,对整体心功能迅速变化的反应迟缓,敏感程度也低,尤其在休克治疗和麻醉处理患者时常不能及时反馈治疗效果,此时应放置肺动脉导管监测肺动脉楔压。

2. 直接动脉压 可连续动态监测,即使血压很低,也能正确测知,同时可很方便地采集动脉血样,了解血气变化。动脉血压是诊断治疗休克的重要指标。动脉血压的高低直接决定重要器官的血液灌注,休克早期血压尚未下降前脉压的变化也有助于临床医生判断病情。

3. 肺动脉楔压(PCWP) 肺动脉楔压能反映左房充盈压,可判断左心房功能,对指导输液扩容、正确使用正性变力药和血管扩张药、评估心脏功能等关键问题有重要意义。正常值为 1.60～2.40kPa(12～18mmHg)。当其值>2.67kPa(20mmHg)时,提示左心功能轻度减退,应限液治疗;其值>3.33～4.0kPa(25～30mmHg)时,提示左心功能严重不全,有肺水肿发生的可能;其值<1.07kPa(8mmHg)时,伴心输出量的降低,周围循环障碍,提示血容量不足。

4. 心排出量 可反映整个循环系统的功能状况,包括心脏机械做功和血流动力学。心源性休克患者经治疗后,若心排出量增加,提示处理正确有效。在麻醉过程中心排出量常用于危重患者和血流动力学不稳定者的监测以指导患者的治疗和观察病情进展。

5. 外周血管阻力(SVR) 主要是小动脉和微动脉处的血流阻力,通过治疗若 SVR 下降,同时心排出量和尿量增多,可提示心脏后负荷减轻,心泵功能改善。

(二)呼吸功能监测

1. 通气功能 肺通气功能是衡量空气进入肺泡及废气从肺泡排出过程的动态指标。常用的分析指标有静息通气量、肺泡通气量、最大通气量、时间肺活量及一些流速指标。

2. 通气/灌流比值 每分钟肺泡通气量与每分钟肺血流量的比值,正常成人安静状态为 0.84。若增大,表示无效腔量增加;若减小,提示肺内分流加大。

3. 肺泡－动脉血氧分压差 肺泡－动脉氧分压差指肺泡氧分压与动脉血氧分压之间存在一个差值,是判断肺换气功能正常与否的一个依据。用于判断肺的换气功能,能较 PaO_2 更为敏感地反映肺部氧摄取状况,有助于了解肺部病变的进展情况。其正常值于吸入空气时,为 0.53～3.3kPa;吸入纯氧时为 3.3～10kPa。若增大,反应肺泡弥散功能异常或动静脉短路增加;超过 13.3kPa,提示严重通气异常。

4. PaO_2 动脉血氧分压(PaO_2)的高低主要取决于吸入气体的氧分压和呼吸的功能状态,正常范围:PaO_2=(100－0.3×年龄±5)mmHg。

5. $PaCO_2$　又称动脉血二氧化碳分压，指物理溶解的二氧化碳所产生的张力。参考值 35～45mmHg。衡量肺泡通气情况，反映酸碱平衡中呼吸因素的重要指标。

6. 动－静脉血氧分压差　能较敏感地反映组织灌注、摄氧及利用氧的能力。若动－静脉血氧分压差增大，说明组织灌流改善，摄氧和氧利用能力增高。若动－静脉血氧分压差缩小，提示组织灌流减少，摄氧及氧利用能力下降。

（三）生化监测

1. 酸碱监测　测定 pH、BE、$PaCO_2$、HCO_3^-，判断酸碱失衡情况，及时纠正。

2. 血乳酸　当微循环灌流不足，组织处于无氧代谢时，乳酸值上升；待微循环改善，乳酸值降低。乳酸值持续增高，提示微循环灌流仍不足，存在持续无氧代谢，血乳酸对判断休克预后有实用价值。

3. 电解质　监测 K^+、Na^+、Cl^-、Mg^{2+} 和 Ca^{2+}。判断电解质失衡情况，一旦发现有失衡，及时纠正。

（四）微循环监测

通过临床观察口唇颜色、皮肤毛细血管充盈时间、血压和脉率，并前后比较，判断微循环灌流情况。

（五）尿量

尿量是反映肾脏灌注的可靠指标，可间接反映全身循环状况。休克患者监测尿量要求计量准确，便于随时准确的了解尿量变化，判断疗效。

（六）体温

体温升高或降低均不利于休克患者。体温监测电极可放置在腋窝、鼻咽腔、食管或直肠。休克患者外周血管收缩，核心温度与皮肤温度相差比较大。食管温度接近心脏温度，经鼻咽腔较为方便，但测量的体温低于食管和直肠的温度。

（七）红细胞计数和血细胞比容

血红蛋白是血液携氧的主要载体，在大量失血和大量快速补液导致血液过度稀释可影响组织氧合。休克患者维持血细胞比容不低于 25%～30%，以保证组织供氧。

（八）凝血功能监测

休克时定时检查凝血酶原时间、血小板、纤维蛋白原、部分凝血活酶时间、凝血酶时间、纤维蛋白降解产物及 D－二聚体等，监测凝血功能，及时发现 DIC。

四、麻醉管理

（一）维持血压、支持心功能

1. 休克患者在麻醉前行有创监测是非常有必要的，可在诱导过程密切观察患者生命体征变化。

（1）对于循环状态不稳定的患者，先浅麻醉使患者意识消失，辅助肌肉松弛药实施麻醉诱导气管插管，手术过程中根据循环情况调节麻醉深度。

（2）休克患者对镇静、镇痛、肌松和其他麻醉药耐量很差，可采用少量试探性给药法，使用最小有效剂量满足手术的需要，尽量减少药物对休克患者的不利影响。

（3）麻醉过程继续抗休克治疗，维持动脉压接近正常。

2. 多数休克患者的低血压低心排可以通过调节麻醉深度和补液来得到纠正。血管收缩药应用有可能加重休克患者的代谢紊乱，只在有绝对适应证和极紧急情况下应用。

(1)休克持续时间过长，确诊血管舒缩功能明显减退，在扩容和纠正酸中毒的基础上可静脉滴注适量血管收缩药。

(2)感染性休克高排低阻时，可静滴小剂量多巴胺以保护肾功能。

(3)突然大量失血，血压骤降至 6.7kPa 以下时，可单次注射一次升压药，加快输液输血。

3.休克患者麻醉期间容易出现心律失常，诱发原因包括血儿茶酚胺升高、低血容量、低氧血症、酸碱和电解质紊乱、心肌缺血和麻醉药物作用。发生心律失常时，应首先明确诱因并予治疗。

(二)加强呼吸管理

1.全麻患者应用肌松剂控制通气，保证患者充分供氧，减少患者呼吸作功，降低机体氧耗。

(1)通气时吸氧浓度应高于 40%，以保证组织氧合。

(2)同时避免长时间吸入高浓度氧导致肺不张、氧中毒，围手术期可根据动脉血气分析调节吸氧浓度和呼吸参数。

(3)严重低氧血症可采用呼气末正压通气来纠正。注意潮气量过大、气道压力过高、呼气末正压过高及吸气相延长均可影响休克患者动脉血压。

2.非全麻手术面罩吸氧可提供较高的吸入氧浓度。面罩吸氧时氧流量 5L/min 以上时，可提供 40%～60%的吸氧浓度，带储气囊的吸氧面罩还可进一步提高吸氧浓度。

3.术前胃肠减压不能完全使胃内容物排空，胃管使食管下段开放，更容易发生反流。

(1)对于饱胃患者全麻诱导，可根据麻醉医生的个人习惯和紧急气道处理能力选择清醒气管内插管或快诱导配合环状软骨加压。

(2)麻醉苏醒期同样有反流误吸风险，患者循环稳定，咳嗽吞咽反射恢复后方可拔除气管导管。

(三)应用血管扩张药的指征

晚期休克时，低血容量可致心衰，心输出量降低，外周血管总阻力以及 CVP 升高，此时则以应用血管扩张药为适宜，但要同时补充血容量。任何原因引起的休克，如出现肺动脉高压或左心衰竭，在补充血容量的同时，也是用血管扩张药的指征。

(四)纠正酸中毒

微循环得到有效改善和维持正常的肾功能时才能彻底纠正酸中毒。5%$NaHCO_3$ 是临床上最常用碱性药物，纠正其酸中毒时需要依据血清钾下降程度适当补钾。

(五)保持安定

当患者变换体位时，搬动要小心，以免体位改变对血压的影响。平卧位时，下肢应略抬高以利于静脉血回流。如有呼吸困难可将头部和躯干抬高一点，以利于呼吸。

(六)改善微循环

是微动脉和微静脉之间的血液循环，是血液与组织细胞进行物质交换的场所。微循环的基本功能是进行血液和组织液之间的物质交换。正常情况下，微循环的血流量与组织器官的代谢水平相适应，保证各组织器官的血液灌流量并调节回心血量。

如果微循环发生障碍，将会直接影响各器官的生理功能。

1. 肾上腺皮质激素有增强心肌收缩力、稳定细胞膜的通透性、保护溶酶体的作用，并有轻度 α 受体阻滞作用，有利于改善休克状态。

2. 在补足血容量的前提下，应用酚妥拉明等血管扩张药以解除微血管痉挛。

(七)常见并发症及处理

1. 手术野广泛渗血　休克患者手术中难以控制的广泛渗血是休克死亡的原因之一。正常生理状态下，血小板计数＞50×10^9/L，纤维蛋白原＞1g/L 时可维持正常凝血功能状态。

休克晚期患者出现伤口广泛渗血，实验室检查：血小板＜50×10^9/L、纤维蛋白原＜1.5g/L、INR＞1.25、血清 FDP＞20mg/L、3P 试验阳性。以上五项中有至少三项阳性者应高度怀疑发生弥散性血管内凝血(DIC)。

(1)DIC 原因

1)长时间微循环低灌注与血液成分外渗，血液浓缩，血液流速缓慢，血小板与红细胞聚集。

2)严重酸中毒导致广泛血管内皮伤损，使凝血系统激活。

3)休克后期内毒素血症，促进 DIC 发生。

(2)DIC 广泛渗血的治疗

1)治疗原发病：尽早明确并去除原发病是治疗 DIC 的关键措施。

2)改善微循环

①扩容：休克早期可用低分子右旋糖酐，扩容同时抗血栓形成。

②解除血管痉挛：选用作用平缓的血管扩张药。

③纠正水电解质与酸碱平衡紊乱：酸中毒可以应用 5%碳酸氢钠纠正。

④吸氧：保持呼吸道通畅，改善组织缺氧。

3)针对性治疗

①对输入大量库存血引起的凝血功能紊乱，输注浓缩血小板与新鲜冰冻血浆治疗。

②对于原发性纤溶，应选用对羧基苄胺抗纤维蛋白溶解药物治疗。

③DIC 诊断一经确立，补充已消耗的凝血因子同时进行肝素治疗。首次肝素 4000～6000U 静脉注射，每 4～6 小时给药一次，保持凝血时间在 15～30 分钟内。当凝血酶原时间恢复正常或缩短 5 秒以上，即可停用肝素。DIC 期间，纤维蛋白过度溶解是继发的，不宜用抗纤溶药治疗。

2. 休克后呼吸功能不全　低氧血症是休克后呼吸功能不全主要表现。休克后急性肺损伤时肺血管通透性增加，气体交换障碍，出现肺水肿。肺泡内积液可减低肺顺应性，阻碍通气，可发展为呼吸窘迫综合征(ARDS)。

(1)休克后呼吸功能不全原因

1)休克后全身炎性反应损伤肺毛细血管内皮和肺泡上皮，血管通透性增高，进而出现肺水肿、肺透明膜形成和肺不张。

2)休克时组织低灌注、感染、误吸、胸部创伤及微栓损害也可造成肺泡－毛细血管损伤。

3)休克时心功能不全或大量液体复苏以及血浆胶体渗透压降低也可引起肺水肿。肺水肿及肺不张影响气体交换功能，加重通气/血流比例失调，增加肺内分流导致低氧血症，使患者出现呼吸频率加快和呼吸困难。

(2)治疗原则包括积极治疗原发病，机械通气氧疗，维持体液平衡治疗肺水肿。

1)合并感染时优先选择广谱抗生素，然后依据血培养结果调整抗生素。

2)机械通气是治疗 ARDS 的主要方法，应用 CPAP、PEEP 通气避免肺泡在呼气相萎陷。适当的气道正压可增加肺顺应性减少呼吸做功、增加肺容量减少分流、缓解低氧血症。

3)适当提高吸入氧浓度可改善低氧血症，但尽可能维持较低吸氧浓度，氧中毒同样会造成的肺损害。

与休克后 ARDS 治疗相比，预防较容易。ARDS 患者确诊前的主要生理改变有：心脏代偿功能不足、低血容量、组织灌注不足和肺血管收缩增强。及时补充血容量，改善心功能，提高组织灌注和维持氧供需平衡，减轻肺充血，缓解肺血管收缩状态，可减少 ARDS 发生。

（孙小珊）

第二节　高血压患者麻醉

目前我国高血压患病率约为 24%，并逐渐年轻化，合并高血压的手术患者也不断增加。围手术期高血压可诱发或加重心肌缺血、导致脑卒中、增加手术出血以及肾脏衰竭等并发症。

一、概述

(一)高血压定义与分级

高血压的定义为在未使用降压药物的情况下，非同日 3 次测量血压，收缩压≥140mmHg 和(或)舒张压≥90mmHg，90%～95%为原发性高血压，余为继发性高血压。根据血压升高水平将高血压分为 1～3 级(表 19－1)。

表 19－1　血压的分级(mmHg)

类别	收缩压(mmHg)		舒张压(mmHg)
正常血压	＜120	和	＜80
正常高值	120～139	和(或)	80～89
高血压			
1 级(轻度)	140～159	和(或)	90～99
2 级(中度)	160～179	和(或)	100～109
3 级(重度)	≥180	和(或)	≥110
单纯收缩期高血压	≥140	和	＜90

注：当收缩压和舒张压分属于不同分级时，以较高的级别作为标准

(二)术前高血压的常见诱因

1. 原发性高血压　原发性高血压占 90%～95%，主要受遗传易感性和环境因素的影响，另外肥胖、服用特殊药物、睡眠呼吸暂停低通气综合征等也可引起原发性高血压。

2. 继发性高血压　继发性高血压占 5%～10%，血压升高仅是某种疾病的临床表现之一。

引起继发性高血压的常见的疾病包括血管疾病、颅脑疾病、肾脏疾病、内分泌疾病以及妊娠期高血压。

3.精神因素　临床上很多患者对麻醉和手术有恐惧心理，入手术室后测量血压偏高，回病房或适度镇静后血压恢复正常。

4.其他病理生理状态　导致高血压的其他常见原因还包括：①升压药物使用不当。②输液过量。③尿潴留。④肠胀气。⑤寒冷与低温。⑥术后咳嗽、恶心呕吐及术后疼痛等。

二、麻醉前准备与评估

(一)麻醉前准备

对于高血压患者术前访视应重点了解高血压的病程、进展情况和降压药物治疗的情况，争取麻醉前有效控制血压水平，降低围手术期并发症。

1.择期手术前应系统的降压治疗，通常在血压得到有效控制后行择期手术，同时改善受损器官功能。择期手术控制血压的目标：中青年患者血压＜130/85mmHg，老年患者＜140/90mmHg，高血压合并糖尿病患者血压＜130/80mmHg。高血压合并慢性肾脏患者血压＜130/80mmHg，甚至＜125/75mmHg，同时避免过度降压导致心肌缺血或脑缺血。

2.行急诊手术患者在术前准备时适当控制血压。如血压＞180/110mmHg 在严密监测下行控制性降压，血压维持至 140/90mmHg 左右。如患者病情复杂，应请心血管内科医师会诊指导处理。

(二)麻醉危险性的估计

1.病程　麻醉风险主要取决于高血压病程和重要脏器受累情况。另外，恶性高血压麻醉风险很大，虽病程短但早期就可出现心、脑及肾并发症。

2.高血压分级　一般手术并不增加 1、2 级高血压(BP＜180/110mmHg)患者围手术期心血管并发症发生的风险。但对于 3 级高血压(BP≥180/110mmHg)患者在围手术期较容易发生心肌缺血、心力衰竭及脑血管意外。

3.重要脏器功能损害情况　高血压合并重要脏器功能损害者，麻醉风险显著增加。术前应充分了解高血压患者有无心绞痛、心力衰竭、高血压脑病和糖尿病等并发症。

4.手术种类

(1)低危手术：内镜检查，白内障手术，乳腺手术及浅表手术等。

(2)中危手术：头颈部手术，腹腔或胸腔手术，矫形外科手术和前列腺手术等。

(3)高危手术：急诊大手术，尤其是高龄患者，大血管手术，长时间手术(＞4h)和出血较多手术等。

术前应全面检查明确高血压是原发性还是继发性，要注意是否为嗜铬细胞瘤。对于伴有严重器官损害的患者，术前应完善术前检查，权衡手术与麻醉的耐受性，并积极处理。

(三)麻醉前抗高血压药物的应用

1.利尿剂　是传统抗高血压药物，可降低血管平滑肌对缩血管物质的反应性，术中不利于血压的控制，利尿药还可能导致围手术期水电解质紊乱，建议术前 2～3 天停用利尿药。同时围手术期要严密监测血钾，一旦有低钾血症应及时纠正。

2. 血管紧张素转化酶抑制剂(ACEI)和血管紧张素Ⅱ受体阻滞剂(ARB) 是高血压患者应用最广泛药物，两类药物可减少蛋白尿和改善慢性心衰转归。ACEI 和 ARB 类药物可能会加重手术引起的体液丢失，术中易引起低血压。ACEⅠ类药物作用平缓，手术前可适当调整。ARB 类药物氯沙坦及代谢产物能抑制血管紧张素Ⅱ受体和血管紧张素Ⅰ受体，建议手术当天停用。

3. β受体阻滞剂 是临床应用较普遍的术前降压药，β受体阻滞剂可减少房颤的发生，降低非心脏手术心血管并发症的发生率。术前应服用β受体阻滞剂至手术当天，防止术中心率的反跳。

4. 钙通道阻滞剂 治疗剂量的钙通道阻滞剂对血流动力学影响不明显，可改善心肌氧供/需平衡。钙通道阻滞剂可增强吸入麻醉药、静脉麻醉药、肌松药和镇痛药的作用，应持续服用到术晨。

5. 中枢性抗高血压药 若术前突然停用可乐定可增加血浆儿茶酚胺浓度，血压严重反跳，甚至可诱发高血压危象。可乐定还降低术中麻醉药药量，可持续服用到术晨。

6. 其他 利血平可消耗外周交感神经末梢的儿茶酚胺。应用该药的患者对麻醉药的心血管抑制非常明显，术中可能发生难以纠正的低血压和慢性心律失常。术中低血压时，间接作用的拟交感神经药物如麻黄碱和多巴胺则升压不明显，直接作用的拟交感神经药物如肾上腺素、去甲肾上腺素，可引起血压骤升。可应用甲氧明小剂量分次给药缓慢升血压至满意水平。长期服用利血平的患者，最好术前 7 天停药换用其他降压物。

三、麻醉管理

(一)麻醉前用药

高血压患者术前应充分镇静缓解紧张情绪。术前访视时消除患者顾虑，术前保证有良好的睡眠。患者入室开放静脉通路，常规监护后可给予咪达唑仑镇静。术前服用利血平或普萘洛尔的患者，麻醉诱导前给予阿托品，防止麻醉过程中发生心动过缓。

(二)麻醉选择

高血压患者应根据病情和手术种类，选择对血流动力学影响最小的麻醉方法和药物，麻醉过程中保证完善的镇静、镇痛效果，降低应激反应。

1. 局部麻醉

(1)选用局部浸润麻醉或神经阻滞时局麻药中不宜加用肾上腺素，尽量阻滞充分，必要时予镇静。

(2)重度高血压患者颈丛阻滞时可引起血压升高，不宜选择。

(3)蛛网膜下隙阻滞可引起血压剧烈波动，重度高血压患者一般不宜用。

(4)连续硬膜外阻滞对血流动力学的影响较缓和，但应控制好麻醉平面，避免阻滞范围较广泛导致血压严重下降。

2. 全身麻醉 高血压患者目前大多采用静吸复合全麻。

(1)吸入麻醉药降低血压，其中异氟烷扩血管同时有心肌保护作用。

(2)静脉麻醉药

1)氯胺酮可升高血压，增加心率，高血压患者应避免使用。

2)丙泊酚具有剂量依赖性的心肌抑制和血管扩张作用，使用时避免血压骤降。

3)咪达唑仑可轻度扩张全身血管，降低心排出量，对心率影响较小。

4)芬太尼不抑制心肌收缩力，对心血管系统影响较轻。芬太尼和舒芬太尼可降低交感神经活性，有效地抑制气管插管的应激反应。

3.联合麻醉

(1)硬膜外阻滞的优缺点：硬膜外阻滞可阻断手术伤害性刺激，镇痛效果充分，可以提供较完善的术后镇痛。但手中探查时可发生牵拉痛、鼓肠、呃逆、恶心和呕吐等；硬膜外麻醉平面过高时可明显抑制呼吸循环功能。

(2)全身麻醉的优缺点：全身麻醉时患者意识消失，患者舒适更容易接受。术中应用肌松剂，机械通气保证有效通气，同时满足手术要求。但全身麻醉浅时不能有效阻断伤害性刺激，增加全麻药物同时增加其不良反应。

胸、腹及下肢手术可联合应用全身麻醉和硬膜外阻滞，显著减少麻醉药物用量和不良反应，使麻醉更完善。

(三)麻醉管理

全身麻醉诱导置入喉镜、气管插管及拔管时易引起应激反应，导致血压升高。在麻醉深度足够的情况下插管，尽可能减小置入喉镜的刺激。麻醉过程中减轻应激反应的方法有：

1.吸入强效麻醉药5～10分钟，加深麻醉。

2.单次应用阿片类药物(阿芬太尼15～25μg/kg；瑞芬太尼0.5～1μg/kg；芬太尼2.5～5μg/kg及舒芬太尼0.25～0.5μg/kg)。

3.尼卡地平10～20μg/kg静脉注射，或艾司洛尔0.2～1mg/kg，或乌拉地尔0.25～0.5mg/kg。

4.右美托咪定1μg/kg插管前10～15分钟静脉泵注。

5.利多卡因1～1.5mg/kg静脉或气管内使用。

6.硝酸甘油静脉0.2～0.4μg/kg注射，同时防止心肌缺血。

浅麻醉下拔除气管导管时易引起血压升高，手术结束后患者尚未完全清醒前实施术后镇痛，同时可在一定深度麻醉下拔管。

四、高血压急症

高血压急症是指在某些诱因作用下，原发性或继发性高血压患者，血压突然显著升高(大于180/120mmHg)，同时伴有进行性心、脑、肾等重要靶器官功能不全的表现。

高血压急症需作紧急处理，否则严重危及患者生命。采取逐步控制性降压，防止血压急骤下降，使重要器官的血液灌注明显降低。初始阶段(数分钟到1小时内)平均动脉压的降低幅度不超过治疗前水平的25%，在之后的2～6小时内将血压降至160/100mmHg左右。若患者可耐受，病情稳定的情况下，在以后24～48小时逐步降压至正常水平。制定具体的降压方案时需充分考虑患者的年龄、病程、血压升高的程度及靶器官损害(表19－2)。

表 19－2　高血压急症静脉注射或肌内注射用降压药

降压药	剂量	起效	持续	不良反应
硝普钠	0.25～10mg/(kg·min)IV	立即	1～2 分钟	恶心、呕吐、肌颤、出汗
硝酸甘油	5～100μg/min IV	2～5 分钟	5～10 分钟	头痛、呕吐
酚妥拉明	2.5～5mg IV	1～2 分钟	10～30 分钟	心动过速、头痛、潮红
	0.5～1mg/min IV			
尼卡地平	0.5～10mg/(kg·min)IV	5～10 分钟	1～4h	心动过速、头痛、潮红
艾司洛尔	250～500ug/kg IV	1～2 分钟	10～20 分钟	低血压、恶心
	此后 50～300ug/(kg·min)IV			
乌拉地尔	10～50mg IV	5 分钟	2～8h	头晕、恶心、疲倦
	6～24mg/h			
地尔硫䓬	10mg IV,5～15mg/(kg·min)IV	5 分钟	30 分钟	低血压、心动过缓
二氮嗪	200～400mg IV 累计不超过 600mg	1 分钟	1～2h	血糖过高、水钠潴留
拉贝洛尔	20～100mg IV	5～10 分钟	3～6h	恶心、呕吐、头麻、支气管痉挛、传导阻滞、体位性低血压
	0.5～2mg/min IV			
	24h 不超过 300mg			
依那普利拉	1.25～5mg IV,6h 一次	15～30 分钟	6～12h	高肾素状态血压陡降、变异度较大
肼屈嗪	10～20mg IV	10～20 分钟	1～4h	心动过速、潮红、头痛、呕吐、心绞痛加重
	10～40mg IM	20～30 分钟	4～6h	
非诺多泮	0.03～1.6mg/(kg·min)IV	<5 分钟	30 分钟	心动过速、头痛、恶心、潮红

一旦发生高血压急症时常用控制性降压方法：

（一）血管扩张药

1. 硝酸甘油降压同时可有效预防、治疗心肌缺血。

2. 硝普钠降压起效快、停药后血压容易反跳，大剂量使用时避免代谢性酸中毒和硫氰酸中毒。

3. 心率较快的患者可以选择艾司洛尔，但支气管疾病患者禁用。

4. 尼卡地平降压同时改善脑血流量，适用于颅脑手术，也可应用于支气管疾病患者。

5. 拉贝洛尔降压同时可维持生命器官的血流量，可用于肾衰竭或妊娠高血压急症。

6. 乌拉地尔的降压作用具有自限性，较大剂量使用时也不产生过度低血压。

（二）吸入麻醉药

吸入麻醉药物舒张血管平滑肌同时对心肌有较强的抑制作用，使血压下降。异氟烷抑制心肌作用较轻，可以保证组织灌注，适用于术中短时间降压。如需较长时间降压，可与其他降压药联合使用。

（孙小珊）

第三节　肾功能障碍患者麻醉

一、肾脏的生理基础

1. 分泌尿液，排出代谢废物、毒物和药物

(1)尿的生成，通过肾小球的滤过，肾小管与集合管的重吸收和分泌作用来完成，并受神经与体液因素等的调节。

(2)葡萄糖、氨基酸、维生素、多肽类物质和少量蛋白质，在近曲小管几乎被全部回收，肌酐、尿素、尿酸及其他代谢产物，经过选择，或部分吸收，或完全排出。

(3)肾小管尚可分泌排出药物及毒物，如酚磺酞、对氨马尿酸、青霉素类、头孢菌素类等。

(4)药物若与蛋白质结合，则可通过肾小球滤过而排出。

2. 维持水、电解质和体内酸碱平衡

(1)肾脏调节人体水及渗透压平衡的部位主要在肾小管。在近曲小管中，葡萄糖及氨基酸被完全回收，碳酸氢根回收 70%～80%，水及钠的回收约 65%～70%。

(2)滤液进入髓袢后进一步被浓缩，约 25%氯化钠和 15%水被回吸收。远曲及集合小管不透水，但能吸收部分钠盐。

(3)肾脏调节酸碱平衡反应缓慢，它的途径是通过以下方式完成：①排泄 H^+，重新合成 HCO_3^-，主要在远端肾单位完成。②排出酸性阴离子，如 SO_4^{2-}、PO_4^{3-} 等。③重吸收滤过的 HCO_3^-。

3. 内分泌功能　肾脏还能分泌激素，如肾素、前列腺素、激肽类物质，1，25－二羟维生素 D_3 及促红细胞生成素等。这些激素与维持体液内环境稳定、骨代谢和红细胞生成有关。

二、肾功能不全对麻醉的影响

(一)肾功能不全患者的功能代谢变化

1. 尿的变化　早期表现为多尿、夜尿多，晚期可发生少尿或无尿。低渗尿或等渗尿。蛋白尿、血尿或脓尿。

2. 氮质血症　血浆尿素氮(BUN)受肾外因素影响，直到肾小球滤过率(GFR)降至 25%以下时，BUN 才会明显升高。血清肌酐浓度和清除率是整体肾功能和 GFR 的更好的指标。

3. 水、电解质和酸碱平衡紊乱　主要存在水钠潴留、高钾血症、高镁血症、高磷血症、低钙血症。早期的代谢性酸中毒是非阴离子间隙改变造成的，随着肾衰竭的发展，后期表现为高阴离子间隙性酸中毒。

4. 肾性高血压　钠水潴留，肾素分泌增多，肾脏降压物质生成减少等原因导致。

5. 肾性骨营养不良　由于钙磷代谢障碍，继发性甲状旁腺功能亢进，$VitD_3$ 活化障碍和酸中毒引起的。

6. 出血倾向　体内有毒物质蓄积抑制血小板功能，临床常表现为皮下瘀斑和黏膜出血。

7. 肾性贫血　促红细胞生成素减少，有毒物质抑制骨髓造血功能，出血等造成。

(二)麻醉药药理学改变

脂溶性和在非离子状态下是弱电解质的药物，被肾小管大量再吸收，容易在体内蓄积。

但因这些药物经过生物转化后失去活性，所以是无害的。多数麻醉药物、巴比妥类药物、苯二氮䓬类药物、吩噻嗪类药物、氯胺酮和局部麻醉药属于此类。

非脂溶性或在生理pH范围内高度离子化的药物，以不变的形式在尿中清除，它们的作用时间在肾功能受损患者会延长。这类药物包括肌肉松弛药、胆碱酯酶抑制剂、噻嗪类利尿药、地高辛和许多抗生素。

三、术前风险评估与准备

（一）术前病情评估

1. 充分了解患者的全身状况、肾功能检查结果和肾功能障碍的严重程度。

2. 肾小球滤过功能与肾血流量是临床上了解肾功能的重要指标之一。肾小球滤过率（GFR）是反映肾小球滤过功能的客观指标，在临床上常被用于评价肾功能的损害程度。

（1）肾功能正常时血尿素氮/血肌酐（BUN/Cr）通常为10/1。当BUN＞8.9mmol/L时，即可诊断为氮质血症。

（2）当发生氮质血症且BUN/Cr增高时，常说明此氮质血症系肾前因素引起。

（3）氮质血症伴BUN/Cr下降时，多为肾脏本身实质性病变所致。

3. 对有肾功能障碍的患者，术前必须考虑肾功能障碍的严重程度，以指导围手术期麻醉用药及水电、酸碱失衡的调节。

（二）麻醉前准备

麻醉前准备的基本原则是保护肾功能、维持正常的肾血流、肾小球滤过率、水电解质平衡，改善患者的营养状况，使患者在体格和精神两方面均处于可能达到的最佳状态，以增强患者对麻醉和手术的耐受力，提高患者在麻醉、手术中的安全性，降低术中、术后医源性肾脏并发症。

1. 改善患者的营养状况　如纠正严重贫血、低蛋白血症等。对于营养底物的供给应尽可能经胃肠道途径，既可保护胃肠道功能，又可减少全胃肠外营养的相关并发症。只有当胃肠道内营养支持不足以维持机体能量供给时，才考虑部分或完全胃肠外营养支持。

2. 控制心律失常，纠正血容量不足及贫血，改善心功能。

3. 调节水电解质的平衡　严重肾功能障碍使水与钠的调节逐渐减退而终于丧失，只能依靠摄入来调整。如果处理不当则易发生水肿或脱水。

（1）如果每日尿钠大于60mmol/L，并已控制血压和水肿，补液时可酌量加含钠液体。

（2）血钾可因使用利尿药、激素、呕吐或用含钾偏低的透析液而下降，补钾务必小心缓慢地进行。术前血钾如超过7mmol/L，应尽力使之降至5mmol/L以下，可静脉注射高渗葡萄糖、胰岛素，或加用钙剂和碳酸氢钠，乃至采用透析。

（3）纠正酸中毒忌碳酸氢钠逾量，以免液体过多和造成细胞内脱水。

4. 积极的药物支持治疗　如有水钠潴留时，使用心房利钠肽可以扩张入球小动脉，收缩出球小动脉，提高肾小球滤过压，在不增加肾血流量的情况下增加肾小球滤过率，从而改善肾功能。其他如多种生长因子如表皮生长因子、转化生长因子、胰岛素样生长因子、肝细胞生长因子等的应用可有助于受损肾小管上皮细胞的再生和修复，从而改善肾小管功能。

5. 肾脏替代治疗　对慢性肾衰竭或急性肾衰竭的患者，在术前或术中配合使用肾脏替代治疗，如血液净化技术，可明显提高患者对手术和麻醉的耐受力。

四、麻醉选择与管理

（一）麻醉用药对肾功能的影响

麻醉药对肾功能的影响可直接通过影响肾小管对钠的主动转运，也可通过循环功能间接影响肾血流动力学和肾小管功能，通常以间接作用较为重要。

1.基础用药　常用术前药阿托品和东莨菪碱很少影响肾功能。阿托品有部分以原形经肾排除；而东莨菪碱则更少，仅有1%，因此更适用于重危肾病者。

2.吸入麻醉药　吸入麻醉药对中枢神经系统作用的消退依赖肺排泄，所以，肾功能受损并不会改变机体对这些麻醉药的反应。

（1）吸入麻醉药引起短暂的、可逆的肾功能抑制，原因多为肾外因素，如降低肾血流量、自身调节功能丧失和神经内分泌反应等。

（2）目前常用的安氟醚、异氟烷、七氟醚以及地氟醚都能用于肾功能不全患者。

（3）地氟烷和七氟烷是两种新型吸入麻醉药，地氟烷具有高度稳定性，很难被钠石灰和肝降解，长时间吸入对肾功能无影响；七氟烷稳定性差，钠石灰可以导致其分解，并在肝进行生物转化，长时间吸入血浆无机氟化物浓度升高，但是，在人类还没有发现七氟烷损害肾功能的证据。

3.静脉麻醉药

（1）静脉麻醉药中，巴比妥类药物明显减少肾小球滤过率（20%～30%）和尿量（20%～50%）。

（2）硫喷妥钠对肾功能有一过性轻微抑制，若其剂量过大或注射速度过快，可因心输出量下降、血压降低，继而肾血流量降低、肾小球滤过率和尿量减少，应慎用于心血管功能减退的患者，禁用于肾功能不全的患者。

（3）氯胺酮有短暂的交感神经兴奋作用，使血压升高，肾血管明显收缩，肾血流量相应减少。

（4）丙泊酚不会对肾功能产生不利的影响。

（5）依托咪酯药代动力学无明显变化，低蛋白血症时，药效延长。

（6）苯二氮䓬类药物半衰期长，容易产生蓄积。

4.麻醉性镇痛药

（1）吗啡减少肾血流9%，降低肾小球滤过率17%。应用于肾衰竭患者易导致代谢产物蓄积而抑制呼吸。哌替啶的代谢产物去甲哌替啶对肾有毒性作用，因此，这两种药物对肾衰竭的患者应谨慎使用。

（2）尽管肾衰竭患者血浆蛋白结合率降低可能会影响芬太尼类阿片类药物的游离部分，但不会影响其临床药理作用。与芬太尼一样，舒芬太尼的药代动力学无改变。瑞芬太尼的药代动力学和药效动力学都不受肾功能受损的影响。

（3）即使在终末期肾病患者体内，瑞芬太尼作用时间也很短暂。虽然其主要代谢产物GR90291在肾脏清除，但它的活性仅有瑞芬太尼的1/4000，因此可以安全地在这类患者中使用。

5.肌松药

（1）去极化肌松药琥珀胆碱可以用于肾功能不全患者，但因其可导致血钾升高，故尿毒症高钾血症的患者应禁用。

（2）非去极化肌松剂在肾衰患者作用时间可能延长。

1）阿曲库铵经过霍夫曼消除，形成无活性产物，不依赖肾排泄，霍夫曼消除占整个顺阿曲库铵清除的77%，所以肾衰竭对其作用时间的影响很小，可作为首选药物。

2）维库溴铵经由肾消除，清除半衰期延长。

3）罗库溴铵的清除半衰期延长是由于分布容积增加而清除率不变。

（二）麻醉方法的选择

麻醉方法选择的原则是保证无痛、肌肉松弛、术中平稳及并发症少。

1. 椎管内麻醉　本身对肾功能无影响，因阻滞交感神经节前纤维，外周血管扩张可出现低血压，肾脏血流量下降；局麻药可用利多卡因、罗哌卡因、布比卡因，不宜加肾上腺素，以免影响肾脏的血供。另外还要避免局麻药过量所致的毒性反应。

2. 全身麻醉　对肾小球滤过率、肾血流量有一过性抑制，术中正压通气过大会导致回心血量减少，肾小球滤过率下降。

（1）麻醉诱导：静脉麻醉药可选择丙泊酚及依托咪酯，也可选用硫喷妥钠，麻醉性镇痛药可选择舒芬太尼、芬太尼等，咪达唑仑也可使用。

（2）麻醉的维持：多选择静吸复合麻醉。吸入麻醉药可采用异氟烷、七氟烷、地氟烷、氧化亚氮。非去极化肌松药阿曲库铵是首选，维库溴铵、罗库溴铵也可使用。机械通气宜轻度过度通气，保持二氧化碳分压（$PaCO_2$）于4.3～4.7kPa（32～35mmHg）。术毕一般不用肌松药拮抗剂，宜继续进行辅助或控制呼吸，直至自主呼吸回复。为防止术后肺部感染，推荐尽早拔出气管导管。

（三）麻醉管理需注意的问题

麻醉中充分镇痛，避免所有可能导致肾功能进一步恶化的情况，如低血压，交感神经活力亢进、血管收缩药或利尿药的使用等。忌将测血压的袖套缚在可能作透析的动静脉瘘的上肢，以免血管梗死。

1. 慎选麻醉药物　肾衰患者由于血浆蛋白低和贫血，特别是同时并存其他脏器功能不全的危重患者对麻醉药的耐受较差，因此，选用麻醉药应以对循环、代谢影响最小、可控性佳、时效短的药物为原则。

2. 保证肾的血液灌注　肾功能不全患者多伴有高血压，术中既要控制高血压，又应避免发生低血压，尿毒症患者常并存心、脑、肝等重要器官损害，对低血压的耐受性很差，因此术中一般宜维持血压在较高水平。

3. 保持血浆中电解质的平衡　术中密切监测患者的水、电解质状况，适当补液与利尿。肾功能不全的患者排泄游离水和浓缩尿液的能力均下降，既有发生体液过多，也有发生体液丢失的危险。

4. 注意尿量　预防性使用利尿剂，增加肾小球滤过率（GFR），阻止肾损害的进一步发生。

5. 注意出血量　纠正贫血，失血过多输入新鲜血液。尿毒症患者常有血小板质量缺陷，使毛细管脆性增加，凝血酶原的生成抑制。因此，患者常有贫血和出血倾向，输血时要给新鲜血。

五、麻醉及围手术期的肾保护

1. 维持循环血量和携氧能力来维持肾足够的氧供是至关重要的肾保护策略。因此，应强调维持血流动力学的稳定，谨防血压下降而影响肾血流灌注。硬膜外阻滞平面不宜超过 T_5，以控制在 T_{10} 以下为宜，局麻药中禁用肾上腺素。全身麻醉机械通气潮气量不宜过大，避免因心排出量减少而致肾灌流下降。

2. 合理的输液是肾保护的重要措施。超量补液是肾功能不全患者的大忌，易诱发 ARDS 乃至多脏器功能衰竭。在维持灌注的前提下欠量补液，则危害较小，但要防止因灌注不足和缺氧导致的肾小管坏死而诱发急性肾衰竭。

3. 避免缺氧，避免使用肾毒性药物。小剂量多巴胺被认为具有肾保护作用，按 1～3ug/(kg・min)静脉滴注最为有效，若剂量超过 10ug/(kg・min)，其扩张血管的作用则转为血管收缩，反致肾血流减少。甘露醇被认为具有肾保护作用。

六、术后管理

1. 大多数肾功能障碍的患者全麻术后都可以拔除气管导管送入术后恢复室观察，需要送入 ICU 的比例较低。送入 ICU 的患者通常是因为败血症或液体超负荷。

2. 采用椎管内麻醉者术后应重视脊神经损伤、硬膜外腔血肿和麻醉后头痛等并发症。终末期肾脏疾病患者均有不同程度出血倾向，应及时发现严重的硬膜外腔血肿，并早期给予积极的处理。

3. 术后患者常会有轻至中度的疼痛，可加重高血压等并发症，对于合并有心肌缺血的糖尿病患者尤其危险，应通过硬膜外或静脉给予阿片类药物镇痛，同时给予抗高血压药控制血压，以免发生急性心血管事件。非甾体抗炎药及 COX－2 抑制剂对肾功能有害，应慎用于此类患者。

（孙小珊）

第四节　糖尿病患者麻醉

糖尿病是因胰岛素分泌绝对或相对不足引起的一组以高血糖为特征的代谢性疾病。长期高血糖可导致眼、肾、心脏、血管及神经的慢性损害和功能障碍。麻醉和手术可能促使病情恶化，增加手术危险性和死亡率。麻醉前应充分了解病情，做好术前评估和准备，选择适当的麻醉方法和麻醉用药，保证麻醉过程安全平稳。

一、糖尿病概述

麻醉和手术可加重糖尿病患者病情，而术前血糖控制不佳或病情较重的患者有发生心脑血管意外、糖尿病性酮症酸中毒和循环衰竭的可能。充分了解糖尿病对机体的影响和患者治疗情况，对糖尿病患者的麻醉及围手术期管理十分必要。

（一）糖尿病的诊断

2014 年 ADA 糖尿病诊疗指南中糖尿病的诊断：糖化血红蛋白 A1c≥6.5%，或空腹血糖(FPG)≥7.0mmol/L，空腹定义为至少 8 小时无热量摄入；或口服糖耐量试验(OGTT)2 小时血糖≥11.1mmol/L，按世界卫生组织(WHO)的标准，用相当于 75g 无水葡萄糖溶于水作为糖负荷；或有高血糖典型症状或高血糖危象的患者，随机血糖≥11.1mmol/L。如无明确的高血糖，结果应重复检测确认。

（二）糖尿病分类

根据病因学证据将糖尿病分 4 大类，即 1 型糖尿病、2 型糖尿病、妊娠糖尿病和特殊类型糖尿病。

1. 1 型糖尿病（胰岛素依赖型糖尿病）　约占 10%，多数在 30 岁前发病。该类患者胰岛 B 细胞受破坏，引起胰岛素绝对缺乏。1 型糖尿病起病急，代谢紊乱症状明显，患者需注射胰岛素以控制血糖，容易发生酮症酸中毒。

2. 2 型糖尿病（非胰岛素依赖性糖尿病）　约占 90%，多在成年后发病，多数患者体重超重或肥胖。该类患者起病隐匿、缓慢，以胰岛素抵抗为主伴胰岛素分泌不足，或胰岛素分泌不足为主伴或不伴胰岛素抵抗。该病通常具有遗传倾向，容易发生非酮症高渗性昏迷。多数患者早期通过饮食控制或口服降糖药物可控制血糖。

3. 妊娠期糖尿病　指妊娠期初次发现任何程度的葡萄糖耐量减低或糖尿病，原来已患有糖尿病而后合并妊娠者不属于该类型。部分患者在产后糖耐量恢复正常，但在产后 5～10 年仍有发生糖尿病可能性。

4. 其他　继发于胰腺疾病如胰腺手术切除、胰腺囊性纤维化或慢性胰腺炎等均可引起胰岛素分泌不足。其他内分泌疾病如胰高血糖素瘤、嗜铬细胞瘤或糖皮质激素分泌过量的患者，胰岛素的作用可被抑制。

（三）围手术期糖尿病对机体的影响

糖尿病患者胰岛素分泌绝对或相对性不足，导致血糖升高，脂肪和蛋白质代谢紊乱，从而引发机体一系列代谢紊乱。围手术期糖尿病对机体的影响有：

1. 高血糖抑制白细胞功能和趋向性，增加术后感染风险。

2. 高血糖导致手术切口愈合延迟，机体脱水，电解质紊乱，甚至出现高渗性昏迷。

3. 对中枢神经系统和末梢神经的影响

（1）高血糖减弱中枢神经系统对低氧通气的反应，增加中枢神经系统对一些药物的敏感性。

（2）高血糖使脊髓在缺氧状态下更易受损害。

（3）糖尿病可增加心脏自主神经紊乱患者发生体位性低血压、无痛性心肌缺血和心源性猝死的风险。

（4）糖尿病引发的自主神经疾病可导致胃肠蠕动减弱和膀胱张力下降，容易引起麻醉期间反流误吸和尿潴留。

（5）糖尿病外周神经疾病可引起麻木、疼痛和感觉障碍，围手术期可发生疼痛加重、运动障碍及压疮。

4. 糖尿病可引起非酮症高渗性昏迷或糖尿病酮症酸中毒，高渗增加微循环黏滞度，易形成血栓。高血糖可引起动脉粥样硬化，还可以引起尿糖增多，形成高渗尿液，导致机体脱水，使尿路感染风险增加。

二、麻醉前准备与处理

手术应激可引起患者血糖水平增高，术前禁饮食、肠道准备及降糖治疗可能诱发患者血糖水平下降。围手术期高血糖、低血糖和血糖波动可增加手术患者的并发症和死亡率。术前合理血糖管理有利于保证患者麻醉过程的平稳和安全。

（一）麻醉前评估

1. 术前应充分了解患者当前治疗方案、血糖控制情况及是否合并糖尿病并发症。

2. 对于合并糖尿病酮症酸中毒和非酮症高渗性昏迷的患者，应推迟择期手术。

3. 术前血糖控制良好，应激性血糖升高的患者可行择期手术。应根据伤口愈合不良风险、感染风险及糖尿病并发症情况对血糖长期控制欠佳者综合评估，选择最佳手术时机。糖化血红蛋白水平＞8.5％者建议考虑推迟择期手术。手术前控制血糖，使空腹时≤180mg/dl（10mmol/L），随机或餐后2小时≤216mg/dl（12mmol/L）。

4. 注意围手术期血糖波动的因素，糖皮质激素（地塞米松）、缩血管药物、生长抑素和免疫抑制剂可升高血糖。肝肾功能不全、心衰、恶性肿瘤和严重感染可使患者血糖降低。

（二）麻醉前准备

1. 口服降糖药和非胰岛素注射剂者手术当日应停用。

（1）最好术前24小时停用格列奈类和磺脲类药物，以免引起低血糖。

（2）使用静脉造影剂或肾功能不全患者术前24～48小时停用二甲双胍类药物，换用常规胰岛素控制血糖。

2. 住院前已使用胰岛素的患者

（1）手术当日继续使用中长效胰岛素，停用早餐前短效胰岛素，具体剂量调整见表19－3。

（2）注意减少不必要的禁食时间，降低对常规血糖控制的干扰。

表19－3　术前皮下注射胰岛素剂量调整

胰岛素剂型	给药频率	术前一日	手术日
长效胰岛素	Qd	不变	早晨常规剂量的50％～100％
中效胰岛素	Bid	不变 如晚间用药，给予常规剂量的75％	早晨常规剂量的50％～75％
中效/短效混合胰岛素	Bid	不变	更换为中效胰岛素，予早晨中效成分剂量的50％～75％
短效或速效胰岛素	Tid（三前）	不变	停用
胰岛素泵		不变	泵速调整为睡眠基础速率

3. 手术时间长、术后当日仍无法进食、术前完全依赖皮下短效胰岛素治疗及医院缺少管理皮下胰岛素泵的专业人员时手术当日可以彻底停用胰岛素原方案，密切监测血糖水平，必要时术前持续静脉输注胰岛素控制血糖。

三、麻醉管理

对糖尿病患者进行麻醉选择应结合手术类型和病情，选用对血糖影响较少的药物和对代谢影响最轻微的麻醉方法。

（一）麻醉的选择

1. 神经阻滞和椎管内麻醉　麻醉有创性操作时做到严格无菌，以防感染；注意关注重症糖尿患者脱水、周围神经病变及动脉硬化等并发症对麻醉的影响；对于患者情绪紧张，可适当给予镇静药，术中完善麻醉效果尽量避免应激引起的反应性血糖升高；局麻药加用肾上腺素可引起局部组织坏死和血糖升高，应避免使用；注意分次小量使用局麻药，防止椎管内麻醉平面过广导致明显的血压下降。

2.全麻　全身麻醉有利于术中对呼吸及循环系统的管理，但对血糖的影响较大。尽量选用苏醒快、对交感神经影响小、不引起儿茶酚胺增高的药物，如氧化亚氮、安氟醚和异氟烷对血糖基本无影响。糖尿病患者喉镜显露声门困难率高，术前充分估计气管插管的难易性，达到足够麻醉深度后插管，减轻插管应激反应。麻醉过程避免缺氧、二氧化碳蓄积、低血压及误吸。

（二）麻醉管理

对于糖尿病患者，麻醉过程中血糖管理的重点在于控制高血糖，同时避免出现低血糖，术中要严密监测血糖。

1.术中血糖的监测与控制目标

（1）动脉或静脉血气分析是术中血糖监测的金标准。

1）在低血压、组织低灌注、贫血以及代谢异常时，指血血糖准确性降低。正常情况下，动脉血糖较毛细血血糖约高 0.3mmol/L。

2）术中每 1～2 小时监测一次，对于重危患者、大手术或静脉输注胰岛素者，应每隔 30～60 分钟测一次血糖。

3）体外循环手术中，心脏停搏、降温及复温期间血糖波动较大，应每 15 分钟监测一次。

4）对于术后静脉注射胰岛素的患者应至少 1 小时监测一次。

（2）麻醉过程血糖控制目标

1）一般情况下，术中和术后血糖控制在 7.8～10.0mmol/L 较为合适。

2）若为整形手术，适当控制血糖至 6.0～8.0mmol/L 以减少术后伤口感染。在 PACU 过渡期间血糖达到 4.0～12.0mmol/L 范围可转回病房。

2.麻醉过程中血糖的管理

（1）术中高血糖的处理

1）围手术期患者的胰岛素敏感性下降，血糖可略升高，术中除了除低血糖外一般输注无糖液体。

2）若糖尿病患者术中需要输注含糖液体，应按糖（g）：胰岛素（U）＝4：1 的比例加用胰岛素。

3）胰岛素是术中控制高血糖的唯一药物，血糖＞10.0mmol/L 应选用胰岛素控制血糖。静脉应用胰岛素起效快且方便，是术中首选用药方式，表 19－4 为围手术期静脉应用胰岛素剂量参考方案。

4）应激性高血糖患者可选择单次或间断给药，当血糖仍持续升高时应持续输注胰岛素，可降低血糖波动性。

表 19－4　围手术期静脉胰岛素剂量参考方案

初始血糖（mg/dl）	负荷静推量（U）	持续静脉输注速度（U/h）	血糖不降或升高	2h 血糖降低＞50％
181～220	2～4	1.5～3	泵速增加 25％～50％	泵速减少 50％
221～300	4～6	2～4	同上	同上
＞300	6～8	3～5	泵速增加 50％～100％	同上

（2）术中低血糖的处理

1）麻醉过程中低血糖可能引起生命危险，控制高血糖的同时避免出现低血糖。当血糖≤2.8mmol/L 时，会有认知功能障碍，若血糖长时间≤2.2mmol/L 可导致死亡。

2)脑损伤患者难以耐受血糖低于5.6mmol/L状态,低血糖可增加围手术期死亡率。

3)长期控制不佳的糖尿病患者在血糖水平正常时也可能发生低血糖反应。实施全麻的患者低血糖症状被掩盖,风险很高。

4)静脉输注胰岛素患者术中血糖≤5.6mmol/L时应重新调整药物方案。血糖≤3.9mmol/L时立即停用胰岛素,并适量补充葡萄糖。清醒患者立即口服10～25g可快速吸收的碳水化合物;全麻患者静脉推注50%葡萄糖20～50ml;静脉通路不畅时可肌内注射1mg胰高血糖素,之后静滴5%或10%葡萄糖,每隔5～15分钟监测一次直至血糖≥5.6mmol/L。

(三)并发症的防治

1.酮症酸中毒　因胰岛素不足明显加重或升糖激素不适当升高,糖代谢不充分,脂肪、蛋白质代谢增高所导致的高血糖、高血酮、酮尿、脱水、电解质紊乱及代谢性酸中毒等。其表现为对胰岛素不敏感,血糖≥16.8mmol/L,尿酮体阳性,血酮增高,脱水,低钠低氯,血钾治疗过程中降低。其中脱水与低钾是术中心律失常和低血压的主要原因,故必须紧急治疗和严密监测血糖、血钾和pH。其治疗包括:

(1)补充水和电解质:用生理盐水或复方氯化钠溶液1000～2000ml在2～4h内输注。

(2)给予胰岛素控制血糖:先静脉注射小剂量胰岛素10U,继以静脉输注使血糖降至8.4mmol/L。

(3)合理纠正酸中毒:一般先不输用碱性药物,积极使用胰岛素治疗。当pH低于7.1或出现循环功能不稳定时,给予碳酸氢钠纠正pH至7.2即可。

(4)在应用胰岛素和液体治疗过程中,纠正低钾和低磷,防止明显的肌张力减弱和器官功能不全。

2.高渗性非酮症糖尿病昏迷　多发生于非胰岛素依赖的老年患者,当血糖≥33mmol/L时,可出现明显的利尿、脱水现象,使血钠、血钾和血容量均下降,引起代谢性酸中毒,血液浓缩,尿素氮增高及血浆渗透压升高,可导致脑细胞脱水,中枢神经系统功能不全,记忆减退,最后出现意识障碍或昏迷。此时脂肪和糖代谢正常,无明显的酮症酸中毒。Ⅱ型糖尿患者合并创伤、感染时可诱发高渗性非酮症高血糖昏迷,应予及时诊断和有效的治疗,降低死亡率。

(1)充分补液,恢复血容量,纠正脱水和高渗状态。一般最初1小时补生理盐水1000ml,然后根据血压和血钠考虑补液种类,同时防止补液逾量。

(2)补充胰岛素控制血糖,应注意观察病情和监测血糖。

(3)及时纠正水电解质代谢紊乱。

(孙小珊)

第五节　癫痫患者麻醉

一、麻醉前准备

癫痫不是择期手术的禁忌证。癫痫大发作时,患者容易遭遇外伤或灼伤,有时需要紧急手术处理,此时,关键是在围手术期避免癫痫大发作。否则不仅妨碍手术进行,而且有唾液分泌剧增及胃内容物反流,将导致误吸、窒息等意外。

麻醉前准备的原则是:避免诱发大发作的各种因素、应用抗惊厥药治疗以控制其发作。

具体准备事项如下：

1. 稳定情绪，做好安慰、解释工作，术前数天开始按需加用镇静药。

2. 应用抗癫痫药，持续用至癫痫症状得到控制，但手术前1～2天开始需暂停用药。

3. 麻醉前药物，在术前停用抗癫痫药时，可常规给巴比妥类及抗胆碱药，紧张者可加用安定和小量氯丙嗪。

二、麻醉处理方式

（一）阻滞麻醉

在抗癫痫药和麻醉前用药充分发挥作用的前提下，可选用阻滞麻醉，但需强调阻滞完善，避免任何精神紧张、疼痛和不适；防止局麻药过量和误注血管内引起局麻药中毒。

（二）全身麻醉

长期频发癫痫的患者常伴有精神和性格异常，以选用气管内插管复合全麻为宜。

1. 选用全麻药的原则是：单纯中枢抑制型的全麻药均可用，如硫喷妥钠、咪达唑仑、七氟醚、异氟烷等。

2. 对中枢抑制伴中枢兴奋型的全麻药，由于剂量过大常诱发惊厥，故应慎用或不用，如氯胺酮、羟丁酸钠、普鲁卡因、安氟醚、N_2O等。

3. 肌松药的选择：苯妥英钠等抗癫痫药物与非去极化肌松药之间有协同作用，故使用非去极化肌松药时应当减量。

三、麻醉处理

（一）癫痫患者行非癫痫病灶切除手术的麻醉

癫痫患者行非癫痫病灶切除手术的麻醉等同于其他类型的手术。对发作已基本控制的合作患者可依手术部位及方式选用神经阻滞麻醉，用药量及注意事项基本上同于非癫痫患者；对于发作频繁术中有可能诱发癫痫者应在全麻下手术，选用中枢抑制较强的静脉或吸入麻醉剂。慎用氯胺酮、羟丁酸钠、安氟醚等。

（二）癫痫患者行癫痫病灶切除或联络通路切断手术的麻醉

术前准备及术前用药同前，其特殊用药原则为：

1. 保留癫痫灶的活性，不消除也不激活病灶的活性。

2. 为手术提供最佳状态。

（1）局麻＋安定镇痛麻醉：用于合作者发作基本控制的患者行立体定向和颅内电极植入等放射学检查手术时，常用药物如氟哌利多（0.1mg/kg）＋芬太尼（0.5～0.75μg/kg）＋局麻，也可采用镇静剂量的咪达唑仑（0.1mg/kg）或异丙酚（0.5～1mg/kg）辅助阿芬太尼，均可以获得患者良好的合作以及精确的皮层下脑电分析，术中可维持良好呼吸。

（2）全身麻醉：局麻虽不影响脑电监测，但其受患者的体位、合作程度、呼吸道的管理、术中可能诱发癫痫等原因不被普遍采用。

四、麻醉注意事项

全麻在药物选择上应注意药物对癫痫病灶的影响。研究表明，阿片类药物可以引起癫痫患者大脑边缘系统的癫痫样电活动，但这种电活动是否具有足够的持续时间和强度以致构成临床危险信号尚不清楚。因此，应用大剂量阿片类药物时，应当合用巴比妥类或苯二氮草类抗惊厥药，或复合吸入七氟醚。

此外，低二氧化碳血症易诱发癫痫发作，故一般主张维持适度的血二氧化碳浓度，不宜实施过度通气。

（孙小珊）

第六节 重症肌无力患者麻醉

重症肌无力（myasthenia gravis，MG）是一种由乙酰胆碱受体（acetylcholine receptor，AChR）抗体介导、细胞免疫依赖、补体系统参与，主要累及神经－肌肉接头突触后膜 AChR 的自身免疫性疾病。主要临床表现为骨骼肌极易疲劳，活动后症状加重，休息和应用胆碱酯酶抑制剂治疗后症状明显减轻。

一、麻醉前准备

充分的术前准备是降低重症肌无力患者术后并发症和死亡率的重要环节。

1. 了解肌无力的程度及其对药物治疗的反应　合理调整抗胆碱酯酶药物的剂量，其原则为以最小有效量的抗胆碱酯酶药维持足够的通气量和咳嗽、吞咽能力。如果停药 1～3 天而症状不明显加重则更好。如果停药后病情加重，应迅速给予抗胆碱酯酶药，观察对药物的反应性，这对判断术中和术后用药有很大的价值。

2. 完善术前检查　胸部 CT 或 MRI、纵隔气体造影能明确有无胸腺肿瘤及其范围和性质；ECG 及 MCG 能了解心脏功能及肌力情况；免疫学如免疫球蛋白 IgA、IgG、IgM 检查能确定抗体蛋白的类型；血清 AChR－Ab 效价测定及血清磷酸激酶（CPK）测定能明确病源及肌肉代谢情况；测定肺功能及 X 线胸片等有助于了解肺功能。肺功能明显低下、咳嗽、吞咽能力不良者宜延缓手术。

3. 支持治疗　MG 患者术前应有足够的休息及适当的营养，以增强体质，加强抗病菌能力；对吞咽困难或发呛者宜鼻饲，防止发生吸入性肺炎。

4. 麻醉前用药　以小剂量、能镇静而又不抑制呼吸为原则。病情较轻者可适用苯巴比妥或安定类药物；病情重者镇静药宜减量或不用。吗啡和抗胆碱酯酶药物间有协同作用，不宜使用。为抑制呼吸道分泌及预防抗胆碱酿酶药副作用应常规用阿托品或东莨菪碱，但剂量宜小，以免过量造成呼吸道分泌物黏稠或掩盖胆碱能危象的表现。

二、麻醉选择和管理

1. 药物的选择

（1）硫喷妥钠、丙泊酚、氯胺酮对神经肌肉传导的影响很轻，可酌情复合应用。特别是丙泊酚，由于其诱导迅速、作用时间短、苏醒快的特点，是 MG 患者较为理想的药物。MG 患者通常对非去极化肌松药敏感，在一些患者即使只用很小剂量非去极化肌松药也可以导致几乎完全麻痹。如术中必须使用肌松药，应选择短效非去极化药物，并且应该以相当于 0.1～0.2 倍的 95％有效剂量的小剂量递增给药，直至获得满意的神经肌肉阻滞效应。近几年随着肌松拮抗剂 sugammadex 在临床中的应用，可能罗库溴铵将成为 MG 患者较为理想的肌松药。

MG 对去极化肌松药表现为耐药或早期Ⅱ相阻滞。若选用琥珀胆碱，应注意脱敏感阻滞而引起的延迟性呼吸抑制。所以，对 MG 患者最好不用肌松药。

(2)吸入麻醉药已成功应用于 MG 患者的麻醉。MG 患者由于神经肌肉接头处的安全域受损，在不使用肌松药的情况下，吸入麻醉药通常能提供满足大多数外科手术操作所需的肌肉松弛。吸入麻醉药的神经肌接头阻滞强度依为异氟烷＞七氟烷＞恩氟烷＞地氟烷＞氟烷＞氧化亚氮，高浓度吸入可加重肌无力的程度，若与静脉麻醉药复合应用，浓度可明显降低。麻醉性镇痛药与静脉麻醉药、肌松药复合应用，则呼吸抑制作用明显，应慎用。

(3)一些抗生素(如链霉素、新霉素、庆大霉素、肠黏菌素等)可阻碍乙酰胆碱释放，有神经肌接头阻滞作用，可加重肌无力，应注意。有些抗心律失常药物(如奎尼丁、普鲁卡因胺等)可抑制肌纤维的兴奋传导，减少节后神经末梢释放乙酰胆碱，如果再用肌松药，肌无力症状可趋恶化。降压药胍乙啶、六羟季胺和单胺氧化酶抑制剂均可增强非去极化肌松药的作用，故慎用。利尿药呋塞咪促使血钾降低，可加重肌无力。此外，低钠、低钙和高镁也可干扰乙酰胆碱的释放。

2. 麻醉方法的选择和管理　麻醉选择以尽可能不影响神经肌肉传导及呼吸功能为原则。对于非开胸手术，可采用局麻或椎管内麻醉。胸腺手术一般取胸骨正中切口，有损伤胸膜的可能，为确保安全以选用气管插管全麻为妥。对于伴有呼吸道压迫症状的胸腺瘤患者，最好选择表面麻醉后清醒气管内插管，以免快速诱导后气管塌陷造成呼吸危象。麻醉维持如以吸入麻醉为主，其吸入浓度应根据患者血流动力学状况、麻醉深度和骨骼肌松弛情况予以调整。术毕静脉注射抗胆碱酯酶药物新斯的明和阿托品拮抗，但是神经肌肉功能的恢复延长。

三、术后处理

术后拔除气管导管必须具备下列指征：神志完全清醒，自主呼吸恢复，潮气量满意，咳嗽、吞咽反射恢复。

对于术前存在以下情况的患者，术后不必急于拔除气管内插管，可带管送入术后恢复室或 ICU 病房：①病程在 6 年以上。②合并与 MG 无关的慢性阻塞性肺疾病。③术前溴吡斯的明剂量 48 小时内超过 750mg。④术前肺活量低于 2.9L。

MG 患者术后处理的重点在于排痰及呼吸支持，应持续监测呼吸功能，间断行血气分析。胸腺切除术后可使患者对胆碱酯酶抑制药的敏感性发生变化，术后这类药物用量不足或过量均可引起危象发生，故应注意。

四、重症肌无力危象的处理

MG 危象是指 MG 患者本身病情加重或治疗不当引起咽喉肌和呼吸肌严重麻痹所致的呼吸困难状态，MG 危象分肌无力危象、胆碱能危象和反拗性危象三种类型。处理的原则是首先保持呼吸道通畅和人工呼吸支持，然后再仔细鉴别危象性质，采取进一步的处理。

1. 因 MG 危象患者的呼吸道分泌物较多，宜采用气管切开，利于吸痰。

2. 用依酚氯铵试验鉴别 MG 危象的类型　将 10mg 依酚氯铵稀释到 1mg/ml，注射 2～10mg，如 1 分钟内肌力增强，呼吸改善者为肌无力危象；如症状加重伴肌束震颤者为胆碱能危象；无反应者为反拗性危象。

3. 肌无力危象者立即给予新斯的明 1mg 肌内注射，也可小心静脉注射溴吡斯的明 1～

2mg。为预防毒蕈碱样反应，应用此类药物前先静脉注射阿托品 0.5～1mg。如症状不能控制则加用类固醇激素，采用短期大剂量疗法，停用激素应逐渐减量，以防症状反跳。

4.胆碱能危象是由于使用胆碱酯酶抑制剂过量，神经肌肉接头部位乙酰胆碱积聚过多，突触后膜持续去极化，复极过程受阻，影响下一次神经兴奋向肌肉传导，从而导致呼吸肌麻痹。除肌无力外，还表现毒蕈碱样中毒症状（如恶心、呕吐、腹泻、大汗、瞳孔缩小、分泌物增加等）和烟碱样反应（如肌肉跳动、无力以及中枢反应如意识模糊、惊厥甚至昏迷）。一旦发生立即停用胆碱酯酶抑制剂，静脉注射阿托品 1～2mg，每 30 分钟一次，直至出现轻度阿托品样中毒。解磷定能恢复胆碱酯酶的活性，并对抗胆碱酯酶抑制剂的烟碱样作用，故可同时静滴，直至肌肉松弛，肌力恢复。

5.反拗性危象的治疗主要是对症治疗，纠正通气不足。

无论何种危象，在治疗过程中都应注意改善患者的全身情况，若有水、电解质紊乱或酸碱失衡，尤其低钾血症，应采取措施及时纠正。

（孙小珊）

第七节　肥胖患者麻醉

近年来，随着经济发展，饮食结构改变，我国的肥胖人数日益增多。肥胖对人类的健康危害很大，其引起的相关疾病患病率逐年增加，如心血管疾病、糖尿病、关节炎、胆石症和肿瘤等。肥胖可引起呼吸、循环等系统一系列病理生理改变，使心肺储备、机体代偿及应激能力下降，从而使麻醉处理难度及危险性增加，容易发生麻醉意外，且手术及术后并发症、病死率增加。

一、肥胖患者的麻醉特点

1.肥胖患者呼吸储备功能相对低下，功能余气量（FRC）减少，患者手术和麻醉需取仰卧位，麻醉后功能余气量进一步减少，故加大通气量、有效的控制呼吸对肥胖患者围手术期低氧血症的预防是很有必要的。

2.肥胖患者患高血压的风险高，循环血量、心排出量随着体重和氧耗量的增加而增加，心排出量的增加主要靠增加每搏量来实现，而心率正常或稍低。肥胖人每搏量增加显著降低了心血管储备功能，增加围手术期的风险。

3.肥胖患者常并发非胰岛素依赖性糖尿病，另外很多患者血脂增高，极易导致重要器官的小血管硬化，尤其是冠心病的发生，增加围手术期血压波动的风险。

4.肥胖患者腹内压增高，禁食状态下的肥胖患者仍有高容量和高酸性的胃液，麻醉诱导期误吸及吸入性肺炎的发生率均高于非肥胖患者。

二、麻醉前准备与处理

（一）麻醉前访视

肥胖患者麻醉前评估除详细了解病史及体检外，应着重了解呼吸和循环系统的问题以及注重插管困难度的评估与准备。

1.肥胖患者麻醉无论选择何种麻醉方法，都要进行插管困难度的评估与准备，因为即使行非全身麻醉时，也有可能出现呼吸道并发症需要紧急插管，充分的插管困难度评估与准备对于肥胖患者的围手术期安全具有举足轻重的作用。评估内容包括头后仰度、枕寰关节活动度、颞下颌关节活动度、舌体大小、张口度等，有无颈部、口腔、咽喉部手术史。

2. 了解患者呼吸道通畅程度，询问与麻醉和手术有关的上呼吸道梗阻、气道暴露困难史及睡眠时有无气道阻塞的症状（有无夜间打鼾、呼吸暂停、睡眠中觉醒以及日间嗜睡等），以明确患者是否伴有 OSAS 及其严重程度。术前力求要明确诊断和全面评估，必要时可暂缓手术，做必要的检查或请相关科室会诊，以保障患者围手术期的安全。

3. 肺功能检查、动脉血气检查以及屏气试验等，以判断患者的肺功能及其储备能力。术前动脉血气基础值的测定有助于判断患者的 CO_2 清除能力，有利于指导术中和术后的通气治疗以及术后对拔管困难度的预测。

4. 详细询问患者有无高血压、肺动脉高压、心肌缺血等的病史或症状。常规心电图检查有助于发现心室肥厚、心肌缺血等，但漏诊率高达 60％以上。必要时可建议患者行动态心电图、心脏彩超等检查。肺动脉高压最常见的表现为：呼吸困难、乏力和晕厥。这些都反映患者运动时 CO_2 不能相应增加。心脏彩超发现三尖瓣反流是诊断肺动脉高压最有价值的指标。胸片检查也有利于发现可能存在的肺疾患和肺动脉膨出征象。严重肺动脉高压的患者需进行肺动脉压监测。

5. 询问患者入院前 6 个月内及住院期间的用药史，尤其应关注是否服用减肥药物以及采用其他减肥治疗措施等。部分新型减肥药具有一定的拟交感作用和（或）内源性儿茶酚胺耗竭作用，使患者在麻醉诱导和维持中循环功能的变化难以预料，出现严重低血压或高血压的可能性增加，对麻黄碱等常用血管活性药物的反应性明显降低。麻醉医生对这类药物的药理学特性应十分了解，术中使用血管活性药物可考虑使用去氧肾上腺素等受体作用更单纯而明确的药物。必要时可暂时推迟手术时间，以进行进一步的检查和内科治疗。

6. 必须了解空腹血糖、糖耐量；如果发现有糖尿病或酮血症时，应该在手术前给予治疗。此外还应询问患者是否有食管反流症状。

7. 告知患者围手术期呼吸系统相关并发症的发生风险。包括清醒插管，术后拔管延迟，呼吸机辅助呼吸，甚至气管切开的可能性。

（二）麻醉前用药

1. 肥胖尤其是重度肥胖对各类中枢抑制药物敏感，术前应用镇静药物、麻醉性镇痛药物发生上呼吸道梗阻的可能性增加，术前应慎用。已有研究表明盐酸右美托咪定可安全用于肥胖患者清醒气管插管达到镇静镇痛的要求，但其负荷剂量要根据患者去脂体重来计算，否则，易出现低血压、心动过缓等不良事件。

2. 术前应给予足量的抗胆碱药物，比如阿托品、东莨菪碱或者是长托宁，尤其是需要清醒插管的患者。

3. 肥胖患者易发生胃内容物反流，因此麻醉前应给抑酸药（H_2－受体阻滞药），以减少胃液，提高胃液的 pH。但常规应用可能会增加术后感染的风险。术后伤口感染发生率高，需预防性使用抗生素。

4. 病态肥胖是术后急性肺栓塞的一个独立的危险因素，建议围手术期应用低剂量的肝素到术后完全活动，以减少深静脉血栓及肺栓塞的发生。

（三）麻醉前准备

除进行常规麻醉设施准备外，任何用于肥胖患者的术中、术后管理设备都必须适合于肥胖患者的特点。呼吸机、麻醉机、气管导管等设备的型号必须适当。

此外，应特别准备气管插管困难所需的用具，如氧气面罩、口咽通气道、鼻咽通气道、导管芯、枪式喷雾器、多种型号的喉罩、各种型号的咽喉镜片及纤维支气管镜等。

三、麻醉方式选择

对于麻醉医师来说，肥胖患者麻醉最困难的问题是气道管理。肥胖患者全麻和手术后易发生呼吸功能紊乱已很明确，而且肺膨胀不全的发生率明显高于非肥胖者，术后24小时内常无显著改善。因此对于肥胖患者的麻醉选择主要从以下几方面进行考虑：

1.如果能满足手术需要，椎管内麻醉、神经阻滞麻醉应作为首选。椎管内麻醉时穿刺难度较大，腰麻时麻醉平面也难以预测和控制，大剂量的椎管内阻滞药物会引起患者较广的交感神经阻滞，并且带来呼吸管理的一些问题，故腰麻药量应减少；近年来由于采用周围神经刺激仪辅助定位，提高了神经阻滞的成功率和麻醉效果。

2.硬膜外阻滞复合气管插管采用浅的全身麻醉行上腹部手术，对重度肥胖者甚为适应，不仅可减少术中辅助药的用量，而且硬膜外阻滞还可用于术后镇痛，对预防和减少术后肺部并发症有益。

3.某些手术，比如脑科手术、口腔、耳鼻喉手术等不适合神经阻滞及椎管内麻醉的手术必须选用全身麻醉时，麻醉实施前应充分评估面罩通气、气管插管困难度，抬高上半身和头部，即斜坡位可改善直接喉镜的窥喉视野，提高插管的成功率，可采用充分表麻下纤维气管镜或清醒气管插管。

四、围手术期的麻醉管理

（一）围手术期监测

1.肥胖患者无论行全身麻醉或者是椎管内麻醉或神经阻滞麻醉时，均应常规监测心电图、SpO_2，无创血压，当过度肥胖患者上臂周径过大使无创血压无法测量时，应选择有创动脉血压监测。

2.全身麻醉患者，除了上述常规监测外，应监测呼气末 CO_2，较长时间手术、或者手术较大时，应监测血气分析、有条件者可行Bis、肌松监测，调节麻醉深度，避免药物过度蓄积。

3.对于某些较大手术或合并心脏疾病的患者，可行中心静脉置管监测中心静脉压，另外PCWP监测便于术中和术后液体管理。

4.术后仍应密切监护，根据手术大小、患者恢复情况确定术后监护时间，询问患者有无呼吸困难，及早发现呼吸道并发症并及时处理。

（二）围手术期麻醉处理

1.区域阻滞麻醉

（1）肥胖患者区域阻滞麻醉时，药量应酌减。需行蛛网膜下腔阻滞时，用药量大概是正常人用量的2/3，注药后密切关注麻醉阻滞平面，及时调节，避免麻醉平面过高。阻滞平面超过 T_5 水平，则可产生呼吸抑制，对伴有呼吸系统疾病的肥胖患者，影响更大。高平面阻滞时，可能导致心血管功能抑制，这种抑制可能在牵拉腹膜时突然加重，患者同时也会出现打哈欠等其他症状。

(2)肥胖者的腹内压较高，下腔静脉血易被驱向硬膜外腔静脉系统致硬膜外腔静脉丛怒张，硬膜外穿刺时易致硬膜外腔出血。术后应及时观察和随访患者下肢活动情况，避免出现硬膜外血肿引起的严重后果。

(3)肥胖患者因 V/Q 的失调、体位对肺容量的影响，易发生低氧血症。因此无论采用何种麻醉方法，麻醉期间均应吸氧。

2. 全身麻醉

(1)麻醉诱导和气管插管：清醒插管还是诱导后插管应详细评估、慎重考虑后作出选择，主要取决于事先估计的困难程度及麻醉医生的技术水平。对面罩通气困难、预计插管困难的患者应选择清醒气管插管。插管前应充分吸氧、应用适量抗胆碱类药，镇静镇痛药物应慎用，在完善表面麻醉下进行气管插管。纤维支气管镜引导下完成插管更容易被患者接受。

如果选择全麻诱导下插管，应预先吸氧去氮充分氧合，将患者的头、颈部适当垫高，呈头高斜坡状，使下颌明显高于患者的胸骨水平，诱导后置入口咽或者鼻咽通气道，保持呼吸道通畅。肥胖患者氧的储备量较少，因此对肥胖患者施行快速气管插管操作应尽量在 2 分钟内完成。气管插管操作时，应采用呼气末 CO_2 分压监测，可早期发现导管误入食管。

(2)麻醉维持：吸入麻醉药七氟醚和地氟醚的血中溶解度较低，这可加速麻醉药的摄取和分布以及在停药后更快地恢复。由于挥发性麻醉药很少在脂肪组织中分布，并在停药后能很快排出体内，故病态肥胖患者非常适合使用挥发性麻醉药。

阿片类及巴比妥类静脉麻醉药可积存于脂肪而延长药效，如肥胖患者的硫苯妥钠消除半衰期较非肥胖者延长 5 倍。但芬太尼消除半衰期在肥胖患者与非肥胖患者之间并无差异。肌松剂以阿曲库铵较为理想，如阿曲库铵 1mg/kg 的作用时间在肥胖患者与非肥胖患者相似。应用肌松药最好持续监测神经一肌阻滞程度，尽量使用最低有效剂量，以避免术后神经一肌阻滞残余效应。

(3)麻醉恢复与转归：肥胖患者全麻术后拔管或者是带管送 ICU 需要根据术前评估状态、手术因素、术毕恢复情况等综合评估，权衡利弊，保证患者安全。

1)术后拔管：对于决定术后拔管的患者，应注意肥胖特别是阻塞性睡眠呼吸暂停(OSA)的患者拔管后发生气道阻塞的危险性显著增高。患者自主呼吸时产生明显的气道内负压，因而负压性肺水肿的发生率也显著增加，这种负压性肺水肿的患者通常需要重新插管。因此，拔管时患者应处于完全清醒的状态并且排除肌松残余的可能，拔管时应常规准备口咽通气道或鼻咽通气道，并做好重新插管以及紧急气道处理的准备。

2)术毕带管送 ICU：肥胖患者行口腔、咽喉部、颈部手术后，口腔、咽喉部及颈部的组织、气道水肿会使患者出现呼吸困难，再次插管困难度增加，该类患者术后应带管送重症监护室，甚至较大手术行气管切开度过危险期。另外肥胖患者行其他部位手术后，呼吸、循环功能影响较大者，也应送 ICU 改善呼吸循环状态稳定后再拔管。

3)术后镇痛：利于患者咳嗽及深呼吸，并可有效地改善低氧血症，预防肺部并发症。采用 PCA 经静脉给予阿片类药物，通常情况下是安全、有效的，但对伴有低通气综合征(OHS)的患者有较大的危险。如果手术前已放置硬膜外导管，可经硬膜外导管给局部麻醉药或含阿片类药物的局部麻醉药镇痛。肥胖患者硬膜外镇痛所需的局部麻醉药或阿片类药物的剂量与正常体重患者所需用量相似。由于肥胖患者呼吸道管理困难，而硬膜外阿片类药物镇痛可能出现延迟性呼吸抑制，故更需要在严密监护下进行。

(4)术后并发症及其预防：肥胖患者应着重预防可能出现的并发症，并做到严密监护，及时处理。

1)低氧血症：肥胖患者术后易发生低氧血症，腹部手术后低氧血症可持续 3～4 天，故术后 4～5 天内应持续氧疗，并进行 SpO_2 监测。如循环稳定，协助患者取半卧位或坐位可改善肺功能，减轻低氧血症。

2)肺部并发症：施行上腹部或胸部手术的肥胖患者，伴有呼吸系统疾病的肥胖患者，伴有 OHS 或匹克威克综合征的患者，术后容易发生呼吸系统并发症。对这些患者术后最好是有选择地送入 ICU，以便早期发现病情变化，积极进行预防及治疗，如吸入湿化气体、尽早进行胸部理疗、合理供氧以及在护理人员帮助下早期活动等。

3)深静脉血栓：肥胖患者下腔静脉受腹部脂肪压迫及活动量减少致使术后深静脉血栓发生率增加。应积极采取预防深静脉血栓形成的措施，比如：手术中即开始用弹力绷带包扎双下肢 1 周，术后应早期离床活动或早期腿部理疗，合理补液以及围手术期低分子肝素的应用等。

（孙小珊）

第二十章　器官移植的麻醉

第一节　肝脏移植麻醉

肝脏移植(liver transplantation)对于治疗诸多终末期肝病,是一种非常成功和有效的手段。随着手术、麻醉管理、供体器官获取保存、免疫抑制和围术期的管理技术上的改善,患者存活率大幅提高。目前全世界肝移植最长成活已超过30年,截至2011年10月,我国累计施行肝移植手术约20900例,术后疗效已接近国际先进水平。全国有80家医院开展肝移植,其中规模较大的有20余家。肝移植1年生存率达80%以上,5年生成率为50%左右。多数需要移植手术的疾病是终末期慢性肝病、急性暴发性肝衰竭、早期恶性肝肿瘤和某些肝代谢疾病如肝豆状核变性和α_{1-}抗胰蛋白酶缺陷。手术禁忌证包括急性肝外感染和肝外恶性肿瘤。移植术用于治疗病毒性肝炎、酒精性肝病,尤其治疗肝肿瘤时仍然是有争议的,循证医学证据表明早期肝癌(孤立结节直径≤5cm或≤3个结节、最大结节的直径≤3cm且无肉眼可见的血管侵润或合并肝外疾病)且代偿功能健全的患者行肝移植较肝切除术5年生存率没有明显差别,而10年生存率轻微升高。然而肝移植手术因术后短期死亡率高、肝源紧缺和等待时间长而导致死亡率升高等缺点在治疗肝癌患者时不予推荐。目前我国肝移植存在的主要问题包括:供肝的来源和供体质量,手术适应证和时机、手术方式和围术期管理(perioperative management)水平不一。其中缺乏合适的供体是限制移植规模的主要因素,因此越来越多的边缘供体被采用。肝移植手术中,考验麻醉医师和手术人员的关键环节是要将供者器官的冷缺血时间降到最低。

对待肝移植患者的管理,团队合作是手术成功的重要因素,实施肝脏移植手术麻醉的医师任务十分繁重,需要对每一例移植患者高度重视,术前应尽可能全面仔细评估患者,术中及时发现并妥善处理各种问题,力争在术毕时使患者达到最佳的生理状态。此外,外科医生、肝脏专家、肺病专家、心脏病专家、肾病专家和麻醉医师之间良好的沟通为优化治疗团队的建立和手术成功提供了保障。

一、肝移植受体麻醉的术前评估

肝脏移植患者术前情况差别很大,跨度可以从ASA Ⅰ级(如某些肿瘤患者)至ASA Ⅴ级(如暴发性肝炎、肝性脑病伴多脏器衰竭患者)。肝移植受者的麻醉管理可涉及患有多器官系统功能障碍的极度衰弱患者。突发状况下可能会出现生理学和药理学的变化、严重的凝血紊乱、脑病、心肌病、呼吸衰竭、大量腹水和胸腔积液、肾功能障碍和严重血电解质紊乱。而且由于供肝原因,受体选择后至送达手术的时间较短,留给麻醉医师的术前评估时间有限。因此,麻醉医师在接到受体确认的通知后应尽快到达病房访视患者以获得患者的一般情况资料,并重点检查相关脏器功能,进行围术期风险评估(risk evaluation)。

1. 中枢神经系统　肝硬化和不同程度的脑病有关。发现84%的慢性肝衰竭患者患有轻度脑病。肝性脑病(hepatic encephalopathy)是指由肝功能严重障碍所致,以代谢紊乱为主要特征的中枢神经系统功能失调综合征。有肝功能障碍的患者,出现神经、精神症状,在排除其他大脑疾病后，就可诊断为肝性脑病。依据临床表现的严重程度肝性脑病可以分为4期（表20－1）。肝性脑病的发病机理与脑内氨基丁酸（CABA）神经传递增加有关。这种GABA的神经传递可由苯二氮䓬类药物如地西泮诱发并发生肝性脑病，拮抗药物氟马西尼可改善肝性脑病患者的精神状态。

表20－1　肝性脑病分期

分期	临床表现
1期	行为改变，睡眠障碍，书写改变，语言不清
2期	嗜睡，定向障碍，躁动，肌力增强，阵挛
3期	浅睡但可唤醒，明显神志不清，语言障碍，反射亢进，缩瞳
4期	昏迷，瞳孔散大，反射减弱或消失，对疼痛刺激无反应

突发肝衰竭的患者会出现重度昏迷、严重脑水肿和颅内压的明显升高。随着脑病的恶化，患者变得迟钝，应及早维持和保护气道和氧合。极小的血流动力学改变可能造成脑灌注压的极大变化。麻醉管理要求保证颅内压小于20mmHg，脑灌注压超过50mmHg，平均动脉压大于60mmHg。采用持续的静脉－静脉血透析能预防容量超负荷和中心静脉压力过高；其他的保护大脑的措施还包括渗透利尿剂和巴比妥酸盐麻醉剂。渗透性利尿一般采用高张生理盐水和甘露醇，业已有证据表明高张生理盐水的降压效果较甘露醇好。巴比妥酸盐能抑制脑代谢率从而具有降低颅内压的作用，因此广泛用于对颅内压要求较高的手术。然而最新的循证医学证据表明巴比妥酸盐在降低颅内压的同时也使全身血管扩张、平均动脉压降低、颅脑的灌注压降低，从而抵消了其降低颅内压的效应，因此巴比妥酸盐并没有提高脑血流灌注的作用。

2.肝功能评估　术前受体的肝功能状况仍然需要进行评估，尽管病肝即将移除。目前国际上普遍应用的改良的Child－Pugh肝功能分级法（Child－Pugh scores），根据评分高低依次分为A（5～6分）、B（7～9分）和C（10～15分）三级（表20－2），评分越高表示肝脏损害越严重。Child－Pugh评分广泛应用于临床已经30多年了，10年前有学者用凝血酶原时间代替营养状态提出了改良的Child－Pugh肝功能分级法。最近的大规模系统评价表明改良的Child－Pugh肝功能分级法能很好地预测患者的死亡。然而，Child－Pugh评分也有其局限性：①腹水和肝性脑病是主观指标且易受利尿药、白蛋白和乳果糖输注等疗法的影响，因此在疾病严重性的评估上难免会有主观性和不确定性。②定量指标如白蛋白、胆红素的界值是依靠经验选定的，且不同实验室测定的凝血酶原时间和白蛋白也不相同，因此其界值并没有经过统计学的认证。③Child－Pugh评分系统没有包含病因、可能存在的肝功能损伤因素如嗜酒、HBV或HCV，并且没有考虑到肾功能的影响。因此更为客观的评估为终末期肝病模型评分法（model for end stage liver disease，MELD），该评分用于反映肝硬化患者肝脏疾病严重程度。MELD计算计算公式为：9.6×Log（肌酐mg/dl）＋3.8×Log（胆红素mg/dl）＋11.2×Log（INR）＋6.4×（病因：胆汁性和酒精性肝硬变为0；其他肝硬变为1）。其数值范围从6到40，超过40与40同等对待。MELD评分在美国已取代Child－Pugh评分，用于成人肝脏移植供肝分配标准，根据MELD分数大小来预测等待肝脏移植的患者在未来3个月内对肝脏移植需要的紧迫程度。然而MELD评分也有其明显的局限性：①其指标的选择也是依据经验，因此存在未考虑对预后有重要影响指标的可能性。②缺乏明确的MELD评分的界值。③未考虑急性可逆性并发症如细菌感染和氮质血症对预后的影响，因此MELD评分对肝脏移植需要的紧迫程度的预测只能在上述急性并发症控制以后才能实施。

表 20－2 改良 Child－Pugh 评分

变量	分值		
	1	2	3
脑病	没有	1或2级	3或4级
腹水	无	轻到中度	重度
白蛋白(g/1)	＞35	28～35	＜28
凝血酶原时间延长秒数(＞对照)	1～4s	4～6s	6s
胆红素(mg/dl)	＜2	2～3	＞3
如为原发性胆汁性肝硬化	＜4	4～10	＞10

3.心血管系统 肝脏移植受体术前的心功能评估可以参考普通手术患者的术前心功能评估方法。终末期肝硬化的典型心血管表现为心排血量过高伴随全身血管阻力(SVR)过低。此外,严重的心肌病也可能与肝硬化有关,而由于长期使用β－受体阻断药可使该受体功能下降,因此可出现对β－肾上腺素受体激动剂的反应减弱。酒精性心肌病可能使酒精中毒患者的心肌病进一步恶化。

由于肝移植术的普及,许多中心正在放宽接受肝移植的年龄上限。冠状动脉疾病患病率随年龄增长,研究证实在年龄大于50岁的肝移植患者中,有近16％的患者患有严重的冠状动脉疾病。在接受肝移植患者中,患冠状动脉疾病的比普通人要多,因此,对特别危重的肝移植候选人应密切检查其冠状动脉疾病,必要时行冠状动脉造影。心血管系统的监测应包括动脉和中心静脉压力。肺动脉导管(fmlmonary artery catheter)的作用是有争议的,近年由于考虑到缺乏直接证据证明肺动脉导管能改善预后、对心排量波动的检测较为滞后、费用较高和术后易发生各种并发症等缺点,肺动脉导管用于术中监测血流动力学已明显减少,然而有学者提出用能准确反映右心功能和前负荷的监测指标如右心室射血分数和右心室舒张末期容积来代替对前负荷不敏感的充盈压来对肺动脉导管进行改良,具有良好的应用前景。经食管超声心动图(TEE)综合评估了左、右室功能以及容量状况。在患有肺动脉高压的肝移植患者中,TEE能提供关于右室功能的很重要的信息。TEE能够实时地对心脏显像,提供心脏结构、心脏容量、总体收缩、局部室壁运动状态、大血管栓子和心包积液等即时信息。经食管超声心动图在诊断右心衰方面具有肺动脉导管所没有的优势,即通过视觉直观的观察右心运动状态而非通过右心压力的变也来诊断右心衰,因而日益得到证实。

4.呼吸系统 据报道约47％的终末期肝病患者伴有肝肺综合征(HPS),而其中约两成患者有低氧症状。诊断依据包括肺泡氧分压(PaO_2)少于70mmHg或动脉肺泡氧分压梯度大于20mmHg。肝病患者中还存在许多低氧的原因,包括缺氧性肺血管收缩不良、胸膜腔积液和大量腹水所致的肺不张、肺炎、低氧性量肺血管收缩反应降低、成年呼吸窘迫综合征、肺泡通气不足和弥散异常等等。大量胸腔积液在肝脏移植患者中并不常见,胸水是肝源性的,常位于右侧,患者多不合并心肺疾病,而可能与腹水有关。术前评估主要是要排除引起胸水的其他原因如感染等,少量胸水常不需要处理,胸水量较多致患者胸闷和呼吸困难时可进行胸腔穿刺放置引流管,患者症状可立即得到明显改善。慢性阻塞性肺疾患(COPD)患者可通过术前进行支气管扩张剂治疗。循证医学证据表明吸烟患者较非吸烟患者术后并发症如延迟愈合、感染和疝气等的发生率明显升高,而术前戒烟能明显减少感染的发生率,但对其他并发症并没有明显影响。因此吸烟的患者术前应戒烟，时间最好达 2 周以上以减少术后肺部感染的发生，后者是增加肝脏移植术后并发症发生率和死亡率的一个主要因素。

5. 泌尿系统　肝肾综合征（HRS）主要表现为急性肾衰，是终末期肝病患者常见的并发症，约 12%～67%的急性肝功能衰竭患者会发生肾衰。肝肾综合征的致死率非常高，而且因为其致病机制尚未完全阐明所以目前并没有特效疗法，而是以预防为主。对受体肾脏功能的评估主要是为了了解有无肾功能不全、24 小时尿量和利尿药使用情况，有助于预测机体对再灌注后利尿药应用的反应。绝大部分术前肾功能正常、对利尿剂反应良好的患者于新肝期均可获得足够的尿量，小部分肾功能不全、全身情况差且尿量偏少或已在持续肾脏替代治疗的患者手术前应该考虑（继续）应用持续肾脏替代治疗（continuous renal replacement therapy，CRRT），便于术中液体管理，术后也应该根据术中情况考虑是否继续应用。

二、肝移植手术的麻醉管理

1. 麻醉前准备　受体麻醉实施前需充分镇静，可采用短效苯二氮䓬如咪达唑仑口服或静注；使用质子泵抑制剂如奥美拉唑抑制胃酸分泌。充分的麻醉前准备是保证手术能顺利进行的前提，所有的抢救药物、麻醉诱导和用于保温的水毯等设备也应该事先在手术床放置好。患者入手术室后首先给予开放外周静脉，外周静脉条件好的患者可以使用 16G 的套管针，开放两路（或以上）上肢静脉，最好先行桡动脉穿刺并在吸空气下做动脉血气分析和常规实验室检查，而后予吸氧。术中除需常规检测心电图（ECG）、有创血压（ABP）、脉搏血氧饱和度（SPO_2）、中心静脉压（CVP）体温（鼻咽温或肛温）、动脉血气分析及血糖、尿量等外，有条件的单位尚可开展 Swan－Ganz 监测 CO、PCWP、SVR、PVR、SvO_2 等参数，或采用 PICCO、Flow Trac 等新一代血流动力学监测、麻醉深度监测如脑电双频指数（BIS），经食管超声心动图（TEE）等高级监测。肝脏移植术中加强监测十分重要，因为麻醉医师需要根据各种监测结果及时调控患者的生理功能状态及内环境的稳定。上述监测有助于当患者出现紧急或意外情况帮助麻醉医师快速准确判断病情和及时处理。输血管道加温系统有助于维持术中正常体温，手术分离困难出血多或大量输注血液制品时应考虑使用。适当的血液制品的准备，包括浓缩红细胞、新鲜血浆和血小板等应在术前与血库联系并准备好。尤其入室时患者的血红蛋白水平低于 10g/dl 者应事先准备少量红细胞悬液。实验室检查项目包括血常规、肝肾功能和凝血功能，在无肝前期、无肝期和新肝期至少检测一次。有明显凝血功能障碍的患者需行血栓弹力图（TEG）及有关其他特殊凝血功能测定。

2. 麻醉选择　肝移植麻醉的前提是安全有效，因此也需从镇静、镇痛和肌松三方面考虑。麻醉方法一般选用全身麻醉或硬膜外复合全身麻醉，后者因潜在的硬膜外血肿的发生尚有待商榷。可使用镇静药中的咪达唑仑、依托咪酯和丙泊酚，镇痛药中的芬太尼和舒芬太尼以及各种肌松药包括非去极化类肌松药，而麻醉维持多在非去极化类肌松药的基础上以吸入麻醉药或辅以阿片类镇痛药为主。丙泊酚靶控输注（TCI）技术维持麻醉在肝移植中也不乏报道。

快通道麻醉在 20 世纪 90 年代开始应用于肝脏移植患者并逐渐被许多国际上的大型移植中心所接受。该法中咪达唑仑和芬太尼的应用趋于减少，不经肝脏代谢的药如瑞芬太尼和顺式阿曲库铵的应用增多。有学者建议采用七氟醚吸入、瑞芬太尼和顺式阿曲库铵维持的麻醉方法，可以达到术毕时患者的快速清醒和拔管，这也是目前国际上采用的主流肝移植快通道麻醉（fast track anesthesia）方法。据报道快速通道麻醉可用于 70%～80%肝移植手术，与延迟插管相比再插管的发生率没有明显区别。然而，当肝移植患者全身状态较差或合并有严重的系统疾病时不宜行快速通道麻醉。

3.术中麻醉管理　肝脏移植手术一般可分为三个阶段，即无肝前期(病肝分离期)、无肝期和新肝期。无肝期以受体门静脉阻断，病肝血供停止为开始，以门静脉开放，新肝再灌注作为结束。针对手术各个阶段的特点，麻醉管理的侧重点有所不同，但共同点都在于维持机体呼吸循环和内环境的稳定。整个肝移植中最显著的循环改变莫过于短时间大量的出血，因此快速扩容是常规的处理方法，开放充足的静脉通路在麻醉中是不可或缺的先决条件。建议成人应使用 14G 套针开放 1～2 条外周静脉。麻醉诱导后于中央静脉置入双腔、三腔或 Swan－Ganz 导管鞘以满足需求。

无肝前期的处理：手术开始至门静脉阻断前称为无肝前期或病肝分离期。此时需注意三个方面：①麻醉深度。②放腹水的影响。③术中出血。因为手术刺激在不同阶段的差异，如切皮和腹腔探查刺激较大，应加深麻醉。麻醉诱导后患者有可能出现低血压，但也应维持足够的麻醉深度，以避免手术开始后，尤其是进腹腔后麻醉深度不足引起机体的过度应激反应。大量腹水的患者有可能在快速放腹水时出现低血压，需及时补充容量或使用血管活性药。大部分患者在放完腹水后肺部氧合通常明显改善。在这一阶段，肝脏将被完全游离，包括肝动脉和部分肝静脉分支离断，门静脉和肝后段下腔静脉解剖直至可以钳夹阻断。此时应注意术中大出血的可能，及早纠正低血容量状态，包括限制晶体液输入，应用白蛋白、血制品以及凝血因子，补足血容量并尽可能维持白蛋白在正常水平、血红蛋白在 80g/L 以上以及较好的机体凝血功能。目前国内外较推荐采用低中心静脉压技术(LCVP)以减少肝静脉回流而致的出血。可应用扩血管药将 CVP 控制在 3～5cmH_2O，此时应注意 LCVP 技术的前提是前述的具备快速扩容条件，以便在大量失血的情况下能够及时有效维持血容量。但也有学者认为肝脏移植患者的手术是接受全肝切除，低中心静脉压技术并不适合肝脏移植患者；同时，低中心静脉压技术对降低门静脉系统压力的作用有限，低中心静脉压技术增加大出血时的血流动力学不稳定性，围术期风险增加，且有文献报道低中心静脉压增加肝脏移植患者术后肾衰竭的发生率，因此，不推荐在肝脏移植患者中实施该技术，相反地，建议在无肝前期适当补充血容量至相对高容量状态，有利于整个手术期间的血流动力学稳定。一项纳入 300 例原发性肝移植手术的研究结果显示 LCVP 明显提高术后 1 年生存率的同时没有增加其他并发症的发生率，然而目前还没有循证医学证据的支持，因此 LCVP 能否应用于肝移植手术尚有待于进一步的研究证实。病肝分离期还应维持中心体温不低于 36℃，可采用的保温措施包括使用水温毯，输液加温管道和热风机等。

无肝期的处理：无肝期是指从门静脉阻断至重新开放，新肝血流再灌注前的手术时期。手术方式分为经典原位肝脏移植和背驮式肝脏移植，前者需完全阻断下腔静脉，而后者可不阻断或部分阻断下腔静脉。下腔静脉阻断时心脏回心血量骤减，心排血量下降 50％左右，需要预先适度扩容结合血管活性药物支持以维持血流动力学的稳定。国外很多中心采用体外静脉－静脉转流技术(veno－venous bypass，VVB)来应对无肝期下腔被阻断对全身循环和肾灌注的影响，但同时也带来凝血紊乱及血液成分破坏等不利影响，而且 VVB 对心、脑、肾、肺的血流灌注也有非常大的影响，已经有学者建议废除 VVB 的应用，因此国内大多数中心不常采用 VVB 技术，这就给麻醉医师提出了更高的要求。无肝期供肝血管重建的顺序依次为肝上下腔静脉，门静脉和肝动脉，在少部分情况极差的患者，肝动脉也可以在门静脉开放后重建。在维持循环稳定后，麻醉医师应再次对患者的血容量状态、血气电解质和凝血功能等进行重新评估，尤其是血钾浓度应尽量维持在 4.0mmol/L 以下，根据血气结果应用碳酸氢钠纠正酸中毒，并至少在门静脉开放前 10 分钟左右复查 1 次血气和电解质。在门静脉开放前数分钟准备好各种药物，包括去氧肾上腺素、肾上腺素、钙剂和降压药，调高血管活性药的泵注速率或单次静注以提升血压至较高值。笔者在临床实践中常建议术者在开放门静脉前。先将淤滞于门静脉系统的血液经下腔静脉放出 200ml 左右，这样做的目的是减轻这部分淤滞的血液快速通过肝脏进入体循环而致的高血钾和酸中毒，此外，此部分血液淤滞于门脉系统常产生微血栓，对移植肝功能的恢复非常不利。无肝期由于缺乏肝脏产热，即使有保温措施往往也不能有效维持正常体温，体温可快速下降 2℃以上，在瘦弱患者以及快速输入大量低于体温的液体和血制品时更明显，下降幅度甚至可能超过 3℃，须充分引起重视。

新肝期的处理：当门静脉、腔静脉吻合完毕供肝血流恢复即进入新肝期。新肝期的最初 5 分钟内许多患者会出现短暂低血压和再灌注综合征（PRS），定义为移植肝再灌注即刻就可出现血流动力学的显著变化，包括动脉压下降、心动过缓、室性和室上性心律失常，严重者引起心搏骤停。文献报道再灌注后综合征发生率可高达 30%，如果再灌注前机体处于相对较高的容量状态，则再灌注后综合征发生率较低。目前对移植肝再灌注后低血压仍没有明确的解释，可能与缺血再灌注后炎症因子的大量释放有关，因此缺血预处理或许是较为理想的疗法。PRS 可能的常见原因为血液再分布、酸中毒、低钙血症和低温等。该阶段使用血管活性药物可能会出现短暂的不敏感的现象，预防再灌注综合征的处理要点包括：①无肝期结束前尽量纠正低钙及高钾血症。②充分防止血容量过低。③尽量减少无肝期时间。④供肝血流恢复前弃去门脉系统淤积的部分血液。⑤如出现明显低血压，即予以强心药物，如肾上腺素静注。⑥过度通气，降低 $PaCO_2$。

移植肝再灌注后血流动力学恢复稳定，新肝期剩余部分时间所发生的问题就基本是可预期的，处理也相对简单。在这一阶段，机体仍处于高排低阻状态，有时仍需要持续应用血管活性药物维持血压，以保证机体良好的灌注。注意调整机体酸碱平衡和内环境稳定，及时输注红细胞悬液保证血红蛋白浓度在 80～100g/L 以上，根据实验室检查结果和临床出凝血情况及时补充各种凝血物质、血浆和血小板以维持良好的凝血功能，密切监测血糖变化，及时应用胰岛素的同时防止低血钾的发生。在腹腔冲洗和手术邻近结束时给予一定剂量的强效镇痛药如芬太尼，同时在合适时机停止肌松药的使用，为术毕后患者的苏醒和拔管做准备。

4.术后 ICU 处理　肝移植后患者一般转移到 ICU 进行术后继续加强监护。常规监护生命体征、液体平衡、凝血和肝功能，患者需要行机械通气直到完全从麻醉状态清醒过来才能拔管。术后早期原发性的移植物功能失常主要是由于受到缺血再灌注损伤或者急性排斥，表现为凝血紊乱，肝性脑病和血清转氨酶水平显著提高。应先通过多普勒超声波检查法以确保肝动脉通畅。如果检查不到动脉血液流动，患者必须立刻进行剖腹探查和重建肝脏动脉。如果这种情况能够及早处理，移植物可以有补救的机会，患者不需要进行再一次移植。

肝肾综合征患者在成功地进行肝移植后应该表现肾脏功能的合理恢复。此时应当根据患者肾脏功能仔细考虑使用抗排斥药物如 FK506 的剂量。肝脏移植后死亡的主要原因是感染，抗生素和抗真菌药物的合理应用非常重要。败血症和重新移植是成年人呼吸窘迫综合征形成的主要危险因素，如发生全身感染和移植物功能的丧失，多器官功能障碍也是导致死亡的一个重要原因。

手术后出血可能是因外科出血或围术期凝血紊乱而致。尽早的预防是保证避免大量的血凝块滞留腹腔，从而导致进一步的血凝障碍或病灶感染或纤溶蛋白溶解，移植后的患者部分可能发生高血压，需要通过 α—受体阻断药，钙离子通道阻滞剂，血管紧张素转换酶抑制剂和利尿剂。在手术后的早期因为存在某种程度的出血倾向使得脑血管出血的发病危险增高。

手术后的止痛也是一项重要的术后处理，考虑到新的移植物的功能没有健全，不能给予过量的止痛药物治疗。止痛药应该保持低剂量，直到通过评估肝脏的功能恢复到一定程度。患者自控的止痛（patienl—conlrolled analgesia）即 PCA，可根据患者需求提供小剂量的止痛药从而确保安全。循证医学证据表明患者自控镇痛术与连续硬膜外镇痛相比 72 小时内疼痛的缓解率较高，但瘙痒的发生率也明显升高。

三、肝脏移植术中一些特殊问题的考虑

1. 凝血功能的维持　人体正常的凝血功能由凝血系统和纤溶系统构成并处于平衡状态，慢性终末期肝病患者术前通常有凝血功能异常，且凝血异常问题常见于肝移植手术各期，在新肝期尤为突出。肝脏移植术中凝血功能的变化经历了一个动态的、复杂的过程，凝血异常可能导致术中及术后难以控制的出血和大量输血且呈恶性循环，是决定肝移植成败的一个关键问题。无肝前期凝血系统的问题以原有存在或稀释性的凝血病为主，常表现为凝血因子Ⅱ、Ⅴ、Ⅶ、Ⅸ不足，纤维蛋白原缺乏且激活凝血物质能力下降，因此肝移植术前即应积极纠正治疗凝血因子不足。无肝期肝脏完全缺乏产生和清除各种凝血相关因子的作用，因此凝血因子迅速减少，可能发生血管内凝血，血小板计数下降（部分由于稀释和门静脉阻断后脾中血小板积聚），这种低凝状态导致手术出血。新肝期供肝再灌注伴随严重凝血病和纤溶，主要变化是低凝状态，凝血酶原时间（PT）、激活部分凝血酶原时间（APTT）、凝血酶时间（TT）延长、凝血因子Ⅱ、Ⅴ、Ⅶ、Ⅸ等普遍减少，组织纤溶酶原激活剂突然增高、血小板数量减少、功能障碍，优球蛋白溶解时间缩短，纤维蛋白降解产物中度增加，这些变化可以由多种原因引起，如稀释、出血、肝脏保护液、组织因子释放、氧自由基、白细胞介质、血小板活化因子、蛋白酶释放，另外低温、低钙血症和酸中毒也是产生凝血病的原因。肝移植术中积极维持凝血应采取综合措施，包括维持体温，补充钙离子，根据凝血检查结果输入促凝和抗纤溶因子。常用的补充含凝血成分的血制品包括：①新鲜冰冻血浆（FFP）。②冷沉淀。③血小板。血小板低于 $30\times10^9/L$ 的患者需输入血小板，以进一步改善止血功能。钙离子在凝血过程中起重要作用，术中应加强监测血钙浓度，尤其是离子钙浓度，及时补充。由于低温可以加重凝血功能的障碍，故整个围术期应使用温毯，加温输血仪等保温措施，尽量维持患者的体温不低于 36℃。肝脏移植期间应用小剂量抗纤溶剂，可安全地控制纤溶并减少血制品的输入。无肝期后期和新肝期的早期，纤溶酶原激活因子的血浆浓度增加而纤溶酶原激活抑制因子的浓度降低；而蛋白 C 中和了纤溶酶原激活物抑制因子，上述因素抑制了内源性凝血途径，这在促纤溶过程中可能是个重要因素，与术中凝血因子Ⅱ、Ⅶ、Ⅸ、Ⅹ、Ⅺ、Ⅻ血浆浓度逐渐降低相对应的是Ⅷ因子浓度急剧下降。因此，在无肝后期及新肝期需予富含凝血因子的新鲜冰冻血浆、含有纤维蛋白原与Ⅷ因子的冷沉淀及凝血酶原复合物等。

术中定期监测凝血系统有助于血流动力学的处理和适时、有效地输入血制品。由于凝血系统的变化是复杂和难以预期的，到目前为止肝脏移植术中除常规监测凝血酶原时间（PT）、国际标准化比值（INR）、活化部分凝血酶原时间（APTT）、纤维蛋白原浓度和血小板计数外，

有条件的中心还使用血栓弹力图仪(TEG)和 Sonoclot 凝血和血小板功能分析仪。

2. 围术期体液管理　肝移植围术期体液管理是重要环节,肝移植围术期体液治疗应有针对性,分别处理才可能达到较为有效治疗效果。针对前述该类患者人体的体液变化特点,麻醉手术期间的液体治疗可针对分成五部分:①围术期每日生理需要量。②手术前禁食缺失量。③额外体液再分布需要量或第三间隙补充。④麻醉药物导致血管扩张补充量。⑤手术期间失血量。Flow Trac 是目前监测血容量的有效方法之一。Flow Trac 属于无创操作且较热稀释法、PiCCO、LiDCO 等简便易行,因此广泛应用于临床。有证据表明其对心排量的监测与热稀释法一致,但是在血流量急剧波动的情况下如肝移植、体外循环等,其对血容量和心排量的监测效果较差,仅能反映血容量和心排量的变化趋势,因此在肝移植术中监测血容量在允许的情况下推荐用有创方法,避免用 Flow Trac。围术期失血和血管扩张主要考虑三方面:①红细胞丢失以及对症处理。②凝血因子丢失以及对症处理。③血容量减少以及对症处理。肝移植在病肝分离阶段和新肝期初期都可能有明显失血。维持正常组织的氧供和氧耗就需要维持血管内一定的红细胞浓度(血红蛋白)。目前多数学者认为肝移植围术期 Hb 应维持在 70～80g/L 以上,而在心肌缺血、冠状血管疾病和危重症患者应维持在 100g/L 或 Hct 30%以上。因此肝移植围术期应及时监测动脉血气或血红蛋白,及时了解 Hb 和 Hct 变化,针对性补充浓缩红细胞(PREC)或全血,避免滥用血液制品。笔者认为一般情况尚可的移植患者可以耐受的最低 Hct 可以到 23%～24%,此时在基本保证机体携氧的前提下,可以减少吻合口血栓形成的概率。由于麻醉方法、麻醉药物作用以及手术操作等因素,肝移植围术期血容量需要及时监测和有针对性补充。这部分血容量补充主要参考胶体液。术中若患者的血浆白蛋白低于 25g/L,则考虑输入白蛋白,手术当天白蛋白输入量为 2g/kg。低蛋白血症患者采用血浆容量治疗也是较为有利的处理。

3. 术中体温的变化　肝脏移植手术耗时长且步骤复杂,术中液体出入量多,因此,患者术中低体温很常见。低温(<34℃)减缓氧传输,加剧代谢性酸中毒、低钙、高钾和凝血异常,还可引起心血管抑制和心律失常。低温还导致内脏血流减少,肾浓缩功能下降。在无肝前期和新肝期,患者中心温度下降常发生于大量出血和随后输入大量冷的液体时。无肝期主要是由于吻合移植肝血管时,腹腔内大量使用碎冰屑。术中加温措施多种多样,循证医学表明被动保温如加热毯、弹性绷带包裹等方法维持术中正常体温效果不佳,而主动保温如水温、热风机等加温效果较好。肝移植术中推荐多种主动加温措施联用。尽管使用多种措施包括保温毯、加热所有输入的液体和提高室内温度等,患者的体温仍可能下降,尤其是大出血和在无肝期时。笔者观察到,绝大多数的患者在无肝期体温下降 1～2℃属于正常现象,因此需事先做好准备,防止新肝开放时体温过低。在新肝期后期,患者中心温度可逐渐恢复正常水平,目前认为新肝期体温回升也是供肝功能良好的一个有力证据,若体温持续不升,应注意移植物功能和急性排斥反应的可能。

四、特殊肝脏移植患者的麻醉考虑

近年来,国内活体肝脏移植和小儿肝脏移植的数量也明显增加,心脏死亡患者器官捐赠也呈逐年上升趋势,活体肝移植和小儿肝脏移植麻醉有其特殊性,下面简单介绍其管理的注意事项。

1. 活体(亲体)肝移植供体的麻醉　供体一般都是无器质性疾病的健康人,全身情况良好，麻醉管理与同类的肝切除术相同。但供体是健康人，必须保证绝对安全。在供肝麻醉期间，主要是手术时间长和术中失血的处理，应重视肝创面的妥善止血。强调对，供肝者术后的完善镇痛减少应激和人文关怀。

2. 活体（亲体）肝移植成人受体的麻醉　活体（亲体）肝脏移植成人受体接受的是右半肝脏移植，麻醉管理的重点和原则与原位肝移植基本一致，但部分肝体积小于整肝，吻合的血管系统也较细小，相比之下更易于形成血栓，因此，应特别注意：①控制无肝期容量，以血管活性药维持血流动力学稳定为主，防止新肝开放后容量过多。②移植肝再灌注综合征发生率低，肝功能发挥较全肝早，新肝期应保持凝血功能在一定的范围，不能要求纠正至正常，以防止移植肝血管血栓形成。

3. 小儿肝脏移植麻醉　小儿肝移植已成为治疗儿童终末期肝病的有效手段，与成人比较，小儿肝移植有自身的以下特点：①手术适应证不同，多数患儿为先天性肝病失代偿者。②手术方法不同，目前常见的为减体积、原位劈离肝、活体（亲体）等术式以适合小儿的体型。③手术复杂性和不可预见的事件相对成人肝移植要多。④原发病对术后远期存活影响较小，远期预后较好。

术前麻醉医师应访谈患儿的父母或法定监护人，谈论和告知手术与麻醉的进程方案和风险，其中包括术中相关动静脉穿刺置管，神经系统的损伤，血液制品的使用和外科手术本身风险。同时麻醉医师应尽可能与患儿做良好的沟通以争取配合。

麻醉前患儿的警觉和焦虑可以通过静注或口服苯二氮䓬类药物如咪达唑仑缓解，也可通过吸入七氟烷直接诱导。患儿常用胃排空延迟和胃内压增高等风险，在麻醉诱导插管时除应选择合适导管之外，尚应有效防止反流误吸。要求在气管插管操作时动作轻柔迅速，并时刻关注氧饱和度的变化。气管导管的深度可参照小儿麻醉①＞1 岁：经口插管深度（cm）＝1/2 年龄＋13。②＜1 岁：插管深度（cm）＝1/2 体重＋8；管径以年龄＋4＋4＝插管型号为宜。笔者介绍小儿颈内静脉置入深度可按公式：深度＝患儿身高/10－2cm 计算。术中应酸碱平衡与低血钾、低血糖：即使在无肝期以前，患儿术中代谢性酸中毒的发生率也较高，因此麻醉期间的血气分析检查非常重要。气管插管后、手术开始后、无肝期前、无肝期开始、门静脉开放前、门静脉开放后、术毕时等时间点的血气分析，对患儿的术中评估和治疗很有必要。术中低血钾的原因往往和小儿术中的尿量多少有关。无肝期以前和新肝期以后的低血钾应及时纠正。小儿肝移植期间低血糖的发生率较高，术中必须注意血糖的监测，及时适量地补充葡萄糖同时也有利于循环的管理。

小儿术中容量管理以液体治疗为主，极少使用血管活性药物。不管理论上术中补液分儿个部分，但必须以临床状况为依据，尤其对于 10kg 以下的低体重儿，保持稳定的心率、CVP 是基础，尿量在 1～2ml/kg 体重是一种理想状态。小儿 CVP 的测量比成年人更有意义，是一项良好的容量指标。小儿全身情况一般比成人好，手术期间出血一般很少，对失血耐受性差，应引起注意；但不宜过量输血，小儿大量快速输血的常见并发症是柠檬酸中毒，原因是后者不能被代谢，从而与血浆钙离子和镁离子螯合，导致心肌收缩力下降和低血压，严重时甚至导致心电机械分离危及生命。因此建议术中血红蛋白控制在 70～90g/L 为宜。术中温度维持很重要，因为婴儿体表面积与体重比例较高，易产生低温。所以需要温暖的手术环境，加热和湿化装置的麻醉回路，静脉输液加温器、电热毯和辐射加温装置。一般而言，小儿比成人能更好地耐受下腔静脉阻断。文献报道显示，手术结束时小儿患者在手术室内拔除气管插管的成功率也较成人高。

总之，小儿并非缩小的成人，小儿肝移植期间要注重全身状况的再评估。麻醉科医生在麻醉期间除了及时处理术中可能出现的各种情况意外，很有必要对患儿的氧合功能、循环功能、体温等进行综合的评估，以及时调整治疗方案。

（焦向阳）

第二节　心脏及肺移植术麻醉

1967 年 12 月，南非开普敦 Barnard 医师成功地进行了世界第 1 例人的原位心脏移植手术，开创了心肺移植的新纪元。截止到 2005 年底全世界共有 202 个中心正施行心脏移植(heart transplantation)手术，共完成心脏移植 74158 例。平均手术成功率 95%；5 年存活率 65.97%。我国的首例心脏移植由上海瑞金医院于 1978 年完成，至 2007 年 4 月全国共完成原位心脏移植 400 余例。术后存活率与国际水平基本一致。近年来由于供体受限减慢了心脏移植的发展，而患有终末期心脏病且需要移植治疗的患者数量持续增加。美国移植名单上的患者大概只有 35%最终可得到移植治疗，这种供需之间的巨大差距使得等待心脏移植的患者每年病死率为 17%。除外供体的短缺，影响心脏移植患者生存率的相关因素很多，其中对供体和受体、特别是对受体合理的围术期麻醉管理起着重要的作用。

一、心脏移植的术前准备

1. 终末期衰竭心脏的病理生理　终末期衰竭心脏主要表现为心力储备、心泵血能力明显降低。此时不仅每搏量及每分钟心排血量降低，心指数也降低，多数在 $2.5L/(min \cdot m^2)$ 以下。心衰的终末阶段，心肌收缩能力、舒张能力和顺应性的降低，引起一系列血流动力学变化，包括左心衰竭时左室舒张末期压力(LVEDP)或容积(LVEDV)明显高于正常。患者 CVP 明显升高。但当伴有外周循环衰竭时，因大量血液淤滞于外周循环中，使回心血量减少，CVP 不但不升高甚至降低。此外尚可能发生常见的心律失常有完全性心律不齐、心动过速和室性早搏。

2. 移植心脏的病理生理　去神经心脏的活动只能依赖于内在的固有节律、循环中的儿茶酚胺、Frank－starling 机制和外源性激素来维持基本的排血量。移植中切断了交感节后、副交感节前以及心脏的传入神经，失去了交感传出神经的分布，心脏就不能对运动、低血容量或血管扩张快速反应来增加心率和收缩力。移植心脏的去神经造成其对某些药物的反应与正常有差异，有直接心脏作用的药物如肾上腺素或异丙肾上腺素成为移植后改变心脏生理的最佳选择。静息冠状动脉血流常增加。冠状动脉的自主调节在移植心脏是完整的，血流量仍然依赖于 pH 和 $PaCO_2$ 的调节。

3. 心脏移植术的适应证与禁忌证　所有的Ⅳ级(NYHA 分级)终末期心衰患者，在经严格的内科治疗无效，预期寿命小于 12 个月者都可考虑实施心脏移植。心脏移植的具体适应证有：①内、外科治疗无效的终末期心脏病。②年龄＜60 岁。③治疗后心功能仍为Ⅲ～Ⅳ级(NYHA)。④1 年存活率＜75%。⑤无影响术后患者存活的其他疾病。⑥患者精神状态稳定、积极配合，要得到家人的支持。禁忌证有：①年龄＞65 岁。②严重的肺动脉高压，肺血管阻力＞$6Wood/m^2$。③糖尿病伴有器官损害。④活动性感染。⑤严重的其他疾病(严重的不可逆的肝、肾及肺疾病）。⑥最近6～8周内出现过肺梗死。⑦严重的脑或外周血管疾病。⑧近期恶性肿瘤（<2年）。⑨近期消化道溃疡。⑩严重的凝血功能紊乱等。

4. 麻醉前病情评估　心脏移植通常是急症手术，麻醉医师没有充足的时间进行详细的麻醉前评估，只能了解患者当前的症状、活动能力、用药问题、手术麻醉史、最后进食进水时间及相关系统的疾病，可以对患者进行身体检查、呼吸道评估、回顾血液及放射和超声检查结果。患者的情况不尽相同，有些是可以活动的门诊患者，有些患者病情则非常严重，必须要依赖多种药物，主动脉内球囊反搏及心室辅助装置。

一般情况评估包括：①凝血功能检查，需行出凝血时间、凝血酶原时间和纤维蛋白原定量测定。②供、受体间血型测定，两者血型必须相符。③淋巴细胞毒性配合试验：淋巴细胞毒性反应<10%时，移植后不会发生超急性排斥，否则将导致供心迅速发生功能衰竭。④病毒和病原体检测：包括乙型及丙型肝炎病毒等的测定和鼻腔、鼻咽等部的细菌培养。

心血管功能评估是重点，NYHAⅣ级终末期心衰的晚期，心脏四腔都普遍扩大，每搏量低而固定，射血分数小于20%，对进一步增加前负荷不敏感，后负荷增加则每搏量和心排血量会显著降低。因此，需要足够的前负荷、适当偏快的心率来维持边缘状态的心室功能。术前需判定肺血管的病变程度和肺高压是否可逆。下列变量是移植的相对禁忌证：在一个或几个血管扩张药或正性肌力药应用后肺动脉收缩压>90mmHg；肺血管阻力>5Wood单位；跨肺梯度>15；肺血管阻力指数>6Wood/m^2。严重的、固定的肺高压（PVR大于8Wood单位）作为可能会出现移植心力。

衰竭的标志，在很多中心是移植的禁忌证，需考虑实施心－肺联合移植（heart－lung transplantation）或单肺移植（single lung transplantation）。

其他重要脏器功能的评估包括：

①术前肾功能。

②是否存在肝功能不全：慢性体循环低灌注（左心衰）以及肝静脉淤血（右心衰）两者共同作用降低了肝灌注压，甚至可造成肝功能衰竭。

③肺功能改变：严重心衰的患者常有限制性的通气功能障碍，衰竭而扩大的心脏导致肺总量和肺活量下降；肺血管和支气管血管血容量增加，肺毛细血管内压力升高，或因缺氧使肺毛细血管通透性增大，使血浆滤入肺泡，或因水肿液破坏肺表面活性物质，使肺泡表面张力增大，肺毛细血管内和肺间质水分增多，发生急性肺水肿。

④脑功能改变：严重心力衰竭时因大脑供血不足，患者常出现头晕等症状。此外，心排血量减少可致肌肉血流量不足而出现肌无力，体力活动时更为明显。

⑤水、电解质和酸碱平衡：左心衰竭主要引起肺水肿，右心衰竭主要引起全身水肿。其典型表现是皮下水肿，严重时可有腹水、胸腔积液和心包积液。心力衰竭时易出现缺钠性低钠血症和稀释性低钠血症。因长期使用排钾利尿药可致患者显示低钾血症和低镁血症。心力衰竭时低氧血症使有氧代谢减弱，往往发生代谢性酸血症。

二、心脏移植的术中麻醉管理

1. 麻醉前用药　心脏移植常为急诊手术，禁食时间难以得到保证，麻醉前用促进胃排空和抗酸的药物，可减少反流误吸的发生。麻醉前适当的镇静可解除患者恐惧心理，避免心动过速、血压升高等情况，可选用苯二氮䓬类如咪达唑仑等药物口服或静注，但用量需酌情减少。

2.麻醉前准备　心脏移植受体手术组和供体组之间必须保持密切联络，以确定供体到达受体手术室时间，便于及时建立各种监测及静脉通道并对受体施行麻醉诱导。避免体外循环(cardiopulmonary bypass,CPB)前等待时间过久或长时间CPB运转，使衰竭的心脏更加恶化。麻醉前应做好器械、药物及输血等各种准备，所有心脏移植患者都要接受免疫抑制治疗，感染往往是心脏移植失败的原因之一，除了患者需要预防应用广谱抗生素外，无菌控制也极为重要，麻醉医师应重视并严格执行无菌操作。

麻醉前常规需监测ECG、无创血压、桡动脉穿刺置管测压、颈内静脉置管测压、经皮脉搏氧饱和度、呼气末CO_2分压、温度、尿量、血常规、血糖、动脉血气、电解质和凝血活酶激活等常规实验室检查。心脏移植的特殊监测项目包括肺动脉导管(Swan－Ganz)，肺动脉导管在体外循环后阶段非常重要，可监测CO、PAWP、计算PVR和SVR，指导体外循环后心血管治疗。此外，经食管超声监测(TEE)是心脏移植患者另一有效的监测手段。TEE在移植前可实时评估患心收缩功能、心腔容积及肺动脉高压程度。移植后可以用于评价心室和瓣膜功能及外科吻合口；观察左室整体和节段性的收缩；在舒张末和收缩末，追踪腔内面积，测定左室缩短分数；连续多普勒波形可以测定吻合处的压力梯度。有条件的单位还可考虑Flow Trac，PICCO及麻醉深度监测如脑电双频指数(BIS)等新型监测以提供更详尽的信息。

3.麻醉诱导　是整个手术过程中最关键的阶段，诱导时应避免使用对心肌有抑制或增快心率的药物，减少影响心肌功能的药物，保证充分供氧、保证体循环和冠脉灌注压以及体、肺循环间的有效平衡。由于循环迟滞，诱导药起效迟缓，诱导药应分次缓慢注入，以免造成循环不稳定。此外，诱导用药顺序很重要，因为这些患者高度依赖于内源性交感张力和麻醉药的作用，恰当的诱导顺序可以减轻药物引起的心肌收缩功能下降，如果前负荷过多则会导致突发的心血管虚脱。不管麻醉诱导用何种药物，必须要使其负性肌力作用最小、维持正常心率和血管内容量、避免全身血管阻力降低，同时要使误吸的风险降到最低。阿片类药物是诱导时的主要用药，芬太尼用量为10～15μg/kg(最大到60～75μg/kg)，其用量还要取决于受体的肝肾功能情况。在垂危患者中应用咪达唑仑或东莨菪碱来产生遗忘作用，一些患者也可以辅助使用低浓度的吸入麻醉药。肌松药可选用对循环影响小的罗库溴胺或顺阿曲库胺。

4.麻醉与心血管功能的维持　麻醉的目标是保持血流动力学稳定和终末器官灌注。为保持血流动力学稳定，应维持合适的心率和心肌收缩力、避免前负荷和后负荷的急性改变、严防PVR升高，必要时用正性肌力药物维持。麻醉维持用芬太尼或舒芬太尼，可有效地减少术中应激反应，并且对心脏抑制轻，术中低血压发生率低。由于吸入麻醉药对心肌有抑制作用，一般不宜使用或使用低浓度。麻醉的目标是保持血流动力学稳定和终末器官灌注。为保持血流动力学稳定，应维持合适的心率和心肌收缩力、避免前负荷和后负荷的急性改变、严防PVR升高，必要时用正性肌力药物维持。此类患者常常对浅麻醉的交感神经反应比较迟钝，因此依靠血流动力学反应对麻醉深度进行评估比较困难，而且，以阿片类药物为主的麻醉方案也会减少术中知晓的发生率。与老年患者相比，年轻患者术中知晓的可能更大，因此，在体外循环开始及升温时应该补充芬太尼类药，并追加咪达唑仑。如体外循环阻力增加，心肌收缩力下降时，需及时加用血管活性药物，考虑到心衰患者的循环时间延长，药物起效可能较慢，给药要慢，随时注意调整剂量。

心脏移植患者因为术前的心衰造成明显的限制性通气功能障碍、肺顺应性下降和气道压力升高，为防止通气压力过大影响静脉回流和增加肺血管阻力，需采用较低潮气量（5～6ml/kg），较快的频率（16～18 次/分）达到适当的 $PaCO_2$。在体外循环前，应该尽量维持重要脏器有效的灌注，继续使用正性肌力药物和机械辅助设备。诱导后由于体内儿茶酚胺的水平下降，可能会出现血流动力学的不稳定，需及时调整正性肌力药物的剂量和配伍，常用多巴胺、多巴酚丁胺、肾上腺素、异丙肾上腺素和米力农增强心肌收缩力。心率对体外循环前循环的维持至关重要，宜保持相对偏快的心率来代偿固定的低输出量。应注意移植后的心脏去神经，心脏自主神经的调节均失去作用。去神经支配的心脏依赖于内在的固有节律性、循环中的儿茶酚胺、Frank－starling 机制、外源性激素来维持基本的心排血量。心脏复跳后心率可能较慢，使用阿托品无效。因此，常用异丙肾上腺素增快心率。难以脱离体外循环最常见的原因是右心功能衰竭。肺动脉压力梯度和肺血管阻力指数更能准确反映肺血管的功能状态，因为两者不受心排血量的影响，直接反映肺血管的流量变化，尤其对已经发生心衰的患者，除了常规的过度通气外，主要根据肺血管的阻力大小和左、右室的收缩状况选择合理的治疗方案，包括：①合适的容量负荷。②保持窦性节律。③正性肌力支持。④血管扩张药降低 PVR。⑤血管收缩药维持冠脉灌注压。⑥机械辅助设备。PDE－EI 抑制剂改善右心衰患者的右室收缩功能较血管扩张药更有效。而血管收缩药在冠状动脉灌注压下降时可以改善右室的功能。一氧化氮吸入可以改善急性右心衰时的血流动力学。有学者建议经中心静脉输注血管扩张药可降低肺动脉压，经左心房（左心导管）输注去甲肾上腺素升高血压，维持冠脉灌注，但此法仅适用于严重肺动脉高压、右心衰，难以脱离体外循环的患者。经上述综合治疗右心衰仍无法控制，可采用右心辅助装置（从右房引出血液，经辅助装置返回到主肺动脉）。另外可用肺动脉球囊反搏（balloon counlerpulsation）设备和体外膜肺设备，有时可以渡过难关。

总之，在当今现代医学时代，心脏移植水平在不断提高，应用不断推广，已经成为大型医疗中心治疗终末期心脏病的一种手段。影响心脏移植患者生存率的相关因素很多，其中对供体和受体、特别是对受体合理的围术期麻醉管理起着重要的作用。

三、肺移植的麻醉前准备

从 1963 年开展了第 1 例人类肺移植算起，肺移植（lung transplantation）的发展至今虽已有 50 多年，直至 20 世纪 80 年代末期，肺移植在全世界才得到公认，技术得到飞速进步。肺移植发展到今天，普及趋势加快，已经成为胸心外科领域最新最有前途的课题之一。肺移植是治疗晚期肺实质疾病及晚期肺血管疾病的唯一有效方法。临床上肺移植有三种主要方式：单肺移植（包括肺叶移植）、双肺移植（double－lung transplantation，包括整体双肺移植和序贯式双肺移植）以及心肺移植。从广义上讲，这 3 种方式都可达到移植肺的目的。从狭义上讲，肺移植是指单肺及双肺移植。无论心肺移植还是单肺移植，现均已获得临床成功。肺移植的适应证为终末期呼吸衰竭患者其原发病因包括：①肺阻塞性疾病：慢性阻塞性肺气肿和 α_1 抗胰蛋白酶缺乏症。②肺纤维化疾病：间质性纤维化及特发性肺纤维化疾病。③肺感染性疾病：结核毁损肺及双肺弥漫性支气管扩张进展为囊性纤维化。④肺血管疾病：原发性肺动脉高压和（或）合并心内畸形致艾森门格综合征患者等。其禁忌证包括：①两年内发生过恶性肿瘤。免疫抑制治疗可能诱发、促进恶性肿瘤的形成与复发。②无法治愈的另一主要器官系统功能障碍，如心、肝、肾等脏器功能衰竭。③无法治愈的慢性肺外感染：慢性活动性乙型肝炎、丙型肝炎、HIV 感染乙肝抗原。④严重的胸廓或脊柱畸形。⑤缺乏稳固可靠的社会支持系统等。肺移植麻醉需要充分考虑终末期肺部疾病的病理生理，熟悉相关的药理学知识以及熟练的麻醉技术，并要求要有较好的围术期病情预测能力和调控处理。因此，肺移植麻醉对大多数有经验的麻醉医生仍然是一种挑战。

由于供肺来源的不确定性，一旦确定移植对象后，就尽可能在短时间内掌握患者的详细病史、一般情况。术前的体格检查应着重于呼吸道、心脏及肺部的检查。而且应该在有限的时间内将患者各器官功能尽可能地调整至最佳状态。麻醉医师需评估患者术中一侧肺通气能否提供足够氧供和排出 CO_2，右心功能能否耐受可能的肺动脉压升高，移植后可能的呼吸动力学变化，决策术中氧供需方案并对可能出现的问题做出相应的应对预案。具体而言，应在术前通过肺功能、通气/血流比例(V/Q)和动脉血气结果评估限制性肺疾病的严重程度及弥散程度，如吸入空气时 PaO_2<45mmHg 则提示需要 CPB。患者因可能存在严重的肺高压(80/50mmHg)会使肺动脉增粗，当增粗的肺动脉压迫喉返神经时可造成声带麻痹，也会造成此类患者增加误吸发生的风险。通过超声心动图或经食管超声心动图(TEE)检查评估右心功能不良及三尖瓣反流。当肺动脉平均压大于 2/3 体循环平均动脉压时，肺动脉高压可能引起右心衰竭。肺动脉平均压大于 40mmHg 及 PVR 大于 5mmHg/(min·L)也需要 CPB。双肺移植是否需要 CPB 一直是存在争论，最近有学者系统评价了 14 篇关于双肺移植用或不用 CPB 的文献发现 CBP 没有增加死亡率等副作用，因此在存在其他 CPB 应用指征的双肺移植手术中推荐继续使用 CPB。此外，由于慢性缺氧常引起红细胞继发增多，术中应测定血细胞比容(Hct)，并行凝血与血小板功能监测以指导治疗。术前对患者的心理状况的保护极其重要，可以同时使用药物及心理安慰等手段降低患者术前的焦虑症状，术前用药须根据患者病情和配合程度灵活谨慎应用，麻醉前用药应避免呼吸及循环抑制。

肺移植受体手术麻醉准备除了与常规心胸外科手术麻醉相同的准备外还需注意准备双腔气管导管(一般选用左支)、纤维支气管镜及经食管超声(TEE)。特殊药物的准备包括前列腺素 E1(PGE1)、多巴胺、米力农、吸入 NO 等。术前用药一般取决于受体的基础疾病。因终末期呼吸衰竭患者呼吸和循环功能的脆弱性，一般镇静、镇痛药物可以免用或减量运用；患者可能存在发生误吸的风险，可于术前静脉注射抗酸剂等。为防患者口干、舌燥等引起不适也可免用抗胆碱能药物。对于长期运用支气管扩张药物的患者可持续运用，并带入手术室。根据抗排斥协议使用抗免疫药物，常规使用预防性抗生素。

麻醉前应建立全面监测。完善细致的监测，体、肺循环的药理学管理配合合理的单肺通气技术可使单肺通气的氧合效能最大化。常规监测包括 ECG。无创和有创血压(NIBP/ABP)、脉搏氧饱和度 SpO_2、呼气末二氧化碳分压($ETCO_2$)监测、体温监测，尿量及血气监测等，此外重要的监测还包括：

①中心静脉压(CVP)和肺动脉导管 PAP、PAWP 压力监测，后者对术中循环功能的调控具有直接指导意义，如对肺移植术中一侧肺动脉阻断后是否需要体外循环，肺动脉压力有重要的参考价值。肺动脉压力监测可以持续到术后不再需要应用肺血管扩张治疗时。

②心排血量监测和持续心排血量监测了解术中的心功能情况，并可根据血流动力学公式计算体循环阻力和肺循环阻力，借以了解末梢血管和肺血管张力，指导血管活性药物的应用。

③TEE 监测更有利于观察心脏活动和大血管情况。在肺移植术中，TEE 监测可观察肺动脉阻断时心功能的变化，以判断心脏是否能耐受；也可在移植后观察肺静脉与左心房的吻

合是否恰当，也可发现是否出现气栓等。

④脑电双频指数及脑电图监测由于肺移植术中循环功能波动较大，容易出现浅麻醉而发生术中知晓，脑电双频指数监测可以预防术中知晓。

⑤纤维支气管镜检查应贯穿于整个围术期，术中纤维支气管镜检查可确定双腔气管导管的准确位置。也可在直视下清理气道分泌物。移植肺支气管吻合后开放前观察支气管吻合口质量，排除吻合口漏气、狭窄等，并再次清理呼吸道。术后气管镜检查不仅为排异反应的重要诊断依据，而且在患者排痰困难时可做气管内吸引。

⑥监测呼吸动力学监测呼吸频率、潮气量、气道压力、气道阻力、肺胸顺应。实时监测呼吸动力学，可以反映患肺和供肺的功能状况，调整最佳通气参数，实现通气和换气。

⑦脑氧饱和度监测利用近红外光谱技术持续监测局部脑氧饱和度，如果低于55%应考虑有脑缺氧存在。在肺移植手术中也可作为是否需要体外循环支持的一个指标，有条件应该常规监测。

四、肺移植的麻醉管理

肺移植可采用单纯全身麻醉或者全身麻醉联合硬膜外阻滞麻醉。采用后者的优点是可减轻术中及术后应激反应、减少全身麻醉的用药量、延续至术后镇痛可减少阿片类药物的应用，避免呼吸抑制而促进呼吸功能的恢复。其弊端在于：硬膜外穿刺增加硬膜外穿刺相关的并发症，此外，部分患者难以配合硬膜外穿刺需要患者特殊体位。

麻醉管理的重点在于麻醉诱导和维持、麻醉初期正压通气、单肺通气的建立与维持、肺血管钳夹和移植肺再灌注时呼吸循环的维持、再灌注前后处理、全程内稳态的调控等。而对序贯双肺移植的另一挑战为先移植一侧肺水肿的防治与功能维护。麻醉诱导是整个麻醉中最关键的阶段。常采用头高位，可选快速诱导。可缓慢注射咪达唑仑，芬太尼和依托咪酯等药物避免血压骤降，从诱导到插管完毕要保持回路内压力，避免通气不足和高碳酸血症，以及浅麻醉导致肺动脉高压。麻醉维持通常是静脉麻醉药物的联合持续输注。全程强调个体化，麻醉用药应选择对生理干扰小、对心肺功能无明显影响的药物。

宜采用双腔支气管导管，并确保整个手术过程中导管位置正常、有效分隔双肺。呼吸管理是肺移植麻醉的重要内容，应选用合理的机械通气，可能需随时调整通气参数与呼吸模式。通气模式的选择有赖于患者基础病变的生理学改变，限制性通气功能障碍需要更长的吸/呼比，更小的潮气量和更快的呼吸频率。阻塞性通气功能障碍则相反，需要更低的吸/呼比，更高的潮气量和较低的呼吸频率。术前动脉血气的测量可以指导术中机械通气的管理。严重的气道阻塞常常造成术中肺的过度充气，降低静脉回流，压迫心脏而导致严重的低血压。因此机械通气后造成的持续低血压或原因不明的低血压，可尝试脱开呼吸机连接管，如果血压回升，循环得到改善，则可以明确诊断并治疗动态过度肺通气（DHI）。终末期的肺疾病患者，术前双肺通气下可能已经存在严重的呼吸功能下降甚至衰竭。因此，此类患者单肺通气的管理对于麻醉医生最具有挑战性。单肺通气时常常增加肺内分流而加重低氧状态，尽管分钟通气量不变，但患者储备功能有限，有效通气量下降与缺氧同步出现。此时，麻醉医师可以通过以下手段改善低氧状态，如：增加吸入氧浓度，改变正压通气模式，必要时可增加通气量，还可以适当增加 PEEP 以改善氧合。但需要注意增加 PEEP 的同时也增加肺循环的负荷，对存在肺高压的患者可能会使低氧血症进一步恶化，因此应该根据患者动脉氧分压及肺动脉压的监测结果进行调整。关于通过高频通气(high frequency ventilation,HFV)来改善低氧的技术,临床上效果不一,尚需进一步的研究,最近一篇荟萃分析比较了高频通气和传统通气方式在急性肺损伤中的作用,提示高频通气能明显改善氧合。肺动脉吻合完成后,应缓慢、温和膨肺,快速的膨肺可能会导致气压伤、手术吻合部的泄漏或肺水肿。注意膨肺前先清理移植侧肺内分泌物。

循环管理也是肺移植麻醉的重要内容,循环管理的目标为血动力学稳定。合理的循环容量与质量是调节重点。移植肺植入前的麻醉前半阶段,因术前禁食,麻醉用药引起的扩容状态需要补充液体,避免容量不足;移植肺植入后应以防治肺水肿为处理重点,由于该肺水肿不仅与缺血再灌注损伤有关,而且移植肺缺乏淋巴回流,因此应在保证机体最低有效循环血量的基础上尽可能限制液体输入,必要时还需利尿以防移植肺失功能。多巴胺、去甲肾上腺素、肾上腺素等血管活性药物可灵活使用,有时还需要前列腺素 E1、NO 吸入(10～40ppm)等。

移植手术过程中常采用试验性肺动脉阻断来预先判断是否需要 CPB,关键看肺动脉阻断后体循环压力和氧合是否能维持来决定是否采用 CPB。手术过程中也可使用肺动脉导管监测 SvO_2 作为判断是否进行 CPB 的标准,认为 SvO_2 低于 65%时即需行 CPB。目前认为 CPB 增加出血和早期移植肺功能障碍的风险,经股血管插管小剂量肝素(5000U,24 小时),使用体外膜肺氧合(extracorporeal membrane oxygenation,ECMO)应用方便、导管不影响术野、术中心肺功能稳定、体温正常、失血少不增加输血,并可延续至 ICU,使移植后有移植肺水肿的病例在 ICU 治疗更加容易。

肺移植受体一般都有不同程度的肺动脉高压,原因是一种突然的急性反应(如一侧肺动脉阻断)造成动力性肺血管阻力增加、右心室负荷增加引起的急性右心衰竭。缩血管药物、高碳酸血症、酸中毒、激动或疼痛等也可引起急性肺血管阻力增加而损害右心室功能,术中应注意避免上述因素的影响。处理包括在有创压力监测下调整血管活性药物,以使心肌收缩力、血管张力、血容量对维持循环更为适宜。应避右心室前负荷超过 15mmHg,防止增加右心室的室壁压对心肌灌注的不利。血管扩张药物如前列环素或前列腺素或吸入 NO_2 可改善右心功能。但同时可引起体循环低血压,这样不得不降低扩血管药物的滴注速率而增加对正性肌力药物的需要量,而后者又同时增加肺血管阻力。因此,需要权衡利弊。治疗严重低血压危急状态的方法是用缩血管药物去氧肾上腺素或去甲肾上腺素。旨在增加体循环压力而改善右心室灌注,以阻断因右心室缺血引起的恶性循环。

在肺移植手术中,移植肺缺血再灌注损伤的发生率高达 25%,可导致原发性移植肺功能不全,功能延迟恢复以及急性、慢性排斥反应等,是影响移植术后短期和长期存活的重要因素之一。近年来普遍认为防治缺血再灌注损伤的方法有:

①再灌注供体肺吻合后,应缓慢、温和地膨肺和开放肺动脉血流。移植肺开放后,通气模式用低浓度氧吸入、小潮气量、低频率、5cm 的 PEEP 使移植肺处于休息状态。再灌注最初的肺动脉压力非常关键,再灌注恢复过快会导致不可逆的肺损伤,运用控制性的再灌注可减轻缺血再灌注损伤。移植手术后在不影响心室收缩力和心排血量的情况下应保持尽可能低的肺毛细血管楔压。

②清除自由基,运用自由基清除剂对抗自由基损伤对肺起到保护作用。

③减少钙超载,在再灌注前或再灌注开始时给予钙拮抗剂,可抑制细胞内钙超载,减轻缺血再灌注损伤。

④吸入 NO 可改善移植肺功能，并可能有助于预防早期移植肺功能障碍。

术毕一般应更换单腔气管导管带管送达 ICU，原则上呼吸支持至移植新肺可能出现的水肿期结束。术毕近期的呼吸支持利于移植新肺的功能恢复，并利于双肺的协调活动。但需呼吸支持的时间可能存在较大的个体差异。术毕于手术室内早期拔管，拔管后 24h 内可能会因为通气不足、肺水肿、出血或气胸再插管，大多数单肺移植患者可在手术室拔管，但仍需进一步的研究及探讨。肺移植术后的疼痛和常规胸科手术的疼痛治疗目的一样，适度的疼痛治疗、有利于维持患者术后足够的呼吸深度和咳嗽能力以防治术后肺部的并发症。

总之，肺移植麻醉对大多数有经验的麻醉医生仍然是一种挑战，麻醉管理中仍存在很多值得探讨的问题和研究的热点，如供体肺 IR 损伤的保护，围术期保护性肺通气及控制肺动脉高压和右心衰的发展，限制容量，抑制机体炎性反应，合理应用激素和免疫移植药物等均成决定肺移植手术成败的关键因素。此外，对终末期呼吸衰竭的肺移植患者，如何选择合理的通气模式和凝血方面的调整仍有待进一步探索。

五、心肺联合移植手术的麻醉管理

心肺联合移植最早报道于 1968 年，至 2010 年 3 月器官获得和移植网络公布了美国已完成 1032 例心肺移植，其 1 年存活率为 60%。20 世纪 80 年代后期是心肺联合移植的高峰期，90 年代后随着心脏、单肺和双肺移植的技术日趋完善，且供体器官的严重不足的情况，导致了心肺联合移植趋于平稳态势。心肺联合移植的适应证主要为终末期肺部疾患，包括各种不可逆的肺血管病及肺实质性病变，内外科治疗无效的肺动脉高压、肺囊性纤维化及部分先天性心脏病也是心肺联合移植的主要适应证。麻醉医生应在术前掌握病情，制订周密计划。与手术组密切联系，明确外科手术的步骤和方法，从而制订围术期的麻醉处理方案。

1.麻醉诱导与维持的注意事项　维持心脏收缩力、避免肺血管收缩是麻醉管理总的原则。麻醉诱导前宜适当补充血容量，因心肺移植受体术前均存在低排高阻，心肺功能严重受损，对各种麻醉药物耐受差。应选用对循环移植较小的药物诱导和维持麻醉。可选用咪达唑仑、依托咪酯和阿片药物芬太尼等，否则过度心肌抑制及血管扩张作用对患者不利。因此类患者多伴有呼吸功能不全，部分患者在机械通气时可出现高碳酸血症，只要循环功能稳定可以接受允许范围内的高碳酸血症。心肺移植术在体外循环下进行，相对呼吸管理较序贯性双肺移植简单，无需肺隔离技术，推荐应用加强钢丝导管以避免术中不慎压迫对气道通畅的影响，也不反对使用双腔支气管导管。手术开始后，应尽可能缩短建立体外循环的时间。遇有严重低血压甚至心搏骤停时，可紧急建立体外循环；对于极危重的患者术前必要时可考虑先在局部麻醉下建立股静脉—股动脉转流后再开始麻醉诱导，以免诱导时心搏骤停。麻醉维持可在 BIS 及肌松监测下用丙泊酚 3～5mg/(kg·h)或低浓度七氟醚吸入，间断或持续静注芬太尼类及肌肉松弛药。

2.呼吸、循环功能的维护　有创血流动力学和右心功能的监测格外重要。由于术前严重心力衰竭及肺动脉高压，漂浮导管置入困难者可用经食管超声心动图监测。如果已经放置了漂浮导管，在体外循环开始后应将导管退至上腔静脉内，待吻合完毕后再放至右心房，复跳、心脏充盈后再漂至肺动脉主干，肺动脉压力监测对于术后处理有一定的指导意义。

治疗肺动脉高压、增强右心功能的用药基本原则与肺移植患者一致，即需要注意静脉应用扩血管药物在扩张肺血管的同时也可引起体循环血管的扩张和低血压，因此，在用药时要谨慎，尽可能发挥其扩张肺血管、降低肺动脉压、增强右心功能，从而增加左心前负荷、提高左心室射血分数、升高体循环血压、改善心肌冠脉供血的有益作用，而避免引起动脉血压下降、肺内分流增加和心肌供血不足。也有学者推荐联合应用酚妥拉明和β—受体阻断药以控制心率和肺动脉压力。

3.心肺移植后缺血再灌注损伤的防治　尽可能缩短供体心肺热、冷缺血时间，适宜的心肺保护液灌洗供体心肺等工作是整个心肺移植团队需要注意的问题。麻醉的重点是在移植心脏复跳、移植肺开始通气阶段对心、肺功能的保护，并要在后续缺血再灌注损害显现心肺功能下降时维护脏器的灌注和氧合。具体措施包括：①主动脉开放前应用甲泼尼松龙 500mg。②使用升压药升高血压。③受体肺通气模式应从低浓度氧开始，用正常的呼吸频率和低潮气量，并增加 5～10cmH_2O 的 PEEP 降低肺内分流。主动脉开放后在避免缺氧的前提下尽可能降低吸入氧浓度，警惕多种因素所致的移植肺失功能和超排斥反应。如果移植肺失功能，可采用体外膜肺(ECMO)支持，使肺处于休息状态(低浓度氧吸入、小潮气量、低频率、PEEP 5cmH_2O)，并加强循环功能的调控，等待移植肺功能的恢复。

4.心肺移植中的体外循环(CPB)技术　国外移植中心一般采用低压低流量 CPB 技术，一般流量维持在 40ml/(kg·min)，平均血压 4～8kPa，直肠温度 20～30℃。在分离病心阶段麻醉处理的关键是维持血压和肾功能保护，同时避免发生严重的细胞内酸中毒。可使用强心及血管收缩药物如多巴胺。心脏吻合时间一般为 60～90 分钟，吻合完毕升主动脉开放后常规予异丙肾上腺素强心和增加心率，复跳后待体温升至 36℃即可停止 CPB。停用 CPB 后心肌收缩无力可采用多巴胺、多巴酚丁胺等，如发生急性右心衰，可应用肺血管扩张剂处理。停 CPB 后另一个常见问题是各种室上性和室性心律失常，这与供心缺乏迷走神经及对儿茶酚胺敏感有关，可常规应用抗心律失常药物处理。但由于存在两个窦房结活动点，对上述心律失常的诊断提出了更高的要求。

(焦向阳)

第三节　肾移植麻醉

自 1954 年 Murry 首次运用肾移植(renal transplantation)的方法治疗终末期肾脏疾病患者，到 20 世纪 90 年代，肾移植技术日臻成熟，受者的生存率及生活质量大为提高。目前肾移植已成为存活率最高的一种器官移植，其手术方式及麻醉方法均已比较成熟，肾移植已经成为各种原因引起的终末期肾病的首选治疗方法。

一、终末期肾病的病理生理

各种原发性或继发性慢性肾脏疾病将导致的肾功能进行性减退，体内代谢废物的潴留，水电解质酸碱平衡失调等内环境紊乱和内分泌异常，进而出现一系列症状的临床综合征，最终会发展为慢性肾衰竭。近年来，慢性肾脏病(chronic kidney disease，CKD)患者的发病率、住院率均明显升高，严重威胁人类的健康与生命。慢性肾衰竭是一个缓慢而渐进的过程，根据肾功能损害的程度，我国学者将慢性肾衰竭(chronic renal failure)分为 4 个阶段：

①肾功能不全代偿期：此阶段患者虽肾脏储备能力已降低，但通常无临床症状。实验室检查：肌酐清除率(Ccr)＞50%，血肌酐(Scr)＜133μmol/L。

②肾衰竭期：又称尿毒症早期，临床上多会出现明显的贫血及恶心呕吐等消化道症状，出现轻中度代谢性酸中毒和水钠潴留、钙磷代谢紊乱。可伴有乏力、精神不振等神经系统症状。实验室检查：Ccr10%～25%，Scr211～422μmol/L。

③肾功能不全失代偿期：此阶段患者可出现轻度贫血、乏力、夜尿增多等临床表现。实验室检查：Ccr25%～50%，Scr133～211μmol/L。

④尿毒症期又称尿毒症晚期，临床上表现出各种尿毒症的症状，如严重贫血、恶心呕吐、水钠潴留、低钙血症、高钾等，并因全身多器官受累而出现相应的临床表现。患者通常需要接受透析治疗。实验室检查：Ccr 小于 10%，Scr 大于 422μmol/L。

慢性肾衰竭患者早期通常无明显的临床症状，而仅仅表现为蛋白尿、夜尿增多等基础疾病的症状。终末期才会出现一系列的临床症状，最终引起全身多个器官系统的功能异常。终末期肾病常见的全身各脏器合并症见表 20－3；首先是：

①代谢的改变，肾衰竭患者由于其排泄功能障碍，常引起不同程度的水钠潴留，而水钠潴留又会进一步造成细胞外液增多和低钠血症。低钠血症是指血清钠低于 135mmol/L。按体内钠的情况及引起低钠血症的原因可以分为稀释性低钠血症和缺钠性低钠血症两种常见类型。高钾血症是慢性肾衰竭患者最致命的电解质紊乱。慢性肾衰竭患者由于肾单位减少，机体对钾的排泄减少，当摄入量超过排泄速度时可迅速出现高钾血症。其他离子如钙、镁、磷的紊乱也十分常见。此外，患者主要表现为代谢性酸中毒。酸中毒可引起心肌收缩力降低以及儿茶酚胺反应性降低。酸中毒亦可导致氧离曲线左移，组织的氧供减少。

②心血管疾病是引起终末期肾病患者死亡的首要原因，高血压、高血容量、酸中毒、贫血及血液透析引起的大量动静脉瘘等均可导致心包炎、心脏向心性肥大、心功能不全和充血性心衰。

③慢性肾衰竭患者水钠潴留可引起肺水肿，导致限制性通气功能障碍和氧弥散功能降低，造成低氧血症。

④绝大多数慢性肾衰竭患者都伴有贫血，主要与患者促红细胞生成素减少及红细胞寿命缩短有关。其他造成慢性肾衰竭患者贫血的因素包括消化道出血、叶酸和维生素摄入不足及尿毒症毒素对骨髓的抑制等。此类患者还常伴随白细胞功能受损，免疫力低下及血小板功能异常和凝血缺陷。

⑤慢性肾衰竭患者神经系统病变可分为中枢神经系统病变和周围神经系统病变。中枢神经系统病变早期可表现为淡漠、记忆力减退、扑翼样震颤、嗜睡昏迷等。周围神经病变主要表现为下肢远端感觉异常。伴有自主神经病变的患者常出现体位性低血压、发汗障碍等，全麻诱导时易出现低血压。

表 20－3　终末期肾病常见合并症

系统	合并症
心血管病变	心肌疾病、动脉粥样硬化、小动脉硬化、高血压、慢性心力衰竭等
血液系统损害	贫血、血小板功能异常、血栓
神经系统损害	尿毒症脑病、外周神经病变、自主神经病变、透析相关性脑病
矿物质代谢紊乱及骨代谢异常	钙磷代谢紊乱、甲状旁腺功能亢进、肾性骨营养不良，血管钙化
免疫缺陷与感染	免疫功能低下，各种感染的发生率明显高于一般人群
胃肠道系统	胃排空延迟、恶心、呕吐、消化性溃疡、胃瘫
肝脏	低蛋白血症、肝炎

二、麻醉前评估和准备

1. 麻醉前评估　肾移植术受体绝大多数为慢性肾衰竭患者，病情复杂，存在高血压、贫血、电解质酸碱平衡紊乱等严重并发症。因此，麻醉医生需在术前对接受肾移植手术的患者进行全面的医学回顾及评估，从而制订相应的防治措施。终末期肾病常合并多器官和系统的病变，并且这些潜在的病变通常与肾衰竭之间存在协同作用，可增加麻醉和手术后的死亡率。因此，在术前评估时因对每一器官、系统进行仔细的评价。

终末期肾病患者多数有各种心血管疾病的危险因素，因此，肾移植术前仔细检查患者是否患有心血管疾病是至关重要的。心血管疾病严重程度的初步评价包括仔细的临床检查、心电图、胸片等。中度或重度心肌缺血表现的患者则要接受冠状动脉造影检查。在许多肾移植中心，如果 ESRD 患者合并糖尿病，并且糖尿病史超过 25 年，则倾向于接受冠状动脉造影检查，因为积极地干预可改善患者的预后。拟接受肾移植手术的患者通常正在接受透析治疗，其液体状况很难评估。麻醉医生应根据透析的类型、透析频率及最后一次透析的间隔时间判断患者是高容量还是低容量。体格检查中应观察患者动静脉瘘的位置，术中避免在动静脉瘘的上肢行血压监测、静脉穿刺等操作，防止血栓形成。实验室检查应该在手术前进行。如果术前血钾超过 6.0mmol/L，应推迟手术，采取透析等治疗方式。由于患者术前常合并严重的贫血，术前应明确血红蛋白的水平。如果有出血史或者其他可能患有的凝血疾病，应进行凝血检查。所有心脏疾病风险的患者都应做心电图检查，必要时需做 24 小时动态心电图检查。

2. 术前准备　良好的术前准备是肾移植后长期存活的重要因素之一。近年来研究发现，在改善患者全身基本状况的前提下，患者接受透析治疗的时间越短，越有利于移植肾的长期存活。拟接受肾移植手术的患者，必须经过充分的透析治疗，使患者的病情得到改善，有利于麻醉实施和术中管理。肾衰竭患者尤其是尿毒症患者胃排空时间明显延长，并且可能存在消化系统的其他病变。因此，慢性肾衰竭患者肾移植术前禁食时间至少 20 小时。肾衰竭患者常合并严重贫血，术前可使用叶酸、促红细胞生成素改善贫血，使血红蛋白升至 70g/L 以上。慢性肾衰竭合并高血压患者应积极进行抗高血压治疗。心功能不全的患者手术危险大，术前应积极治疗，减轻心脏前后负荷，加强心肌收缩力。

三、肾移植受体的麻醉管理

1. 椎管内麻醉　肾移植麻醉的方法包括椎管内麻醉和全身麻醉。近年来，也有采用硬膜外麻醉与全身麻醉同时应用的复合麻醉。椎管内麻醉主要包括蛛网膜下腔麻醉(腰麻)、硬膜外腔阻滞和腰麻一硬膜外联合阻滞。对于拟接受肾移植的患者，只要无明显凝血功能障碍及其他椎管内麻醉禁忌证，均可选用椎管内麻醉。椎管内麻醉用药少，对机体生理干扰相对较小，局麻药中不应添加肾上腺素，以防止肾血流较少导致肾损害。椎管内麻醉术后肺部并发症较全身麻醉少，并且能够提供满意的术后镇痛。不足之处在于其难以应对术中出现的突发状况，导致术中管理较为被动。全身麻醉能够完善地控制呼吸，确保患者术中氧供，提供良好的肌松以满足各种手术条件，相对椎管内麻醉来说较为安全，但需根据患者的状况选择对循环、代谢等影响较小的全身麻醉药。此外，肾衰竭患者由于低蛋白血症和贫血，易导致药物使用过量。

由于药物作用时间的限制及术中不能追加药物，单纯蛛网膜下腔麻醉现在已经很少应用于肾移植麻醉。连续硬膜外阻滞是目前国内肾移植术首选的麻醉方法。操作时多采用“双管法”，即取 $T_{11} \sim T_{12}$ 间隙穿刺并向头侧置管；$L_2 \sim L_3$，穿刺向尾侧置管。麻醉范围应覆盖下腹部和盆腔，阻滞平面不宜超过 T_8。液体补充应当以维持血流动力学稳定为原则，避免麻醉药引起血管扩张而导致血压明显下降。脊麻一硬膜外联合阻滞也是临床上常用的麻醉方法，该法起效迅速，效果确切，不仅可避免全身麻醉对患者的影响，又可减少单纯硬膜外阻滞的局麻药用量，还便于术后通过硬膜外给予镇痛治疗，当手术时间长脊麻局麻药作用减弱或消失时，可通过硬膜外导管追加局麻药。

2. 全身麻醉　静脉麻醉药诱导药的选择取决于患者的整体健康状态、容量状态及心血管功能等，可选用对血流动力学影响较小的药物组合进行快诱导插管。为减轻气管插管时的应激反应，可用 1% 丁卡因 1～2ml 行气管表面麻醉。纠正术前低血容量可避免诱导时低血压。对于胃轻瘫和反酸患者可能出现胃排空延迟，应警惕胃内容物反流误吸，此外，诱导时给药速度不宜太快，用药剂量不宜过大。全麻维持全麻多采用吸入麻醉剂地氟醚或异氟烷。这两种药物都没有肾毒性，而且，无论是否合并肾脏疾病，这两种药物都不会使肾功能进一步恶化。七氟醚很少用于肾移植手术的麻醉因为七氟醚经肝脏代谢后会产生一种无机氟化物，已经被证明具有肾脏毒性。麻醉过程中应给予芬太尼等麻醉镇痛药物，减少吸入麻醉剂的用量。在肾脏疾病的患者中，芬太尼、舒芬太尼、瑞芬太尼及阿芬太尼的药动学不会发生明显的改变，都可以应用于肾移植手术的麻醉。顺式阿曲库铵代谢方式为不依赖肝肾功能的血浆霍夫曼消除，不会延长肾衰竭患者的作用时间。

3. 术中管理主要事项　维持血流动力学稳定：慢性肾衰竭患者均伴有高血压，术中既要控制高血压，又应避免发生低血压。一般情况下宜维持血压在正常较高水平，特别是血管吻合完毕开放血流前扩充血容量可增加移植肾血流，提高移植肾的即时功能，从而提高移植肾的成活率和患者的生存率。血压偏低时，给予少量多巴胺静脉持续输注。液体疗法：接受肾移植的患者通常正在接受长期的透析治疗，其液体状况很难评价。患者进入手术室时是高容量还是低容量取决于透析的类型及末次透析后的时间间隔。必须监测中心静脉压，以判断体内血容量是否充足。贫血的患者需及时输血。利尿剂通常用于促进移植肾生成尿液。渗透性利尿剂，如甘露醇通常用于增加尿量和减少多余的体液，因渗透性利尿剂并不依赖于肾的浓缩功能而达到有效利尿。并且，研究表明甘露醇的渗透效应能够减少肾小管的肿胀，降低急性肾小管坏死及移植肾功能恢复延迟的发生率。术中由于药物、输血以及移植肾的含钾保存液都会使血清钾升高，因此应监测钾离子浓度，避免高血钾。

尿量监测：移植肾再灌注后，应重新记录尿量。低血容量、低血压、急性肾小管坏死、急性排斥反应或者外科引起的机械性的原因都会引起少尿或无尿。评价肾移植术后的尿量通常要先明确患者的容量状况。肾活检有助于判断是否发生急性肾小管坏死或者急性排斥反应。

四、儿童肾移植的麻醉管理

近年来随着外科技术的进步及新型免疫抑制剂的应用，儿童肾移植的成功率及移植肾的5年存活率已明显提高，已经成为儿童终末期肾病的首选治疗。由于生理发育和心理成长的特点，儿童肾移植在临床特点、围术期处理及术后随访等诸多环节中与成人肾移植不完全相同。儿童终末期的主要原因是各种原发性肾小球肾炎、先天性泌尿系统畸形及遗传性疾病。一般小于5岁的患者通常为先天性的泌尿系统疾病，而大于5岁的患者多为获得性肾脏疾病或者遗传性疾病。

儿童肾移植通常接受的肾源是成人肾脏而不是年龄相似的儿童肾脏，因此存在移植物大小和髂窝空隙不成比例的情况，通常将移植肾置于后腹膜。随着受者年龄减小，外科手术技术的难度逐渐增高，尤其是2岁以下的受者，术后病死率较高。若引起患儿肾衰竭的原因是尿道先天畸形，则必须在移植前或移植的同时进行相应的处理，以恢复尿道的正常解剖和功能。一般认为2岁以下儿童肾移植的围术期麻醉管理则十分复杂。儿童的有效血容量相对较少，接受成人肾脏移植的儿童术中应密切监测血流动力学。在开放移植肾血流时应考虑小儿心搏量难以满足成人供肾血流动力学要求以及成人供肾将储存大量血液的情况，因此移植肾再灌注前应充分扩充容量以防止突然出现低血压。通常使用白蛋白等胶体将中心静脉压提高至16～20mmHg。此外，由于在进行血管吻合时需钳夹大动脉，再灌注时由于远端肢体缺血可引起酸中毒。再灌注时大量器官保存液进入血液也会引起高钾血症。

儿童免疫防御能力强，更容易发生急性排斥，并且年龄越小，免疫反应性越强。儿童对免疫抑制剂的耐受性不强，因此需要同时兼顾移植肾排斥反应和药物的肾毒性。目前主要使用钙调神经抑制剂(CNI)和麦考酚吗乙酯(MMF)等强效免疫抑制剂。儿童肾移植术后是否完全停用激素，目前仍存在较大争议。

五、肾移植术后注意事项

1.肾功能的恢复情况　术后患者宜送监护病房专人护理，早期应持续吸氧，防止低氧血症对移植肾的损害。故术后应严格记录液体出入量，防止严重脱水、低钾血症、低钠血症和代谢性酸中毒等电解质紊乱及酸碱失衡的发生。对于术后无尿或者少尿患者，首先应明确原因，排除移植肾血管的问题，然后鉴别诊断是急性肾小管坏死引起的肾衰竭还是移植肾的排斥反应。移植肾的排斥反应是移植肾功能丧失的主要原因之一，可分为超急性排斥(hyperacute rejection)、加速性排斥(accelerated acute rejection)、急性排斥(acute rejection)和慢性排斥(chronic rejection)。而肾移植术后急性肾小管坏死主要是由于肾缺血缺氧引起，早期出现少尿或无尿，当移植肾无功能时，应及时进行血液透析治疗。

2.防治感染　肾移植患者免疫力低下，术后放置导尿管、引流管以及免疫抑制剂的应用等易导致尿路、切口及肺部感染，故应早日拔除不必要的引流管。术后4～5天可用抗生素预防感染，拔去导尿管、引流管后停用。免疫力低下最易发生在术后1～2个月，国外报道发生巨细胞病毒(CMV)感染最高可达60%～70%，发病率20%～30%。预防性应用更昔洛韦和阿昔洛韦可有效减少CMV感染率和发病率。肾移植术后患者需长期使用免疫抑制剂，因此，接受其他手术时应考虑到免疫抑制剂的作用，特别注意药物之间的相互影响及预防感染。

总之，对于肾衰竭的患者，肾移植既能提高生存率，又能改善生活质量。但肾移植患者全身情况差，对麻醉管理者来讲是一个挑战。因此，麻醉医师对肾衰竭及相关疾病的病理生理变化应该有完整的认识，对移植肾再灌注的生理改变充分理解，才能对肾移植患者进行正确的麻醉和围术期处理。

（焦向阳）

第四节　胰肾联合移植麻醉

自 1966 年 Kolly 和 Lillehei 首次进行胰腺移植(pancrealic transplantation)以来,随着新型免疫抑制剂的临床应用器官保存技术和手术方式的改进,成功率显著提高。据国际胰腺移植登记机构记录,至 2004 年全球已实施 23043 例胰腺移植,目前国外约有 3/4 患者施行胰肾联合移植(simultaneous pancreas－kindey transplantation,SPK),1/4 患者在肾移植后再行胰腺移植或仅施行胰腺移植。目前认为胰肾联合移植是治疗 2 型糖尿病合并终末期肾病最有效的方法。

2 型糖尿病合并终末期肾病是胰肾联合移植的标准适应证。具体有如下适应证:①肾衰竭:进展期糖尿病肾病或依赖透析治疗,血肌酐＞265μmol/L。②血清 C 肽浓度下降。③较低的心血管疾病风险(没有或轻微冠心病)。④无糖尿病血管并发症,如截肢等。⑤有良好的对的心理顺应性。⑥能很好地理解复杂性,并能顺从移植后的治疗方案。

胰肾联合移植是目前国内外多数移植中心采用的方案,长期生存的受者都具有良好的生活质量。中国糖尿病发病率约为 5%,其中 90%为 2 型糖尿病。因此,中国的 SPK 受者中,2 型糖尿病所占比例较欧美国家大。与 1 型糖尿病受者比较,虽然 2 型糖尿病受者术后空腹血糖恢复正常的平均时间显著延长,但并不影响远期疗效,受者空腹血糖和餐后 2 小时血糖均可维持在正常范围。

一、术前评估和准备

胰岛素依赖型糖尿病的病变常累及机体许多重要器官,因此,接受胰肾联合移植的患者均合并有多器官终末期疾病如患者常伴有糖尿病肾病、心冠状动脉疾病、脑血管损害及神经损害等并发症,这些均为麻醉和手术的危险因素。因此术前应根据患者糖尿病的严重程度和重要器官损害程度及伴随疾病,全面予以病情评估。术前检查应包括血糖和电解质测定、心血管功能及肾功能,并详细检查患者有无自主神经病变。

胰岛素依赖型糖尿病患者中,胃轻度麻痹是一个经常被忽略的并发症,术前可使用 H_2 受体拮抗剂、质子泵抑制剂或制酸药防止误吸。术前使用镇静药应持谨慎态度,咪达唑仑和阿片类制剂在尿毒症患者血浆中游离浓度增加,可能导致严重的中枢抑制,同时阿片类制剂可引起胃排空延迟,使误吸的发生率增加。但阿托品或东莨菪碱可常规应用,它可降低迷走神经张力,减少呼吸道分泌物,有利于保持气道通畅。同时术前用药应尽量不使用肌内注射,因为糖尿病终末期肾衰竭患者出凝血机制存在障碍,使注射部位易发生血肿,可由静脉途径给药。

糖尿病合并终末期肾病患者心血管疾病的发生率显著增高,围术期应特别注意有无发生心肌缺血甚至心肌梗死的可能。自主神经系统评价自主神经病变是糖尿病的主要并发症之一,术前确定自主神经功能十分重要,常用的检查自主神经反射试验为卧立位试验。患者如在术前 24 小时内行血液透析,要关注血容量是否充足,此类患者在麻醉诱导时容易发生低血压,术前未行血液透析者,往往出现高血容量、高血压、高钾血症以及酸中毒等情况,但此类患者对慢性血钾升高是可以耐受的,术前血钾不应超过 5.5mmol/L,应避免一些导致血钾升高的处理,如注射琥珀胆碱,使用低流量通气等。围术期血糖控制是否良好是 PKT 能否成功的关键。外源性胰岛素治疗和纠正糖代谢紊乱可防止移植胰腺的胰岛细胞发生功能衰竭，所以在围术期应根据血糖水平调整胰岛素维持血糖在 5.6～11.1mmol/L 范围。

二、麻醉管理

1.麻醉选择　依据患者情况选择气管内插管静脉复合麻醉或连续硬膜外阻滞均可。术中麻醉管理原则在于：镇痛要完善，尽可能减少刺激所引起的代谢紊乱；正确使用胰岛素，合理选用电解质溶液，防止酮症酸中毒。硬膜外阻滞麻醉时，部分交感一肾上腺系统处于阻滞范围内，肾上腺素分泌减少，对控制高血糖有利。此类患者常合并有脱水和血管硬化，硬膜外阻滞麻醉时用药比常人要小，如药量稍大，易致阻滞范围过广，引起血压下降。局麻药可选择丁哌卡因和利多卡因，但尽量不加肾上腺素，必要时可加适量麻黄碱。

对不适合选用硬膜外阻滞麻醉者，当选用全身麻醉。有些药物可刺激交感神经使儿茶酚胺分泌增加，肝糖原和肌糖原分解增加，导致血糖升高。目前常用的氟烷、恩氟烷使血糖轻度升高，可以考虑应用。氧化亚氮对血糖无影响，宜当首选。一般静脉诱导药、和肌松药对血糖无影响，阿片类药物如吗啡和哌替啶因其代谢产物仍有活性，且依赖肾脏排泄，故在尿毒症患者体内容易蓄积，不建议使用芬太尼类药物的代谢物无活性，在尿毒症患者中药动学变化不大，而且使用时对血流动力学影响相对较小，较为适合。因此麻醉诱导可选用芬太尼、硫喷妥钠、依托咪酯、丙泊酚、维库溴铵等。麻醉维持可用氧化亚氮一氧、芬太尼和非去极化类肌松药，必要时加吸恩氟烷或异氟烷。

2.术中监测　患者入手术室后，在局麻下经前臂静脉置入套管针，供采血行血糖和血电解质测定；经左侧桡动脉穿刺置入套管针备取血作血气分析和持续桡动脉压监测，有条件可用手指微量法测定。麻醉过程持续监测血压、脉搏血氧饱和度、心电图和尿量，间断测定血糖及尿糖。行颈内静脉或锁骨下静脉穿刺置管，连续监测中心静脉压，以便及时发现容量与心功能变化之间的关系。对于有心肺疾病史的患者还可置入漂浮导管(导管)，监测肺动脉压和肺毛细血管楔压及心排血量，反映左心前负荷和右心后负荷的情况，对于评价患者的心功能具有重要的意义。

3.术中管理　主要目标是尽量缩短开放后血压下降的时间，维持移植器官的高血流量，提高移植器官的灌注压。要需考虑以下方面：①充足的循环血量。②维持血压平稳。③提高心肌收缩力，上述要求可通过适度的扩容和合理应用血管活性药和正性肌力药物达到。④增加移植肾尿量，肾血管开放前给予甘露醇或呋塞米，增加移植肾尿量可明显减少移植肾早期无功能的发生。

血糖控制是 PKT 麻醉管理的重要环节，建立循环前每 30 分钟测定 1 次，建立循环后每 10 分钟测定 1 次，1 小时后改为每 30 分钟测定 1 次。既要防止机体应激以及胰腺再灌注后由于保护液中和移植物中葡萄糖进入血液导致高血糖，也要警惕胰腺血管中的胰岛素未经肝首过效应一次性大量释放人体循环以及胰腺去神经后分泌调节严重削弱导致的低血糖前者应及时行外源性胰岛素予以纠正；后者可通过补充 5%葡萄糖给予预防。

三、SPK 患者的术后处理

术后患者应常规如 ICU 加强监护，严格消毒隔离持续吸氧至少 48h，注意观察患者的精神状态和引流量、出血等情况。警惕静息状态心肌缺血，维持循环和容量稳定的基础上加强尿量监测，若<20ml/h，应停用环孢素 CsA 直至改善；特别注意血糖监测，防止出现低血糖和高血糖等意外。积极预防肺部和下尿路感染，加强抗感染治疗。同时预防和治疗高凝、血栓形成等术后并发症。警惕免疫抑制药所致的严重损害反应。

患者术后应特别注意排斥反应的发生，定期检查血糖、尿 pH，尿淀粉酶。尿 pH 值改变时应收集尿液测定尿淀粉酶，如测定值降至其基础值的一半左右，即可考虑发生排斥反应的可能。发生排斥反应时胰腺受损可产生细胞内生物活性物质的释放，如血清胰腺特效蛋白(PASP)和胰蛋白酶分泌抑制因子(PSTI)等可显著升高，经抗排斥反应治疗后明显下降，因此可用于判断抗排斥反应治疗的效果。PKT 术后排斥反应的早期还可表现为血清肌酐浓度升高；如出现血糖增高，C 肽水平下降及血管炎，则已至排斥反应晚期。一旦出现排斥反应，应立即分别或联合甲泼尼龙、抗淋巴细胞球蛋白和单克隆抗体治疗。单独使用 ALG 或 OKT3、OKT4 抗排斥反应的优点是无激素增高血糖的不良反应。应根据受者的病情不同采用个体化的方案。

（焦向阳）

第二十一章　疼痛治疗

第一节　概述

疼痛(pain)是一种与组织损伤或潜在损伤相关的，或者可以用组织损伤描述的不愉快感觉和情感体验(国际疼痛研究学会，1994)。疼痛包含感觉和情感两个成分。感觉成分具有其他感觉的共同特点，有特殊的感受器、感受器激活所需的适宜刺激、感受器的定位分布和对刺激强度的鉴别等；疼痛的情感成分与逃避的驱动密切相关，变异性极大，很易受过去经验的影响。

一、疼痛的临床分类

疼痛可按疼痛的程度、起病的缓急和疼痛部位分类。

1. 按疼痛程度分类　可分为轻度疼痛、中度疼痛和重度疼痛。

2. 按起病缓急分类　可分为急性疼痛和慢性疼痛。

3. 按疼痛部位分类　可分为：①浅表痛：位于体表或黏膜，多为锐痛，定位明确。②深部痛：位于内脏、关节等部位，一般为钝痛，不局限，定位不确切。

二、疼痛对生理的影响

1. 精神情绪变化　急性疼痛引起患者精神兴奋、焦虑烦躁，甚至哭闹不安。长期慢性疼痛可出现精神抑郁、表情淡漠。

2. 内分泌系统　由于疼痛可引起应激反应，促使体内释放多种激素，如儿茶酚胺、皮质醇、血管紧张素Ⅱ、抗利尿激素、促肾上腺皮质激素、醛固酮、生长激素和甲状腺素等。

3. 循环系统　剧烈疼痛可兴奋交感神经，血中儿茶酚胺和血管紧张素Ⅱ水平的升高，导致血压升高、心动过速和心律失常。而醛固酮、糖皮质激素和抗利尿激素的增多，又可引起患者体内水钠潴留，进一步加重心脏负荷。

4. 呼吸系统　胸、腹部手术后的急性疼痛可引起肌张力增加，使呼吸系统总顺应性下降；患者呼吸浅快，肺活量、潮气量和功能残气量均降低，肺泡通气/血流比值下降，易产生低氧血症。因疼痛患者不敢深呼吸和用力咳嗽，易酿成肺炎或肺不张，这在老年人中更易发生。因此术后疼痛是术后肺部并发症的重要因素之一。

5. 消化系统　慢性疼痛常引起食欲减退，消化功能障碍。深部疼痛也可引起恶心、呕吐等症状。

6. 凝血机制　如手术后急性疼痛等应激反应可改变血液黏度，使血小板黏附功能增强，纤溶功能降低，使机体处于高凝状态，促进血栓形成。

7. 其他　疼痛可引起免疫功能下降，不利于防治感染和控制肿瘤扩散。此外，疼痛可引起肾血管反射性收缩，垂体抗利尿激素分泌增加，尿量减少。

三、疼痛的机制

生理性疼痛是由初级传入神经元、脊髓中间神经元和上行束以及一些脊髓上神经区组成的感觉神经系统介导的。三叉神经节和背根神经节发出高阈值的 AS 和 C 纤维，支配外周组织（皮肤、肌肉、关节、内脏）。这些特化的初级传入神经元被称为伤害性刺激感受器，可将伤害性刺激转变为动作电位并传导至脊髓背角（图 21－1）。当周围组织受损，初级传入神经元被各种热、机械以及化学刺激敏化或直接激活（或两者均有），产生各种刺激因子，包括质子、三磷酸腺苷（ATP）、神经肽（降钙素基因相关肽、P 物质）、神经生长因子、前列腺素、促炎因子及趋化因子等。这些因子能开放神经元膜上的阳离子通道（门控），引起钠离子和钙离子内流进入痛觉感受器末端。去极化电流能激活钠离子电压门控通道，从而引起膜的去极化并启动动作电位的爆发，沿感觉神经的足突传递至脊髓背角，这些冲动传递至脊髓神经元、脑干、下丘脑以及大脑皮层。

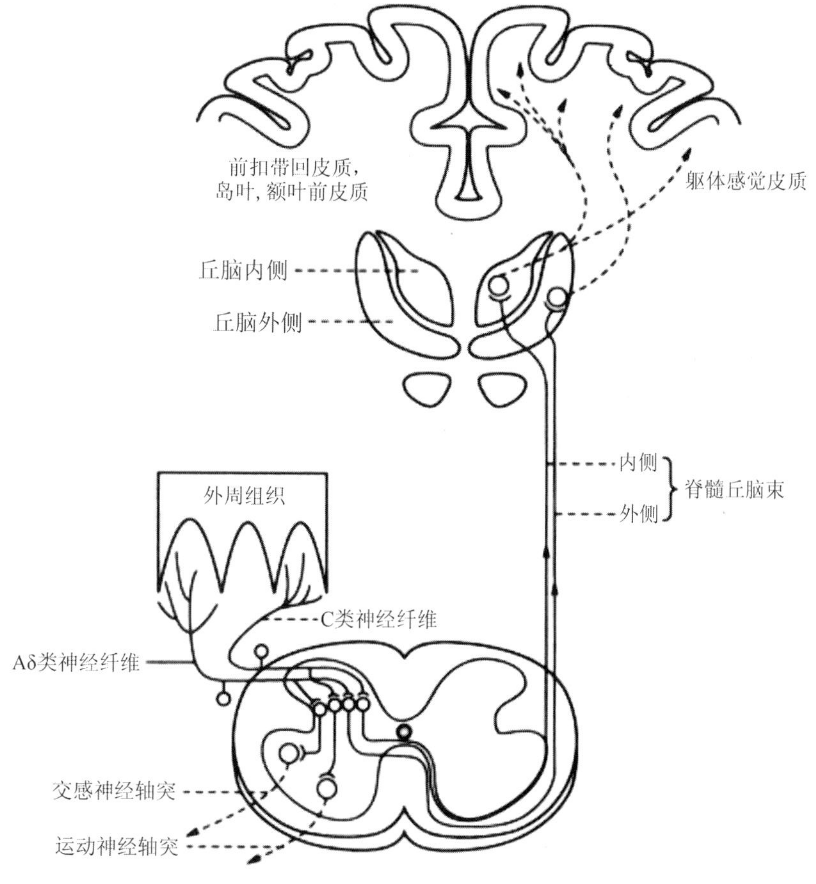

图 21－1　痛觉通路

从伤害性感受器到脊髓神经元，再投射到大脑的刺激传入，有直接的突触连接或者多个兴奋或抑制性中间神经元介导。伤害性感受器中枢端含有兴奋性递质，如谷氨酸、P 物质、神经营养因子，它们分别激活突触后 N－甲基－D－天冬氨酸（NMDA），神经激肽和酪氨酸激酶受体，反复刺激伤害性感受器可以使周围神经元和中枢神经元敏化（活性依赖可塑性）。伤害性感受器持续兴奋导致脊髓神经元输出递增，被称为上扬现象。随后，敏化因伤害性感受器和脊髓神经元的基因转录改变而持续存在，这些基因编码各种神经肽、神经递质、离子通道、受体和信号分子。重要的例子包括神经元和神经胶质细胞表达的 NMDA 受体、环氧化酶－2(COX－2)、钙离子和钠离子通道以及细胞因子和趋化因子。此外，周围和中枢神经系统的细胞凋亡、神经生长以及侧支萌芽使神经回路发生生理性重塑。

（车润平）

第二节　疼痛的评估

疼痛评估是指在疼痛治疗前及治疗过程中利用一定的方法测量患者的疼痛强度和性质，并以此作为制定治疗方案、选择最恰当的药物和方法、评价治疗效果的重要依据。疼痛评估可因不同患者、疾病和病程而变化。常用疼痛评估的方法有：

1. 视觉模拟评分法(visual analogue scale，VAS)　VAS 是一种简便、有效测量和评定疼痛强度的方法。在一张白纸上画一条长 10cm 的直线，左侧起点表示“无痛”，为 0 分，右侧终点表示“剧烈疼痛”，为 10 分。患者根据自己所感受疼痛的程度，在直线上相应部位做标记，从“无痛”端至记号之间的距离即为痛觉评分分数。VAS 是目前最常用的痛觉强度评估方法。

2. 语言描述评分(verbal rating scale，VRS)　VRS 是根据患者对疼痛的主诉，将疼痛程度分为：①无痛。②轻度疼痛：有疼痛但可忍受，对生活和睡眠无干扰。③中度疼痛：疼痛不能忍受，对睡眠有干扰，要求服用镇痛药物。④重度疼痛：疼痛剧烈，不能忍受，需用镇痛药物，对睡眠有严重干扰，可伴自主神经紊乱或被动体位。

3. 数字评分法(numierical rating scale，NRS)　NRS 使用“疼痛程度数字评估量表”(图 21－2)对患者疼痛程度进行评估。用“0～10”这 11 个数字表示疼痛强度，0 表示无痛，10 表示最痛。被测者根据个人疼痛感受在其中一个数字做记号。按照疼痛对应的数字将疼痛程度分为：轻度疼痛(1～3)、中度疼痛(4～6)、重度疼痛(7～10)。

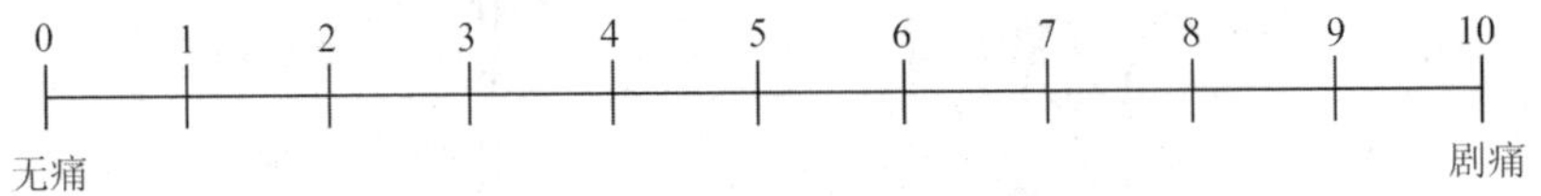

图 21－2　疼痛程度数字评估量表

4. 面部量表　由医护人员根据患者疼痛时的面部表情状态，对照“面部表情疼痛评分量表”(图 21－3)进行疼痛评估，适用于表达困难的患者，如儿童、老年人，以及存在语言或文化差异或其他交流障碍的患者。

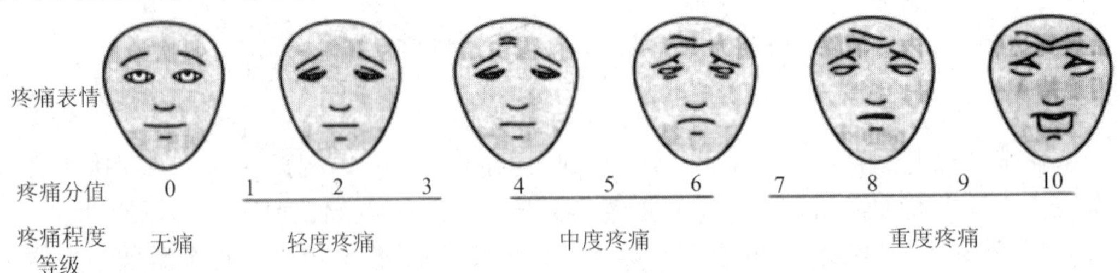

图 21－3　面部表情疼痛评分量表

5. 简明疼痛问卷表(brief pain questionnaire，BPQ)　BPQ 又称简明疼痛调查表(brief

pain in－ventory,BPI),是将感觉、情感和评价这三个因素分别量化。此表包括有关疼痛的原因、疼痛性质、对生活的影响、疼痛部位等描述词以及采用 VAS(0～10 级)描述疼痛程度,从多方面进行评价。BPQ 是一种快速、多维的测量与评价疼痛的方法。

疼痛评估除上述方法外,还可采用生理指标和生化指标等方法进行综合评估。

(车润平)

第三节　常用的镇痛药物

镇痛药物通过调节有害化学物质(如前列腺素)的产生,或者调节传导或传递伤害性刺激的神经受体或离子通道的激活(如肽、激肽、单胺受体,钠离子通道),从而减轻疼痛的感觉。目前用于治疗疼痛的药物主要包括阿片类药物、非甾体抗炎药(NSAIDs)、5－羟色胺化合物、抗癫痫药物和抗抑郁药物。

一、阿片类药物

阿片类药物是治疗急性重症疼痛和癌性疼痛最有效的药物。

1. 作用机制　阿片类药物作用于具有七螺旋的 G 蛋白偶联受体,目前有三种亚型的阿片类受体(μ、δ、κ)被克隆。阿片类受体分布集中,并且可以在各级神经轴突被激活,包括初级感觉神经元(伤害性感受器)的外周突和中枢突、脊髓(中间神经元、投射神经元)、脑干、中脑和大脑皮层。所有的阿片类受体与 G 蛋白(主要是 Gi/Go)偶联,随后抑制腺苷酸环化酶,降低电压门控钙通道的电导或者开放整流钾通道,或者是这些效应的任何联合。这些效应最终导致神经元活性的降低。钙离子内流受阻抑制了兴奋性(致伤害性)神经递质的释放。此外,阿片类药物抑制感觉神经元特异性河豚毒素耐受型钠离子通道、TRPV1 通道以及由脊髓内的谷氨酸受体(如 NMDA)诱发的兴奋性突触后电流。其结果是伤害性刺激在各级神经轴突传递的减少和疼痛感觉的明显降低。

2. 常用阿片类药物　主要有吗啡、可待因、美沙酮、芬太尼及其衍生物等 μ 受体激动剂。纳洛酮是所有三种受体的非选择性拮抗剂。部分激动剂较完全激动剂需结合更多功能受体才能产生相同的效应。混合性激动剂/拮抗剂(丁丙诺啡、布托啡诺、纳布啡、喷他佐辛)在低剂量时可作为激动剂,而在较高剂量时可作为拮抗剂(在相同或不同的受体类型)。这类化合物的镇痛效果一般具有典型的封顶效应,当与纯激动剂一起使用时可能会引起急性戒断综合征。所以这三种受体都介导镇痛作用,并伴随不同的副作用。μ 受体介导呼吸抑制、镇静、奖赏/欣快感、恶心、尿潴留、胆管痉挛和便秘。κ 受体介导焦虑、厌恶、镇静和利尿作用,但不导致便秘。δ 受体介导奖赏/欣快感、较小程度的呼吸抑制和便秘。长期给予完全激动剂可能会出现耐受性和生理依赖性,突然停药或者使用拮抗剂可导致戒断综合征。

(1)吗啡(morphine):为完全性阿片受体激动剂,有强大的镇痛作用,同时也有明显的镇静和镇咳作用。皮下和肌内注射吸收迅速,皮下注射 30 分钟后即可吸收 60%,吸收后迅速分布至肺、肝、脾、肾等组织。在成人仅有少量吗啡透过血脑屏障,但可产生高效的镇痛作用。可通过胎盘到达胎儿体内。消除半衰期为 1.7～3 小时,蛋白结合率为 26%～36%。每次给药镇痛作用维持 4～6 小时。

(2)哌替啶(pethidine,度冷丁):是常用的人工合成的苯基哌啶类阿片类镇痛药。其作用机制与吗啡相同，效力约为吗啡的 1/10～1/8，与吗啡在等效剂量下可产生同样的镇痛、镇静及呼吸抑制作用，但后者维持时间较短，无吗啡的镇咳作用。可引起心率增快。口服或注射给药均可吸收，口服时约有 50%首先经肝脏代谢，故血药浓度较低。口服后血药浓度达峰时间为 1～2 小时，可出现两个峰值。蛋白结合率为 40%～60%。主要经肝脏代谢成哌替啶酸、去甲哌替啶和去甲哌替啶酸水解物，然后与葡萄糖醛酸形成结合型或游离型，经肾脏排出。尿液酸度大时，随尿排出的原型药和去甲基衍生物明显增加。消除半衰期约 3～4 小时，肝功能不全时增至 7 小时以上。可通过胎盘屏障，少量经乳汁排出。代谢物去甲哌替啶有中枢兴奋作用，因此根据给药途径的不同及药物代谢的快慢，中毒患者可出现抑制或兴奋现象。成人每次 50～100mg，肌内或静脉注射。

(3)芬太尼(fentanyl)：是人工合成的苯基哌啶类麻醉性镇痛药，镇痛作用机制与吗啡相似，为阿片受体激动剂，作用强度为吗啡的 100～180 倍。临床一般采用注射给药，静脉注射 1 分钟即起效，4 分钟达高峰，维持 30～60 分钟。肌内注射约 7～8 分钟产生镇痛作用，可维持 1～2 小时。肌内注射生物利用度为 67%，蛋白结合率为 80%，消除半衰期约为 3.7 小时。主要在肝脏代谢，代谢产物与约 10%的原型药由肾脏排出。

3.给药途径　阿片类药物给药途径包括外周组织(如表面或关节内给药，尤其是在炎性组织中)、中枢神经系统内(如鞘内、硬膜外或脑室)及全身性用药(如静脉注射、口服、皮下给药、舌下含服或经皮吸收给药)。临床上对药物种类和剂型的选择，都以阿片类药物的药动学及与给药途径相关的副作用为依据。用药剂量有赖于患者的特征、疼痛类型及给药途径。全身性用药及脊髓用药均可产生相似的副作用，这与用药剂量以及药物的鞘内/全身重新分配有关。鞘内用药时，首选脂溶性药物，因为脂溶性药物易于局限在脊髓内面而很少随脑脊液循环至脑。仔细调整剂量、密切监测可最大限度地减少阿片类药物副作用，也可采用联合用药(如止吐药、泻药或纳洛酮)以防治相应副作用。

二、非甾体抗炎药和解热镇痛药

1.作用机制　酸性非甾体抗炎药及非酸性解热镇痛药(如对乙酰氨基酚、安替比林)可抑制环氧化酶(cyclooxygenase，COX)，该酶为花生四烯酸转变为前列腺素和血栓素代谢途径中的关键酶。COX 有两种亚型，COX－1 和 COX－2，在外周组织及中枢神经系统内表达。在损伤和炎症介质(如细胞因子、生长因子)的刺激下，这两种亚型都可以上调从而引起前列腺素释放增加。在外周，前列腺素(主要为前列腺素 E_2)通过激活 EP 受体引起离子通道(如钠离子通道、TRPV1)磷酸化从而导致痛觉感受器敏化，使伤害性感受器对有害的机械刺激(如压力、空腔脏器的扩张)及化学性刺激(如酸中毒、缓激肽、神经营养因子)或热刺激变得更加敏感。在脊髓内，前列腺素 E_2 抑制甘氨酸能抑制性神经元，增强兴奋性氨基酸的释放，同时使上行神经元去极化。这些介质易化了伤害性感受器刺激的产生和传递(从脊髓到达大脑高级中枢)。通过阻断其中一种(如选择性 COX－2 抑制剂)或两种环氧化酶(非选择性 NSAIDs)，可减少前列腺素合成。最终，伤害感受器对伤害刺激反应减弱，脊髓中的神经传递减少。

2.常用药物　口服非选择性 NSAIDs(如阿司匹林、布洛芬)或解热镇痛药(如对乙酰氨基酚)，通常用于治疗轻度疼痛。一些药物还有用于胃肠外、直肠或表面给药的剂型。这些药物阻滞 COX－1 导致血栓素生成受阻、血小板功能破坏，引起胃肠道及其他出血性疾病；使具有组织器官保护作用的前列腺素降低，致胃十二指肠溃疡、穿孔、胃血管收缩以及肝毒性。选择性 COX－2 抑制剂也可引起血栓形成、心肌梗死、肾损害、高血压、脑卒中及肝毒性的风险。两类 COX 抑制剂均有引起过敏反应的报道。对乙酰氨基酚具有相对较弱的抗炎及抗血小板活性作用，它主要用于骨性关节炎、头痛、发热。

（1）阿司匹林：又名乙酰水杨酸，是应用最广泛的解热镇痛抗炎药，常作为评价其他镇痛药物的标准药。主要通过抑制体内前列腺素合成，产生解热、镇痛、抗炎、抗风湿、抗血小板聚集作用。口服给药约 30 分钟起效，作用时间为 3～5 小时。用于镇痛治疗时，成人每次 0.3～1.0g，每隔 3～4 小时一次，每天总量不超过 3.6g；儿童 10～20mg/kg，每 6 小时一次。阿司匹林可用于伴有炎症反应的轻度或中度疼痛，如头痛、牙痛、神经痛、肌肉痛及月经痛，也用于感冒、流感等的退热。

（2）帕瑞昔布（parecoxib，特耐）：是一种选择性 COX－2 抑制剂，属于昔布类的抗炎镇痛药。帕瑞昔布是伐地昔布的前体药物，静脉注射或肌内注射后经肝脏酶水解，迅速转化为有药理学活性的物质一伐地昔布，静脉注射后 7～13 分钟起效，持续 6～12 小时。

三、5－羟色胺类药物

1. 作用机制　5－羟色胺（5－hydroxytryptamine，5－HT）是交感神经系统、胃肠道及血小板中的一种单胺类神经递质。5－HT 受体在各级神经组织及血管中均有表达。在脊髓背角，5－HT 能神经元是内源性疼痛抑制的一部分。除了 $5-HT_3$（一种配体门控离子通道）以外，其他 5－HT 受体都是 G 蛋白偶联受体。$5-HT_{1B/1D}$激动剂（曲坦类药物）能有效治疗神经血管性头痛（偏头痛、丛集性头痛）。而偏头痛的发生与支配脑膜和颅内血管的三叉神经释放神经肽（如降钙素基因相关肽）相关，导致血管舒张、炎性反应，产生疼痛。曲坦类药物通过作用于三叉神经传入系统的 $5-HT_{1D}$受体，抑制神经源性炎症，其他作用位点包括丘脑神经元及中脑导水管周围灰质。$5-HT_{1B}$受体激动剂可以收缩脑膜血管及冠状动脉，高选择性的 $5-HT_{1D}$动剂与 $5-HT_{1F}$激动剂可以不引起血管收缩。

2. 常用药物　曲坦类药物可经口服、皮下注射、经鼻滴入等方式给药，常用于治疗偏头痛。使用临床剂量即可使冠状动脉缩窄 20%，伴有冠心病、脑血管及外周血管性疾病等危险因素的患者禁用。曲坦类药物与单胺氧化酶抑制剂、普萘洛尔、西咪替丁、经肝 P450 代谢的药物、P－糖蛋白泵抑制剂联合应用时，可引起显著的药物间相互作用。

四、抗癫痫药物

作用机制　抗癫痫药物用于治疗由外周神经系统损害（如糖尿病、疱疹）或中枢神经系统损害（如脑卒中）所导致的神经性疼痛。神经性疼痛的发病机制包括：再生神经敏化的伤害感受器产生异位活动；“沉默”的伤害性感受器重新活化；或者自发的神经元活动，也可能是这几种机制的任意组合，它们可引起多级传入神经元敏化。抗癫痫药物按其作用机制不同分为 4 类：①阻断病理性活化的电压敏感钠离子通道的药物，如卡马西平、苯妥英、拉莫三嗪、托吡酯。②阻断电压依赖性钙通道的药物如加巴喷丁、普瑞巴林。③抑制突触前兴奋性神经递质释放的药物如加巴喷丁、拉莫三嗪。④提高 GABA 受体活性的药物如托吡酯。

抗癫痫药物常用于治疗神经性疼痛和偏头痛的预防，常常与抗抑郁药联合应用。最常见的副作用有精神障碍（嗜睡、头晕、认知障碍、疲劳）和运动功能障碍（共济失调）。尤其以老年患者多见。其他严重的副作用包括肝毒性、血小板减少症、严重的皮肤与血液反应。使用过程中应该监测这类药物的血药浓度。

五、抗抑郁药物

1. 作用机制　抗抑郁药物用于治疗神经性疼痛和头痛。根据作用机制三环类抗抑郁药物分为非选择性去甲肾上腺素/5－HT 再摄取抑制剂(阿米替林、丙米嗪、氯米帕明、文拉法辛)、优先去甲肾上腺素再摄取抑制剂(地昔帕明、去甲替林)、选择性 5－HT 再摄取抑制剂(西酞普兰、帕罗西汀、氟西汀)三大类。通过阻断再摄取作用,兴奋脊髓及大脑中内源性单胺能疼痛抑制性神经元。此外,它还具有拮抗 NMDA 受体、提高内源性阿片水平、阻断钠离子通道和开放钾离子通道的作用,从而抑制外周及中枢神经系统敏化。

2. 副作用　主要包括镇静、恶心、口干、便秘、头晕、嗜睡及视物模糊。为了达到更好的治疗效果,避免药物的毒性反应,常常需要监测三环类抗抑郁药的血药浓度。三环类抗抑郁药阻断心脏的离子通道可导致心律失常,近期有心肌梗死、心律失常或心功能失代偿者均禁用。

六、外用镇痛药

外用 NSAIDs、三环类抗抑郁药、辣椒碱、局部麻醉药及阿片类药物有一定的镇痛疗效。局部用药能使药物在疼痛产生部位达到最佳浓度,避免过高的血药浓度、全身性副作用、药物相互作用以及简化药物逐步增加至治疗剂量范围的过程。

1. 外用 NSAIDs　常用于治疗急性和慢性疼痛。其制剂有乳剂、凝胶剂、软膏剂等。短期外用 NSAIDs 可有效治疗慢性肌肉骨骼痛,而对骨性关节炎则无明显疗效。使用过程中应注意局部皮疹和瘙痒。

2. 辣椒碱　常用 0.025%或 0.075%的辣椒碱乳膏。主要用于治疗带状疱疹后遗神经痛、乳腺切除术后综合征、骨性关节炎以及一系列神经性疼痛综合征。局部应用时通过辣椒素受体(TRPV1)与伤害性感觉神经元相互作用而镇痛。但是有 80%患者使用期间有烧灼感或瘙痒,反复使用后可以脱敏。其机制可能是辣椒碱激活了感觉神经元,促进 P 物质释放与耗竭,或辣椒碱的神经毒性作用导致感觉神经中细纤维变性,从而使症状逐渐消失。高浓度(5%～10%)的辣椒碱,可辅以局部麻醉减轻其副作用,增强治疗效果。

3. 局部麻醉药的外用制剂　常用药物剂型包括贴剂、胶浆及凝胶。可用于减轻带状疱疹后遗神经痛及异常性疼痛、糖尿病多发性神经病变、乳腺切除后及开胸术后综合征,以及口腔、呼吸道、消化道、尿道黏膜的疼痛治疗与预防。局部麻醉药的外用制剂通过阻断初级传入神经元的钠离子通道而发挥作用。钠离子通道阻断后,正常和受损的感觉神经元产生的冲动减少。神经元自发或异位放电促进慢性神经性疼痛形成,由于轴突离子通道表达、分布及功能的改变,增加了对局部麻醉药的敏感性。因此,即使局部使用低于完全阻断神经传导所需浓度的局麻药也可以得到较好的镇痛效果。

4. 阿片类药物外用制剂　阿片类药物局部应用(如凝胶剂)治疗皮肤溃疡、膀胱炎、癌症相关的口腔黏膜炎、角膜擦伤、骨损伤等引起的疼痛。对于慢性风湿性关节炎及骨性关节炎的患者,关节内注射吗啡可以产生镇痛作用。其作用机制是外用或局部注射阿片类药物可以激活初级传入神经元上的阿片类受体,抑制由炎症介质激活的钙离子、钠离子及 TRPV1 电流。随后,伤害性感受器的兴奋性、动作电位的传播以及感觉神经末梢促炎神经肽的释放(如

P物质)都受到抑制,从而产生镇痛或(和)抗炎作用。而上调和加速感觉神经元中阿片类受体远端转运,增加外周阿片类受体与G蛋白偶联,以及破坏神经周围屏障,从而易化激动剂与阿片类受体的结合也是机制之一。

七、其他镇痛药及辅助用药

1. 局部麻醉药　慢性疼痛综合征患者可选用局部麻醉药,包括外用、口服、静脉注射、扳机点注射、区域阻滞。全身用药(如口服美西律)在各种神经性疾病中效果不同,美西律可作为糖尿病神经病变患者的三线用药。局部麻醉药的严重副作用包括心律失常、头晕、恶心、疲劳、局麻药全身毒性反应。

2. α_2肾上腺素激动剂　常用药物为可乐定。α_2肾上腺素受体是G蛋白偶联受体,与阿片类药物作用相似。通过开放钾离子通道,抑制突触前钙离子通道,抑制腺苷酸环化酶活性,减少神经递质的释放、减少突触后传递,从而产生抑制效应。在复杂性区域疼痛综合征(complex regional pain syndrome,CRPS)、神经性疼痛及癌性疼痛的患者中,硬膜外或全身应用可乐定可以产生镇痛效果,但要警惕过度镇静、高血压及心动过缓等药物不良反应。

3. 巴氯芬　可以激活突触前及突触后的$GABA_B$受体,导致兴奋性神经传导降低,抑制性神经传导增强。常用于三叉神经痛及中枢性神经疼痛。最常见的副作用有嗜睡、头晕、胃肠不适。

4. 止吐药　恶心是镇痛药(尤其是阿片类药物)常见的一种副作用,同时也是癌症患者的常见症状。止吐药的作用机制包括对延髓化学感受器触发区、胃肠道刺激或衰竭、前庭和皮质机制以及味觉与嗅觉的影响。常用药物包括胃肠动力药(甲氧氯普胺)、吩噻嗪类(左美丙嗪)、多巴胺受体拮抗剂(氟哌啶醇)、5－HT拮抗剂(昂丹司琼)及抗组胺药(赛克利嗪),以及甲基纳曲酮(唯一一种外周阿片类药物拮抗剂)、地塞米松(机制不明)、抗胆碱能的东莨菪碱和神经激肽－1受体拮抗剂阿瑞匹坦。不同作用机制的止吐药可以联合应用。

5. 泻药　包括影响体积形成、改变渗透压的高渗性泻药,结肠灌洗药,促胃肠动力药,阿片拮抗药。使用三环类抗抑郁药、吩噻嗪类药、抗惊厥药、利尿剂、补铁剂以及阿片类药物均可引起便秘。给予充分的液体摄入量、富含纤维的营养支持、增加胃肠蠕动均是非药物方法预防便秘。情况严重者,常首选乳果糖、番泻叶、聚乙二醇。但是,乳果糖应避免应用于液体量不足的老年患者及晚期癌症患者。如果无效,可使用液状石蜡或比沙可啶,与首选药物联合应用,也可加用促胃肠动力药如甲氧氯普胺治疗顽固性便秘。对于阿片类药物相关的便秘,可选择阿片类受体拮抗剂进行治疗。

(车润平)

第四节　急性疼痛治疗

一、术后疼痛的治疗方法

术后疼痛治疗有多种选择,包括全身给予镇痛药和区域(即椎管内和外周)镇痛技术。根据患者的意愿,积极个体化评估每种治疗方法的利弊,临床医师能为每例患者选择最合适的术后镇痛方案。

（一）全身镇痛给药途径

1. 口服给药　口服镇痛药物的选择适用于生物利用度高的药物和术后宜于口服的患者。疾病本身、手术创伤和麻醉等因素均可抑制胃肠蠕动，一般认为口服药物吸收延迟，起效慢，效果差。因此，术后中、重度疼痛的患者用口服给药的镇痛效果较差，不推荐采用。

2. 肌内注射　肌内注射是临床一直沿用的经典方法。常用药物有哌替啶、曲马多、盐酸丁丙啫啡等。但注射部位对药物的吸收取决于药物的脂溶性和局部的血流情况。肌内注射吗啡和哌替啶后，不同患者的血浆浓度差别可达3～5倍之多，药物峰作用时间4～108分钟不等，差异很大。血药浓度波动很大，从而导致镇痛不全或并发症以及注射痛。因此，肌内注射也越来越少。

3. 静脉注射　单次静脉注射是有效镇痛的最快途径。连续静脉输注可减少药物浓度的波动，对持续缓解术后疼痛效果确切。常用药物有吗啡、芬太尼、哌替啶和氢吗啡酮。使用中、长半衰期阿片类药物可能发生蓄积，导致呼吸抑制等严重并发症。为提高连续静脉给药的镇痛效果和安全性，多采用患者自控镇痛方法。

（二）区域镇痛技术

常见有椎管内（主要是硬膜外）和外周区域镇痛技术。一般来说，硬膜外与外周技术（尤其适用局部麻醉药时）的镇痛效果优于全身应用阿片类药物。然而，应用这些技术也有相关风险，临床医师应该针对每位患者具体评估其利弊，以采用最恰当的椎管内或外周区域镇痛技术。

1. 椎管内单次使用阿片类药物　鞘内或者硬膜外单次注射阿片类药物可有效地作为单一性或辅助性镇痛。椎管内给予亲脂性阿片类药物，如芬太尼和舒芬太尼，镇痛作用起效迅速，并从脑脊液中迅速清除，副作用少。

2. 持续硬膜外镇痛　是一种安全有效的治疗急性术后疼痛的方法。术后硬膜外镇痛的效果优于全身应用阿片类药物。常用硬膜外镇痛药物包括局部麻醉药、阿片类药物以及两者联合应用，可乐定是常用的辅助药物。

3. 外周区域镇痛　应用单次注射或持续输注的外周区域镇痛技术，其镇痛效果优于全身应用阿片类药物。应用各种伤口浸润和外周区域镇痛技术（如臂丛、腰丛、股神经、坐骨神经和皮神经阻滞）可增强术后镇痛效果。外周区域镇痛在某些方面优于全身应用阿片类药物（即镇痛效果更好，阿片类药物相关的副作用减少），降低椎管内损伤等。

（三）患者自控镇痛（patient controlled analgesia，PCA）

PCA是近二十年提出的按需镇痛概念与微电脑技术相结合而发展起来的。即患者可自行按压PCA装置的给药键，按设定的剂量注入镇痛药，从而达到镇痛效果。它弥补了传统镇痛方法存在的镇痛不足和忽视患者个体差异，以及难以维持血药浓度稳定等问题。PCA装置包括注药泵、自动控制装置、输注管道和防止反流的单向活瓣。

1. 分类　①患者自控静脉镇痛（PCIA）。②患者自控硬膜外镇痛（PCEA）。

2. 常用术语　①负荷剂量（loading dose），指PCA迅速到达无痛所需血药浓度，即最低有效镇痛浓度所需药量。②单次剂量（bolus dose），指患者因镇痛不全所追加的镇痛药剂量。③锁定时间（lock out time），是指设定的两个单次有效给药的间隔时间，在此期间PCA装置不执行单次剂量指令。④背景剂量（basal infusion），为设定的PCA装置持续给药量。

3. 注意事项　PCA的药物配方种类较多。PCIA主要以麻醉性镇痛药为主，常用吗啡、芬太尼或曲马多等。PCEA 则以局麻药和麻醉性镇痛药复合应用，常用 0.1%～0.2%布比卡因加小量的芬太尼或吗啡。无论是采用 PCIA 还是 PCEA，医师都应事先向患者讲明使用的目的和正确的操作方法，以便患者能按照自己的意愿镇痛。PCA 开始时，常给一负荷剂量作为基础，再以背景剂量维持。遇镇痛不全时，患者可自主给予单次剂量，以获得满意的镇痛效果。在此期间，医师应根据病情及用药效果，合理调整单次剂量、锁定时间以及背景剂量，目的在于防止镇痛不足或用药过量，提高镇痛质量，以策安全。

（四）其他技术

其他非药理学技术如经皮神经电刺激疗法（transcutaneous electrical nerve stimulation，TENS）、针灸和心理学方法，都能用于缓解术后疼痛。

（五）多模式镇痛

术后多模式镇痛（multimodal analgesia）技术，就是联合应用不同作用机制的镇痛药物，或不同的镇痛措施，通过多种机制产生镇痛作用，以获得更好的镇痛效果，而使副作用减少到最少。这代表着术后镇痛技术的主要发展方向。

二、分娩镇痛

分娩镇痛（analgesia for labor）即在分娩过程中由麻醉科医师提供的镇痛技术和生命体征监测，为母婴提供安全、舒适的分娩条件。分娩镇痛的方式有多种，包括全身性药物镇痛、吸入麻醉药镇痛、椎管内阻滞镇痛、心理助产法、经皮神经电刺激（transcutaneous electrical nerve stimula－tion，TENS）等。另外，其他区域麻醉技术，如骶尾部或宫颈旁阻滞技术现应用较少。

（一）全身性药物镇痛

阿片类药物是分娩中最常使用的全身性药物。所有阿片类药物都有不同程度的副作用，包括呼吸抑制、恶心和呕吐以及从欣快感到过度镇静的精神症状改变。根据阿片类药物的物理化学特性，它们都能通过胎盘循环，这可能引起新生儿的呼吸抑制。但是适当使用阿片类药物能短时间内有效缓解分娩疼痛。

（二）吸入麻醉药镇痛

吸入麻醉药镇痛是指使用亚麻醉浓度的吸入麻醉药来缓解产程中的疼痛。

1. 氧化亚氮一氧混合气　氧化亚氮一氧混合气（50∶50 的 N_2O/O_2 混合气）作为生产中单独的镇痛药或者全身与区域技术的辅助手段。副作用包括头晕、恶心、烦躁不安。给药后 45～60 秒出现最强的镇痛效果。因此，最宜时机是在子宫刚开始收缩时吸入氧化亚氮一氧混合气，而在子宫收缩达到高峰后停止给药。

2. 吸入麻醉药　地氟烷（0.2%）、恩氟烷和异氟烷（0.2%～0.25%）也被成功地应用于分娩镇痛，其有效性与吸入氧化亚氮的镇痛效果相似。近期越来越多的研究显示，七氟烷在分娩镇痛中有效且易被接受。与氧化亚氮相比，七氟烧可以产生更好的镇痛、更强的镇静而副作用少。

（三）区域性镇痛技术

各种区域性技术用于产科麻醉中，以提供最佳镇痛效果，而对母体和胎儿的抑制效应最小。这些技术是生产和分娩过程中最有效的镇痛手段。与静脉和吸入技术相比，区域性技术更灵活、更有效，而抑制效应更少。区域性镇痛对产妇和胎儿不会产生药物诱导性抑制。生产中最常用的区域性技术是硬膜外、腰麻或硬膜外一腰麻联合镇痛技术。

1.病情评估和准备　首先应询问病史和分娩史、查体，并评估气道情况。在术前评估中，还应记录分娩计划和胎儿健康状况。必须获得患者的知情同意，麻醉科医师应该解释操作步骤和可能发生的并发症。

2.硬膜外连续输注法　是目前常用的分娩镇痛方法。在第一产程使用低剂量局部麻醉药或联合使用阿片类药物，维持 $T_{10}\sim L_1$ 段的感觉阻滞。在第一产程后期和第二产程为达到骶部阻滞需要进一步的完善措施。腰段硬膜外镇痛可在缓解疼痛的同时，无运动阻滞，降低母体儿茶酚胺水平，必要时快速达到手术麻醉。局部麻醉药如布比卡因、罗哌卡因和左布比卡因浓度在 0.0625%～0.125%，单独或联合阿片类药物使用。加入肾上腺素可以通过降低局部麻醉药血管摄取和全身吸收，直接激动脊髓受体而提高镇痛质量。从产妇的角度来看，连续输注保证了舒适感的连续有效。禁忌证包括孕妇拒绝、母体明显的凝血紊乱、穿刺点感染和母体血流动力学不稳定等。

（车润平）

第五节　慢性疼痛治疗

慢性疼痛(chronic pain)是指疼痛持续超过一种急性疾病的一般病程或超过损伤愈合所需的一般时间，或疼痛复发持续超过 1 个月。它的形成与持续不仅给患者而且也给社会造成多方面的危害。所以慢性疼痛治疗不仅仅是医疗问题，也是社会问题。同时，慢性疼痛的诊断治疗需要多学科的方法。

一、慢性疼痛诊治范围

慢性疼痛诊治主要有：

1.头痛　偏头痛、紧张性头痛。

2.颈肩痛和腰腿痛　颈椎病、颈肌筋膜炎、肩周炎、腰椎间盘突出症、腰椎骨质增生症、腰背肌筋膜炎、腰肌劳损。

3.四肢慢性损伤性疾病　滑膜炎、狭窄性腱鞘炎、腱鞘囊肿、肱骨外上髁炎。

4.神经痛　三叉神经痛、肋间神经痛、幻肢痛、带状疱疹后遗神经痛。

5.周围血管疾病　血栓闭塞性脉管炎、雷诺综合征。

6.癌性疼痛。

7.心理性疼痛。

二、常用治疗方法

1.药物治疗　药物治疗是疼痛治疗最基本、最常用的方法。一般慢性疼痛患者需较长时间用药，为了维持最低有效的血浆药物浓度，应采用定时定量用药。如待疼痛发作时使用，往往需要较大剂量而维持时间较短，效果不够理想。常用药物为非甾体抗炎药、阿片类药物、镇静催眠药、抗癫痫药以及抗抑郁药。

2.神经阻滞　神经阻滞是慢性疼痛的主要治疗手段。一般选用长效局麻药，对癌症疼痛、顽固性头痛如三叉神经痛可以采用无水乙醇或 5%～10%苯酚，以达到长期止痛目的。常用的神经阻滞包括臂丛神经阻滞、颈丛神经阻滞以及肋间神经阻滞。另外，多种疾病的疼痛与交感神经有关，可通过交感神经阻滞进行治疗，常用的交感神经阻滞法有星状神经节阻滞和腰交感神经阻滞。

3. 椎管内注药　椎管内注药可经蛛网膜下隙或硬脊膜外隙注药。无水乙醇或 5%～10%酚甘油经蛛网膜下隙给药用于治疗晚期癌痛；硬脊膜外隙常用药物包括糖皮质激素、阿片类药物以及局麻药。

4. 痛点注射　在局部固定压痛点注药，每一痛点注射 1%利多卡因或 0.25%布比卡因 1～4ml，加泼尼松龙混悬液 0.5ml(12.5mg)，每周 1～2 次，3～5 次为一个疗程，效果良好。

5. 物理治疗　在疼痛治疗中应用很广，种类很多，常用的有电疗、光疗、磁疗和石蜡疗法等。其主要作用是消炎、镇痛、解痉、改善局部血液循环、软化瘢痕和兴奋神经肌肉等。

6. 心理学治疗　心理因素在慢性疼痛中起着重要作用。心理学治疗法中的支持疗法就是医务人员采用解释、鼓励、安慰和保证等手段，帮助患者消除焦虑、抑郁和恐惧等不良心理因素，从而调动患者主观能动性，增强机体抗疼痛的能力，积极配合治疗。此外，还有催眠与暗示疗法、认知疗法以及生物反馈疗法等。

7. 职业疗法　职业治疗师指导患者克服疼痛给活动带来的限制，并实现日常生活活动的目标。初步评估内容包括：对患者工作史及工作场所、家庭生活和日常活动的询问，以及通过体格检查来明确运动幅度和可能存在的妨碍康复的运动障碍或畸形。治疗的主要目的是减少疼痛及其导致的功能丧失，促进恢复日常生活中最佳的功能，鼓励建立有意义的家庭、社会和工作关系，以增加患者的自尊，恢复自理能力，使其克服疼痛并在工作和娱乐中达到最佳状态。

（车润平）

第六节　癌痛治疗

疼痛是癌症患者最常见的症状之一，严重影响癌症患者的生活质量。初诊癌症患者疼痛发生率约为 25%；晚期癌症患者的疼痛发生率约为 60%～80%，其中 1/3 的患者为重度疼痛。癌症疼痛（简称癌痛）如果得不到缓解，可加重患者的焦虑、抑郁、乏力、失眠、食欲减退等症状，严重时影响患者日常活动、自理能力、交往能力及整体生活质量。

一、癌痛的治疗原则

癌痛应当采用综合治疗的原则，根据患者的病情和身体状况，有效应用止痛治疗手段，持续、有效地消除疼痛，预防和控制药物的不良反应，降低疼痛及治疗带来的心理负担，以期最大限度地提高患者生活质量。

二、治疗方法

癌痛的治疗方法包括：病因治疗、药物止痛治疗和非药物治疗。

1. 病因治疗　针对引起癌症疼痛的病因进行治疗。癌痛疼痛的主要病因是癌症本身、并发症等。因此，抗癌治疗，如手术、放射治疗或化学治疗等，可能解除癌症疼痛。

2. 药物止痛治疗

(1)原则：根据世界卫生组织（WHO）癌痛三阶梯止痛治疗指南，癌痛药物止痛治疗的五项基本原则如下：

1）口服给药：口服为最常见的给药途径。对不宜口服给药者可用其他给药方法，如吗啡皮下注射、患者自控镇痛，较方便的方法有透皮贴剂等。

2）按阶梯用药：指根据患者疼痛程度，有针对性地选用不同强度的镇痛药物（图 21－4）。①轻度疼痛：可选用非甾体抗炎药（NSAIDs）。②中度疼痛：可选用弱阿片类药物，并可合用非甾体抗炎药。③重度疼痛：可选用强阿片类药物，并可合用非甾体抗炎药。在使用阿片类药物的同时，合用非甾体抗炎药，可以增强阿片类药物的止痛效果，并可减少阿片类药物用量。如果能达到良好的镇痛效果，且无严重的不良反应，轻度和中度疼痛也可考虑使用强阿片类药物。如果患者诊断为神经病理性疼痛，应首选三环类抗抑郁药物或抗惊厥类药物等。

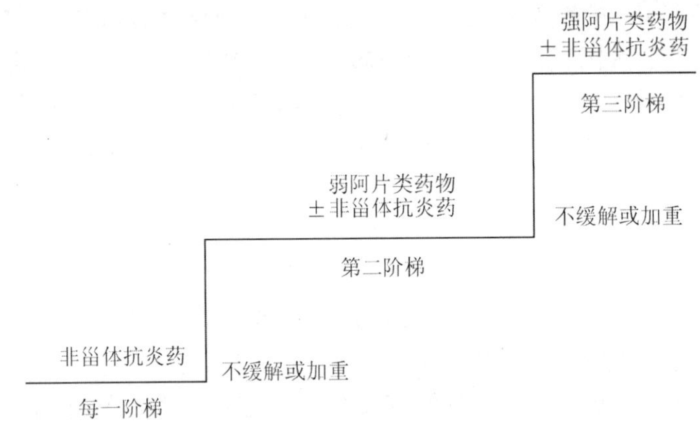

图 21－4　癌痛三阶梯治疗模式

3）按时用药：指按规定时间间隔规律性给予止痛药。按时给药有助于维持稳定、有效的血药浓度。目前，控缓释药物临床使用日益广泛，强调以控缓释阿片类药物作为基础用药的止痛方法，在滴定和出现爆发痛时，可给予速释阿片类药物对症处理。

4）个体化给药：指按照患者病情和癌痛缓解所需药物剂量，制定个体化用药方案。使用阿片类药物时，由于个体差异，阿片类药物无理想标准用药剂量，应当根据患者的病情，使用足够剂量药物，使疼痛得到缓解。同时，还应鉴别是否有神经病理性疼痛的性质，考虑联合用药的可能。

5）注意事项：对使用止痛药的患者要加强监护，密切观察其疼痛缓解程度和机体反应情况，注意药物联合应用的相互作用，并及时采取必要措施尽可能减少药物的不良反应，以期提高患者的生活质量。

（2）药物选择与使用方法：应当根据癌症患者疼痛的程度、性质、正在接受的治疗、伴随疾病等情况，合理选择止痛药物和辅助药物，个体化调整用药剂量、给药频率，防治不良反应，以期获得最佳止痛效果，减少不良反应发生。

1）非甾体抗炎药：是癌痛治疗的基本药物，不同非甾体抗炎药有相似的作用机制，具有止痛和抗炎作用，常用于缓解轻度疼痛，或与阿片类药物联合用于缓解中、重度疼痛。常用于癌痛治疗的非甾体抗炎药包括：布洛芬、双氯芬酸、对乙酰氨基酚、吲哚美辛、塞来昔布等。

非甾体抗炎药常见的不良反应有：消化性溃疡、消化道出血、血小板功能障碍、肾功能或肝功能损伤等。不良反应的发生与用药剂量及持续时间相关。

2）阿片类药物：是中、重度疼痛治疗的首选药物。目前，临床上常用于癌痛治疗的短效阿片类药物为吗啡即释片，长效阿片类药物为吗啡缓释片、羟考酮缓释片、芬太尼透皮贴剂等。对于慢性癌痛治疗，推荐选择阿片受体激动剂类药物。长期使用阿片类止痛药时，首选口服给药途径，有明确指征时可选用透皮吸收途径给药，也可临时皮下注射用药，必要时可自控镇痛给药。

3）辅助用药：辅助镇痛药物包括：抗惊厥类药物、抗抑郁类药物、皮质激素、N－甲基－D－天冬氨酸（NMDA）受体拮抗剂和局部麻醉药。辅助药物能够增强阿片类药物止痛效果，或产生直接镇痛作用。辅助镇痛药常用于辅助治疗神经病理性疼痛、骨痛、内脏痛。

3. 非药物治疗　用于癌痛治疗的非药物治疗方法主要有：介入治疗、针灸、经皮穴位电刺激等物理治疗、认知－行为训练、社会心理支持治疗等。适当应用非药物疗法，可作为药物止痛治疗的有益补充，与止痛药物治疗联用，可增加止痛治疗的效果。介入治疗是指神经阻滞、神经松解术、经皮椎体成形术、神经损毁性手术、神经刺激疗法、射频消融术等干预性治疗措施。椎管内、神经丛阻滞等途径给药，可通过单神经阻滞而有效控制癌痛，减轻阿片类药物引起的胃肠道反应，降低阿片类药物的使用剂量。介入治疗前应当综合评估患者的预期生存时间及体能状况、是否存在抗肿瘤治疗指征、介入治疗的潜在获益和风险等。

（车润平）

参考文献

[1]曹江北，时文珠，张昌盛，米卫东，张宏. 诱导前泵注右美托咪定对颅内肿瘤切除术患者血氧饱和度的影响[J]. 临床麻醉学杂志，2013(08)：774－776.

[2]戴体俊，刘功俭. 麻醉学基础[M]. 上海：第二军医大学出版社，2013.

[3]张昱昊，段光友，张咸伟，郭珊娜，英英，黄鹏浩. 右美托咪定对妇科手术麻醉诱导期舒芬太尼镇痛和镇静效果的影响[J]. 临床麻醉学杂志，2015(02)：117－120.

[4]黄安宁，陈娜，刘丽萍，丁莉莉，孙永峰，马晓冉. 右美托咪定用于电生理监测下颞叶癫痫病灶切除手术的临床观察[J]. 临床麻醉学杂志，2014(12)：1237－1238.

[5]边步荣. 急症麻醉学[M]. 长春：吉林大学出版社，2013.

[6]高万露，汪小海. 全麻手术患者围术期下肢有创血压与无创血压的相关性分析[J]. 临床麻醉学杂志，2015(02)：164－166.

[7]武毅彬，朱毅，金星. 舒芬太尼复合依托咪酯麻醉诱导的适宜剂量[J]. 临床麻醉学杂志，2011(11)：1122－1123.

[8]刘佩蓉，刁枢，师小伟，曹晓琼. 帕瑞昔布钠术前用药对胃肠道肿瘤术后镇痛效果和细胞因子的影响[J]. 临床麻醉学杂志，2013(07)：669－671.

[9]冯艺. 麻醉基本操作分册[M]. 北京：北京大学医学出版社，2011.

[10]杨百武，张庆，杜京承，高尚龙，赵开雷. 右美托咪定对全麻子宫切除术中血流动力学及应激反应的影响[J]. 临床麻醉学杂志，2015(01)：26－28.

[11]樊友凌，徐世元，彭惠华，黄芳，江伟航. 静脉预注右美托咪定对罗哌卡因蛛网膜下腔阻滞效应的影响[J]. 临床麻醉学杂志，2014(11)：1081－1083.

[12]徐晓义，褚国强，季永. 腰－硬联合阻滞腰麻后硬膜外镇痛时机对分娩镇痛的影响[J]. 临床麻醉学杂志，2015(02)：154－157.

[13]李李，常业恬. 临床麻醉常见问题与对策[M]. 北京：军事医学科学出版社，2009.

[14]解成兰，王灿琴，钱燕宁，潘寅兵. 胸部硬膜外麻醉复合吸入麻醉对腹部手术患者应激性高血糖的影响[J]. 临床麻醉学杂志，2014(12)：1208－1210.

[15]姚尚龙. 临床麻醉基本技术[M]. 北京：人民卫生出版社，2011.

[16]蒋宇智，孙杰，曹小飞，魏国华，丁正年. 麻醉手术期间影响脉搏波传导时间的相关因素[J]. 临床麻醉学杂志，2014(07)：682－685.

[17]王世泉. 麻醉意外[M]. 北京：人民卫生出版社，2010.

[18]王瑜，蒋蓉，邓佳，苏文杰，徐广民. 右美托咪定联合帕瑞昔布钠预防瑞芬太尼麻醉后痛觉过敏[J]. 临床麻醉学杂志，2014(12)：1152－1155.

[19]张欢. 临床麻醉病例精粹[M]. 北京：北京大学医学出版社，2012.

[20]孟馥芬，维拉，宣斐，刘瑛. 右美托咪定在颅脑肿瘤手术中的应用[J]. 临床麻醉学杂志，2014(11)：1104－1106.

[21]贺亮，徐军美. 推注速度对罗哌卡因复合舒芬太尼蛛网膜下腔麻醉效果的影响[J]. 临床麻醉学杂志，2012(05)：439－441.

[22]陈志扬.临床麻醉难点解析[M].北京:人民卫生出版社,2010.
[23]栾海星,张天伟,于忠元,刘风.瑞芬太尼在七氟醚快诱导无肌松气管插管期间防止高血压反应的最佳效应室浓度[J].临床麻醉学杂志,2012(10):972—974.
[24]张留福,米卫东,张艳峰.乳腺手术患者胸椎旁神经阻滞与全身麻醉效果比较的 Meta 分析[J].临床麻醉学杂志,2014(12):1214—1217.